PSCHYREMBEL · PRAKTISCHE GEBURTSHILFE

PRAKTISCHE GEBURTSHILFE

UND GEBURTSHILFLICHE OPERATIONEN

VON

W. PSCHYREMBEL

UNTER MITARBEIT VON

J. BRETSCHER

UND

D. HOFMANN

14. AUFLAGE
MIT 612 ABBILDUNGEN

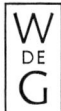

WALTER DE GRUYTER · BERLIN · NEW YORK
1973

WILLIBALD PSCHYREMBEL

Prof. Dr. med. Dr. phil., ehem. Chefarzt der Städt. Frauenklinik Berlin-Friedrichshain

JÜRG BRETSCHER

Priv. Doz. Dr. med., Chefarzt der Maternité Inselhof Triemli, Zürich

DIETRICH HOFMANN

Prof. Dr. med., Oberarzt der Universitäts-Frauenklinik Münster, Westfalen

Die Übersetzung in die spanische Sprache erschien mit dem Titel „Obstetricia Práctica" bei Editorial Labor, S. A., Barcelona

Die Übersetzung in die türkische Sprache erschien mit dem Titel „Prakti Doğum Bilgisi" bei Çeltüt Matbaacilik Koll. şti., Istanbul

Die polnische Ausgabe ist in Vorbereitung

ISBN 3 11 001683 4

Vorwort zur 14. Auflage

Die 14. Auflage stellt eine Neubearbeitung und Erweiterung dar. Um die neue Auflage dem Stand der Geburtshilfe anzupassen, waren zahlreiche Änderungen in allen Teilen des Buches notwendig. Einige Abschnitte wurden völlig neu geschrieben (Plazentarperiode, Endotoxinschock, Gerinnungsstörungen in der Geburtshilfe, Spätgestose, Prophylaxe der Rh-Sensibilisierung). Das Kapitel „Morbus haemolyticus neonatorum" hat meine Frau Dr. I. Pschyrembel bearbeitet.

Zwei Kapitel sind neu hinzugekommen: „Propädeutik und Klinik der perinatalen Diagnostik", bearbeitet von J. Bretscher, Zürich, und „Ultraschall in der Geburtshilfe", bearbeitet von D. Hofmann, Münster.

Die Methoden der Perinatalmedizin, die Schaffung direkter und indirekter Zugänge zum Feten, stellen eine große Bereicherung des geburtshilflichen Rüstzeuges dar. Wir sind heute imstande, die bedrohlichen Situationen der Plazentarinsuffizienz (mit nutritiver und respiratorischer Mangelversorgung) und der durch andere Noxen bedingten Hypoxie und Azidose durch apparative und blutchemische Untersuchungen zu erfassen. Die perinatale Sterblichkeit ist in jüngerer Zeit abgesunken. Das Hauptanliegen der Perinatalmedizin ist aber heute nicht mehr so sehr die Senkung der perinatalen Sterblichkeit als vielmehr die Vermeidung postnataler Morbidität, insbesondere der zerebralen Schädigung. Mit entsprechenden Beiträgen über pathophysiologische Grundlagen und Diagnostik bisher bewährter Methoden ist das Lehrbuch sicher auf den modernsten Stand gebracht.

Berlin, November 1972

W. Pschyrembel

Inhaltsübersicht

Schwangerschaft

VII

Normale Geburt

Pathologie der Geburt

X

XII

XIV

XV

Wochenbett

Das normale Wochenbett

Das Kind

Das Kind vor der Geburt: Pränatale Erkrankungen

Das Kind nach der Geburt

Propädeutik und Klinik der perinatalen Diagnostik

von J. Bretscher, Zürich

Pathophysiologische Grundlagen

XXII

Die feto-neonatalen Adaptationsvorgänge

Ultraschall in der Geburtshilfe

von D. Hofmann, Münster

XXV

Geburtshilfliche Operationen

Vorsorgeuntersuchungen
während der Schwangerschaft
Vorbemerkungen

Es ist seit langem anerkannt, daß die intensive Schwangerenvorsorge ein sicherer Weg ist, um die mütterliche und kindliche Morbidität und Mortalität zu senken. Voraussetzung im ärztlichen Bereich ist dabei, daß der Arzt, der die Schwangerenvorsorge durchführt, weiß, worauf es dabei ankommt, daß er richtig denkt und richtig handelt.

Wichtig ist vor allem, daß die Schwangeren-Vorsorgeuntersuchungen regelmäßig durchgeführt werden und häufig genug stattfinden.

Häufigkeit der Schwangeren-Vorsorgeuntersuchungen
In den **ersten 7 Monaten: jeden Monat einmal,**
danach: jeden Monat **zwei**mal.

Daraus ergeben sich insgesamt etwa 12 Konsultationen. Das gilt für die **gesunde** Schwangere. Die **kranke** Schwangere muß weitaus häufiger und intensiver überwacht werden, und zwar sowohl die Schwangere, die krank in die Schwangerschaft hineingeht (Herz-, Lungenkrankheiten u. a., s. unten) als auch die Schwangere, die während der Schwangerschaft erkrankt. Davon wird noch eingehend die Rede sein.

Die Schwangeren-Vorsorgeuntersuchungen umfassen:

I. Erhebung der Anamnese (S. 15)

    Name, Alter, — para (S. 15)

    Geburtenanamnese (S. 15)

    Schwangerschaftsanamnese (S. 16)

      Terminbestimmung (S. 17)

      Bisheriger Verlauf der Schwangerschaft (S. 18)

    Krankheitsanamnese (S. 20).

II. Untersuchung der Schwangeren (S. 21)

    Erhebung des **Schwangerschaftsbefundes (S. 21)**

    Allgemeine Untersuchungen (S. 41)

      Bestimmung des Blutdrucks, Untersuchung des Harns und Kontrolle des Gewichts (S. 67).

      Feststellung der Blutgruppe und des Rhesusfaktors (S. 70), Untersuchung auf Antikörper (S. 71), Hb-Bestimmung

      Untersuchung auf Syphilis (S. 41).

Der größte und häufigste Fehler bei der **allgemeinen** Untersuchung besteht darin, daß man die **Hypertonie** — besonders in der Spätschwangerschaft — unterschätzt.

> **Als obere Grenze** des **normalen Blutdrucks** gilt heute ein Blutdruck von **135/85 mm Hg**

Ein Blutdruck von **140/90,** der früher als Grenzwert galt, muß nach heutiger Erfahrung unbedingt schon als **pathologisch** angesehen werden, ein Blutdruck von **140/100** ist ein **ausgesprochen pathologischer** Wert, und zwar nicht nur wegen der Erhöhung des systolischen Druckes auf 140, sondern besonders **wegen der Erhöhung des diastolischen Druckes** auf 100 mm Hg. Der diastolische Wert ist uns wichtiger als der systolische, weil der diastolische Wert ein **Gradmesser des Arteriolenspasmus ist.** Die Arteriolenspasmen mit der Folge der Mangeldurchblutung lebenswichtiger Stoffwechselorgane (Niere, Leber, Plazenta) stehen im Zentrum des ganzen Krankheitsgeschehens der Spätgestose.

Man muß mit Nachdruck darauf hinweisen, daß die Hypertonie in der Spätschwangerschaft nicht nur eine hohe Gefährdung der Mutter sondern auch des Kindes anzeigt (S. 633). Diese **Gefährdung von Mutter und Kind** kann man **voraussehen,** wenn man **regelmäßig und genügend oft** den **Blutdruck** **mißt:**

Damit wird der Blutdruckapparat zum wichtigsten Instrument in der Schwangerenvorsorge! Kein anderes Instrument ist so wichtig, auch die Waage nicht, so wichtig sie auch sein mag!

> **Die erste Untersuchung und Beratung der Schwangeren soll möglichst früh, d. h. möglichst bald nach dem ersten Ausbleiben der Regelblutung erfolgen**

und zwar aus folgenden Gründen:

1. um die Schwangere durch Aufklärung und Beratung auf die **Gefahren der Infektion** (S. 718) und der **Strahlenschädigung** (S. 716) für die junge Frucht hinzuweisen. Das gilt ganz besonders für Schwangere, die auf Infektionsstationen und Strahlenabteilungen arbeiten (Ärztinnen, Schwestern, technische Assistentinnen, Reinemachefrauen), ferner auch für Kindergärtnerinnen, Lehrerinnen und Mütter von kleinen und schulpflichtigen Kindern. Alle Schwangeren müssen angehalten werden, **keine Krankenbesuche** zu machen, sich insbesondere von **erkälteten** und an **Grippe** erkrankten Menschen fernzuhalten;

2. um gültige **Ausgangswerte** für die Höhe des Blutdrucks und das Gewicht zu haben;

3. um möglichst früh diejenigen Schwangeren zu erfassen, die **krank in die Schwangerschaft hineingehen.** Das gilt in erster Linie für Schwangere mit **Herzkrankheiten** (S. 642), **Lungentuberkulose** (S. 643) und den sogenannten **präexistenten Krankheiten** (S. 628). Die präexistenten Krankheiten sind eine Gruppe von Krankheiten, auf die sich in den letzten Monaten der Schwangerschaft erfahrungsgemäß die gefürchtete

$$\text{Spätgestose} = \text{(Spät-) Toxikose}$$

bevorzugt aufpfropft. Die auf diese präexistenten Krankheiten aufgepfropften Spätgestosen bezeichnet man als

Aufpfropfgestosen.

Zu den präexistenten Krankheiten gehören in erster Linie

1. die **essentielle Hypertonie,** also die kardio-vaskulären Erkrankungen,
2. die **Nephritis,** z. B. nach Scharlach, nach Anginen, aber auch die bei Schwangerschaftspyelitis (S. 644),
3. die **Hepatitis** und ihre Folgeerscheinungen,
4. der **Diabetes mellitus** (S. 72, 721, 744).

Alle Schwangeren, die mit präexistenten Krankheiten in die Schwangerschaft hineingehen, sind Anwärterinnen auf Spätgestosen. Diese Schwangeren bedürfen daher während der ganzen Schwangerschaft einer besonderen ärztlichen Überwachung und Behandlung.

Diagnostik und Untersuchung
in der Frühschwangerschaft (1.—4. Monat)

Diagnostik der Frühschwangerschaft

Die wichtigsten Zeichen der Frühschwangerschaft finden sich an der Scheide und am Uterus.

I. Die vier Scheidenzeichen

Die verschiedenen sehr charakteristischen Veränderungen der Scheide werden für die Diagnose der Schwangerschaft nicht immer genügend ausgenutzt. Ich unterscheide 4 Scheidenzeichen:

1. **Scheidenzeichen: Lividität des Introitus vaginae.** Unter Introitus vaginae (Scheidenpforte od. -mund) verstehen wir den nach Einreißen der

Hymenalhaut offenen Boden des Vestibulums (Vorhofs). Die violett-dunkelblaue = **livide** Verfärbung des Introitus wird nach Entfalten der kleinen Schamlippen deutlich sichtbar. Sie zeigt sich manchmal besonders auffällig zwischen Klitoris und Harnröhrenmündung sowie unmittelbar unterhalb der Harnröhrenmündung am sog. Harnröhrenwulst (= **Labhardtsches Zeichen**). Der „Harnröhrenwulst" ist der vorderste Teil der Columna rugarum anterior (**s. ventralis**); er hypertrophiert in der Schwangerschaft besonders stark. **Die Lividität des Introitus ist einer der ersten wichtigsten Hinweise auf eine Schwangerschaft.** Besonders zu beachten:

> Ob der Introitus vaginae livide verfärbt ist oder nicht, kann man am besten bei Tageslicht beurteilen.

2. Scheidenzeichen: Lividität des ganzen Scheidenrohres. Nicht nur der Introitus, sondern die ganze Vaginalhaut einschließlich der Portio vaginalis ist livide verfärbt, eine Folge der gewaltigen Vaskularisation in der Schwangerschaft; die ganze Scheidenhaut ist mit einem dichten Venennetz (Stieve) derart durchsetzt, daß die Scheide zu einem Rohr aus Schwellgewebe wird. Um die Lividität richtig beurteilen zu können, muß man die Scheide mit Spiegeln spreizen und möglichst bei Tageslicht betrachten.

3. Scheidenzeichen: samtartig aufgerauhte Oberfläche. Die Scheide zeigt in der Schwangerschaft eine typische Oberflächenveränderung, auf die zu wenig hingewiesen wird. Die Scheidenwand der Nichtschwangeren fühlt sich glatt an, die der Schwangeren ist samtartig aufgerauht. Ursache ist die durch die Schwangerschaft bedingte Auflockerung, insbesondere das jetzt bedeutend stärkere Hervortreten der **Papillen**, die Verdickung der Epithelschicht, insbes. das Breiter- und Dickerwerden der Masse der Quer- und Längsfalten. Die Papillen stehen oft so weit vor, daß man sie mit dem Finger einzeln (wie bei einer Colpitis granularis) tasten kann.

Diese Veränderung der Scheidenoberfläche ist so eindrucksvoll, daß der Erfahrene schon beim ersten Einführen der Finger in die Scheide den Verdacht auf eine Schwangerschaft aussprechen kann.

4. Scheidenzeichen: Die Scheide ist weiter und dehnbarer. Das durch die Steroidhormone des Ovars, die Östrogene und das Progesteron gesteuerte Wachstum und die Gewebsauflockerung machen die Scheide in der Schwangerschaft weiter und außerdem leichter dehnbar, als sie im nichtschwangeren Zustand war. „Weiter" und „dehnbarer" sind aber relative Begriffe, mit denen der Unerfahrene nicht viel anfangen kann. Die erfahrene Hand streicht mit 2 Fingern die Scheidenwände von hinten nach vorn aus, spreizt kurz zwei Finger in der Scheide, und die Diagnose Schwangerschaft hat einen Plus- oder Minuspunkt mehr. Im schwangeren Zustand ist die Scheide übrigens auch länger als im nichtschwangeren.

4

Die Bedeutung der vier Scheidenzeichen wird dadurch eingeschränkt, daß sie 1—2 Tage vor einer zu erwartenden Regel ebenfalls vorhanden sind; sie sind dann aber längst nicht so stark ausgeprägt wie bei einer jungen Schwangerschaft.

II. Die Uteruszeichen

Am Uterus unterscheiden wir zweckmäßig solche Zeichen, die am **Korpus** allein bzw. zunächst am Korpus zu beobachten sind, die **Korpuszeichen, von** denen, die am **unteren Uterinsegment** und der **Zervix** bzw. der **Portio** deutlich werden.

A. Korpuszeichen

1. Die **Vergrößerung** des **Korpus** und des ganzen Uterus ist die auffallendste und damit wichtigste Veränderung in der Schwangerschaft. Der Anfänger sei aber nachdrücklichst auf zwei wichtige Tatsachen hingewiesen; erstens auf diese:

Am Ende des 1. Schwangerschaftsmonats ist der Uterus entweder noch gar nicht oder kaum vergrößert;

---

ferner darauf, daß man aus der bimanuell getasteten Größe der schwangeren Gebärmutter den Zeitpunkt der Schwangerschaft, also den Schwangerschaftsmonat [1]), in der Frühschwangerschaft **niemals genau** ablesen, sondern nur ungefähr schätzen kann.

Die Größe der Gebärmutter am Ende des 1., 2., 3., 4. Monats ist bei verschiedenen Schwangeren deswegen verschieden,
1. weil es große und kleine Gebärmütter gibt;
2. weil der Uterus bei **Mehrgebärenden** an gleichen Zeitpunkten viel **größer als** bei **Erstgebärenden** ist. Der nichtschwangere Uterus einer Frau, die dreimal geboren hat, ist etwa ebenso groß wie der schwangere Uterus einer Erstgebärenden im 2. Monat;
3. weil das Uteruswachstum **individuell verschieden** ist;
4. weil der schwangere Uterus einem **andauernden Wechsel** seiner **Größe und Form** unterworfen ist, die Folge eines rhythmischen Wechsels seines Kontraktionszustandes (s. S. 6), eine sehr bemerkenswerte Tatsache;
5. weil die Menge des Fruchtwassers verschieden ist.

Unter Berücksichtigung dieser Umstände kann man im allgemeinen folgendes angeben über die

---

Größenzunahme des Uteruskorpus in den ersten 4 Schwangerschaftsmonaten :

am Ende des 1. Monats: **nicht oder wenig vergrößert zu tasten,**
am Ende des 2. Monats: **deutlich vergrößert, etwa gänseeigroß,**
am Ende des 3. Monats: etwa **mannsfaustgroß** (Abb. 1),
am Ende des 4. Monats: etwa so groß wie der **Kopf** eines Neugeborenen (Abb. 2).

---

[1]) Über die Berechnung der Schwangerschaftsmonate s. S. 17.

5

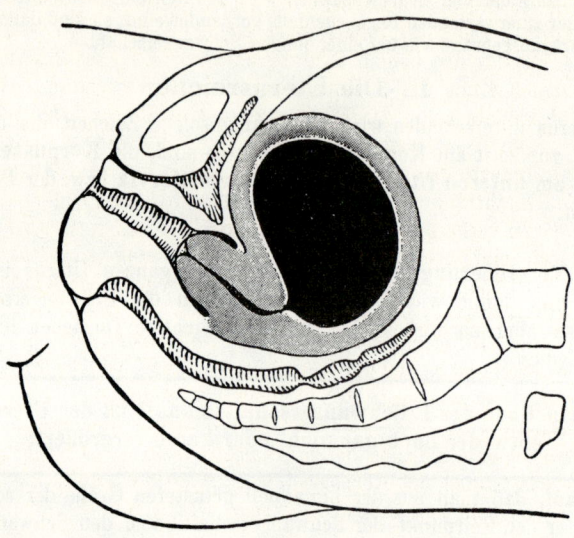

Abb. 1. Am Ende des 3. Schwangerschaftsmonats liegt der Uterus noch vollständig im kleinen Becken. Der höchste Punkt des Fundus steht etwa in der Beckeneingangsebene

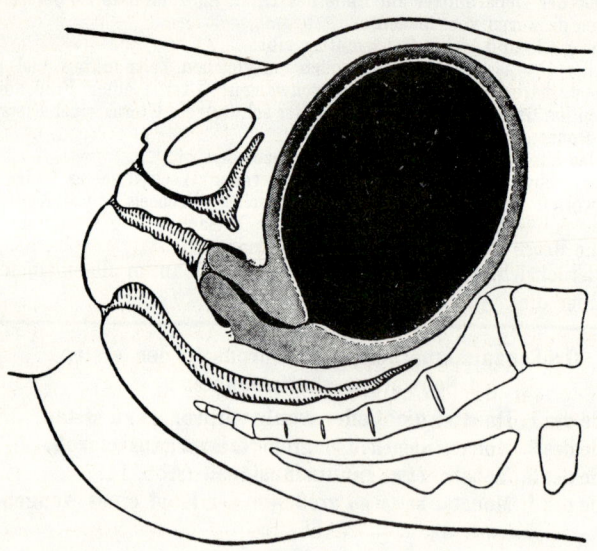

Abb. 2. Am Ende des 4. Schwangerschaftsmonats tastet man den höchsten Punkt des Fundus etwa 2—3 Querfinger oberhalb der Symphyse

Bis zur Mitte des 3. Monats liegt der Uterus noch **vollständig im kleinen Becken** (Abb. 1). Das faustgroße Korpus erreicht Mitte bis Ende des 3. Monats mit seinem Fundus den oberen Symphysenrand. In manchen Fällen überragt der Fundus am Ende des 3. Monats schon etwas den Symphysenrand. Am Ende des **4.** Monats steht der Fundus **2—3 Querfinger breit oberhalb der** Symphyse (Abb. 2), er ist also jetzt auch von außen deutlich abzutasten.

2. Die veränderte Konsistenz = die Auflockerung. Infolge der hormonal gesteuerten Durchtränkung und Auflockerung der Korpusmuskulatur in der Schwangerschaft verliert das Korpus seine derbe Konsistenz: es wird eindrückbar und fühlt sich **teigig-weich,** manchmal ausgesprochen **schlaff** an. Die teigige Weichheit kann man am besten mit der Konsistenz einer **Feige** vergleichen.

> **Die Feststellung einer teigig-weichen Konsistenz des Korpusmuskels ist neben der Vergrößerung der Gebärmutter das wichtigste Schwangerschaftszeichen.**

Dieser herabgesetzte Tonus der Muskulatur ins Teigig-weiche ist zwar der Schwangerschaftstonus der Korpuswand, er ist aber nicht dauernd vorhanden, sondern er **wechselt,** was diagnostisch sehr wichtig ist:

3. Der Konsistenzwechsel der Korpusmuskulatur. Der Kontraktionszustand der schwangeren Gebärmutter wechselt dauernd und stark. Diese während der ganzen Dauer der Schwangerschaft rhythmisch auftretenden Kontraktionen (von Knaus im Tierexperiment nachgewiesen) haben einen anhaltenden **Wechsel sowohl der Konsistenz als auch der Größe und der Form des Korpus** zur Folge. Es besteht ferner eine **Kontraktionsbereitschaft,** die sich in verstärktem Maße bei der bimanuellen Untersuchung bemerkbar macht: untersucht man z. B. eine Schwangere im 3. Monat, so tastet man das Korpus im ersten Augenblick vielleicht überhaupt nicht, es ist so weich und so schlaff, daß es sich dem Tastgefühl so gut wie völlig entzieht. Wenige Augenblicke später fühlt man dann, wie das Korpus sich zusammenzieht, wie es **kleiner** und **hart** wird. Für die Diagnose der jungen Schwangerschaft ist also sehr wichtig:

> In der jungen Schwangerschaft ist der Uteruskörper einem Kontraktionswechsel unterworfen, der einen Wechsel der Konsistenz, der Größe und der Form der Gebärmutter zur Folge hat; weich, groß und schlaff wechselt mit hart, kleiner und kugelig. Die bimanuelle Palpation löst zusätzlich örtlich umschriebene Kontraktionen aus.

Charakteristisch ist dabei besonders, daß sich der Kontraktionszustand der Korpuswand bei der Untersuchung auffallend **schnell** ändert, ferner auch,

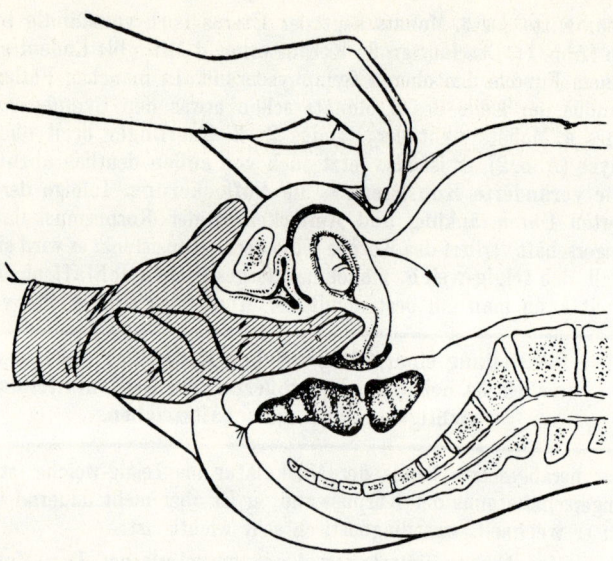

Abb. 3. Holzapfelsches Schwangerschaftszeichen. Besonders gut geeignet für ganz junge Schwangerschaften. In dem dargestellten Fall ist die radiergummiartige Rauheit des Perimetriums vorhanden, und das Korpus läßt sich nur langsam zwischen den Fingern herausschieben (verändert nach v. Mikulicz-Radecki)

daß sich dabei häufig im Bereich des Korpus an verschiedenen Stellen gleichzeitig ganz entgegengesetzte Konsistenzen abtasten lassen; die eine Fundusecke und -kante fühlt sich derb bis hart an, die andere bleibt deutlich teigig-weich oder umgekehrt. Das alles sind ganz normale Befunde am schwangeren Uterus, die man aus diagnostischen Gründen genau kennen muß.

4. Das Holzapfelsche (Perimetrium-)Zeichen: im nichtschwangeren Zustand des Uterus ist der Bauchfellüberzug (Perimetrium) des Korpus glatt, in der Schwangerschaft wird er schon im 1. Monat leicht aufgerauht. — Die Grundstellung zum Nachweis des Holzapfelschen Zeichens ist in Abb. 3 wiedergegeben. Man versucht, das in dieser Weise zwischen den Fingerspitzen gehaltene Korpus in die Pfeilrichtung wegschnellen zu lassen. Gelingt das, so handelt es sich um eine nichtschwangere Gebärmutter; liegt eine Schwangerschaft und die dadurch bedingte radiergummiartige Rauheit des Perimetriums vor, so läßt sich das Korpus nur langsam zwischen den Fingern herausschieben.

5. Piskaček sches Zeichen: Ausladung (=aufgelockerte Vorwölbung) desjenigen Korpuswandteils, an dem sich das Ei angesiedelt hat, also entweder vorn, hinten oder (seltener) seitlich (Tubenecken). Besonders deutlich tastbar wird das Zeichen bei Insertion des Eies an den seitlichen

Partien des Korpus. Umschriebene Kontraktionen der Korpuswand können wohl den gleichen Tasteindruck wie das echte Piskaček sche Zeichen machen. Die Piskaček sche Ausladung läßt sich nach H. Runge so erklären, daß Wachstum und Tonusverminderung in denjenigen Teilen der Muskulatur besonders stark sind, die dem wachsenden Ei unmittelbar anliegen. Diese Wandteile, die die Chorionhormone auch auf dem Lymphwege, also direkt zugeführt bekommen, enthalten diese Hormone

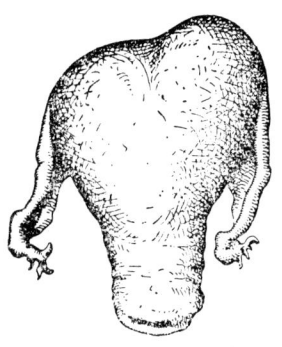

Abb. 4. Piskaček sches Schwangerschaftszeichen

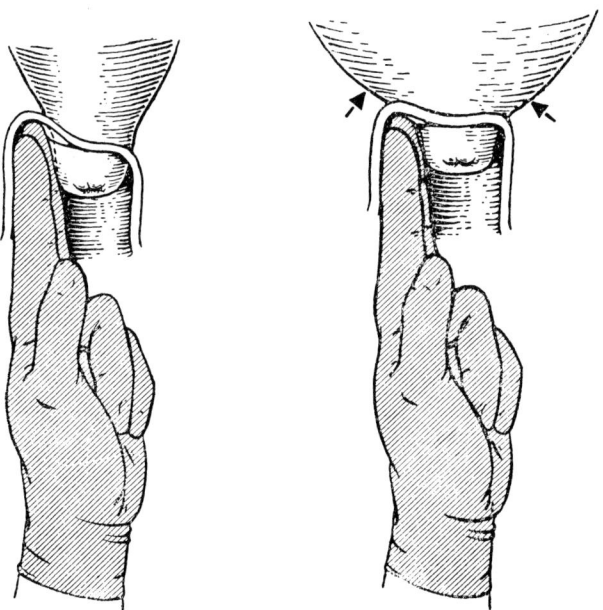

Abb. 5. Noblesches Zeichen negativ   Abb. 6. Noblesches Zeichen positiv

9

in besonders hohen Konzentrationen. Das Piskaček sche Zeichen beruht also auf einer lokalen Plazentahormonwirkung (Abb. 4).

6. **Noblesches Zeichen** = Ausladung des Korpus nach den Seiten. Schiebt man bei der bimanuellen Untersuchung einer nichtschwangeren Gebärmutter die in der Scheide befindlichen Finger gegen die seitlichen Scheidengewölbe vor (Abb. 5), so findet sich dort kein Widerstand. Dasselbe gilt für den 1. und 2. Schwangerschaftsmonat. Ende des 3. bis Anfang des 4. Schwangerschaftsmonats beginnt die Gebärmutter aus der Birnenform in die **Kugelform** überzugehen. Untersucht man jetzt in der angegebenen Weise von den seitlichen Scheidengewölben aus, so **stößt man deutlich auf einen festen Widerstand,** die seitliche Ausladung der Korpuskugel (Abb. 6).

7. **Lönnesches Katheter-Zeichen:** Lag das Korpus im nichtschwangeren Zustand **anteflektiert,** so wird die Anteflexion durch die Schwangerschaft meist deutlich ver**stärkt.** Dadurch und vor allem auch durch seine Vergrößerung drängt es sich **mit seiner Vorderwand gegen die Blase vor.** Ein ab 2.—3. Monat weit in die Blase eingeführter Katheter stößt an der Blasenhinterwand gegen die Vorderwand der schwangeren Gebärmutter (Abb. 12).

B. Die Zeichen am unteren Uterinsegment, an der Zervix und an der Portio

1. **Das I.Hegarsche Schwangerschaftszeichen: besonders leichte Zusammendrückbarkeit des unteren Uterinsegments (Abb. 7).** Bei der jungen Schwangerschaft werden die drei Teile der Gebärmutter: Korpus, unteres Uterinsegment und Zervix nicht in gleichem Maße aufgelockert. **Das dünne untere Uterinsegment** (= oberster Zervixabschnitt) **zeigt am frühesten eine weiche**

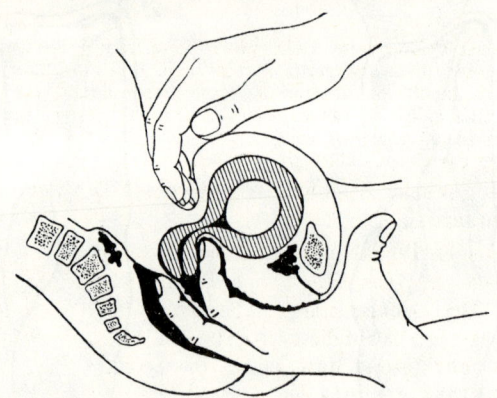

Abb. 7. I. Hegarsches Schwangerschaftszeichen (Original)

Konsistenz, die Zervix bleibt am längsten derb. Diese Konsistenzverschiedenheit der drei Gebärmutterteile: Korpus, unteres Uterinsegment und Zervix, insbesondere die Nachgiebigkeit und die dadurch bedingte leichte Zusammen-

10

drückbarkeit des unteren Uterinsegments, bilden die Grundlage für das wichtige I. Hegarsche Schwangerschaftszeichen. Es läßt sich am deutlichsten im 3. und 4. Schwangerschaftsmonat nachweisen: untersucht man in dieser Zeit

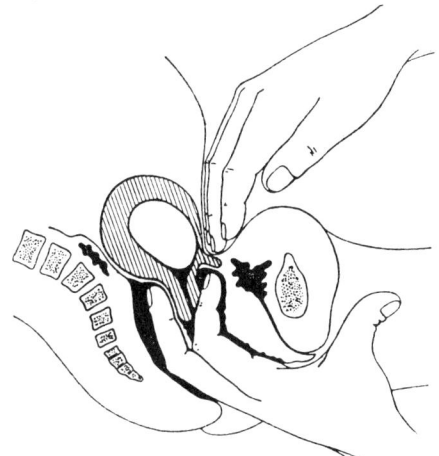

Abb. 8. II. Hegarsches Schwangerschaftszeichen (Original)

mit beiden Händen, so wie es die Abb. 7 zeigt, so hat der Untersucher bei Vorliegen einer Gravidität den Eindruck, daß die beiden Finger sich fast berühren. Korpus und Zervix erscheinen dann wie zwei voneinander unabhängige Teile.

Möglichkeit einer Fehldiagnose. Gelegentlich führt dieser Befund zu einer berüchtigten Fehldiagnose: die verlängerte Zervix wird für einen kleinen Uterus, der Körper der schwangeren Gebärmutter für einen Ovarialtumor, ein Myom oder eine Extrauteringravidität gehalten. Ein einfaches Mittel zur Klärung der Diagnose: ohne die Untersuchung zu unterbrechen, einige Augenblicke abwarten; die dann auftretende Zusammenziehung des Korpus klärt die Sachlage.

2. Das II. Hegarsche Zeichen = Faltbarkeit der vorderen Korpuswand. Ausführung s. Abb. 8.

3. Die Gaußsche Wackelportio beruht auf derselben Grundlage wie das Hegarsche Schwangerschaftszeichen. Die besonders starke Auflockerung des unteren Uterinsegments macht die Zervix gegenüber dem Korpus sehr leicht beweglich, die Zervix bekommt eine stark erhöhte Verschieblichkeit gegenüber dem Korpus. Bei der bimanuellen Untersuchung läßt sich die Zervix durch die zwei inneren die Portio umfassenden Finger nach allen Seiten hin- und herschieben, ohne daß das Korpus diese Bewegungen mitmacht = Wackelportio (Abb. 9).

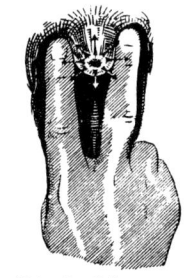

Abb. 9. Schema zur Gaußschen Wackelportio

11

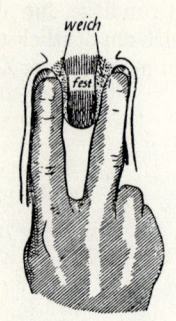

weich

fest

Abb. 10. Schema zum Stock-Tuch-Zeichen

4. Stock-Tuch-Zeichen (Verfasser). Nimmt man im 2., 3. und 4. Schwangerschaftsmonat die Portio vaginalis zwischen die beiden untersuchenden Finger und übt . auf sie von den beiden Seiten her einen stärkeren Druck aus, so fühlt man deutlich, daß der Gewebszylinder der Portio (also der Zervix) keine einheitlich aufgelockerte Konsistenz besitzt. **Man tastet vielmehr einen derben Kern, der von einem weicheren, ziemlich dicken Gewebsrohr wie von einer tuch- oder samtartigen Hülle umschlossen wird (Abb. 10).** Da das Phänomen am besten vergleichbar ist mit einem Stock, um den ein weiches Tuch gewickelt ist, habe ich das Zeichen „Stock-Tuch"-Zeichen genannt.

5. Osiandersches Arterienzeichen. Die Pulsationen des ab- bzw. aufsteigenden Astes der A. uterina fühlt man bei der nichtschwangeren Gebärmutter nur kurz vor der Regel. Betastet man in der Schwangerschaft die Kanten

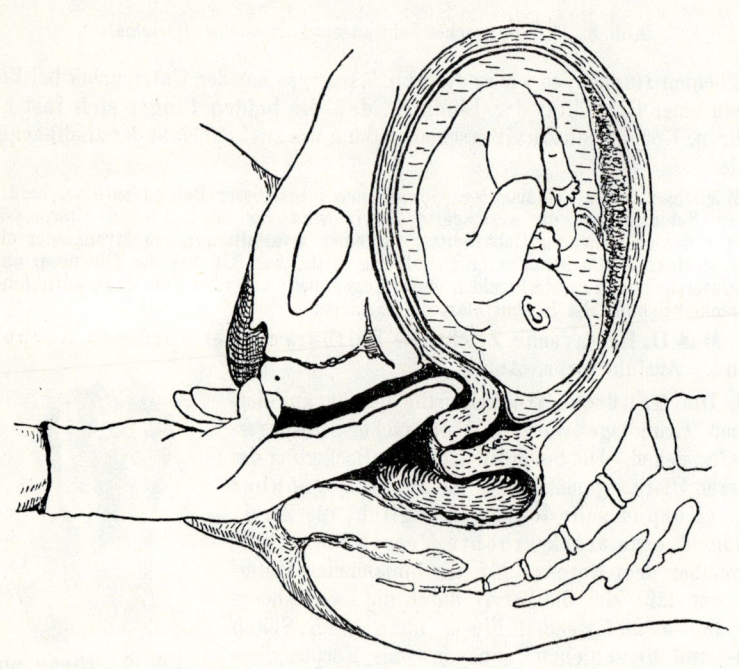

Abb. 11. Pinardsches Zeichen (positiv von der 16. Woche an)

der Zervix (im 1. od. 2. Monat), so fühlt man diese Pulsationen so deutlich, daß man den Puls zählen kann (Abb. 12).

6. Pinardsches Zeichen (Abb. 11). Bei der bimanuellen Untersuchung geben die in das vordere Scheidengewölbe eingeführten Finger dem Kindskörper durch die Wand des unteren Uterinsegments hindurch einen zarten Stoß. Man fühlt, wie der angestoßene Kindsteil gewissermaßen wegschwimmt, wie er dann sofort wieder zurückkommt und dabei gegen die wartenden Finger anstößt. Das Kind wird also passiv in Bewegung gebracht und dabei eine Art Ballotement ausgeführt. Das Pinardsche Zeichen läßt sich nicht vor der 16. Woche, also nicht vor dem Ende des 4. Monats, nachweisen, weil erst von da ab die für die Auslösung des Zeichens notwendige Relation von Fruchtwassermenge und Fetusgröße erreicht ist.

Ein Zeichen, das den Uterus als Ganzes betrifft, ist das **Verschiebesymptom.** Es beruht auf der Auflockerung und Weiterstellung des Verankerungssystems (Band-, Haft- und Stützapparat, s. S. 95) der Gebärmutter. Jede gesunde, normal liegende Gebärmutter, deren Verankerungsapparat keinen krankhaften Befund aufweist, läßt sich in Grenzen frei bewegen. In der Schwangerschaft zeigt sich diese Bewegungsmöglichkeit auffallend vergrößert. Schon in der

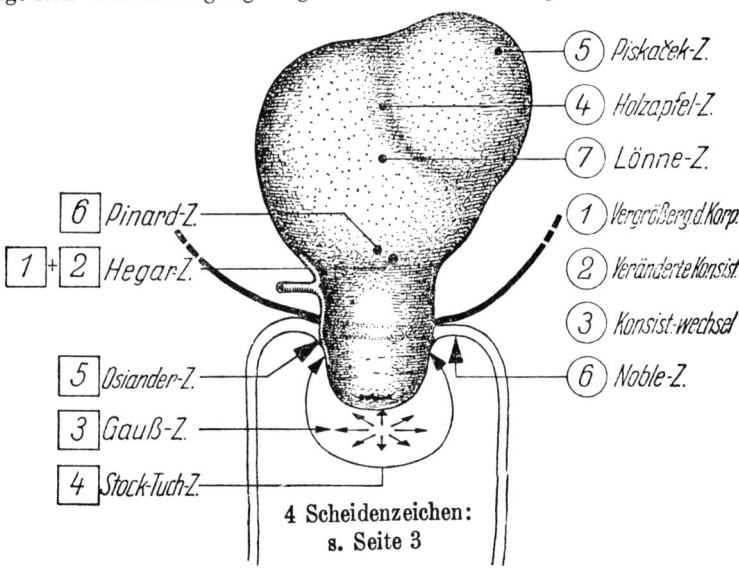

Abb. 12. Schema zur Diagnostik der jungen Schwangerschaft
○ = Objektive wahrscheinliche Schwangerschaftszeichen
□ = Zeichen am unteren Uterinsegment, an der Zervix und an der Portio
○ = Korpuszeichen

13

4.—6. Woche kann man die Gebärmutter nach allen Richtungen hin viel freier bewegen, insbesondere ist zu diesem Zeitpunkt eine Verschiebung der Gebärmutter in Richtung auf den Nabel um mehrere Zentimeter möglich.

Alle bisher genannten Schwangerschaftszeichen sind wahrscheinliche Schwangerschaftszeichen. Von ihrer praktischen Bedeutung und Verwertbarkeit wird in den nächsten Kapiteln die Rede sein. Hier noch einmal eine übersichtliche Zusammenstellung:

Uteruszeichen:

Zeichen am unteren Uterinsegment, an der Zervix und an der Portio	Korpuszeichen
1. Hegarsches Zeichen (I)	1. Vergrößerung des Korpus
2. Hegarsches Zeichen (II)	2. Veränderte Konsistenz
3. Gaußsche Wackelportio	3. Konsistenzwechsel
4. Stock-Tuch-Zeichen	4. Holzapfelsches Zeichen
5. Oslandersches Zeichen	5. Piskaček sches Zeichen
6. Pinardsches Zeichen	6. Noblesches Zeichen
	7. Lönnesches Zeichen

Ein Zeichen, das den Uterus als Ganzes betrifft: das Verschiebesymptom.

Scheidenzeichen:

1. Lividität des Introitus
2. Lividität des Scheidenrohres
3. Aufrauhung der Scheidenoberfläche
4. Die Scheide ist weiter und dehnbarer.

Untersuchung in der Frühschwangerschaft

Vor jeder Untersuchung wird eine genaue Anamnese aufgenommen. Dazu setzt man sich mit der Frau an einen Tisch.

||| **Niemals mit einer Schwangeren oder Kreißenden im Stehen verhandeln. Hinsetzen!**

Die Erhebung der Anamnese kostet im Sitzen nicht mehr Zeit als im Stehen; im Sitzen kommt man aber mit der Frau viel besser in persönliche Fühlung. Und darauf kommt es sehr an. Außerdem darf ein Geburtshelfer niemals den Eindruck machen, daß es eilig hat (auch wenn er noch so eilig ist).

||| **Eile und Geburtshilfe vertragen sich nicht!**

Man muß sich darüber klar sein, daß die Erhebung der Anamnese nicht nur zur Feststellung geburtshilflich wichtiger Tatbestände dient, sondern ebenso auch dazu, durch die **Art der Befragung** schon vom ersten Augenblick an das **Vertrauen der Frau** zu gewinnen, die gewillt ist, ihr Leben und das ihres Kindes in die Hände dieses Arztes zu legen. Wie man das macht, kann man mit Worten nicht beschreiben. Der alte Arzt wird es besser können als der junge; die Menschenkenntnis des Befragenden, sein Einfühlungsvermögen und seine eigene seelische Konstitution spielen dabei eine ausschlaggebende Rolle. Vor allem aber in jeder Lage **Ruhe bewahren— und Ruhe ausströmen!**

Für die

Erhebung der Anamnese

mag sich der junge Arzt einprägen — ohne ihm ein Schema vorschreiben zu wollen —, daß es auf 4 Hauptpunkte ankommt:

A. Name, Alter, -para,
B. Geburtenanamnese,
C. Schwangerschaftsanamnese,
D. Krankheitsanamnese.

A. Name, Alter, -para

Ganz allgemein gilt der Grundsatz, daß jüngere Frauen leichter entbunden werden als ältere. Die Frau im Alter von 19—22 Jahren ist in dem für die erste Geburt besonders günstigen Alter.

Erstgebärende, die älter als 28—30 Jahre sind,
sind **alte Erstgebärende**.

Die Erfahrung zeigt aber auch, daß erste Geburten bei Frauen zwischen 40 und 45 Jahren durchaus glatt und ohne besondere Komplikationen verlaufen können.

Man unterscheidet Erst-, Mehr- und Vielgebärende:

Erstgebärende = Primipara(e)
Mehrgebärende = Pluripara(e) = 2—5 Kinder,
Vielgebärende = Multipara(e) = 6 und mehr Kinder.

Während der Schwangerschaft spricht man von Erst-, Mehr- und Vielschwangeren.

B. Geburtenanamnese

Anzahl und Verlauf früherer Schwangerschaften, Fehlgeburten, Geburten und Wochenbetten? Insbesondere ist nach Wehenschwäche, operativen Eingriffen, Blutungen, ganz besonders auch im Verlauf der Nachgeburtsperiode, zu fragen. Wie viele Kinder leben?

Werden in der Anamnese **Totgeburten** oder **in den ersten Tagen nach der Geburt verstorbene Kinder** angegeben, so ist das ein dringlicher Hinweis auf **Blutgruppen-** bzw. **Blutfaktorenunverträglichkeit** (bes. im Rh- oder ABO-System), s. S. 70 und 733. Das gleiche gilt für Kinder, die mit **Gelbsucht geboren** wurden oder **in den ersten Lebenstagen hochgradig gelb** wurden.

Bei Aborten, Mißbildungen, Frühgeburten und auch bei Totgeburten ist zu denken an **Toxoplasmose** (S. 718 und S. 722), Viruskrankheiten (S. 719), Syphilis (S. 41 und S. 727) und Listeriose (S. 732).

Auf **Diabetes mellitus** (S. 72, 721 u. S. 744) weisen hin: familiäre Belastung, Fettleibigkeit, wiederholt mißglückte Schwangerschaften, Hydramnionbildung, **Riesenkinder, überschwere Kinder,** Mißbildungen, Frühgeburten, häufige Gestosen!

C. Schwangerschaftsanamnese

Die erste und wichtigste Frage ist die, ob und wann die Regel ausgeblieben ist.

> **Wenn bei einer gesunden, geschlechtsreifen Frau, deren Periode immer regelmäßig war, die Regel ausbleibt, so ist das Vorliegen einer Schwangerschaft so lange anzunehmen, bis man sich mit allen zur Verfügung stehenden Mitteln vom Gegenteil überzeugt hat.**

In der Schwangerschaft bleibt die Regelblutung aus, weil die im **Corpus luteum** und später in der **Plazenta** gebildeten Östrogene und Gestagene über den HVL die Ovulation und damit den Ablauf des zyklischen Geschehens verhindern.

Merke:

‖ Kurzdauernde, schwache Blutungen in der ersten Schwangerschaftshälfte werden nicht selten beobachtet.

Differentialdiagnose:

Abortus imminens (S. 451)	Zervixpolyp[1])
	Blutende Ektopie[1]) der Portio
Extrauteringravidität (S. 468)	Variköse Blutung aus der Scheide
	oder der Klitoris (S. 488)
Zervixkarzinom[1])	Scheidenverletzung[1])

> **Bei jeder Blutung während der Schwangerschaft ist durch Einstellung von Portio und Scheide mit sterilen Spiegeln ein Karzinom oder ein anderer krankhafter Prozeß auszuschließen.**

Die

Schwangerschaftsdauer

ergibt einen verschiedenen Zeitwert, je nachdem ob man sie vom **Tag der Konzeption** oder vom **1. Tag der letzten Regel** aus berechnet.

[1]) S. Praktische Gynäkologie

16

a) Dauer der Schwangerschaft post conceptionem

= tatsächliche oder echte Schwangerschaftsdauer
= Zeit vom Tag der Befruchtung bis zum Tag der Geburt
= 263 bis 273 = durchschnittlich 268 Tage
= 38 Wochen = $9^1/_2$ **Lunar-** oder Mondmonate (Monate zu 28 Tagen)

b) Dauer der Schwangerschaft post menstruationem

= Zeit vom 1. Tag der letzten Regel bis zum Tag der Geburt
= etwa 280 Tage
= 40 Wochen = 10 Lunarmonate

Zur

Bestimmung des Geburtstermins

kann man ausgehen

1. vom **1. Tag der letzten Regel** = Berechnung mit der **Naegele-schen Regel** [1]) (s. unten)
2. vom **Konzeptionstag** (S. 18)
3. von den **ersten Kindsbewegungen** (S. 42)
4. vom Stand des **Uterusfundus** (S. 46)

Bestimmung des Geburtstermins nach der Naegeleschen[1]) Regel

Die Naegelesche Regel, die uns ein Zurückrechnen von 280 Tagen auf dem Kalender erspart, lautet:

Man errechnet den wahrscheinlichen Geburtstermin, indem man vom 1. Tag der letzten Regel 3 Monate abzieht und 7 Tage zuzählt.

Rechenschema:
1. Tag der letzten Regel — 3 Monate + 7 Tage = Geburtstermin.

Beispiel:
10. 10. 1966 — 3 Monate + 7 Tage = 17. 7. 1967.

Ist der Regelzyklus kürzer oder länger als 28 tägig, so wird das durch folgendes **Rechenschema** berücksichtigt:
1. Tag der letzten Regel — 3 Monate + 7 Tage ± x Tage,
wobei x die Anzahl der Tage bedeutet, um die die Regel vom 28-Tage-Zyklus abweicht.

---

[1]) F. C. Naegele, 1778—1851, Geburtshelfer in Heidelberg.

Berechnung des Geburtstermins nach dem Konzeptionstag

Manchmal können die Schwangeren den Tag der Konzeption angeben. Dann ist die Berechnung des Entbindungstermins noch einfacher. Ausgehend von einer Schwangerschaftsdauer von rd. 270 Tagen (= 9 Kalendermonaten) **post conceptionem** braucht man vom angegebenen Konzeptionsdatum nur **3 Kalendermonate** abzuziehen, um ungefähr auf den Geburtstermin zu kommen:

Konzeptionsdatum — 3 Kalendermonate = Geburtstermin

Beispiel: 18. 5. 66 — 3 Kalendermonate = 18. 2. 67.

Es ist aber zweckmäßig, sich über den Geburtstermin nicht vor der Untersuchung der Frau festzulegen. Erst muß der objektive Befund erhoben und mit den Angaben der Frau verglichen werden.

Auf eines muß noch ganz besonders nachdrücklich hingewiesen werden:

Die Berechnung des Geburtstermins mit den oben angegebenen Regeln führt, wie die tägliche Erfahrung zeigt, in jedem Falle zu einem ziemlich unsicheren Ergebnis. Die Berechnungen am Schwangerengut größerer Kliniken zeigen, daß nicht einmal 5% der Kinder an dem z. B. nach der Naegeleschen Regel errechneten Termin geboren werden. Es gibt aber andererseits keine andere Methode, mit der der Geburtstermin auf Grund der Angaben der Frau exakter berechnet werden könnte. Man muß also unbedingt jedem errechneten Geburtstermin von vornherein die Bemerkung hinzufügen: **Es ist aber sehr gut möglich, daß die Geburt etwas (8—10 Tage) früher oder etwas (8—10 Tage) später stattfindet.** Die Statistik zeigt, daß $^2/_3$ aller Kinder **3 Wochen um den errechneten Geburtstermin herum geboren werden.**

Bei dieser Ungenauigkeit des Berechnungsergebnisses fragt es sich, auf welche Weise man den Geburtstermin sicherer bestimmen kann. Es gibt darauf nur eine und sehr einfache Antwort:

Das sicherste Verfahren zur Bestimmung des Geburtstermins ist die regelmäßig durchgeführte Schwangerenuntersuchung (S. 1), bei der jedesmal auf Grund des erhobenen Befundes die abgelaufene Schwangerschaftszeit und damit der Geburtstermin bestimmt und in ein Beratungsblatt eingetragen wird.

Über den bisherigen

Verlauf der (Früh)Schwangerschaft

informiert man sich, indem man nach den unsicheren Schwangerschaftszeichen fragt. Zusammenfassend folgt hier eine Übersicht über die sogenannten

Schwangerschaftszeichen

1. Unsichere Schwangerschaftszeichen

Übelkeit, Brechreiz, bes. morgens
Morgendliches Erbrechen (S. 617)
Appetitstörungen (abnorme Gelüste)
Schwindelgefühl, Ohnmachten
Häufiges Wasserlassen = Pollakisurie
(in der Frühschwangerschaft)
Stuhlverstopfung
Raucherinnen mögen nicht mehr rauchen

} **Störung des Allgemeinbefindens**

2. Wahrscheinliche Schwangerschaftszeichen

Ausbleiben der Periode
Vergrößerung der Gebärmutter (S. 5)
Auflockerung der Gebärmutter
1. Hegarsches Zeichen (S. 10)
Konsistenzwechsel (S. 7)
(Weitere Zeichen S. 3—14)
Vergrößerung der Brüste, die Brüste sind prall
gefüllt und daher gespannt
Livide Verfärbung der Scheidenhaut und des
Scheideneingangs (S. 3)

} **Veränderung an den Geschlechtsorganen**

Frische (rötlich-blaurötliche) Schwangerschaftsstreifen (Striae), am stärksten über dem Bauch,
an den seitlichen Beckenpartien und an der
Außenfläche der Oberschenkel
Pigmentierung der Mittellinie des Bauches
(Linea fusca, braune Linie) und des Warzenhofes

3. Sichere Schwangerschaftszeichen

Hören der **kindlichen Herztöne**
Hören, Sehen und Fühlen der **Kinds-
bewegungen**
Fühlen von **Kindsteilen**

} **Sichere Schwangerschaftszeichen gibt es nur in der 2. Hälfte der Schwangerschaft**

Zu den

unsicheren Schwangerschaftszeichen

noch folgendes: Über **Übelkeitsgefühl** bzw. morgendliches **Erbrechen** (Emesis) und Speichelfluß klagen etwa 60% aller Schwangeren (S. 617).

Der **Zwang zum häufigen Wasserlassen** (Pollakisurie) in den ersten Wochen der Schwangerschaft (ohne daß ein Anlaß für die Annahme einer Zystitis vorläge) fällt den Schwangeren oft selbst auf.

Diese charakteristische **Pollakisurie** hat 3 Gründe:

1. Die Eindellung der Blase von hinten und oben in der ersten Schwangerschaftszeit durch den noch im kleinen Becken liegenden Uterus,
2. die schwangerschaftsbedingte Blasenhyperämie und
3. die veränderte Tonuslage im vegetativen Nervensystem.

D. Krankheitsanamnese

Es ist mit Nachdruck zu fragen

1. nach „präexistenten Krankheiten". Darunter versteht man eine Gruppe von Krankheiten, auf die sich in den letzten Monaten der Schwangerschaft die sog. **Spätgestosen** (S. 629), also die **Präeklampsie** und **Eklampsie** (S. 626), bevorzugt „aufpfropfen" (**„Aufpfropfgestosen"**).

Präexistente Krankheiten sind:

1.) **Kardio-vaskuläre Erkrankungen** (essentielle Hypertonie).
2.) **Renale Erkrankungen: Pyelitis** bzw. **Pyelonephritis,** Residuen einer **Scharlachnephritis** und einer **Anginanephritis.**
3.) **Leberkrankheiten:** Hepatitis und deren Folgeerscheinungen.
4.) **Diabetes mellitus** (S. 72, 721 und S. 744).

> **Schwangere, die mit einer „präexistenten" Krankheit in die Schwangerschaft hineingehen, sind Anwärterinnen auf die Präeklampsie und Eklampsie. Diese Schwangeren bedürfen während der ganzen Schwangerschaft einer besonderen ärztlichen Überwachung und Behandlung.**

Es sei auch an dieser Stelle betont: Es ist ein **Hauptziel der Schwangerenvorsorge,** die Ausbildung der **Spätgestose** zu **verhindern.** Diese Gefährdung von Mutter und Kind kann man voraussehen. Einmal dadurch, daß man jede Schwangere mit einer präexistenten Krankheit erfaßt und laufend streng überwacht. Und zweitens, indem man bei **jeder** Schwangeren regelmäßig und genügend oft den Blutdruck mißt. Denn in 80% der Fälle ist der erhöhte Blutdruck der erste Hinweis darauf, daß eine Spätgestose sich anbahnt!

2. nach **Herz- und Kreislaufkrankheiten,** insbes. nach Herzfehlern und deren Folgeerscheinungen (S. 642).

3. nach **Lungentuberkulose** (S. 643).

4. nach venerischen Erkrankungen: Lues (S. 727), Gonorrhoe. Bei jeder Schwangeren müssen die Wassermannsche Reaktion und 2 Nebenreaktionen (S. 41) angestellt werden. Danach fragen genügt niemals! Auch Schwangere, die früher eine Kur durchgemacht haben, müssen sich, **auch wenn sie jetzt seronegativ** sind, möglichst zu **Beginn der Schwangerschaft einer neuen Kur unterziehen** (S. 730).

5. nach Rachitis: Wann laufen gelernt? Laufenlernen jenseits der Grenze des 1. bis 2. Lebensjahres spricht für Rachitis; ebenso das Verlernen des Laufens, wenn man es schon einmal gekonnt hat.

6. nach durchgemachten Operationen: Wichtig sind vor allem Operationen am Uterus (Kaiserschnitt, Myomoperation, Fixationsoperationen) und an der Scheide (Vorfalloperationen).

Einer Schwangeren, die früher eine Schnittentbindung durchgemacht hat, ist eindringlich klarzumachen, daß sie auf keinen Fall zu Hause, sondern nur in einer Klinik entbunden werden darf! (Gefahr der **Uterusruptur:** bei rd. 2 von 100 Frauen, die eine Schnittentbindung durchgemacht haben, kommt es bei weiteren Geburten zum Aufplatzen der Sektionarbe!).

Es folgt nun zunächst die

Allgemeine Betrachtung

Man unterlasse es nie, die entkleidete Schwangere im ganzen zu betrachten. Für den Erfahrenen genügt oft ein Blick. Kurze Arme und Beine, kleine Körpergestalt (unter 155 cm) weisen auf ein allgemein verengtes Becken hin. („**Wenn ich diese Arme sehe**", sagte Bumm.) Hühnerbrust (= Kielbrust), O- und X-Beine, rachitischer Rosenkranz, Ausfransungen der Zahnränder lassen ein platt-rachitisches Becken, ein Gibbus im Lendenabschnitt ein kyphotisches Becken annehmen. Nicht nur bei Verdacht auf enges Becken, sondern in jedem Fall die Schwangere auf die Seite drehen lassen und die

Michaelissche Raute

bei seitlich auffallendem Licht betrachten!

Michaelissche Raute — auf die Spitze gestelltes gleichseitiges Viereck auf dem Rücken der Frau in der Gegend des Kreuzbeins (Abb. 13). Ihre Form erhält die Raute durch vier meist sehr deutliche Grübchen. **Oberer Punkt:** Grube unter dem Dornfortsatz des 3. oder 4. Lendenwirbels (Kirchhoff). **Unterer Punkt** = oberster Punkt der Analfurche, bedingt durch die schrägen Ansatzlinien der Gesäßmuskulatur. **Seitliche Punkte:** die Spinae ilicae posteriores superiores (Spinae ilicae dorsales craniales); sie erscheinen als zwei meist gut zu sehende Grübchen. Die Michaelissche Raute kommt bes. deutlich heraus, wenn man bei der **seitlich gelagerten** Schwangeren die **Gesäßbacken** anspannen und **einziehen** läßt.

Normales Becken: die Raute ist fast quadratisch (Abb. 13 und Abb. 14). Zeigt die Raute diese regelmäßige Form, so kann mit ziemlicher Sicherheit eine Anomalie des Beckens ausgeschlossen werden.

Platt-rachitisches Becken (S. 551): die Raute hat Papierdrachenform (Abb. 15), sie ist abgeflacht, fast dreieckig, in schweren Fällen vollkommen dreieckig. Also: Verkürzung der Längsachse, stumpfer oberer Winkel!

Allgemein verengtes Becken (S. 547): schmale Raute, oben und unten spitz-winklig, wesentlich höher als breit (Abb. 16).

Schräg verengtes Becken: asymmetrische Form (Abb. 17), schiefe Raute.

Regelrecht gestaltetes Becken = quadratische Raute!
Bei jeder Abweichung von der Quadratform ist ein
enges Becken anzunehmen! Frauen mit engem Becken
gehören ohne Ausnahme in die Klinik!

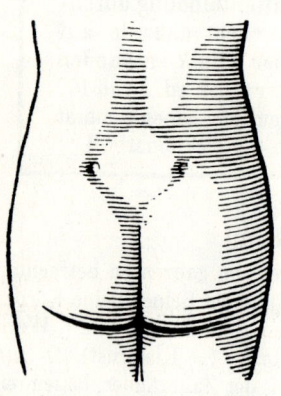

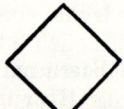

Abb. 14. Normale Michaelissche Raute = Form eines Quadrates

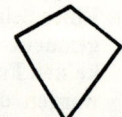

Abb. 15. Raute bei platt-rachitischem Becken = Papier-drachen- oder Dreiecks-form (oberer Winkel der Raute ganz stumpf)

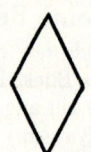

Abb. 13. Michaelissche Raute = auf die Spitze gestelltes Quadrat

Abb. 16. Raute bei all-gemein verengtem Becken = längliche Form, schmal, oben und unten spitz zulaufend

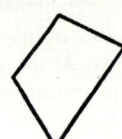

Abb. 17. Asymmetrische Form bei schräg ver-engtem Becken

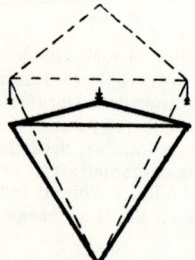

Abb. 18. Die MR beim „Langen Becken" (gestri-chelt) und beim rachitischen Becken (ausgezogen) (nach Kirchhoff)

Langes Becken (s. S. 576): Nach Kirchhoff kann die Drachenform (= „vertikale Deformierung") der Raute bedingt sein durch **hohe Position der Seitenpunkte** (= Elon-gierung der unteren Rautenhälfte) oder **tiefe Position des oberen Eckpunktes** (= Abflachung der oberen Rautenhälfte), s. Abb. 18. Die erstere findet sich häufig, doch nicht ausnahmslos, beim **langen Becken,** ferner beim **virilen Becken** (Kirchhoff). — Das platt-rachitische Becken zeigt eine Drachenform, die meist durch Abflachung der oberen Rautenhälfte entstanden ist.

Es ist auch˙wichtig, die Schwangeren auf ihren Gesamteindruck und ihre Konstitution hin zu betrachten. Hierzu noch ein praktischer Hinweis:

Asthenische und infantile Frauen, desgl. **unterernährte** sowie **hypothyreotische** und andererseits auch **fette** Frauen neigen zu **Wehenschwäche!**

Es folgt nun die

I. Äußere Beckenuntersuchung

Bestimmung der Beckenmaße

1. **Distantia spinarum** (Abb. 21) . . . . $= 25$—26 cm
2. **Distantia cristarum** (Abb. 22) . . . . $= 28$—29 cm
3. **Distantia trochanterica** (Abb. 23). . . . . $= 31$—32 cm
4. **Conjugata externa** (Abb. 24) . . . . $= 20$ cm
   (Diameter **Baudelocqui**)

Zur Durchführung der äußeren Beckenuntersuchung greife man nicht gleich zum Beckenzirkel! Vorher empfehle ich den **Spreizhandgriff** (Abb. 19) und den **Baummschen Handgriff** (Abb. 20) auszuführen.

Spreizhandgriff: Er läßt sofort erkennen, ob der Abstand der Darmbeinstachel normal oder verkürzt ist (Abb. 19): Bei stark gespreizter Hand wird der

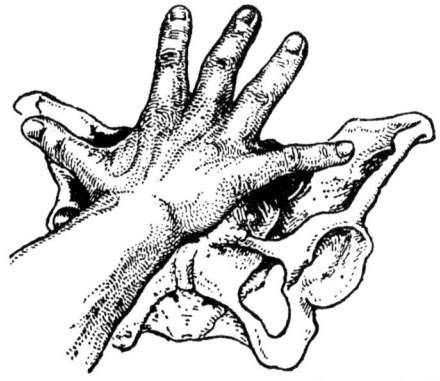

Abb. 19. Spreizhandgriff: Der kleine Finger erreicht die gegenüberliegende Spina nicht, die Distantia spinarum ist also nicht verkürzt

23

Daumen auf eine Spina ilica ventralis gesetzt und nun versucht, mit dem kleinen Finger die gegenüberliegende Spina zu erreichen. Gelingt das, so ist die Distantia spinarum verkleinert. Wichtig ist aber dabei folgendes: der Spreizhandgriff kann im allgemeinen **nur bei Schwangerschaften bis etwa zum 7. Monat** angewandt werden. Bei höheren Monaten hindert die Ausladung des Bauches seine Anwendung.

Voraussetzung ist eine mittlere Handgröße. Eine mittelgroße, maximal gespreizte Männerhand mißt zwischen dem aufgesetzten Daumen und dem kleinen Finger etwa 23—24 cm. Jeder Geburtshelfer tut gut, die Entfernung der Daumen-Kleinfingerendglieder seiner eigenen gespreizten Hand zu messen und sich zu merken.

Baummscher Handgriff: Die Schwangere liegt auf dem Untersuchungssofa. Der Untersucher setzt die Endglieder seiner beiden Daumen auf die Spinae ilicae ventrales (Abb. 20), und die Zeige- und Mittelfinger jederseits auf die beiden Darmbeinkämme auf (Abb. 20), Zeige- und Mittelfinger werden nun mit Nachdruck auf den Kämmen beiderseits langsam hin- und hergeschoben. Dabei sitzen die Finger fest auf der Haut auf und fahren mit der Haut auf den Knochenkämmen gleichmäßig hin und her bis dahin, wo sie am weitesten voneinander entfernt sind. Auf diese Weise gewinnt man ein plastisches Bild von der Ausladung der Darmbeinkämme:

> **Beim normalen Becken liegen die Spinae der Medianebene deutlich näher als die am weitesten auseinanderstehenden Teile der Darmbeinkämme.**

Ist das Verhältnis Spinae—Kristae so, daß die am weitesten auseinanderstehenden Teile der Kristae der Medianebene fast ebenso nahe oder gleich nahe liegen wie die

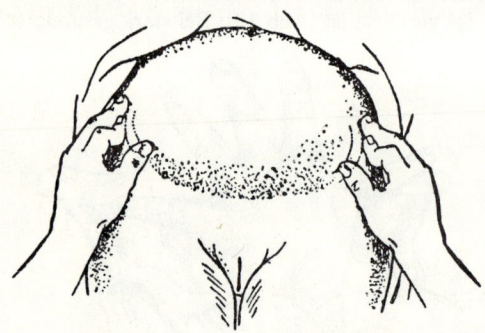

Abb. 20. Baummscher Handgriff

Spinae oder ist das Verhältnis sogar umgekehrt, d. h. liegen die am weitesten auseinanderstehenden Teile der Kristae der Medianebene näher als die Spinae, so liegt in jedem dieser Fälle ein deutlicher Hinweis auf ein **plattes Becken vor** (S. 550). Auch das allgemein-verengte Becken erkennt man mit dem Baummschen Handgriff sofort an den gleichmäßig verkleinert abzutastenden Knochenabständen (vgl. S. 548). Mit diesem Handgriff läßt sich also die Eigenart eines Beckens ohne Beckenzirkel mit einem Griff erfassen — **man fühlt sich gewissermaßen in das Becken hinein.**

Bestimmung der Beckenmaße mit dem Beckenzirkel

Folgende Maße sind zu nehmen:

1. Distantia spinarum (Abb. 21): Entfernung der beiden Spinae iliacae antt. supp. (= Sp. ilicae ventrales). Sie beträgt beim normalen Becken etwa 25—26 cm. Die Knöpfe des Beckenzirkels (Abb. 25) werden schreibfederartig gefaßt und auf den äußeren Rand jeder Spina aufgesetzt. Das Maß wird auf dem Gradbogen des Zirkels abgelesen.

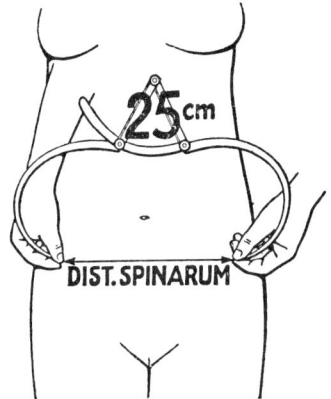

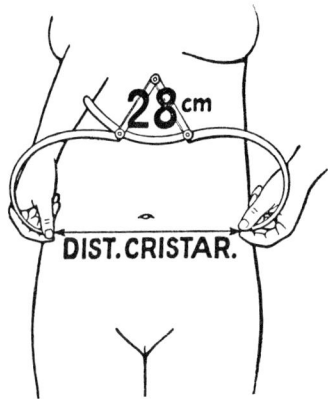

Abb. 21. Distantia spinarum

Abb. 22. Distantia cristarum

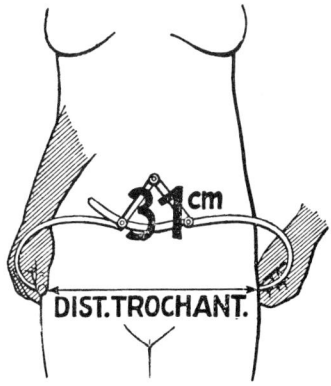

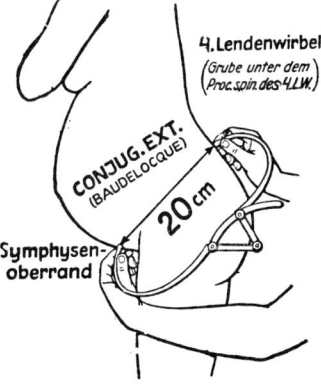

Abb. 23. Distantia trochanterica

Abb. 24. Conjugata externa

25

2. Distantia cristarum (Abb. 22): Man tastet mit den Knöpfen des Beckenzirkels die Cristae ilicae ab, bis man die am weitesten voneinander entfernt liegenden Ansatzpunkte gefunden hat. Normalmaß etwa 28—29 cm.

3. Distantia trochanterica (Abb. 23): Weniger wichtig. Abtastung der am weitesten voneinander entfernten Stellen der Trochanteren. Normalmaß etwa 31—32 cm. — Um die Trochanteren leichter zu finden, empfehle ich, die Frau nach **außen rotierende** Bewegungen der Beine machen zu lassen.

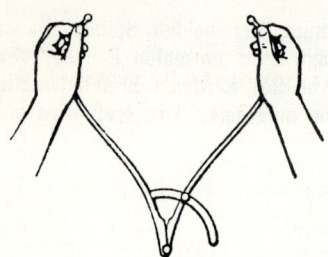

Abb. 25. Beckenzirkel nach E. Martin

4. Conjugata externa (Abb. 24): Wird am besten im Stehen oder in Seitenlage gemessen. Den einen Knopf des Beckenzirkels setzt man in die meist gut tastbare Grube zwischen dem Dornfortsatz des letzten Lendenwirbels und dem des ersten Kreuzbeinwirbels (= oberster Punkt der Michaelisschen Raute), die andere auf die Mitte des oberen Randes der Symphyse. Man beobachtet immer wieder, daß dem Anfänger das

Aufsuchen des Grübchens unter dem Dornfortsatz des 3. oder 4. Lendenwirbels

Schwierigkeiten macht. Es gibt zwei sichere Wege, die dahin führen:

1. Man zieht mit Finger oder Fettstift eine Verbindungslinie der beiden **höchsten** Punkte der Darmbeinkämme; 1½ Querfinger unterhalb des Mittelpunktes dieser Linie findet sich das gesuchte Grübchen.

2. Man sucht sich auf dem Kreuzbein die leicht zu findende Cristae sacralis media (Mittellinie) auf und schiebt auf ihr den Finger kopfwärts, bis man oberhalb des 1. Kreuzbeinwirbels geradezu in die Grube „fällt". —

Sämtliche Beckenmaße, die bei der äußeren Messung bestimmt werden, sind Maße des **großen** Beckens. Das knöcherne Gerüst des Geburtskanals, der Teil des knöchernen Beckens, der uns geburtshilflich **allein** interessiert, ist aber das kleine Becken (s. S. 81). Wenn von normal weitem oder zu engem Becken die Rede ist, so ist stets das kleine Becken, geburtshilflich „das Becken" schlechthin gemeint.

Es ist aber (abgesehen von der Röntgenaufnahme) nicht möglich, an das kleine Becken durch äußere Messung heranzukommen. Daher ist es von großer Bedeutung, daß zwischen dem leicht von außen zu untersuchenden großen Becken und dem von außen gar nicht erfaßbaren kleinen Becken anatomische Beziehungen bestehen. Abweichungen der Meßwerte des großen Beckens vom Normalen weisen also auf Anomalien des kleinen Beckens hin.

Dazu kurz folgendes:

Bei den beiden wichtigsten queren Maßen, der Dist. spin. und der Dist. crist., kommt es weniger auf die absoluten Zahlenwerte als auf ihre **Differenz** an.

Beträgt die Differenz ungefähr 3 cm, also z. B.

$$\text{Dist. spin.} = 25 \text{ cm u. Dist. crist.} = 28 \text{ cm}$$
$$\text{oder } \text{,, } \text{,, } = 26 \text{ cm u. } \text{,, } \text{,, } = 29 \text{ cm}$$
$$\Big\} \text{ Differenz also } = 3 \text{ cm!}$$

so ist das große Becken und damit auch mit großer Wahrscheinlichkeit das kleine Becken normal gebaut.

Dagegen:

Beträgt die Differenz etwa 1—1½ cm oder sind die Werte gleich oder ist die Dist. crist. sogar kleiner als die Dist. spin.,	dann muß eine platte Beckenverengerung angenommen werden = Becken verengt im geraden Durchmesser des Beckeneingangs (S. 550).

Bei der anderen, ebenso wichtigen Form des engen Beckens, dem **allgemein verengten Becken** (S. 547) sind alle äußeren (und auch inneren) Maße kleiner als die normalen Maße; es ist einfach eine verkleinerte Form des normalen Beckens, ein Miniaturbecken (Bumm).

Aus der Conj. externa soll sich die wichtige Conj. vera, der gerade Durchmesser des Beckeneingangs, durch Abzug von 8 bis 9 cm annähernd bestimmen lassen. Es hat sich aber gezeigt, daß diese Schätzung zu ungenau ist; sie wird daher kaum noch angewandt. Wichtig ist dagegen, daß man erfahrungsgemäß mit einer gewissen Wahrscheinlichkeit annehmen kann:

Conj. externa	Conj. vera
über 20 cm	normal lang,
20—19 cm	normal lang bis etwas verkürzt,
18 cm und darunter	mit Sicherheit verkürzt

Alle Schwangeren mit einer Conjugata externa von 18 cm und darunter müssen unbedingt in die Klinik eingewiesen werden!

Man muß sich darüber klar sein, daß die äußere Beckenmessung nur ein ungefähres Bild der Form und Größe des Beckens gibt. Ich lege aber größten Wert auf die gewissenhafte Ausführung der äußeren Beckenmessung, da sie ohne Frage den Blick für Anomalien des Beckens schärft.

27

II. Vaginale Untersuchung

In den ersten 4 Monaten der Schwangerschaft ist die Schwangerschaftsuntersuchung in der Hauptsache eine vaginale Untersuchung. Sie wird **auf dem gynäkologischen Stuhl** vorgenommen. Vom 5. Monat ab wird, abgesehen von Ausnahmefällen, nur noch auf dem Untersuchungssofa untersucht.

Wichtigste Vorbedingung für die vaginale Untersuchung:
Die Harnblase muß entleert sein.

Die vaginale Untersuchung besteht aus folgenden Teilen:

1. **Betrachtung des Introitus, der Vulva und des Dammes,**
2. **Spekulumuntersuchung** mit zytologischen Abstrichen und Kolposkopie,
3. **Touchieren,**
4. **Bimanuelle Untersuchung,**
5. **Beckenaustastung.**

Im Anschluß an die vaginale Untersuchung wird

6. **die Abformung des Schambogenwinkels**

vorgenommen.

Die Frage, mit welcher Hand in die Scheide eingegangen werden soll, ist nur so zu beantworten: abwechselnd mit der einen und der anderen Hand. Jeder Geburtshelfer und Gynäkologe muß (sollte!) mit der rechten genauso gut wie mit der linken Hand untersuchen können. Die Alten (H e g a r, L e o p o l d) verlangten, daß jede Frau erst mit der linken, dann mit der rechten Hand vaginal und dann rektal untersucht wurde.

Oberster Grundsatz: die vaginale Untersuchung darf auf keinen Fall weh tun, sie muß so zart und so vorsichtig wie nur möglich ausgeführt werden.

Das ist nötig einmal im I n t e r e s s e d e r z u u n t e r s u c h e n d e n F r a u, ebensosehr aber auch im I n t e r e s s e d e s j u n g e n E i e s, dessen Verankerung mit dem Uterus in den ersten Wochen nicht immer sehr fest ist.

Ich untersuche zunächst mit e i n e m Finger. Ist die Scheide geräumig genug, führe ich stets auch den z w e i t e n Finger ein.

Die vaginale Untersuchung wird bei Schwangeren stets mit sterilem Gummihandschuh ausgeführt.

---

1. Betrachtung des Introitus, der Vulva und des Dammes

Entfaltung der kleinen Schamlippen und Prüfung des Introitus (bei Tageslicht!) auf L i v i d i t ä t (1. Scheidenzeichen, S. 3) sowie der Gegend des Harnröhrenwulstes auf das Vorhandensein des Labhardtschen Zeichens (S. 3). Zugleich Besichtigung der Vulva auf Ulzera und Kondylomata. Betrachtung des Dammes (hoch, niedrig, narbig). Danach folgt zunächst stets die

2. Spekulumuntersuchung

Sie ist in jedem Falle einer Untersuchung in der Frühschwangerschaft unumgänglich notwendig. Einmal kann man auf diese Weise das 2. Scheidenzeichen, die Lividität des ganzen Scheidenrohres einschließlich der Portio, am bequemsten nachweisen, und zwar dadurch, daß man durch langsames Hin- und Herbewegen der die Scheide spreizenden Spiegel einmal die vordere und dann die hintere Scheidenwand dem Auge zugänglich macht (bei Tageslicht!). Andererseits aber ist die Betrachtung der Portio mit Spiegeln ein unbedingtes Erfordernis im Interesse der Frühdiagnostik des Gebärmutterhalskarzinoms. Selbstverständlich muß bei jeder Frau in der Schwangerenberatung ein zytologischer Abstrich gemacht werden. Dabei ist mit Rücksicht auf die junge Schwangerschaft der intrazervikale Abstrich zu unterlassen. Anschließend wird die Portio mit dem Kolposkop untersucht (Durchführung dieser Methoden s. Praktische Gynäkologie, Kapitel 3).

Von hundert Frauen mit Zervixkarzinom sind 25 Frauen noch nicht 40 Jahre alt.

Ferner ist die Feststellung wichtig, ob der Muttermund grübchenförmig (= Erstgebärende) oder quergespalten (= Mehrgebärende) ist (vgl. S. 75)

3. Touchieren

= Austasten der Scheide mit ein oder zwei Fingern. Prüfung des 3. Scheidenzeichens: samtartige Rauheit der Scheidenoberfläche (S. 3), des 4. Scheidenzeichens: die Scheide ist weiter und dehnbarer (S. 4), sowie der Form und Beschaffenheit der Portio, Prüfung des Stock-Tuch-Zeichens (S. 11). Wie alle Untersuchungen muß auch das Touchieren sehr zart und mit ganz leichter Hand ausgeführt werden. Das kann man gar nicht genügend betonen. Ferner:

||| **Niemals die sehr empfindliche Gegend der Klitoris und der Harnröhrenmündung berühren!**

Beim Eingehen mit den Fingern darf man an die vordere Umrandung des Introitus überhaupt nicht herankommen. Das erreicht man leicht, wenn man vom ersten Moment des Eingehens an die hintere Scheidenwand etwas dammwärts drängt.

4. Bimanuelle Untersuchung

Jede Schwangere, sowohl die Erst- wie die Mehrgebärende, muß während der Schwangerschaft einmal bimanuell vaginal untersucht werden. Diese Untersuchung sollte möglichst in den ersten drei Monaten durchgeführt werden.

29

Sie dient:
1. zur Feststellung der intrauterinen Schwangerschaft,
2. zur Kontrolle, ob sich der Uterus in normaler Anteflexio-Anteversio-Stellung befindet, also zum Ausschluß einer Retroflexio uteri gravidi (S. 34),
3. zur Beckenaustastung (S. 37).

Ist eine Schwangerschaft in einem normal gelagerten Uterus festgestellt, so wird zunächst die Uterusgröße bestimmt (vgl. die Tabelle auf S. 5) und diese mit den Angaben der Frau verglichen.

Differentialdiagnostische Erwägungen bei Diskrepanz (Unstimmigkeit) zwischen Befund und Regelanamnese:

Uterus kleiner mit Blutungen: Abortus (imm., incip., incompl., compl.)
Extrauteringravidität (S. 468)
ohne Blutungen: Missed abortion (S. 455)
Uterus größer . . . . Blasenmole, Hydramnion, Zwillinge?

Anschließend werden die Auflockerung und der Konsistenzwechsel geprüft (S. 6).

Von den wahrscheinlichen Schwangerschaftszeichen am Uterus
sind die
zuverlässigsten
diese drei: die **Vergrößerung der Gebärmutter,**
ihre **Auflockerung**
und der **Konsistenzwechsel.**

Danach rangieren — was die Zuverlässigkeit angeht — in einer Reihe die Zeichen von **Holzapfel, Hegar, Piskaček, Gauß** und das **Stock-Tuch-**Zeichen (s. S. 8—11).

Die Zeichen von **Noble, Lönne** und **Osiander** (S. 8, 9, 11) sind Ergänzungszeichen (vgl. das Übersichtsschema auf S. 13). Das **Pinardsche** Zeichen ist ein Spätzeichen in der Frühschwangerschaft, es hat seine größte Zuverlässigkeit ab Ende des 4. Monats (s. S. 12).

Ist die Diagnose zweifelhaft, so muß dies mit aller Deutlichkeit ausgesprochen und entweder die Frau 4 Wochen später wiederbestellt oder einer der Schwangerschaftsteste zur Erkennung der Frühschwangerschaft durchgeführt werden.

Schwangerschaftsteste

Wir unterscheiden

1. den Tierversuch
2. die immunologischen Schwangerschaftsteste
3. den hormonalen Test
4. den Temperaturtest

---

1. Tierversuch

Mit diesem Verfahren wird im Tierversuch das **Choriongonadotropin** (ein Plazentahormon) im Harn oder Blutserum nachgewiesen. — An Stelle der von **Aschheim** und **Zondek** (1928) angegebenen Reaktion wird jetzt oft der **Krötentest** ausgeführt, dessen Treffsicherheit etwa die gleiche (99%) ist. Die Reaktion wird etwa 8—11 Tage nach dem Ausbleiben der erwarteten Menstruation positiv. Bezüglich der technischen Einzelheiten siehe die Lehrbücher. — Im positiven Falle sagt diese Reaktion natürlich nur aus, daß sich diese Frau im Zustand der Schwangerschaft befindet. Es bleibt offen, ob diese im Uterus oder etwa im Eileiter (häufigste Form der Extrauteringravidität) ihren Sitz hat. Diese Frage kann nur durch **klinische** Beobachtung, und zwar oft erst im Verlauf von Wochen, geklärt werden (S. 468).

Gegenüber den Tierversuchen setzen sich heute immer mehr die

2. Immunologischen Schwangerschaftsteste[1])

durch, die ebenfalls auf dem Nachweis des **Choriongonadotropins** im Harn schwangerer Frauen beruhen.

Der Nachweis wird hierbei mit Hilfe einer Antigen-Antikörper-Reaktion geführt (Wide und Gemzell 1960). Die immunologischen Teste haben den großen Vorteil, daß man auf die aufwendigen und langdauernden Tierversuche bei praktisch **gleicher Treffsicherheit** und sogar noch größerer Empfindlichkeit verzichten kann. Ihre Zuverlässigkeit wird mit 95% und mehr angegeben. Mit einem positiven Ergebnis ist etwa **35—40 Tage nach der letzten Regel** zu rechnen. Zur Untersuchung kann sowohl Morgen- als auch Tagesurin verwendet werden (Baumgarten). Es sei hier nur auf zwei dieser Teste verwiesen, die auf einfache Weise auch in der Praxis ausgeführt werden können, den

a) Pregnosticon-Test und
b) Gravindex-Schnelltest (Objektträgermethode).

a) Pregnosticon-Test = Hämagglutinations-Hemmungstest (Abb. 26a)
Dauer: 2—3 Stunden

Man benötigt zwei Reagentien: 1. Antiserum, das durch Sensibilisierung von Kaninchen gegen menschliches Choriongonadotropin (HCG), das als Antigen wirkt, gewonnen wurde (= Anti-HCG-Serum). 2. Hammelerythrozyten, die mit HCG beladen wurden. **Prinzip:** Bringt man Harn schwangerer Frauen (enthält HCG) mit Anti-HCG-Serum zusammen, so wird dieses durch das HCG des Harns gebunden. Jetzt gibt man mit HCG beladene Hammelerythrozyten hinzu. Da das Anti-HCG-Serum bereits gebunden ist, können die Hammelerythrozyten nicht mit ihm reagieren, sie sinken zu Boden und bilden einen scharf begrenzten, deutlich sichtbaren **dunklen Ring** = das Ergebnis ist **positiv** (Abb. 26a).

Enthält der Harn kein HCG, so reagieren die mit HCG beladenen Hammelerythrozyten mit dem Anti-HCG-Serum (Agglutination). Dadurch bleiben die Hammelerythrozyten **in Suspension**, d. h. sie sinken nicht zu Boden, es entsteht **kein Ring** = das Ergebnis ist **negativ** (Abb. 26a).

b) Gravindex-Test = Latexagglutinations-Hemmtest (Abb. 26b), **Objektträgertest,**
Dauer: 3 Minuten

Der Test beruht auf dem gleichen Prinzip wie der Pregnosticon-Test, nur werden anstelle der Hammelerythrozyten Latex-Partikel von etwa 0,8 μ, die mit HCG beladen wurden, verwendet. Ein weiterer Unterschied besteht im Ablesen des Testes:

---

[1]) Lit. s. bei K. Baumgarten: Wiener med. Wschr. 114 (1964), 660.

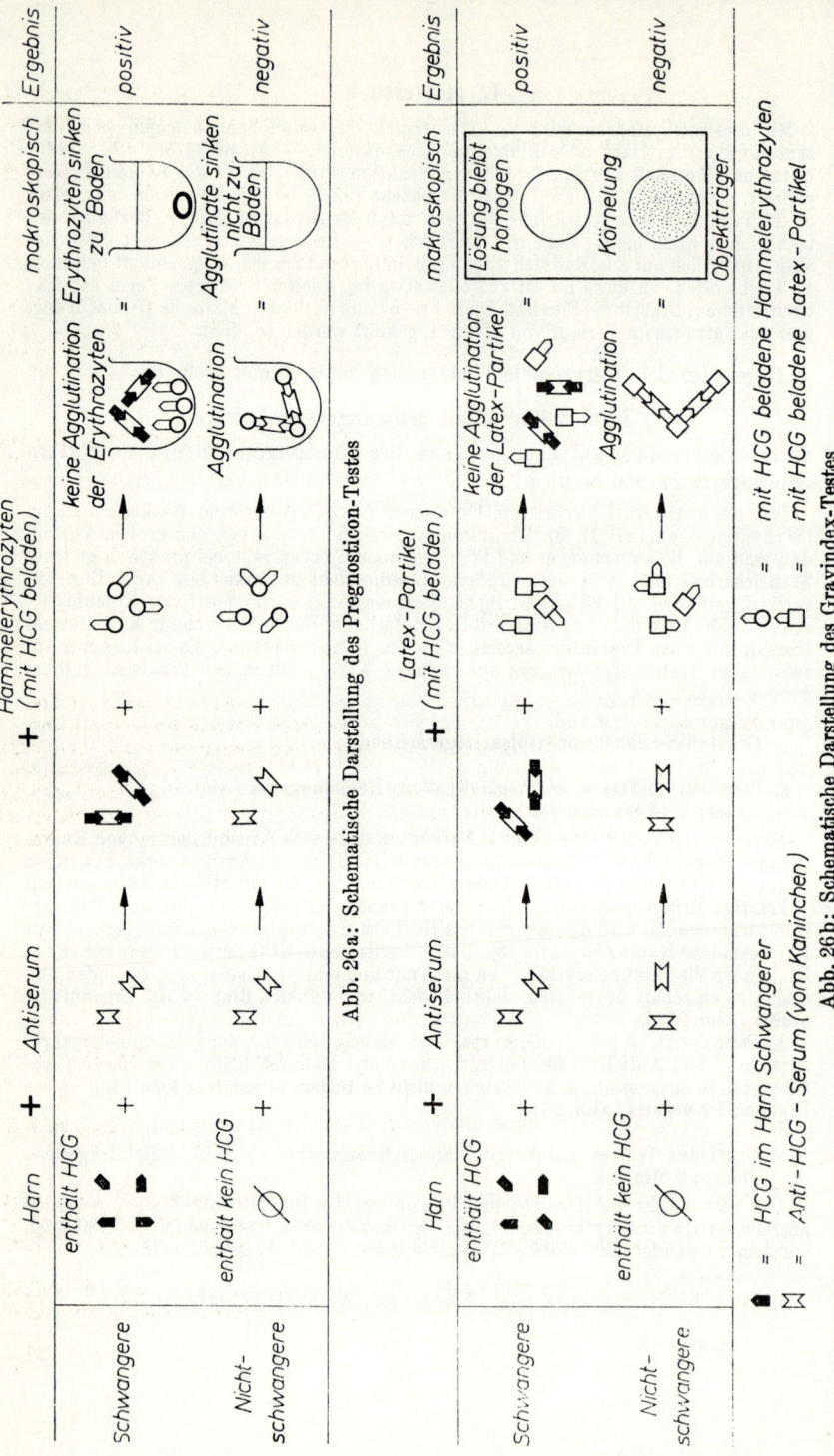

Abb. 26a: Schematische Darstellung des Pregnosticon-Testes

Abb. 26b: Schematische Darstellung des Gravindex-Testes

◆ = HCG im Harn Schwangerer
⋈ = Anti-HCG-Serum (vom Kaninchen)

⬡ = mit HCG beladene Hammelerythrozyten
⬠ = mit HCG beladene Latex-Partikel

Ist die Frau schwanger, so werden die Antikörper des Anti-HCG-Serums durch das im Harn enthaltene HCG gebunden. Die danach hinzugegebenen, mit HCG beladenen Latex-Partikel können mit dem Antiserum nicht reagieren. Die Latexlösung bleibt milchig **trüb** = das Ergebnis ist **positiv** (Abb. 26 b). Ist die Frau nicht schwanger, enthält der Harn also kein HCG, so reagiert das Antiserum mit den HCG-beladenen Latex-Partikeln. Es kommt zu einer Agglutination, die auf dem Objektträger als **Körnelung** sichtbar ist = das Ergebnis ist **negativ** (Abb. 26 b).

Da die Empfindlichkeit des Gravindex-Schnelltestes nicht so groß ist wie die des Pregnosticon-Testes, empfiehlt es sich, im Zweifelsfalle bei negativem Gravindex-Test noch den Pregnosticon-Test anzusetzen. Der Pregnosticon-Test erlaubt im Gegensatz zum Gravindex-Test auch eine quantitative Bestimmung von HCG.

Die technische Ausführung der immunologischen Teste ist sehr einfach, wenn die den Packungen beiliegende Anleitung genau beachtet wird.

3. Hormonaler Schwangerschaftstest

Frauen mit kurzdauernder Amenorrhoe erhalten ein Östrogen-Gestagenpräparat, z. B. 1 Amp. Duogynon simplex i. m. oder je 1 Dragee Duogynon an 2 aufeinanderfolgenden Tagen. Falls nach 3—6, spätestens nach 10 Tagen keine Blutung eintritt, ist mit einer **Schwangerschaft** zu rechnen. Zur Sicherung der Diagnose sind spätere Untersuchungen notwendig. Der Test gefährdet die Schwangerschaft nicht. Weitere Präparate: 2 Amp. Di-Pro-oleosum, 2 Tabl. Amenyl oder 2 Drag. Gynäkosid (1 O. P.).

4. Temperaturtest = Messung der Basaltemperatur

Basaltemperatur = die morgens früh vor dem Aufstehen rektal gemessene Temperatur (Abb. 27 und 28).

Die Basaltemperaturkurve einer gesunden, geschlechtsreifen Frau liegt in der **Pro-liferations**phase des Zyklus etwa $^5/_{10}{}^0$ **niedriger** (meist **unter** 37^0) als in der **Sekretions**phase (meist **über** 37^0). Bei 28tägigem Zyklus erfolgt der Temperaturanstieg von $^5/_{10}$ **Grad am 15.—16. Tag.** Kurz vor Beginn der Menstruationsblutung sinkt die Temperatur wieder ab. Der Anstieg ist eine Wirkung des Gelbkörperhormons. **Liegt eine Schwangerschaft vor, bleibt also die Gelbkörperphase bestehen, so bleibt auch die Basaltemperatur mindestens auf der gleichen Höhe (über 37^0), meist aber steigt sie noch um ein bis zwei Zehntel Grad höher.**

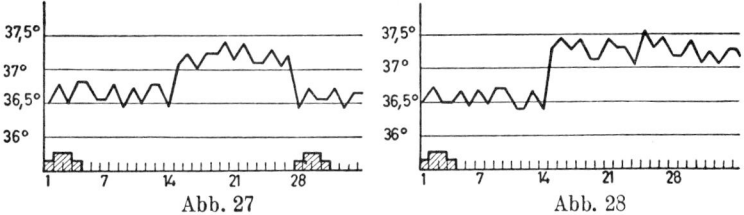

Abb. 27   Abb. 28

Wenn die Basaltemperatur länger als 16 Tage erhöht bleibt, ist mit einer Gravidität zu rechnen (nach Ufer)

Durchführung: Es wird die Temperatur **morgens vor** dem Aufstehen, **also noch im Bett liegend, 5 Minuten lang rektal** (nicht im Mund) gemessen. Die Ergebnisse sind nur verwertbar, wenn ein krankhafter Zustand, der Temperaturerhöhung machen könnte, nicht besteht.

Bei Verdacht auf Schwangerschaft (z. B. Ausbleiben der Regel) läßt man die Basaltemperatur **an** mindestens 3 aufeinanderfolgenden Tagen messen. Temperatur unter

37° spricht gegen, **über 37° für Schwangerschaft.** Da es sich aber auch um ein verlängertes Prämenstruum handeln könnte, läßt man die Messungen nach 8—10 Tagen wiederholen.

> **Wenn die Temperatur nach diesen 8 Tagen auch noch hoch ist, dann ist eine Schwangerschaft im höchsten Maße wahrscheinlich, wenn sie nach 14 Tagen noch hoch ist, dann ist die Schwangerschaft so gut wie sicher.**

Retroflexio uteri gravidi

Besonders schwierig ist erfahrungsgemäß die Feststellung einer jungen Schwangerschaft bei einer Retroflexio uteri. **Durch die Rückwärtsverlagerung des Gebärmutterkörpers mit gleichzeitiger Abknickung gegen den Halsteil entzieht sich das Organ der Betastung mit zwei Händen.** Die innere Hand fühlt zwar deutlich vom hinteren Scheidengewölbe aus die Hinterwand des Gebärmutterkörpers. Die äußere Hand kommt aber bis etwa zur Mitte des 2. Monats kaum oder gar nicht an die Vorderwand der Gebärmutter heran. Die Größenbestimmung des Uterus ist in Fällen hochgradiger Abknickung so schwierig, daß man oft keine sicheren Angaben machen kann und man die Frau am besten nach 4 Wochen noch einmal bestellt. Hinweisend auf die Schwangerschaft ist natürlich die Breite und die Konsistenzveränderung der von innen her getasteten Hinterwand des Uterus.

Ist die Diagnose einer **Retroflexio uteri gravidi** gestellt, so ist die Schwangere über diesen Befund und seine Gefahren (s. unten) zu informieren. Insbesondere sind ihr klare Verhaltungsmaßregeln zu geben.

‖‖ **In den allermeisten Fällen von Retroflexio uteri gravidi richtet sich der Uterus von selbst auf und steigt spontan in das große Becken empor.**

Ist der Uterus nicht zu stark nach hinten abgeknickt und nicht fixiert, so ist zunächst keinerlei Behandlung notwendig. Um sich über die Beweglichkeit klar zu werden, ist es erlaubt und angebracht, mit einem Finger vom hinteren Scheidengewölbe aus einen ganz vorsichtigen **Anhebeversuch** zu machen.

Entscheidend für das Verhalten ist die Zeit von der Mitte des 3. Monats ab:

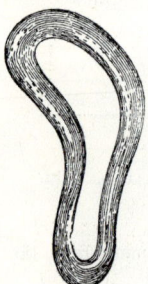

Abb. 29.
Hodgepessar

> **Bei Retroflexio uteri gravidi ist von der Mitte des 3. Monats ab wöchentlich einmal eine Kontrolluntersuchung notwendig.**

Erfolgt jetzt eine spontane Aufrichtung, so ist diese bis zur Mitte des 5. Monats durch häufige Nachuntersuchungen zu kontrollieren. Hat man deutlich das Gefühl, daß der Uterus über die Linea terminalis emporgestiegen ist, so besteht die Gefahr eines Zurückfallens nicht mehr. Das ist der Fall zwischen der 16. u. 18. Schwangerschaftswoche.

Zeigt der Uteruskörper am Ende des 3. Monats, also etwa in der 11.—12. Woche, noch keine Tendenz, spontan hochzusteigen, so muß jetzt gehandelt werden. Der Uterus füllt im Verlaufe des 4. Monats die Beckenhöhle aus, und es ist dann täglich mit dem Auftreten von Einklemmungserscheinungen (s. unten) zu rechnen. Vorgehen:

1. Versuch der Aufrichtung in Knieellenbogenlage ohne Narkose: Blase entleeren! Ein steriles **Hodgepessar** (Abb. 29) muß bereitgehalten werden. Die

Schwangere wird in Knieellenbogenlage gebracht. Die in die Scheide eingeführten Zeige- und Mittelfinger drängen das Korpus zart und doch mit einem gewissen Nachdruck aus dem Douglas heraus; es fällt der äußeren Hand entgegen, die es in Empfang nimmt. Nur mit den Händen arbeiten, die Kugelzange ist wegen der großen Zerreißlichkeit des Gewebes verboten. Anschließend ein Hodgepessar einlegen. Zur Sicherheit verordnet man 8 Tage Bettruhe und Opium. Danach Kontrolluntersuchung, ob das Pessar richtig sitzt und sich der Uteruskörper noch hinter der Symphyse befindet. Das Pessar darf nicht vor Mitte des 5. Monats entfernt werden (= 18. Schwangerschaftswoche).

Nach der 18. Schwangerschaftswoche kann ein aufgerichteter Uterus nicht mehr in den Douglasschen Raum zurückfallen.

---

2. Aufrichtung in Narkose. Gelingt dieser erste Versuch nicht, so wird es in den meisten Fällen möglich sein, die Aufrichtung des abgeknickten Uteruskörpers in tiefer Narkose durchzuführen. Ausführung auf dem gynäkologischen Stuhl in üblicher Lagerung. Sonst gleiches Vorgehen wie oben. — Läßt sich die Aufrichtung auch in Narkose nicht durchführen (fixierte Retroflexio), so bleibt nur noch die

3. Laparotomie (Antefixation) übrig, da es sonst unweigerlich zur Fehlgeburt oder zur Einklemmung im kleinen Becken (Retroflexio uteri gravidi incarcerati) kommt. Man muß wissen: Die

Symptome der Einklemmung (= Inkarzeration)

sind infolge Behinderung und bald völliger Unmöglichkeit der Blasenentleerung in erster Linie Blasenbeschwerden.

Bei jeder Schwangeren, die über Harnverhaltung oder über Erschwerung der Harnentleerung klagt, ist sogleich an die Einklemmung eines retroflektierten, graviden Uterus zu denken.

Durch die hochgezogene Portio (Abb. 30) kommt es zur Abklemmung der Urethra und damit zur

Harnverhaltung = Ischurie[1])

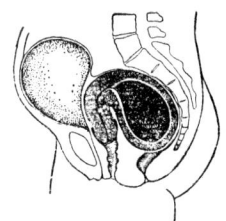

mit der Folge der Stagnation und Infektion des Harns und der weiteren Folge der hochgradigen Überdehnung und einer dadurch bedingten Anämie und Nekrose der Blasenwand. Nach Stoeckel, der sich besonders mit diesem Krankheitsbild befaßt hat, gibt es dann drei Möglichkeiten des Ausgangs:

Abb. 30. Retroflexio uteri gravidi incarcerati

---

[1]) Ἴσχω halte zurück, οὖρον Harn.

1. **Aufsteigende Infektion der Harnwege.**
2. **Überfließen der übervollen Blase nach außen trotz der Harnröhren-kompression.** Es besteht ein dauerndes Harnträufeln, ein Zustand, den man wegen der zugleich bestehenden Abklemmung der Harnröhre als **Ischuria paradoxa** bezeichnet. Folgen: aufsteigende Infektion, Gangrän, Sepsis.
3. **Blasenruptur mit Erguß des Urins in die Bauchhöhle,** was meist mit dem Tod der Frau gleichbedeutend ist.

Die Retroflexio uteri gravidi incarcerati
ist ein ausgesprochen lebensgefährlicher Zustand.

Bei den geringsten Anzeichen dieser stets lebensgefährlichen Inkarzeration muß **sofort** eingegriffen werden.

Die Untersuchung ergibt den charakteristischen und überraschenden Befund von **zwei Tumoren** übereinander. Der eine Tumor füllt den Douglas prall aus (der eingeklemmte schwangere Uterus), der andere sitzt darüber (die überfüllte Blase!).

Tastet man im Unterbauch einer schwangeren Frau zwei pralle, übereinander liegende Tumoren, den einen im Douglas, den anderen darüber zwischen Symphyse und Nabel, so muß man in erster Linie an einen Uterus gravidus incarceratus mit der dazugehörigen überfüllten Blase denken.

Das Wichtigste ist die Entleerung der Blase, und zwar entweder mit dem **Katheter** (langer, halbstarrer, männlicher Katheter oder Metallkatheter): ganz zart einführen. Vorsicht, Gefahr des falschen Weges! Der Katheter muß durch zwei in die Scheide eingeführte Finger mit dirigiert werden: Langsam abfließen lassen! Bei zu rascher Entleerung kommt es sonst zu Blutungen aus den gangränösen Stellen. — **Oder,** wenn das Kathetern nicht gelingt, Entleerung der Blase durch **suprasymphysäre Punktion.**

Danach Aufrichtung des Uterus in Narkose und Einlegen eines Pessars. Gelingt die Aufrichtung nicht, so muß die **Operation,** also die Laparotomie, vorgeschlagen werden. Wenn man der Frau energisch klarmacht, daß sie sich operieren lassen muß, wird sie sich auch operieren lassen. Besteht gegenüber der Operation eine **Kontraindikation,** so bleibt nichts anderes übrig, als den Inhalt der Gebärmutter zu verkleinern, und zwar dadurch, daß man mit dünner, langer Kanüle vom hinteren Scheidengewölbe her durch die Hinterwand des Korpus punktiert und Fruchtwasser abzieht. Diesen Eingriff wird jeder rechtschaffene Arzt, wenn irgend möglich, in einer **Klinik** vornehmen lassen, um **nicht in den Verdacht** der Ausführung eines verbotenen Eingriffs zu kommen.

Die eigentliche vaginale Untersuchung ist damit beendet. Die Frau, deren junge Schwangerschaft eben festgestellt wurde, liegt noch auf dem gynäkologischen Stuhl. Wir benutzen diese Gelegenheit, um mit wenigen, schnell auszuführenden Handgriffen das Innere des kleinen Beckens ab- und auszutasten, also

5. die Beckenaustastung

vorzunehmen.

1. Erste, wichtigste Frage: Erreicht der Mittelfinger beim Einführen des Zeige- und Mittelfingers in die Scheide das Promontorium oder nicht? Wenn nein, so entfällt jeglicher Verdacht auf eine Verkürzung der Conjugata vera, s. die Abb. 31 und 32 (1).

Bei einem normal gebauten Becken kann der in die Scheide eingeführte Mittelfinger das Promontorium nicht erreichen.

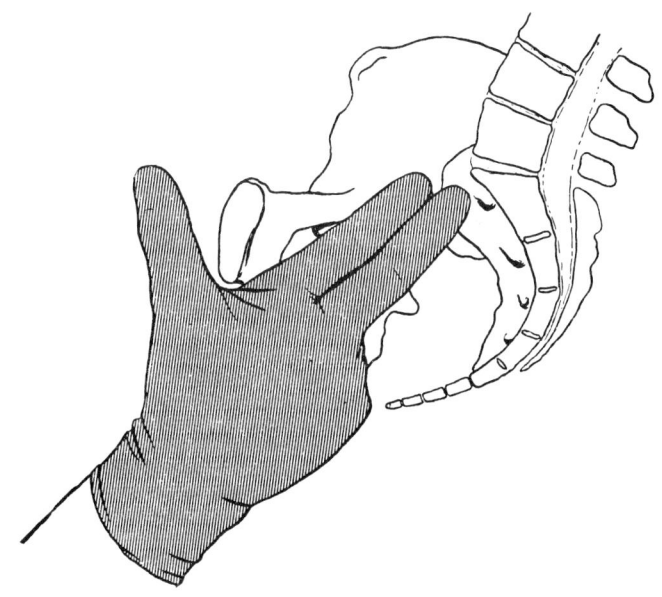

Abb. 31. Beckenaustastung: der Mittelfinger erreicht nicht das Promontorium! Das Becken kann im BE nicht verengt sein

Kommt man an das Promontorium heran, so liegt mit Sicherheit eine Verkürzung der Conj. vera vor. Diese Feststellung allein genügt vollständig, um auszusprechen, daß dieser Fall für die häusliche Geburtshilfe nicht in Frage kommt, sondern daß hier unbedingt die Notwendigkeit klinischer Geburtshilfe besteht.

> **Alle Frauen, bei denen das Promontorium mit dem Mittelfinger zu erreichen ist, sind ausnahmslos in einer Klinik zu entbinden.**

Das gilt natürlich erst recht, wenn man schon mit dem Zeigefinger an das Promontorium herankommt.

Damit ist die wichtigste Fragestellung geklärt und die Beckenaustastung für den praktischen Arzt erledigt. Der Facharzt wird mit demselben Handgriff die Conj. diagonalis messen und damit die Vera abschätzen (Ausführung s. S. 39). Voraussetzung dazu ist natürlich, daß man mit einem Finger das Promontorium erreicht, was nur bei verengtem Becken der Fall ist.

‖ In der Hauspraxis ist das vaginale Untersuchen während der letzten 4 Wochen der Schwangerschaft wegen der Infektionsgefahr möglichst zu vermeiden.

Weiter sind folgende Fragen zu beantworten (Abb. 32):

2. Vorderwand des Kreuzbeins: Ist sie gewölbt oder erscheint sie abgeflacht? Finden sich Exostosen, Tumoren oder vorspringende Querleisten an der Vorderfläche?

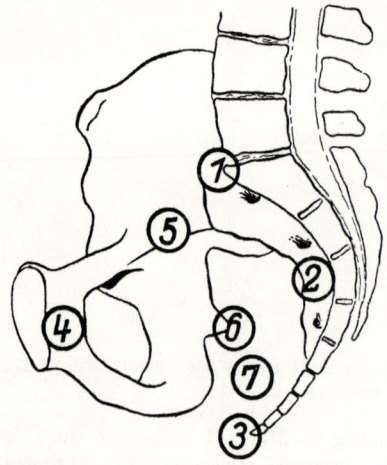

Abb. 32. Schema zur Beckenaustastung

3. Steißbein: Gut beweglich? Vorspringend? Rechtwinklig gegen das Kreuzbein abgesetzt? Unbeweglich?

4. Hinterwand der Symphyse: Erscheint die Symphyse besonders dick? Finden sich auffallende Knochenvorsprünge, z. B. eine nach innen vorspringende Symphysen-Krista? Exostosen sind hier nicht allzu selten!

5. Linea terminalis: Zu erreichen? Bei normalem Becken kann man die seitlichen und hinteren Teile der Lin. term. nicht erreichen. Auf beiden Seiten gleich gerundet? Auf einer Seite flacher?

6. Spinae ossis ischii: Leicht oder schwer abzutasten, springen sie vor, ist ihre Entfernung also normal oder verkleinert? Letzteres würde eine quere Verengung der sog. Beckenenge, also ein Trichterbecken, bedeuten (selten).

7. **Abtasten der Weichteile** (Beckenboden, Bandapparat): Ob nachgiebig oder ungewöhnlich straff? Infiltrationen? Narbenbildung?

Alle diese Fragen beantwortet man dadurch, daß die Beckenwände mit zwei Fingern ganz zart abgestrichen werden. Die Beckenaustastung kann man nicht aus Büchern lernen. Der Meister muß neben dem Lehrling stehen, muß ihm die Hand führen und ihn so die Unterscheidung des Normalen vom nicht Normalen lehren.

Bestimmung der Conjugata vera

In der Schwangerschaft bzw. im Beginn der Geburt bei noch nicht eingetretenem Kopf wird unter Umständen vaginal untersucht, um die Vera zu bestimmen. Nach üblicher Vorbereitung (S. 209) werden Zeige- und Mittelfinger der linken Hand durch die Scheide in Richtung auf das Promontorium geführt, das bei verengtem, knöchernen Geburtskanal vom Mittelfinger erreicht wird (Abb. 33). Mit dem Nagel des rechten Zeigefingers markiert man auf dem untersuchenden Zeigefinger die Stelle, an dem dieser dem unteren Symphysenrand anliegt. Herausziehen des Zeigefingers in unveränderter Haltung beider Hände. Mit dem Beckenzirkel die Entfernung der Marke bis zur Spitze des Mittelfingers abmessen lassen. Dieses Maß entspricht der Länge der Conj. diagonalis (Abb. 34). Aus dieser berechnet sich die Conj. vera durch Abzug von 1,5—2 cm, also

Conjugata vera = Conjugata diagonalis —1,5 (2) cm

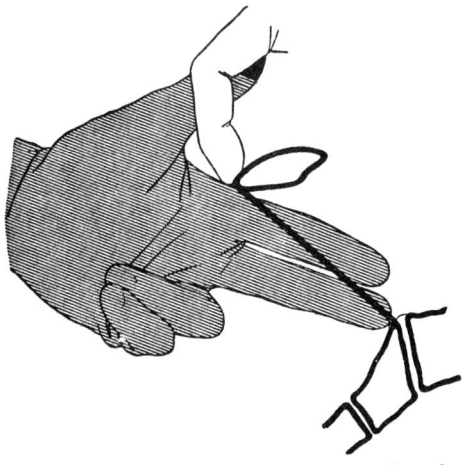

Abb. 33. Bestimmung der Conjugata vera durch Abgreifen der Conj. diagonalis

39

Noch etwas sehr Wichtiges:

**Vaginale Untersuchung, Bestimmung der Vera und Becken-
austastung sollen in den letzten 4 Wochen vor der Geburt
außerklinisch wegen der Infektionsgefahr nicht mehr ausgeführt werden!**

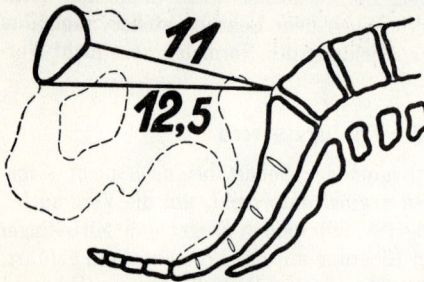

Abb. 34. Die beiden wichtigsten
geraden Durchmesser des Beckeneinganges: **Conj. vera** (obstetricia)
= Verbindung zwischen der Mitte
des Promontoriums und dem am
weitesten vorspringenden Teil der
Symphysenhinterwand = normal
11 cm; **Conj. diagonalis** = Verbindung zwischen Mitte des Promontoriums und dem unteren
Rande der Symphyse = 12,5 bis
13 cm

Im Anschluß an die Beckenaustastung wird bei der noch auf dem gynäkologischen Stuhl liegenden Frau

6. die Abformung des Schambogenwinkels

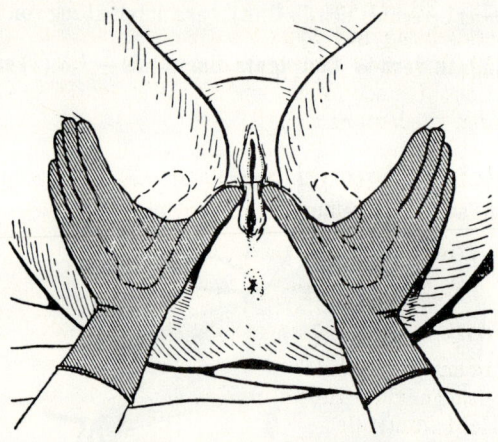

Abb. 35. Abformung des Schambogenwinkels

vorgenommen, deren Ausführung sich aus Abb. 35 ergibt. Ein normales Becken
hat einen rechtwinkligen Schambogenwinkel (Abb. 427a), das platt-rachitische
Becken zeigt einen weiten, stumpfen (Abb. 427b), das allgemein verengte einen
engen, spitzen Schambogenwinkel (Abb. 427c).

Welche allgemeinen Untersuchungen
(d. h. außer der geburtshilflichen Untersuchung)
müssen bei jeder ersten
Schwangerenuntersuchung
unbedingt ausgeführt werden?

1. Bestimmung des **Blutdrucks**. Bedeutung s. S. 2, 68 u. 624. Oberer Grenzwert = 135/85 mm Hg.
2. Untersuchung des Harns (Durchführung S. 69 und S. 74)
   a) auf **Eiweiß**. Bedeutung s. S. 69
   b) auf **Zucker**. Bedeutung s. S. 69 und 74.
3. Feststellung des **Körpergewichts**. Bedeutung s. S. 70 u. 625.
4. Feststellung der **Blutgruppe** und des **Rhesusfaktors** (Bedeutung S. 70 und S. 733). Untersuchung auf **irreguläre Antikörper**. Hämoglobinbestimmung.
5. Untersuchung auf **Ödeme**. Gewichtszunahme in den letzten Wochen der Schwangerschaft: etwa 400—500 g pro Woche. **Größere Gewichtserhöhung = Ödembildung = Gefahr der Spätgestose!** Normaler Gewichtszuwachs während der Schwangerschaft = 10—11 kg.
6. Untersuchung auf **Syphilis**: Wassermannsche Reaktion (KBR) und zwei Nebenreaktionen, z. B. die Klärungsreaktion II nach Meinicke und Kardiolipin-Flockungsreaktion (Bedeutung s. S. 727 und S. 730).

Welche allgemeinen Untersuchungen
(d. h. außer der geburtshilflichen Untersuchung)
müssen bei jeder weiteren
Schwangerenuntersuchung
unbedingt ausgeführt werden?

1. Bestimmung des **Blutdrucks**
2. Untersuchung des **Harns** auf **Eiweiß** und **Zucker**
3. **Gewichtskontrolle**
4. Werden bei der Frau **Antikörper** gefunden, so muß die **Titerhöhe alle 4 Wochen** einmal bestimmt werden (S. 71). Die **Hämoglobinbestimmung** muß im Verlaufe der Schwangerschaft noch 1—2 mal wiederholt werden.
5. Untersuchung auf **Ödeme**.

Diagnostik und Untersuchung
der Schwangerschaft vom 5.—10. Monat

Zur Anamnese:

Bei Aufnahme der Anamnese (s. S. 15) kommt jetzt eine neue Frage hinzu, nämlich die nach den

ersten Kindsbewegungen.

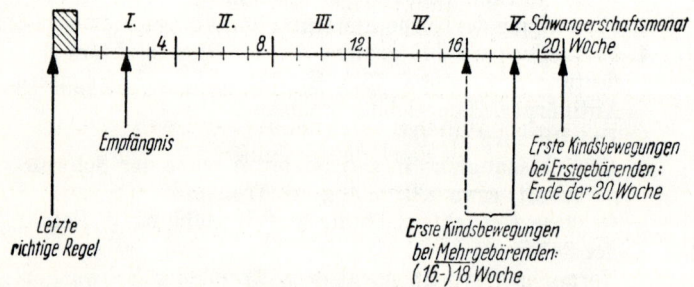

Abb. 36. Übersichtsschema über die ersten Kindsbewegungen bei Erst- und Mehrgebärenden

Merke:

> Die ersten Kindsbewegungen werden bemerkt
> von **Erstgebärenden** etwa am Ende der 20. Woche
> = Ende des 5. Monats,
> von **Mehrgebärenden** etwa am Ende der 18. Woche
> = Mitte zwischen 4. u. 5. Monat.

Mehrgebärende geben aber nicht selten auch schon das Ende der 17., ja sogar das der 16. Woche an.

Da die Schwangerschaft (gerechnet vom 1. Tag der letzten regelmäßigen Regel, s. S. 17) eine Dauer von rd. 40 Wochen (= 280 Tagen = 10 Lunarmonaten zu je 28 Tagen) hat, so hat

die **Erstgebärende**   noch 20 Wochen = $4\,^1/_2$ Kalendermonate,
die **Mehrgebärende** noch 22 Wochen = 5   Kalendermonate

bis zum Geburtstermin vor sich. Daraus ergibt sich also die dritte Möglichkeit zur Berechnung des Geburtstermins (s. S. 17 und 46).

Es muß aber betont werden, daß der erfahrene Geburtshelfer auf die Berechnung des Geburtstermins nach dem Auftreten der ersten Kindsbewegungen nicht allzuviel gibt, aus dem einfachen Grunde, weil die Angaben der Schwangeren in dieser Beziehung zu häufig unzuverlässig sind (Indolenz, Verwechslung mit Darmperistaltik u. a.). Dazu kommt, daß viele Schwangere (bes. Erstschwangere) überhaupt keine Angaben über den Beginn der Kindsbewegungen machen können. — Praktisch geht man so vor: der Geburtstermin wird aus den Angaben über die letzte regelmäßige Regel (S. 17) und vor allem aus dem objektiv erhobenen Schwangerschaftsbefund bestimmt. Stimmt die Angabe über die ersten Kindsbewegungen mit diesen Angaben und dem Untersuchungsbefund überein, so haben wir damit einen Gewinn an Sicherheit für den schon vorher bestimmten Geburtstermin. Ist das nicht der Fall, so läßt man die Angaben über die Kindsbewegungen unberücksichtigt.

Plötzliches Aufhören der Kindsbewegungen spricht für den Tod des Kindes.

In der zweiten Schwangerschaftshälfte ist besonders wichtig die

Befragung nach subjektiven Erscheinungen,

die auf Präeklampsie hinweisen: länger andauernde **Kopfschmerzen,** **Augenflimmern,** Doppeltsehen, Anschwellungen (besonders im Gesicht und an den Unterschenkeln), krampfartige Schmerzen in der Magengegend, **Magendrücken,** Übelkeit, Erbrechen, Unruhe, erhöhte Erregbarkeit, Schlaflosigkeit.

Stets muß auch nach etwaigem Auftreten von Blutungen, auch kleinster Mengen, gefragt werden (Verdacht auf drohende Fehl- bzw. Frühgeburt, Placenta praevia, s. S. 482).

Allgemeine Betrachtung

Bei

Betrachtung des Bauches

ist bei der stehenden Schwangeren auf das Vorhandensein eines ausgesprochenen **Spitzbauches** (bei **Erstgebärenden**) und eines **Hängebauches** (bei **Mehrgebärenden**) zu achten; beides ist ein Hinweis auf ein enges Becken.

An ein enges Becken ist zu denken bei Erstgebärenden mit Spitzbauch (Abb. 37) und bei Mehrgebärenden mit Hängebauch (Abb. 38).

Auch die Art der Wölbung des Bauches muß beachtet werden, und zwar am besten bei der liegenden Schwangeren:

Bauch längsoval (Eiform) = Längslage,
Bauch queroval, d. h. auffallende Breitenausdehnung = Querlage,
Bauch schrägoval = Schräglage.

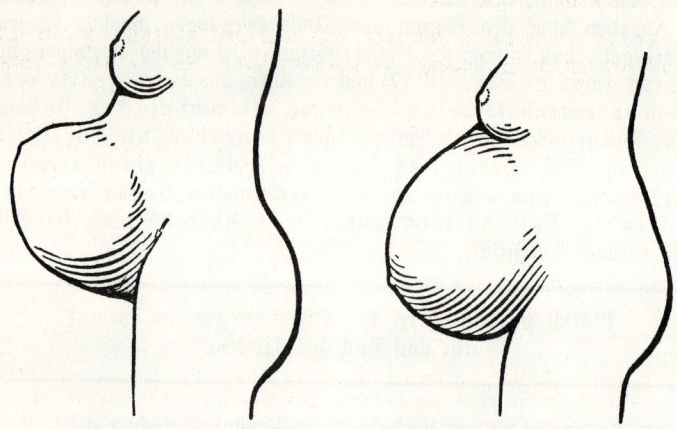

Abb. 37. Spitzbauch einer
Erstgebärenden (enges Becken!)

Abb. 38. Hängebauch einer
Mehrgebärenden (enges Becken!)

Bauchumfang am Termin
{
ungewöhnlich **groß** = großes Kind, Zwillinge, Hydramnion
ungewöhnlich **klein** = auffällig schwach entwickeltes Kind, abgestorbene Frucht, Irrtum in der Zeitrechnung.
}
Messung s. S. 67

Normaler Bauchumfang am Termin etwa 100 cm

An der Haut treten in den letzten Monaten drei bemerkenswerte Veränderungen auf:

1. die Schwangerschaftsstreifen,
2. die Schwangerschaftspigmentierungen,
3. Ödeme und Varizen.

Die

1. **Schwangerschaftsstreifen** = Striae gravidarum
= Striae cutis distensae

treten in den letzten 3 Monaten bei etwa 90% aller Schwangeren auf und sind besonders am Unterbauch, an den Hüften und auch an der Brust zu sehen. Pyknika bevorzugt. Frische Striae sind rotviolett-rosafarben und gut zu unterscheiden von den alten Schwangerschaftsnarben Mehrgebärender, die blaß, gefältet und oft pigmentiert aussehen.

44

Die Schwangerschaftsstreifen werden heute als eine Teilerscheinung der hormonal bedingten Weiterstellung der Bauchdecken aufgefaßt; die Dehnung spielt eine untergeordnete Rolle. Der Effekt des rotvioletten Farbtones kommt dadurch zustande, daß die elastischen Fasern der Kutis eine hormonal gesteuerte regressive Umwandlung durchmachen, wobei sie auseinanderweichen und z. T. einreißen. Durch die über ihnen liegende verdünnte Epidermis sieht man im Bereich der so entstandenen Lücken in der Kutis die blutreiche Subkutis durchschimmern.

Strakosch hat darauf hingewiesen, daß man die Entstehung von Schwangerschaftsstreifen durch Massage verhindern kann. Seine einfache Vorschrift lautet:

Morgens und abends im Bett, unbekleidet, flach ausgestreckt, wird mit den Fingerspitzen beider, nebeneinander flach aufgelegter Hände unter mäßigem Druck von der Symphyse gegen den Rippenbogen ein Strich neben dem anderen ausgeführt. In den seitlichen Partien des Leibes werden die Striche halbkreis- oder bogenförmig, nach außen konvex gemacht, immer in der Spaltrichtung der Haut. Es ist darauf zu achten, daß keine Stelle der Haut ausgelassen wird. Sodann werden die Oberschenkel auf der Innen-, Vorder- und Außenfläche, ebenso die Hüften und das Gesäß massiert, stets in der Richtung von unten nach oben. Die Haut wird vorher entweder mit Talkumpuder gut eingepudert oder leicht eingeölt. Von dem Abheben der Haut in Falten und dem Durchkneten derselben mit den Fingern wurde Abstand genommen, da erfahrungsgemäß die unter richtigem Druck vorgenommene Strichmassage völlig ausreichte. Anstatt mit den Fingern läßt sich die Massage ganz zweckmäßig auch mit einer weichen Bürste ausführen, doch erscheint der feine, regulierbare, manuelle Druck zweckmäßiger. Die Brüste lassen sich in derselben Weise durch radiäre Striche von der Basis gegen die Mamille zu massieren, doch ist bei der Empfindlichkeit dieses Organs eine gewisse Vorsicht unbedingt am Platze.

2. Schwangerschaftspigmentierungen

finden sich an den Brustwarzen, am Warzenhof und in der Umgebung des Warzenhofes (=sekundäre Areola), ferner an der Vulva, am Anus und im Gesicht (Chloasma uterinum). Die Linea alba wird zur Linea fusca s. nigra. Operationsnarben färben sich stark braun. Brünette färben sich stärker als Blondinen. Das Hautpigment gehört zu den Melaninen und ist eisenfrei. Andeutungen von Pigmentierungen treten manchmal auch schon in frühen Monaten auf. Das Chloasma uterinum läßt sich durch parenterale Zufuhr hoher Dosen von Vitamin C beseitigen (4mal wöchentl. je 500 mg Redoxon forte [5 ccm] i. v. oder i. m. über mehrere Wochen).

In den letzten Monaten ist besonders auf das Auftreten von

3. Ödemen und Varizen

zu achten. Normalerweise besteht bei jeder schwangeren Frau, besonders in der 2. Hälfte der Schwangerschaft, eine „Vollsaftigkeit und leichte Ödembereitschaft" (Seitz). Diese Ödeme bleiben jedoch gering. Wenn sie größere Ausmaße erreichen, ohne daß eine Nierenbeteiligung vorliegt (Eiweiß, Zylinder), wird von einem „reinen Hydrops gravidarum" gesprochen, der bei längerem Bestand jedoch schließlich auch die Nieren in Mitleidenschaft zieht. Er ist deshalb zu beachten.

Vor allem bilden sich die Ödeme an den unteren Extremitäten, der Vulva und den Bauchdecken, später im Gesicht und an den Händen. Beeinflussung des Schwangerenödems mit 2 × 1 Kapsel Venostasin retard tgl.

45

Varizen können sich im ganzen Bereich der **V.** ilica externa und der V. hypogastrica (V. iliaca interna) bilden, also an den Beinen, der Vulva, der Scheide und am After (Hämorrhoiden).

Es folgt nun

I. Die äußere Untersuchung

Vom 5. Monat ab wird die Schwangere nicht mehr auf dem gynäkologischen Stuhl, sondern nur noch auf dem Untersuchungssofa untersucht.

Die äußere Untersuchung zerfällt in

1. Palpation (S. 52),

2. Auskultation (S. 63)

3., wenn nicht schon früher ausgeführt: Äußere Beckenuntersuchung (S. 23),

4. Messung des Leibesumfangs (S. 67),

5. in Ausnahmefällen: Röntgenologische Untersuchung (S. 67).

Bevor wir mit der Untersuchung beginnen, müssen wir uns über den

Fundusstand in den einzelnen Monaten

klar werden. Der Uterusfundus steht (Abb. 39)

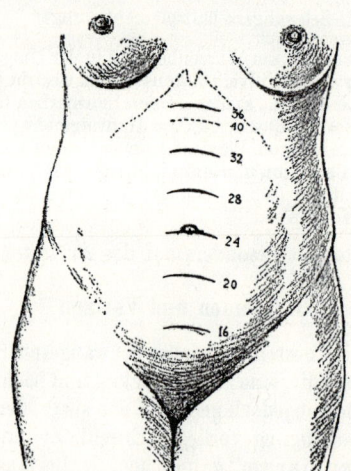

Abb. 39. Stand des Fundus uteri am Ende der einzelnen Lunarmonate
(nach Beck-Rosenthal)

||| am Ende des 4. **Monats:** 1—2 Querfinger oberhalb der Schamfuge,
||| am Ende des 5. **Monats:** 2—3 Querfinger unterhalb des Nabels,

am Ende des 6. Monats: genau in Nabelhöhe.

Der Befund: „Fundus in Nabelhöhe" ist deswegen besonders wichtig und einzuprägen, weil der Fundus auffallend genau nach Ablauf von 6 Schwangerschaftsmonaten diesen Stand erreicht. Im Gegensatz zur Frühschwangerschaft läßt sich vom 6. Monat ab der Zeitpunkt der Schwangerschaft ziemlich genau aus dem Stand des Fundus bestimmen,

||| am Ende des 7. Monats: 2—3 Querfinger oberhalb des Nabels,

am Ende des 8. Monats: ziemlich genau i. d. Mitte zwischen Nabel und Schwertfortsatzspitze,

||| am Ende des 9. Monats: hart am Rippenbogen = höchster Fundusstand,

am Ende des 10. Monats: 1—2 (—3) Querfinger unterhalb des rechten Rippenbogens, also etwa in der gleichen Höhe wie am Ende des 8. Monats.

In den ersten Tagen des 10. Monats senkt sich der Fundus auf den Stand, den er am Ende des 8. Monats gehabt hat. Von der Senkung des Leibes an gerechnet dauert es bis zur Geburt noch etwa 3—4 Wochen. (Bei Erstgebärenden häufiger 4, bei Mehrgebärenden häufiger 3 Wochen.)

Wichtige Frage: 8. oder 10. Monat?

Bei einem Fundusstand in der Mitte zwischen Nabel und Schwertfortsatz tritt also die praktisch sehr wichtige Frage auf (bes. dann, wenn die Regelanamnese im Stich läßt), ob es sich um eine Schwangerschaft im 8. oder im 10. Monat handelt; die Frage lautet mit anderen Worten: Steigt der Fundus noch oder hat er sich schon gesenkt? Wenn man viele Schwangere untersucht hat, so wird es meist schon mit dem ersten Griff klar, um welchen Schwangerschaftsmonat es sich handelt. Dem weniger Erfahrenen sei ein Vorgehen nach folgendem Schema empfohlen.

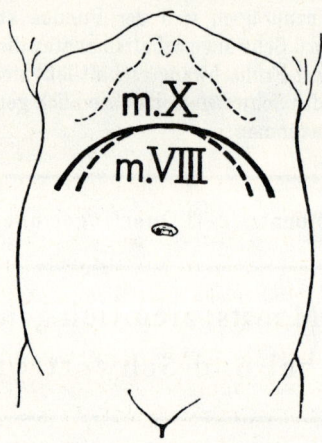

Abb. 40. 8. oder 10. Monat?

Unterscheidung zwischen dem 8. und 10. Schwangerschaftsmonat

I. Eindringliche Befragung über subjektive Zeichen:

1. Hat der Leib nicht schon höher gestanden? Wann hat er sich gesenkt?

2. Sie bemerkten doch vor einiger Zeit, daß sich der **Rockbund** nicht mehr schließen ließ, daß die **Atmung**, besonders beim Treppensteigen, beschwerlicher wurde, daß besonders nach dem Essen ein **Magendruck** auftrat.

   Seit wann $\left\{ \begin{array}{l} \text{läßt sich der Rockbund wieder schließen?} \\ \text{ist die Atmung wieder freier geworden?} \\ \text{hat der Druck auf den Magen nachgelassen?} \end{array} \right.$

3. Seit wann verspüren Sie einen **Druck auf die Blase**? Der Druck auf die Blase pflegt mit der Senkung des Leibes aufzutreten und in den letzten 3—4 Wochen bis zur Geburt bestehenzubleiben. Über die Raumbeziehungen zwischen Kopf und Blase s. S. 99.

II. Objektive Zeichen:

1. Das wichtigste Kennzeichen der Untersuchung zwischen dem 8. und dem 10. Schwangerschaftsmonat ergibt sich aus der

   Beziehung zwischen Kopf und Becken.

   Bei Erstgebärenden hat der Kopf im 8. Monat überhaupt noch gar keine Beziehungen zum Becken, er steht frei beweglich über dem BE;
   im 10. Monat ist er ins Becken eingetreten und steht mehr oder weniger tief im Becken;
   bei Mehrgebärenden hat der Kopf im 8. Monat ebenfalls noch gar keine Beziehungen zum Becken, im 10. Monat dagegen ist der Kopf in den meisten Fällen dem Becken „aufgesetzt", er steht jedenfalls nicht mehr frei beweglich über dem BE, sondern hat eine, wenn auch nur geringe Beziehung zum Beckeneingang.

2. Auch die **Größe des Kopfes** gibt einen guten Hinweis. Selbst ein Anfänger hat bald ein Gefühl dafür, ob der Kopf normal groß (Ende des 10. Monats) oder wesentlich kleiner (Ende des 8. Monats) ist.

3. **Größe des Kindes:** am Ende des 8. Monats macht das Kind im ganzen einen kleinen Eindruck, man sieht und fühlt auch ohne allzu große Erfahrung, daß es kein ausgereiftes Kind am Ende des 10. Monats ist.

4. **Leibesumfang:** er beträgt (S. 67)
   am Ende des 8. Monats etwa 94 cm,
   am Ende des 10. Monats etwa 100—105 cm.

5. **Fundusform:** am Ende des 10. Monats ist der Fundus wesentlich breiter, ausgeladener als am Ende des 8. Monats.

6. Der **Nabel** ist
   am Ende des 8. Monats noch grübchenförmig,
   am Ende des 10. Monats oft verstrichen, evtl. sogar vorgewölbt.
   Das Nabelzeichen ist kein sicheres Zeichen. Nicht selten ist der Nabel auch beim Geburtsbeginn noch grübchenförmig.

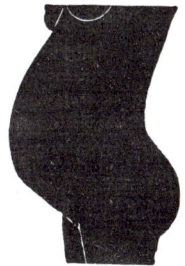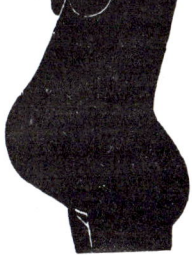

Abb. 41/42. Silhouetten einer Schwangeren **vor** und **nach** der Senkung des Leibes

7. Die **Silhouetten**, d. h. die Umrisse des Bauches der stehenden und von der Seite betrachteten Schwangeren zeigen einen bemerkenswerten Unterschied (s. Abb. 41). Nach der Senkung (Abb. 42) ist der Leib herabgesunken und dafür stärker vorgewölbt.

Die Senkung des Leibes im Beginn des 10. Monats wird durch

vier ursächliche Faktoren

bestimmt:

1. **Die Bauchdecke** wird im Beginn der letzten 3—4 Wochen vor der Geburt **schlaffer**, weil ihr Gewebe zu diesem Zeitpunkt durch hormonale Einflüsse noch weiter gestellt wird, als es vorher schon war.

2. **Das Kind tritt im ganzen tiefer**, weil der Kopf bei Erstgebärenden mit Schädellage durch die an diesem Zeitpunkt verstärkt auftretenden Schwangerschaftswehen, die sog. Senkwehen, mehr oder weniger tief in das Becken hineingesenkt wird (S. 98). Bei Mehrgebärenden senkt sich der Kopf wesentlich weniger herab, er tritt zwar auch in Beziehung zum Becken, tritt aber fast nie ins Becken ein, sondern setzt sich ihm nur auf.

3. **Der Uterus tritt im ganzen tiefer.** Diese alte Erkenntnis wird heute nach W. Wolf folgendermaßen erklärt: Ursache für diese Uterusbewegung in das Becken hinein ist das Verhalten des Isthmus-Zervix-Bandapparates. Dieser Bandapparat geht

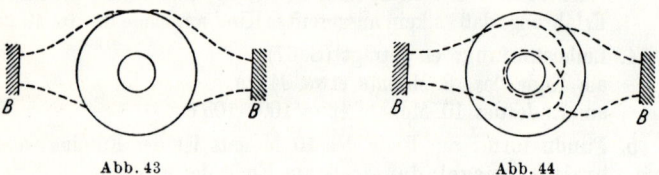

Abb. 43   Abb. 44

Abb. 43. : Verlauf der parametranen Bindegewebsfasern nach früherer **Auffassung**

Abb. 44. Verlauf der parametranen Bindegewebsfasern im Bereich des unteren Uterinsegments, einseitig schematisch dargestellt (nach Goerttler). B = Beckenwand

von der Beckenwand nicht nur an das untere Uterinsegment und die Zervix heran (alte Auffassung, Abb. 43), sondern seine Fasern strahlen in die Wände dieser Teile ein und umschnüren das Lumen (Abb. 44). Durch den tiefer tretenden Kopf wird eine Entfaltung des unteren Uterinsegments erzwungen. Die Entfaltung kommt dadurch zustande, daß Teile der Fasern des Bandapparates, die vorher noch außerhalb der Wand des unteren Uterinsegmentes lagen, jetzt mit in die Uteruswand einbezogen werden. Dadurch wird die noch frei im Parametrium verlaufende Faserstrecke: Beckenwand—unteres Uterinsegment verkürzt (Tabaksbeutelmechanismus), wodurch notwendigerweise der Uterus in das Becken hineingezogen, sein Fundus also gesenkt werden muß (Abb. 45).

4. **Der Uterus wird im ganzen etwas kleiner.** Das ist die Folge einer um diese Zeit einsetzenden Tonussteigerung, deren Ursache die Verminderung des plazentaren Progesterons in den letzten 4 Wochen ist.

Bei Mehrgebärenden und besonders bei Vielgebärenden ist die Senkung des Leibes im Beginn des 10. Monats nicht immer so deutlich zu beobachten. Das liegt einmal daran, daß der Kopf um diese Zeit noch nicht ins Becken eintritt, sondern ihm nur aufgesetzt ist, und ferner daran, daß bei ihnen die Bauchdecken schon von vornherein sehr schlaff sind, so daß sie kaum noch wesentlich schlaffer werden können.

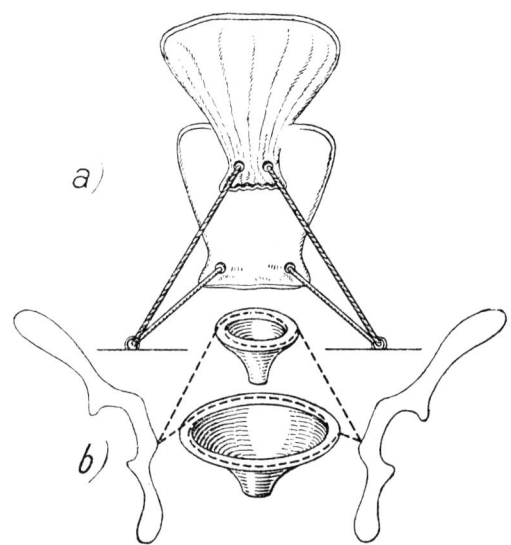

Abb. 45. Schematische Darstellung des Tabaksbeutelmechanismus nach W. Wolf zur Demonstration von Verschluß und Eröffnung des Gebärmutterhalses, modifiziert von Langreder, Arch. Gynäk. 177 (1950)

Da die Geburt 3—4 Wochen nach Senkung des Leibes sehr prompt einzutreten pflegt, ist damit ein ziemlich zuverlässiger Ausgangspunkt zur Berechnung des Geburtstermins gegeben. Wir kennen damit

---

4 Möglichkeiten der Berechnung des Geburtstermins:
ausgehend 1. vom 1. Tag der letzten regelmäßigen Regel
  (S. 17),
  2. vom Tag des Geschlechtsverkehrs, der zu
    dieser Schwangerschaft führte (S. 18),
  3. vom Zeitpunkt der ersten Kindsbewegungen (S. 42),
  4. vom Fundusstand (S. 46).

Es ist sehr wichtig, die Schwangeren früh genug (spätestens im 9. Monat) auf die zu erwartende Leibessenkung hinzuweisen und sie anzuhalten, dieses Datum (die Senkung vollzieht sich manchmal plötzlich von einem Moment zum anderen, meist aber stufenweise im Verlauf von 1—2—3 Tagen) zu beobachten und aufzuschreiben.

Es folgt nun zunächst:

1. Palpation

Die fünf Leopoldschen Handgriffe

Bei der Ausführung aller Handgriffe liegt die Schwangere ausgestreckt auf dem Untersuchungssofa. Bei den Handgriffen 1—3 sitzt der Untersucher an der rechten oder linken Seite der Schwangeren auf dem Rand des Untersuchungssofas, Gesicht gegen Gesicht, bei Ausführung des 4. Handgriffes sitzt er neben der liegenden Schwangeren und dreht ihr den Rücken zu.

1. Handgriff: Wie die Abb. 46 zeigt, werden die beiden Hände des Untersuchers mit ihrer ulnaren Kante so in die Bauchdecken gesenkt, daß sie dabei den Fundus uteri voll umfassen. Die beiden Hände berühren sich fast mit den Fingerspitzen, unter Umständen sind sie aber auch mehr oder weniger weit voneinander entfernt. — Mit dem 1. Handgriff sind die folgenden zwei **Fragen** zu beantworten:

1. **Wo** (= in welcher Höhe) steht der Fundus uteri = Zeitbestimmung der Schwangerschaft. (Über den Stand des Fundus in den verschiedenen Schwangerschaftsmonaten s. S. 46.)

2. **Welcher Kindsteil befindet sich im Fundus?**

In 99% der Fälle fühlt man im Fundus einen großen Teil, und zwar

entweder (in etwa 96% der Fälle) den **Steiß** (kleinerer großer Teil, uneben, abwechselnd harte und weiche Partien, kein Ballotement, s. S. 55),

oder (in etwa 3% der Fälle) den **Kopf** (großer, gleichmäßig runder und harter Teil, Ballotement, s. S. 54),

oder (in etwa 1% der Fälle) einen **Teil des Rumpfes**: s. Querlage (S. 361).

Man unterscheidet große und kleine Kindsteile. **Große Kindsteile sind Kopf, Steiß und Rücken, kleine Kindsteile die Beine und die Arme. Die Arme sind selten zu fühlen.**

2. Handgriff: Beide Hände gleiten vom Fundus auf die Bauchseiten herunter und werden flach (s. Abb. 47) und **parallel zueinander links und rechts seitlich**

etwa in Nabelhöhe auf die Bauchdecken gelegt. Auf diese Weise kommen sie auf die Seiten der Gebärmutter zu liegen.

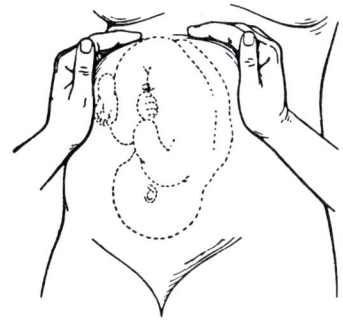 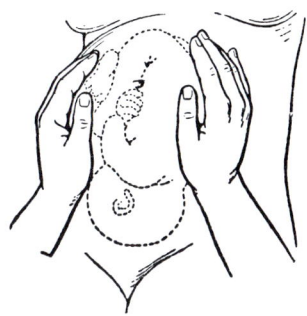

Abb. 46. 1. Leopoldscher Handgriff   Abb. 47. 2. Leopoldscher Handgriff

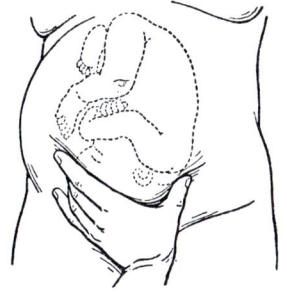 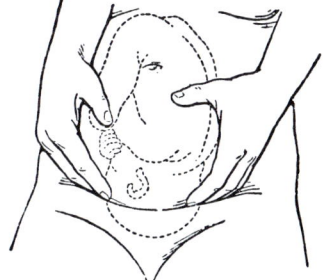

Abb. 48. 3. Leopoldscher Handgriff   Abb. 49. 4. Leopoldscher Handgriff

Fragestellung: Auf welcher Seite liegt der Rücken, auf welcher die kleinen Teile?

Den Rücken tastet man als einen langen, gleichmäßig flachen, walzenförmigen Teil, die kleinen Teile erkennt man zumindest als Unebenheiten, in den meisten Fällen als teils spitze, teils stumpfe kleine Vorwölbungen oder kleine, verschiebbare, sich bewegende Teile, die ihre Lage bei der Betastung leicht wechseln. Als charakteristisch für die Bauchseite (= Seite der kleinen Teile) kann man nicht selten eine **tiefere Einsenkung** zwischen Steiß und Kopf tasten (Abb. 50). Bei der Querlage (s. S. 366) fühlt man auf den beiden **Seiten** je einen großen Teil: den Kopf und den Steiß.

53

Man geht zweckmäßig so vor, daß abwechselnd die eine der beiden flach auf-
gelegten Hände tastend mit leicht gekrümmten Fingern untersucht, während
die andere unbeweglich gehalten wird und nur einen leichten Gegendruck ausübt.

3. Handgriff: Vorbedingung für seine Anwendung: der vorangehende Teil
muß noch ganz oder zum Teil **oberhalb des Beckeneingangs** (= BE) stehen,
ist also noch mehr oder weniger beweglich zu tasten. Der noch hochstehende

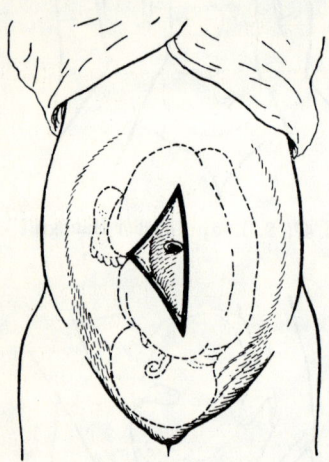

vorangehende Teil wird zwischen dem
Daumen und den stark abgespreizten
Fingern 2 und 3 in einer Art Z a n g e n -
g r i f f (aber sehr z a r t, sonst spannt die
Kreißende) gefaßt und zunächst abgetastet. Um an den vorangehenden Teil
heranzukommen, müssen die Finger möglichst tief in die Gegend unmittelbar
oberhalb der Symphyse eindringen (s.
Abb. 48). Hat man den vorangehenden
Teil erfaßt, so wird versucht, ihn **ballotieren zu lassen.**

Ausführung des Ballotements: „Ballo-
tieren-lassen" des vorangehenden Teils
bedeutet schnelles Hin- und Herbewegen,
fast ein **Schütteln.**

Um mit dem 3. L e o p o l d schen Hand-

Abb. 50. Die für die Bauchseite
charakteristische Einsenkung zwischen
Kopf und Steiß

griff zu untersuchen, ob man den vorangehenden Teil b a l l o t i e r e n l a s s e n kann,
muß man zunächst die „Zange" etwas
aufmachen; das heißt, die umfassenden
Finger lassen den vorangehenden Teil etwas locker, lassen ihm etwas Spiel-
raum. Sodann beginnt man den vorangehenden Teil mit schnellen Stößen kräftig
hin und her zu **schütteln.** Der **Kopf** mit seiner leichtbeweglichen Halsverbin-
dung läßt sich leicht gegen den Rumpf hin- und herbewegen, er fliegt gewissermaßen zwischen den Fingern hin und her, wobei er deutlich an die ihn bewegenden
Finger anschlägt. Man hat den Eindruck, daß man eine harte, große Kugel schnell
hin- und herschwingt. Den **Steiß** möchte man im Gegensatz dazu als „träge"
bezeichnen; schon beim Versuch zu schütteln „bremst" er ab, weil er gegen den
übrigen Rumpf unverschieblich ist.

Der K o p f läßt sich ballotieren, der S t e i ß n i c h t!

Mit dem 3. H a n d g r i f f sind stets

3 Fragen

zu beantworten:

54

1. Fühlt man überhaupt einen vorangehenden Teil?

Fühlt man keinen vorangehenden Teil über dem BE, so gibt es zwei Möglichkeiten:

a) der Kopf steht schon so tief im Becken, daß man ihn von oben her nicht mehr tasten kann (rektale Untersuchung!).

b) Es liegt eine Quer- oder Schräglage vor.

2. Welches ist der vorangehende Teil?

Kennzeichen des Kopfes: er ist groß, hart und rund. Steht er noch beweglich über dem Beckeneingang, so kann man ihn ballotieren lassen (s. oben).

Kennzeichen des Steißes: Der vorangehende Teil

ist nicht so umfangreich,
ist nicht so hart,
hat nicht die gleichmäßige Rundung wie der Kopf.
$\left.\begin{array}{l}\\\\\end{array}\right\}$ Das richtige Kopfgefühl fehlt!

Beim Umgreifen des vorangehenden Teils tastet man vielmehr

einen kleineren großen Teil,
eine geringere Härte,
wechselnd härtere und
weichere Partien,
eine unregelmäßige Form,
Fehlen des Ballotements.
$\left.\begin{array}{l}\\\\\end{array}\right\}$ = „uneben"

3. Höhenstand des Kopfes (Steißes) von außen:

Wo steht der Kopf? (Vgl. S. 123)
Wieviel ist vom Kopf noch zu fühlen?
Wie steht der Kopf zum Beckeneingang?
Geht der Kopf in das Becken hinein oder nicht?

Diese Fragen sind zunächst unter Anwendung des 3. Handgriffes zu beantworten. Danach führt man den 4. Handgriff aus, mit dem man den Kopf viel weiter in die Tiefe verfolgen kann.

4. Handgriff: Vorbedingung für seine Anwendung: der vorangehende Teil muß schon mehr oder weniger tief in das Becken eingetreten sein. Der Untersucher sitzt oder steht auf einer Seite der Schwangeren, seinen Rücken hat er gegen ihr Gesicht gewendet. — Die beiden Hände werden so aufgesetzt, wie es die Abb. 49 zeigt, d. h. sie werden ganz seitlich vom Unterbauch her beckenwärts in die Tiefe geschoben. Die Fingerspitzen sind dabei aufeinander zu gerichtet. Das Eindringen der beiden Hände in den Beckeneingangsraum wird in zwei Tempi ausgeführt:

Tempo I = das „Einfühlen": Sehr zart, vorsichtig und unter ganz leichtem Druck werden die beiden Hände von der Ausgangsstellung aus (Abb. 49) langsam in die Tiefe geschoben. Man fühlt dabei deutlich den Widerstand, den die Schwangere durch Muskelanspannung dem Eindringen der Hände entgegensetzt.

Tempo II = das „Einrucken": Sobald die Muskelspannung nachläßt, werden die beiden Hände mit kurzen „ruckenden" Bewegungen mehrmals nacheinander in die Tiefe und dabei aufeinander zu gestoßen. Man stößt auf diese Weise hinter dem schon ins Becken eingetretenen vorangehenden Teil her und kommt an ihn in der Tiefe des Beckens je nach seinem Höhenstand mehr oder weniger deutlich heran. Vgl. S. 123.

Die Fragestellung für den 4. Handgriff ist genau dieselbe wie für den 3. Handgriff (s. o., noch einmal nachlesen!).

Die vom Anfänger oft aufgeworfene Frage über den

Unterschied zwischen dem 3. und 4. Handgriff

bzw. über die Bedeutung des 4. Handgriffes ist folgendermaßen zu beantworten:

Die beiden Handgriffe haben verschiedene Anwendungsbereiche: solange der vorangehende Teil noch ganz oder zum größten Teil über dem Becken steht und noch mehr oder weniger gut beweglich ist, untersucht man mit dem 3. Handgriff. Ist er schon tiefer ins Becken eingetreten, so kann man ihn nur noch mit dem 4. Handgriff erfassen, um genauen Aufschluß zu erhalten, wieviel vom vorangehenden Teil noch über dem Becken steht und wieviel von ihm schon ins Becken eingetreten ist. Man kann auch kurz sagen: in dem Maße, wie der Kopf in mechanische Beziehung zum (kleinen) Becken tritt, eintritt und in ihm tiefer tritt, in demselben Maße nimmt der Anwendungsbereich des 3. Leopoldschen Handgriffes ab und der des 4. Handgriffes zu. Der 4. Leopoldsche Handgriff ist der einzige äußere Handgriff, mit dem man das allmähliche Versinken des Kopfes ins Becken verfolgen kann. Daraus ergibt sich, daß die Bedeutung des 4. Handgriffes für die praktische Geburtshilfe viel größer ist als die des 3. Handgriffes. Das wird sich vor allem bei der Diagnostik des engen Beckens zeigen (s. S. 544):

Der 4. Handgriff ist unter der Geburt von allen äußeren Handgriffen der allerwichtigste, weil man mit ihm ohne innere Untersuchung das Eintreten und Tiefertreten des vorangehenden Teils am besten verfolgen, also den Geburtsfortschritt am besten feststellen kann.

Tritt der Kopf unter der Geburt trotz guter Wehen nicht ins Becken ein, so ist ein Mißverhältnis zwischen Kopf und Becken anzunehmen. Zur Klarstellung dient der

5. Handgriff, auch Zangemeisterscher oder Zusatzhandgriff genannt. Einzelheiten s. S. 544.

Hilfsmittel zur Feststellung des Rückens

1. **Abhören der Herztöne:** Die Herztöne finden sich normalerweise am deutlichsten auf der Seite des Rückens, und zwar bei normalen Schädellagen links bzw. rechts unterhalb des Nabels. Einzelheiten s. S. 65. Zwei wichtige Ausnahmen: Bei Gesichts- und Stirnlagen (s. d.) hört man die Herztöne am lautesten auf der Seite der kleinen Teile (s. S. 66).

2. **Die Stirn abtasten!** Ein sehr wichtiges diagnostisches Hilfsmittel. Die Stirn fühlt man bei schon ins Becken eingetretenem Hinterhaupt mit dem 4. Handgriff noch lange Zeit auf einer Seite, und zwar

   bei der **I.** Lage auf der **rechten** Seite,
   bei der **II.** Lage auf der **linken** Seite.

   Auch wenn das Hinterhaupt auf der anderen Seite schon fast ganz oder ganz in der Tiefe verschwunden ist, kann man noch deutlich die Stirn abtasten. Bei einiger Übung ist das Abtasten der Stirn das einfachste und sicherste Mittel, die Kindslage bei Kopflage festzustellen.

3. **Kräftig mit einer Hand auf den im Fundus liegenden Steiß drücken!** Dadurch wird die Rückenwölbung stärker, und der Rücken ist mit der anderen Hand deutlicher zu tasten.

4. **Abwechselndes Palpieren mit zwei Händen auf den seitlichen Uterusflächen** zur Bestimmung der größeren Resistenz, die dann die Lage des Rückens anzeigt (Abb. 51 u. 52).

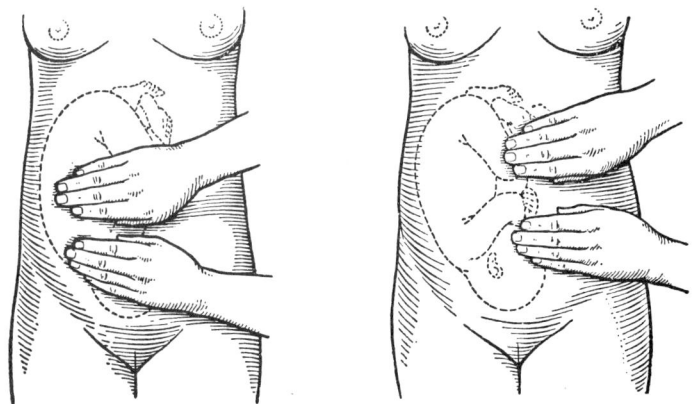

Abb. 51 u. 52. Abwechselndes Palpieren mit beiden Händen zur Bestimmung der **größeren Resistenz** = des Rückens

5. **Hochenbichlerscher Handgriff**: Die linke Hand umfaßt den Kopf wie beim 3. Leopoldschen Handgriff. Mit dem Mittelfinger der rechten Hand erteilt man der Gebärmutter seitlich unterhalb des Fundus eine Reihe leichter, kurzer Stöße. Wird der Rücken oder der Steiß getroffen, so übertragen sich die Stöße sehr deutlich auf die am Kopf liegende Hand. Werden kleine Teile bzw. Fruchtwasser getroffen, so ist die Übertragung viel weniger deutlich.

Hilfsmittel zur Feststellung des Kopfes

Kopfnickerhandgriff nach Knebel: die eine Hand umfaßt den Fundus (Abb. 53) und drückt ihn „behutsam" gegen das Becken. Ein Finger der anderen Hand geht ins Rektum und tippt auf einem Kreisbogen (s. die Pfeile der Abb.) gegen den vorangehenden Teil. Trifft der touchierende Finger auf die Stirngegend, so gibt der Kopf nach, er nickt zur Bauchseite der Frucht hin. Beim

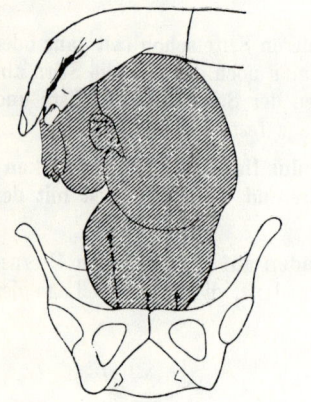

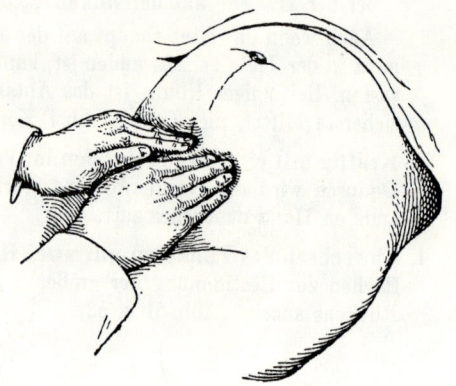

Abb. 53. Kopfnickerhandgriff nach Knebel

Abb. 54. Halsfurchenhandgriff

Steiß bleibt der Nickeffekt natürlich aus. Voraussetzung für die Ausführung dieses Handgriffes ist also ein noch **frei beweglicher vorangehender Kopf.** Auch für einen weniger hoch stehenden Kopf anwendbar ist der

Halsfurchenhandgriff: Der Untersuchende sitzt neben der Schwangeren Gesicht gegen Gesicht auf dem Rande des Untersuchungssofas. Mit den beiden nebeneinander gehaltenen Händen (s. Abb. 54) tastet man den Unterbauch von der Mitte zwischen Nabel und Symphyse angefangen langsam von oben nach unten ab. Bei Kopflage und nicht zu dicken oder zu straffen Bauchdecken kommt man bald auf eine meist etwas schräg verlaufende **Einsenkung,** die der **Halsfurche** entspricht (s. auch Abb. 56).

Nicht nur die Feststellung des Rückens und des vorangehenden Teils ist bei der äußeren Untersuchung schwierig. Die wesentlich wichtigere Frage, **ob der**

Kopf in das Becken hineingeht oder nicht, macht dem Anfänger meist noch weitaus größere Schwierigkeiten. Gerade diese Frage ist es aber, auf die bei der äußeren Untersuchung letzten Endes alles ankommt (vgl. S. 543).

In der Geburtshilfe kommt es immer auf das Verhältnis zwischen Kopfgröße und Beckenweite an.

Die Mittel zur Erkennung des engen Beckens unter der Geburt sind zunächst der 3. und 4. Leopoldsche Handgriff sowie der bisher noch nicht besprochene 5. Leopoldsche oder Zangemeistersche Handgriff (S. 544). Ihre Anwendung geschieht mit Hilfe zweier ebenso wichtiger wie sehr einfacher Grundsätze, die leider viel zu wenig bekannt sind und zu wenig beachtet werden. Sie werden beim engen Becken eingehend besprochen (s. S. 543).

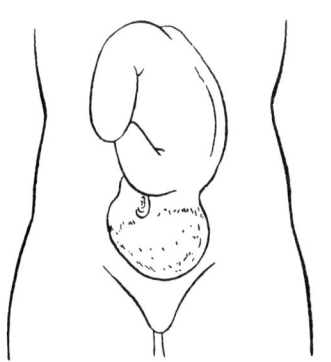 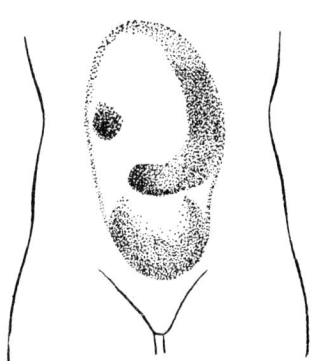

Abb. 55. I a = linke vordere Schädellage

Abb. 56. Der entsprechende Tastbefund

Vier Grundbegriffe:
Lage, Stellung, Haltung, Einstellung

Wir haben eine Kreißende untersucht und kommen z. B. zu folgendem Ergebnis bezüglich der Kindslage (Abb. 57): Längslage, der Rücken liegt rechts, der Kopf geht voran. Vom Hinterhaupt ist (über dem rechten horizontalen Schambeinast) nur noch wenig zu fühlen. Über dem linken Schambeinast tastet man deutlich die Stirn ab. Der Kopf steht also schon ziemlich tief im Becken (was man allerdings aus der Abb. 57 nicht erkennen kann), er wird tief gebeugt gehalten, das Hinterhaupt (kleine Fontanelle) geht voran, man sagt: das Hinterhaupt führt, es ist der führende oder vorliegende Teil.

Mit diesen Angaben:

> Längslage,
> Rücken rechts,
> Kopf auf die Brust gebeugt,
> Hinterhaupt führt,

Rechts

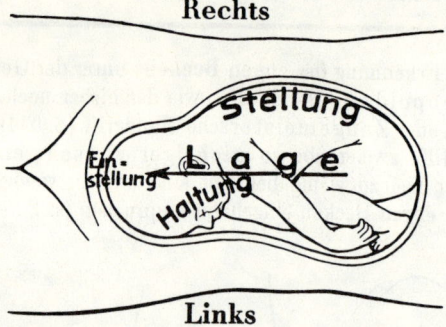

Links

Abb. 57. Vier Grundbegriffe: Lage, Stellung, Haltung, Einstellung

ist die Kindslage kurz und vollständig beschrieben. Damit haben wir aber zugleich **vier Grundbegriffe** der Geburtshilfe zum Ausdruck gebracht, nämlich die Begriffe:

Lage, Stellung, Haltung und Einstellung.

Die Bedeutung dieser vier Begriffe wird oft verwechselt. Besonders dem Anfänger machen ihre Definitionen Schwierigkeiten. Wenn wir aber mit wirklichem Verständnis Geburtshilfe treiben wollen, so müssen wir uns gerade über diese Grundbegriffe klare Vorstellungen verschaffen. Am einfachsten geht man dabei von den Befunden bei unserer Kreißenden aus. Wir fanden eine

Längslage	Rücken rechts	Kopf tief auf die Brust gebeugt	Führender Teil: das Hinterhaupt
= Lage!	= Stellung!	= Haltung!	= Einstellung!

1. **Lage** = das Verhältnis der Längsachse des Kindes zur Längsachse des Uterus (Längslage oder Geradlage, Querlage, Schräglage).

2. **Stellung** = das Verhältnis des kindlichen Rückens zur Gebärmutterinnenwand (Rücken links seitlich, links vorn, links hinten usw.).

Die Ausdrücke „Lage" und „Stellung" werden in der Praxis zusammengezogen; man sagt nicht Längslage, Stellung: Rücken links, sondern man sagt

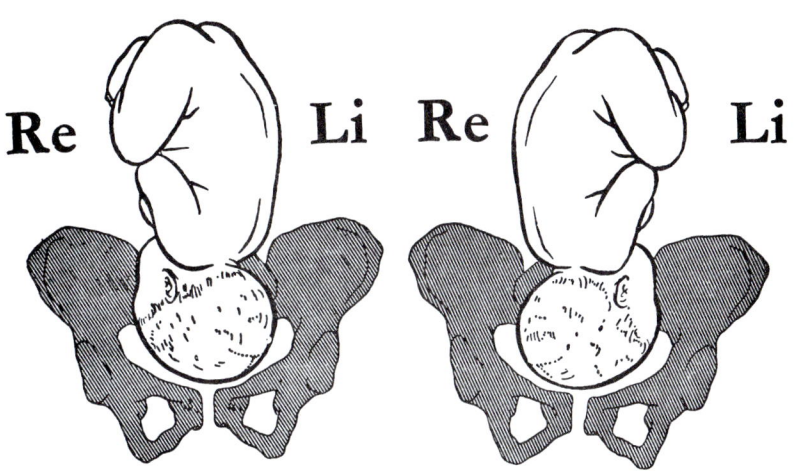

Re Li Re Li

| Abb. 58. I. oder linke vordere Hinterhauptslage (Ia HHL) | Abb. 59. II. oder rechte vordere Hinterhauptslage (IIa HHL) |

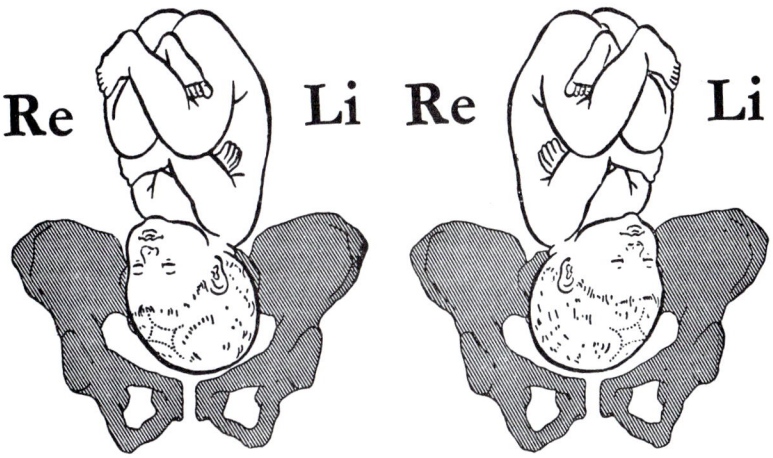

Re Li Re Li

| Abb. 60. I. oder linke hintere Hinterhauptslage (Ib HHL) | Abb. 61. II. oder rechte hintere Hinterhauptslage (IIb HHL) |

einfach: „linke Längslage" oder (bei Längslagen) meistens noch kürzer: „linke Lage". Die linke Lage wird auch als I., die rechte als II. Lage bezeichnet.

Bei den Kopflagen ist die I. Lage doppelt so häufig wie die II. Lage.

Man unterscheidet bei den Längslagen (vgl. die Abb. 58—61):

Rücken links $\left\{\begin{array}{l}\text{seitlich} = \text{I. oder linke Lage} \\ \text{vorn} \quad= \text{Ia } (= \text{I. dorsoanteriore) Lage} \\ \text{hinten} = \text{Ib } (= \text{I. dorsoposteriore) Lage}\end{array}\right.$

Rücken rechts $\left\{\begin{array}{l}\text{seitlich} = \text{II. oder rechte Lage} \\ \text{vorn} \quad= \text{IIa } (= \text{II. dorsoanteriore) Lage} \\ \text{hinten} = \text{IIb } (= \text{II. dorsoposteriore) Lage.}\end{array}\right.$

Der Begriff „Stellung" wird aber nicht nur in bezug auf den Rücken des Kindes, sondern auch auf den vorangehenden Teil, also den Kopf oder Steiß angewandt. Wenn man z. B. sagt: der Kopf bzw. seine Pfeilnaht, steht quer oder schräg im BE, so ist das ein Ausdruck der Stellung des vorangehenden Kindsteils im Geburtskanal.

3. Haltung = die Beziehung der einzelnen Kindsteile zueinander.

Die Haltung gibt an, „wie das Kind sich hält" (Bumm). Es gibt eine Haltung des Kopfes, der Beine und der Arme. Am wichtigsten ist die Anwendung dieses Begriffes für die Beziehung zwischen Kopf und Rumpf beim Durchtritt durch den Geburtskanal. Normal oder regelrecht ist allein die Haltung, bei der der Kopf tief gebeugt, also mit dem Kinn auf der Brust, den oberen Abschnitt des Geburtskanals passiert. Jede Abweichung von dieser Kopfhaltung, jede Streckung oder Deflexion (s. Deflexionslagen, S. 267) ist regelwidrig.

4. Einstellung = die Beziehung des vorangehenden Kindsteils zum Geburtskanal.

Derjenige Abschnitt des vorangehenden Teils ist „eingestellt", auf den der Finger bei der rektalen oder vaginalen Untersuchung stößt, den man bei innerer Untersuchung als „vorliegend" fühlt. „Eingestellt" ist also der Teil des vorangehenden Teils, der führt. Die Einstellung des Kopfes ist das Resultat seiner Haltung und seiner Stellung. Je nach der Haltung (= Beuge- oder Streckhaltung) können sich bei Kopflagen „einstellen": das Hinterhaupt (= kleine Fontanelle), das Vorderhaupt (= große Fontanelle), die Stirn oder das Gesicht, und dieses Hinterhaupt, Vorderhaupt usw. können sowohl hinten als auch vorn oder seitlich „stehen" (= Stellung).

Bei Beckenendlagen können eingestellt sein: Steiß allein, Steiß und Füße, Steiß und ein Fuß, beide Füße, ein Fuß, ein oder beide Knie(e).

Bei Querlagen kann eingestellt sein: eine Schulter (ein Arm).

Zahlenmäßig zeigen die verschiedenen Möglichkeiten der Lage, Stellung, Haltung und Einstellung folgendes Bild: Bei 100 Schwangeren oder Kreißenden, die man untersucht, findet man das Kind 99 mal in **Längslage,** einmal **in Querlage;** $100 \big< \begin{smallmatrix} 99 \\ 1 \end{smallmatrix}$

Bei den 99 Längslagen geht 96 mal der Kopf, 3 mal das Beckenende voran. Von 99 Geburten sind also **96 Kopf- oder Schädellagen, 3 Beckenendlagen.** Die Beckenendlagen zählen zu den regelwidrigen Lagen. Also:

$$100 \Big\langle \; 99 \Big\langle \begin{array}{l} 96 \\ 3 \end{array}$$
$$1$$

Bei den 96 Kopflagen geht unter der Geburt 94 mal das vorn stehende Hinterhaupt in Führung. Wegen der Häufigkeit dieser Lage beim natürlichen, spontanen Ablauf der Geburt heißt sie **regelrechte** oder **normale Hinterhauptslage.** Zweimal bei 96 Fällen stellt sich ein anderer Kopfteil (Vorderhaupt, Stirn, Gesicht) oder das hinten stehende Hinterhaupt ein, wodurch diese Kopflagen zu regelwidrigen Lagen werden:

$$100 \Big\langle \; 99 \Big\langle \begin{array}{l} 96 \Big\langle \begin{array}{l} 94 \\ 2 \end{array} \\ 3 \end{array}$$
$$1$$

Dieses Schema bedeutet also:

$$100 \Big\langle \begin{array}{l} 99 \text{ Längslagen} \Big\langle \begin{array}{l} 96 \text{ Kopflagen} \Big\langle \begin{array}{l} 94 \text{ normale Hinterhauptslagen} \\ 2 \text{ regelwidrige Kopflagen} \end{array} \\ 3 \text{ Beckenendlagen} \end{array} \\ 1 \text{ Querlage} \end{array}$$

Bei 100 Geburten findet man also 94 regelrechte (= vordere) Hinterhauptslagen. Alle anderen Lagen (1 Querlage, 3 Beckenendlagen, 2 regelwidrige Kopflagen auf 100 Untersuchte) sind regelwidrige Lagen, und zwar deswegen, **weil jede Abweichung von der normalen Hinterhauptslage erhöhte Gefahr für Mutter und Kind bedeutet.**

Es gibt also nur eine einzige regelrechte oder normale Lage, die vordere Hinterhauptslage, die Lage also, bei der sich unter der Geburt das Hinterhaupt als führender Teil **vorn** einstellt, also **vorn** steht oder, was auf dasselbe hinauskommt: bei der der Rücken nach **vorn** gerichtet ist. — Die regelrechte oder normale Hinterhauptslage ist die **vordere** Hinterhauptslage, im Gegensatz zu der später zu besprechenden regelwidrigen **hinteren** Hinterhauptslage (Vgl. die Abb. 250 und 251 auf S. 292).

2. Auskultation = Abhören der kindlichen Herztöne (HT)

Beim Abhören des Bauches einer Schwangeren kann man insgesamt **6 verschiedene Schallerscheinungen** unterscheiden; drei gehen vom Kinde aus, drei von der Mutter:

vom Kinde:	Frequenz/Min.	von der Mutter:	Frequenz/Min
1. kindliche Herztöne	120—160	4. Aortenpuls (= mütterlicher Puls)	etwa 70
2. Nabelschnurgeräusch	120—160	5. Uteringeräusch	etwa 70
3. Kindsbewegungen	—	6. Darmgeräusche	—

63

Zu 1. Kindliche Herztöne: Es ist zunächst wichtig, sich die **normale** Frequenz der kindlichen Herztöne genau einzuprägen:

Normale Herztöne = 120—160/Min.

Am häufigsten zählt man etwa 120—140 Schläge/Minute.

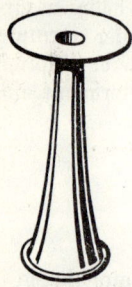

Die normalen kindlichen Herztöne sind regelmäßige, kräftige **Doppelschläge mit dem Akzent auf dem 1. Ton.** Man kann sie mit dem „Tick-Tack" der Uhr vergleichen (Seitz), nur ist die Schlagzahl der HT viel höher. Der Doppelschlag (das „Tick-Tack") wird beim Auszählen als ein Schlag gezählt.

Instrument: am besten benutzt man das **Herztönerohr aus Metall** nach **Pinard** (Abb. 62).

Zu 2. Nabelschnurgeräusch: ein blasendes oder schabendes Geräusch, das **synchron** mit den kindlichen Herztönen zu hören ist. Es soll nicht in der Nabelschnur, sondern im Foramen ovale oder im Ductus Botalli, also im Kinde entstehen. Jedenfalls kommt es immer dann zu einem Nabelschnurgeräusch, wenn die Nabelschnur leicht gedrückt oder leicht an ihr gezogen wird, wie das z.B. bei **Nabelschnurumschlingungen und wahren Knoten** der Fall ist.

Abb. 62.
Herztönerohr
nach Pinard

Das Nabelschnurgeräusch bedeutet, daß die Nabelschnur leichtem Druck oder leichtem Zug ausgesetzt ist.

Für die praktische Geburtshilfe hat damit das Nabelschnurgeräusch, das übrigens selten zu hören ist, die Bedeutung eines **Vorsignals** vor schlechten Herztönen. Man lasse daher keine Gelegenheit vorübergehen, es hören zu lernen.

Zu 3. Kindsbewegungen: schabende, reibende, kurz und ruckartig auftretende Geräusche, besonders in der Gegend der **Füße** zu hören (mit dem Stethoskop), manchmal wie leise Trommelschläge.

Zu 4. Aortenpuls: lautes Klopfen in der Frequenz des mütterlichen Pulses; kann nicht mit kindlichen HT verwechselt werden.

Zu 5. Uteringeräusch: in den weiten Uterusgefäßen entstehendes, sausendes Geräusch in der Frequenz des **mütterlichen** Pulses, das man sehr leicht und häufig hört. Es ist am deutlichsten über den Seitenkanten des Uterus zu hören. Das Uteringeräusch, das man auch bei großen Myomen hören kann, hat praktisch keine Bedeutung.

Zu 6. Darmgeräusche: entstehen durch Darmbewegungen, bes. nach Mahlzeiten; oft sehr laute, dabei sehr verschiedenartige Geräusche (reibend, klingend, gurrend, zischend).

Abhören der Herztöne: Die laufende Kontrolle der Herztöne bei der normalen Geburt ist auf keinen Fall nur Sache der Hebamme. Auch der Arzt, der die Geburt leitet, muß unter allen Umständen die Herztöne von Zeit zu Zeit selbst abhören. Man muß sich die Zeit nehmen, die Herztöne längere Zeit aufmerksam zu beobachten und mit der Uhr in der Hand genau auszuzählen. Sonst kann man zu keiner zuverlässigen Beurteilung kommen. Das gilt ganz besonders für **schlechte Herztöne** (s. S. 174).

Besonders wichtig ist es auch zu beachten, daß die Herztöne kurz vor und kurz nach der Wehe auskultiert werden müssen, wenn man Verdacht auf Verschlechterung der Herztöne hat. Merke ferner:

||| **Niemals Herztöne abhören, ohne gleichzeitig den Radialispuls der Mutter zu fühlen!**

Nur auf diese Weise unterscheidet man sicher die kindlichen Herztöne vom Pulsschlag der Mutter, dessen Frequenz etwa halb so groß ist wie die der kindlichen Herztöne. Das gilt bis auf den seltenen Fall, in dem mütterlicher Puls und kindliche HT einmal die gleiche Frequenz haben. Ursache: Entweder Beschleunigung des mütterlichen Pulses (Fieber) oder Verlangsamung der kindlichen HT (schlechte HT oder beides).

Grundregel für die Kontrolle der Herztöne

Die Herztöne müssen abgehört werden:
1. in der Eröffnungsperiode
   (bei stehender Blase): mindestens alle **10 bis 15 Minuten!**
2. bei **starken und häufigen Wehen: nach jeder Wehe!**
3. nach dem **Blasensprung: sofort** mehrmals hintereinander abhören!
4. in der **Austreibungsperiode:** nach jeder Wehe!

Wann kann man die Herztöne erstmalig hören?

Das hängt sehr von der Erfahrung und den Umständen (Stellung des Rückens, Abstand des kindlichen Herzens von der Bauchdecke, Bauchdeckendicke, Fruchtwassermenge u. a.) ab. Der gut angeleitete Anfänger mit einiger Übung wird die HT schon im 5.—6. Schwangerschaftsmonat einwandfrei hören können.

Wo hört man die HT am deutlichsten?

Im 6. und 7. Monat hört man die HT am lautesten **in der Mittellinie unmittelbar oberhalb der Symphyse** oder über der stärksten Vorwölbung der Bauchdecken. Vom 8. Monat ab richtet man sich nach der Lage des kindlichen Rückens. Man hört die HT stets an der Stelle am besten, an der der Rücken des Kindes der Uteruswand anliegt. Dazu folgendes:

Regelrechte Kopflage: Am lautesten hört man die HT **auf der Seite des kindlichen Rückens**, also bei I. Lage links und bei II. Lage rechts, und zwar in **Kopfnähe,** d. h.

| bei **hochstehendem** Kopf | **in Nabelhöhe** | } in der Nähe der |
| bei **tieferstehendem** Kopf | **unterhalb des Nabels** | } Mittellinie. |

||| **Umgekehrt geben die deutlich gehörten HT stets einen Hinweis auf die Stellung des Rückens.**

Beim Fortschreiten der Geburt „wandern" die HT. — Bei der regelrechten Kopflage hört man sie (Abb. 63)

im Beginn der Eröffnungsperiode: auf der Seite des Rückens (s. o.),

im Verlauf der Eröffnungsperiode: bogenförmiges Wandern in Richtung auf die Symphyse (Abb. 63),

in der Austreibungsperiode: dicht oberhalb der Symphyse.

Umgekehrt kann man an dem Wandern der Herztöne das Fortschreiten der Geburt verfolgen (Abb. 63).

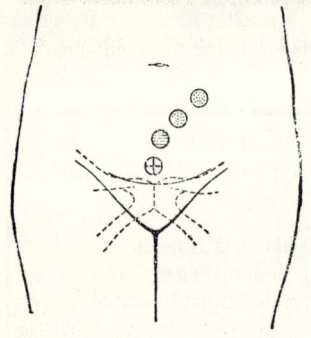

Abb. 63. Das Wandern der kindlichen Herztöne bei I. HHL. ⊛ = HT im Verlauf der Eröffnungsperiode; ⊜ = HT im Beginn der Austrittsperiode; ⊕ = HT kurz vor der Geburt

Erhöhung der Lautstärke der HT: oft hört man die HT nur leise; um sie lauter werden zu lassen, muß man den Rücken des Kindes näher an die Gebärmutterwand heranbringen. Das erreicht man, wenn man mit der flachen Hand einen Druck auf die Seite des Uterus ausübt, auf der die kleinen Teile liegen.

Hintere Hinterhauptslage und Vorderhauptslage: Liegt der Rücken nicht seitlich oder seitlich vorn, sondern seitlich hinten (= dorsoposteriore Lagen), so hört man die Herztöne auch dort, d. h. über den **Flanken**, am deutlichsten. Das gilt für die hintere Hinterhauptslage und die Vorderhauptslage (S. 255 und S. 269).

> **Hört man die Herztöne links oder rechts unterhalb des Nabels nicht oder nur leise, so sind sie vielleicht über einer Flanke besser zu hören!**

Merke: Herztöne über einer Flanke = Dorsoposteriore Lage (HiHHL, VoHL).

Gesichtslage: auf der Seite der kleinen Teile stets viel deutlicher zu hören als auf der Seite des Rückens (S. 282), also

bei **I. Lage: rechts** unterhalb des Nabels,

bei **II. Lage: links** unterhalb des Nabels.

Stirnlage: im allgemeinen schwer zu hören; meist auf der **Seite der kleinen Teile** deutlicher zu hören (S. 278).

Merke: Hört man die HT auf der Seite der kleinen Teile besonders deutlich, so ist an Gesichts- oder Stirnlage zu denken.

Beckenendlage: auf der Seite des Rückens oberhalb oder in Höhe des Nabels (S. 297).

Merke: HT oberhalb des Nabels = Hinweis auf Beckenendlage.
Querlage: in der Umgebung des Nabels über dem ganzen Leib (S. 366). Genaueres siehe bei den einzelnen Lagen.

Hören der HT beweist das Leben des Kindes. Nichthören der HT läßt den Tod des Kindes vermuten, ist aber kein sicherer Beweis für den Tod des Kindes,

---

da man unter bestimmten Umständen (s. o.) die HT nur sehr schwer oder gar nicht hören kann.

3. Äußere Beckenuntersuchung

Wenn sie nicht schon früher ausgeführt wurde, muß das jetzt geschehen (s. S. 23).

4. Messung des Leibesumfanges

ist von jetzt ab bei jeder Schwangerschaftsuntersuchung auszuführen. Treten bei einer späteren Untersuchung Widersprüche zwischen anamnestischen Angaben und objektivem Befund zutage, so bedeutet das Vorhandensein zweier oder mehrerer Umfangszahlen eine wichtige zusätzliche Stütze für den objektiven Untersuchungsbefund (z. B. bei Verdacht auf Übertragung).

Es hat keinen großen Wert, tabellarische Angaben zu machen. Es kommt allein darauf an, dem Anfänger klar zu machen, daß wiederholte Messungen des Leibesumfanges für die Beurteilung eines Einzelfalles immer von großer Wichtigkeit sind. Die Messung wird in Nabelhöhe vorgenommen (Abb. 64). Der Leibesumfang am Termin beträgt bei normal großem Kind, normaler Fruchtwassermenge und normalen Bauchdecken rund 100—105 cm.

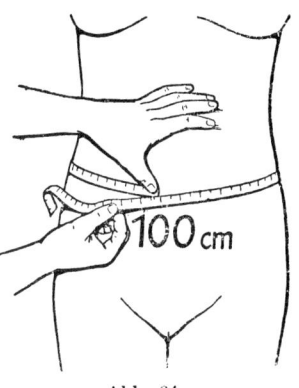

Abb. 64.

Messung des Leibesumfanges am Ende der Schwangerschaft

Untersuchung von Blutdruck, Harn und Gewicht

Diese Untersuchungen dienen in erster Linie der **Frühdiagnostik der Spätgestosen** (S. 623).

Blutdruckmessung

Alle erfahrenen Geburtshelfer sind sich darüber einig, daß die **regelmäßige Blutdruckmessung** eine der wichtigsten Maßnahmen bei der Schwangerenuntersuchung ist und bei jeder Untersuchung mit an **allererster Stelle** stehen muß. Man präge sich fest ein:

Obere Grenze des normalen Blutdrucks = 135/85 mm Hg

Die normal verlaufende Schwangerschaft verändert in den ersten 8 Monaten weder den Maximalwert noch den Minimalwert des Blutdruckes. In den letzten beiden Monaten kann man auch bei normalem Verlauf der Schwangerschaft häufig eine leichte Erhöhung beider Werte feststellen.

Trotzdem ist es aber sehr notwendig, schon so früh wie möglich in der Schwangerschaft den Blutdruck sorgfältig zu messen, vor allem, um später vergleichbare Ausgangswerte zu haben.

Jede Steigerung des Blutdrucks ist ein warnender Hinweis auf die gefährlichste Schwangerschaftskrankheit, die Spätgestose (S. 623), die erst in den letzten Monaten der Schwangerschaft auftritt und die gleichermaßen für Mutter und Kind höchst gefährlich ist.

In etwa 80% aller Fälle von Spätgestosen geht die **Blutdrucksteigerung** allen anderen Symptomen, oft um bedeutende Zeit, **voraus.**

Die Gefährdung von Mutter und Kind durch die Spätgestose kann man also voraussehen, wenn man regelmäßig und genügend oft den Blutdruck mißt, nämlich

in den **ersten 7 Monaten** der Schwangerschaft: **jeden Monat einmal,**

danach: **jeden Monat zweimal.**

Damit wird der Blutdruckapparat zum wichtigsten Instrument der Schwangerenvorsorge.

Es ist festzuhalten, daß Werte wie **140/90** oder **140/100 mm Hg** unbedingt als **pathologische Blutdrucksteigerungen** anzusehen sind und daß Schwangere mit solchen Werten **unbedingt behandelt werden müssen!** (S. 629)

Besonders ist dabei auf den **distolischen** Wert zu achten. Steigerung des diastolischen Wertes auf 100 mm Hg und mehr ist ein Zeichen für **Spasmen der Arteriolen.** Derartige Spasmen sind ein *charakteristisches Symptom* der Spätgestosen (S. 626).

Dazu noch ein Hinweis für die Praxis: Blutdruckapparate müssen von Zeit zu Zeit geeicht werden. Wenn man zwei Apparate in Gebrauch hat, kann man leicht feststellen, daß ihre gemessenen Werte oft beachtlich voneinander abweichen. Das kann 5 und 10 mm Hg, aber auch weit mehr ausmachen. Die Eichung vermittelt jeder Fachhändler.

Man soll nicht nur die Hypertonie, sondern auch die

Hypotonie

nicht unterschätzen. Wenn man bei einer Schwangeren einen Wert von 110 mm Hg systolisch mißt und sich die Schwangere dabei wohlfühlt, so braucht sie nicht behandelt zu werden. Sobald aber eine Schwangere mit Hypotonie über **Kreislaufstörungen** klagt, muß man therapeutisch etwas tun, und zwar nicht nur im Interesse der Frau, sondern ganz besonders auch **im Interesse des Kindes.** Wir wissen heute, daß die Durchblutung der Plazenta für das Wohlergehen des Feten entscheidend wichtig ist. Wenn die Schwangere eine Hypotonie hat, dann ist damit zu rechnen, daß sich die Durchblutung der Plazenta verschlechtert.

Aus diesem Grunde sind alle diejenigen Schwangeren mit Hypotonie behandlungsbedürftig, die

1. **subjektive** Beschwerden, also Kreislaufstörungen haben und
2. diejenigen, deren Blutdruck **systolisch 100 mm Hg und darunter** beträgt.

Mittel zur Normalisierung des Blutdruckes gibt es genug. Ich nenne nur das Effortil, Novadral und Amphodyn.

Harnuntersuchung

Bei jeder Schwangeren muß der Urin grundsätzlich auf Eiweiß und auf Zucker untersucht werden, und zwar **bei jeder Beratung von neuem,** selbstverständlich auch dann, wenn die Anamnese keinen besonderen Hinweis enthält. Die Untersuchung auf Eiweiß ist ein Teil der **Frühdiagnostik der Spätgestosen.** Die Untersuchung auf Zucker gibt uns, wenn positiv, den ersten Hinweis auf Diabetes mellitus (S. 72).

Die Schwangere erhält ein Uringlas, in das sie **spontan** Harn läßt. Es wird grundsätzlich zunächst **nicht kathetert.** Qualitative und grob quantitative Untersuchungen auf Eiweiß und auf **Zucker** (S. 74) werden am einfachsten ausgeführt mit den

Papier-Indikator-Methoden.

Besonders zu empfehlen ist der **Comburtest,** mit dem man den Harn sowohl auf **Eiweiß** als auch auf **Zucker** (Glukose) untersuchen kann. Man braucht nur einen der schmalen Teststreifen für 5 Sek. in den Harn einzutauchen, und man weiß, ob und auch annähernd wieviel Eiweiß und Zucker (Glukose) der Harn enthält. Dieses Verfahren ist nicht nur viel einfacher, sondern außerdem auch noch zuverlässiger als die bisher geübten Untersuchungen.

Sobald nennenswerte Eiweißmengen im Urin nachweisbar sind, muß ein Sediment gemacht werden (Suche nach granulierten Zylindern, Epithelien, Leukozyten, Erythrozyten), und zwar mit **Katheterurin.**

Besonders in der letzten Zeit vor der Geburt, manchmal auch schon monatelang vorher, tritt unter **normalen** Umständen im Urin vieler Schwangerer Eiweiß auf, so daß von einer „physiologischen **Schwangerschaftsalbuminurie"** (Seitz) gesprochen wird, wenn die Menge des Eiweißes 0,5 g/l **nicht übersteigt.** Liegen Eiweißwerte über 0,5 g/l vor, so handelt es sich um eine krankhaft gesteigerte Kapillardurchlässigkeit, ein kennzeichnendes Symptom der Spätgestose (S. 624).

Über das Vorkommen von **Milchzucker** im Harn s. S. 74.

Gewichtskontrolle

In der ersten Hälfte der Schwangerschaft kontrollieren wir das Gewicht, um eine zu starke Abnahme (Ursache: Appetitstörungen, Übelkeit, morgendliches Erbrechen) frühzeitig zu bemerken. Die laufende Gewichtskontrolle in der 2. Schwangerschaftshälfte ist unbedingt notwendig, um „okkulte Ödeme" in ihrer Entstehung zu erfassen.

Die normale Gewichtszunahme, die spätestens im 5. Monat beginnt, ist von einem bestimmten Zeitpunkt an auffallend gleichmäßig. Eine Stufe, also ein plötzlicher starker Anstieg, ist stets ein Signal und bedeutet krankhafte Wasserretention (Hydrops gravidarum, Spätgestose).

Wöchentliche Gewichtszunahme in den letzten Wochen der Schwangerschaft: etwa 400 g pro Woche

Größere Gewichtserhöhung = Ödembildung
= Eklampsiegefahr

Gesamtgewichtszuwachs während der Schwangerschaft = 10—11 kg

Wenige Tage **vor** der Geburt kommt es in manchen Fällen zu einem Gewichtssturz. Ursache ist eine ziemlich plötzlich auftretende Harnausscheidung, die ein Anzeichen für den nahenden Beginn der Geburt ist. Das Gewicht nimmt dabei um ½—1 kg ab.

Bestimmung der Blutgruppe, Blutfaktoren und Antikörper

Bei jeder Schwangeren sollen **möglichst bis zum 5. Schwangerschaftsmonat** (17.—20. Woche) aus einer Blutprobe

1. die **Blutgruppe** und der **Rh-Faktor** (Merkmal D) bestimmt sowie
2. eine **Antikörper-Suchreaktion** mindestens gegen die Antigene D, C, c, E, e und Kell durchgeführt werden.

Wurden im Verlaufe einer früheren Schwangerschaft Antikörper festgestellt oder ergibt die Anamnese den Verdacht auf eine vorangegangene Sensibilisierung durch Blutgruppenunverträglichkeit, soll **bereits im 3. Schwangerschaftsmonat** (9.—12. Schwangerschaftswoche) eine Untersuchung auf Antikörper durchgeführt werden.

Finden sich **irreguläre Antikörper**, so besteht durch Übertreten der Antikörper auf das Kind die Möglichkeit einer **intrauterinen Schädigung des Kindes** (Morbus haemolyticus neonatorum, S. 733). Die frühe Erkennung insbesondere der Rh-Unverträglichkeit zwischen Mutter und Kind ist notwendig, um die erforderlichen **Maßnahmen zur Erhaltung des kindlichen Lebens** rechtzeitig treffen zu können (S. 739). Darüber hinaus ist die Kenntnis der Blutgruppen und -faktoren wichtig, um bei **lebensbedrohlichen Blutungen** der Frau sofort gruppengleiches Blut **transfundieren** zu können.

Allgemeine Regeln

Die praktisch **wichtigsten Antikörper** sind die des **Rhesus-** und **ABO-** Systems.

1. Hat die Mutter die Blutgruppe 0, so soll bei der im Rahmen der ABO-Bestimmung notwendigen Kontrolle der Serumeigenschaften auf Hämolysine geachtet werden. Weitere Untersuchungen zur Erkennung der ABO-Unverträglichkeit sind nicht angezeigt (S. 733).

2. **Ist die Frau rh-negativ** (d. h. unter ihren Blutgruppengenen findet sich nicht der Faktor D, **dann muß der Ehemann kontrolliert werden.** Ist der Ehemann auch rh-negativ (d. h. es fehlt bei ihm auch der Faktor D), so ist die Gefahr, daß das Kind an einem Morbus haemolyticus neonatorum erkrankt, sehr gering, da 96% aller dieser Erkrankungen durch den Faktor D verursacht werden.

3. **Ist die Frau rh-negativ und der Mann Rh-positiv, so ist mit der Möglichkeit einer Sensibilisierung zu rechnen.** In diesem Fall sollte versucht werden, die **Homo-** bzw. **Heterozygotie des Ehemannes** zu bestimmen. Dies kann geschehen: a) durch Bestimmung der Rh-Untergruppe Cc Ee des Ehemannes, b) durch Bestimmung des Rh-Faktors der Eltern und Geschwister des Mannes sowie seiner schon vorhandenen Kinder. Ist ein Elternteil oder ein lebendes Kind aus dieser Ehe rh-negativ, dann ist der Ehemann mit Sicherheit **heterozygot.** Ist der Ehemann **heterozygot,** so sind 50% **der Kinder rh-negativ** und durch die Antikörper **nicht gefährdet.**

4. Grundsätzlich soll bei allen Schwangeren, bei deren erster Untersuchung **keine Antikörper** nachgewiesen wurden, eine **weitere Antikörper-Such-reaktion** möglichst im 9. Schwangerschaftsmonat (36. Schwangerschaftswoche) ausgeführt werden.

5. Werden schon bei der 1. Untersuchung Antikörper nachgewiesen, so ist die **Höhe des Titers** festzustellen und **alle 2 Wochen** zu kontrollieren. Die Titerhöhe ist allerdings kein zuverlässiger Maßstab für die zu erwartende Erkrankung des Kindes. Bei einer Frau, die schon früher einmal **sensibilisiert** worden ist, d. h. **vor dieser Schwangerschaft schon Antikörper hatte,** (mögliche Ursachen: Schwangerschaft, Transfusion), genügt der unspezifische Reiz der Schwangerschaft, diese Antikörper hochzutreiben, **selbst dann, wenn das Kind rh-negativ, also überhaupt nicht gefährdet** ist. Eine

zuverlässige Aussage über den Zustand des Kindes erlaubt nur die **spektrophotometrische Fruchtwasseruntersuchung.** Zu diesem Zweck wird bei **Anstieg des Antikörpertiters auf 1:32** und darüber von der **26.—28. Schwangerschaftswoche** an die **Amniozentese** durchgeführt (Einzelheiten S. 809).

6. Die bisherigen Ausführungen gelten für eine **unbelastete** Anamnese. Eine **belastete Anamnese** liegt vor, wenn bei vorhergehenden Schwangerschaften ein Kind aufgrund einer Rh-Unverträglichkeit vor, unter oder nach der Geburt abgestorben oder schwer erkrankt ist (Hydrops, Icterus gravis, notwendig gewordene Austauschtransfusion).

Ist die **Anamnese belastet** und werden **keine Antikörper** gefunden, so muß die Antikörpersuche **alle 4 Wochen** wiederholt werden.

Werden bei belasteter Anamnese Antikörper gefunden, so ist unabhängig von der Titerhöhe von der 26.—28. Schwangerschaftswoche an die Amniozentese zwecks spektrophotometrischer Fruchtwasseruntersuchung auszuführen (Einzelheiten S. 809).

Die zuverlässigste Methode zur Feststellung des Mhn-Schweregrades ist heute die **spektrophotometrische Untersuchung des Fruchtwassers auf Bilirubinderivate** (Bilirubinoide). Bei jeder schweren Mhn-Erkrankung des Feten treten schon frühzeitig Bilirubinderivate in das Fruchtwasser über, die sich auch schon bei geringer Konzentration spektrophotometrisch nachweisen lassen (S. 809). Das hierzu benötigte Fruchtwasser wird durch Bauchdeckenpunktion gewonnen (= **transabdominale Amniozentese**). Einzelheiten S. 809.

7. Bei **Neugeborenen** von Müttern mit **positivem Antikörper-Befund** in der Schwangerschaft soll **unmittelbar nach der Geburt** der **direkte Coombs-Test** durchgeführt werden. Da vielfach die ersten Antikörper erst bei oder nach der Geburt auftreten, ist bei allen Kindern von rh-negativen Müttern die Ausführung des direkten Coombs-Testes angezeigt.

Mit dem direkten Coombs-Test wird festgestellt, ob an kindliche Erythrozyten gebundene Rh-Antikörper vorhanden sind.

Frauen mit Rh-Antikörpern sollen in einer Klinik entbunden werden, die eine schnelle Serodiagnostik und Therapie beim Kinde gewährleistet (S. 739).

Schwangerenuntersuchung bei Diabetikerinnen

Alle, die im Umgang mit schwangeren Diabetikerinnen Erfahrung haben, wissen, daß das Leben und die Gesundheit von Mutter und Kind in allererster

---

[1]) Fischer, K., Morbus haemolyticus neonatorum im ABO-System, 1961, Thieme, Stuttgart.

Linie von einer intensiven, umfassenden Schwangerenüberwachung abhängt. Dabei sind drei Gesichtspunkte von grundlegender Bedeutung. Jeder, der in einer Schwangerenfürsorge arbeitet, sollte sie sich genau einprägen.

1. In den meisten Fällen wird die diabetische Schwangere von einer Diabeteszentrale oder von einem Internisten überwiesen. Die Diagnose Diabetes mellitus steht also fest. **In diesem Falle kommt es allein darauf an, die Schwangerschaftsfürsorge für diese Frau so intensiv wie möglich durchzuführen.**

2. Die zweite Möglichkeit ist die, **daß die Frau erstmalig während der Schwangerschaft an Diabetes erkrankt.** Dazu muß man wissen, daß die Schwangerschaft eine **manifestationsfördernde Wirkung** (Katsch) hat. Das bedeutet: Bei Frauen mit einer bestehenden diabetischen Stoffwechselbereitschaft (Prädiabetes) kann der Diabetes **erstmalig dann offen in Erscheinung** treten, wenn die Frauen schwanger sind.

Bei jeder 5.—7. Diabetikerin ist der Diabetes erst in der Schwangerschaft oder im Anschluß daran manifest geworden.

Diese wichtige Tatsache verpflichtet uns, in der Schwangerenfürsorge

ausnahmslos bei jeder Schwangeren den Harn sorgfältig auf Zucker zu untersuchen

(siehe hierzu wichtige Einzelheiten auf S. 74) und diese Untersuchung bei **jeder weiteren** Schwangerenuntersuchung zu wiederholen! Denn das Übersehen eines Diabetes, der in der oder besser durch die Schwangerschaft manifest wird, hat die allerschwersten Folgen sowohl für die Mutter, als auch ganz besonders für das Kind **(intrauteriner Fruchttod,** S. 747). Deswegen ist es besonders wichtig, jede Schwangere auch nach den wichtigsten **subjektiven** Symptomen des Diabetes mellitus zu fragen: Verstärkter Durst (Polydipsie)? Verstärkter Hunger (Polyphagie)? Vermehrte Harnausscheidung (Polyurie)? Juckreiz an den äußeren Geschlechtsteilen (Pruritus vulvae)?

3. Man darf niemals versäumen, bei der Aufnahme der **Anamnese** nach **familiärer Diabetesbelastung** und vor allem nach **vorausgegangener Schwangerschaft** mit **übergewichtigem Kind (Riesenkind,** S. 746), **Totgeburt** (S. 747) oder **mißgebildetem Kind** (S. 722) zu fragen.

Es bringen nämlich auch solche Mütter **Riesenkinder, tote und mißgebildete** Kinder zur Welt, die sich noch **innerhalb der prädiabetischen Phase** befinden und bei denen der Diabetes während der bestehenden Schwangerschaft noch **nicht manifest** wird.

Diese Frauen erscheinen also noch völlig gesund. Wir wissen, daß die prädiabetische Phase[1]) dem Manifestwerden des Diabetes Monate und Jahre vorausgehen kann. Erst eine auf diesen **anamnestischen** Hinweis hin angestellte

---

[1]) Dietel, H., Zbl. Gynäk. 83 (1961), 773.

Glukose-Doppelbelastung deckt die diabetische Stoffwechselbereitschaft und damit die Gefahren für das Kind auf.

Zur
Technik der Harnuntersuchung auf Zucker.

Wie ist der positive Ausfall der Reduktionsproben (Fehling, Nylander u. a.) **in der Schwangerschaft zu bewerten?**

Es kann sich handeln

1. um **Milchzucker (Laktose).** Die Ausscheidung von Milchzucker ist in der Schwangerschaft **physiologisch.** Besonders in den letzten Wochen ist fast regelmäßig Laktose im Harn nachzuweisen. Daß es sich nicht um eine Ausscheidung von Traubenzucker handelt, läßt sich durch Eintauchen von „Glukotest"-Streifen oder Combur-Streifen in den Harn leicht und sicher feststellen. Allgemein wird heute empfohlen, die Reduktionsproben („Kochproben") durch die Papiermethoden zu ersetzen. Die Papiermethoden haben gegenüber den Reduktionsproben den Vorteil, daß sie **nur Traubenzucker** anzeigen und daß sie einfacher in der Durchführung[1]) sind. Außerdem sind die Reduktionsproben deswegen nachteilig, weil sie unspezifisch sind und daher mit ihnen ein viel zu großer Patientenkreis erfaßt wird[1]).

2. um eine sog. **Schwangerschaftsglukosurie.** Bis zu 60% aller Schwangeren scheiden gelegentlich Traubenzucker im Harn aus, **ohne daß ein Diabetes mellitus vorliegen muß.** Der Schwangerschaftsglukosurie in ihrer harmlosen Form liegt wahrscheinlich eine hormonell bedingte Herabsetzung der Nierenschwelle, d. h. eine gesteigerte Durchlässigkeit für Traubenzucker zugrunde („renale Glukosurie").

|||| **Bei jeder Schwangerschaftsglukosurie muß man aber so lange annehmen, daß sich hinter ihr eine prädiabetische Phase oder ein manifester Diabetes verbirgt, bis das Gegenteil bewiesen ist** (s. unten).

Besonders Dietel[2]) hat darauf hingewiesen, daß auch die unkomplizierte Glukosurie stets den Verdacht einer prädiabetischen Phase wachhalten muß.

3. um das **Symptom eines Diabetes mellitus.** Wird bei einer Schwangeren Zucker im Harn ausgeschieden und handelt es sich nicht um Milchzucker (s. o.), sondern um Traubenzucker, so ist unbedingt sofort zu klären, ob eine Schwangerschaftsglukosurie oder ein Diabetes mellitus bzw. eine prädiabetische Phase vorliegt. Die Klärung erfolgt durch Bestimmung des **Nüchtern-Blutzuckers.**

> **Die Diagnose Diabetes mellitus kann endgültig nur aufgrund der Blutzuckerwerte gestellt werden.**

Ergibt diese Untersuchung keinen sicheren Anhalt, so sind die bekannten **Belastungsproben** auszuführen: Glukosetoleranztest, Doppelbelastung nach Staub-Traugott oder die Rastinonbelastung[3]).

Über die
Richtlinien für die Schwangerenfürsorge der Diabetikerin s. S. 748.

Unterscheidung zwischen Erst- und Mehrgebärenden

	Erstgebärende	Mehrgebärende
Vulva	geschlossen, auch bei gespreizten Beinen	klafft, schon bei geringer Spreizung der Beine

[1]) Sackreuther, W., H. G. Bach u. A. Klotz, Med. Welt (1964), 419.
[2]) Dietel, H., Zbl. Gynäk. 78 (1956), 85.
[3]) Hüter, K. H. u. H. Blank, Arch. Gynäk. 195 (1961), 415.

	Erstgebärende	Mehrgebärende
Hymen	Einrisse bis zur Basis	Fehlt. Abriß bis auf geringe Reste = Carunculae (hymenales) myrtiformes
Damm	hoch, intakte hintere Kommissur (= Zusammenstoß der beiden großen Schamlippen), intaktes Frenulum (= Verbindung der beiden kleinen Labien)	niedrig, narbig, Narbe nach Episiotomie, Narbe nach Dammriß
Scheide	beim Touchieren eng, bei der Betrachtung gerunzelt, auch beim Spreizen nur wenig von ihr zu sehen	Scheideneingang weit, klaffend; beim Pressenlassen wölbt sich die vordere und hintere Scheidenwand mehr oder weniger vor. Scheidenwand grob gefältelt
Portio	schlank, konisch oder zylindrisch	plump, klobig
Äußerer Mm.	grübchenförmig	quergespalten
Bauchdecken	straff, frische, rotblaue Striae	schlaff, alte, weiße Striae evtl. neben neuen rotblauen Striae
Brüste	straff, Warzen konisch	schlaff, Warzen klobig

Faktoren der Geburt
Geburtsobjekt — Geburtsweg — Geburtskräfte
1. Das Geburtsobjekt = das Kind

Das reife Kind ist 49—52 cm lang und wiegt 3000—3500 g. Man unterscheidet an ihm große und kleine Teile. Große Teile sind **Kopf, Rücken** und **Steiß.** Kleine Teile: **Beine** und **Arme** (= Gliedmaßen oder Extremitäten). Geburtsmechanisch am wichtigsten ist der Kopf. Der Kopf ist der größte und härteste Teil des Kindes und geht bei 100 Geburten 96 mal voran (S. 63). Das Verhältnis seiner Größe zum Becken ist geburtsmechanisch ausschlaggebend für den Ablauf der Geburt. Schon bei normalen Größenverhältnissen füllt der Kopf den Beckenraum bis auf einen schmalen Spalt aus. Die folgenden Durchmesser, Ebenen und Umfänge des Kopfes sind aus verschiedenen Gründen einzuprägen. Einerseits sind sie wichtige **Reifezeichen** (s. S. 155) und müssen als solche auch von der Hebamme gemessen und eingetragen werden. Andererseits sind sie von allergrößter Bedeutung für die **Geburtsmechanik**. Ihre Kenntnis ist die Voraussetzung für das Verständnis des Geburtsablaufs der regelrechten und regelwidrigen Kopflagen.

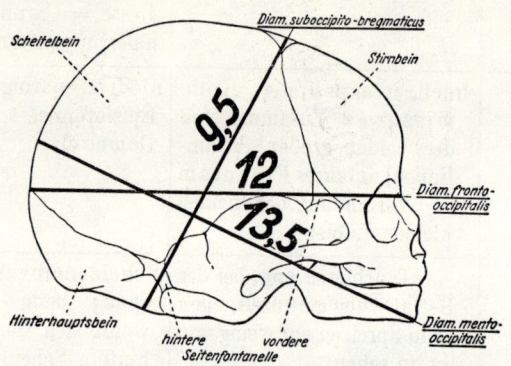

Abb. 66. Die 3 Längsdurchmesser des Kopfes (gemessen mit dem **Beckenzirkel**): Kleiner schräger Dm. = Diameter suboccipito-bregmaticus (**9,5 cm**), gerader Dm. = Diameter fronto-occipitalis (**12 cm**), großer schräger Dm. = Diameter mento-occipitalis (**13,5 cm**)

Längsdurchmesser, Ebenen und Umfänge

Diameter	cm	Planum (entspr. Ebene):	mit einem Umfang von cm
suboccipito-bregmaticus[1] = kleiner schräger Durchmesser (Abb. 66) (vom Nakken bis zur Mitte der großen Fontanelle)	9,5	suboccipito-bregmaticum	32 (Abb. 67)
fronto-occipitalis = gerader Durchmesser (Abb. 66) (von der Glabella bis zum entferntesten Punkt des Hinterhauptes)	12	**fronto-occipitale**	34 (Abb. 68)
mento-occipitalis = großer schräger Durchmesser (Abb. 66) (vom Kinn bis zum entferntesten Punkt des Hinterhauptes)	13,5	**mento-occipitale**	35 (Abb. 69)

[1]) Bregma = Vorderhaupt.

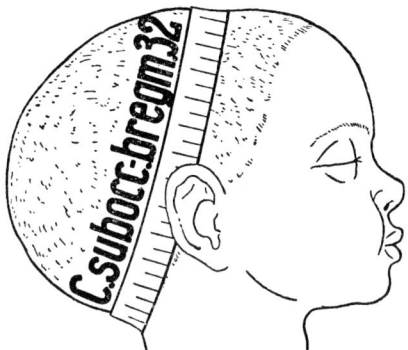

Abb. 67. Circumferentia suboccipito-bregmatica = 32 cm

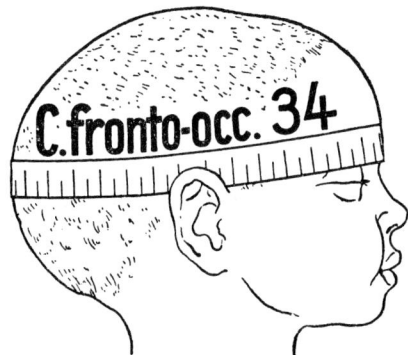

Abb. 68. Circumferentia fronto-occipitalis = 34 cm

7

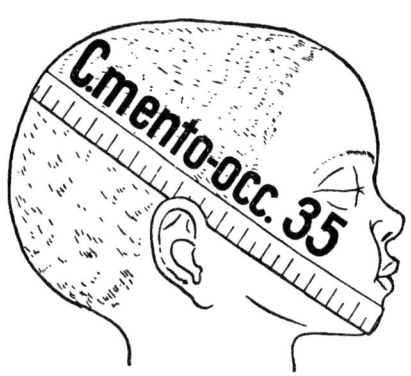

Abb. 69. Circumferentia mento-occipitalis = 35 cm

77

Die beiden Querdurchmesser

Diam. biparietalis = großer querer Durchmesser = größte Entfernung der Scheitelbeinhöcker (Abb. 70)	9,5 cm	Diam. bitemporalis = kleiner querer Durchmesser, größte Entfernung zwischen den Schenkeln der Kranznaht (Abb. 70)	8 cm

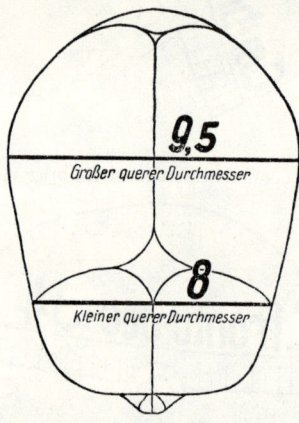

Abb. 70. Die beiden Querdurchmesser des Kopfes, der große quere Durchmesser (Diameter biparietalis) = 9,5 cm und der kleine quere Durchmesser (Diameter bitemporalis) = 8 cm

Es hat aber keinen Sinn, diese Maße auswendig lernen zu wollen. Bei Besprechung der einzelnen Geburten prägen sie sich von selbst ein.

Kennzeichen des Kopfes bei der äußeren Untersuchung:
1. die Größe,
2. die gleichmäßige Härte,
3. die gleichmäßige Rundung,
4. das Ballotement (bei beweglichem Kopf).

Kennzeichen des Kopfes bei der inneren Untersuchung:
1. die Größe,
2. die Härte,
3. die Nähte,
4. die Fontanellen.

Am Kopf sind folgende Nähte zu unterscheiden (Abb. 71):
1. Die **Pfeilnaht**, zwischen den beiden Scheitelbeinen,
2. die **Lambdanaht**, zwischen den Scheitelbeinen und dem Hinterhauptsbein,

78

3. die **Kranznaht,** zwischen den Stirn- und Scheitelbeinen,
4. die **Stirnnaht,** zwischen den beiden Stirnbeinen.

Die beiden Fontanellen (Abb. 71):

Die **kleine Fontanelle** = Hinterhauptsfontanelle: **Dreizipfelig, drei** Nähte
stoßen zusammen (die Pfeilnaht und die beiden
Schenkel der Lambdanaht),

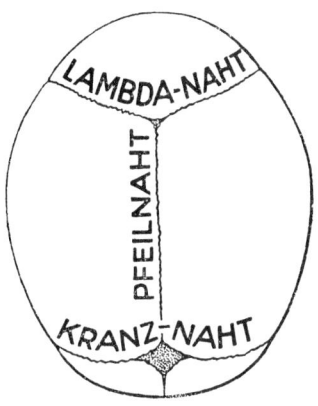

Abb. 71. **Schädelnähte, kleine und große Fontanelle**

die **große Fontanelle** = Stirnfontanelle: **Vierzipfelig, vier** Nähte stoßen zusammen (die Pfeilnaht, die Stirnnaht und die beiden
Schenkel der Kranznaht), s. Abb. 71.

Unterscheidung der kleinen und großen Fontanelle

Bei wenig geöffnetem Muttermund muß man sich zunächst damit begnügen, **eine** Fontanelle zu tasten. Um die Frage beantworten zu können, welche Fontanelle vorliegt, muß man die Fontanellen unterscheiden können. Aus pädagogischen Gründen besprechen wir zuerst die Diagnose der weniger häufig zu tastenden **großen** Fontanelle.

Bei der großen Fontanelle stoßen 4 Nähte kreuzweise zusammen. Der Anfänger glaubt damit ein unfehlbares Mittel zu haben, um die große Fontanelle schnell und sicher zu finden bzw. von der kleinen zu unterscheiden. Daß das nicht der Fall ist, wird ihm — meist zu seinem Erstaunen — schon nach seinen ersten inneren Untersuchungen klar. Ich nehme daher das „Viernähtezeichen" stets als sekundäres Zeichen und versuche zur Diagnose der großen Fontanelle zunächst einen anderen Weg. **Man suche zunächst die Pfeilnaht auf (Abb. 72, I) und verfolge diese, bis man auf eine Fontanelle kommt. Führt man jetzt den Finger über die Fontanelle in derselben (Pfeilnaht-)Richtung weiter fort (Abb. 72, II), und kommt man dann wieder auf eine Naht, so kann das nur** die Stirnnaht und die getastete Fontanelle nur die **große** Fontanelle sein. Findet sich in der Verlängerung der Pfeilnaht über die Fontanelle hinaus **keine** Naht (Abb. 73, II), so handelt es sich um die **kleine** Fontanelle.

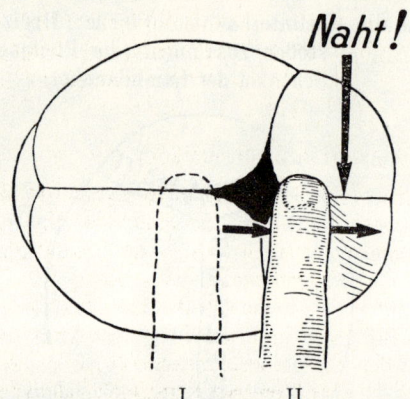

Abb. 72. So tastet man die **große Fontanelle:** Führt man den Finger in Pfeilnahtrichtung weiter, so kommt man über die Fontanelle hinweg wieder an eine Naht, die Stirnnaht

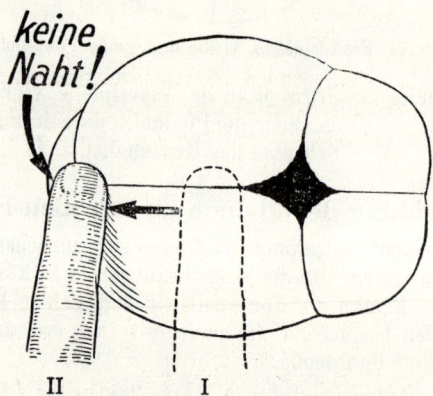

Abb. 73. Bei dieser getasteten Fontanelle kann es sich nur um die **kleine Fontanelle** handeln, weil man in der Verlängerung der Pfeilnaht über die Fontanelle hinaus auf **keine** Naht kommt

Wichtige Maße des kindlichen Rumpfes

Schulterbreite (größter querer Durchmesser der Schultern) = 12 cm.
Schulterumfang = 35 cm.
Hüftbreite (größter querer Durchmesser der Hüften) = 10—11 cm.
Hüftumfang = 27 cm.

2. Der Geburtsweg = Geburtskanal

ist ein Knochen-Weichteilkanal. Seine beiden Teile sind:

1. der Knochenkanal = Knöchernes Becken = Knochenwände des kleinen Beckens,
2. der Weichteilkanal = Dehnungs- oder Durchtrittsschlauch, bestehend aus unterem Uterinsegment, Zervix, Scheide, Vulva und Beckenbodenmuskulatur.

1. Knochenkanal = Knochenwände des kleinen Beckens

Sie stellen das Gerüst oder den Rahmen des Geburtsweges dar. Der Knochenkanal des kleinen Beckens bestimmt die F o r m, die W e i t e und die R i c h t u n g des Geburtsweges und dient zur Befestigung des Weichteilrohres. Im Bereich des obersten Teiles dieses knöchernen Kanals, also des Einganges zur Höhle des kleinen Beckens, gibt es eine Reihe von Punkten und Linien, die geburtshilflich wichtig sind: das Promontorium, sodann der am weitesten nach innen vorspringende Punkt der Schamfuge, der quere, der gerade und die schrägen Durchmesser dieses obersten Teiles des kleinen Beckens. Diese Punkte und Linien liegen n i c h t i n e i n e r, sondern in v e r s c h i e d e n e n E b e n e n, man spricht daher am besten (nach Sellheim) von einem

Beckeneingangsraum (Abb. 74, I)

Dieser BE-Raum wird von zwei parallelen Ebenen begrenzt, einer oberen, die durch die Tubercula pubica und das Promontorium (= obere Beckeneingangsebene) geht, und einer unteren durch die Linea terminalis (= Terminalebene = untere Beckeneingangsebene) (Abb. 74). Vielfach wird auch die Parallelebene

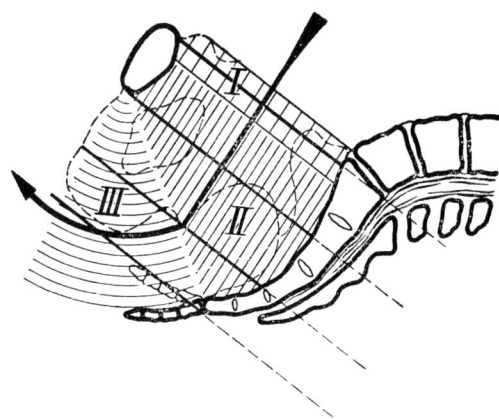

Abb. 74. Die 3 Etagen des Beckens: I = Beckeneingangsraum, II = Beckenhöhle, III = Beckenausgangsraum

durch den am weitesten nach innen vorspringenden Punkt der Schamfuge als untere Beckeneingangsebene aufgefaßt. Der BE-Raum ist queroval (Abb. 75): der Längsdurchmesser der oberen Beckeneingangsebene (= Conjugata anatomica) beträgt rd. 11 cm, der Querdurchmesser (in der Terminalebene) dagegen 13 cm. Die beiden schrägen Durchmesser sind etwa 12 cm lang. Der größte Durchmesser ist also der quere Durchmesser.

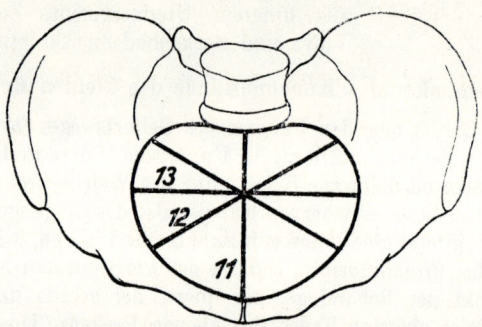

Abb. 75. Der querovale Beckeneingangsraum

Von größter praktischer Bedeutung ist die Raumdiagonale des Beckeneingangsraumes, also die Linie, die das Promontorium mit dem am weitesten nach innen vorspringenden Punkt der Schamfuge verbindet (S. 40, Abb. 34), die

Conjugata vera (obstetricia) = 11 cm

Bei den beiden schrägen Durchmessern unterscheidet man den I. und den II. schrägen Durchmesser. Diese sehr wichtige Unterscheidung macht man sich am besten durch eine Betrachtung des Beckens von unten her klar, ent-

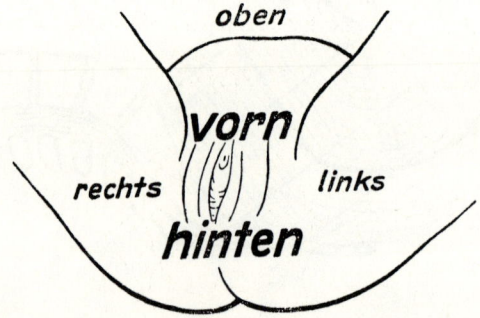

Abb. 76. Die geburtshilflichen Richtungsbezeichnungen

sprechend der bei der inneren Untersuchung stets geübten Blickrichtung. Zum besseren Verständnis seien vorher noch einige Bemerkungen über die

82

geburtshilflichen Richtungsbezeichnungen

vorausgeschickt. Die Anfänger machen regelmäßig den Fehler, bei der Bezeichnung der Richtung der auf dem Rücken liegenden Frau, also der Frau in Untersuchungs- und Entbindungslage, nicht — wie das festgesetzt ist — von der stehenden, sondern von der liegenden Frau auszugehen, sie verwechseln also **vorn** mit **oben** und **hinten** mit **unten**. Es ist ein für allemal folgendes zu merken (Abb. 76):

Symphysenwärts = die Richtung zur Symphyse hin wird mit

vorn

und nicht mit **oben** bezeichnet,

Kreuzbeinwärts = die Richtung zum Kreuzbein hin wird mit

hinten

und nicht mit **unten** bezeichnet.

Also:

  vorn = symphysenwärts, schoßfugenwärts oder schamfugenwärts,
  hinten = kreuzbeinwärts oder promontoriumwärts,

  $\left.\begin{array}{l}\text{rechts}\\\text{links}\end{array}\right\}$ = rechts und links im Sinne der Kreißenden,

  oben = kopfwärts,
  unten = fußwärts.

Danach ist für den Verlauf der beiden schrägen Durchmesser, die als I. und II. schräger Durchmesser unterschieden werden, das folgende fest einzuprägen:

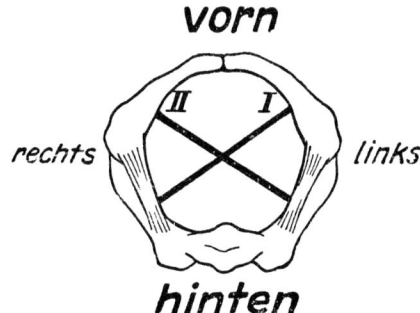

Abb. 77. Die schrägen Durchmesser des Beckens (von unten gesehen)

Der I. schräge Durchmesser verläuft von links vorn nach rechts hinten, der II. schräge Durchmesser verläuft von rechts vorn nach links hinten (Abb. 77).

Der von links vorn nach rechts hinten verlaufende schräge Durchmesser heißt deswegen der I., weil der Kopf bei der häufigsten Lage, der I. (normalen) Hinterhauptslage, durch ihn hindurchrotieren muß.

Um Irrtümer zu vermeiden, empfehle ich dringend, die beiden schrägen Durchmesser stets nur durch Zahlen zu bezeichnen, also stets vom I. und II. schrägen Durchmesser zu sprechen, dagegen niemals die Seitenbezeichnungen linker bzw. rechter schräger Durchmesser anzuwenden. Zur Zeit wird nämlich diese letzte Bezeichnung nicht einheitlich gebraucht. Die älteren Geburtshelfer nennen den I. schrägen Durchmesser den rechten, den II. schrägen Durchmesser den linken. In neuerer Zeit ist man bestrebt, die umgekehrten Bezeichnungen einzuführen.

Nachdem der vorangehende Teil den Beckeneingangsraum passiert hat, gelangt er in die

Beckenhöhle (Abb. 74),

die den Hauptteil des von den Knochenwänden des kleinen Beckens umfaßten Raumes ausmacht. Sie hat die Form einer großen Tasse oder eines runden Topfes

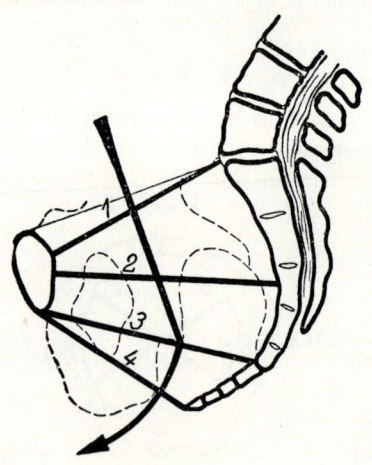

Abb. 78. Medianer Sagittalschnitt durch das Becken mit dem **klassischen Ebenensystem.** Vier gerade Durchmesser: 1 = Beckeneingang, 2 = Beckenweite (oder Beckenmitte), 3 = Beckenenge, 4 = Beckenausgang

(Martius). Nach dem sog. klassischen Ebenensystem (Abb. 78) wird die Becken-höhle durch die folgenden Ebenen unterteilt:

Beckenmitte,

Beckenenge,

Beckenausgang.

(Der **Beckeneingang** gehört nicht zur Beckenhöhle, vgl. S. 81 Abb. 74).

Beckenmitte (= **Beckenweite**): eine Ebene, die begrenzt wird vorn durch die Mitte der hinteren Symphysenfläche, hinten durch die Mitte des 3. Kreuzbeinwirbels (tiefste Stelle der Kreuzbeinhöhlung) und seitlich durch die Innenfläche der Acetabula. Im Bereich dieser Ebene ist die Beckenhöhle fast **kreisförmig**, gerader und querer Durchmesser betragen je 12 cm.

Beckenenge: Ebene, die vorn begrenzt wird vom unteren Symphysenrand, hinten von der Spitze des Kreuzbeins (Articulus sacrococcygeus), und die seitlich durch die **Spinae ischiadicae** geht. Gerader Durchmesser 11 cm, querer Durchmesser etwa 10½ cm (Abstand der beiden Sitzbeinstachel).

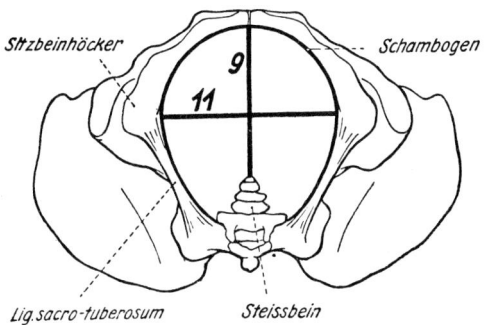

Abb. 79. Der Beckenausgang mit seinen beiden Durchmessern

Beckenausgang: er besteht aus zwei fast **senkrecht** aufeinander stehenden Ebenen, die beide Dreiecksform haben (Abb. 79). Das vordere Dreieck wird begrenzt von der Ver-bindungslinie der beiden Tubera ossium ischium, dem Schambogen und dem Scheitel des Schambogens. Das hintere Dreieck hat dieselbe Basis, nämlich die Verbindungslinie der beiden Tubera ossium ischium; es wird seitlich durch die Ligg. sacro-tuberosa und hinten durch die Steißbeinspitze begrenzt. Der gerade Durchmesser (Entfernung von der Steiß-beinspitze bis zum Schambogenscheitel) beträgt 9—10 cm. Da das Steißbein gegen das Kreuzbein nach hinten abgewinkelt werden kann, ist dieser gerade Durchmesser um rd. 2 cm verlängerungsfähig. Querer Durchmesser (Abstand der beiden Tubera ossium ischium) = 11 cm.

Da die Begrenzungspunkte des „Beckenausgangs" genau wie die des „Becken-eingangs" auch nicht in einer Ebene liegen, ist es richtiger (nach Sellheim), von einem

Beckenausgangsraum

zu sprechen.

Wir unterscheiden somit drei Etagen des knöchernen Geburtskanals

1. Beckeneingangsraum,
2. Beckenhöhle,
3. Beckenausgangsraum,

sprechen aber in der Praxis vom Beckeneingang (BE), Beckenmitte (BM) und Beckenausgang (BA), wobei die Beckenmitte dem mittleren Teil der Beckenhöhle entspricht (genauere Definition s. o.).

	Gerader Durchmesser	Querer Durchmesser	Schräger Durchmesser
Beckeneingang	11 cm	**13 cm**	12 cm
Beckenmitte (Weite) . . .	**12 cm**	**12 cm**	—*)
Beckenenge	11 cm	10,5 cm	—*)
Beckenausgang	**11—12 cm**	11 cm	—*)

Aus dem eben Besprochenen sowie auch aus der obigen Tabelle ergibt sich, daß

der **Beckeneingang**	**queroval** (Abb. 80),
die **Beckenmitte**	**rund** (Abb. 81),
der **Beckenausgang**	**längsoval** (Abb. 82)

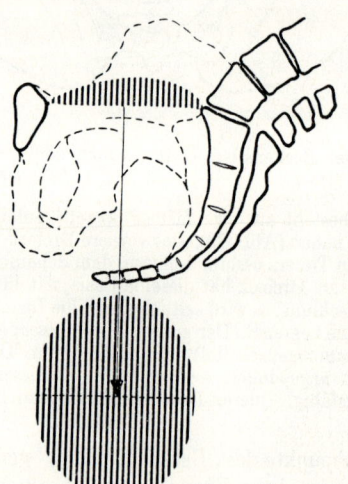

Abb. 80. Der Beckeneingang ist **queroval**

_____

*) Die schrägen Durchmesser können nur im Beckeneingang gemessen werden.

gestaltet sind. Durch die in den Rahmen des BA eingelassene Levatorenmuskulatur wird der BA bis auf einen längsgestellten Weichteilspalt verschlossen (s. S. 90).

Von allergrößter Bedeutung ist die

Beckenführungslinie = Beckenachse (Abb. 78),

die Verbindungslinie der Mittelpunkte der oben genannten klassischen Ebenen. Diese „Achse" oder „Führungslinie des Geburtsweges" verläuft vom Beckeneingang bis über die Beckenmitte hinaus in gerader Linie, im weiteren Verlauf gekrümmt in einem nach vorn offenen Bogen um die Symphyse herum **(Knie des Geburtskanals)**.

Ein anderes Einteilungssystem des Geburtskanals, das von leicht auffindbaren Knochenstellen ausgeht (Abb. 83), ist das

System der Parallelebenen (nach Hodge).

Es steht durchaus nicht im Widerspruch zu der oben gegebenen klassischen Einteilung, sondern ist eine sehr brauchbare, praktische Ergänzung. Besonders die gleich zu nennende Interspinalebene ist von großer Bedeutung für die Höhenbestimmung des vorangehenden Teils, s. S. 127.

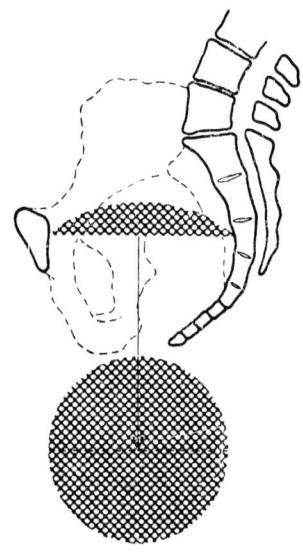

Abb. 81
Die Beckenmitte ist **rund**

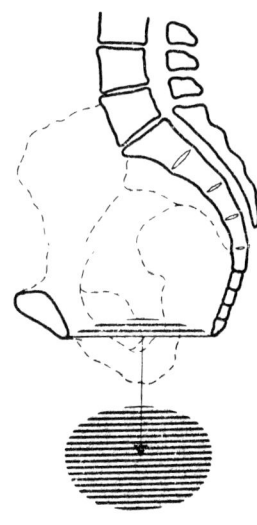

Abb. 82
Der Beckenausgang ist **längsoval**

Nach diesem System wird das kleine Becken durch 4 Parallelebenen unterteilt (Abb. 83):

1. **Obere Schoßfugenrandebene** = Terminalebene,

2. **Untere Schoßfugenrandebene** = Parallelebene durch den unteren Schoßfugenrand,

3. **Interspinal-** oder **Spinalebene** = Parallelebene durch die Spinae ossium ischium,

4. **Beckenausgangs-** oder **Beckenbodenebene** = Parallelebene durch das (nicht abgebogene) Steißbein, sog. knöcherner Beckenboden.

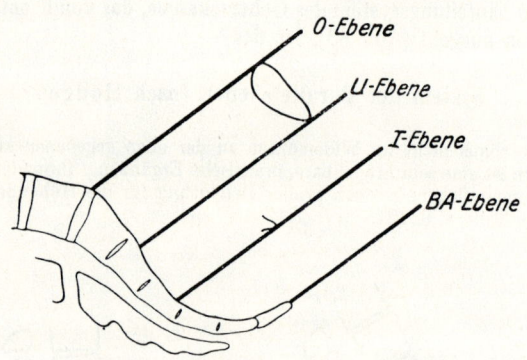

Abb. 83. Parallelebenen (nach Hodge)

O-Ebene   = Obere Schoßfugenrandebene
U-Ebene   = Untere Schoßfugenrandebene
I-Ebene   = Interspinalebene
BA-Ebene = Beckenausgangsebene

2. Weichteilkanal = weicher Geburtskanal
= Weichteilschlauch
= Durchtrittsschlauch
= Dehnungsschlauch

besteht aus zwei übereinandergeschobenen Rohren,

einem langen   inneren Rohr und
einem kürzeren äußeren Rohr.

a) Das innere Rohr

setzt sich aus dem unteren Uterinsegment, der Zervix und dem sog. Weichteilansatzrohr (Scheide und Vulva) zusammen.

Die Abb. 84 gibt eine Darstellung des inneren Weichteilrohres nach völliger Eröffnung des Zervikalkanals und des äußeren Muttermundes und nach Auswalzung von Scheide und Vulva, wie sie erst am Ende der Austreibungsperiode erfolgt.

I = unteres Uterinsegment

II = Zervikalkanal

III = Weichteilansatzrohr (Scheide und Vulva).

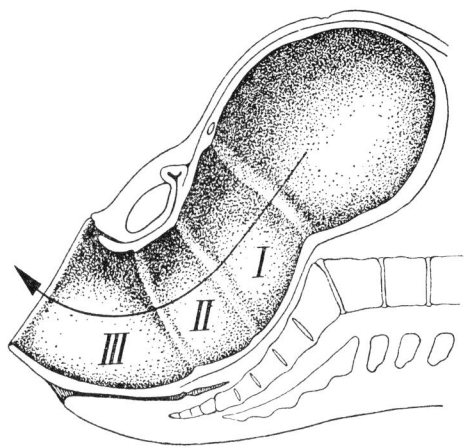

Abb. 84. Völlig ausgewalztes inneres Weichteilrohr am Ende der Austreibungsperiode von innen gesehen

b) Das äußere Rohr

besteht aus der **Beckenbodenmuskulatur,** einem im Ruhezustand (außerhalb der Geburt) flachen, „dachziegelartig" übereinandergeschobenen Muskelfasziensystem von etwa 4 cm Dicke, das in der Austreibungsperiode zu einem 15 cm langen Rohr ausgewalzt wird.

Die Beckenbodenmuskulatur (Abb. 85) besteht von innen nach außen aus folgenden Teilen:

I. Diaphragma pelvis,

besteht in der Hauptsache aus dem **M. levator ani** (pars pubica und pars ilica). Die Levatorenmuskulatur ist in Form einer stark abfallenden trichterförmigen schiefen Ebene angeordnet (= **Levatorentrichter**), deren Bedeutung für die Kopfdrehung auf S. 116 noch besprochen wird. Die beiden medialen Schenkel der Levatoren geben beckenausgangs-

89

wärts einen Durchlaß frei, den Levatorspalt = Hiatus genitalis, einen längsgestellten Weichteilspalt, dessen vorderer Teil eingeengt wird durch die zweite Muskelschicht des BB, das

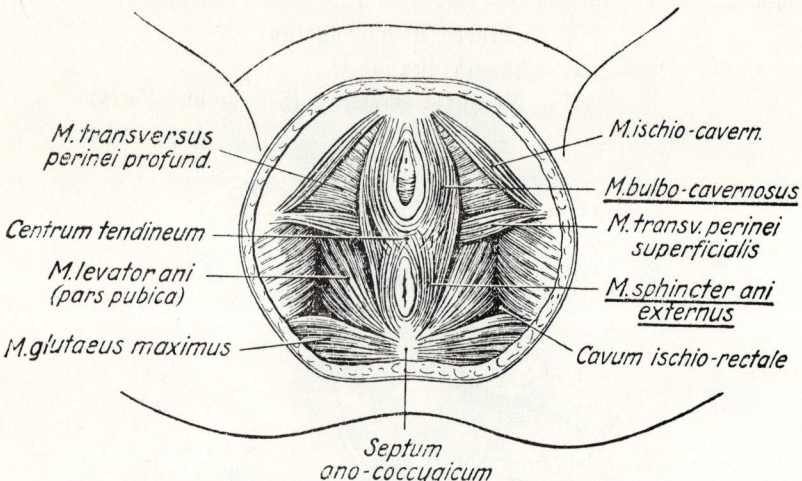

Abb. 85. Die Beckenbodenmuskulatur (außerhalb der Geburt)
Unter der Geburt wird sie zum äußeren Rohr ausgewalzt; vgl. die Abb. 86—88

II. Diaphragma urogenitale.

Es wird durch den **M. transversus perinei profundus** gebildet, der in den vorderen Teil des Schambogens eingelassen ist und einen Durchlaß für Harnröhre und Scheide besitzt. Die

III. Außenschicht

besteht im wesentlichen aus zwei Muskeln, dem
M. bulbocavernosus, der Austrittsöffnung des äußeren Rohres, und dem **M. sphincter ani.**

Dazu kommen noch zwei schwächere Muskeln:
M. transversus perinei superficialis und **M. ischiocavernosus**

Diese flache Platte der Beckenbodenmuskulatur wird in der Austreibungsperiode durch den andrängenden Kopf auseinandergeschoben, entfaltet und zwar derart, daß die vorher dachziegelartig übereinanderliegenden Muskelplatten am Ende der Austreibungsperiode **Kante gegen Kante** liegen. Dabei wird auch der Sphincter ani weit aufgezogen, so daß der After klafft, wenn der kindliche Schädel den letzten Abschnitt des Weichteilrohres auswalzt. Die Abb. 86 zeigt das äußere Rohr des weichen Geburtsweges nach völliger Entfaltung von außen gesehen, die Abb. 87 dasselbe Rohr von innen gesehen.

Man muß sich an Hand dieser Abbildungen (86 und 87) klarmachen, daß der Weichteilvorbau des äußeren Rohres lediglich den letzten Abschnitt des inneren Rohres, also den Scheidenteil, umgibt, da das äußere Rohr ja erst am Beckenboden beginnt. Was seine Länge angeht, so hat Sellheim durch Messungen

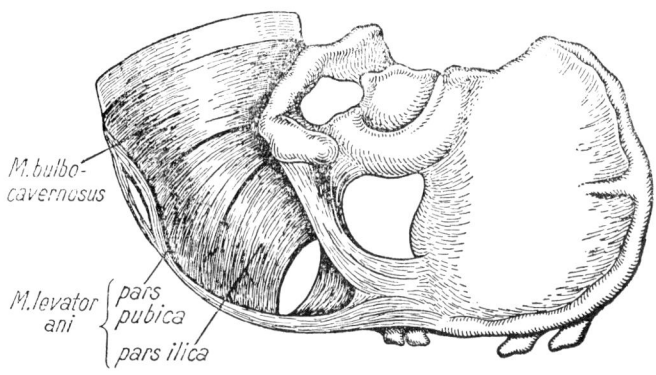

Abb. 86. Das äußere Rohr des weichen Geburtsweges völlig entfaltet, von **außen** gesehen (nach Sellheim)

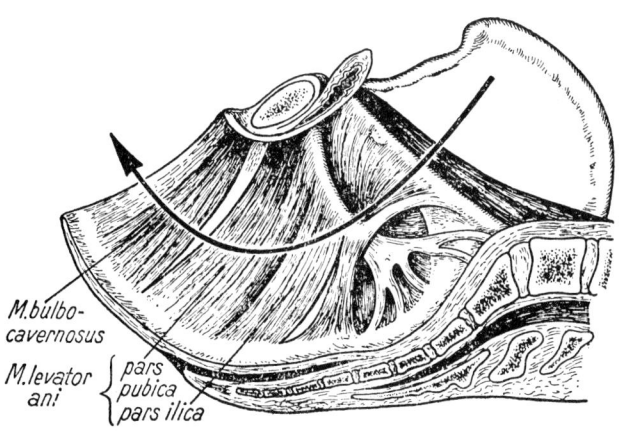

Abb. 87. Das äußere Rohr des weichen Geburtsweges völlig entfaltet, von **innen** gesehen (nach Sellheim)

gezeigt, daß die gebogene Vorderwand bei der Entfaltung von 3 auf 5 cm, die Hinterwand von 4 auf 15 cm verlängert wird.

91

Die Abb. 88 gibt eine gute Vorstellung davon, wie das äußere Rohr über den Endabschnitt des inneren Rohres geschoben ist.

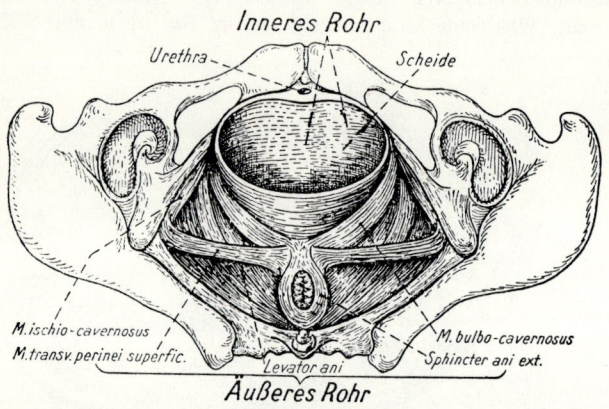

Abb. 88. Endabschnitt des völlig entfalteten Weichteilkanals. Man sieht deutlich die beiden übereinandergeschobenen Weichteilrohre (nach v. Jaschke)

3. Die Geburtskräfte = die treibenden Kräfte oder Wehen

Die Erzeugung austreibender Kräfte oder Wehen ist eine Fähigkeit allein des Uteruskorpus (s. u.), das deswegen auch als Motor der Geburt bezeichnet wird.

Die Wehen werden geprüft durch Auflegen der Hand auf den Leib der Kreißenden. Man fühlt am zunehmenden Härterwerden des Uterus den Beginn und das Ansteigen der Wehenkraft (Stadium incrementi), den Höhepunkt der Wehe (Akme = ,,Spitze'') und das langsame Nachlassen (Stadium decrementi). Mit dem Beginn einer Wehe richtet sich der Uterus jedesmal etwas auf und bringt damit sich und seinen Inhalt in die Führungslinie der Geburtsbahn hinein. Folgende Begriffe sind zu unterscheiden (Abb. 89):

> Wehenstärke,
> Wehendauer,
> Wehenpause und
> Wehenfrequenz.

Die Wehenstärke, die am Kreißbett wie gesagt durch Auflegen der Hand auf den Bauch beurteilt wird, stellt sich graphisch als die mit Wehenstärke bezeichnete Senkrechte dar (Abb. 89). Wehendauer und Wehenpause werden mit der Uhr in der Hand geprüft. Die Wehendauer variiert zwischen 20—30—45—60 und mehr Sekunden. Wehen unter 20 Sekunden sind ,,kurze'', Wehen über 45 Sekunden ,,lange'' Wehen. Auch die Pausen schwanken in weiten Grenzen. In der Eröffnungsperiode z. B. betragen die Pausen zunächst

10 Minuten und mehr, verkürzen sich dann allmählich auf 6 und 5 Minuten, manchmal sogar auf 3 Minuten. Wehenfrequenz ist die Anzahl der Wehen innerhalb einer gewissen Zeit, z. B. einer Stunde; sie wird indirekt durch Angabe der Wehenpause ausgedrückt.

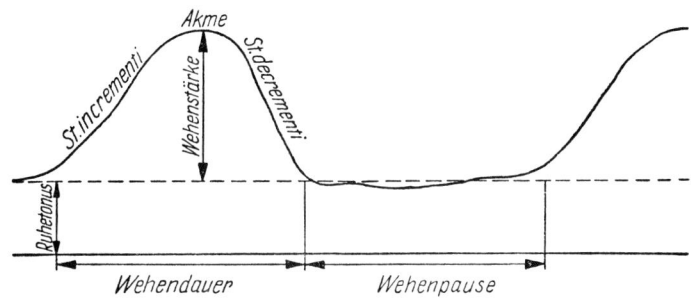

Abb. 89. Qualitäten der Wehen

Die **Arten der Wehen**, geordnet nach ihrer zeitlichen Folge:

1. **Schwangerschaftswehen:** völlig ohne Regel während der ganzen Schwangerschaft nachweisbare, stärker erst am Ende der Schwangerschaft auftretende Wehen, meist schmerzlos. Der Uterus trainiert.
2. **Senkwehen:** Schwangerschaftswehen, die mehr oder weniger deutlich beim Senken des Leibes (S. 47) 3—4 Wochen vor dem Geburtstermin auftreten.
3. **Vorwehen:** unregelmäßige Wehen in den letzten Wochen der Schwangerschaft, treten in den letzten Tagen vor der Geburt häufiger auf. Die Vorwehen wirken sich als sog. Stellwehen aus, indem sie bei Erstgebärenden den Kopf fest in den BE (ein-)stellen.
4. **Eröffnungswehen:** die regelmäßigen Wehen zur Eröffnung des Muttermundes. Kennzeichen: über 2—3 Wehen in einer halben Stunde, wobei der Rhythmus andauern und eine Erweiterung des Halsteiles nachweisbar sein muß (s. S. 131).
5. **Preßwehen:** die Wehen der Austreibungsperiode (s. S. 139).
6. **Nachgeburtswehen:** die Uteruskontraktionen zur Lösung und Austreibung der Plazenta.
7. **Nachwehen:** die Uteruskontraktionen im Wochenbett zur Förderung der Involution des Uterus.

Funktionelles Verhalten des Uterus unter der Geburt

Mit dem Beginn der Geburt zeigt der Uterus eine funktionelle Zweiteilung in einen oberen aktiven und einen unteren passiven Abschnitt. Der obere aktive Abschnitt ist das Corpus uteri. Dieser muskelkräftige, kontraktionsfähige Hohlmuskel leistet die Wehenarbeit. Der untere passive Abschnitt, das untere Uterinsegment und die Zervix (= Teile des Durchtrittsschlauches) **wird gedehnt** (Abb. 90). Mit der Erzeugung der Wehen haben diese Teile nichts zu tun. Durch Umwandlung ihres Gewebes (kavernöse Umwandlung, Vermehrung der elastischen Fasern, Quellung u. a.) sind sie geeignet, bei jeder Kontraktion des oberen Abschnittes, des Korpus also, nachzugeben, sich zu dehnen, zu erweitern, den unter Druck gesetzten Inhalt des Korpus in sich aufzunehmen und weiter durchtreten zu lassen.

Die Grenze zwischen dem oberen und unteren Abschnitt ist der

Kontraktionsring

(= Grenzfurche [Bandlsche Furche] zwischen dem Dehnungsschlauch [unteres Uterinsegment + Zervix] und dem Corpus uteri).

Im einzelnen ist über das Zustandekommen einer Wehe folgendes zu sagen (Abb. 90):

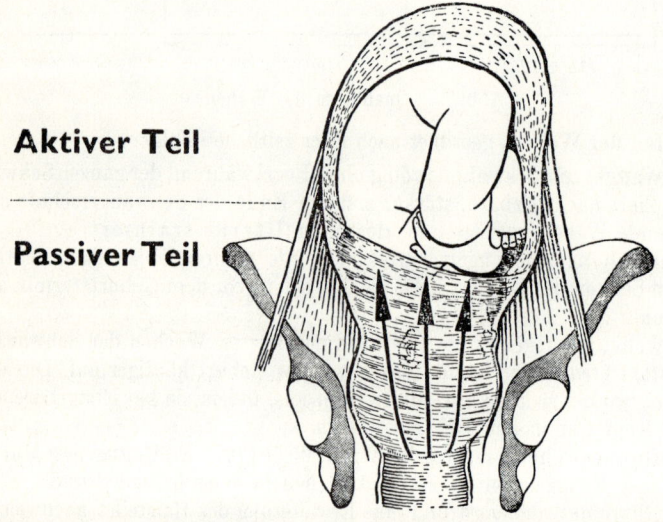

Aktiver Teil

Passiver Teil

Abb. 90. Die funktionelle Zweiteilung des Uterus unter der Geburt in einen oberen **aktiven** und einen unteren **passiven** Abschnitt

Die massige Muskulatur des Uteruskorpus zieht sich zusammen = **Kontraktion,**

die Muskelwand wird dicker, ⎱ Verkürzung oder
die Oberfläche kleiner ⎰ **Retraktion.**

Dadurch wird auf das dünne untere Uterinsegment (und auch auf die Zervix) ein **Zug** ausgeübt, es wird gedehnt, auseinandergezogen = **Distraktion.**

Diese Kontraktion und Retraktion des Uteruskorpus und die notwendige Folge, die Distraktion des unteren Uterinsegments, haben **zwei Wirkungen:**

1. Der Zervikalkanal wird durch den **Zug nach oben** eröffnet (Mechanismus I der Eröffnung des Geburtskanals),

94

2. der Uterusinhalt, also Fruchtwasser, Frucht und Nachgeburt werden durch **Druck nach unten** ausgetrieben.

Kontraktion und Retraktion der Korpusmuskulatur bewirken eine **Verkleinerung** des vom Korpus umschlossenen Raumes, was gleichbedeutend ist mit einer **Erhöhung des Druckes** innerhalb des Fruchthalters, des sog. Innendruckes.

Wäre der Gebärmutterkörper frei beweglich, so würde er sich bei jeder Kontraktion und Retraktion, also bei jeder Erhöhung des Innendruckes, über den Inhalt, das Kind, nach oben zurückziehen müssen, ohne daß das Geburtsobjekt tiefertreten würde. In Wirklichkeit ist der Uteruskörper durch einen Befestigungsapparat fest verankert, er kann sich nicht nach oben zurückziehen, die Erhöhung des Innendruckes wirkt sich auf die Frucht als Druck nach unten, also als **austreibende Wehenkraft** aus, und zwar in Richtung auf die „Stelle des geringsten Widerstandes" (Sellheim), den inneren Muttermund des Halskanals.

Das   **Verankerungssystem**
der Gebärmutter, das ein Zurückziehen des Gebärmutterkörpers nach oben über die Frucht hinaus unmöglich macht, besteht aus folgenden drei Teilen:

1. dem **Bandapparat:** Chordae utero-inguinales (= Ligg. rotunda),
   Chordae utero-ovaricae (= Ligg. ovarii propria),
   Chordae suspensoriae ovarii (= Ligg. infund. pelvica).
2. dem **Haftapparat** = **Retinaculum uteri,** parametraner Bandapparat, besteht in
   (E. Martin)   der Hauptsache aus dem **Lig. cardinale,** einem kollagene und elastisch-muskulöse Fasern enthaltenden Gewebe. Die dünnen Ligamenta sacro-uterina spielen keine Rolle.
3. dem **Stützapparat** = **Beckenboden;** besteht aus den Muskelplatten des **Diaphragma pelvis** (Musculus levator ani pars pubica und pars ilica) und des **Diaphragma urogenitale** (in der Hauptsache: Musculus transversus perinei profundus), s. S. 89—90.

Der erste Teil, der sich zur Geburt stellt, ist die Fruchtblase mit dem Vorwasser. Durch die Austreibung des Uterusinhalts wird zuerst die Fruchtblase und danach (nach Blasensprung) die Frucht mit dem vorangehenden Teil in den sich zunächst nach dem Mechanismus I (Zug nach oben) eröffnenden Zervikalkanal hineingetrieben.

Das Vordringen von Fruchtblase bzw. vorangehendem Kindsteil bewirkt notwendigerweise eine Dehnung des Zervikalkanals von innen her im Sinne einer radiären Aufweitung (Mechanismus II der Eröffnung des Zervikalkanals) bis auf Kopfdurchgängigkeit, wodurch der Eröffnungsmechanismus I wirksam unterstützt wird.

Es ist heute erwiesen, daß die weitende Kraft der Fruchtblase gering ist. Treten nach vorzeitigem oder frühzeitigem Blasensprung Kopf oder Steiß als Dehnungsinstrument des Halskanals in Funktion, so zeigt sich, daß ihre dehnende Wirkung wesentlich größer als die der Fruchtblase ist. **Die größte dehnende Wirkung hat der vorangehende Kopf.**

Durch das Verankerungssystem (s. o.) wird der Uteruskörper gehindert, sich nach oben zurückzuziehen. Ein Teil dieses Verankerungssystems, nämlich der Haftapparat (s. oben), ist so eingerichtet, daß er während der Eröffnung des

Halskanals ein Tiefertreten der Gebärmutter bewirkt, die Gebärmutter also in das Becken hineinzieht. Die muskulösen Fasern des parametranen Bandapparates setzen nicht nur an der Zervix an, sondern die Fasern durchsetzen die gesamte zervikale Uteruswand von beiden Seiten her, indem sie den Zervikalkanal spiralförmig umlaufen (W. Wolf, Langreder), s. S. 50.

Übersicht über die Erkrankungen der Mutter in der Schwangerschaft

1. Gestosen

= schwangerschaftsspezifische Erkrankungen, d. h. Krankheiten, die mit der Schwangerschaft ursächlich in einem unmittelbaren Zusammenhang stehen.

Frühgestosen:	Spätgestosen:
Hyperemesis gravidarum, S. 617.	Präeklampsie, S. 623.
Ptyalismus gravidarum, S. 623.	Eklampsie, S. 625.

2. Andere Erkrankungen in der Schwangerschaft

Pyelitis gravidarum, besser: Pyelonephritis gravidarum, S. 644.

Herzkrankheiten, S. 642	Listeriose, S. 732
Lungentuberkulose, S. 643	Syphilis, S. 727
Diabetes mellitus, S. 72, 721, 744	Röteln, S. 719
Toxoplasmose, S. 718, 722	Andere Infektionskrankheiten, S. 720.

Die Geburt

Über die **Ursachen** des Geburtsbeginns ist noch relativ wenig bekannt. Wir wissen heute, daß das Ingangkommen der Wehen nicht von einem einzelnen Faktor, sondern vielmehr von dem harmonischen Zusammenspiel einer ganzen Reihe von Faktoren (Abb. 90a) abhängt[1]). Hierzu gehören

1. die intrauterine Reifung des Kindes,
2. hormonale Faktoren,
3. mechanisch-nervöse Faktoren.

ad 2) Hormonale Faktoren. Das Hormon, das mit Sicherheit enge Beziehungen zum Wehenbeginn hat, ist das Hypophysenhinterlappen-Hormon **Oxytozin.** Es ist bekannt, daß der Uterusmuskel während der gesamten Schwangerschaftsdauer auf Oxytozin anspricht und daß die Ansprechbarkeit in den letzten Wochen stetig zunimmt. Große Bedeutung für das Ingangkommen der Wehen hat das **Verhältnis zwischen Oxytozin** und dem oxytozinabbauenden Enzym **Serum-Oxytozinase.** Die Oxytozinase wird wahrscheinlich im synzytialen Trophoblasten der Plazenta gebildet (Semm und Waidl). Die Konzentration der Oxytozinase nimmt bis zur 36. Schwangerschaftswoche zu, steigt aber von da ab bis zum Geburtstermin nur noch wenig an (Semm). Man nimmt an, daß die Oxytozinase den Uterusmuskel vor dem Oxytozin, das auch während der ganzen Schwangerschaft gebildet wird, schützen soll, daß also zwischen dem Wehenhormon Oxytozin und dem Schutzferment Serum-Oxytozinase ein gewisses Gleichgewicht besteht. Dieses Gleichgewicht verhindert, daß der schwangere Uterus durch eine zu große Oxytozinmenge erregt wird (Semm). Auch das Ingang-

---

[1]) Lit. K. Semm, Das Wehenproblem. F. Enke Verlag, Stuttgart 1960.

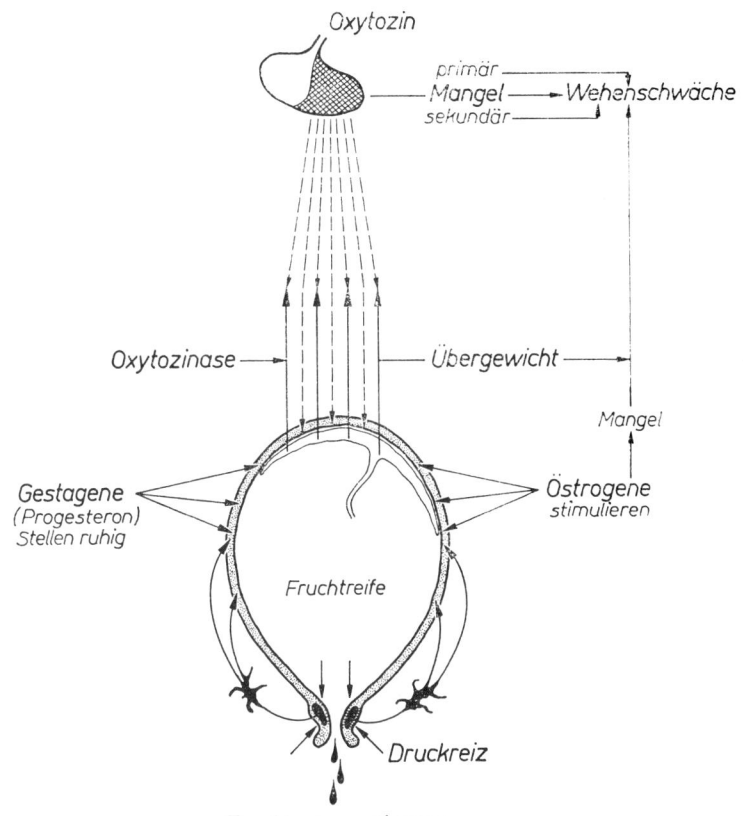

Abb. 90a. Die drei Faktoren der Wehenauslösung: **1. der Reifegrad des Kindes, 2. Hormone,** insbesondere das Wehenhormon **Oxytozin** mit seinem Schutzenzym **Oxytozinase** und **3. mechanisch-nervöse Faktoren** (nach K. Semm).

kommen der Wehen zu Beginn der Geburt hängt von dem Verhältnis Oxytozin/Oxytozinase ab. Aber auch für den rhythmischen Wechsel von Wehe und Wehenpause beim Ablauf der normalen Geburt wird das Wechselspiel zwischen Oxytozin und Oxytozinase verantwortlich gemacht (Hashimota).

Es wird weiter angenommen, daß an der Ruhigstellung des Uterus während der Schwangerschaft die **Gestagene (Progesteron)** entscheidend beteiligt sind. Die **Östrogene** dagegen haben eine den Uterus stimulierende Wirkung.

ad 3) Mechanisch-nervöse Faktoren. Es ist seit langem bekannt, daß Streßsituationen wie z. B. der Schreck wehenauslösend wirken können, und zwar wahrscheinlich über den nervös-hormonalen Weg. Ebenfalls ist lange bekannt, daß die Reizung sensibler Nervenendigungen in Höhe des inneren Muttermundes (Keiffer) Wehen auslösen bzw. verstärken kann. Diese Nervenendigungen führen zum Frankenhäuserschen

Plexus. Wir erleben es jeden Tag im Kreißsaal von neuem, daß die Wehen erst dann richtig in Gang kommen, wenn nach dem Blasensprung der kindliche Kopf auf den inneren Muttermund drückt.

Vorboten der Geburt

Der früheste Vorbote der nahenden Geburt ist

1. die Senkung des Leibes: In den ersten Tagen des 10. Monats (wie das schon auf S. 47 besprochen wurde), also etwa 3—4 Wochen vor Beginn der Geburt, senkt sich der Fundus, der am Ende des 9. Schwangerschaftsmonats den Rippenbogen erreicht hatte, deutlich abwärts auf seine Höhe am Ende des 8. Schwangerschaftsmonats. Dies wird von den Schwangeren meist deutlich empfunden („der Druck auf den Magen ließ nach", „die Atmung wurde leichter und freier", „mir war so, als wenn der ganze Bauch nach unten rutscht"). Die

> **Senkung des Fundus = Beginn des letzten (10.) Schwanger-**
> **schaftsmonats**

kann von vielen Frauen ziemlich genau angegeben werden. Vgl. hierzu Abb. 91 und 92. Die Senkung des Fundus geht meist mit leichten Wehen (= **Senkwehen**) einher.

2. der Eintritt des Kopfes ins Becken bei Erstgebärenden: In den letzten drei bis vier Wochen gibt der Kopf bei Erstgebärenden seine vorher eingenommene ungezwungene Haltung auf, geht in starke Beugehaltung (sog. erste „Drehung") über und senkt sich dabei mit dem Hinterhaupt voran mehr oder weniger tief in das Becken hinein. Nicht selten fühlt man die Leitstelle vor dem eigentlichen Wehenbeginn schon **in der I-Ebene oder etwas darüber,** der Kopf steht also schon tief und fest im Beckeneingang. Von großer prognostischer Bedeutung:

> **Ist der Kopf bei Erstgebärenden in den letzten 3—4 Wochen**
> **vor Geburtsbeginn noch nicht in das Becken eingetreten, so**
> **ist ein enges Becken anzunehmen.**

Vgl. hierzu den 1. Hauptsatz auf S. 543.

Allerdings tritt bei einem Drittel aller Erstgebärenden der Kopf in den letzten Wochen nicht ins Becken ein, ohne daß ein enges Becken vorliegt.

3. Vorwehen: In den letzten Tagen vor der Geburt ganz unregelmäßig auftretendes Hartwerden der Gebärmutter; wird meist nicht als schmerzhaft empfunden.

Für den baldigen Beginn der Geburt sprechen

4. Verlagerung der Längsachse der Zervix in Richtung auf die Füh-rungslinie.

5. Die „Reifung" der Zervix. Die Zervix wird schon in den letzten Wochen der Schwangerschaft weicher, nachgiebiger und dehnbarer, sie wird „reif". Die Erfahrung zeigt, daß der Uterus **wehenbereit** ist, wenn darüber hinaus bei der rektalen oder vaginalen Untersuchung die **Portio** z. T. oder ganz **aufgebraucht** ist und der **Muttermund** bzw. die Zervix

bei Erstgebärenden   für **einen** Finger,
bei Mehrgebärenden   für **zwei** Finger

bequem durchgängig ist. Diese Zeichen weisen also ebenfalls auf einen **baldigen Geburtsbeginn** hin (Husslein, Baumgarten und Hofhansl[1]), sowie Hüter[2]).

6. Zur Beantwortung der Frage, ob das **Ende der Tragzeit** erreicht ist, kann man auch den **Oxytozin-Sensibilitäts-Test** (C. N. Smyth[3]) verwenden.

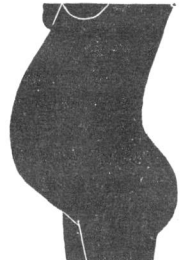 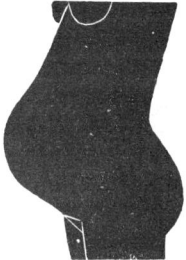

Abb. 91 u. Abb. 92. Silhouetten einer Schwangeren **vor und nach** Senkung des Leibes (nach De Lee)

Er dient zur Prüfung der Uterussensibilität und wird vor allem bei Verdacht auf Übertragung angewandt: Je Minute werden 0,01 IE Oxytozin bis zur Auslösung einer Wehe intravenös gegeben. Die Wehenbereitschaft des Myometriums ergibt sich aus der Höhe der notwendigen Erfolgsdosis. — Der Test wurde von Husslein, Baumgarten und Hofhansl sowie von Hauser und Aufdermauer[4]) überprüft.

7. „**Erstes Zeichnen**": Abgang von blutigem Schleim aus der Scheide = Ausstoßung des Zervixschleimpfropfes (= Verschlußpfropf); das beigemengte Blut stammt aus Deziduagefäßen, die bei der Ausziehung des **unteren Uterinsegmentes** und Ablösung der dort sitzenden Eihäute eröffnet wurden. Nicht selten kann man beobachten, daß der Pfropf bei der Ausstoßung noch ganz die Form des Halskanals hat (zigarettenähnliches Aussehen).

8. „**Druck auf die Blase**" in den letzten Wochen und Tagen der Schwangerschaft (sowie auch unter der Geburt); erklärt sich aus der engen Beziehung zwischen dem jetzt maximal gebeugten und tief stehenden großen Kopf und der Blase. Über die

Raumbeziehungen zwischen Kopf und Blase

[1]) Husslein, H., K. Baumgarten, W. Hofhansl, Zbl. Gynäk. 85 (1960), 49.
[2]) Hüter, K. A., Landarzt, 39 (1963), 1199.
[3]) Smyth, C. N., Triangel 4 (1958), 150.
[4]) Hauser, G. A. F., F. Aufdermauer, Schweiz. med. Wschr. 92 (1962), 748.

ist folgendes zu merken:

Kopf noch über dem BE	Blase im kleinen Becken
Kopf rückt tiefer	Blase steigt empor
Kopf steht ganz tief im kleinen Becken	Blase liegt ganz hoch über dem Becken.

Anzeichen der bald einsetzenden Geburt

Allgemeinerscheinungen: gelegentlich Herzklopfen, Kopfschmerzen, allgemeine Unruhe, Blutandrang zum Kopf, Hitzegefühl, Nervendruckschmerzen (am häufigsten im Ischiasgebiet, aber auch im kleinen Becken). Auftreten von sich wiederholenden ziehenden **Schmerzen im Kreuz.** Gewichtsabnahme in den letzten Tagen vor der Entbindung (s. S. 70).

Magen-Darmkanal: Erbrechen, Durchfall, Appetitlosigkeit, Blähungen kurz vor dem Geburtsbeginn; Druck auf den Mastdarm.

Geschlechtsorgane: Vermehrte Absonderung aus der Scheide, Völlegefühl in der Gegend der Vulva.

Kurz vor dem Beginn der Geburt lassen die **Kindsbewegungen meist etwas nach,** was auch von den Schwangeren deutlich empfunden und auf Befragen angegeben wird.

Alle diese Vorboten sind nicht zuverlässig. Am zuverlässigsten ist noch die Senkung des Leibes. Deswegen hält sich jeder Erfahrene an das, was er fühlt, sieht und hört, also an den **Befund,** danach an den Termin der Leibsenkung, danach an die Terminbestimmung nach der letzten regelmäßigen Regel (S. 18). Sehr unterstützend ist es, wenn man die Aufzeichnungen mehrerer Untersuchungen während der Schwangerschaft vergleichend heranziehen kann.

Eine andere, nicht immer ganz leicht zu beantwortende Frage ist die, wann man von dem eigentlichen

Beginn der Geburt

sprechen kann. Es ist zu merken:

Die Geburt hat begonnen, wenn sich Zeichen eines Geburtsvorgangs nachweisen lassen, also:

1. wenn die **Wehen regelmäßig alle 10 Minuten** auftreten und dieser Zustand über eine halbe Stunde hinaus anhält.

(Ist man sich über den Charakter der Wehen nicht klar, so kann man auch ruhig einmal Wehenmittel [1 V.E. i. m.] geben).

Manchmal ist die richtige Beurteilung auch für den Erfahrenen nicht sogleich möglich; man muß wissen:

> Vorwehen treten manchmal so stark und anhaltend auf, daß
> sie den Eindruck von Eröffnungswehen machen, lassen
> dann wieder nach, um erst nach Tagen erneut stärker
> aufzutreten und dann erst in echte Eröffnungswehen über-
> zugehen!

Entscheidend (z. B. auch bei angeblich gehabten Wehen) ist stets die **innere** (**rektale** oder **vaginale**) **Untersuchung**, mit der anatomische Veränderungen an Portio und Muttermund nachzuweisen sein müssen, wenn echte Eröffnungswehen über einige Zeit bestanden haben, nämlich

a) **bei Erstgebärenden:**
   wenn die Portio zum Teil oder ganz **aufgebraucht** ist und der **Muttermund** wenigstens die **Fingerkuppe** aufnimmt (meist ist der Muttermund bei aufgebrauchter Portio schon etwas größer),
b) **bei Mehrgebärenden:**
   wenn die **Portio zu einem Teil verbraucht** und der **Muttermund** etwa für **2 Finger durchgängig ist,**
2. wenn die **Blase springt,** also **Fruchtwasser abfließt.** Es kommt allerdings manchmal auch vor, daß die Blase springt und regelmäßige Eröffnungswehen Tage, ja sogar Wochen auf sich warten lassen. Für die Praxis gilt:

> **Sobald die Blase gesprungen ist, befindet sich die Frau unter
> der Geburt, gleichgültig ob sie Wehen hat oder nicht!**

3. wenn es **zeichnet** (= erstes Zeichnen, S. 99).
Beispiel: 21 jähr. I. para. Über ihre letzte Regel macht sie klare Angaben. Die Berechnung nach der Naegeleschen Regel (S. 18) ergibt, daß sie heute am Termin ist. Der Leib hat sich vor etwa 4 Wochen gesenkt. Die ganze Nacht hindurch bestanden leichte Kontraktionen in unregelmäßigen Abständen. Gezeichnet hat es noch nicht. Die Blase steht.
Äußere Untersuchung: Fundus der Gebärmutter etwa 2 Querfinger unterhalb des rechten Rippenbogens, Rücken links, kleine Teile rechts. Der Kopf geht voran. Vom Hinterhaupt ist nur noch wenig (auf der linken Seite) zu fühlen. Auf der rechten Seite tastet man über dem rechten Schambeinast die Stirn. Herztöne 126/Min., regelmäßig, kräftig.
Rektale Untersuchung: Die Portio ist noch vollständig erhalten, der Muttermund ist geschlossen. Die Spinae kann man auf beiden Seiten noch abtasten, die Leitstelle des Kopfes steht etwas oberhalb der I-Ebene. Ergebnis: der Kopf steht fast fest und tief im Beckeneingang.
Beurteilung: Die junge Erstgebärende ist zwar am Termin, die Geburt hat aber noch nicht begonnen, sie steht noch nicht „unter der Geburt".
Begründung: es lassen sich keinerlei Geburtsvorgänge nachweisen. Die wehenartigen Schmerzen sind keine regelrechten Eröffnungswehen, sondern Vorwehen, die Blase steht noch, gezeichnet hat es noch nicht, die Portio ist noch vollkommen erhalten, der Muttermund ist geschlossen.

In der Klinik schickt man eine solche Schwangere wieder nach Hause und gibt ihr auf, wiederzukommen bzw. die Hebamme zu rufen,

wenn die **Wehen regelmäßig alle 10 Minuten** kommen und dieser Zustand länger als ½ Stunde anhält

oder

wenn die **Blase springt**

oder

wenn **Blut** (und Schleim) abgehen sollte

oder

wenn sonst irgend etwas eintritt, was sie beunruhigt (Kopfschmerzen! Flimmern vor den Augen, S. 625).

Prägen wir uns diese **vier Punkte** ein. Entlassen wir keine Schwangere aus unserer Untersuchung und Beratung, der wir sie nicht mit auf den Weg geben. Noch mehr: am besten läßt man sich diese Punkte von der Frau selbst noch einmal langsam aufzählen! Schlechte Erfahrungen haben mich gelehrt, **daß man gar nicht eindringlich und primitiv genug mit Schwangeren sprechen kann.** So darf man z. B. zu dem Punkte „wenn die Blase springt" niemals vergessen hinzuzufügen:

‖ **Wenn Fruchtwasser abgeht,** müssen Sie auf jeden Fall sofort in die Klinik kommen (oder die Hebamme rufen), **auch dann, wenn keine Wehen vorhanden sind!**

Natürlich muß man der Erstgebärenden handgreiflich beschreiben, was man unter Fruchtwasserabgang versteht.

Vorbereitung der Kreißenden zur Geburt

Die Vorbereitung der Kreißenden ist Sache der Hebamme. Der Arzt muß aber mit allen Einzelheiten vertraut sein.

1. Die Frau muß **Wasser lassen.** Untersuchung des Harns auf Eiweiß.
   Eine volle Harnblase hemmt die Wehen reflektorisch!

2. Gründlicher Reinigungseinlauf mit ½ Liter lauwarmem Seifenwasser. Hoher Einlauf. Nicht auf dem Klosett, sondern auf einem Steckbecken!

Zweck: a) **Entleerung des Darmes;** andernfalls wird später beim Pressen dauernd Stuhl auf den Damm entleert.
   b) **Volle Blase und voller Mastdarm erschweren den Kopfeintritt.**
   c) **Wehenanregung.**

Der Einlauf ist oft das beste Wehenmittel! (Ernst Bumm)

Daß die Frau kurz vorher Stuhlgang oder sogar Durchfall hatte, ist niemals ein Grund, den Einlauf **nicht** zu machen. Dagegen hat es keinen Zweck, einen Einlauf z. B. bei einer **Mehrgebärenden** zu machen, die gute Wehen hat, und bei der der Muttermund schon für 2—3 Finger durchgängig ist. Der Einlauf würde sonst mit dem Kind zugleich herauskommen. **3. Reinigung des ganzen Körpers:** Abseifen stehend in der Badewanne (= Standbad). Ist zum Standbad nicht mehr genügend Zeit, so müssen mindestens die Füße, Beine, Hände und Arme auf dem Gebärbett abgeseift werden. Bei stehender Blase kann man die Frau auch im Vollbad abseifen. Wegen der Möglichkeit der Brustinfektion bin ich wieder zum Standbad zurückgekehrt. **4. Desinfektion der äußeren Geschlechtsteile.** Zuerst Kürzen der Schamhaare mit gebogener Schere (oder Rasieren). Sehr wichtig, denn

Schamhaare = übelste Keimträger!

Dann energisches Abseifen und Abspülen der äußeren Geschlechtsteile und der Innenseite der Oberschenkel (was oft vergessen wird). Jede Bewegung stets nur von vorn nach hinten (s. S. 211 Abb. 172). After immer zuletzt! Anschließend gründliche Abwaschung mit ½%iger Sagrotanlösung. Frische Leibwäsche.

Untersuchung der Kreißenden

Die Erhebung der Anamnese und die Untersuchung einer Kreißenden müssen in der Praxis so durchgeführt werden, daß die vorliegende Geburtssituation so schnell wie möglich klargestellt wird.

A. Anamnese am Kreißbett

Alle Fragen kurz und klar stellen!

Keine langatmigen Erhebungen nach internistischem Muster.

||| Die Anamnese als zusammenhängendes Verhör ist für eine Frau, die Wehen hat, eine Qual (Stoeckel).

Die Hebamme beaufsichtigt den Geburtsverlauf solange er regelrecht ist. Sobald eine Komplikation auftritt, hat die Hebamme sofort den Arzt herbeizurufen. Die Hebamme muß also über alle Einzelheiten des Geburtsverlaufs und über den augenblicklichen Stand der Geburt genau informiert sein. Ihre Angaben, sofern sie von einer tüchtigen und gewissenhaften Hebamme stammen, sollte der Anfänger in ihrem Werte nicht unterschätzen; sie sind oft genug für die geburtshilfliche Situation richtungweisend.

Während die Hebamme antwortet, beginnt man schon mit der äußeren Untersuchung. Als allererste Handlung muß aber vorher das Thermometer in die Achselhöhe eingelegt werden.

Die Temperaturmessung muß stets die **allererste Handlung** des Geburtshelfers sein!

103

Danach sind die Temperaturen von der Hebamme während der ganzen Dauer der Geburt alle 2 Stunden zu messen und aufzuschreiben.

I. Hauptfrage: Name, Alter, -para? (s. S. 15).

Gar nicht selten, besonders wenn man von jungen Kollegen als Konsiliarius zu einer Geburt gerufen wird, wissen diese über alles mögliche Bescheid, nur nicht über diese allererste Frage. Wie kann man eine Geburt richtig beurteilen und leiten wollen, wenn man nicht einmal weiß, wie alt die Kreißende ist und besonders, **Wievielt-Gebärende** sie ist!

II. Hauptfrage: Bisheriger Geburtsverlauf?

1. Temperatur: Sie ist inzwischen durch die Hebamme gemessen worden.

2. Blase! Steht die Blase noch? Ging Wasser „im Schuß" ab? Wieviel? Ein Tassenkopf voll? Mehr?

Bei gesprungener Blase: Wann (genau) war der Blasensprung? Somit sind also ... Stunden seit Blasensprung vergangen. Ist es nicht klar, ob die Blase gesprungen ist oder nicht, so wird eine sterile Vorlage vor die Vulva gelegt und abgewartet, ob sie nach 1—2 Stunden durchnäßt ist.

In bezug auf den Geburtsverlauf gilt als

GOLDENE REGEL (Pinard)

des Geburtshelfers:

Eine der ersten aller Fragen am Kreißbett muß stets die nach dem Stehen oder Fehlen der Fruchtblase sein.

Solange die Blase steht, kann es Mutter und Kind aus geburtsmechanischen Gründen nicht schlecht gehen. Die geburtsmechanischen Gefahren beginnen erst mit und nach dem Blasensprung, ebenso auch die

Gefahr der Infektion!

Je länger der Uterus offen ist, um so größer ist die Gefahr der Infektion. Mit dem Blasensprung ist die Barriere zwischen dem keimhaltigen Scheidenteil und der keimfreien Uterushöhle aufgehoben! Die in der Scheide stets vorhandenen Keime steigen nach oben.

3. Ist die Kreißende am Termin?

Vier Ausgangspunkte zur Berechnung:

1. Erster Tag der letzten regelmäßigen Regel (s. S. 17),
2. Tag der Konzeption (s. S. 18),
3. Zeitpunkt der ersten Kindsbewegungen (s. S. 42),
4. Zeitpunkt der Senkung des Leibes (s. S. 47).

4. Wehen

Beginn der regelrechten Wehen? Also Geburtsdauer bis jetzt ... Stunden.
Über Geburtsdauer s. S. 172. Merke schon hier:

> Neben dem vorzeitigen Blasensprung ist die verzögert ver-
> laufende Geburt der Hauptgrund für Fieber intra partum.

Ferner fragen: Waren die Wehen vorübergehend schlecht? Wie oft kommen
jetzt die Wehen? Sind sie genügend kräftig? Halten sie genügend lange an?
Länge der Wehenpausen?

5. Wo (= in welcher Höhe) steht der Kopf (Steiß)?
6. Weite des Muttermundes?
7. Wie sind die Herztöne?

III. Hauptfrage: Verlauf der Schwangerschaft in den letzten Wochen
vor der Entbindung?

Blutungen? Kopfschmerzen? Sehstörungen? (Flimmern vor den Augen,
schlechtes Sehen?) Dicke Beine? Wurde der Blutdruck gemessen? Wurde
untersucht? Von wem? Wie? Wurde auch von der Scheide aus untersucht?

Ob eine Kreißende durch einen Voruntersucher vaginal oder nur rektal untersucht wurde, ist häufig gar nicht leicht aus den Frauen herauszubekommen.
Oft kommt man weiter, wenn man die vaginale Untersuchung mit „von vorn"
und die rektale mit „von hinten" übersetzt.

IV. Hauptfrage: Frühere Geburten!

> Bei Mehrgebärenden ist anschließend sofort zu fragen:
> Zahl der Kinder? Alter? Lebend- oder Totgeburt(en)? Anzahl
> der Fehl- und Frühgeburten?
> Art der Entbindung(en): spontan oder operativ? Wenn operativ,
> wie? (Zange? Kaiserschnitt? Wendung? Zerstückelung?)
> Dauer der früheren Geburten? Kamen die Wehen von selbst in Gang?
> Erhielten Sie „Wehenspritzen"?
> Verlauf der Nachgeburtsperiode: Blutungen? Mußte die Nach-
> geburt geholt werden?
> Gewicht der Kinder?
> Wann war die letzte Geburt?
> Leben die Kinder?

Das alles sind sehr wichtige Fragen, deren Bedeutung vom Anfänger leicht
unterschätzt wird. Merke:

| Regelrechter Verlauf früherer Geburten läßt das gleiche auch für die laufende Geburt erwarten. Aufgetretene Regelwidrigkeiten und krankhafte Zustände machen Wiederauftreten möglich oder wahrscheinlich.

V. Hauptfrage: Frühere Krankheiten (Einzelheiten s. S. 20).

Inzwischen hat der Arzt schon längst mit der Untersuchung begonnen.

B. Untersuchung der Kreißenden

Vorher stets die Hände und Unterarme mit Seife, warmem Wasser und Bürste 1—2 Minuten waschen.

Mit der Untersuchung wird stets in der Wehenpause begonnen!

Das gilt sowohl für die äußere als auch für die innere Untersuchung. Die äußere Untersuchung kann nur während der Wehenpause ausgeführt werden. Dagegen ist es bei der inneren Untersuchung von Bedeutung, die Untersuchung bis in die Wehe hinein fortzusetzen; man fühlt unter der Wehe deutlicher, ob die Blase noch steht oder schon gesprungen ist, und wie tief der vorangehende Teil in der Wehe herunterkommt.

Die Untersuchung der Kreißenden beginnt stets mit der **äußeren Betrachtung** (s. S. 21 und S. 43), an die sich die **äußere** und **rektale** (bzw. **vaginale**) Untersuchung (s. S. 46 u. 108) anschließen. Dabei ist folgendes zu beachten. Wenn man an das Bett einer Kreißenden gerufen wird, so ist die Hauptfrage, über die man sich zu allererst klar zu werden hat, die: **Was liegt in diesem Fall vor?** Handelt es sich hier um eine **normale** Geburt oder liegt irgendeine **Regelwidrigkeit** oder sogar ein **krankhafter** Befund vor?

Um möglichst rasch zur klaren Beurteilung eines Falles zu kommen, empfehle ich nachdrücklichst, sich eine alte

Grundregel der Geburtshilfe

einzuprägen, nämlich nichts anderes als bei jeder Geburt, zu der man gerufen wird, bei jeder Kreißenden, die man zu untersuchen hat, überhaupt in jeder geburtshilflichen Situation, in der man zu entscheiden hat, stets

die vier wichtigsten Geburtsfaktoren:

Kind,

Becken,

Wehen

und Muttermund

in der angegebenen Reihenfolge nacheinander gewissenhaft zu prüfen. Niemals eine Diagnose aussprechen, niemals eine Beurteilung abgeben, nie eine Behandlung ansetzen, vor allem niemals einen Eingriff ausführen, ohne jeden einzelnen dieser 4 Faktoren, die bei jeder Geburt die Hauptrolle spielen, genauestens in Betracht zu ziehen.

Mehr noch als auf die Beachtung jedes einzelnen dieser Faktoren kommt es auf das gegenseitige Abwägen: kindlicher Kopf — Becken — Wehen — Muttermundserweiterung an. Auf diese Weise wird auch, wie wir später sehen werden, beim engen Becken der Grad des Mißverhältnisses zwischen Kopf und Becken und damit die Möglichkeit einer Spontangeburt geprüft (vgl. S. 544).

Der Verlauf der Geburt hängt davon ab, in welchem Grade die 4 Hauptfaktoren Kind, Becken, Wehen und Muttermundserweiterung vom Normalen abweichen.

Weiter spielt auch die Frage der Veränderungs-, d. h. Verbesserungsfähigkeit jedes dieser Faktoren eine Rolle:

Der 1. Hauptfaktor = das Kind umfaßt alle Punkte, die den Faktor Kind geburtshilflich kennzeichnen, also:

Bestimmung

Kind
{
des Fundusstandes (s. S. 46),
der Lage des Kindes (s. S. 53),
der Größe des Kindes,
des vorangehenden Teils (s. S. 55),
dessen Größe,
Haltung (s. S. 59),
Einstellung (s. S. 59),
Höhenstand (s. S. 123) und seine
Verformbarkeit (s. u.),
der Herztöne und der Farbe des Fruchtwassers (S. 135, 197, 635).
}

Breite und harte Schädel sind wenig verformbar. Das gleiche gilt von einem Schädel, dessen Scheitelbeine fest aneinanderliegen, so daß man die Pfeilnaht fast nicht fühlen kann. **Diese Scheitelbeine werden sich nicht übereinanderschieben können, um dadurch den Kopfeintritt ins Becken zu erleichtern.** Nachgiebige Kopfknochen und ein schmaler Kopf passen sich der Beckenform wesentlich leichter an, vorausgesetzt, daß genügend kräftige Wehen (= 3. Hauptfaktor) für die Modellierarbeit am Kopf vorhanden sind.

Den 1. Hauptfaktor = das Kind, können wir also nur relativ wenig beeinflussen, insbesondere ist die Größe des (lebenden) Kindes ein unveränderlicher Faktor. Regelwidrige Haltung und Einstellung des Kopfes können durch geeignete Lagerung häufig verbessert werden.

107

Den 2. Hauptfaktor = das Becken, können wir auch nur wenig beeinflussen. Erweiternde Operationen des knöchernen Geburtskanals, z. B. die Symphysiotomie (= Schamfugenschnitt) werden kaum noch ausgeführt. — Der Faktor Becken kann aber umgangen werden durch die **abdominale Schnittentbindung** (Sectio caesarea abdominalis).

Becken { Schnelles aber gewissenhaftes Abgreifen des Beckens mit dem Baummschen Handgriff (s. S. 24). Aufmerksame Betrachtung der Michaelisschen Raute (S. 21). Bei Verdacht auf ein enges Becken nimmt man die Beckenmaße (wobei die Conj. ext. besonders wichtig ist, s. S. 25) und untersucht vaginal oder rektal, ob man das Promontorium erreichen kann (S. 37).

Eine fast ebenso große Rolle wie der knöcherne Geburtskanal = „Becken" spielt der **Weichteilkanal**, insbesondere seine Bereitschaft, sich unter dem andrängenden Kopf zu eröffnen.

Der 3. Hauptfaktor = die Wehen, läßt sich in den meisten Fällen gut beeinflussen. Es kommt meist darauf an,

a) die **Wehen zu verstärken:** dazu gibt es physikalische und medikamentöse Mittel (S. 186), und

b) die **Wehenrichtung zu regeln:** das erreicht man hauptsächlich durch geeignete Lagerung (S. 134), indem man den Wehendruck auf den Teil ausrichtet, der tiefer treten und die Führung übernehmen soll.

Wehen { Die Stärke der Wehen wird durch Auflegen der Hand auf den Bauch geprüft. Die Dauer der Wehen und der Wehenpausen wird nach der Uhr kontrolliert.

4. Hauptfaktor = Muttermund: Oft macht die Erweiterung des Halskanals und des Muttermundes Schwierigkeiten, weil dieses Gewebe zu **spastisch** oder zu **rigide** ist. Nicht Wehenmittel sondern allein **Spasmolytika** führen dann zum Ziel (S. 192). In besonderen Fällen kommen auch Inzisionen oder die vaginale Sektio in Frage.

Erstrebenswert ist stets die Spontangeburt. **Wenn's von selbst geht, geht's am besten!** Soll eine Geburt spontan verlaufen, dann müssen die folgenden Bedingungen erfüllt sein:

Sechs Bedingungen für den Spontanverlauf einer Geburt:

1.—3. der Kopf darf nicht zu groß sein, er muß gut konfigurierbar und gut eingestellt sein,

4. das Becken darf nicht zu eng sein,

5. die Wehen müssen gut sein, und

6. der Muttermund muß sich leicht eröffnen.

Über die

Innere Untersuchung

ist allgemein zu sagen, daß auf ihr die verfeinerte geburtshilfliche Diagnostik beruht. Mit der äußeren Untersuchung allein kann man weder die Größe des

Muttermundes noch die Leitstelle mit genügender Sicherheit feststellen. Wir unterscheiden zwei Arten der inneren Untersuchung, die rektale und die vaginale. In der Regel reicht die rektale Untersuchung aus, um den inneren Befund zu erheben.

Ausführung der rektalen Untersuchung: Man zieht am besten einen **ganzen Gummihandschuh** an. **Handschuhe vorher prüfen:** Handschuhe, deren Finger geflickt sind oder ein Loch haben, dürfen selbstverständlich auf keinen Fall verwandt werden. — Die Kreißende liegt auf dem Rücken. Die Oberschenkel sind gebeugt und abduziert, die Füße sind aufgesetzt. — Über den behandschuhten Zeigefinger wird noch zusätzlich ein **Gummifingerling** gezogen und gut eingefettet. Ganz **langsam** und **zart** (Ellenbogen senken) in den After eingehen, wobei man die Frau wie beim Stuhlgang **pressen läßt** (bewirkt **Öffnen** des Afters). Die nicht untersuchende Hand deckt die Vulva mit einer sterilen Vorlage ab, so daß nur noch der After zu sehen ist. Das Gesäß der Frau muß etwas erhöht sein; auf ein Steißkissen, ein umgedrehtes Steckbecken oder auf die geballten Fäuste setzen lassen. Steht der vorangehende Teil noch hoch, so drängt man ihn mit der äußeren Hand nach unten. Überhaupt muß ich sehr empfehlen, mit der äußeren Hand den Kopf stets von oben her zu umfassen = kombinierte Untersuchung. Der Befund wird sofort viel klarer.

Die **rektale Untersuchung** kann auch bei größter Übung und Erfahrung die vaginale niemals ganz ersetzen, sie ist aber ein bewährtes Mittel zur Feststellung klarer Befunde über den vorangehenden Teil, den Muttermund und die Fruchtblase.

Die **Vorteile der rektalen Untersuchung** sind: Geringe Gefährlichkeit für die Kreißende, Fortfall zeitraubender Eigendesinfektion (großer Vorteil in der Außenpraxis).

Der **Unerfahrene** muß auf die **Grenzen der rektalen Untersuchung** hingewiesen werden; eine **Placenta praevia**, **Vorliegen** oder **Vorfall der Nabelschnur** sowie Fuß und Arm sind nicht immer mit Sicherheit zu erkennen. Fehldiagnosen in bezug auf den vorangehenden Teil (Kopf oder Steiß) und die Weite des Muttermundes kommen bei nicht genügender Übung vor. Die Unterscheidung zwischen **Fuß** und **Arm** (Ellenbogen) macht auch dem Erfahrenen manchmal Schwierigkeiten. Weite und Dehnbarkeit der Scheide können nicht beurteilt werden.

Schema zur inneren Untersuchung s. S. 111.

Vaginale Untersuchung

Ausführung: Die vaginale Untersuchung wird entweder im Kreißbett oder auf dem Untersuchungsstuhl vorgenommen. Vorbereitung der Kreißenden s. S. 210. Für die vaginale Untersuchung braucht der Untersucher seine Hände nicht chirurgisch zu desinfizieren. Es genügt, wenn die Hände 3 Minuten unter fließendem, warmem Wasser mit Seife und Bürste (Nagelreinigung!) gewaschen werden. Danach werden sterile Handschuhe angezogen. — Mit der einen Hand werden die Labien stark gespreizt und das Scheidenrohr möglichst weit aufgezogen, so daß Zeige- und Mittelfinger der anderen Hand beim Einführen möglichst nicht den unteren Abschnitt der Scheide berühren. Bei Mehrgebärenden kann man oft auch mit der ganzen Hand eingehen. Den Muttermundssaum überschreitet man nur dann nach innen, wenn man anders keine Klarheit über den vorliegenden Befund bekommen kann.

Die gut einleuchtenden Argumente gegen die vaginale Untersuchung sind genugsam bekannt: Es besteht die Gefahr, daß die an der **Vulva** und im **Scheidenrohr** vorhandenen **Keime** nach oben in den keimfreien Teil des Geburtskanals geschoben werden. Ferner können **Fremdkeime** in den Geburtskanal eingebracht werden. In praxi spielen diese Faktoren, wie wir heute rein empirisch wissen, eine untergeordnete Rolle, vorausgesetzt, daß **aseptische Kautelen** beachtet werden.

Aus Furcht vor der Infektion wurde in Deutschland die vaginale Untersuchung weitgehend durch die rektale zurückgedrängt. Neuere Untersuchungen zeigen jedoch, daß eine so strenge Verurteilung der vaginalen Untersuchung unberechtigt ist. In den zahlreichen Ländern, in denen fast nur vaginal untersucht wird, sind die Morbiditätsziffern nicht höher als bei uns. In neuerer Zeit, das hat auch die Amnioskopie bestätigt, kann man die Indikation zur vaginalen Untersuchung sehr weit stellen.

Daher keine übertriebene Furcht vor der vaginalen Untersuchung in der Klinik!

Allerdings soll der Arzt in der **Außenpraxis** möglichst nur bei bestimmten dringlichen Indikationen untersuchen:

Indikationen zur vaginalen Untersuchung unter der Geburt in der Hauspraxis

1. **Bei Untersuchung vor operativen Eingriffen,** die der praktische Arzt ausführen darf und ausführen soll: Beckenausgangs- und Beckenbodenzange, Manualhilfe und manuelle Extraktion, Wendung, Perforation u. a.

2. **In Fällen, in denen mit der äußeren und rektalen Untersuchung eine dringliche geburtshilfliche Situation nicht oder nicht genügend klargestellt werden kann,** andererseits eine Klinikeinweisung aus irgendeinem Grunde nicht möglich ist, z. B. bei Beckenendlagen (s. S. 300), bei Nabelschnurvorfall oder Verdacht auf Nabelschnurvorfall, bei **Zwillingen,** wenn die Geburt des zweiten Zwillings nicht bald der Geburt des ersten folgt (s. S. 418) u. a.

3. **In Fällen, in denen Mutter oder Kind oder beide unmittelbar von einer Gefahr bedroht sind,** keine Zeit mehr für den Transport in eine Klinik vorhanden ist oder ein Transport die Gefahr er-

höhen würde, und der Geburtshelfer somit gezwungen ist, zur Rettung des Lebens der Mutter oder des Kindes oder beider sofort selbst zu handeln. Das beste hierher gehörende Beispiel ist die drohende Uterusruptur bei totem Kind (s. S. 601). Der praktische Arzt muß in diesem Fall sofort die für die Mutter lebensrettende Perforation ausführen. Ein anderes Beispiel ist die Blutung bei Insertio velamentosa.

Wann darf der Arzt in der Hauspraxis nicht vaginal untersuchen?

Der Arzt in der Hauspraxis darf bei allen denjenigen Fällen nicht vaginal untersuchen, die in die Klinik gehören und bei denen die Beendigung der Geburt durch Sektio in Frage kommt. Eine vaginale Untersuchung in der Hauspraxis verschlechtert die Prognose, wenn sich die Notwendigkeit zur Ausführung einer Sektio ergibt. Zu diesen Fällen gehören:

1. **Jede Blutung** am Ende der Schwangerschaft und unter der Geburt vor dem Blasensprung.
2. **Enges Becken.** Jedes Mißverhältnis zwischen Kopf und Becken ist ein Klinikfall (s. S. 546).
3. Bei **Präeklampsie** und **Eklampsie** mit hochstehendem Kopf ist ebenfalls die vaginale Untersuchung zu unterlassen, weil auch hier in einem hohen Prozentsatz die Geburt durch Sektio beendet werden muß. Einweisung in die Klinik nach den Vorschriften auf S. 641!
4. **Querlagen.** Jede QuL gehört in die Klinik (s. S. 362 und 376).

Bei jeder rektalen und vaginalen Untersuchung, die stets in der Wehenpause begonnen wird, ist in bestimmter Reihenfolge vorzugehen:

Schema zur rektalen und vaginalen Untersuchung:
Es werden der Reihe nach getastet:

1. **Muttermund:Größe?** Beschaffenheit? (Dick- oder dünnsaumig, scharfrandig, ferner ob nachgiebig oder rigide). **Zervix** noch ganz oder z. T. erhalten? Wenn ja: Länge, Form und Konsistenz der Zervix? Stand der Portio (vorn, Mitte, hinten)?

|||**Diagnostisches Hilfsmittel: Druck auf den Mmsaum ist schmerzhaft, Druck auf den vorangehenden Teil nicht.**

2. **Blase:** Steht? Ist gesprungen? Wehe abwarten! Während der Wehe stellt sich die Blase, und man fühlt viel besser, ob sie noch steht.

|||**Diagnostisches Hilfsmittel:** beweisend für gesprungene Blase sind **Kopfgeschwulst** und **Konfiguration** der Schädelknochen. — Beim Anheben des vorangehenden Teils in der Wehe geht bei gesprungener Blase etwas Fruchtwasser ab.

111

3. Vorangehender Teil: 4 Fragen: Was? Wo? Wie? Rotationstendenz?

a) **Was geht voran?** (Kopf, Steiß, Fuß, Schulter, Arm, Hand?)

b) **Wo steht der vorangehende Teil?**
Höhenstand: fest im Beckeneingang, in Beckenmitte, auf
Beckenboden usw., Beziehung der Leitstelle zur I-Linie, (s.
S. 128). Die Kopfgeschwulst (S. 130) abrechnen! **Haupt-
frage:** Hat der Kopf die Terminallinie mit seinem größ-
ten Umfang überschritten oder nicht? (s. S. 128).

c) **Wie steht er?** Verlauf der Pfeilnaht (Gesichtslinie, Stirnnaht, Hüftbreite), Stellung der kleinen und großen Fontanelle? Somit Einstellung, Haltung?

d) **Rotationstendenz,** d. h. **wohin,** in welchen Durchmesser
will der Kopf sich drehen? Kann häufig während einer Wehe
festgestellt werden.

4. Becken: Ist die Kreuzbeinhöhlung noch leer oder schon ausgefüllt? Etwaige Besonderheiten des Beckens: Kann man das
Promontorium erreichen? Vorspringendes Steißbein? Ein-
springende Spinae? Exostosen? (s. S. 38). Auffallend derber
Bandapparat? Unnachgiebige Weichteile?

Niemals den Finger aus dem Mastdarm bzw. aus der Scheide herausnehmen, bevor nicht alle diese Punkte sorgfältig durch-
untersucht und geklärt sind!

Übersicht über die Tastbefunde

Tastbefunde der Portio:
Portio noch (fast) vollständig erhalten,
Portio schon zu einem Teil aufgebraucht (= verkürzt),
Portio völlig aufgebraucht (= völlig verstrichen).

Tastbefunde des (äußeren) Muttermundes:
Muttermund geschlossen,
Muttermund nimmt Fingerkuppe auf, Muttermundsaum dickwulstig,
Muttermund für 1 Finger durchgängig,
Muttermund markstückgroß (= 2 cm Durchmesser),
Muttermund fünfmarkstückgroß (= 3 cm Durchmesser),
Muttermund kleinhandtellergroß (= 6 cm Durchmesser),
Muttermund handtellergroß (= 8 cm Durchmesser),
Muttermund noch als Saum zu tasten,
Muttermund gar nicht mehr zu tasten, vollständig erweitert (= 10—12 cm
Durchmesser).

Das etwa ist die Reihenfolge der Befunde, die man während der Eröffnung des
Mm bei Erstgebärenden tastet. Bei Mehrgebärenden klafft der äußere Mutter-

mund schon im Beginn der Geburt. Den vollständig eröffneten äußeren Muttermund fühlt man

bei **Erstgebärenden** dünn, scharfrandig und kreisrund,

bei **Mehrgebärenden** dick, wulstig und oft unregelmäßig am Umfang gestaltet. Wichtige Regel für die Praxis:

> **Bei Mehrgebärenden gilt:**
> **Der Muttermund ist praktisch vollständig, wenn man vaginal bei maximaler Spreizung des Zeige- und Mittelfingers keinerlei Widerstand mehr fühlt!**

Es ist eine alte Erfahrung, daß auch schon der einigermaßen Geübte sich bei der rektalen Untersuchung gelegentlich über die Größe des Muttermundes täuscht, indem er Falten der Scheide oder des Rektums für den Muttermundsaum hält. Daran sollte man bei jeder rektalen Muttermundtastung denken und sich die alte Regel vor Augen halten, die der Kreißsaalassistent seinen Famuli tagtäglich wiederholen muß:

> **Ein rektal getasteter Saum kann nur dann als Muttermundsaum anerkannt werden, wenn er ein gutes Stück über seinen halben Umfang hinaus abgetastet werden kann.**

Die rektale (wie die vaginale) Untersuchung kann man nicht aus Büchern lernen. Es gibt nur einen Weg, der sicher zum Ziel führt: viel und sorgfältig untersuchen und die Befunde von einem Geübten kontrollieren lassen.

Die **Kennzeichen des Kopfes bei der inneren Untersuchung**, die **sichere Unterscheidung zwischen der großen und kleinen Fontanelle** sind auf S. 78—80 beschrieben und dort noch einmal nachzulesen.

Verhalten des Kopfes beim Durchtritt durch den Geburtskanal

I. Eintritt in den BE = Eintrittsmechanismus

(Abb. 93—95)

‖‖ Im BE stellt sich der Kopf so ein, daß die Pfeilnaht quer oder etwas schräg verläuft (Abb. 93—95).

Begründung: Der Kopf stellt sich in jeder Etage des Beckens so ein, wie er am besten „hineinpaßt" = Gesetz des kleinsten Zwanges von C. F. Gauß. Der BE ist (quer)oval, der Kopf ist im Querschnitt ebenfalls oval. Ein ovaler Körper paßt sich am leichtesten in eine ovale Öffnung ein, indem sich die beiden langen Durchmesser und die beiden kurzen Durchmesser in Deckung bringen (= Gesetz der Formübereinstimmung als eine Ausdrucksform des Gesetzes vom kleinsten Zwang). Das knöcherne

Oval des BE **zwingt** also durch seine Form dem Kopf diese **quere Stellung auf.** Die **Haltung** des Kopfes wird dagegen im BE keinem Zwang unterworfen, sie ist „ungezwungen"; der Kopf hält sich dabei weder in Beugung noch in ausgesprochener Streckung (Abb. 94).

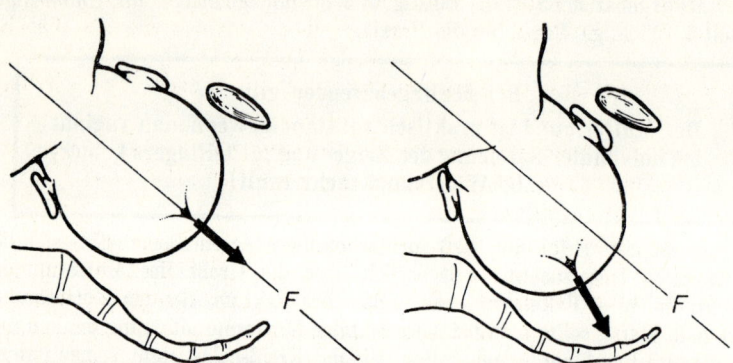

Abb. 92 a. Synklitische = achsengerechte Einstellung des Kopfes im Beckeneingang

Abb. 92 b. Physiologischer vorderer Asynklitismus = Naegelesche Obliquität

F = Führungslinie des Beckens

Dabei verläuft die Pfeilnaht quergestellt und meist **in der Führungslinie** (F) des Beckens = **synklitisch** (Abb. 92 a). Gar nicht selten stellt sich der Kopf aber auch so ein, daß die Pfeilnaht **nicht** mit der Führungslinie zusammenfällt, sondern **außerhalb von ihr** = **asynklitisch** und zwar meist dem **Kreuzbein** genähert (Abb. 92 b) verläuft. Man bezeichnet diese Einstellung als

= physiologischen **vorderen Asynklitismus**
= Naegelesche Obliquität,

weil das **vorn** gelegene **Scheitelbein** dabei in Führung kommt (Abb. 92 b).

Jedenfalls liegt, was wichtig ist, im BE noch **keine Hinterhaupts**einstellung vor, so daß man jetzt auch noch nicht von Hinterhauptslage, sondern nur allgemein von **Kopf-** oder **Schädellage** sprechen darf.

Diese beschriebene Stellung im BE mit quervertlaufender Pfeilnaht nimmt **der Kopf**

bei **Erstgebärenden** in den letzten Wochen der Schwangerschaft,
bei **Mehrgebärenden** mit Wehenbeginn ein.

Die Definitionen für Stellung, Haltung und Einstellung s. auf S. 59.

II. Durchtritt durch die Beckenhöhle
= Durchtrittsmechanismus (Abb. 96—98)

Die Beckenhöhle (S. 84) ist ein topfförmiger Raum. Der Boden des Topfes ist der muskuläre Beckenboden = Ziel und Ende der Durchtrittsbewegung. Die

Höhe des Topfes (BE—BB) beträgt etwa 8 cm; das ist die Strecke, die der Kopf beim Durchtrittsmechanismus zurücklegen muß.

Um den Höhenabstand zwischen BE und BB zu überwinden, muß der Kopf tiefer treten. Um sich dem Raum der runden Beckenhöhle besser anzupassen, beugt er sich. Um am BB in der am besten passenden Ausgangsstellung zur Überwindung der nächsten Etage, des längsgestellten BA-Spaltes, anzukommen, muß der tiefertretende Kopf sich (um 90°) drehen, wobei der Nacken nach vorn (= schamfugenwärts) bewegt wird.

Der Kopf macht beim Durchtritt durch die Beckenhöhle also 3 Bewegungen:

1. **Tiefertreten** (Progressivbewegung) = **Höhenänderung**
2. **Beugung** (Flexion) = **Haltungsänderung**
3. **Drehung** (Rotation) = **Stellungsänderung**

Diese 3 Bewegungen werden nicht nacheinander ausgeführt, sondern das Tiefertreten geht mit gleichzeitiger Beugung und Drehung einher: Der Kopf macht in der Beckenhöhle eine Schraubenbewegung.

Bei der Beugung kommt das Hinterhaupt in Führung, „es geht voran", die kleine Fontanelle wird in die Beckenachse (S. 87) zentriert, sie wird zum tiefsten Punkt des vorangehenden Teils in der Führungslinie, also zur „Leitstelle". Damit hat sich jetzt die „Hinterhauptslage" ausgebildet. Die damit in Funktion tretende (funktionierende oder funktionelle) Ebene = **Durchtrittsebene** des Kopfes ist das **Planum suboccipito-bregmaticum** mit einem **Umfang** von **32 cm**, die beim Kopf kleinstmögliche und damit günstigste Ebene. (Sie ist fast kreisförmig.) Die Drehung des Nackens nach vorn bedeutet zugleich eine Drehung der Pfeilnaht aus dem queren über einen schrägen in den geraden Durchmesser, und zwar

bei I. HIIL (s. Abb. 95, 98, 101)
aus dem queren über den I. schrägen in den geraden Durchmesser,
bei II. HHL
aus dem queren über den II. schrägen in den geraden Durchmesser.

Begründung für diese Bewegungen: Der Querschnitt der topfförmigen Beckenhöhle ist kreisrund. Nach dem Gesetz des kleinsten Zwanges, nach dem sich der Kopf im Normalfall stets so in den durch die Form des Geburtskanals gegebenen Querschnitt einstellt, wie er am besten hineinpaßt, muß sich der Kopf in die runde Beckenhöhle mit einem runden Querschnitt einstellen. Das erreicht er, indem er sich beugt, und zwar so stark beugt, daß die Längsachse des Kopfes in die Höhenachse der Beckenhöhle fällt. Durch die Beugung wird das Hinterhaupt zum führenden Teil und sein kreisrundes Plan. subocc.-bregm. mit der Circumfer. subocc.-bregm. von 32 cm zur „Durchtrittsebene" gemacht. Diese ist nicht nur die einzige runde Kopfebene, sondern auch zugleich die mit dem denkbar kleinsten und somit günstigsten Umfang. Das mechanische Moment dieser Beugung ergibt sich aus einer Hebelwirkung zwischen Kopf und Beckenring.

Die **Drehung des Nackens nach vorn** entspricht ebenfalls dem Gesetz der leichtesten Einpassung, und zwar aus zwei Gründen:

1. Der Weichteilspalt, der bei der nun folgenden Austrittsbewegung passiert werden muß, ist ein längs gestellter Spalt. Er wird am leichtesten überwunden von einem Kopf, dessen gerader Durchmesser mit dem Längsdurchmesser des Weichteilspaltes zusammenfällt.

2. Der Kopf wird (bei der noch zu besprechenden Austrittsbewegung) durch das **Knie** des Geburtskanals gezwungen, sich im Bogen um die Symphyse herum zu bewegen, sich also abzubiegen, um austreten zu können. In welcher Richtung die Kopf-Hals-Verbindung ganz allgemein am leichtesten abbiegbar ist, erklären die **Sellheim**schen Begriffe vom **Biegungsfazillimum** (= Richtung der leichtesten Abbiegbarkeit) und **Biegungsdiffizillimum** (= Richtung der schwersten Abbiegbarkeit). Jedem Teil des Kindes kommt ein eigenes Fazillimum und Diffizillimum der Abbiegung zu. Die Halswirbelsäule, um die es sich hier handelt, hat ihr Biegungsdiffizillimum **nach vorn** und ihr Biegungsfazillimum **nach hinten**, d. h. der Hals läßt sich schwerer nach vorn als nach hinten abbiegen, die Beugung geht (wegen der dabei auftretenden stärkeren Gewebespannungen) „schwerer" als die Streckung, die Bewegung also, bei der der Kopf in den Nacken geschlagen wird (wovon man sich am Kopf eines Neugeborenen wie auch am eigenen Kopf leicht überzeugen kann).

Wird der Nacken beim Durchtritt durch die Beckenhöhle nach vorn gedreht, so ist damit die einzig mögliche **Ausgangsstellung** geschaffen, von der aus der Kopf die ihm vorgeschriebene Abbiegung im Knie dadurch überwinden kann, daß er sich nach **hinten**, also im Sinne seines Biegungsfazillimums abbiegt. **Mechanik der Drehung:** Die schiefe Ebene des Levatorentrichters, der unten in den längsgestellten Weichteilspalt ausläuft, zwingt den quer auftreffenden Kopf, sich in den geraden Durchmesser zu drehen.

III. Austritt aus dem Geburtskanal = Austrittsmechanismus
(Abb. 99—104)

Auf seinem ganzen Weg durch die Beckenhöhle vom Beckeneingang bis auf den Beckenboden ist der Kopf flektiert. Jetzt steht er, das Kinn auf der Brust, auf BB, die Pfeilnaht verläuft im geraden Durchmesser, das Hinterhaupt mit der kleinen Fontanelle ist in Führung. Um aus dem Geburtskanal austreten zu können, muß der Kopf das Knie des Geburtskanals überwinden. Um das Knie zu überwinden, muß er sich im Bogen um die Symphyse herumbewegen. Das tut er, indem er aus der tiefen Beugehaltung heraus eine **Streckbewegung** (= Entbeugung, **Deflexion**) ausführt.

Austrittsbewegung = reine Streckbewegung = Deflexion

Der Kopf ändert also lediglich seine **Haltung**, um aus dem Geburtskanal austreten zu können. Die Austrittsbewegung ist somit eine **reine Haltungs-änderung**. Dabei schiebt sich die Gegend der **Nackenhaargrenze** als Stemmpunkt (=**Hypomochlion**) gegen den unteren Rand der Symphyse (Abb. 99), um die herum die Drehbewegung erfolgt. Es werden nacheinander das Hinterhaupt, das Vorderhaupt, die Stirn, das Gesicht und schließlich das Kinn über den Damm geboren (Abb. 102—104).

116

IV. Äußere Drehung des Kopfes = Rückdrehung
(Abb. 105—110)

Der Kopf ist aus dem Weichteilansatzrohr heraus geboren. Er hängt aus der Vulva heraus, das Gesicht auf das Kreißbett gerichtet (Abb. 104), häufig mit leichter Neigung zu einem schrägen Durchmesser (bei I. Lage zum l., bei II. Lage zum II.). Eine kurze Zeit vergeht. Dann macht der Kopf noch eine deutliche letzte Bewegung: die äußere Drehung. Dabei **dreht sich das Gesicht**

||| bei **I. Lage zum rechten Oberschenkel** der Mutter (Abb. 105—110),
||| bei **II. Lage zum linken Oberschenkel** der Mutter.

Wenn der Kopf im Begriff ist durchzuschneiden, tritt die **Schulterbreite** quer in den Beckeneingang ein (Abb. 99). Während des weiteren Kopfaustrittes dreht sich die Schulter in der Beckenhöhle (bei I. Lage über den II. (Abb. 100), bei II. Lage über den I. schrägen Durchmesser) in den geraden Durchmesser des Beckenausganges (Anpassung an den Längsspalt des Beckenausganges) (Abb. 108, 109). Beim letzten Teil dieser Schulterdrehung wird der **inzwischen völlig geborene Kopf mitgenommen** und macht die äußere Drehung. Bei Geburt der Schultern wird **erst die vordere, dann die hintere** Schulter geboren (vgl. S. 152).

Wenn wir den soeben beschriebenen Geburtsmechanismus der Hinterhauptslage vereinfacht darstellen wollen, so kann man die beschriebenen Änderungen der Haltung, der Stellung und des Höhenstandes kurz als „Drehungen" bezeichnen.

Es ergeben sich somit 4 Drehungen:

||| 1. Drehung = **Flexion** } Eintritts- und Durchtrittsmechanismus durch
||| 2. Drehung = **Rotation** }   die Beckenhöhle
||| 3. Drehung = **Deflexion** = Austrittsmechanismus
||| 4. Drehung = **Rotation** = Äußere Drehung.

Übersetzt man Tiefertreten des Kopfes mit **Progressivbewegung**, so kann man den gesamten Geburtsmechanismus mit den 5 folgenden Begriffen ausdrücken:

Progressivbewegung—Flexion—Rotation—

Deflexion—Rotation

Die Drehung der Pfeilnaht

Dreht sich der Kopf, so dreht sich natürlich die Pfeilnaht mit. Es ist praktisch sehr wichtig, sich über die Drehung der Pfeilnaht bei der 2. Kopfdrehung, also der Rotation, der Drehung des Kopfes mit dem Nacken von seitlich nach vorn (= 90°) ganz klarzuwerden. **Der Kopf dreht sich aus dem queren Durchmesser über einen schrägen Durchmesser in den geraden Durchmesser des Beckens. Entsprechend muß sich auch die Pfeilnaht des Kopfes drehen.**

Ich möchte bei dieser Gelegenheit darauf hinweisen, daß sich der Anfänger bei Beantwortung der Frage nach dem Verlauf der Pfeilnaht oft falsch ausdrückt, indem

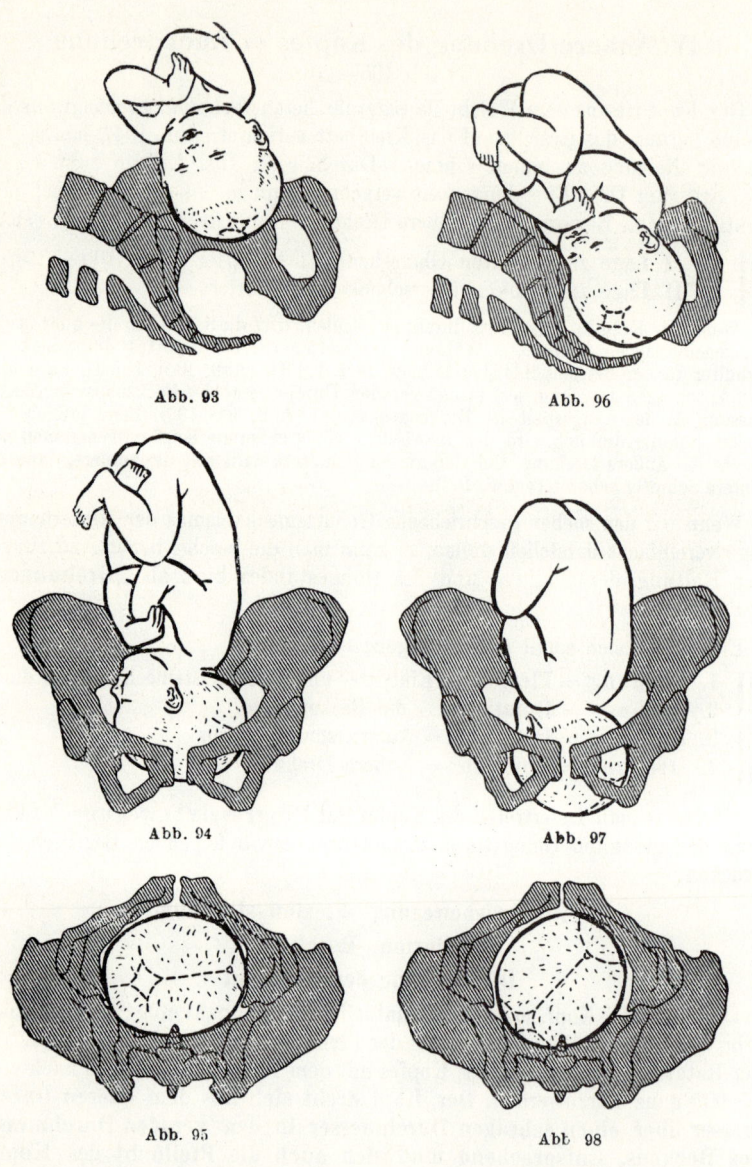

Abb. 93

Abb. 96

Abb. 94

Abb. 97

Abb. 95

Abb. 98

er sagt: sie verläuft von links (rechts) oben nach rechts (links) unten. Der Untersucher meint das Richtige, drückt sich aber falsch aus. Es heißt nicht von links (rechts) **oben** nach rechts (links) **unten**, sondern: von links (rechts) **vorn nach**

118

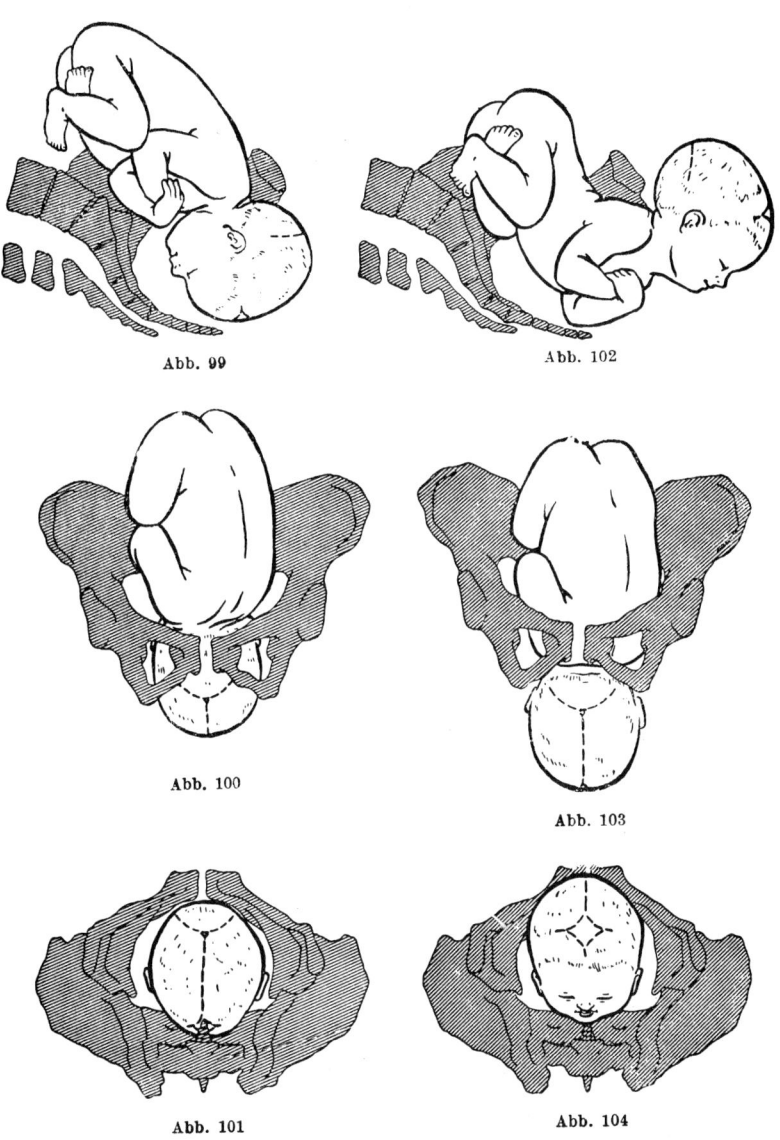

Abb. 99

Abb. 102

Abb. 100

Abb. 103

Abb. 101

Abb. 104

rechts (links) hinten! Der Untersucher macht damit den typischen Fehler aller Anfänger in der Geburtshilfe, indem er vorn mit oben und hinten mit unten verwechselt. Über die geburtshilflichen Richtungsbezeichnungen s. S. 83.

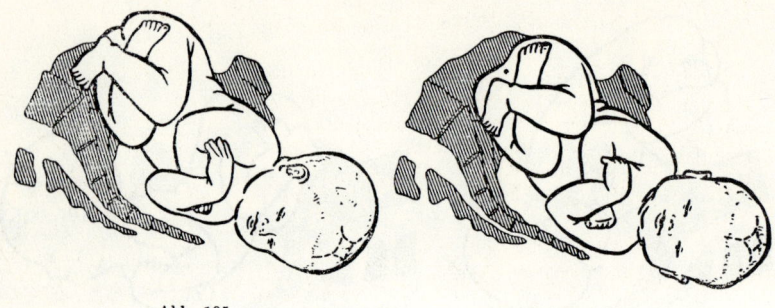

Abb. 105   Abb. 108

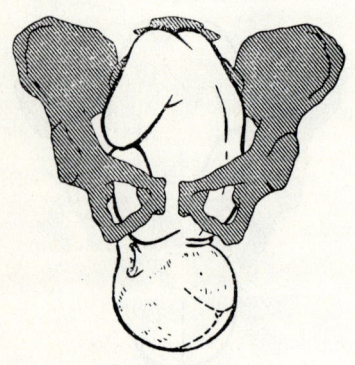

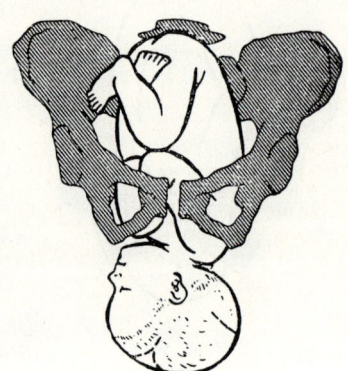

Abb. 106   Abb. 109

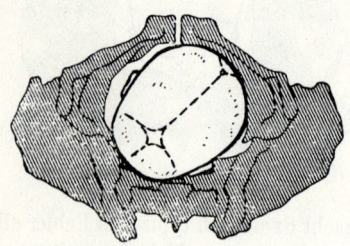

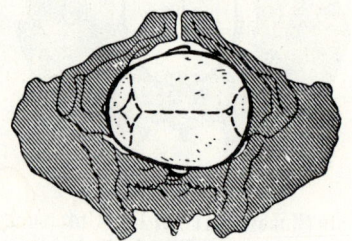

Abb. 107   Abb. 110

Geburtsmechanismus bei I. Hinterhauptslage (HHL)

Abb. 93—95
Eintrittsmechanismus = Der Kopf tritt in den BE ein

In den BE-Raum tritt der Kopf quer oder etwas schräg gestellt. Die Pfeilnaht verläuft entsprechend quer oder mit Neigung zum I. schrägen Durchmesser. Die Haltung des Kopfes ist noch ungezwungen. In dieser Höhe, Stellung und Haltung findet sich der Kopf bei der Mehrzahl der Erstgebärenden schon in den letzten Wochen der Schwangerschaft. Abb. 93 von der Seite, Abb. 94 von vorn, Abb. 95 von unten gesehen.

Abb. 96—98
Durchtrittsmechanismus = Durchtritt des Kopfes durch die Beckenhöhle

Der Kopf hat mit seinem größten Umfang die Terminalebene überschritten, er steht „tief und fest" im BE. Die drei Bewegungen, die der Kopf beim Durchtritt durch die Beckenhöhle gleichzeitig ausführt (Schraubenbewegung), lassen sich an den Abbildungen deutlich ablesen: 1. Die Höhenänderung, 2. die Beugung (Haltungsänderung, das Kinn hat sich der Brust deutlich genähert), 3. die Drehung (Stellungsänderung, am deutlichsten erkennbar an der Drehung der Pfeilnaht ganz in den I. schrägen Durchmesser). Die kleine Fontanelle ist im Begriff, in die Führungslinie zu treten und zur Leitstelle zu werden. — Abb. 96 von der Seite, Abb. 97 von vorn, Abb. 98 von unten gesehen.

Abb. 99—101
Austrittsmechanismus = Der Kopf tritt aus dem Geburtskanal aus

Beginn der Austrittsbewegung. Um aus dem Geburtskanal austreten zu können, muß der Kopf das Knie des Geburtskanals überwinden. Dazu muß er sich im Bogen um die Symphyse herum bewegen. Das tut er, indem er aus der tiefen Beugehaltung heraus eine Streckbewegung (= Entbeugung, Deflexionsbewegung) ausführt. Die Austrittsbewegung ist also eine reine Haltungsänderung. Dabei schiebt sich unter Führung der kleinen Fontanelle die Gegend der Nackenhaargrenze als Stemmpunkt (= Hypomochlion) gegen den unteren Rand der Symphyse, um den herum die Drehbewegung erfolgt. Die Pfeilnaht verläuft im geraden Durchmesser. Die Schultern treten mit quer oder etwas schräg verlaufender Schulterbreite in den BE-Raum ein. — Abb. 99 von der Seite, Abb. 100 von vorn, Abb. 101 von unten gesehen.

Abb. 102—104
Die Vollendung der Austrittsbewegung, die Geburt des Kopfes

Der Kopf ist jetzt ganz aus dem Weichteilrohr heraus geboren. Nacheinander sind Hinterhaupt, Vorderhaupt, Stirn und Gesicht über den Damm gegangen. Die Streckbewegung um die Schamfuge herum unter Führung der kleinen Fontanelle ist vollendet. Das Gesicht ist auf das Kreißbett gerichtet, häufig mit leichter Neigung in einen schrägen Durchmesser. — Abb. 102 von der Seite, Abb. 103 von vorn, Abb. 104 von unten gesehen.

Abb. 105—107
Beginn der äußeren Drehung des Kopfes

Während des Austritts des Kopfes haben sich die inzwischen in die Beckenhöhle eingetretenen Schultern mit ihrer Breite über einen schrägen in den geraden Durchmesser des BA (Anpassung an den Längsspalt des BA) gedreht. Beim letzten Teil dieser Schulterdrehung wird der inzwischen völlig geborene Kopf mitgenommen und macht die „äußere Drehung". Die vordere, also die schamfugenwärts gelegene Schulter ist im Begriff, geboren zu werden. Sie legt sich in den Schambogenausschnitt hinein. — Abb. 105 von der Seite, Abb. 106 von vorn, Abb. 107 von unten gesehen.

Abb. 108—110
Die äußere Kopfdrehung ist vollendet

Bei der linken Lage sieht das Gesicht des Kindes zum rechten Oberschenkel der Mutter. Die hintere Schulter ist jetzt auch über den Damm geboren worden. Abb. 108 von der Seite, Abb. 109 von vorn, Abb. 110 von unten gesehen.

121

Anstatt zu sagen:

die Pfeilnaht verläuft von	kann man auch sagen: sie verläuft
links vorn nach rechts hinten, rechts vorn nach links hinten, vgl. hierzu S. 83 und 84.	im **I.** schrägen Durchmesser; im **II.** schrägen Durchmesser;

Beim Durchtritt des Kopfes durch die Beckenhöhle tastet man die Pfeilnaht in den meisten Fällen (aber durchaus nicht immer) wie folgt:

Die Pfeilnaht verläuft bei

	I. Lage	II. Lage
BE	V R ——< L H im queren Durchmesser	V R >—— L H im queren Durchmesser
BM	V R /— L H im I. schrägen Durchm.	V R —\ L H im II. schrägen Durchm.
BB	V R Y L H im geraden Durchmesser	V R Y L H im geraden Durchmesser

(Diese schematische Darstellung ist insofern unrichtig, als die kleinen Fontanellen in Beckenmitte und auf Beckenboden nicht zentriert in der Führungslinie dargestellt sind.)

Die wichtigsten Kennzeichen des Geburtsmechanismus bei der **regelrechten** Hinterhauptslage kann man wie folgt übersichtlich zusammenfassen:

Regelrechte (vordere) Hinterhauptslage

Leitstelle	= kleine Fontanelle
Drehpunkt	= Nackenhaargrenze
Kopfaustrittsbewegung	= reine Streckbewegung
Größtes Durchtrittsplanum	= Pl. suboccipito-bregmaticum, Umfang = 32 cm

---

Der Höhenstand des Kopfes im Becken und seine Feststellung (Höhendiagnose)

Zur Untersuchung und Feststellung des Höhenstandes gibt es zwei Verfahren: die äußere und die innere (= rektale oder vaginale) Untersuchung.

A. Feststellung durch äußere Untersuchung

Die äußere Untersuchung reicht zur Höhenstandsdiagnose in vielen Fällen aus. Sie ist aber auch gut geeignet, den Stand des schon mehr oder weniger tief im Becken stehenden Kopfes zu bestimmen.

1. Der Kopf steht frei beweglich über dem BE (Abb. 111)

Kopf noch ganz über dem Becken abzutasten und leicht zu verschieben. Bei Ausführung des 3. Leopoldschen Handgriffes kann man den Kopf zum Hin- und Herschwingen (Ballotieren) bringen. Bei Ausführung des 4. Leopoldschen Handgriffes kann man die Spitzen der Finger zwischen Kopf und Beckenring in die Tiefe drängen.

2. Der Kopf ist dem Becken aufgesetzt (Abb. 111a)

Der Kopf ist mit kleinstem „Segment" ins Becken eingetreten: er beginnt sich zu „engagieren". Seine Beweglichkeit wird geringer, sie geht von „frei beweglich über BE" in „schwer beweglich im BE" (= Höhenstand 3, S. 124) über. Der Kopf ist zu einem großen Teil von außen noch gut abtastbar.

3. Der Kopf steht schwer beweglich im BE (Abb. 111b)

Das inzwischen in den BE eingetretene Kopfsegment ist größer als bei Höhenstand 2. (Innerlich: Die Leitstelle (= tiefststehende Stelle) des Kopfes steht zwischen der O- und U-Ebene, s. S. 88). Immer noch ist der Kopf von außen gut tastbar. — Bei diesem Höhenstande kann man den Kopf bei Mehrgebärenden von vaginal oder rektal her noch bequem aus dem Becken hinausschieben; bei Erstgebärenden gelingt das im allgemeinen nicht mehr.

4. Der Kopf steht fest im BE (Abb. 112)

Ein noch größerer Teil des Kopfes ist ins Becken eingetreten, jedoch ist ein Teil des Kopfes immer noch deutlich von außen tastbar. (Innerlich: Die tiefststehende Stelle des Kopfes = Leitstelle hat die U-Ebene überschritten, die I-Ebene aber noch nicht erreicht, sie steht also zwischen U- und I-Ebene.) Der Kopf steht unbeweglich fest im BE, aber nicht: „tief und fest" im BE, das ist etwas ganz anderes, s. Höhenstand 5. Beim Höhenstand 5 hat der Kopf mit seinem größten Umfang die Terminalebene überschritten, bei 4 ist das noch nicht der Fall.

5. Kopf tief und fest im BE = Kopf hat die Terminalebene mit seinem größten Umfang überschritten (Abb. 113)

Von außen ist vom Kopf wenig oder gar nichts mehr zu tasten. Infolge der starken Kopfbeugung kann man mit dem 4. Leopoldschen Handgriff manchmal noch etwas von der Stirn abtasten. Vom Hinterhaupt ist gar nichts mehr zu fühlen. Innerlich: Die Leitstelle des Kopfes hat bei diesem Höhenstand die I-Ebene erreicht (S. 128). Merke besonders (Fortsetzung S. 126):

123

Übersicht über die
äußeren Handgriffe zur Bestimmung des Höhenstandes

Kopf steht	Schema	Feststellung mit welchem äußeren Handgriff?
1. frei beweglich über BE (man kann ihn „ballotieren" lassen)	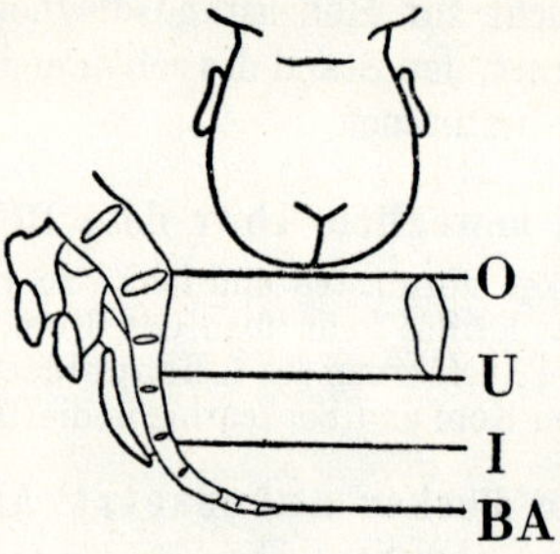 O U I BA Abb. 111	**3. Leopold**scher Handgriff (S. 54)
2. dem Becken aufgesetzt	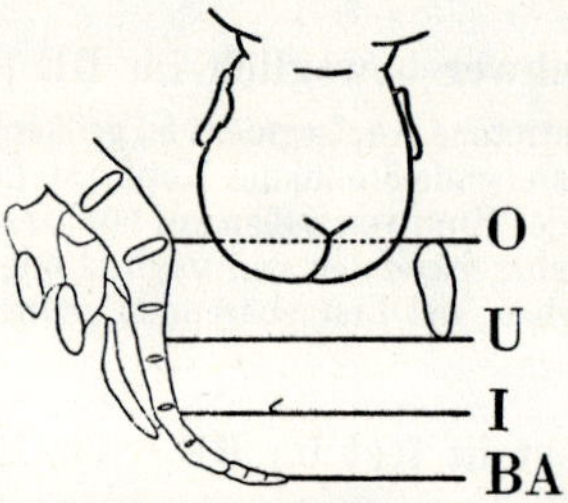 O U I BA Abb. 111a	**3. Leopold**scher Handgriff (S. 54)
3. schwer beweglich im BE	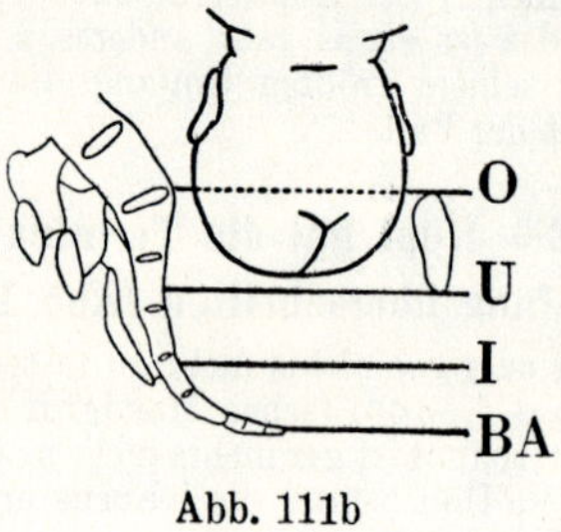 O U I BA Abb. 111b	**3. und 4. Leopold**scher Handgriff (S. 54 — 55)

Kopf steht	Schema	Feststellung mit welchem äußeren Handgriff?
4. fest im BE	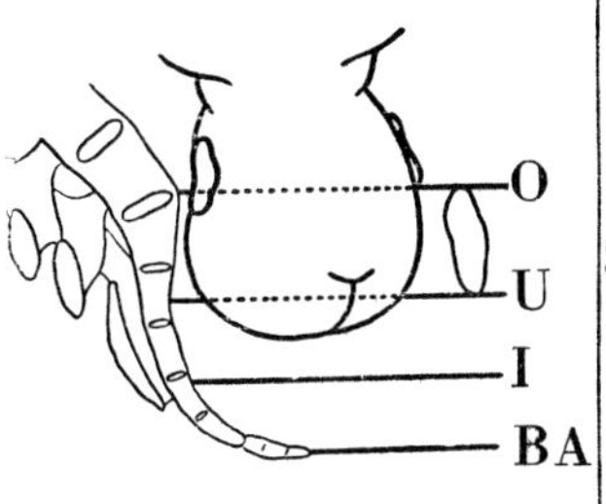 Abb. 112	3. und 4. Leopoldscher Handgriff (S. 54—55)
5. tief und fest im BE	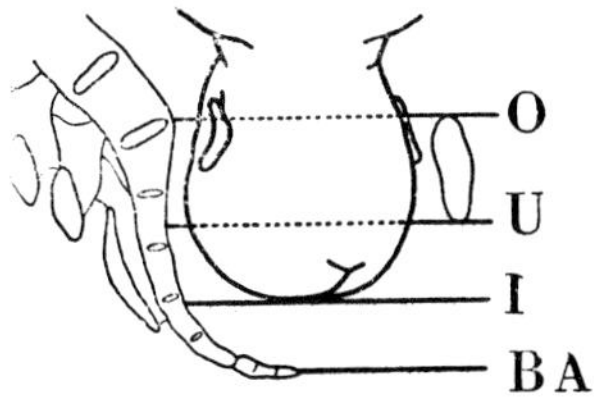 Abb. 113	4. Leopoldscher Handgriff
6. in BM	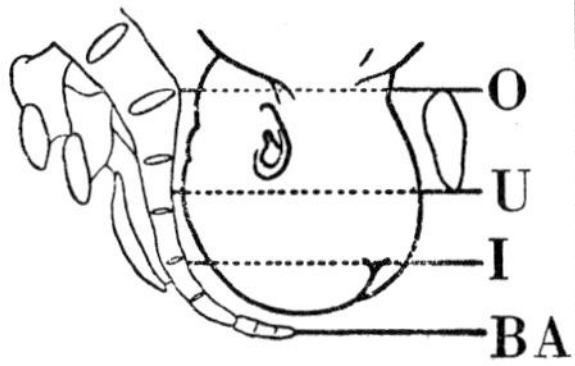 Abb. 114	Der Höhenstand BM ist der einzige, der nicht durch äußere Handgriffe, sondern nur durch rektale oder vaginale Untersuchung (s. S. 127) zu ermitteln ist
7. auf BB	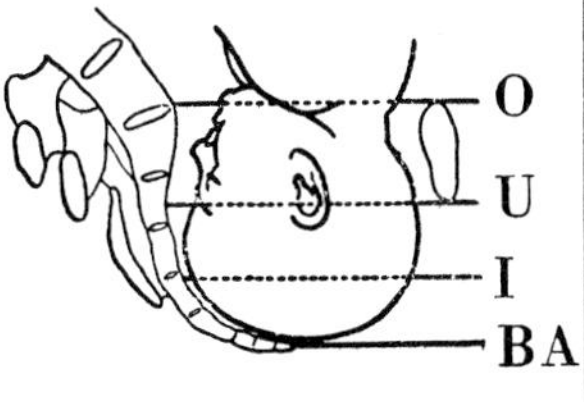 Abb. 115	Schwarzenbachscher Handgriff, De Leescher Handgriff (S. 126)

> **Bei der äußeren Untersuchung steht der Kopf erst dann tief und fest im BE, wenn man von ihm mit dem 4. Leopold schen Handgriff nichts mehr oder fast nichts mehr tasten kann.**

Solange überhaupt noch etwas vom Kopf zu fühlen ist, steht er also noch nicht „tief und fest im BE", sondern mehr oder weniger höher.

6. Kopf in BM (Abb. 114)

Dieser Höhenstand läßt sich leider nicht mit **äußeren** Handgriffen, sondern allein durch rektale bzw. vaginale Untersuchung feststellen (s. S. 128), da man von **außen** weder von oben noch von unten an den Kopf herankommen kann.

7. Kopf auf BB (Abb. 115)

Der Kopf füllt jetzt die ganze Beckenhöhle aus und sitzt der Beckenbodenmuskulatur fest auf.

Feststellung: Der Kopf steht auf BB, wenn man ihn äußerlich von unten her fühlen kann. Diesem Zweck dienen zwei Handgriffe:

1. **Schwarzenbachscher Handgriff** (Abb. 116): Drückt man die Spitzen der vier Finger einer Hand (vom Kreuzbein her kommend) in die Gegend zwischen die Steißbeinspitze und den After, den „Hinterdamm", so fühlt man jetzt deutlich den auf BB stehenden Kopf als harten, breiten Widerstand.

2. **De Leescher Handgriff** (Abb. 117): Drückt man, wie Abb. 117 zeigt, 2 Finger seitlich einer großen Schamlippe in die Tiefe, so fühlt man dort den großen, harten Kopf stehen, sofern er auf BB angekommen ist.

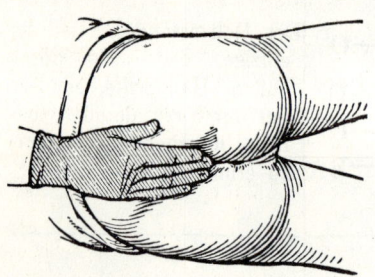 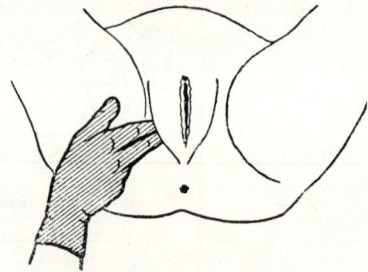

Abb. 116. Schwarzenbachscher Handgriff, Griff zwischen Steißbeinspitze und After, um den auf dem BB stehenden Kopf von außen zu fühlen

Abb. 117. Handgriff nach De Lee, mit dem man den auf dem BB stehenden Kopf von außen tasten kann

8. Kopf im BA

Der Kopf steht im BA, wenn der Kopf in der Vulva bzw. „in der Tiefe" der Scheide sichtbar wird.

B. Feststellung des Höhenstandes durch innere (rektale oder vaginale) Untersuchung

Mit der inneren Untersuchung kann man das Tieferrücken des Kopfes innerhalb des Geburtskanals Zentimeter für Zentimeter verfolgen. Die drei besonders gekennzeichneten Höhenstände, die der Kopf innerhalb des Beckens durchläuft, sind die folgenden:

Kopf tief und fest im BE
= Kopf hat mit seinem größten Umfang die Terminalebene überschritten.

Kopf steht in BM
= Kopf steht mit seinem größten Umfang in der Beckenmittenebene (Mitte der Symphysenhinterwand, Mitte des 3. Kreuzbeinwirbels).

Kopf steht auf BB
= Kopf sitzt der Beckenbodenmuskulatur fest auf.

Es ist wichtig, sich darüber klarzuwerden, daß die beiden erstgenannten Höhenstände zwar durch den Stand des größten Kopfumfanges definiert werden, daß es aber nicht möglich ist, an diesen gesuchten größten Kopfumfang **direkt** mit dem Finger heranzukommen. Der tastende Finger kommt praktisch über die unteren Partien des Kopfes nicht hinaus. Feststellen kann man nur, in welcher Höhe die

Leitstelle = tiefster Punkt des vorangehenden Teils

(in der Führungslinie = Beckenachse)

steht. Aus dem Höhenstande dieser Leitstelle ergibt sich dann indirekt auf Grund bekannter Beziehungen der Höhenstand des größten Kopfumfanges = der gesuchte Kopfhöhenstand. Man beurteilt also den Höhenstand des nicht tastbaren größten Kopfumfanges nach dem Höhenstand eines mit dem Finger direkt tastbaren Kopfabschnittes, nämlich der Leitstelle. Die beiden wichtigsten Fragen bei der inneren Untersuchung sind also:

1. Wo steht die Leitstelle?

2. Wo steht demnach der Kopf (d. h. der Kopf mit seinem größten Umfang)?

Um den Höhenstand der Leitstelle zu bestimmen, müssen wir ihren jeweiligen Stand im Geburtskanal auf einen festen Knochenpunkt beziehen. Hierzu benutzen wir die Spina ossis ischii, den Sitzbeindorn bzw. die gedachte Verbindungslinie der beiden Spinae, die sog.

Interspinallinie = I-Linie (Abb. 118)

Aus der praktisch sehr einfachen Feststellung des Standes der Leitstelle zur I-Linie ergibt sich dann auf Grund der folgenden Festlegungen ohne weiteres der Höhenstand des Kopfes (= seines größten Umfanges):

Höhenstände des Kopfes bei innerer Untersuchung

BE Der Kopf steht „tief und fest" im BE, wenn die Leitstelle des Kopfes in der I-Linie oder nur wenig (höchstens etwa ½ cm) oberhalb der I-Linie zu tasten ist (Abb. 119). Bei diesem Höhenstand hat der Kopf mit seinem größten Umfang die Terminalebene überschritten!

BM Der Kopf steht in BM, wenn man an die Spinae gar nicht mehr oder nur noch eben mit Mühe herankommt (Abb. 119).

BB Der Kopf steht auf BB, wenn man den Finger nicht oder fast nicht mehr zwischen Kopf und Beckenboden einschieben kann. An die Spinae kann man dann längst nicht mehr herankommen.

BA Der Kopf steht im BA, wenn er in der Tiefe sichtbar ist.

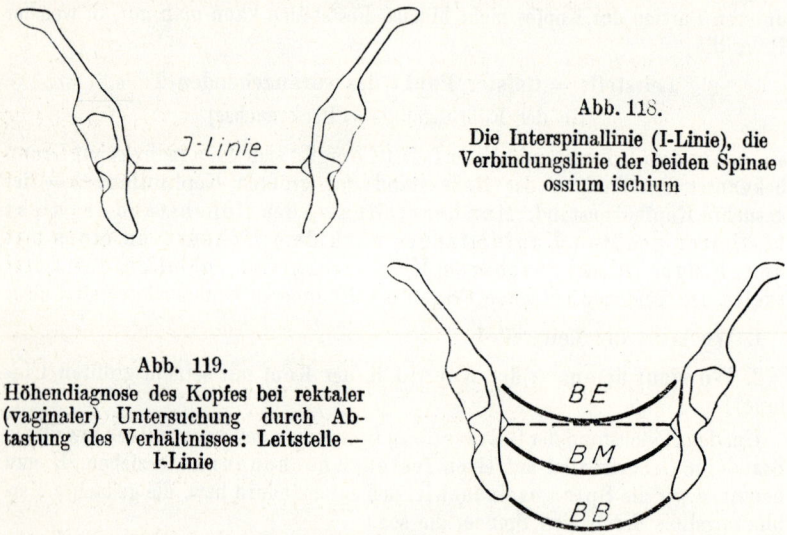

Abb. 118.
Die Interspinallinie (I-Linie), die Verbindungslinie der beiden Spinae ossium ischium

Abb. 119.
Höhendiagnose des Kopfes bei rektaler (vaginaler) Untersuchung durch Abtastung des Verhältnisses: Leitstelle — I-Linie

In der Diagnose dieser Höhenstände ganz sicher zu sein, ist von der allergrößten praktischen Bedeutung, andernfalls können schwerstwiegende Folgen für Mutter und Kind nicht ausbleiben. Ein Beispiel für viele: der Anfänger in der Geburtshilfe soll und kann eine Zange aus BA und BB ohne Schwierigkeiten ausführen. Hält er aber einen in BM (oder gar im BE) stehenden Kopf für „fast auf BB" (ein typischer, schwerwiegender Anfängerfehler), so macht er sich an eine Zangenentbindung heran, die in der Hauspraxis nur einem lange Geübten und Erfahrenen zugestanden werden darf, und mit der er erfahrungsgemäß nicht fertig wird und die mit schwersten Schädigungen für Mutter und Kind enden muß. Dabei ist die Bestimmung des Höhenstandes auf Grund der soeben ausgesprochenen Grundsätze (S. 128) denkbar einfach: Ob der Kopf sich fest und tief im BE oder noch darüber befindet, ob er etwa in BM steht oder schon tiefer, jede dieser für die Überlegungen am Gebärbett oft entscheidenden Fragen kann bei der inneren Untersuchung leicht beantwortet werden durch die Höhenbestimmung der Leitstelle in bezug auf die Spinae bzw. die I-Linie. Mit einem Wort: Die Abtastung der Spinae ist es, auf die es bei der inneren Orientierung über den Höhenstand im Becken allein ankommt. Solange ein Arzt nicht mit absoluter Sicherheit den Höhenstand des vorangehenden Teils bestimmen kann, ist er als Geburtshelfer unmöglich. Der Anfänger muß unermüdlich immer und immer wieder rektal und vaginal untersuchen, bis er sich völlig über die Lage und das Tastempfinden bei der Palpation der Spinae im klaren ist. Es ist sinnlos, irgendwelche weiteren geburtshilflichen Überlegungen anstellen zu wollen, solange man die Spinae nicht einwandfrei erkennt.

Bei Bestimmung des Kopfhöhenstandes sind noch drei Dinge besonders zu beachten:

1. Von Ungeübten wird der Kopfstand regelmäßig zu tief geschätzt. Das liegt einmal daran, daß die oben gegebenen denkbar einfachen Regeln nicht bekannt sind oder nicht beachtet werden. Oder es hat einen anderen Grund:

Der Höhenstand des Kopfes kann nur dann richtig beurteilt werden, wenn der tastende Finger genau in der Führungslinie untersucht.

Das geschieht vielfach nicht, und der weniger Erfahrene, der außerhalb der Führungslinie, meist zu weit vorn untersucht, kommt auf diese Weise leichter an den Kopf heran und schätzt ihn zu tief. Dieser Fehler kann aber eigentlich nur bei der vaginalen Untersuchung gemacht werden, bei der rektalen Untersuchung kommt man mit dem Finger nicht zu weit nach vorn.

2. Der Bezugspunkt am Kopf ist die knöcherne Leitstelle. Besteht eine Kopfgeschwulst, so muß diese abgerechnet werden (Abb. 120 und 121). Bei Geburten, die nach Blasensprung noch sehr lange dauern, ist die Kopfgeschwulst meist sehr erheblich. Beim engen Becken z. B. erlebt man ganz besonders extrem große Kopfgeschwülste: der „Kopf", d. h. die Kopfgeschwulst, kann in der Tiefe der Vulva sichtbar sein, während der Kopf in Wirklichkeit mit seinem größten Umfang noch nicht ins Becken eingetreten ist.

3. Die soeben vorgetragenen Regeln für den Kopfhöhenstand gelten **nur für Flexionslagen, nicht aber für Deflexionslagen** (S. 267). Für letztere steht

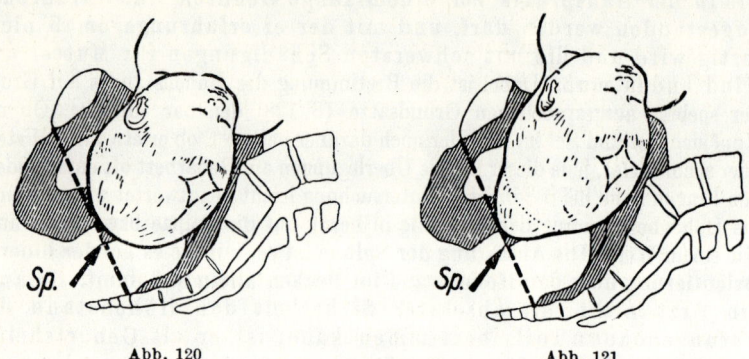

Abb. 120   Abb. 121

Abb. 120. Der Kopf hat keine Kopfgeschwulst. Seine Leitstelle hat die I-Linie erreicht, der größte Umfang des Kopfes hat die Terminalebene überschritten. Der Kopf steht also tief und fest im BE

Abb. 121. Nicht die Leitstelle des Kopfes, sondern die Kopfgeschwulst hat die I-Linie erreicht. Der größte Umfang des Kopfes hat die Terminalebene noch nicht überschritten (nach Beck)

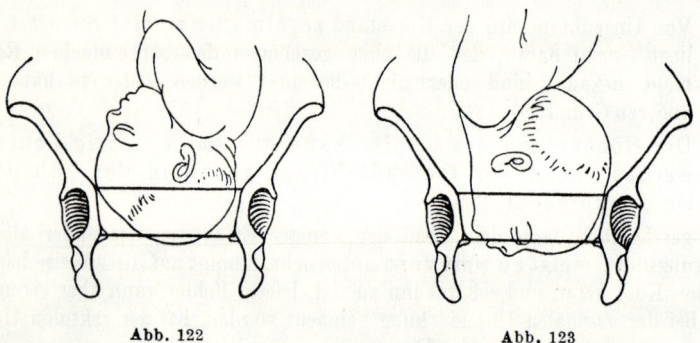

Abb. 122   Abb. 123

Abb. 122 u. 123. Wenn bei der Flexionslage (normale HHL) der tiefste Punkt des Kopfes die I-Linie erreicht hat (Abb. 122), so steht der Kopf tief und fest im BE. Wenn der tiefste Punkt des Kopfes bei einer Deflexionslage (Gesichtslage, Abb. 123) die I-Linie erreicht, steht der Kopf mit seinem größten Umfang noch über dem Becken (nach De Lee)

der Kopf erst dann fest und tief im BE, wenn die (knöcherne) Leitstelle **zwei Querfinger unterhalb** der Interspinallinie steht. Vgl. dazu die Abb. 122 und 123.

Handgriff zur schnellen Auffindung der Spina ossis ischii (Verfasser).

Wenn man z. B. mit dem linken Zeigefinger rektal oder vaginal untersucht, so wird mit der freien rechten Hand die linke Spina iliaca anterior superior (Spina ilica ventralis) aufgesucht und der rechte Zeige- und Mittelfinger **fest darauf gesetzt.** Zielt man jetzt mit dem im Mastdarm (bzw. in der Scheide) befindlichen Zeigefinger auf die fixierte Spina iliaca anterior superior und sucht dabei nach einem Knochenpunkt, der sich wie die stumpfe Spitze eines dicken Farbstiftes anfühlt, so kommt man sofort mühelos und sicher auf die gesuchte linke Spina ossis ischii.

Alles, was hier über die Feststellung des Kopfhöhenstandes durch innere Untersuchung gesagt worden ist, gilt genau so für die rektale wie für die vaginale Untersuchung. In der Ausführung der Untersuchung ergeben sich allerdings Unterschiede. Die vaginale Untersuchung ist im Vergleich zur rektalen eine Untersuchung von einer höher gelegenen Etage aus: bei der vaginalen trifft man zunächst auf den Kopf, bei der rektalen kommt man eher an Steißbein, Kreuzbeinhöhle und die Sitzbeinstachel heran.

Geburtsleitung

1. Leitung der Eröffnungsperiode (EP)

Die Eröffnungsperiode beginnt mit den ersten regelmäßigen Wehen, den Eröffnungs- oder Geburtswehen, und ist beendet, wenn der äußere Muttermund völlig eröffnet ist. Die

Kennzeichen der Eröffnungswehen:

1. die **Häufigkeit** beträgt in der halben Stunde über 2—3 Wehen;
2. dieser **Rhythmus** muß andauern;
3. eine **Erweiterung** des Halskanals muß nachweisbar sein;
4. sie sind (bes. bei Erstgebärenden) meist sehr **schmerzhaft.** Der Eröffnungswehenschmerz ist nach früherer Auffassung ein Muttermund-Dehnungsschmerz, nach neuerer Auffassung (Anselmino) ein Korpusschmerz.

Wirkung der Eröffnungswehen:

1. sie eröffnen den Zervikalkanal bis auf Kopfdurchgängigkeit,
2. sie treiben den Kopf bei Erstgebärenden immer, bei Mehrgebärenden in der Regel bis auf den Beckenboden.

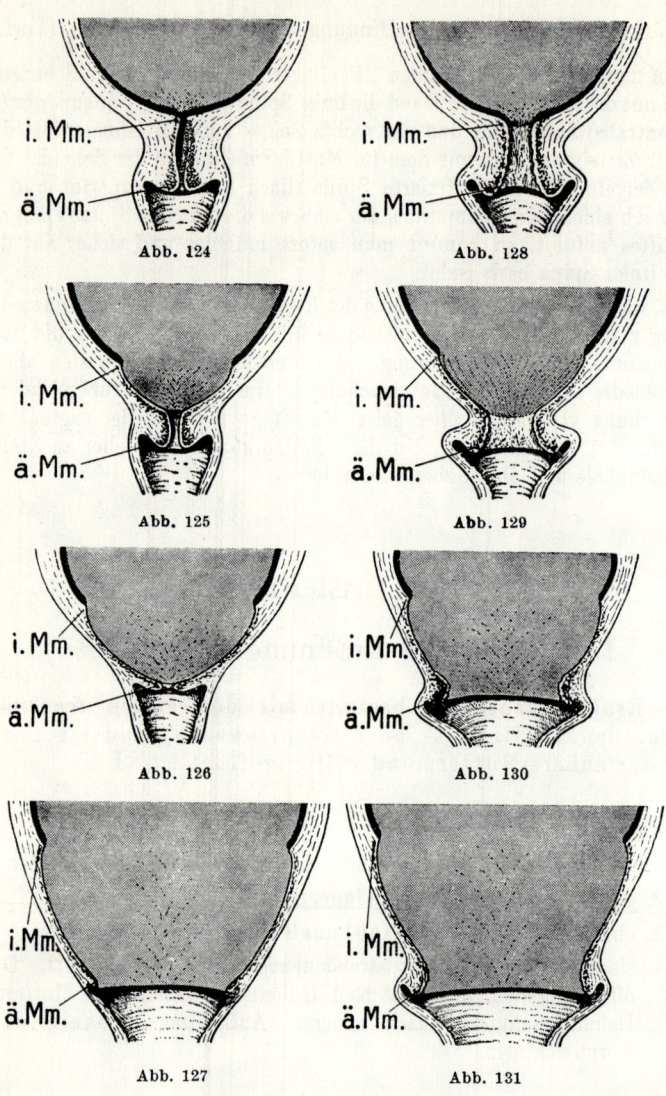

Abb. 124—127. Eröffnung des Halskanals bei der Erstgebärenden. Die Eröffnung beginnt am inneren Mm (i. Mm) und schreitet dann allmählich in Richtung auf den äußeren Mm (ä. Mm.) fort

Abb. 128—131. Eröffnung des Halskanals bei der Mehrgebärenden. Der Halskanal wird in allen Teilen gleichzeitig auseinandergezogen

Die Art der Eröffnung des Halskanals ist bei Erst- und Mehrgebärenden sehr verschieden. Bei Erstgebärenden (Abb. 124—127) beginnt die Eröffnung am inneren Muttermund und schreitet dann allmählich in Richtung auf den äußeren Mm fort, der während der ganzen Zeit der Eröffnung des Halskanals zunächst verschlossen bleibt. Erst dann, wenn der ganze Halskanal völlig entfaltet ist, gibt auch der Ring des äußeren Muttermundes dem Zug der Zervixwände nach und öffnet sich über dem andrängenden vorangehenden Kindsteil. Ganz anders bei Mehrgebärenden (Abb. 128—131). Bei ihnen ist der äußere Mm normalerweise schon in den letzten Wochen der Schwangerschaft für einen oder sogar für 2 Finger durchgängig. Beginnt jetzt unter Einwirkung der Eröffnungswehen die Entfaltung des Halskanals vom inneren Mm aus, so weicht der schon offen gestellte Rand des äußeren Mm gleichzeitig mit auseinander. Bei Mehrgebärenden geht also der Halskanal in allen Teilen gleichzeitig auseinander. Ist der innere Mm bei Mehrgebärenden völlig eröffnet, dann ist auch der äußere Mm vollständig oder bis auf einen schmalen Saum verstrichen.

Lagerung:

Man lagere die Kreißende nicht zu früh, sondern lasse sie solange wie möglich herumlaufen, allerdings nur unter bestimmten Voraussetzungen:

Man darf im Beginn der Geburt

die Kreißende nur dann herumlaufen lassen,

wenn die Blase noch steht,

der Kopf mit einem größeren Segment fest im Beckeneingang steht, also kein Mißverhältnis zwischen Kopf Becken anzunehmen ist

und auch keine andere Regelwidrigkeit (z. B. keine Beckenendlage) besteht.

Dieses „Herumlaufen" ist ein ausgezeichnetes Mittel, die Geburt in Gang zu bringen. Es hat aber nur dann Erfolg, wenn die Frauen zu einem einigermaßen „Tempo" beim Gehen und zum Treppensteigen angehalten werden. **Herumstehen, Anlehnen, Herumschleichen u. ä. bringt die Wehen nicht in Gang.**

133

Die **Stärke** einer **Wehe** wird durch Auflegen der Hand auf den Bauch, die **Dauer** mit der **Uhr** geprüft. Dem Anfänger sei dazu folgendes gesagt: der erfahrene Arzt nutzt die erste kommende Wehe aus, um sie zu kontrollieren, der junge dagegen steht daneben, wartet ungeduldig auf ihr Ende, um dann mit der äußeren Untersuchung beginnen zu können. Das sei bedeutungslos? Nicht ganz: die Hebamme, besonders die erfahrene, sieht auf den ersten Blick, wen sie vor sich hat.

Werden die Wehen kräftiger, so hat die Kreißende im allgemeinen das Bedürfnis, das Bett aufzusuchen. Manche Frauen wollen lieber aufbleiben, wogegen nichts einzuwenden ist, sofern der Kopf mindestens mit einem größeren Segment fest im Becken steht. In den Wehenpausen gehen sie herum, während der Wehe suchen sie sich irgendwo einen Halt und lassen die Wehe in gekrümmter Stellung über sich ergehen.

Mit dem Augenblick, in dem die Blase springt, gehört die Frau unter allen Umständen ins Bett, gleichgültig, ob Wehen vorhanden sind oder nicht!

Diesen Satz sollte sich jeder geburtshilflich tätige Arzt gründlichst einprägen. Wer nicht danach handelt, wird einen Nabelschnurvorfall, eine intrauterine Asphyxie oder eine aufsteigende Infektion erleben.

Die Normallage in der Eröffnungsperiode ist die Rückenlage. Aber auch die Seitenlage kann ohne Nachteil eingenommen werden. Bei verzögerter Rotation lagert man nach der allgemeinen Lagerungsregel:

Allgemeine Lagerungsregel (I)

Man lagert die Kreißende auf die Seite, und zwar stets auf die Seite, auf der derjenige Teil des Kopfes liegt, der die Führung übernehmen soll, der also tiefer treten und sich nach vorn drehen soll.

Man kann also auch kürzer sagen:

Allgemeine Lagerungsregel (II)

Man lagert die Frau stets auf die Seite der Stelle des Kopfes, die zur Leitstelle werden soll!

Beispiele: Lagerung

I. HHL (kleine Fontanelle links vorn):   auf die linke Seite
II. HHL (kleine Fontanelle rechts vorn):   auf die rechte Seite
Kopf auf die linke Darmbeinschaufel abgewichen: auf die linke Seite

usw.

Über den Wirkungsmechanismus der Seitenlagerung s. S. 249.

Blasensprung:

Bei regelrechtem Verlauf springt die Fruchtblase am Ende der Eröffnungsperiode, wenn der Muttermund vollständig eröffnet ist = rechtzeitiger Blasensprung.

Arten des Fruchtblasensprungs:

1. Vorzeitiger Blasensprung: Blasensprung v o r Beginn der Eröffnungsperiode, besonders häufig bei engem Becken.

Merke: Wenn bei vorzeitigem Blasensprung nicht sehr bald Wehen einsetzen, ist **Klinikeinweisung** erforderlich! Die Gefahr des vorzeitigen Blasensprunges besteht in der **aufsteigenden Infektion** mit **Fieber** unter der Geburt oder im Wochenbett (Aufwandern von Keimen).

2. Frühzeitiger Blasensprung: Blasensprung während der Eröffnungsperiode.

Merke: Bei Längslagen hat der frühzeitige Blasensprung, sofern keine anderen Regelwidrigkeiten bestehen, keine besondere Bedeutung.

3. Rechtzeitiger Blasensprung: Blasensprung bei vollständiger Eröffnung des Muttermundes.

4. Verspäteter Blasensprung: Blasensprung einige Zeit nach der vollständigen Eröffnung des Muttermundes.

5. Hoher Blasensprung: Blasensprung o b e r h a l b des Muttermundbereiches, wobei der untere Blasenpol erhalten bleibt.

6. Doppelter Blasensprung: = zweizeitiger Blasensprung: nachdem zunächst ein hoher Blasensprung erfolgte, springt die Blase danach noch ein zweites Mal im Bereich des Muttermundes.

7. Falscher Blasensprung: Erguß einer Flüssigkeit, die sich zwischen Amnion und Chorion oder zwischen Chorion und Dezidua angesammelt hat (nie mehr als 1—2 Eßlöffel).

Wird die Blase in der Vulva sichtbar, so wird sie gesprengt (Anreißen mit steriler Kugelzange oder chirurgischer Pinzette). Auch die Hebamme darf unter diesen Umständen die Blase sprengen.

Nach erfolgtem Blasensprung muß die Frau unbedingt liegen und darf nicht mehr aufstehen. Sofortige K o n t r o l l e d e r HT! Gefahr des Nabelschnurvorfalls!

Insbesondere ist auf die Menge und Farbe des abfließenden Fruchtwassers zu achten.

Grünliches Fruchtwasser (= gelöstes Mekonium) bedeutet, daß es dem Kind vor längerer Zeit (wahrscheinlich vor mehr als einem Tag) schlecht ging. Eine strengere Überwachung ist erforderlich, da sich die Gefahrensituation (Nabelschnurkompression, Kreislaufstörung in der Plazenta) wiederholen kann (S. 175 und 196).

135

Schwarzgrüne Mekoniumklümpchen und -bröckel im Fruchtwasser = Vorsignal! Das Kindspech kann eben erst oder vor einigen Stunden abgegangen sein (Sauerstoffmangel → Kohlensäure- und Milchsäureüberladung → Azidose → vorzeitige Darmperistaltik). Vgl. S. 750.

> **Mekoniumabgang = Vorsignal!**
> **Schlechte HT = Alarmsignal!**

Daher: Mekoniumabgang oder Abgang von grünem Fruchtwasser (= gelöstes Mekonium) **allein** ist keine Indikation zur Geburtsbeendigung. Erst das Hinzukommen einer Veränderung der HT (s. S. 174) ergibt die Anzeige zu einem operativen Eingriff. In solchen Fällen wird heute — im Gegensatz zu früher — die Indikation zur operativen Geburtsbeendigung großzügiger gestellt. Natürlich hat der Abgang von Mekonium nur bei Kopflagen die Bedeutung eines Vorsignals.

Beim Blasensprung ist stets an die Möglichkeit des **Nabelschnurvorfalls** zu denken (s. S. 425), besonders dann, **wenn unmittelbar nach dem Blasensprung oder auch einige Zeit danach die Herztöne schlecht werden.** Bei dringendem Verdacht auf Nabelschnurvorfall muß sofort vaginal untersucht werden, wenn eine schnelle Überführung in eine Klinik nicht möglich ist. Behandlung des Nabelschnurvorfalls s. S. 426.

Die Hebamme hat ihr Augenmerk bes. auch auf die **Harnblase** zu richten. Der Kreißenden muß in kurzen Abständen der Schieber gereicht und sie zum Wasserlassen aufgefordert werden, denn: **volle Blase = Wehenbremse.**

Im übrigen besteht die Hauptaufgabe des während der Eröffnungsperiode zugezogenen Arztes darin, daß er kontrolliert:
1. die **Herztöne** (s. S. 65),
2. die **Muttermundsweite** (s. S. 113),
3. den **Höhenstand des Kopfes** (Steißes) im Geburtskanal (s. S. 123), seine Einstellung. Haltung und sein Tiefertreten,
4. die **Wehen** (s. S. 92),
5. das **Fruchtwasser** (s. S. 175 und 196).

‖‖ **Grundregel für das Abhören der Herztöne in der Eröffnungsperiode: Die Herztöne sind in der Eröffnungsperiode mindestens alle 10—15 Minuten, sofort nach Blasensprung und bei besonders starken und häufigen Wehen nach jeder Wehe abzuhören.**

Bekämpfung des Geburtsschmerzes

Der Geburtsschmerz hat insofern eine Bedeutung, als er der Frau den Beginn der Geburt anzeigt und sie dazu veranlaßt, Maßnahmen für die Versorgung des Kindes zu treffen. Darüber hinaus hat er keine regulierende Bedeutung bis vielleicht auf die Austreibungsperiode, wo er das allzu schnelle Herauspressen des Kindes verhindert und damit die Rißgefahr vermindert. Jedoch macht die sorgfältige Betreuung von Arzt und Hebamme den Regulationsmechanismus beim Durchtritt weitgehend überflüssig. Im großen und ganzen kann man sagen, daß die Minderung des Geburtsschmerzes für den Geburtsablauf nicht nachteilig sein kann. Es ist daher eine anerkannte Aufgabe eines jeden Geburtshelfers, der gebärenden Frau nicht nur die Angst vor der Geburt („Erwartungsangst") und die Verkrampfung zu nehmen (siehe **I. Psychoprophylaxe**), sondern auch den Wehenschmerz unter der Geburt weitgehend zu mindern (siehe **II. Schmerzlinderung**). Die Grenzen der Schmerzlinderung liegen da, wo sie mit Gefahren für Mutter und Kind verbunden sind.

I. Psychoprophylaxe

Auf die Bedeutung der Entspannung hat in neuerer Zeit G. D. Read (1933) hingewiesen. Nach Read empfindet die Kreißende den Schmerz deswegen besonders stark, weil sie auf Grund falscher Einstellung Angst vor den Geburtsvorgängen hat. Angst bewirkt Spasmen, und Spasmen erzeugen Schmerzen. Es kommt darauf an, das Auftreten dieses „Angst-Spasmus-Schmerz"-Syndroms zu verhindern. Dieses Ziel wird mit mehr oder weniger gutem Erfolg erreicht durch

systematische Vorbereitung der Schwangeren,

die in einer Kombination von Aufklärung, Gymnastik, Entspannungsübungen und Atemtechnik besteht.

1. **Aufklärung:** Ein bis zwei Vorträge über die normale Geburt und den Sinn der Prophylaxe. Vorführung von Filmen. Vorstellung von entbundenen Frauen, die über gute Erfahrungen berichten können. Aussprache mit den Schwangeren, Beantwortung von Fragen.

> **Man hüte sich vor übertriebenen Versprechungen** über die Leistung der psychoprophylaktischen Methode. Ziel:
> 1. Befreiung von der Angst, 2. der Frau klarmachen, daß und wie sie während der Geburt mithelfen kann (richtige Verarbeitung der Wehen).

2. **Schwangerengymnastik,** insbes. Lockerungsübungen. **Ziel:** Verbesserung der Muskelkontrolle, so daß eine Entspannung leicht zustande gebracht werden kann. Während der ganzen Zeit der Schwangerschaft durchzuführen.

> **Kontraindikationen:** Frauen, die zu **Aborten** und **Frühgeburten** neigen!
> Ferner zu beachten: **Hochschwangere** dürfen keine anstrengenden Übungen machen.

3. **Entspannungsübungen** auf der Grundlage des **autogenen Trainings** (I. H. Schultz) mit einer auf die Geburt hinzielenden Methodik.

4. **Atemtechnik:** a) Eröffnungsperiode: bis Mm 4 cm: lockere, tiefe Atmung, mit Bauchatmung in der Wehenpause. Mm 5—10 cm: 4 Sek. einatmen, 12—15 Sek. locker ausatmen. Während der Wehe **völlige Entspan-**

nung, wie sie vorher geübt wurde, mit einer gewissen Konzentration auf die Atemtechnik.

b) **Austreibungsperiode:** Das Pressen in Rücken- und Seitenlage wird nur vorgemacht, aber **nicht von den Schwangeren geübt.** Man kann aber die Frauen in Rückenlage mit leicht angezogenen Beinen (Hände in den Kniekehlen) tief einatmen und die Luft möglichst lange anhalten lassen. Übung der Hechelatmung für das Kopfdurchschneiden.

Die ganze Vorbereitung der Schwangeren hat aber keinen Sinn, wenn der Ort der Handlung, der **Kreißsaal,** nicht **geistig saniert** ist. Schreiende Hebammen und schimpfende Ärzte können in Minuten alles zerstören, was in Monaten mühsam aufgebaut worden ist. Eine überanstrengte, nervöse Hebamme, die eine neu in den Kreißsaal eintretende Kreißende mit den Worten empfängt: „Na, Sie haben mir gerade noch gefehlt", hat die ganze Vorbereitung ruiniert.

> **Je erfolgreicher die psychoprophylaktische Vorbereitung ist, um so geringer wird der Verbrauch an schmerzlindernden Medikamenten sein.**

II. Schmerzlinderung

1. **Medikamentöse Schmerzlinderung:** Spasmolytika und Analgetika. **Spasmolytika** setzen den Widerstand herab, den die Weichteile, insbes. die Cervix uteri, der Eröffnung des Geburtskanals entgegensetzen und damit den Durchtritt des Kindes erschweren („Antispasmodische Geburtsleitung" = Geburtsleitung mit krampflösenden Mitteln). An erster Stelle: **Dolantin spezial**[1]) (Beginn, wenn Wehen stabil einreguliert sind, etwa bei 3 cm weitem Mm). Am bewährtesten in Kombinationen:

1. **100 mg Dolantin spezial** (= 1 Amp.) + **25 mg Megaphen** (= 1 Amp.) i. m. oder
2. **100 mg Dolantin spezial** + **2 Amp. Polamidon C.**

Bei ungewöhnlich großen Schmerzen im **Beginn der Eröffnung (Mm noch nicht 3 cm)** empfiehlt es sich, **1—2 Amp. Dilaudid** (1 Amp. = 0,002) subkutan zu geben. Es kommt zum „Dilaudidschlaf", bei dem die Schmerzen sofort verschwinden und die Wehen ungestört weitergehen.

Ferner **Monzal** (1 Supp. oder 1 Amp. i. m. bei 1—3 cm weitem Mm), neuerdings bes. die **Meprobamate** (Anselmino): Zu Beginn der Wehen 2—3 Tabl. **Miltaun** (je 400 mg) oder 4—6 Tabl. **Cyrpon** (je 200 mg). Wenn nötig, werden nach 4 Stunden weitere Tabletten gegeben.

Etwa 20—30 Min. nach der Einnahme von Meprobamaten empfinden die Kreißenden eine wohltuende Entspannung und Abnahme der motorischen und psychischen Unruhe bis zum völligen Verschwinden. Nach

---

[1]) Dolantin spezial ist Dolantin + Levallorphan, wodurch der atemdepressorische Effekt des Dolantins vermindert wird.

Anselmino bewirken die Meprobamate das, was Read mit seiner psychischen Methode anstrebt, nämlich die Unterbrechung des Zirkulus Angst-Spannung-Schmerz. — Schädliche Nebenwirkungen für Mutter und Kind haben sich nicht ergeben. Bei besonders unruhigen Frauen hat sich die Kombination von 2,5—5 mg Haloperidol in Kombination mit 100 mg Dolantin bewährt (L. Beck)[1].

2. Pudendusanästhesie

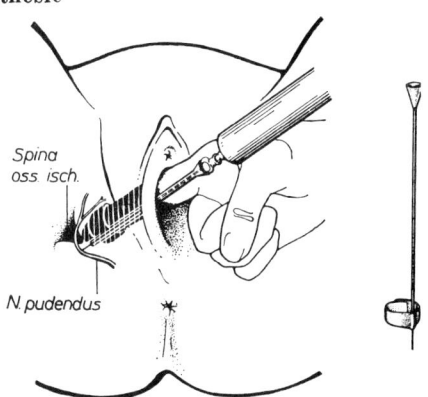

Spina
oss. isch.

N. pudendus

Abb. 131a. Vaginale Pudendusanästhesie. Von der Scheide aus werden jederseits 10 ml einer 1⁰/₀₀ igen Perkainlösung 1 cm kaudalwärts = vulvawärts von der Spina ossis ischii, d. h. unmittelbar unterhalb des die Spina tastenden Fingers mit einer langen Kanüle in das lockere Gewebe injiziert. Nach Injektion von 5 ml kontrollieren, ob die Kanüle richtig sitzt. Vor jeder Injektion muß aspiriert werden, um intravasale Injektion auszuschließen. Gut geeignete Methode für die Spontangeburt sowie für Zangen- und Vakuumentbindung, Episiotomie und Dammnähte

2. Leitung der Austreibungsperiode (AP)

Die AP beginnt mit der vollständigen Eröffnung des äußeren Muttermundes und endet mit der Geburt des Kindes. Die AP ist dadurch gekennzeichnet, daß die Geburtsarbeit von jetzt ab nicht mehr allein von den uterinen Wehen (glatte Muskulatur des Corpus uteri) geleistet wird, sondern die Rumpf- (oder „Bauch"-)presse (quergestreifte Muskulatur des Rumpfes, Defäkationsmuskulatur) mit zu Hilfe („Hilfsmotor") genommen wird (= Preßwehen, Austreibungswehen).

Am Ende der EP hat der vorangehende Teil (Kopf, Steiß) schon von den oberen Teilen des weichen Geburtskanals, nämlich vom unteren Uterinsegment und vom Zervikalkanal, Besitz ergriffen. In der AP wird der vorangehende Teil aus diesen oberen Abschnitten des Weichteilrohres in und durch die unteren (Scheide, Beckenboden, Damm, Vulva = Weichteilansatzrohr) hinein- und hindurchgepreßt, wobei diese Teile zugleich entsprechend gedehnt werden.

----

[1] Beck, L.: Geburtsh.- u. Frauenheilk. 22 (1962), 1519.

Wirkung der Preßwehen:

1. Herauspressen des auf Beckenboden stehenden Kopfes im Bogen um die Symphyse herum (Abb. 99—104). Dabei und dadurch
2. Weitung des Weichteilansatzrohres (s. o.) auf Kopfdurchgängigkeit.

Auslösung der Preßwehen: Die Preßwehen können, solange der Kopf noch nicht auf BB steht, willkürlich in Gang gesetzt werden. Beim Tiefertreten des Kopfes werden sie aber reflektorisch über spinale Nervenbahnen ausgelöst, sind also dem Willen der Kreißenden entzogen. Das Mitpressen wird zu einem unwiderstehlichen Zwang. Die Preßwehen werden von Mal zu Mal stärker, schließlich preßt die Gebärende mit allergrößtem Kraftaufwand unter Mitwirkung der gesamten Körpermuskulatur, so daß der ganze Körper zittert (Schüttelwehen).

Nicht zu früh mitpressen lassen! Nicht pressen lassen, bevor der unwillkürliche Reiz dazu da ist. Hebammenfrage: Drückt es schon auf den Darm?

Wichtige Vorbedingungen zum Mitpressen:

1. Der **Muttermund** muß vollständig eröffnet,
2. die **Blase** gesprungen sein,
3. der **Kopf** muß möglichst tief, am besten auf Beckenboden stehen (Handgriffe S. 126),
4. die **Pfeilnaht** soll möglichst im geraden Durchmesser stehen. Besonders **Mehrgebärende** wollen gern zu früh mitpressen. Das zu frühe Mitpressen ist strengstens zu verbieten.

Schädliche Folgen des zu frühen Mitpressens:

> Die **Rotation des Kopfes** wird behindert (Geburtsverzögerung, evtl. tiefer Querstand!),
> die **Kreißende** ermüdet unnötig,
> die **Blase** kann frühzeitig springen (s. S. 135),
> „spontaner" **Zervixriß** (sehr selten),
> **Einklemmung** einer Muttermundlippe.

Sobald die **Preßwehen** beginnen, ändert die Kreißende unwillkürlich ihre Lage; die Knie werden gebeugt, die Beine angezogen und in das Bett gestemmt.

Jeder Erfahrene im Kreißsaal weiß:

> Die Wirkungsweise der Preßwehen hängt in hohem Maße von der richtigen **Anleitung** und der aktiven **Mitarbeit der Kreißenden** ab. Eine gute Hebamme erkennt man an der Art, wie sie die Kreißende zum Pressen anleitet, und wie sie mit ihr preßt.

Für die richtige und vollständige Ausnutzung der **Preßwehen** sind 3 Dinge wesentlich:

1. die richtige **Lagerung** zum Pressen,
2. das richtige **Ansetzen** der Preßwehen,
3. das richtige **Verarbeiten** der Preßwehen.

1. Die richtige Lagerung

Der Austrittsmechanismus läuft um so leichter ab, je flacher die Geburtslinie ist, um so erschwerter, je mehr sie außer den physiologischen noch andere, durch falsche Lagerung verursachte Biegungen aufweist. Um eine möglichst flache Geburtslinie zu erreichen, muß während der ganzen AP dafür gesorgt werden, daß die **Kreuzgegend** der Kreißenden dem Gebärbett so **flach und so fest wie möglich aufliegt,** daß die Kreißende vor allem **kein hohles Kreuz** macht. Die Beine dürfen nicht zu stark abgewinkelt und auch nicht zu stark angezogen werden.

Steht der Kopf mit nur wenig schräg verlaufender Pfeilnaht auf BB und besteht Preßdrang, so kann man oft mit gutem Erfolg in **Seitenlagerung** (S. 134) pressen lassen.

2. Das richtige Ansetzen der Preßwehen

Die Kraft, mit der sich die Preßwehe auswirkt, hängt wesentlich von dem Zeitpunkt ab, in dem sie der ablaufenden uterinen Wehe als wirksame Zusatzkraft hinzugefügt wird. Am günstigsten ist es, erst den Höhepunkt (Akme, s. S. 92) der uterinen Wehe abzuwarten, um dann die Preßwehe anzusetzen (Pfeil in Abb. 132). Die meisten Kreißenden machen das unbewußt richtig, man sagt, sie nutzen die Wehe richtig aus. Andere pressen zu früh und müssen entsprechend belehrt werden.

> **Die Wehe ausnutzen heißt: Nicht eher mitpressen lassen, bis die uterine Wehe nach kurzem Anlauf ihren Höhepunkt erreicht hat.**

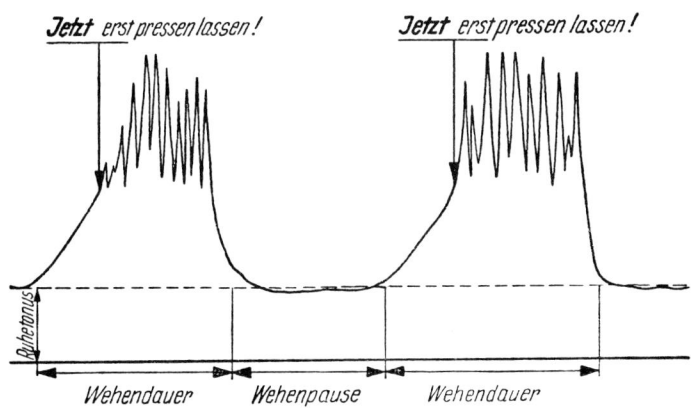

Abb. 132. Das richtige Ansetzen der Preßwehe. Der Pfeil (↓) bedeutet: **Jetzt erst** mitpressen lassen.

3. Das richtige Verarbeiten der Preßwehen

Sobald die Preßwehen beginnen, ändert die in Rückenlage liegende Kreißende unwillkürlich die Haltung ihrer Beine: Die Knie werden gebeugt, die Beine angezogen und fest ins Bett gestemmt. Die Kreißende hat das richtige Gefühl, die Preßwehen in dieser Stellung besser verarbeiten zu können.

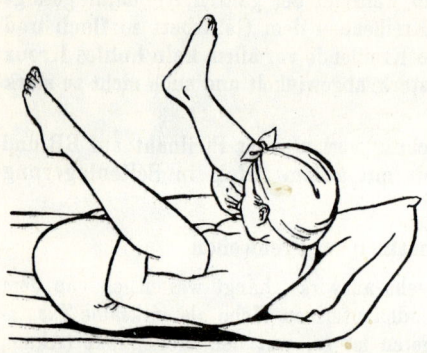

Abb. 133. Pressen ohne Hilfsperson

— Das Pressen wird erleichtert, wenn man der Frau eine Handhabe zum Ziehen gibt (Zugseile, Ersatz: Wäscheseil oder zusammengeknotete Handtücher, die um die unteren Bettpfosten geschlungen werden). Sind die Weichteilwiderstände des BA groß oder liegt ein Mißverhältnis im BA vor, so empfehle ich sehr die Methode des Pressens, die sich aus den Abb. 133—135 ohne weiteres ergibt.

Außerordentlich wichtig ist die richtige Atemtechnik: Im Beginn der Wehe zunächst nur tief Luft holen lassen, dann auf der Höhe der Wehe den Atem anhalten, den Mund schließen und, anstatt auszuatmen, bei tiefgebeugtem Kopf (Kinn auf die Brust!) mit aller Kraft (so wie bei „schwerem Stuhlgang") mitpressen lassen.

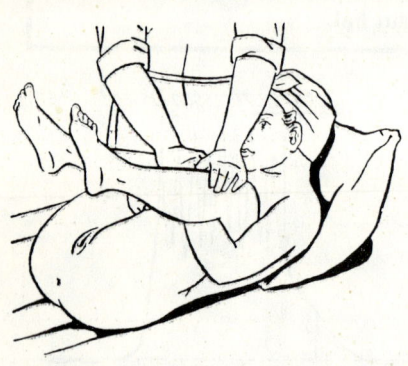

Abb. 134. Pressen mit einer Hilfsperson

Diese Maßnahmen haben den Zweck, den Bauchraum zu verkleinern und der Frau einen festen Widerstand zu geben, gegen den sie arbeiten kann. Wichtig ist richtige **Belehrung!** Es ist Sache der (guten) Hebamme, der Frau das „richtige" Mitpressen beizubringen, sie nicht schreien oder bei nicht gebeugtem Kopf mitpressen zu lassen, sondern sie zu lehren, die Wehe richtig auszunutzen und nicht früher mitzupressen, bis die uterine Wehe ihren Höhepunkt erreicht hat (s. S. 141).

Das Kind ist jetzt in einer viel größeren Gefahr als in der Eröffnungsperiode. Das **Fruchtwasser,** der Puffer der Wehen, ist nicht mehr vorhanden. Das Kind steht jetzt unter der **unmittelbaren Druckeinwirkung der Wehenkraft.**

Regel für das Abhören der Herztöne:

In der Austreibungsperiode müssen die HT nach jeder Wehe
abgehört werden, bis der Kopf vollständig geboren ist.

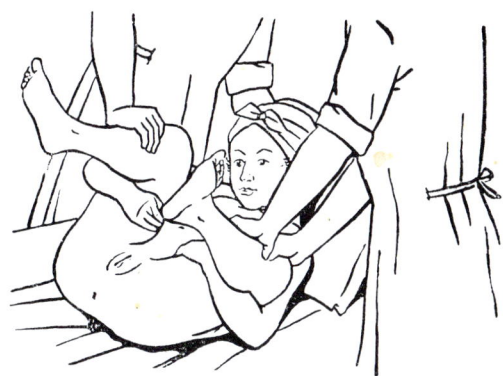

Abb. 135. Pressen mit zwei Hilfspersonen

Auch für die **Mutter** ist die Austreibungsperiode diejenige Geburtsphase, in
der ihr besondere Gefahren drohen; vor allem kann sich jetzt nach dem Blasensprung die aufsteigende Infektion bemerkbar machen. Daher:

In der Austreibungsperiode muß die Temperatur kontrolliert werden!

Ist die Austreibungsperiode verzögert, so ist mindestens jede Stunde
zu messen. Temperaturen von 37,3⁰—37,5⁰—37.7⁰ (axillar) sind **physiologisch.**
(Resorptionstemperatur: Zersetzung von Fruchtwasser durch die nach dem
Blasensprung stets aufsteigenden Keime der Scheide). Merke:

Temperaturen von 38⁰ und darüber sind ausnahmslos pathologisch!

Von praktischer Bedeutung ist in der Austreibungsperiode die Beobachtung
der Geburtsgeschwulst. Zu ihrer Ausbildung kommt es so gut wie immer erst
nach dem Blasensprung. Am Kopf wird sie als

Kopfgeschwulst (Caput succedaneum)

bezeichnet. Der Wegfall der Blase führt dazu, daß der Kopf jetzt von den Weichteilen des Geburtskanals umschnürt wird. Dabei treten sehr erhebliche und

einander entgegenwirkende Kräfte auf: Der Kopf wird vulvawärts gepreßt, der den Kopf umschnürende Muttermundsaum wirkt dem entgegen, bremst den Kopf ab, verlangsamt also sein Tiefertreten.

Da der Kopf — grob gesagt — Eiform hat, liegen ihm die Weichteile nur in Form eines etwa 1—1½ Querfinger breiten Gürtels, des sog. Berührungsgürtels, an. Der Wirkung nach bezeichnet man diesen schnürenden Weichteilring als

zirkulären Schnürring.

Durch ihn wird der Kopf an seiner ganzen Rundung stark zusammengepreßt, was **drei** Folgen hat:

1. Die Scheitelbeine, die bisher nebeneinander lagen, **werden übereinandergeschoben,** und zwar wird

bei **I.** HHL das **linke** Scheitelbein **unter das rechte** (Abb. 136) und

bei **II.** HHL das **rechte** Scheitelbein **unter das linke** (Abb. 137) geschoben („unter" immer vom **Kind** aus betrachtet!).

Da bei der I. HHL das rechte Scheitelbein und bei der II. HHL das linke Scheitelbein **v o r n** und damit etwas tiefer, also in Führung, steht, so kann man auch allgemein sagen, daß stets **das hinten und etwas höher liegende Scheitelbein unter das vorn und tiefer stehende Scheitelbein** geschoben wird; oder daß das, was einmal vorn (und in Führung) war, auch vorn und in Führung bleibt.

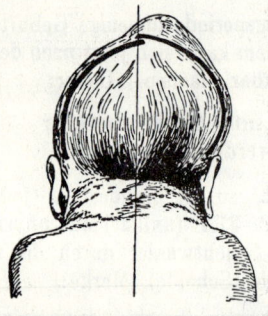 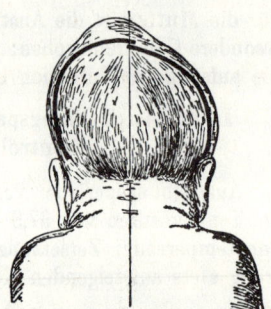

Abb. 136   Abb. 137

Abb. 136. Konfiguration des Kopfes und Ausbildung der Kopfgeschwulst **I.** Schädellage: Unterschiebung des **linken** Scheitelbeins **unter das rechte**

Abb. 137. Konfiguration des Kopfes und Ausbildung der Kopfgeschwulst **II.** Schädellage: Unterschiebung des **rechten** Scheitelbeins **unter das linke**

Die **unterhalb** des schnürenden Weichteilringes liegende Kopfpartie steht unter einem wesentlich geringeren Druck als der **oberhalb** des Schnürringes gelegene übrige Kopf. In der Zone niederen Druckes, also an der in die Scheide geborenen Kopfkalotte, kommt es zu zwei auffallenden Veränderungen, den Folgen 2 und 3 der zirkulären Umschnürung.

144

2. Die Fältelung der Haut. Die Haut wird unterhalb des Schnürringes zusammengeschoben, sie wirft sich und bildet Falten.

3. Ausbildung der Kopfgeschwulst. Unterhalb des Schnürringes kommt es im Bereich der Kopfschwarte zu einer Abklemmung der Venen, während der Druck des Schnürringes nicht ausreicht, die Arterien ganz abzudrücken. Die Folge ist eine venöse Stauung, also eine venöse Hyperämie mit nachfolgender seröser Ausschwitzung in dem Teil der Kopfschwarte, der unterhalb des Schnürringes frei in die Scheide ragt. Das ist zugleich die tiefste Stelle des vorangehenden Teils, also die Leitstelle. Der Austritt von Serum ins Gewebe, der bei langer Geburtsdauer auch noch mit Gewebzerreißungen, also Blutungen ins Gewebe, verbunden ist, führt zu einer kappenförmigen Anschwellung, der Kopfgeschwulst.

Kopfgeschwulst = kappenförmige Anschwellung der Leitstelle infolge seröser (und blutiger) Durchtränkung des lockeren Gewebes zwischen Galea und Periost = supraperiostales Ödem bzw. Sero-Hämatom.

Die **Kopfgeschwulst** findet sich immer an der Stelle des vorangehenden Teils, die **vorn** und damit etwas **tiefer** steht, also

bei **I. Schädellage** in der Umgebung der kleinen Fontanelle und auf dem **rechten** Scheitelbein,

bei **II. Schädellage** in der Umgebung der kleinen Fontanelle und auf dem **linken** Scheitelbein.

Die **Größe** der Kopfgeschwulst hängt von zwei Faktoren ab:

von der **Geburtsdauer** nach Blasensprung und
von der **Wehenstärke** und -dauer.

Die Kopfgeschwulst ist also gleich groß

bei **langer** Geburtsdauer und **schwachen** Wehen wie
bei **kurzer** Geburtsdauer und **starken** Wehen.

Lange Geburtsdauer und **starke** Wehen führen zu einer **schnell wachsenden** und besonders großen **Kopfgeschwulst.** Eine trotz kräftiger Wehen langsam verlaufende Geburt wirkt sich aber, wie besprochen, schädigend für das Kind aus. Somit gilt:

Die Geburtsgeschwulst ist die Uhr des Geburtshelfers. Eine große Geburtsgeschwulst zeigt an, daß der Zustand des Kindes nicht unbedenklich ist.

Die Druckdifferenz zwischen den Kopfteilen unter- und oberhalb des Schnürringes führt in anderen Fällen, jedoch viel seltener (in 0,5% der Fälle), zu einer **Abscherung des Periosts** vom Knochen. Hierbei werden stets kleinere oder auch ein bis zwei größere Gefäße aufgerissen. Die auftretende Blutung mit Hämatombildung trägt mit zur Abhebung des Periosts bei. Es kommt zur Ausbildung eines **subperiostalen Hämatoms** des Schädeldaches, das als

Kopfblutgeschwulst oder Kephalhämatom

bezeichnet wird. Da das Periost an den Schädelnähten fest mit dem Knochen verwachsen ist, bleibt das Kephalhämatom aus diesen **anatomischen** Gründen stets **auf einen Knochen beschränkt.**

Diagnostische Unterscheidung zwischen

Kopfgeschwulst und **Kopfblutgeschwulst**

	(Caput succedaneum) = supraperiostales Ödem bzw. Sero-Hämatom	(Kephalhämatom) = subperiostales Hämatom
	Abb. 138	Abb. 139
Ausdehnung:	diffuse Verbreitung über die **Nähte hinweg** (die Kopfgeschwulst ist nur geburtsmechanisch bedingt, s. o.)	überschreitet nie die **Nahtlinien** (anatomisch bedingt, s. o.)
Konsistenz:	teigig, ödematös	fluktuierend, zystisch
Größe und Entwicklung:	im Augenblick der Geburt am größten, geht meist innerhalb eines Tages zurück	entwickelt sich erst innerhalb der ersten Lebenstage zur vollen Größe und bleibt dann 8—16 Wochen hindurch unverändert
Behandlung:	nicht erforderlich	Besondere Behandlung nicht erforderlich. Bei Verletzung der Haut steriler Schutzverband. Vitamin K zur Erhöhung des Prothrombingehaltes im Blut = Stoppung von Nachblutungen

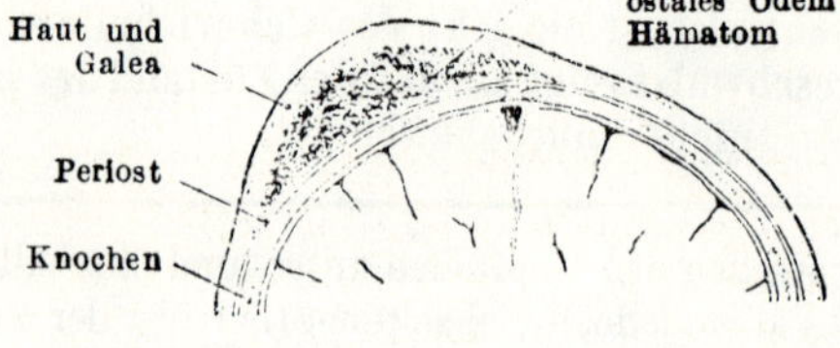

Kopfgeschwulst = Caput succedaneum = supraperiostales Ödem bzw. Sero-Hämatom

Haut und Galea

Periost

Knochen

Abb. 138. Kopfgeschwulst. Caput succedaneum

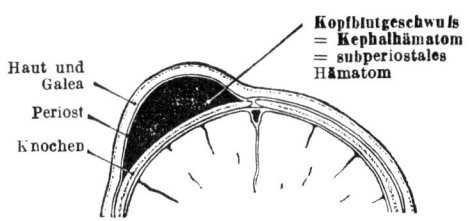

Haut und Galea

Periost

Knochen

Kopfblutgeschwuls
= Kephalhämatom
= subperiostales
Hämatom

Abb. 139. Kopfblutgeschwulst, Kephalhämatom

Dammschutz

Der Dammschutz hat den Zweck, ein tieferes Einreißen der Dammuskulatur
zu verhindern.

Nicht zu früh mit dem Dammschutz beginnen, sonst wird der Austrittsmechanismus des Kopfes unnötig erschwert!

Merke: Zum Dammschutz muß man bereit sein

bei **Erstgebärenden,** wenn der Kopf zum erstenmal „einschneidet",
d. h. zwischen den Labien in der Tiefe der Scheide sichtbar
wird, in der Wehenpause aber noch zurückgeht,

bei **Mehrgebärenden,** wenn die Blase springt.

Mit dem **Dammschutz darf** erst dann **begonnen werden,** wenn
der Kopf **durchschneidet,** d. h. wenn der Kopf auch in der Wehenpause nicht mehr zurückweicht, sondern **in der Vulva stehenbleibt.**

Vorbereitung: Desinfektion der Hände und Unterarme nach Vorschrift
(S. 209), sterile Gummihandschuhe.

Man muß sich darüber klar sein, worauf es beim Dammschutz ankommt:

1. **Der Kopf soll ganz langsam** im Verlauf mehrerer Wehen **durchschneiden,** um dem Dammgewebe **viel Zeit** zu lassen, sich auszudehnen

2. Der Kopf soll mit dem kleinstmöglichen Umfang = günstigsten Ebene durchschneiden; das ist bei der normalen Hinterhauptslage das Planum suboccipito-bregmaticum = 32 cm Umfang.

Bei allen anderen Lagen ist das Durchschneiden von vornherein viel ungünstiger: Bei allen dorsoposterioren Lagen muß das breite und harte Hinterhaupt über den Damm geführt werden. Bei den Deflexionslagen ist außerdem die Durchtrittsebene größer als bei der Hinterhauptslage. Am ungünstigsten ist die Stirnlage mit dem Planum maxillo-parietale = 35,5 cm Umfang (S. 278).

Praktisch ist es nur in geringem Maße möglich, die Durchtrittsebene durch die Dammschutzhandgriffe zu beeinflussen.

3. Nach der Hebammenvorschrift soll der Damm durch **Heranziehen von seitlichem Gewebe** entlastet werden. Das ist praktisch so gut wie nie möglich.

Technik des Dammschutzes: Ausführung am besten in Rückenlage (Vorteil gegenüber der Seitenlagerung: HT lassen sich dauernd und bequem kontrollieren). Man stellt sich auf die rechte Seite der Kreißenden. Beine stark spreizen und anziehen lassen. Steiß durch festes Kissen oder umgekehrten Spülnapf erhöhen lassen. Ich nehme das rechte Bein der Kreißenden auf meinen Rücken. Dadurch kommt man näher an den Damm heran und man hat die Kreißende mehr in der Gewalt. (Allerdings wird dadurch die Spannung am Damm etwas erhöht.)

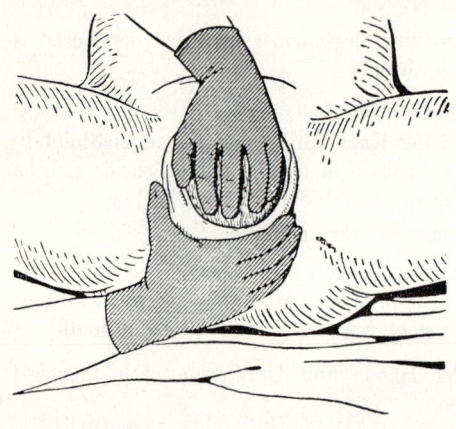

Es kommt jetzt darauf an, den Kopf mit beiden Händen so zu fassen, daß man das Tempo seines Durch- und Austritts voll und ganz beherrschen kann.

Linke Hand: Sie liegt auf dem schon geborenen Teil des austretenden Kopfes und dirigiert (zusammen mit der rechten Hand) das Tempo des Durchschneidens. Zugleich hat sie auch mit dafür zu sorgen, daß der Kopf mit der kleinstmöglichen Ebene durchschneidet. Mit den Fingerspitzen wird die **Stirn** zurückgehalten oder, was auf

Abb. 140. Dammschutz (Das Tuch ist fortgelassen)

dasselbe herauskommt, das Hinterhaupt dammwärts, also von der Symphyse weggezogen, und zwar so lange, bis das Hinterhaupt unter der Symphyse her ganz entwickelt ist (Verhinderung einer vorzeitigen Deflexion) und die Nackenhaargrenze sich anstemmen kann.

Rechte Hand: Der Daumen und die Finger 2 und 3 werden gespreizt an den Damm gelegt, und zwar in der Gegend der durch den gespannten Damm stets gut durchzutastenden Stirnhöcker des kindlichen Kopfes. Der Damm wird nicht unmittelbar, sondern mit Hilfe eines sterilen Tuches gefaßt, und zwar stets so, daß der Rand des Dammes niemals verdeckt ist, sondern mindestens 1 cm breit frei liegt.

Die rechte Hand unterstützt die linke in der Abbremsung des Durchschneidetempos wirksam dadurch, daß die gespreizten, auf die Stirnhöcker des Kindes aufgesetzten Finger bei jeder Wehe einen kräftigen Gegendruck auf die Stirn ausüben. Dabei kommt es darauf an, daß die Stirn unter allen Umständen so lange von der Kappe des Dammes verdeckt bleibt, bis das Hinterhaupt in vollem Umfange unter dem Schambogen her geboren ist. Das Hinterhaupt darf man erst dann frei aufsteigen lassen, wenn es völlig entwickelt ist. Jetzt kann sich kein anderer Teil als der Nacken (Nackenhaargrenze) als Drehpunkt gegen den unteren Schamfugenrand legen; der Kopf muß jetzt mit dem günstigsten Planum, dem Planum suboccipito-bregmaticum = 32 cm Umfang, durchschneiden.

Die Handgriffe beim Dammschutz dienen also in der Hauptsache dazu, das Durchtrittstempo des durchschneidenden Kopfes zu verlangsamen, den Kopf, der stark gebeugt gehalten werden muß, ganz langsam Millimeter für Millimeter in die äußerste Ebene des Weichteilrohres zu bringen und ihn danach erst seine eigentliche Austrittsbewegung (reine Streckung bei der Hinterhauptslage) machen zu lassen.

Man treibe aber keinen Dammschutzkult! Bei ungünstiger Weite und schlechter Dehnbarkeit des muskulären Weichteilrohres (sehr hoher oder dicker oder rigider Damm, enger Levatorspalt, enger Schambogenwinkel, besonders bei alten Erstgebärenden) führe man frühzeitig genug eine Episioto-

> **Blaßwerden des Dammes geht dem Einreißen unmittelbar voran!**

mie (S. 212) aus; sie ist in jedem Falle zu empfehlen, in dem der Kopf mit einem ungünstigen Planum durchtritt.

Wer über eine gute Technik des Dammschutzes verfügt, ist gewiß in der Lage, den hohen rigiden Damm einer alten Erstgebärenden zu halten. Etwas Gutes hat er aber der Frau damit nicht angetan, weil es gar nicht so sehr auf den Damm wie vielmehr auf den Beckenboden ankommt. Infolge der viel zu lange andauernden und weit über das erträgliche Maß hinausgehenden Anspannung der Muskeln und Faszien des Beckenbodens kommt es unbemerkt (bei Erhaltenbleiben des Dammes) zu subkutanen Zerreißungen, nicht selten zu ausgedehnten Scheidenrissen, mindestens aber zu sehr starken Überdehnungen der Bulbokavernosusschlinge, des Transversus perinei profundus und besonders auch der vorderen Teile des Levator ani, die an ihrer Ansatzstelle am Schambogen einreißen, ja sogar abreißen können:

Die Überdehnungen sind nur durch Operation wiedergutzumachen, da ein mehr oder weniger ausgedehnter Prolaps die Folge sein muß.

Sofortfolge: übermannsfaustgroßes Scheidenhämatom mit dem Sitz im Parakolpium. Behandlung: Bei langsam wachsendem Hämatom kann man Kompression mit Bauchtüchern versuchen. Wächst das Hämatom schnell, so muß die Scheidenwand eröffnet und nach Ausräumen der Blutmassen und Aufsuchen des abgerissenen Levatorschenkels die Blutung exakt gestillt werden.

> Jeder übertriebene Dammschutz führt zum Prolaps und ist
> daher falsch! Aber auch das Kind wird durch zu lange
> dauernden Dammschutz in Gefahr gebracht!

Zwei Handgriffe zur Beschleunigung des Kopfdurchtritts

Gar nicht selten verzögert sich das Durchschneiden des Kopfes. Die Austrittsphase zieht sich dann ungewöhnlich lange hin, eine ausgeprochene **Gefahr für das Kind.** Meistens liegt es daran, daß die Preßwehen im letzten Moment nachlassen. Oder der Austrittsrausch ist zu früh begonnen worden. Im ersteren **Falle fordert man die Frau auf, ohne Wehe mitzupressen.** Führt das nicht zum Ziel, so wendet man einen der zwei folgenden Handgriffe an, für die es bei durchschneidendem Kopf aber auch noch wichtige andere Indikationen gibt wie z. B. einen im letzten Moment auftretenden eklamptischen Anfall.

1. **Ritgenscher Handgriff = Hinterdammgriff** (Hinterdamm = Gegend zwischen Steißbeinspitze und After): Die eine Hand liegt wie beim Dammschutz auf dem schon sichtbaren Teil des Kopfes, die andere geht an den Hinterdamm und sucht sich dort das meist gut tastbare Kinn auf. Wattebausch oder Tuch auf den After! Durch kräftigen schiebenden Druck gegen das Kinn wird der Kopf langsam aus dem Weichteilrohr herausgedrückt (Abb. 141). Dazu läßt man von einer Hilfsperson unter Umständen gleichzeitig ausführen den

2. **Kristellerschen Handgriff** (Expression des Kindes. Abb.142): Die Hilfsperson stellt sich auf eine Seite der Kreißenden (bei hohen Betten am besten auf eine Fußbank), wartet eine Wehe ab oder reibt am Fundus uteri vorsichtig eine Wehe an. Dann mit einer Hand oder auch mit beiden Händen den Fundus umfassen und einen langsam anschwellenden Druck in Richtung der Beckenachse ausüben. Kommt man so nicht zum Ziel, so legt man schnell eine ausgiebige **Episiotomie** an. Bringt man damit den Kopf auch noch nicht an und über den Damm, so kommen jetzt zwei weitere Mittel in Frage: die **Spekulumentbindung** (S. 774) und die **Vakuumextraktion.** Beide Methoden, ganz besonders aber die Spekulumentbindung, von zarter und geschickter Hand ausgeführt schaden Mutter und Kind

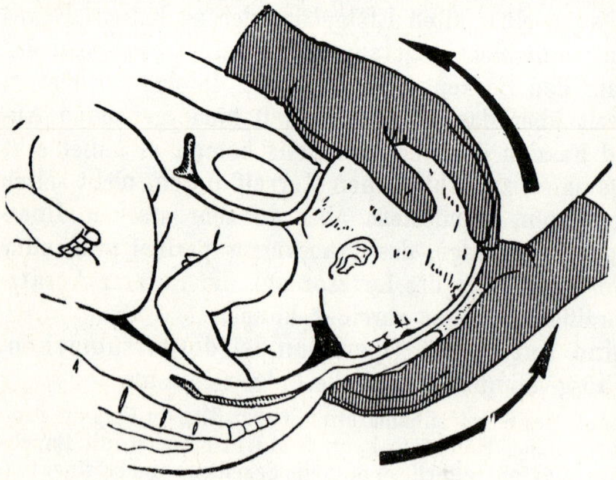

Abb. 141. Ritgenscher Hinterdammgriff

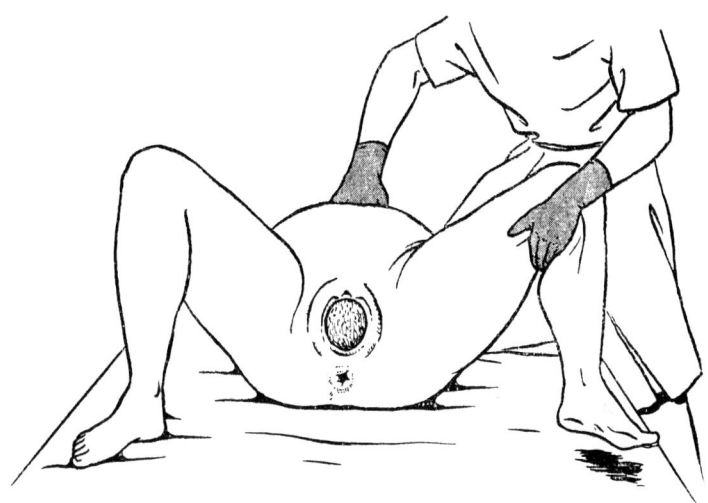

Abb. 142. Kristellerscher Handgriff = Expression des Kindes

weniger als die wesentlich gröberen Handgriffe. Die **intravenöse** Injektion von Wehenmitteln, um einen zu langsamen Kopfdurchtritt zu beschleunigen, empfehle ich nicht.

Ist der Kopf vollkommen geboren, so treten 3 vorbereitete sterile Mulltupfer in Funktion.

Mulltupfer I: zum Auswischen des Schleimes aus dem Mund vor dem ersten Atemzug

Mulltupfer II: mit ihm wird einmal kräftig über ein Augenlid, und zwar vom äußeren zum inneren Augenwinkel, gewischt, solange die Lidspalte noch geschlossen ist. Man beseitigt so die große Masse etwa vorhandener Go-Erreger.

Mulltupfer III: für das andere Auge.

Entwicklung der Schultern

Mit der Entwicklung des Kopfes ist der Dammschutz durchaus noch nicht beendet. Die Schultern müssen jetzt entwickelt werden, und diese Entwicklung ist eine große Gefahr für den Damm, wenn sie nicht regelrecht unter strenger Beachtung der Vorschrift ausgeführt wird.

Im Anschluß an die Geburt des Kopfes sollen nicht sogleich die Schultern entwickelt werden. Zunächst kann man noch abwarten, sofern es dem Kind gut geht. Die Geburt des Rumpfes soll mit einer der nächsten Wehen spontan vor sich gehen. Ist das Kind asphyktisch oder dauert die Wehenpause zu lange, so werden die Schultern sofort entwickelt.

Entwicklung der Schultern in 2 Akten

Ausgangssituation: Der Kopf hat seine 4. oder äußere Drehung durchgemacht, d. h. er hat sich mit dem Gesicht bei I. Hinterhauptslage zum rechten, bei II. Hinterhauptslage zum linken Oberschenkel der Mutter gedreht.

1. Akt der Schulterentwicklung = Entwicklung der vorderen Schulter
Entsprechend dem natürlichen Geburtsmechanismus wird die vordere Schulter stets zuerst entwickelt (Abb. 143a).

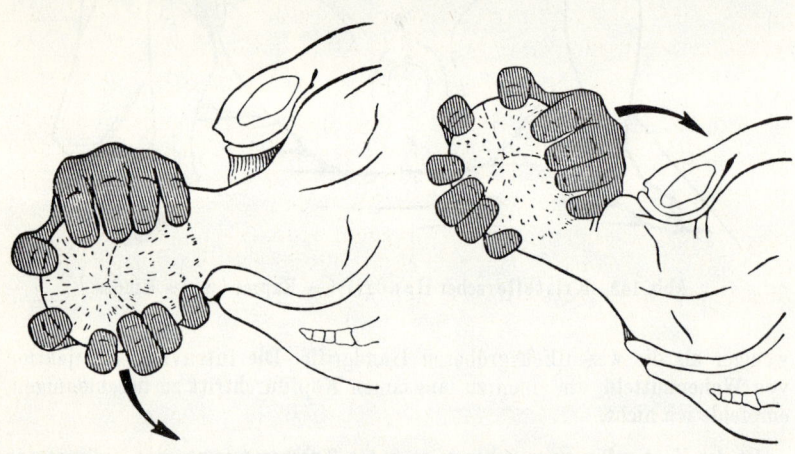

Abb. 143a. 1. Akt der Schulterentwicklung   Abb. 143b. 2. Akt der Schulterentwicklung

Der Kopf wird mit beiden Händen flach über die Scheitelbeine und Wangen so gefaßt, daß die Daumen parallel zum Hinter- oder Vorderhaupt zeigen und mit diesem Griff **dammwärts** gedrückt, d. h. **gesenkt**, bis die vordere Schulter unter der Schamfuge erscheint (Abb. 143a).

Aber **nicht ziehen**, sondern **nur senken!**

Um den Kopf genügend senken zu können, muß das Gesäß entsprechend hoch gelagert sein (Steißkissen, umgekehrtes Steckbecken).

Kommt die vordere Schulter nicht unter dem Schambogen hervor, so läßt man die Hebamme mit gehemmter Kraft auf den Fundus drücken (Kristellerscher Handgriff, S. 150).

2. Akt der Schulterentwicklung = Entwicklung der hinteren Schulter
(Abb. 143 b)

Unter Beibehaltung desselben Handgriffs wird jetzt der Kopf vorsichtig zur Symphyse hin **gehoben**, bis die hintere Schulter über den Damm geleitet ist. Alle Bewegungen sind langsam, zart und mit leichter Hand ohne „Rucken" auszuführen. Große Dammrißgefahr.

Entwicklung des Rumpfes

Jetzt wird mit gehemmter Kraft in der **verlängerten Beckenführungs-achse** gezogen. Stoeckel empfiehlt, nach Freiwerden der vorderen Schulter mit dem Zeigefinger von hinten her in die Achselhöhle zu fassen, desgleichen nach Entwicklung der hinteren Schulter, um das Kind besser in der Hand zu haben.

Entwicklung der Hüften und der unteren Extremitäten

Erst entwickelt man die vordere Hüfte unter der Symphyse her, und zwar durch Senken des Rumpfes. Dann läßt man die hintere Hüfte über den Damm gehen, indem man den Rumpf anhebt (Vorsicht, Damm!).

Schmerzlinderung in der Austreibungsperiode

Ein Bedürfnis zur Schmerzstillung in der Austreibungsperiode liegt besonders in der allerletzten Phase vor, nämlich für die Zeit, während der der Kopf durch die aufs äußerste gespannte Bulbokavernosusschlinge hindurchtritt = Durchtrittsschmerz. Am besten macht man einen **Chloräthylrausch** (Narcose à la reine[1]), mit dem man aber nicht eher beginnen lassen darf, bis der den Dammschutz Ausführende den Kopf „ganz in der Hand" hat. (Das Chloräthyl darf beim Rausch niemals gespritzt, sondern stets nur getropft werden!)

Abnabelung

Zeitpunkt: Das Neugeborene kann **sofort, früh** oder **spät abgenabelt** werden.

Sofortabnabelung = Abklemmen der Nabelschnur, sobald diese greifbar wird, also **unmittelbar nach Entwicklung des Kindes.** Sie muß bei allen Erythroblastose-Verdachtsfällen durchgeführt werden, damit nicht noch mehr Antikörper mit dem Plazentablut[2]) zum Kind überfließen.

Frühabnabelung = Abklemmen der Nabelschnur nach der ersten Versorgung des Neugeborenen (wiederholtes gründliches Auswischen der Mundhöhle, nochmaliges Abwischen der Augenlider, Absaugen von Schleim aus der Mundhöhle und dem Rachen) etwa 1—1 ½ Minute **nach der Geburt** des Kindes.

Spätabnabelung = Abklemmen der Nabelschnur **nach Übertritt des Plazentablutes**[1]) = Abklemmen der Nabelschnur

a) nach Aufhören der Nabelschnurpulsation, bis zu etwa 5 Minuten post partum, } alte Methoden

b) nach gründlichem Ausstreichen der Nabelschnur,

c) 1½—2 Minuten nach Anlegen von Nabelschnurarterienklemmen (S. 155). } neue Methode

---

[1]) Weil erstmalig im Jahre 1853, allerdings mit Chloroform, bei der Königin Viktoria von England durch ihren Geburtshelfer J. Simpson angewandt.

Eine Spätabnabelung führt durch zusätzliche Zufuhr des Plazenta-blutes[1]) zu einer Vermehrung der Gesamtblutmenge des Neugeborenen um ein Viertel bis ein Drittel!

Bislang sah man in der Spätabnabelung keine Nachteile, aber auch keine besonderen Vorteile. Es wurde daher zumeist früh abgenabelt. Nach neueren Gesichtspunkten (Saling) gewinnt die Spätabnabelung im Zusammenhang mit dem Eisenstoffwechsel sehr an Bedeutung.

Ein Neugeborenes hat einen Hämoglobinüberschuß, welcher in den ersten Lebenswochen abgebaut wird.

||| Das beim Hämoglobinabbau freiwerdende Eisen wird nicht aus-geschieden, sondern gespeichert.

Es steht später dem Säugling zum Hb-Aufbau zur Verfügung.

Eine Spätabnabelung führt zu einer erheblichen Eisendepot-erhöhung.

Sie ist besonders wichtig bei Kindern, die zu Anämien neigen, also bei **Kindern anämischer Mütter**, bei **Frühgeburten**, **Zwillingen** und bei **künstlich ernährten Kindern.** Da man im voraus nicht weiß, welche Kinder künstlich ernährt werden, sollte bei jeder Geburt spät abgenabelt werden.

||| Bei schwer asphyktischen Kindern ist die Spätabnabelung außerdem noch eine wirksame Antischockbehandlung.

Nachteile sind nicht bekannt. Die Befürchtung, daß der Icterus neonatorum ver-stärkt werde, hat sich nicht bestätigt. Das liegt daran, daß der Ict. neonat. nicht, wie früher angenommen, hämatogen, also durch vermehrte Blutmauserung, sondern hepatogen (Yllpoe) durch eine Bilirubinausscheidungsinsuffizienz der Leber in den Darm entsteht. Bis zur Geburt wurde das Bilirubin über die Plazenta an die Mutter abgegeben!

Saling hat eine **neue Spätabnabelungstechnik** entwickelt. Sofort nach der Geburt werden **beide Arterien der Nabelschnur** einzeln mit je einer stumpfen Klemme gefaßt und abgeklemmt (Abb. 144).

Die Arterien sind durch das **kleinere Kaliber** ohne weiteres von der Vene zu un-terscheiden. Die sicherste Kontrolle, ob die Arterienklemmen richtig gesetzt wurden, ist das Fehlen des Nabelschnurpulses distal der Abklemmungsstelle. Selbst bei un-übersichtlichem Gefäßverlauf (z. B. sulzige Nabelschnur) findet man in dem sicht-baren Bereich der Nabelschnur irgendwo eine günstige Stelle für das Anlegen der Klemmen. Bei stark gewundener Nabelschnur können die Gefäße durch eine Gegen-drehung gut dargestellt werden.

Durch das Anlegen der Arterienklemmen wird kein Blut mehr vom Kind zur Plazenta weggepumpt. Das Überlaufen des Plazentablutes ist be-reits nach 1½—2 Minuten abgeschlossen. Der Überfluß erfolgt vorwiegend nach dem Schweregesetz. **Das Becken der Mutter muß daher höher als das Kind liegen.** Steißkissenlagerung genügt.

---

[1]) **Plazentablut** = die Menge fetalen Blutes, die innerhalb der Plazentagefäße und der Nabelschnur enthalten ist. Diese Blutmenge erhält das Kind nicht, wenn **sofort** abgenabelt wird.

Vorteile gegenüber dem Ausstreichen der Nabelschnur:
1. Passives, langsames Überfließen des Blutes, daher keine Überlastung der präkardialen Gefäße des rechten Herzens und des kleinen Kreislaufes.
2. Der Blutüberfluß geht von selbst vor sich; die Hebamme ist frei und kann die ersten Verrichtungen am Kind erledigen.

Gegenüber dem Abwarten bis zum Erlöschen des Nabelschnurpulses hat die Abklemmung der Nabelschnurarterien den Vorteil, daß nicht lange gewartet werden muß. Ein zu langes Warten führt zur **Auskühlung des Kindes und zur Behinderung in der Beobachtung und Versorgung der Mutter** während der Nachgeburtsperiode.

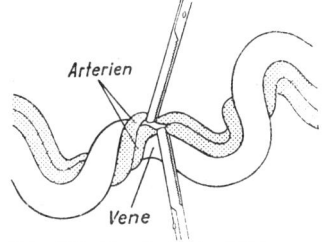

Abb. 144. Das isolierte Abklemmen beider Nabelschnurarterien

Reifezeichen

Das reife Neugeborene hat die folgenden äußeren Merkmale:

Länge: 49—52 cm (Länge vom Scheitel bis zur Ferse. Zum Messen faßt man das Kind an den Unterschenkeln und läßt es mit dem Kopf nach unten hängen). Die Länge ist das **wichtigste** Reifezeichen.

Gewicht: 3000—3500 g.

Die **Nägel** überragen die Finger- bzw. Zehenkuppen.

Lanugohärchen finden sich höchstens noch an den Schultern, an den Streckseiten der Oberarme und am oberen Teil des Rückens.

Die **Kopfhaare** schneiden an der Stirn scharf ab.

Haut: blaßrosa (die Haut der **Frühgeburten** ist dagegen infolge des fehlenden Unterhautfettgewebes krebsrot, „**Erythema neonatorum**").

Der **Nabel** liegt in der Mitte zwischen Symphyse und Schwertfortsatz.

Bei **Knaben** sind die **Hoden** im Hodensack, der Descensus testiculorum ist also beendet.

Bei **Mädchen** verschließen die **großen Schamlippen** die Vulva, so daß die kleinen Schamlippen und die Klitoris vollständig bedeckt sind.

Das reife Neugeborene sieht rosig aus, schreit sofort mit lauter Stimme, bewegt sich lebhaft und kann kräftig saugen.

Die auf S. 76 aufgeführten Durchmesser und Umfänge des reifen Kindes sind sehr wesentliche Belege für seine Reife und müssen als ausgesprochene **Reifezeichen** gewertet werden.

3. Nachgeburtsperiode = Plazentarperiode (PLP) = 3. Geburtsphase

Die PLP ist der Geburtsabschnitt, in dem die Plazenta von ihrer Haftfläche abgelöst und ausgestoßen wird.

In dieser Phase der Geburt und in den daran anschließenden Stunden (Postplazentarperiode, S. 166) ist die Mutter wegen der **Gefahr pathologischer Blutungen** (S. 513) besonders sorgfältig zu überwachen. Der

Lösungsmechanismus der Plazenta

beruht auf der **Kontraktion und Retraktion des Uterus**, anders ausgedrückt, auf der Verkleinerung der Uterusinnenfläche. Diese beginnt schon am Ende der Austreibungsperiode unter der Wirkung der Austreibungswehen. Röntgenaufnahmen zeigen, daß die Ablösung der Plazenta bei einem Teil der Fälle auch schon gegen Ende der Austreibungsperiode beginnt. Meist beginnt die Plazentaablösung aber erst nach Geburt des Kindes mit dem Einsetzen der Nachgeburtswehen. Nach Ablauf der ersten oder zweiten kräftigen Nachgeburtswehe ist im Normalfall die Plazenta vollständig gelöst. Mit jeder Lösungswehe wird die Haftfläche der Plazenta auf der Uteruswand kleiner. Die Plazenta, die sich nicht kontrahieren und somit auch nicht verkleinern kann, wird dadurch gewissermaßen zu groß: sie wird von der Uteruswand abgehoben.

Die Ablösung beruht also auf einer Flächenverschiebung als Folge der Kontraktion und Retraktion der Gebärmutter.

Die Schicht, innerhalb der sich die Plazenta ablöst, ist die **Decidua basalis.**
Die Ablösung erfolgt also im **mütterlichen** Anteil der Plazenta, und zwar in dem Bereich der Decidua basalis, in dem sie am lockersten gebaut ist und der Ablösung den geringsten Widerstand entgegensetzt, nämlich in der **Decidua spongiosa.** Dabei verbleibt ein Teil der Decidua basalis als **graue Außenschicht** auf der mütterlichen Fläche der abgelösten Plazenta. Bei der Betrachtung der mütterlichen Fläche der Plazenta macht diese Schicht die äußerste Gewebsschicht der Plazenta aus.

Bei der Abscherung der Plazenta in der Decidua spongiosa werden die dort verlaufenden Gefäße auf- und durchgerissen. Es blutet in den freien Raum zwischen Uteruswand und der von ihr abgehobenen Plazentafläche hinein. Das sich bildende **retroplazentare Hämatom** wird durch nachfließendes Blut größer und unterstützt das Abdrängen der Plazenta von ihrer Unterlage. Ein Teil des Blutes fließt während und/oder nach der Lösung der Plazenta aus der Scheide heraus, der Rest haftet in Form von Koageln auf der mütterlichen Seite der Plazenta.

Diese **physiologische Lösungsblutung** macht etwa 200-300-400 ml aus. Geht (bei nicht medikamentös beeinflußter) PLP mehr Blut verloren, so spricht man von **verstärkter Lösungsblutung.**

Der ## Modus der Ablösung

hängt von der Art des Sitzes der Plazenta ab:

Modus Schultze
(B. S., Geburtshelfer in Jena,
1827—1919)
Die Ablösung beginnt in der **Mitte**
(zentrale Lösung); weitaus **häufigste Art
der Lösung (80%)** (Abb. 145).
Die **Mitte** der Plazenta hebt sich zuerst ab,
die **Mitte** geht voran,
die **Mitte** erscheint zuerst in der Vulva
(Abb. 146).

Modus Duncan
(J. M., Geburtshelfer in Edinburgh,
1826—1890)
Die Ablösung beginnt am **unteren
Rand** (laterale oder exzentrische Lösung,
Abb. 147). Die Lösung setzt sich von
unten nach oben fort. Weniger häufige
Art der Lösung (20%).
Die Plazenta wird mit dem **unteren
Rand zuerst** geboren (Abb. 148).

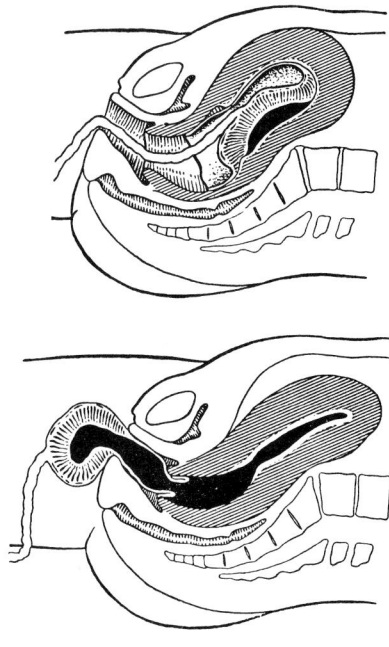

Abb. 145/146. **Zentrale** Lösung der Plazenta, Modus nach **B. S. Schultze**

Beim Modus Duncan blutet es während des ganzen Verlaufs der Ablösung. Daher
ist der Blutverlust etwas größer als bei der Ablösung nach Schultze.

Nach Ablösung der Plazenta liegt sie im Uteruskavum und wird bei spon-
tanem Ablauf der PLP durch weitere Nachgeburtswehen in den Geburtskanal
ausgestoßen.

Die Ablösung und Ausstoßung der Plazenta dauert, wenn keine medikamentöse Prophylaxe angewandt wird, 10—15—20 min. Die

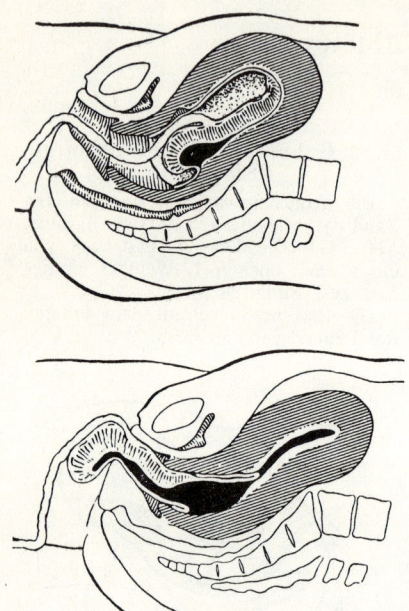

Abb. 147/148. **Laterale** Lösung der Plazenta, Modus nach **Duncan**

Blutstillung an der Haftstelle

nach Ausstoßung der Plazenta wird durch **zwei** in ihrer Bedeutung **gleichwertige** Faktoren hervorgerufen:

1. durch die **Kontraktion** der Uterusmuskulatur, wobei es zu einer Muskelligatur der Gefäße kommt,
2. durch die **Bildung von Gerinnungsthromben** in den offenen Gefäßlumina im Bereich der Plazentainsertion.

Wenn einer dieser beiden Mechanismen nicht funktioniert, blutet es stärker und länger als normal.

zu 1. Bei den **Uteruskontraktionen (Nachgeburtswehen)** verkürzen sich die schlingenartig um die Gefäße herum liegenden Muskelfasern und ziehen dabei die Gefäße zu = **Abdrosselung der Gefäße** durch **Muskelligatur.**

Da aber der Uterus in der PLP nicht dauernd kontrahiert ist, sondern Kontraktion und Erschlaffung abwechseln, ist

zu 2. zur Blutstillung außerdem die **Thrombosierung,** also die Bildung von Gerinnungsthromben innerhalb der offenen Gefäße der Plazentahaftstelle unbedingt notwendig. Dieser Gefäßthrombosierung kommt eine größere Bedeutung zu, als man früher annahm. In den nicht häufigen Fällen, in denen das

158

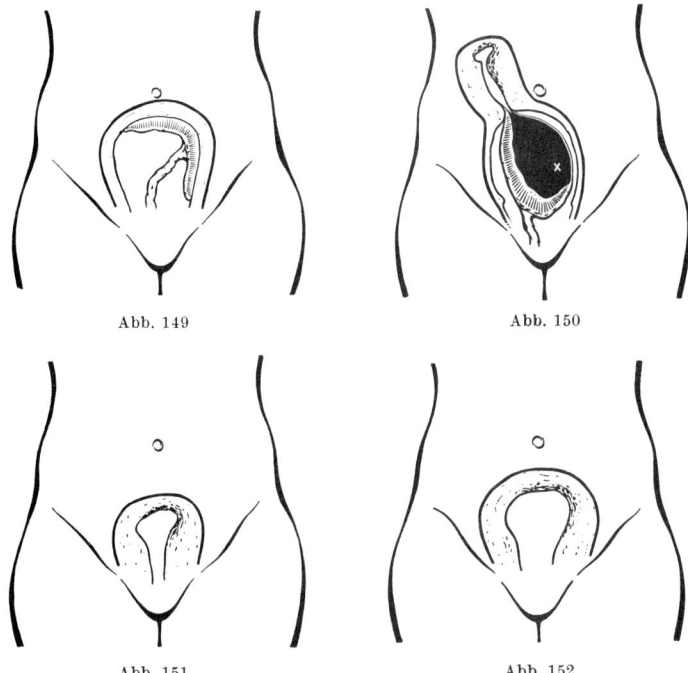

Abb. 149   Abb. 150

Abb. 151   Abb. 152

Die 4 Höhenstände des Uterusfundus während der Plazentarperiode und am 1. Wochenbettag (Abb. 149—152):

Abb. 149 = **I. Höhenstand** des Uterus in der Plazentarperiode. Nach Geburt des Kindes steht der obere Rand des **Fundus in Nabelhöhe** oder einige Zentimeter darüber oder darunter. Der Uterus ist halbkugelig und steht in der Mittellinie

Abb. 150 = **II. Höhenstand** des Uterus in der Plazentarperiode. Die Plazenta liegt vollständig gelöst im unteren Uterinsegment. Der Uterus ist über die Plazenta hinweg nach **oben rechts** gestiegen, steht **2—3 Querfinger bis handbreit oberhalb des Nabels.** Er ist **schmal, hart** und **kantig**

Abb. 151 = **III. Höhenstand** des Uterus in der Plazentarperiode. Die Plazenta ist ausgestoßen. Der Uterus liegt wieder in der Mittellinie. Der obere Rand des **Fundus** steht etwa **in der Mitte zwischen Nabel und Symphyse**

Abb. 152 = **IV. Höhenstand** des Uterus. In den ersten 24 Stunden, also im Verlauf des **1. Wochenbettages steigt** der Uterus wieder etwas höher. Der obere Rand des **Fundus** steht etwa **2 Querfinger unterhalb des Nabels**

Blut infolge **Fibrinogenmangel** nicht gerinnen kann (**Hypo-** bzw. **Afibrinogen-ämie,** S. 532) **steht die Blutung nicht, auch wenn der Uterus gut kontrahiert ist.** Auch eine maximale Muskelligatur der Gefäße kann die Blutung nicht zum Stehen bringen, wenn das Blut nicht gerinnbar ist.

159

Leitung der Plazentarperiode (PLP)

Das Hauptziel der Leitung der PLP besteht nach heutiger Erkenntnis vor allem darin, Blut zu sparen, d. h. jeden unnötigen Blutverlust bei der Ablösung der Plazenta und der Uterusentleerung zu vermeiden. Dieses Ziel wird durch eine **aktive** Leitung der PLP erreicht. Dabei kommt es vor allem darauf an, die PLP **abzukürzen,** indem der **Uterus frühzeitig entleert,** d. h. die **Nachgeburt frühzeitig entfernt** wird. Die Methode der Wahl ist heute die

Medikamentöse Blutungsprophylaxe und Entfernung der Plazenta durch Zug an der Nabelschnur

a) Medikamentöse Blutungsprophylaxe

Man verabreicht	
bei **Kopflagen** unmittelbar nach der Geburt des Kindes oder schon nach Geburt des Kopfes beim Durchtritt der Schultern	**3—5 IE Syntocinon i. v.** oder ½—1 ml (= 0,1—0,2 mg) **Methergin i. v.**
bei **Beckenendlagen** stets erst nach Durchtritt des nachfolgenden Kopfes	oder **Syntometrin** (= 5 IE Syntocinon + 0,5 mg Methergin) **i. m.**

Gibt man bei Kopflagen die Wehenmittel schon beim Durchtritt der Schultern, so erzielt man eine besonders wirkungsvolle Blutungsprophylaxe. Aus Sicherheitsgründen empfiehlt sich jedoch, die medikamentöse Prophylaxe erst **nach der vollständigen Geburt des Kindes** vorzunehmen, um einen zweiten Zwilling ausschließen zu können. Sowohl die kürzer anhaltende Uteruskontraktion nach Oxytocin als auch die länger anhaltende nach Sekale-Alkaloiden würde einen vorher nicht erkannten zweiten Zwilling ernsthaft gefährden.

Die Meinungen gehen darüber auseinander, ob man die medikamentöse Prophylaxe in jedem Fall oder nur in besonders indizierten Fällen (S. 515) durchführen soll. Sicher ist diese Prophylaxe nicht in jedem Fall erforderlich, z. B. besonders dann nicht, wenn die Kreißende eine i. v. Wehenmittel-Tropfinfusion erhielt.

b) Zug an der Nabelschnur. Sobald die **erste deutlich fühlbare Uteruskontraktion** auftritt, wird die Plazenta nach der im folgenden angegebenen Technik durch Zug an der Nabelschnur entfernt.

Technik des Zuges an der Nabelschnur

a) Die Lagerung der Frau bei der Geburt mit **aufgestellten Beinen** wird beibehalten. Unmittelbar nach der Geburt des Kindes legt der Arzt oder die Heb-

160

amme die **linke Hand flach und ohne zu drücken auf die Fundusgegend** und kontrolliert den **Kontraktionszustand** des Uterus.

b) Bei der **ersten deutlich fühlbaren Kontraktion** — die klassischen Lösungszeichen werden nicht abgewartet — drückt die auf dem Bauch liegende Hand die Bauchdecke oberhalb der Symphyse leicht ein und **schiebt dabei den Uterus nach hinten und oben** (Ausgleich der Krümmung der Geburtslinie).

c) Gleichzeitig zieht man mit der rechten Hand, die sich die Nabelschnur 2—3 mal umgewickelt hat, **leicht und gleichmäßig in der Führungslinie an der Nabelschnur**, wodurch die Plazenta herausbefördert wird. Die Plazenta folgt dem Zuge der Nabelschnur in den weitaus meisten Fällen **sofort**, wenn **rechtzeitig** gezogen wird. Rechtzeitig heißt, daß **mit dem Zuge sofort begonnen wird, sobald die auf der Bauchdecke liegende Hand die erste Uteruskontraktion deutlich fühlt.** Anderenfalls besteht die Gefahr, daß die Plazenta durch einen inzwischen aufgetretenen Spasmus des inneren Muttermundes zurückgehalten wird. — Zwischen der Geburt des Kindes und der ersten Nachgeburtswehe vergehen (bei medikamentöser Prophylaxe) etwa 2-4 min.

Der Zug an der Nabelschnur erfordert einige Übung. Man bekommt aber sehr bald ein Gefühl dafür, ob sich die Plazenta mühelos herausziehen lassen wird oder nicht.

Komplikationen

1. Die Plazenta folgt dem Zuge nicht
2. Die Nabelschnur reißt ab (S. 164)
3. Stärkere Blutung (S. 519)
4. Inversio uteri (S. 164).

1. Die Plazenta folgt dem Zuge nicht:

Zunächst wartet man eine zweite und dritte Wehe ab und wiederholt den Zug an der Nabelschnur. Läßt sich die Plazenta noch nicht herausziehen, dann ist sie

entweder **nicht** oder **nicht vollständig gelöst** (im Normalfall wird die Plazenta mit der ersten oder zweiten Nachgeburtswehe gelöst)

oder die Plazenta ist gelöst und wird durch einen **Zervixspasmus** zurückgehalten.

Vorgehen: Falls die klassischen Lösungszeichen noch nicht vorhanden sind, werden sie abgewartet und dann der Zug wiederholt.

‖‖ **Tritt innerhalb von 30 min kein Lösungszeichen auf, so liegt eine „verzögerte Lösung" vor.**

zu b) Credé-Handgriff (Abb. 153): Nach Entleerung der Blase bringt man den Uterus in die Mitte, regt durch leichte Reibebewegungen eine Wehe an, umfaßt den Uterus mit einer Hand (Abb. 153) und schiebt ihn in der Führungslinie beckenwärts, wodurch die Plazenta herausgedrückt werden kann.

Tritt eine **verstärkte Blutung** auf, so wird nach dem Schema auf S. 519 vorgegangen.

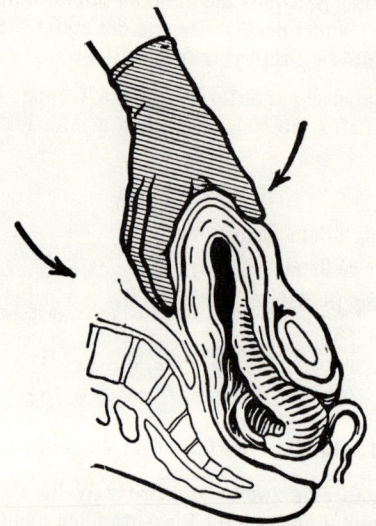

Abb. 153. Credé-Handgriff (Leipzig 1853)

Vorgehen bei **Zervixspasmus** s. S. 524.

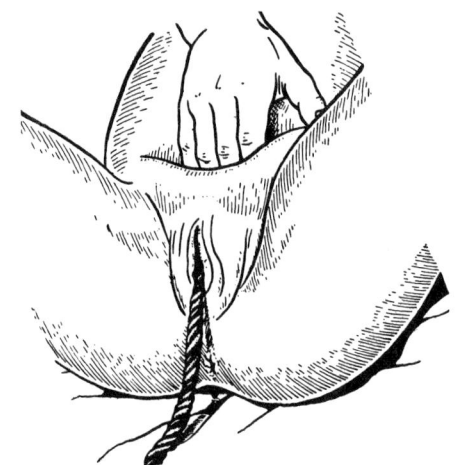

Abb. 154. Küstnersches Zeichen: Die zwischen Uterus und Symphyse promontoriumwärts eindringende Hand bewegt den Uterus nach oben. **Zieht sich dabei die Nabelschnur zurück, so ist die Plazenta noch nicht gelöst.** — Sehr zuverlässiges Zeichen! Besonders dem Anfänger zu empfehlen, da gleichzeitig denkbar einfach.

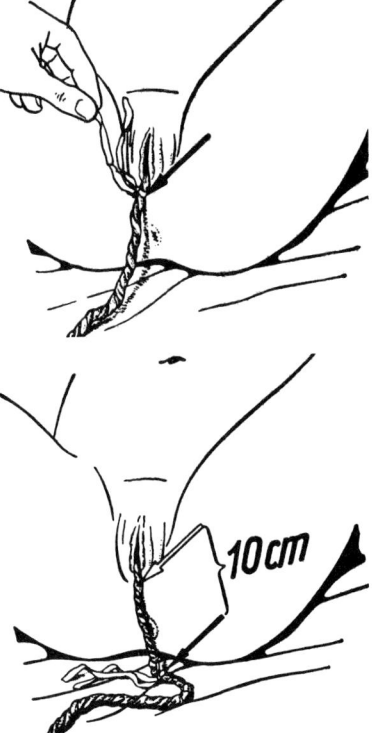

Abb. 155/156. Ahlfeldsches Lösungszeichen der Plazenta: Sofort nach der Geburt des Kindes knotet man **an die Nabelschnur ein Bändchen** an, und zwar an der Stelle, an der sie aus der Vulva heraustritt (Abb. 155). Mit fortschreitender Lösung der Plazenta rückt das Bändchen vor. Die Plazenta ist gelöst, wenn die Entfernung zwischen Vulva und Bändchen etwa 10 cm beträgt (Abb. 156)

1.) Das Uteruszeichen = C. Schrödersches Zeichen = Kantungszeichen = Hochsteigen des Uterusfundus und Verkleinerung des Querdurchmessers. Ist die Plazenta gelöst und in den Geburtskanal ausgestoßen, so steht der Uterusfundus etwa **zwei bis drei Querfinger oberhalb** (und meist rechts) **des Nabels.** Sein Querdurchmesser ist dabei deutlich kleiner geworden, das heißt, der Uterus ist **schmaler, kantig** und zugleich **hart** geworden (Abb. 150).

Allerdings kann der Uterus auch über den Nabel hinaus emporsteigen, ohne daß die Plazenta gelöst ist, nämlich dann, wenn es in das Uteruskavum bei nicht gelöster oder nicht vollständig gelöster Plazenta hinein**blutet.** Dann ist aber sein Querdurchmesser nicht kleiner geworden, er ist also nicht hart, schmal und kantig geworden, sondern er ist dicker, größer und praller als vorher; vor allen Dingen ist er auch nicht gekantet!

2.) die Nabelschnurzeichen

a) Küstnersches Zeichen: Abb. 154
b) Ahlfeldsches Zeichen: Abb. 155 und 156

Die Lösungszeichen sind nicht immer gleichzeitig vorhanden. Auch ist keines der Zeichen ganz sicher. Röntgenologische Untersuchungen haben gezeigt, daß die Lösung der Plazenta früher eintritt, als klinische Lösungszeichen zu beobachten sind.

2. Die Nabelschnur reißt ab:

Folgt die Plazenta dem Zuge der Nabelschnur nicht, so hat es keinen Zweck, mit stärkerer Kraft zu ziehen. Die Nabelschnur kann dabei ein- und abreißen. Das Reißen der Nabelschnur kündigt sich dadurch an, daß sie auffallend blaß wird. Reißt die Nabelschnur wirklich einmal ab, dann empfiehlt sich folgendes:

Vorgehen bei Abreißen der Nabelschnur
a) Abwarten der Lösungszeichen (S. 162)
b) Credé-Handgriff (S. 162); wenn erfolglos
c) Manuelle Lösung (S. 521).

---

3. Stärkere Blutung: s. S. 519.

4. Inversio uteri = Umkrempelung der Gebärmutter

Die Inversio uteri ist ein sehr seltenes Ereignis, beim Zug an der Nabelschnur noch seltener als beim forciert ausgeführten Credé-Handgriff. — Eine in der Nachgeburtsperiode auftretende Uterusinversion wird als **akute Inversion** bezeichnet.

Vorgehen:

1. Erste und wichtigste Maßnahme ist die Bekämpfung des **peritoneal** bedingten **Schock**zustandes: Tiefe Narkose! Volumauffüllung mit 500 ml Rheomacrodex, Periston oder Haemaccel (i. v. Infusion), anschließend 500 ml Glukoselösung (i. v. Infusion); Prednisolon 0,025-0,050 g in die Infusion oder i. v. Bei gleichzeitiger Blutung muß der Verlust durch Blut ersetzt werden.

2. **Manuelle Reposition (Zurückkrempelung) in tiefer Narkose** (nach Johnson): „Die ganze Hand wird in die Scheide eingeführt, die Fingerspitzen werden dem Inversionsring (Abb. 157) ringsherum aufgesetzt, der invertierte Uterus liegt in der hohlen Hand. Der ganze Uterus wird kräftig nabelwärts geschoben". Die Zurückkrempelung des Uterus wird unterstützt durch den Zug des parametranen Bandapparates und der Ligg. rotunda, die beim Hochschieben des Uterus angespannt werden. — Wird die Inversion sofort bei ihrem Auftreten erkannt, so ist die Reposition meist relativ leicht.

Die der Uteruswand aufsitzende **Plazenta** soll vor der Reposition **nicht abgelöst** werden. Es kann zu einer starken Blutung kommen, da der invertierte Uterus sich nicht kontrahieren kann. Macht die Reposition aber Schwierigkeiten, wird empfohlen, die Plazenta vorher abzulösen. Dabei ist allerdings mit einer Blutung zu rechnen. Anschließend an die Reposition ist eine **Oxytocin-Tropfinfusion** erforderlich. Die

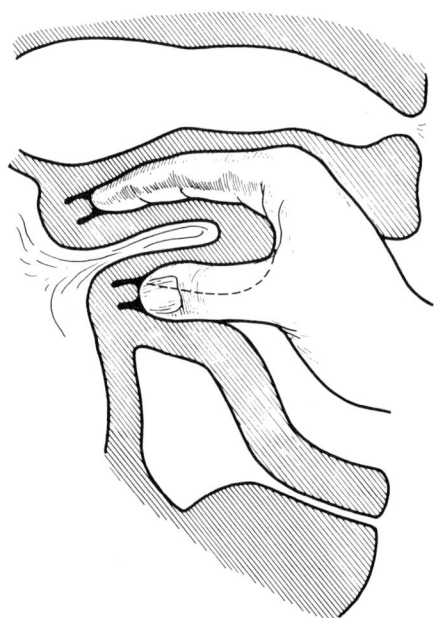

Abb. 157. Manuelle Reposition. Zurückkrempelung des invertierten Uterus nach Johnson

165

„innere" Hand muß den reponierten Uterus solange hoch halten, bis er gut kontrahiert ist.

Gelingt die Reposition auch ohne Plazenta nicht, durchtrennt man den angespannten Inversionsring bei der VI (Vorsicht: Darm!) oder bei der XII (Vorsicht: Blase!).

Bei geschädigtem Uterus ist die vaginale oder abdominale Hysterektomie angezeigt.

Postplazentarperiode

Sie umfaßt die **ersten 2 Stunden**, im weiteren Sinne den ersten Tag nach der Ausstoßung der Plazenta. In den ersten Stunden nach der Geburt muß die Wöchnerin wegen der Gefahr von Blutungen besonders streng überwacht werden:

1. Revision der Geburtswege: Mit zwei sterilen Tupfern wird das **Scheiden-Dammgebiet** auseinandergehalten und auf einen Riß hin besichtigt. Jede über

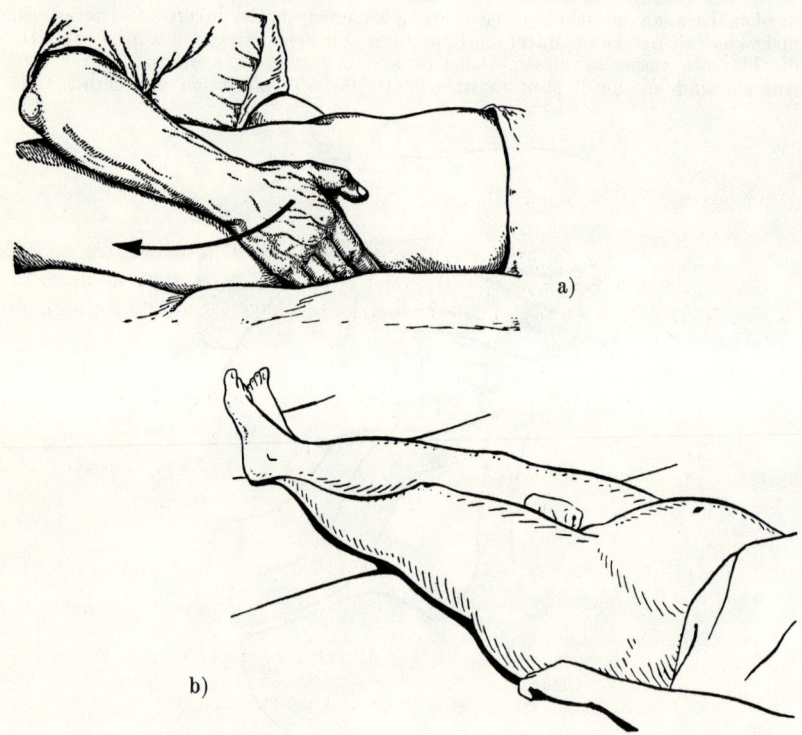

a)

b)

Abb. 158 a u. b. Lagerung nach Fritsch: Herunterstreichen der Gesäßbacken und Übereinanderlegen der Beine

eine Schürfung hinausgehende Wunde soll chirurgisch versorgt werden. Nach allen operativen oder extrem schnell verlaufenen Geburten muß die **Zervix** mit Spiegeln eingestellt werden. Jeder größere Zervixriß, auch wenn er nicht stärker blutet, muß chirurgisch versorgt werden.

2. Kontrolle, ob es nach außen blutet. Gefährlich sind nicht nur starke Blutungen, sondern auch ein kontinuierlicher schwacher Blutabgang ist beachtlich, da oft eine Gerinnungsstörung als schwache anhaltende Sickerblutung beginnt. Um einen Blutabgang nach außen gut beobachten zu können, wird die Frau nach **Fritsch** (Abb. 158 a und b) gelagert: Sie erhält eine saubere Unterlage, die Gesäßbacken werden heruntergestrichen und die Beine überkreuzt. Vor die Vulva legt man eine sterile Vorlage. Das aus der Scheide ausfließende Blut kann sich so in der kleinen, etwa **500 ml = ½ Liter** fassenden „Schüssel" zwischen der Vulva und den Oberschenkeln ansammeln.

3. Überwachung des Uterus, nämlich ob er gut kontrahiert ist — wobei jedoch seine Konsistenz infolge der Nachwehen wechselt — und ob er **zwischen Nabel und Symphyse** steht (S. 159). Ist der Uterus schlecht kontrahiert, werden Kontraktionsmittel angewendet (S. 528). Wurde die medikamentöse Prophylaxe in der Plazentarperiode durchgeführt, sind Kontraktionsmittel so gut wie nie erforderlich.

4. Beobachtung der Gesichtsfarbe, des Pulses (langsam, gut gefüllt), **der Atmung** (besonders wichtig nach einer Narkose) und der **Temperatur.**

5. Füllungszustand der Blase prüfen — eine volle Blase hemmt auch die Nachwehen. Die Wöchnerin bemerkt oft keinen Harndrang, obwohl sich die Blase auf Grund der einsetzenden Diurese rasch füllt. Ist die Spontanentleerung trotz wiederholter Versuche nicht möglich, muß katheterisiert werden.

Nach der üblichen Körperpflege wird die Wöchnerin bei komplikationslosem Verlauf **nach Ablauf von 2 Stunden nach Ausstoßung der Plazenta auf die Wochenstation verlegt.**

Inspektion der Plazenta, der Eihäute und der Nabelschnur

Die Plazenta ist gewöhnlich eine 2 bis 3 cm (1,5—2 cm) dicke Scheibe mit einem Durchmesser von 16 bis 20 cm und einem Gewicht von 500 bis 700 g. Ihre Größe steht in Beziehung zur Größe des Kindes, jedoch schwankt diese Relation in weiten Grenzen.

Übergewichtige Plazenten finden sich bei Diabetes mellitus, Morbus haemolyticus neonatorum und Lues, **untergewichtige** bei chronischer Plazentarinsuffizienz. Seltener ist eine sehr dünne
Placenta membranacea, die Ursache einer fetalen Unterentwicklung sein kann. Die
Placenta bipartita oder **bilobata = Lappenplazenta** entsteht dadurch, daß sich das Ei im Bereich einer Uteruskante einnistet, und die Plazenta auf der Vorder- und Hinterwand wächst und dadurch zwei (oder mehr) zusammenhängende Lappen entstehen.
Placenta anularis = Ring- oder Gürtelplazenta; sie entsteht dadurch, daß das Gewebe des mittleren Teiles verödet ist.

167

Placenta extrachorialis: Die Eihäute gehen nicht vom Rand der Plazenta ab, sondern lassen einen mehr oder weniger großen Randbezirk entweder ringsherum oder teilweise frei. Am Rande der Chorionplatte ist dann ein schmaler Fibrinstreifen erkennbar **(Placenta marginata).** Der Rand ist oft aufgeworfen **(Placenta circumvallata).** Die Ursache ist nicht bekannt. Im Bereich des überstehenden Zottengewebes kann es leichter zu einer Randlösung und zu rezidivierenden Blutungen in der Schwangerschaft und unter der der Geburt kommen. Die fetale Mortalität soll etwa das Doppelte der Norm betragen.

Vorgehen bei der Untersuchung der Plazenta

Nach jeder Entbindung soll die Plazenta gründlich makroskopisch untersucht, gemessen und gewogen werden. Auch wenn die Plazenta makroskopisch unauffällig ist, soll sie bei Verdacht auf **kindliche Erkrankungen histologisch** untersucht werden, da manche Schäden nur histologisch nachweisbar sind.

1. Prüfung der mütterlichen (= dezidualen) Seite der Plazenta

a) auf Vollständigkeit:

Die Plazenta wird dazu am besten auf einen großen **flachen** Teller ausgebreitet, die mütterliche Seite nach oben. Alte, zumeist recht fest sitzende Blutkoagula sind Zeichen einer vorzeitigen Lösung oder — bei randständigem Sitz — einer Blutung aus dem eröffneten „Sinus marginalis". Sie werden vorsichtig unter fließendem Wasser abgespült.

Fragestellung:

Sind die Oberflächen aller Lappen (Zottenkomplexe = Kotyledonen) **von der dünnen grauen Schicht** (dezidualer Überzug) **bedeckt?**
Fehlt nirgends ein Stück Plazentagewebe? (Abb. 159, 1)
Lassen sich die einzelnen Lappen zwanglos aneinanderlegen?

Entsteht dabei nirgends eine Lücke?

> **Fehlt ein mehr als bohnengroßes Stück im Plazentagewebe, so muß unbedingt sofort nachgetastet werden, gleichgültig, ob es blutet oder nicht blutet und ob der Uterus kontrahiert oder nicht kontrahiert ist, ob die Frau Fieber oder kein Fieber hat!**

Welches sind die vier großen Gefahren, wenn ein Stück der Plazenta im Uterus zurückbleibt?

1. Atonische **Blutung** unmittelbar post partum.
2. **Blutung** im Wochenbett (sog. Spätblutung).
3. Lebensgefährliche puerperale **Infektion (Sepsis).**
4. Umwandlung des Restes in ein **Chorionepitheliom = Chorionkarzinom** (S. 466).

Ob man nachtasten muß oder nicht, hängt in erster Linie davon ab, ob bei gewissenhafter und gründlicher Inspektion die Plazenta vollständig erscheint oder nicht.

Es muß auch dann **nachgetastet** werden, wenn der **geringste Zweifel** an der **Vollständigkeit der Plazenta** besteht, auch dann, wenn es nicht blutet! **Jedes zurückbleibende Plazentastück bedeutet für die Frau ausgesprochene Lebensgefahr!**

Lautet das Ergebnis „vollständig", so kann eine bestehende postpartale Blutung natürlich trotzdem die Indikation zu einer Nachtastung sein.

b) auf Infarkte = feste weißliche Narben, die gehäuft bei **Spätgestosen** vorkommen. Es handelt sich nicht um echte Infarkte, sondern um den Verschluß intervillöser Bluträume durch fibrinöse Thromben, wodurch es zur Nekrose der Zotten mit ihren fetalen Gefäßen kommt. Bei größerer Ausdehnung der Infarkte wird das Wachstum des Kindes verzögert, das Kind ist „mangelentwickelt" und kann sogar absterben **(chronische Plazentarinsuffizienz, „Mangelgeburt").**

Eine andere Ursache für eine intrauterine Wachstumsverzögerung kann sein ein

c) Choriangiom = umschriebene, tumorartige Hyperplasie der Choriongefäße (sog. Hamartome). Vorkommen bei etwa 1% aller Plazenten. Ein Choriangiom kann mit einem Hydramnion vergesellschaftet und die Ursache einer Herzhypertrophie des Kindes sein. Andere Tumoren in der Plazenta sind selten.

2. Prüfung der Eihäute

Man faßt dazu die Plazenta mit einer Hand an der Nabelschnur und hält sie hoch, so daß die umgestülpten Eihäute wie ein Sack herunterhängen.

Fragestellung:

Sind die Eihäute vollständig oder irgendwo hart am Rande der Plazenta abgerissen? Sind die Eihäute nicht vollständig, so braucht man nicht unbedingt nachzutasten. Zurückgebliebene Eihäute werden in den ersten Wochenbettagen spontan ausgestoßen. Man muß aber wissen, ob Eihäute zurückgeblieben sind oder nicht und es auf der Kurve vermerken. Zurückgebliebene Eihäute machen erhöhte Temperatur! Im Wochenbett Kontraktionsmittel verordnen!

Bei abgerissenen Eihäuten auf große, klaffende Gefäßöffnungen am Rande der Plazenta oder am Rande der Eihäute achten. Wichtigster Hinweis auf eine im Uterus verbliebene Nebenplazenta!

Hauptfrage bei der Betrachtung der Eihäute:

Enden irgendwo am freien Rande der Plazenta (Abb. 159,2) oder der Eihäute (Abb. 159,3) abgerissene Gefäße? Beurteilung am besten im durchscheinenden Licht nach Aufreißen des Eihautsackes.

Nicht jedes am freien Rande abgerissene Gefäß bedeutet, daß eine Neben-plazenta zurückgeblieben ist. Dieser Verdacht fällt fort, wenn es sich dabei um sogenannte abirrende Gefäße (**Vasa aberrantia**) handelt. Das sind Gefäße, die vom Nabelschnuransatz über einen Teil der Plazenta hinweg in die Eihäute hinein und von dort wieder auf die Oberfläche der Plazenta zurücklaufen. Sie sind ohne Bedeutung. Sonst aber gilt:

Wenn sich klaffende Gefäßöffnungen am Rande der Plazenta oder am Rande der Eihäute finden, so muß der Uterus unbedingt sofort ausgetastet werden, um die zurückgebliebene Nebenplazenta herauszuholen. Dabei ist es gleichgültig, ob es blutet oder nicht blutet, ob der Uterus kontrahiert ist oder nicht kontrahiert ist, ob die Frau Fieber oder kein Fieber hat.

Wie ist die Nabelschnur eingepflanzt? Von praktischer Bedeutung ist hierbei nur die häutige Einpflanzung, die Insertio velamentosa, die gar nicht so selten, besonders bei Zwillingen vorkommt (s. S. 411). Es wird dabei eine Häufung kindlicher Mißbildungen beobachtet.

Arten des Nabelschnuransatzes:

Finden sich Verfärbungen des Amnions?

Eine grün-gelbliche Verfärbung des Amnions findet sich bei Mekonium-abgang und bei Hyperbilirubinämie (Mhn). Ferner ist darauf zu achten,

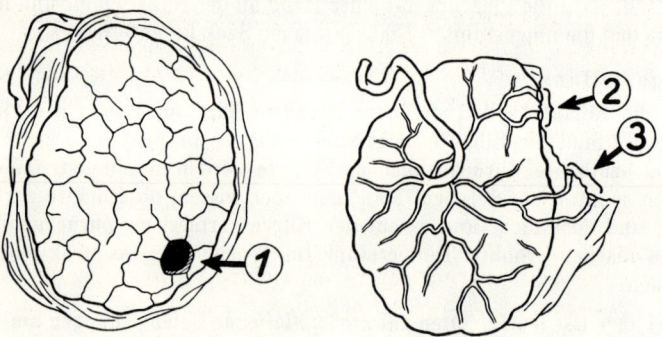

Abb. 159. Prüfung der Plazenta auf Vollständigkeit (s. Text)

ob die Eihäute klar und transparent oder ob sie milchig-trüb sind.

Kommt es nach vorzeitigem Blasensprung, wenn sich die Geburt nicht sofort anschließt, oder bei protrahiertem Geburtsverlauf zu einer bakteriellen aufsteigenden Infektion, so wandern Leukozyten aus den Nabelschnur- und den Plazentagefäßen aus. Dadurch kommt es zu einer milchigen Trübung des Amnions und manchmal auch zu einem fötiden Geruch (**Amnion-Infektionssyndrom**). Bei der **Mutter** äußert sich die intrauterine Infektion als übelriechender, oft eitriger Ausfluß, Fieber,

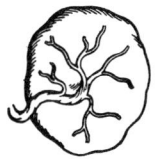

Abb. 160a
Zentraler Ansatz

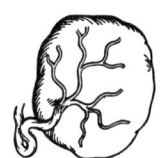

Abb. 160b
Lateraler Ansatz

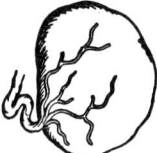

Abb. 160c
Marginaler Ansatz

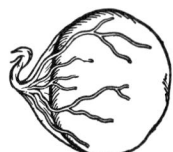

Abb. 160d
Insertio velamentosa

Pulsbeschleunigung und Leukozytose mit Linksverschiebung. In einem Teil der Fälle tritt auch Fieber im Wochenbett auf. Beim **Kind** führt die intrauterine Infektion vor allem zu Bronchopneumonien durch Aspiration des eitrigen Euxdats, zu Septikämien, seltener zu Otitis media, an die sich eine Meningitis anschließen kann, wenn der Eiter über die Tuba Eustachii ins Mittelohr gelangt.

3. Beurteilung der Nabelschnur

Zu prüfen sind

a) **Länge:** Die Nabelschnur ist durchschnittlich 50 cm lang. Die Länge kann zwischen 20 und 150 cm schwanken. Die zu kurze oder zu lange Nabelschnur kann zu geburtshilflichen Komplikationen führen.

b) **Dicke:** Der Durchmesser der Nabelschnur beträgt 1—1,25 cm.

c) **Nabelschnurgefäße** (Abb. 161): In der Nabelschnur verlaufen 3 Gefäße: 2 Arterien und 1 Vene. Die Vene ist an ihrem weiten Lumen leicht zu erkennen. Eine der Arterien kann fehlen oder rudimentär angelegt sein (Abb. 162), was zu Mißbildungen führen kann. Man soll daher die Schnittfläche der Nabelschnur auf Anomalien der Gefäße untersuchen.

d) Ferner ist auf **Knotenbildung** der Nabelschnur zu achten (Abb. 163 u. 164).

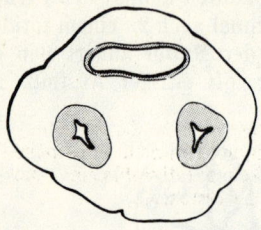

Abb. 161.
Die drei Gefäße der Nabelschnur:
2 dickwandige Arterien, 1 weite, dünn-
wandige Vene

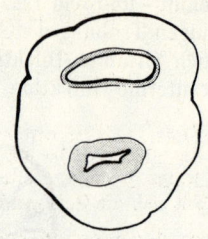

Abb. 162.
Häufige Anomalie: eine der beiden
Arterien fehlt

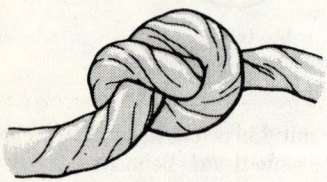

Abb. 163.
Wahrer Knoten der Nabelschnur

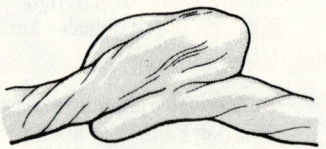

Abb. 164.
Falscher Knoten der Nabelschnur
(= Schlingenbildung der Gefäße)

Geburtsdauer

Normale Geburtsdauer: bei **Erstgebärenden: 12—18** Stunden,
bei **Mehrgebärenden: 8—12** Stunden.

Nach neueren Untersuchungen von Stoll und Täger[1] beträgt die regelrechte Geburtsdauer bei **Erstgebärenden** bis **18** Stunden, bei **Mehrgebärenden** bis **12** Stunden.

	Eröffnungsperiode	Austreibungsperiode
Erstgebärende:	9—15	2—3 Stunden
Mehrgebärende:	7—11	$\frac{1}{2}$—1 Stunde

[1] Stoll, P. u. F. Täger, Zschr. Gebh. u. Gynäk. 162 (1964) 76.

Zulässige Höchstdauer einer Geburt:

Es ist schwierig, kategorisch eine bestimmte Zeit zu fordern. Im allgemeinen ist man heute der Ansicht, daß die Geburt **nicht länger als 24 Stunden** dauern soll.

In besonderen Fällen wird es aber möglich sein, diese Zeit zu überschreiten. Voraussetzung ist dabei, daß der Mutter keine Benachteiligung und dem Kind keine direkte Gefahr droht. Mit den heute gegebenen Möglichkeiten (Mikroblutuntersuchungen, S. 767) läßt sich die Gefährdung des Kindes sicher überwachen.

Gefahren der langdauernden Geburt:

I. für die Mutter:

1. Steigende **Infektionsgefahr** (nach Blasensprung), Temperatursteigerung, Fieber;

2. **Drucksymptome:**
   Ödem einer Muttermundslippe (→ Nekrose), blutiger Harn,
   Vulvaödem,
   Blasenscheidenfistel,
   Blasenzervixfistel,
   Rektumscheidenfistel;

3. **Allgemeine Erschöpfung.**

II. für das Kind:

Die langdauernde Geburt ist für das Kind vor allem dann eine Gefährdung, **wenn verschiedene Noxen,** die eine Plazentainsuffizienz (S. 752) bewirken, **zusammenkommen, z. B.** eine Gestose und ein Diabetes der Mutter oder eine Übertragung und eine Rh-Unverträglichkeit. Unter diesen Umständen kommt es zu einer langsam fortschreitenden **Azidose** (S. 752) des Feten, die nicht immer durch eine Veränderung der Herztöne wahrnehmbar ist.

Besonders bei einer verzögerten Austreibungsperiode stirbt ein Kind oft rascher ab, als man allgemein annimmt! Häufige und sorgfältige Kontrolle der HT ist somit bei verzögerter Austreibung ganz besonders wichtig.

Bei **alten** Erstgebärenden (über 30 Jahre) ist die Geburtsdauer (oft erheblich) **verlängert** (größere Weichteilwiderstände, primäre oder sekundäre Wehenschwäche). **Das Alter allein ist aber keine Indikation für eine Schnittentbindung.** Die tägliche Erfahrung zeigt, daß erste Geburten bei Frauen zwischen 40 und 45 Jahren durchaus glatt und ohne besondere Folgen **verlaufen können.**

Überstürzte Geburt und Sturzgeburt

Die **überstürzte Geburt** (Partus praecipitatus) ist, wie der Name sagt, eine **ungewöhnlich schnellverlaufende Geburt,** bei der das Kind z. B. mit einer einzigen Preßwehe geboren wird. Sie wird hauptsächlich bei Mehrgebärenden mit sehr starken Wehen und besonders nachgiebigen Weichteilen beobachtet.

Für die **Sturzgeburt** ist entscheidend, daß das Kind aus dem Geburtskanal heraus **zu Boden stürzt** oder z. B. in ein Klosett fällt („Klosettgeburt"). Die Nabelschnur reißt dabei oft ab. **Die Sturzgeburt braucht nicht unbedingt schnell zu verlaufen.** Sie ist gerichtsmedizinisch bedeutungsvoll.

Schlechte Herztöne

Über die normalen Herztöne, ihr Abhören usw. s. S. 63. Zunächst noch einmal, da sehr wichtig:

Normale HT = 120—160 / Min.

Was heißt nun überhaupt: schlechte HT?

> **Schlechte HT heißt: die HT betragen in drei aufeinander-folgenden Wehenpausen jedesmal unter 100/Min., ohne sich zu erholen!**
>
> **Schlechte Herztöne bedeuten: dringender Verdacht auf eine akute Gefährdung des Kindes!**

Diese soeben gegebene Definition der „schlechten HT" ist die alte, klassische Definition dieses Begriffes. Die Überwachung des Feten mit der Mikroblut-untersuchung (MBU) hat allerdings gezeigt, daß nur etwa ein Drittel der Kinder mit verlangsamten HT tatsächlich durch intrauterine Asphyxie gefähr-det ist (S. 793). Trotzdem gilt auch heute noch, daß regelmäßige **Auskulta-tion** mit dem Herztönerohr die „unabdingbare Voraussetzung" jeder Ge-burtsleitung ist (S. 796). Eine so gut wie sichere Unterscheidung, welche Phänomene von seiten der Herzfrequenz eine Gefährdung des Feten anzeigen, ist nur mit der **kontinuierlichen** Überwachung, d. h. der apparativen Herz-frequenz-Registrierung (S. 796) in Kombination mit der MBU möglich. Für diejenigen Geburtshelfer, die sich dieser Verfahren noch nicht bedienen kön-nen, bleibt die alte Regel bestehen:

Schlechte HT ➤ Geburt sofort operativ beenden!

So gut wie immer gehen den schlechten HT Vorboten voraus, die

> **Warnsignale!**
> 1. **Beschleunigung der HT über 160/Min.**
> 2. **Schwankungen der HT um mehr als 40 Schläge/Min.**
> 3. **Nabelschnurgeräusch (S. 64)!**
> 4. **Mekoniumabgang (bei Kopflagen) (S. 136)!**

Nach Mekoniumabgang empfiehlt es sich wegen der erhöhten Gefährdung, die Geburt bereits bei einer Verlangsamung der HT unter 120/Min. (3 Wehen-pausen lang) operativ zu beenden.

Beschleunigte Herztöne = Herztöne über 160/Min. = Vorsignal.

Dauernde Beschleunigung, Akzentuierung, besonders starker Wechsel der HT über die physiologische Schwankungsbreite (120—160) hinaus, häufig mit gleichzeitigem Stolpern der HT (Arhythmie!), aber auch länger anhaltendes Verweilen der HT bei der Frequenz von etwas über 100 zeigen eine herannahende **Gefahr** an: **Kind in bedrohlichem Zustand! Entbindung wünschenswert!**

Merke dagegen: Verlangsamung der HT beim Eintritt des Kopfes ins Becken („**Eintrittseffekt**" nach Gauss) bedeutet keine besondere Gefahr, verlangt aber eine besonders **aufmerksame Beobachtung** der HT.

Asphyxie des Neugeborenen

Asphyxie (σφύξις = gr. Puls) bedeutet Pulslosigkeit. Diese Bezeichnung ist zweifellos falsch. Umbenennungsversuche sind bisher gescheitert. Die neu vorgeschlagenen Bezeichnungen waren terminologisch ebenfalls nicht exakt.

Unter Asphyxie verstehen wir den **Erstickungszustand des Kindes.** Eine Asphyxie entsteht

intrauterin,

wenn der Gasstoffwechsel zwischen Mutter und Kind durch besondere Ereignisse unter der Geburt gestört wird (Abb. 165), oder

postnatal

(seltener) durch Beeinträchtigung der Lungenfunktion.

Die wichtigsten intrauterinen Ursachen sind:

1. **Plazentainsuffizienz:** Versagen der Plazentaleistung bei **Spätgestosen, Übertragung.** Folge: Hypoxämie des Feten → intrauterine Asphyxie.
2. **Nabelschnurkomplikationen** = Störungen des Blutkreislaufes zwischen Kind und Plazenta,
3. **unsachgemäße Verabfolgung von Wehenmitteln,** z. B. Erzeugung eines falschen Wehentypus! Steigerung des Uterusruhetonus,
4. **lange Geburtsdauer,** besonders verlängerte Austreibungsperiode = zu lange Hirnkompression,
5. **Placenta praevia** = zu geringes Sauerstoffangebot durch Anämie der Mutter,
6. **vorzeitige Lösung der Plazenta** = Anämie der Mutter, Verkleinerung der Plazentahaftfläche durch Ablösung, Dauerkontraktionen durch Blutung in den Uterus,
7. **geburtshilfliche Operationen** = kindlicher Schock durch Gewalteinwirkung, z. B. schwere Zangenentbindungen,

Eine Asphyxie des Kindes, die intrauterin begonnen hat, liegt zum Zeitpunkt der Geburt meist in einem ausgeprägten Maße vor. Nicht selten kommen aber zu einer intrauterin entstandenen Asphyxie noch postnatale Faktoren hinzu.

175

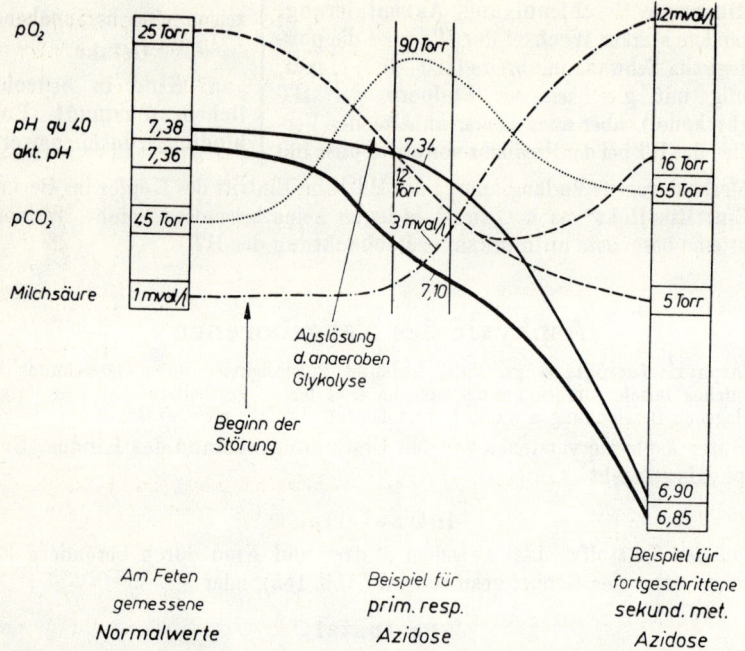

Abb. 165. Modellbeispiel einer kurzzeitig auftretenden intrauterinen Störung (Asphyxie).

Zu Beginn einer solchen Störung kommt es zu einer **Hypoxämie** (Sauerstoffmangel beim Feten, gestrichelte Linie) und zu einer **Hyperkapnie** (Kohlensäureüberladung, punktierte Linie). Von einem bestimmten Grad der Hypoxämie tritt eine anaerobe Glykolyse (S. 751) auf, die zu einem **Milchsäureanstieg** (Strich-Punkt-Linie) führt. Damit wechselt der Charakter der Azidose. Von einer ursprünglich respiratorischen Azidose kommt es jetzt mehr zu einer metabolischen Azidose (Milchsäureüberladung). Aus der Abb. ist ferner zu ersehen, daß die zuverlässigsten Befunde über den Zustand des Kindes die pH-Werte sind. Der aktuelle pH-Wert fällt zu allererst ab, verursacht durch den Kohlensäureanstieg. Der pH-Wert nach dem Äquilibrieren (ph qu 40, S. 772) fällt sekundär ab als Folge des Milchsäureanstiegs. — Der bei einer fortgeschrittenen Störung mögliche Wiederanstieg der Sauerstoffsättigung kann durch eine O₂-Sparschaltung (S. 772) des Feten hervorgerufen werden

Postnatale Ursachen sind:

1. **Atemdepressionen** durch übermäßige Verabfolgung von **Narkotika, Spasmolytika** und **Analgetika.** Die intrauterin auf das Kind übergegangenen Narkotika usw. wirken sich erst **nach** der Geburt durch Störung der Lungenfunktion aus (alveoläre Hypoventilation bis zur Apnoe).

2. **Störungen der Lungenentfaltung,** totale oder größere partielle fetale Atelektasen,

3. Größere Ausfälle von Lungenabschnitten durch **Aspiration** von Fruchtwasser,

4. **Ausfall oder Störung der Funktion des Atemzentrums** bei Hirnblutung oder durch Unreife bei Frühgeburten (zentral bedingte Apnoe oder Dyspnoe).

5. Behinderung des Gasaustausches durch **Bildung hyaliner Membranen.**

Hyaline Membranen sind Auskleidungen der terminalen Bronchien und der Alveolen mit geronnenem Eiweiß und Kohlehydratkomplexen (selten bei ausgetragenen Kindern, häufiger bei Frühgeburten).

Zustandsdiagnostik des Kindes unmittelbar nach der Geburt

Zur schnellen Erkennung gefährdeter Neugeborener dienen Zahlenschemata (Apgar, Saling, Wulf). Das am weitesten verbreitete ist das Schema nach Apgar:

	0	1	2
Herzfrequenz	keine	langsam (unter 100)	über 100
Atembewegungen	keine	flach, unregelmäßig	gut, Schreien
Muskeltonus	schlaff	wenige Beugungen der Extremitäten	aktive Bewegung
Reflexerregbarkeit	keine Reaktion	Schrei	kräftiger Schrei
Kolorit	blau, blaß	Körper rosa, Extremitäten blau	vollständig rosa

Die Beurteilung erfolgt 1 min, 5 min und 10 min post partum. Die fehlende Beziehung des Parameters ,,Herzschlagfrequenz 1 min pp" zum Zustand des Kindes und organisatorische Gründe führten zur Entwicklung eines für den täglichen Gebrauch besser geeigneten Bewertungsschemas, dem sog. ,,Zahlenstatus" (Saling[1])).

Den Zustand des Kindes unmittelbar nach der Geburt kann man auf Grund der Gesamtpunktzahl des Apgar-Schemas folgendermaßen klassifizieren:

APGAR	Bezeichnung des klin. Zustandes
9—10	optimal lebensfrisch
7—8	noch lebensfrisch
5—6	leichter Depressionszustand = leichte Asphyxie
3—4	mittelgradiger Depressionszust. = mittelgradige Asphyxie
0—2	schwerer Depressionszustand = schwere Asphyxie

---

[1]) Saling, E., Zustandsdiagnose beim Neugeborenen unmittelbar nach der Geburt. Gynaecologia 160 (1965) 133.

Einer der wichtigsten Befunde für die Zustandsdiagnostik beim Neugeborenen ist die **Bestimmung der Azidität im Nabelschnurarterienblut** (Saling). Die rein klinische Beurteilung nach Punkten gestattet keine ausreichende Diagnose der Hypoxiegefährdung. Die pH-Werte ermöglichen eine sehr viel bessere Differenzierung eines etwa vorhandenen Depressionszustandes.

Reanimation = Asphyxiebehandlung

Ein **gründliches Freimachen der Atemwege** von Schleim, Blut, Fruchtwasser mit Mekonium oder Vernix ist eine unbedingte Voraussetzung für jede weitere Behandlung.

Mit einer einfachen Vorrichtung (s. Abb. 166 a) werden Mund- und Nasenhöhle, Rachen, Trachea und die beiden Hauptbronchien abgesaugt. Der eigentiche Absauge-Katheter sitzt einem dünnen Metallrohr auf. Das ermöglicht eine ungehinderte Sicht beim Einschieben und eine gute Führung der Katheterspitze. Das Einschieben des Katheters gelingt am sichersten **mit Hilfe eines Laryngoskops** (s. Abb 166 b).

Der **Trachealkatheterismus unter Leitung des Auges hat sich** heute gegenüber dem blinden digitalen Einführen eines Katheters **durchgesetzt**.

Seine Hauptvorteile sind: 1. leichte Erlernbarkeit, 2. große Sicherheit im Auffinden des Kehlkopfeinganges und 3. Schonung der Schleimhäute. Läsionen sind bei digitalen Einführungen häufiger!

Dietel kam auf Grund röntgenologischer, Saling auf Grund laryngoskopischer Kontrolluntersuchungen zu dem Ergebnis, daß die **Treffsicherheit des blinden digitalen Vorgehens völlig unzureichend** sei. In der Mehrzahl der Fälle geraten die Katheter nicht in die Trachea, sondern in den **Oesophagus**, nur vereinzelte, darauf spezialisierte Geburtshelfer beherrschen diese Methode mit ausreichender Sicherheit.

Es muß aber verlangt werden, daß jeder Geburtshelfer und jede Hebamme die Trachea schnell und sicher finden! Der Umgang mit einem Neugeborenen-Laryngoskop gehört daher zum obligaten Können des Geburtshelfers, in Zukunft auch der Hebamme.

Die neuerdings zum blinden digitalen Einführen empfohlenen **Katheter mit starrer Krümmung** lassen sich zwar leichter in die Trachea einführen, verursachen aber nicht selten **Verletzungen der Trachealschleimhaut** mit Blutungen, bes. bei Frühgeburten. Das liegt daran, daß die Trachea ein gerades Rohr ist und die starr gekrümmten Katheter in ihr gestreckt werden müssen. Das ergibt eine starke Reibung!

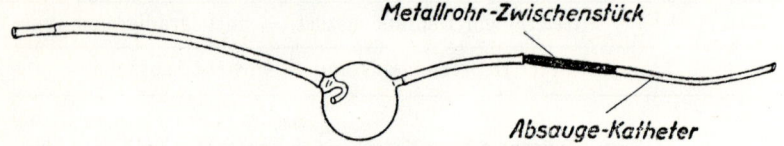

Metallrohr-Zwischenstück

Absauge-Katheter

Abb. 166a. Absaugevorrichtung

Technik des Trachealkatheterismus mit dem Laryngoskop

Das Kind bringt man in **Rückenlage**, mit dem Köpfchen zum Geburtshelfer. Um eine direkte Sicht bis zum Kehlkopfeingang zu ermöglichen, muß der Kopf in **Deflexionshaltung** gebracht werden (Abb. 166b). Am besten legt man unter die Schulter des Kindes eine hohe, umgekippte Nierenschale oder ein zusammengerolltes Tuch. Zur Not können die Schultern des Kindes auch mit der rechten Hand leicht angehoben werden. **Der Spatel wird mit der linken Hand geführt.** Er wird nach vollzogener Lagerung vorsichtig in die Mundhöhle eingeführt; hierzu wird der Griff etwa parallel zum kindlichen Körper gehalten (Abb. 166c). **Mit dem Blatt der Zunge eng anliegend** läßt man den Spatel **bis zum tiefsten Punkt** der Zungenwurzel, also zwischen diese und die Epiglottis gleiten (Abb. 166d). Bei diesem Vorgang muß der Spatelgriff aus der eben erwähnten waagerechten in eine fast senkrechte Stellung gebracht werden. Selbst geht man, der sich senkenden Blickachse folgend, am besten in die Hocke. Der richtige Sitz des Spatels wird nun durch **probeweises „Anwinkeln"** gefunden; hierzu lehnt man den Spatelrücken gegen **den Oberkiefer** und **hebelt den Griff leicht an.** Diese Hebelwirkung überträgt sich auf das vordere Spatelende und auf den tiefsten Punkt der Zungenwurzel. **Durch Anspannung des Gewebes** wird die Epiglottis aufgerichtet und der Kehlkopfeingang

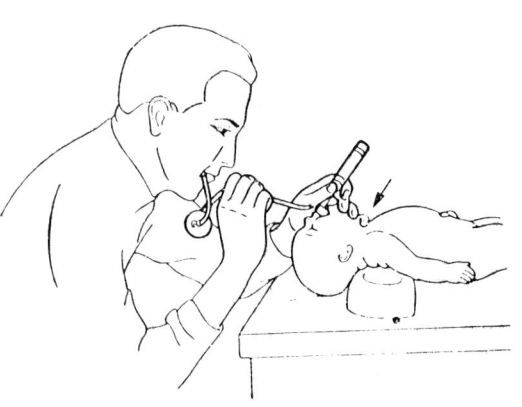

Abb. 166b. Absaugen der oberen Luftwege unter Sicht

freigegeben. Gelingt die Einstellung der Stimmritze nicht ausreichend, so muß ein besserer Sitz durch mehrmaliges kurzes Verschieben des Spatels (Abtasten) und wieder-

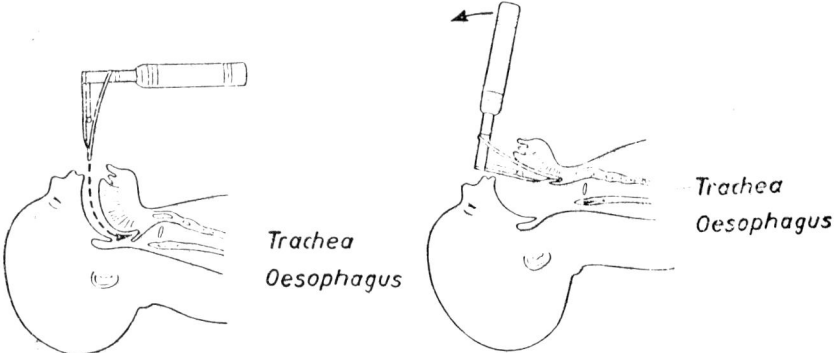

Abb. 166c. Richtige Haltung des Laryngoskops vor dem Einführen

Abb. 166d. Richtiger Sitz des Laryngoskops

Trachea

Oesophagus

Trachea

Oesophagus

holtes Anwinkeln versucht werden. In einzelnen schwierigen Fällen kann empfohlen werden, den Kehlkopf **von außen her mit dem kleinen Finger** der spatelführenden linken Hand in den Sichtbereich hineinzudrücken (Pfeil Abb. 166 b). Bei guter Sicht des Kehlkopfeinganges erscheinen bei **hochgradig asphyktischen Kindern die Stimmbänder in ihrer gelähmten Stellung (Kadaverstellung).** Zwischen den klaffenden Stimmbändern läßt sich der Katheter leicht einschieben. Gelegentlich stört dabei die Oberlippe des Kindes; sie kann mit dem Mittel- oder Ringfinger der rechten Hand beiseite gehalten werden.

Bei vorhandenen Reflexen keine Gewaltanwendung! Die Stimmbänder müssen **vorsichtig** mit dem keilförmigen Katheterende gespreizt werden. Ist **Spontanatmung** vorhanden, dann darf der Katheter nur bei einer **inspiratorischen Öffnung der Stimmritze eingeschoben** werden.

Mit der abgebildeten Absaugevorrichtung (Abb. 166 a) gelingt es bei reifen Neugeborenen, den Katheter bis in die **beiden Hauptbronchien** einzuschieben und auch dort abzusaugen. Hierzu wird die Konkavität des leicht gebogenen Katheters beim tieferen Einschieben einmal nach links und das andere Mal nach rechts gerichtet.

Ist eine **Beatmung erforderlich,** so wird der Absaugekatheter entfernt und, **ohne den Laryngoskopsitz zu verändern,** der **Beatmungstrachealkatheter eingeführt.** Während danach das Laryngoskop vorsichtig entfernt wird, muß der Beatmungskatheter dem Kehlkopfeingang **laufend leicht aufgedrückt** werden. **Gute Abdichtung! Kein Herausgleiten!**

Behandlung leicht asphyktischer Kinder

Nach **gründlichem Absaugen** wird versucht, durch **zarte periphere Reize,** z. B. Reiben des Rückens oder ganz leichte, mit flacher Hand ausgeführte Schläge auf den kindlichen Brustkorb oder ein kurzes (1—2 Min.) Überhitzungsbad von 42°, die Atmung zu verbessern. Das Überhitzungsbad ist nicht nur ein peripherer Reiz sondern erhöht auch die Ansprechbarkeit des Atemzentrums.

‖‖ **Auf atmungsanregende Medikamente sollte beim Neugeborenen weitgehend verzichtet werden.**

Diese Mittel führen zwar zu einer Aktivierung der Thoraxatembewegungen, sie setzen aber gleichzeitig die Lungendurchblutung herab (Saling 1961). Es kommt zum „Rückfall in fetale Kreislaufverhältnisse" und zum Abfall der Blut-O_2-Sättigung. Der Zustand asphyktischer oder aus anderen Gründen hypopnoischer Kinder (z. B. Narkosewirkung) kann dadurch **verschlechtert** werden.

Behandlung mittelgradig und schwer asphyktischer Kinder

Bei ihnen muß nach dem (endotrachealen) Absaugen unverzüglich mit einer O_2-**Beatmung** begonnen werden.

Neugeborene können einen Sauerstoffmangel länger überleben als erwachsene Individuen. Das darf aber zu keiner Vernachlässigung asphyktischer Kinder führen; denn es ist ausreichend bekannt, daß asphyktisch gewesene Kinder **erhebliche Dauerschäden, insbesondere Hirnschäden,** davongetragen haben (Eastman, Peters, Hellström und Jonssen, d'Avignon und Keilson)!

Da nicht bekannt ist, wie lange schon bei asphyktischen Kindern ein schädigender O_2-Mangel vorliegt (Veränderung der HT ist kein sicheres Zeichen!), muß die akute Sauerstoffnot so schnell wie möglich beseitigt werden. Bei nicht atmenden Kindern sinkt die Blut-O_2-Sättigung in wenigen Minuten auf Nullwerte.

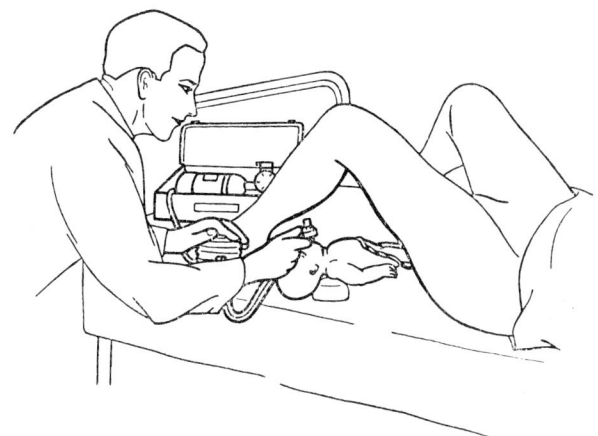

Abb. 166 e. Die Beatmung mit dem Apparat wird wegen der
Spätabnabelung am Bett der Mutter durchgeführt

Auch bei nichtatmenden, über die Mutter **narkotisierten Kindern** entsteht
ein akuter Sauerstoffmangel!

> **Die wirksamste Behandlung ist die endotracheale Wechsel-**
> **druckbeatmung mit reinem Sauerstoff.** Sie ist ein wichtiger
> Bestandteil der modernen Geburtshilfe geworden.

Weshalb endotracheal? Die endotracheale Beatmung ist einer Maskenbeatmung
aus folgenden Gründen überlegen:

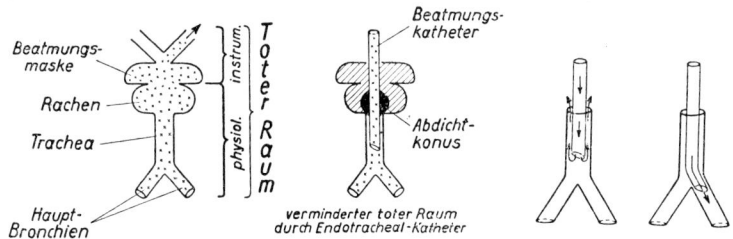

Abb. 166 f 1—2. Vorteile des Endotracheal-
Katheters gegenüber der Maske

Abb. 166 f 3—4. Nachteile bei
der Verwendung eines Absauge-
katheters zum Beatmen

1. Der tote Raum wird auf ein Minimum reduziert (s. Abb. 166 f 1 und 2).

Beim Exspirium füllen sich die oberen Luftwege mit Ausatmungsluft an. Beim
nächsten Inspirium gelangt **zuerst diese verbrauchte Atemluft in die Lungen,** dann erst
das frische Atemgas. Je **größer** also der **tote Raum,** um so **geringer** ist die **Zufuhr von**
frischem und die **Ausfuhr** von **verbrauchtem Atemgas.**

2. Das Atemgas gelangt sicher und ausschließlich in die Lungen.

Bei Verwendung einer Atemmaske kann Atemgas in den Intestinaltrakt gelangen. Es bläht diesen auf, erhöht das Volumen des Abdomen und behindert das Zwerchfell in seiner Ausdehnung. Außerdem kann auch der Zungengrund zurückgleiten und den Zugang zur Trachea versperren.

Wer endotracheal absaugen kann, der kann auch endotracheal beatmen!

Zum Beatmen spezielle Katheter verwenden (z. B. Cole-Tubus). Sie müssen am Kehlkopfeingang gut abdichten und dürfen nicht zu tief einschiebbar sein.

Ein Absaugekatheter soll nicht zum Beatmen verwandt werden (Abb. 166f 3—4):

1. Da er relativ dünn sein muß, dichtet er in der Trachea nicht ausreichend ab (Abb. 166f 3).
2. Bei zu tiefem Einschieben würde nur eine Lunge beatmet werden (Abb. 166f 4).

Weshalb Wechseldruckbeatmung? Durch Erzeugung abwechselnd positiver und negativer Drucke erfolgt bei relativ niedrigem Überdruck eine sehr wirkungsvolle, trotzdem aber gefahrlose Belüftung der Lungen. Es wird optimal O_2 zugeführt und auch viel CO_2 eliminiert.

Rasche CO_2-Ausscheidung = Beseitigung der Azidose und damit Beseitigung der Lähmung des Atemzentrums.

Weshalb soll mit reinem O_2 beatmet werden?

Reine O_2-Beatmung = höchste O_2-Spannung in den Alveolen = beschleunigte Diffusion in das Blut = schnellste Oxyhämoglobinbildung (Abb. 166g).

Die bisher vorhandenen Geräte zur endotrachealen O_2-Wechseldruckbeatmung waren ihrer Größe wegen nur für stationäre Anwendung geeignet. Saling hat ein **neues,** leicht transportables (3,5 kg) **Gerät*)** entwickelt, welches sich **sowohl in der Klinik, als auch in der Praxis** sehr gut bewährt hat. Die Lungen werden vor Überblähung durch ein einstellbares Überdruckventil geschützt. Sowohl bei **Frühgeburten als auch bei ausgetragenen Kindern** wird mit einem **Überdruck von 20 cm H_2O-Säule** beatmet. Die kleine O_2-Flasche des Gerätes kann vom Benutzer selbst mit Hilfe eines Umfüllstutzens in einfachster Weise aufgefüllt werden. Sie reicht, frisch gefüllt, für eine 45 Minuten lange, ununterbrochene O_2-Beatmung.

Reine O_2-Beatmung ist nur bis zum Auftreten einer Hautrötung erforderlich (zumeist nur wenige Minuten), da das Kind zu diesem Zeitpunkt bereits ausreichend mit O_2 versorgt ist. **Nach Auftreten einer Hautrötung Weiterbeatmung mit Außenluft!** Die Senkung der Sauerstoffspannung im Blut fördert das Einsetzen der Spontanatmung.

Wie **fortlaufende Blutgasanalysen während der Behandlung asphyktischer Kinder** ergeben haben (Saling), gelingt es bei Anwendung der endotrachealen O_2-Wechsel-

---

*) Das Gerät wird mit dem kompletten Zubehör von der Auer-Gesellschaft, 1 Berlin 65 (West), Friedrich-Krause-Ufer 24, geliefert.

druckbeatmung, das Blut zum Teil rascher mit O_2 aufzusättigen, als es bei lebensfrischen Kindern nach Einsetzen der Spontanatmung der Fall ist. Diese Tatsache ist sehr wichtig.

Mittelgradig asphyktische Kinder sind nach Einsetzen der endotrachealen O_2-Beatmung außer Gefahr!

Bei den **schwer asphyktischen** Kindern muß außerdem eine Infusionstherapie durchgeführt werden (S. 184).

Luftbeatmung

Reine O_2-Beatmung

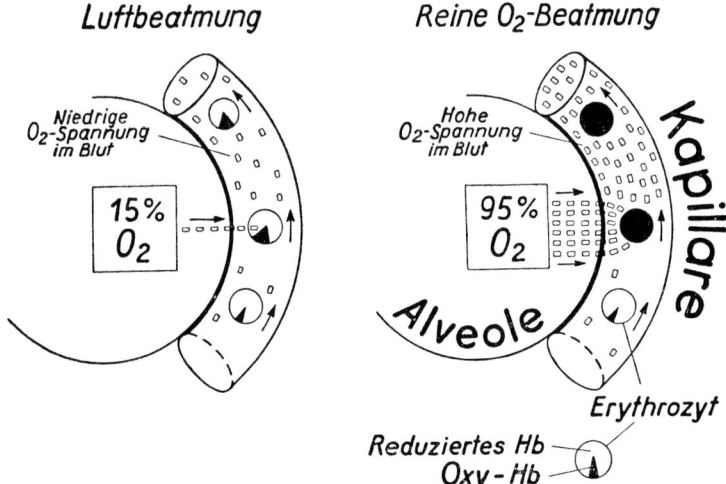

Abb. 166g. O_2-Diffusion in der Lunge eines asphyktischen Kindes bei Luft- und bei O_2-Beatmung. Verhältnisse kurz nach Einsetzen der Behandlung (nach Saling)

Schwer asphyktische Kinder werden natürlich nicht bis zur Belebung am Bett der Mutter behandelt. Nach erfolgter Abnabelung wird die Beatmung an einem möglichst mit **Wärmestrahlern** versehenen Platz fortgesetzt. In der Hauspraxis kann das Kind auf eine Gummiwärmflasche gelegt werden.

Bei Anwendung der bekannten **älteren Verfahren** (Silvester- und Schnupftuchmethode, Mund-zu-Mund-Beatmung usw.) waren die gefundenen O_2-Werte im kindlichen Blut überraschend niedrig (Anoxämie bei der Hälfte der Kinder!). **Auch bei intensiver Anwendung dieser Verfahren besteht akute Schädigungsgefahr für das Kind.** Das gilt für alle Methoden der Asphyxiebehandlung, die nicht endotracheal durchgeführt werden (zu geringe Belüftung der Lungen).

Die älteren Behandlungsmethoden dürfen nur in Notsituationen angewandt werden! Denn:

Es ist immer noch besser, ein Kind mangelhaft zu beatmen als überhaupt nicht!

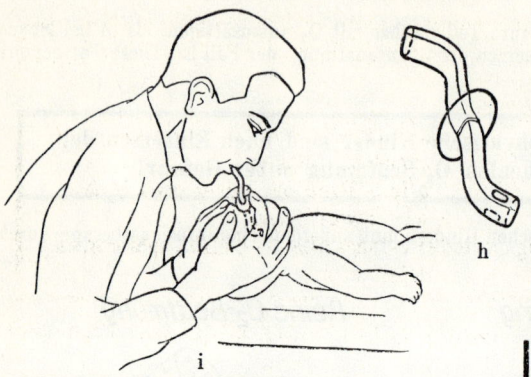

Die **Mund-zu-Mund-Beatmung** ist hinsichtlich der Lungenentfaltung und der Ventilationsgröße sicher noch das wirksamste alte Verfahren. Um möglichst Außenluft zuzuführen, muß der Beatmer vor jedem Einblasen **selbst tief Luft holen!** Er füllt dadurch seine oberen Luftwege (Mund und Rachen) mit Außenluft (21% O_2) an.

Abb. 166 h und i. Rachentubus für Mund-zu-Mund-Beatmung

‖ **Für alle Geburtshilfe treibenden Personen, die mit der endotrachealen Beat-**‖ mung nicht vertraut sind und daher ein altes Verfahren anwenden müssen, empfiehlt sich die Benutzung eines kleinen **Rachentubus**[1] **(Abb. 166 h).** Mit Hilfe des abgebildeten Handgriffs dichtet der Tubus am Mund gut ab. Die Nase wird durch Druck beider Daumen auf die Nasenflügel verschlossen (Abb. 166 i).

Vorsicht vor Überblähung! Nur mit leichtem Druck beatmen!

Puffertherapie

Es wird empfohlen (Saling, Adamsons, Bretscher, Wulf), **schwer asphyktischen Kindern,** bei denen so gut wie immer eine fortgeschrittene metabolische Azidose (S. 751) vorliegt, ein **Puffer-Glukosegemisch in die Nabelvene** zu injizieren. Am besten geeignet ist eine 4%ige Tris-Pufferlösung[2] (engl.: Tham-Puffer) mit 10% Glukose. Davon werden etwa 10 ml je kg Körpergewicht langsam (etwa 5 ml/min) infundiert.

Durch eine solche Bekämpfung der Azidose setzt die Spontanatmung eher ein, die Kreislaufregulation und der zelluläre Stoffwechsel kommen besser wieder in Gang.

Wehenschwäche

Die Wehenschwäche ist eine der **unangenehmsten Regelwidrigkeiten,** die es in der Geburtshilfe gibt. Zunächst einige Zahlen über die

---

[1] Fa. Ethicon, Hamburg.
[2] Die Trockensubstanz Tris-(Hydroxymethyl)-Aminomethan liefert die Firma C. F. Boehringer & Söhne G. m. b. H., Mannheim-Waldhof.

> **Normale Wehentätigkeit:**
> Die Wehen treten auf
> in der Eröffnungsperiode:
> zu Beginn: alle 10—15 Minuten regelmäßige Zu-
> sammenziehungen,
> später: alle 5 Minuten, Dauer etwa ½ Min.
> oder etwas länger,
> in der Austreibungsperiode: anfangs alle 3—4 Min., später etwa
> alle 2 Min.

Unter **Wehenschwäche** versteht man eine Anomalie der treibenden Kräfte. Man spricht von Wehenschwäche,

wenn die Wehen   zu schwach,
zu kurz
oder   zu selten

sind, um ein Fortschreiten der Geburt zu bewirken. Aber nicht jedes **Nach-lassen** der Wehen ist gleichbedeutend mit **Wehenschwäche.** So tritt z. B. nach jedem Blasensprung eine kurzdauernde physiologische Wehenpause ein. Wichtig für die Beurteilung einer Wehenschwäche ist die Frage, ob die Fruchtblase noch steht oder schon gesprungen ist. **Solange die Blase noch steht, ist eine Wehenschwäche von zweitrangiger Bedeutung!**

Wir unterscheiden bei jeder Wehenschwäche je nach der **Wandhärte** des Uterus in der Wehenpause zwei Formen: die **hypotone** und die **hypertone** Form. Die **Wandspannung** des Uterus in der **Wehenpause** bezeichnet man als **Ruhetonus,** Synonyma: Ruhehärte (W. Wolf), Grundtonus, Grundspannung.

Der Ruhetonus wird mit der Hand durch die Bauchdecken hindurch geprüft. Je nachdem ob sich der Uterus in der **Wehenpause weich, normal** oder **übermäßig gespannt** anfühlt, spricht man von **Hypo-, Normo-** oder **Hypertonus** der Uteruswand. Je nachdem ob bei einer Wehenschwäche eine Hypo- oder Hypertonie des Ruhetonus vorliegt, spricht man von **hypo-** oder **hypertonischer** Form der **Wehenschwäche.** Die hypertone Form der Wehenschwäche, die viel häufiger als die hypotone Form ist, wird auch als **spastische Wehenschwäche** bezeichnet.

Die Unterscheidung zwischen der **hypo-** und der **hyper**tonen Wehenschwäche ist praktisch von entscheidender Bedeutung, denn nur bei der **hypotonen** Wehenschwäche **dürfen Wehenmittel verordnet werden,** s. unten unter: Hauptgrundsätze zur Verordnung von Wehenmitteln, S. 187.

Man unterscheidet ferner eine **primäre** und **sekundäre Wehenschwäche.**

Primäre Wehenschwäche: die mangelhafte Wehentätigkeit besteht **von Geburtsbeginn an,** wobei die Wehen von vornherein zu selten, zu schwach und zu kurz sind. Die Geburt kommt nicht recht in Gang. —

Sekundäre Wehenschwäche: die Wehen waren zunächst längere Zeit gut, ließen dann aber im Verlauf der Geburt nach; die Wehen sind immer kürzer und schwächer, die Pausen immer länger geworden.

Die sekundäre Wehenschwäche hat ihre Hauptursache in der Ermüdung der Uterus- und Bauchmuskulatur (Bauchpresse) durch die schon vorangegangene Geburtsarbeit, daher

---

Sekundäre Wehenschwäche = Ermüdungswehenschwäche

Sie kann funktionell oder durch das Vorliegen von schwer oder nicht überwindbaren Geburtshindernissen bedingt sein: enges Becken, Regelwidrigkeit der Kopfeinstellung oder -haltung. (Näheres s. unter Vorderhauptslage, Stirn-, Gesichts-, hinterer Hinterhauptslage und tiefem Querstand), rigide Weichteile, Narben und Stenosen der Zervix, spitzer Schambogen, vorspringendes Steißbein, vorspringende Spinae ossium ischium. Diese Widerstände sind es, an denen sich die Wehenkraft erschöpft.

Noch etwas sehr Wichtiges: bei jeder Wehenschwäche ist **zu kontrollieren** ob die **Harnblase** leer ist; eine **volle Harnblase hemmt die Wehen** reflektorisch:

Volle Harnblase = Wehenbremse

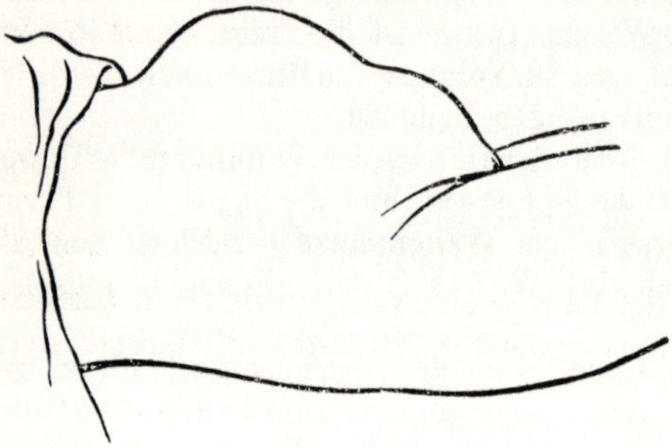

Abb. 167.
Volle Blase = Wehenbremse!

Behandlung der Wehenschwäche

Jede Wehenförderung hat mit physikalischen Mitteln zu beginnen! Diese sind:

1. Blase und Darm entleeren, und zwar gründlich: Hoher warmer Einlauf!

Der Einlauf ist oft das beste Wehenmittel!
(Ernst Bumm)

---

2. Heißes Bad oder heiße Dusche! Heiße Bäder werden meistens nur dann verordnet, wenn die Blase noch steht. Bei gesprungener Blase (Infektionsgefahr) läßt man meist nur duschen.

186

3. Heiße Umschläge auf den Leib! Warme Tücher, Heizkissen! Zu empfehlen ist der Wärmegürtel von Dolff.

Kommen die Wehen auf diese Weise nicht oder nicht genügend in Gang, so geht man jetzt zur medikamentösen Behandlung über.

Wehenmittel

Im Jahre 1906 haben Dales und E. Kehrer experimentell entdeckt, daß Extrakte aus dem Hypophysenhinterlappen (HHL) wehenerregend auf die Uterusmuskulatur wirken. Die Trennung von HHL-Extrakten in das uteruswirksame **Oxytozin** und das blutdrucksteigernde und gefäßverengernde **Vasopressin** gelang im Jahre 1920. Zunächst wurden alle HHL-Präparate fabrikmäßig aus dem Hinterlappen des Rindes hergestellt. Eine Reihe dieser Wehenmittel enthalten sowohl Oxytozin als auch Vasopressin (z. B. das Hypophysin), andere dagegen sind weitgehend von vasopressorischen Beimengungen gereinigt (z. B. das Orasthin).

Im Jahre 1953—55 gelang es, das Oxytozin **synthetisch** herzustellen. Das Präparat heißt **Syntocinon** (Sandoz). Wir kommen somit zu folgender

Einteilung der Wehenmittel

1. **Vollsynthetisch hergestelltes,** chemisch reines Oxytozin = **Syntocinon.**
2. Wehenmittel aus **Extrakten des Rinder-HHL**
   a) Präparate, die Oxytozin und Vasopressin enthalten, z. B. **Hypophysin,**
   b) Präparate, die nur Oxytozin enthalten, z. B. **Orasthin.**
   Das synthetische Oxytozin, das Syntocinon und das nicht vollsynthetische, aber vom Vasopressin gereinigte Oxytozin, z. B. das Orasthin, zeigen bzgl. ihrer Wirkung auf den Uterusmuskel klinisch keinen Unterschied.
Eine von vielen besonders geschätzte Gruppe stellen
3. die **Kombinationspräparate** dar, z. B. das **Tokofinal,** das neben Oxytozin noch Spartein (Besenginster) und Benzylimidazolin enthält.

Bei pathologischem Blutdruck (RR von 140/90 mm Hg an) dürfen nur die vasopressinfreien Präparate (Orasthin, Tokofinal und Syntocinon) **verabfolgt werden.**

Alle Mittel sind geeicht in sogenannten **Voegtlin-Einheiten (VE)** auf Grund eines von Voegtlin angegebenen, international anerkannten Trockenpulvers oder in internationalen Einheiten (IE). Verordnungen sind stets in VE oder in IE anzugeben. 1 VE = 1 IE.

Hauptgrundsätze zur Verordnung von Wehenmitteln

1. **Wehenmittel dürfen nur dann angewandt werden, wenn eine Indikation dazu vorliegt.** Die einzige Indikation, die es gibt, ist die **Wehen-**

schwäche. Zeitmangel des Arztes darf unter gar keinen Umständen eine Indikation sein. Es ist ein ausgesprochener **Kunstfehler,** Wehenmittel lediglich deswegen zu verordnen, um mit der Geburt schneller fertig zu werden.

2. Andererseits ist nicht jede Wehenschwäche eine Indikation zur Verordnung von Wehenmitteln. Grundsätzlich ist festzustellen, daß Wehenmittel in der **Eröffnungsperiode allein** bei der **hypotonen** Wehenschwäche angezeigt sind, also nur dann, wenn die Kontrolle des Kontraktionszustandes der Gebärmutter in der Wehenpause einen **hypotonen** Ruhetonus ergibt, d. h., wenn sie sich bei der Betastung von den Bauchdecken aus relativ **weich** und **nicht gespannt** anfühlt.

In der **Austreibungsperiode** sind Wehenmittel bei der **Ermüdungswehenschwäche** indiziert.

Liegt in der **Eröffnungsperiode** eine sekundäre, also eine **Ermüdungswehenschwäche** vor, dann kommen Wehenmittel nicht in Frage (s. unten).

Bei einer abgekämpften Kreißenden, deren Uterus übermüdet ist, müssen Wehenmittel völlig versagen. Hier kommt man nur weiter, wenn man ihr für eine Reihe von Stunden möglichst völlige Ruhe verschafft, s. unten: Mittel gegen Erschöpfung. Voraussetzung ist dabei, daß es Mutter und Kind gut geht.

3. Wehenmittel sind grundsätzlich dann kontraindiziert, wenn eine hypertone Wehenschwäche vorliegt, also eine Wehenschwäche bei einem mehr oder weniger erhöhten Ruhetonus des Gebärmuttermuskels. Gegen diesen wichtigen Grundsatz wird leider täglich verstoßen. Die Störung des Geburtsablaufes bei einem Uterus, dessen Grundspannung schon in der Wehenpause erhöht ist, kann man nicht dadurch beseitigen, daß man die treibenden Kräfte noch künstlich verstärkt. Die Ursache der Wehenschwäche bei einem **hypertonen** also **spastischen** Uterus liegt darin, daß die **Erweiterung des Halskanals und des Muttermundes** Schwierigkeiten macht, weil das **Gewebe zu spastisch oder zu rigide ist. Nicht Wehenmittel, sondern allein Spasmolytika** führen bei spastischen Uteri zum Ziel. Aus diesen Überlegungen ergibt sich die Forderung:

4. Niemals dürfen Wehenmittel verordnet werden, bevor man die Kreißende gründlich äußerlich und rektal oder vaginal untersucht hat. Äußerlich wird durch Betastung der Uterusvorderwand durch die Bauchdecken hindurch festgestellt, ob der Uterus in der **Wehenpause** relativ **weich** (= hypoton) oder **gespannt** (= hyperton) ist. Die innere (rektale oder vaginale) Untersuchung wird beim **hypertonen** also **spastischen** Uterus einen spastischen oder rigiden Muttermund ergeben.

Äußere und innere Untersuchung sind in jedem Fall von Wehenschwäche vor der Verordnung von Wehenmitteln notwendig. Auch schon deswegen, um z. B. die Ursachen einer **Ermüdungswehenschwäche** klarzustellen. Die Ermüdungswehenschwäche beruht vielfach nicht einfach auf einer utero-muskulären und allgemeinen Erschöpfung bei sonst normalen geburtsmechanischen Verhältnissen, sondern sie ist nicht selten die Folge eines mechanisch bedingten **Ge-**

burtshindernisses. Es hat nicht nur gar keinen Sinn, sondern es ist ausgesprochen **lebensgefährlich,** bei höhergradigem **Mißverhältnis** zwischen Kopf und Becken („enges Becken", Hydrozephalus) oder bei **gebärunfähigen Lagen** (Querlage, Schräglage, Hinterscheitelbeineinstellung, mentoposteriore Gesichtslage) die Korpusmuskulatur durch Wehenmittel anpeitschen zu wollen. Das gleiche gilt für schwer oder gar nicht zu überwindende **Widerstände auf Beckenboden,** also das stark **vorspringende Steißbein,** den tiefen **Querstand,** wenn er sich durch Lagerung nicht ändert.

Verabreichung von Wehenmitteln unter diesen genannten Umständen bedeutet Lebensgefahr für Mutter und Kind: Als Folge der **Verabreichung massiver Dosen** von **Wehenmitteln bei engem Becken sind Uterusrupturen mehrfach** beschrieben worden.

5. **Niemals Wehenmittel geben, wenn die Herztöne schlecht sind** (S.174) **oder Signale vorhanden sind, die auf eine herannahende Gefahr für das Kind hinweisen** (s. die Einzelheiten auf S. 771). Was soll man unter diesen Umständen tun? Bietet sich ein Anhalt für eine **Nabelschnurkomplikation** (Nabelschnurgeräusch, Nabelschnurvorfall) dann ist die sofortige **Beckenhochlagerung** zu empfehlen. In den anderen Fällen kann der Mutter Sauerstoff bei gleichzeitiger Verabfolgung von Perphyllon (S. 177 und S. 769) gegeben werden. Ergeben sich sonstige Anlässe für eine **Erweiterung der Indikationsstellung** zur operativen Geburtsbeendigung aus **fetaler Sicht,** z. B. alte I para, Spätgestose, Diabetes, rigide Weichteile, Rh-Unverträglichkeit, offensichtlich protrahierter Geburtsverlauf, dann empfiehlt es sich, die Geburt schon bereits bei geringfügigen Veränderungen der HT (S. 174) **operativ zu beenden.** Liegt lediglich eine **Beschleunigung** der HT vor, so werden zunächst keine Wehenmittel gegeben, sondern **abgewartet,** ob die HT-Alteration nach der Sauerstoffverabreichung zurückgeht.

Bei Alterationen der HT muß man also auf Wehenmittel verzichten, es sei denn, daß durch Mikroblutuntersuchungen (S. 767) ein gefährlicher Anlaß für die Herzschlagalteration ausgeschlossen wurde.

Über den Zeitpunkt, an dem die Wehenmittel verabreicht werden sollen

Bei den Fällen, bei denen die Wehenschwäche die einzige Indikation ist, bei denen es also nicht auf ein rasches Ingangkommen und Fortschreiten der Geburt ankommt, sollten Wehenmittel **nicht zu früh** gegeben werden. Man beginnt am besten erst dann, wenn die **Portio verstrichen** ist und der Muttermund für mindestens 2 **Querfinger** durchgängig ist.

Kommt es aber darauf an, die **Geburt rasch in Gang zu bringen,** wie z. B.. bei einer **indizierten Geburtseinleitung** (S. 198), bei grünem Fruchtwasser u. ä., so gibt man die Wehenmittel ohne Rücksicht auf den Befund an der Zervix sofort. Dabei ist man sich darüber klar, daß die Geburtseinleitung bei einer nicht „reifen" Zervix einen Versuch darstellt und der Erfolg in einem gewissen

Prozentsatz ausbleiben wird. Treten keine Wehen auf, so bleibt unter diesen Umständen nichts anderes übrig, als die Geburt operativ zu beenden.

Applikation und Dosierung der Wehenmittel
in der Eröffnungs- und Austreibungsperiode

Wehenmittel können verabreicht werden
1. intramuskulär
2. intravenös in Form des **Oxytocin-Dauertropfes**
3. intranasal
4. sublingual und transbukkal.

1. Intramuskuläre Verabreichung der Wehenmittel

Bis vor einigen Jahren wurden Wehenmittel bis zur Geburt des Kindes bei uns allgemein **intramuskulär** verabreicht. Heute wird in der Klinik der **intravenöse** Dauertropf bevorzugt. Die intramuskuläre Applikation wird in kleineren Kliniken, die nicht über das genügende Personal zur Überwachung der intravenösen Tropfinfusion verfügen, sowie in der Hauspraxis angewandt. Entscheidend wichtig ist die richtige **Dosierung**: **Wehenfördernd bis zur Geburt des Kindes wirken nur kleine und kleinste Dosen.** Daher nur Ampullen verwenden, die in 1 ml 3 VE enthalten. Bei primärer Wehenschwäche geht man in der Eröffnungsperiode z. B. folgendermaßen vor:

Man gibt in $^1/_2$—1stündigem Abstand

erst **2 mal 0,2 ml** Orasthin i. m.,
dann **3 mal 0,3 ml** Orasthin i. m.

Wirksamer, aber kostspieliger ist es, mit dem Mittel jeweils zu wechseln.

> **Höchste Einzeldosis in der Eröffnungsperiode ist die Dosis von 1 VE Oxytozin**

Sind noch immer keine regelmäßigen kräftigen Wehen aufgetreten, so gibt man ausnahmsweise ein als besonders wirksam bekanntes Mittel, das **Thymophysin**, ein Hypophysenthymuspräparat, das für schwer ansprechbare Fälle reserviert bleiben muß. Thymophysin wird höher dosiert: man injiziert schon als erste Dosis 2—5 VE.

In der **Austreibungsperiode** kann man **höhere Dosen** als in der Eröffnungsperiode verabfolgen. Man gibt unter Umständen 2—3—4 VE i. m., muß dann aber die **HT** noch öfter als sonst kontrollieren und die **Zange bereithalten!**

2. Intravenöse Oxytozin-Dauertropf-Infusion

Diese Methode[1]), die besonders in anglo-amerikanischen Ländern verbreitet ist, hat sich in neuerer Zeit auch in Deutschland durchgesetzt. Die intravenöse Tropfinfusion von Wehenmitteln ist sehr **viel sicherer** und **wirkungsvoller**

---

[1]) Lit. s. bei Bösch, K. u. O. Käser, Schweiz. med. Wschr. 86 (1956), 229, — Saameli, K., Dtsch. med. Wschr. 85 (1960), 1791.

als die intramuskuläre Injektion. Das gilt besonders auch für die Geburtseinleitung (S. 198), die in der Klinik nur noch mit der intravenösen Tropfinfusion durchgeführt wird. Außerdem ist die i. v. Tropfinfusion **besser steuerbar.** Durch Änderung der Tropfenzahl/Min. kann die Wehentätigkeit innerhalb weniger Minuten gesteuert werden.

Intravenöse Oxytozin-Dauertropf-Infusion

Dosierung: 1 VE Oxytozin (Syntocinon, Orasthin) auf 100 ml einer 5%igen Glukoselösung

Am besten geht man so vor, daß man 500 ml einer 5%igen Glukoselösung mit 5 VE Syntocinon oder Orasthin vorbereitet.

Infusionsgeschwindigkeit: Zu Beginn 8 Tropfen/Min., später je nach Wehentätigkeit 15—25 Tropfen/Min. Wegen der Gefahren eines **Wehensturmes** für Mutter und Kind sollen 30 Tropfen/Min. nicht überschritten werden.

Eine sehr sorgfältige Überwachung, besonders zu Beginn der Infusion bei Austestung der Tropfenzahl ist erforderlich. **Erfahrung und Fingerspitzengefühl** sind Voraussetzung für gute Erfolge.

Intravenös in konzentrierter Form verabreichte Wehenmittel führen zu **Krampfwehen** und **Dauerkontraktion** der Korpusmuskulatur mit den berüchtigten Gefahren:

‖‖‖ **Drei große Gefahren bei i. v. konzentriert verabreichten Wehenmitteln** vor der Geburt des Kindes: 1. **Uterusruptur,** 2. Intrauterine **Asphyxie,** 3. Schwere atonische Blutung in der Nachgeburtsperiode.

3. Intranasale Verabreichung von Wehenmitteln

Baumgarten und Hofhansl[1]) haben neuerdings gezeigt, daß man mit Oxytozin in der Eröffnungs-, Austreibungs- und Nachgeburtsperiode Wehen auslösen kann, indem man es auf die Nasenschleimhaut bringt. Die Firma Sandoz hat dazu einen Syntocinon-Nasenspray entwickelt.

Die Anwendung dieser Methode setzt voraus, daß ein vorher ausgeführter nasaler **Oxytozin-Empfindlichkeitstest** eine genügende Ansprechbarkeit des Uterusmuskels auf Wehenmittel bestätigt.[1])

Die Wehenbereitschaft ist ausreichend, wenn es innerhalb von 5 Minuten nach dem Sprayen zu palpablen Wehen kommt.

4. Sublinguale und transbukkale Verabreichung von Wehenmitteln

Die Verabreichung von Oxytocin in Form von **Sublingualtabletten** hat sich zwar zur Testung der Wehenbereitschaft, nicht aber zur Weheneinleitung bewährt (Baumgarten l. c.), da die Resorption über längere Zeit zum Wehensturm führen kann.

Neuerdings berichteten Berger und Ganz[2]) über Wehenerregung mit **Syntocinon-Bukkaltabletten** (SYT-buccal 200 E), die in die oberen Backentaschen eingelegt werden.

[1]) Baumgarten, K., und W. Hofhansl, Zbl. Gynäk. 83 (1961), 154. — Baumgarten, K., Wien. med. Wschr. 114 (1964), 212.
[2]) Berger, M., und R. Ganz, Zbl. Gynäk. 86 (1964), 1821.

Der wehenerregende Effekt wurde durch intraamniale Tokographie verifiziert. Bei der Geburtseinleitung hatten die Autoren in 77%, bei der Behandlung der Wehenschwäche in 91% positive Ergebnisse. Vorteile gegenüber der i. v. Dauertropfinfusion: Uneingeschränkte Bewegungsfreiheit der Gebärenden. Nachteil: Ungenaue Dosierbarkeit. — Exakte Überwachung ist bei transbukkaler Anwendung von Oxytozin ebenso unerläßlich wie beim intravenösen Dauertropf.

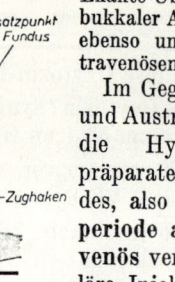

Im Gegensatz zur Eröffnungs- und Austreibungsperiode werden die Hypophysenhinterlappenpräparate **nach** Geburt des Kindes, also in der **Nachgeburtsperiode** am besten **nur intravenös** verabreicht. Intramuskuläre Injektionen von Oxytozinpräparaten erweisen sich in diesem Geburtsabschnitt als wenig wirksam.

Abb. 167a. Richtige Lagerung der Kreißenden und richtiges Anlegen des Expressionsgürtels

Zur Vermeidung einer verlängerten Austreibungsperiode hat Saling[1]) vor kurzem einen **Expressionsgürtel** (Abb. 167a) angegeben. Er wird angewandt bei mangelhaftem Preßeffekt und zur Unterstützung der Vakuumextraktion.

Krampfmittel = Uterustonika

machen keine eigentlichen Wehen, sondern bewirken **Dauerkontraktionen,** also einen Krampf der Gebärmuttermuskulatur. Hierher gehören die Mutterkornsubstanzen Gynergen, Neo-Gynergen, Methergin, Secacornin, Ergotin u. a.; sie werden in der **Nachgeburtsperiode** angewandt und zwar insbesondere **zur Blutstillung nach Geburt des Kindes und der Plazenta** (S. 525).

Spasmenlösende Mittel

sind im Gegensatz zu den eigentlichen Wehenmitteln, den Korpusmitteln, solche Präparate, die am Collum uteri, und zwar **krampflösend,** angreifen. Ihre Hauptwirkung ist die Erleichterung der Mm.-Eröffnung. Zeigt sich bei guten Wehen in der Eröffnungsperiode, daß der Mm. sich auffallend langsam

---

[1]) Saling, E., Geburtsh. u. Frauenheilk. 24 (1964), 1123.

192

öffnet (= „rigider Mm."), so verordnet man **Dolantin spezial, Monzal, Lorusil, Buscopan** oder **Morphin, Pantopon** oder **Dilaudid** (s. a. S. 138). Auch Injektionen von **Hyaluronidase** lassen den Muttermund rasch aufgehen.

Mittel gegen Erschöpfung:

Liegt eine reine Ermüdungswehenschwäche vor, so wirken die HHL-Präparate überhaupt nicht. Einer erschöpften Kreißenden muß man erst einmal einige Stunden völliger **Ruhe und Schlaf** verschaffen, um ihr neue Kraft zu geben. Es ist eine alte Erfahrung, daß danach die Wehentätigkeit stärker einsetzt und die Geburt meist rasch zum Ende kommt. Die souveränen Mittel sind hier subkutane Injektionen von 0,02 g **Morphin, Promazin** (25 mg i. v., evtl. 2—3 mal), **Meprobamat** (2 ml langsam i. v.) oder **Dolantin spez.—Atosil— Monzan** als Mischspritze i. m. (bes. gut wirksam).

Bei unruhigen Frauen hat sich neuerdings die Kombination von 2,5—5,0 mg **Haloperidol** in Kombination mit 100 mg Dolantin i. m. bewährt[1]).

Ein wichtiges Mittel zur Überwindung der Wehenschwäche ist heute die

Entbindung mit dem Vakuumextraktor (VE) = Saugglocke

Der VE ist ein geburtshilfliches Gerät zur Entwicklung des kindlichen Kopfes (Malmström, 1954). Evelbauer (Braunschweig) hat das Verdienst, die Methode in Deutschland eingeführt zu haben.

Instrumentarium: Der Hauptbestandteil ist die flache, metallene **Saugschale** oder **Saugglocke,** die in drei verschiedenen Größen geliefert wird (33, 42 und 49 mm Durchmesser). Die Saugglocke wird auf die Kopfschwarte des kindlichen Schädels gesetzt. Mit Hilfe eines Schlauchsystems, einer Vakuumflasche und einer Handpumpe wird die Luft langsam aus der Saugglocke herausgepumpt, wodurch die Glocke nach etwa 2—3 Minuten fest am Kopf des Kindes haftet. Der jeweilig erzeugte Unterdruck kann an einem Manometer abgelesen und reguliert werden. Die in der Saugglocke erzeugte Saugwirkung führt zur Bildung einer **Kopfgeschwulst,** deren Größe der der Saugglocke entspricht.

Bei der Extraktion des kindlichen Kopfes erfaßt zwar die Hand den zum Saugnapf führenden Schlauch, die eigentliche Zugkraft wird aber nicht auf den Schlauch, sondern auf eine in ihm laufende Zugkette übertragen, die im Innern der Saugglocke durch eine Platte befestigt ist. — Ist der Kopf entwickelt, so wird das Vakuum durch Öffnen eines Ventils aufgehoben und die Saugglocke abgenommen. — Saugglocke, Schlauch und Zugkette lassen sich sterilisieren.

Technik des VE. Die Kreißende liegt auf dem **Halbbett** oder auf dem **Operationsstuhl** in üblicher Steinschnittlage. Der Geburtshelfer sitzt vor der Kreißenden.

Vorteilhaft für das Erlernen der VE-Entbindung ist die **Beherrschung der Zangen- technik.**

Das Einführen der Saugglocke und das Ansetzen am Kopf des Kindes ist im all- gemeinen nicht schwierig. Es wird **ohne Narkose** durchgeführt (bei Schwierigkeiten Kurznarkose).

---

[1]) Beck, L., Geburtsh. u. Frauenheilk. 22 (1962), 1519.

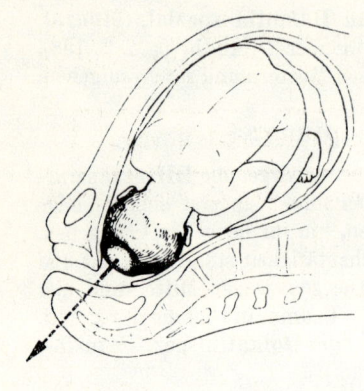

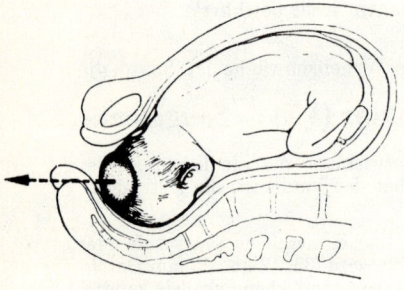

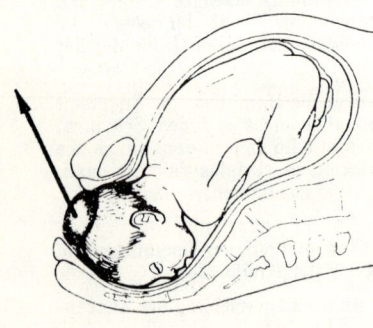

Die Saugglocke wird möglichst so auf die Leitstelle des kindlichen Kopfes gesetzt, daß der kleine **Metalldorn** auf der Saugglocke der **Leitstelle** entspricht. Die Glocke wird dann dem Kopf leicht angedrückt, wobei man sich davon überzeugen muß, daß **weder Muttermundskanten noch Scheidengewebe mitgefaßt** ist. Jetzt wird die Vakuumpumpe in Betrieb gesetzt und möglichst **langsam** eine künstliche Kopfgeschwulst gebildet. Diese soll zum Schluß die ganze Saugglocke ausfüllen = Voraussetzung für den festen Halt der Glocke am Kopf. Man erzeugt zunächst ein Vakuum von **0,1—0,2 (kg/cm²)**, geht dann **nach 2—3 Minuten** Pause auf **0,3—0,4** und dann nach nochmaliger Pause von **2—3 Minuten** und Kontrolle, ob kein Mm- oder Scheidengewebe mitgefaßt worden ist, bis auf **0,6—0,8—0,9 kg/cm²**.

Gezogen wird nur in der Wehe, also **wehensynchron**, mit ansteigender und dann wieder nachlassender Kraft. Die Zugrichtung muß der Beckenachse entsprechen. Da die VE-Entbindung die natürliche Geburt weitgehend nachahmt, wird sie von der Frau als **natürlich** empfunden. In der Wehenpause läßt man das Instrument los, man unterhält sich mit der Frau und beeinflußt sie psychisch.

Handelt es sich um eine hochgradige Wehenschwäche als Indikation, d. h. bestehen **gar keine Wehen**, so wird mit dem VE zunächst einige Male ohne Wehen gezogen. Durch den Druck auf die Zervikalganglien und den Reflex vom Mm aus stellen sich dann sehr bald Wehen ein. Es ist eine allgemeine Erfahrung, daß beim Zug am Kopf die Wehen stärker werden bzw. wiederkommen.

Der häufigste Anfängerfehler ist der, daß man zu stark an dem VE zieht, wodurch die Glocke abgerissen wird.

Die maximal anzusetzende Kraft muß erst durch Übung „erfühlt" und der Kopf **ganz langsam** entwickelt werden. Fühlt man, daß die Saugglocke abreißen will, so muß man **sofort mit der Zugkraft nachlassen**, und die Glocke saugt sich wieder an. — Die Glocke reißt übrigens auch dann ab, wenn man in der **falschen Richtung**, also abweichend von der Führungslinie, zieht.

Abb. 168. Schematische Darstellung der Anwendungsmöglichkeiten des Vakuumextraktors

Ist die Saugglocke abgerissen, so muß man sie neu ansetzen. Das macht zwar keine Schwierigkeiten, hat aber den Nachteil, daß es dadurch zu plötzlichen intrakraniellen Druckschwankungen (Brehm) kommt, die ein Gefahrenmoment darstellen; abgesehen davon entstehen leicht Hautabschürfungen am Kopf des Kindes.

> **Die Saugglocke soll nie länger als 30—35 Minuten am Kindskopf haften.**

Der **Dauerzug** wird von den meisten erfahrenen Autoren als unphysiologisch abgelehnt.

Dehnt man die VE-Entbindung nicht über 30—35 Minuten aus, so bildet sich die am Kopf des Kindes entstandene Kopfgeschwulst, die im ersten Augenblick manchmal furchterregend aussieht, innerhalb von 12—24 Stunden zurück, ohne nachteilige Folgen zu hinterlassen. Zu den beschriebenen schweren Abschürfungen am kindlichen Kopf kommt es nur dann, wenn man die **angegebene Maximalzeit überschreitet**, insbes., wenn man den VE als **Dauerzug** benutzt.

Die Vollständigkeit des Mm ist für die VE-Entbindung, ganz im Gegensatz zur Zange, keine unbedingte Vorbedingung. Da man verschieden große Saugglocken besitzt, kann man auch bei einem noch **nicht ganz vollständigen Mm** eine Saugglocke anlegen, ja man kann auch eine Saugglocke durch den Mm-Saum hindurch anlegen. Dann muß man aber sehr vorsichtig und dosiert ziehen, muß mit viel Fingerspitzengefühl die Wehenarbeit nachahmen und wird dann immer wieder zur eigenen Überraschung erleben, daß der Mm-Saum sich allmählich retrahiert und der Mm schließlich vollständig wird. Wer einige Übung hat und ganz langsam vorgeht, kann Zervixrisse unter allen Umständen vermeiden.

Übertragung

Definition: Eine Übertragung wird angenommen, wenn der Geburtstermin um 14 Tage und mehr überschritten ist, ohne daß die Geburt begonnen hat. Dabei ist Voraussetzung, daß der Geburtstermin auf Grund der sorgfältig aufgenommenen Anamnese und mehrerer Untersuchungen festgelegt wurde.

Echte Übertragungen sind selten. Bei den meisten „Übertragungen" handelt es sich um Rechenfehler, Irrtümer oder bewußte Täuschungen. Ein sicheres Mittel zur Feststellung einer Übertragung gibt es bis jetzt noch nicht. Praktisch ausschlaggebend ist die **Erfahrung** des Geburtshelfers, der sich auf Grund genauester Aufnahme der Anamnese und sorgfältigster Untersuchung meist bald darüber klar werden kann, ob ein begründeter Verdacht auf Übertragung vorliegt oder nicht. Befunde, die für eine Übertragung sprechen, sind nach Runge die Abnahme des Leibesumfanges und des Körpergewichtes durch Fruchtwasserresorption und nach Dolff das Fehlen des Uterusschmerzes bei Bauchlagerung.

Ursachen der Übertragung: Als wichtigste Ursache ist eine **mangelhafte Erregbarkeit der Uterusmuskulatur** anzusehen. So besteht, wie Hosemann nachweisen konnte, bei einem Teil der Mütter, die bereits ein übertragenes Kind geboren haben, eine **Neigung zu wiederholter Übertragung.**

Gefahren der Übertragung: Bei echten Übertragungen sind die Kinder ernsthaft gefährdet. Die **perinatale Mortalität** nimmt mit der Überschreitung des Geburtstermins deutlich zu (Bickenbach). Puppel berichtet, daß von 328 Totgeburten in 63 Fällen (= 18%) die Schwangerschaft nachweislich übertragen war.

Neuere Untersuchungen haben gezeigt, daß während der letzten Wochen vor der Geburt der Stoffwechsel zwischen Mutter und Kind abnimmt. Ursache ist die **plazentare Funktionsabnahme = Plazentarinsuffizienz:** Die O_2-Sättigung beim Feten nimmt während der letzten Schwangerschaftswochen, nachdem sie ein Maximum erreicht hat, **laufend ab** (Walker), ferner ist die **Wasserdiffusion** zwischen Mutter und Fet während der letzten 10 Schwangerschaftswochen **erheblich eingeschränkt** (Hellmann und Mitarbeiter). Der Stoffwechsel erreicht ein Minimum zum Zeitpunkt des Geburtstermins. Bleibt jetzt der Start der Geburt aus, dann bleibt diese **Phase des Stoffwechselminimums** über 1—2 Wochen und länger bestehen, d. h. es besteht während dieser Zeit eine latente leichte **Azidose** (S. 767), die schließlich zu einer **Schädigung des Feten** führen muß.

Aus dieser Erkenntnis heraus wird heute von den meisten Geburtshelfern **0-14 Tage nach dem errechneten Termin** die Geburt eingeleitet, sofern bestimmte Voraussetzungen erfüllt sind, die von H. Martius aufgestellt wurden: Die Angaben der Frau über die letzte Regel und die ersten Kindsbewegungen müssen mit den Befunden in den Schwangerenuntersuchungen übereinstimmen. Die Menstruationen müssen regelmäßig gewesen sein und einen 28tägigen Zyklus haben. Das Kind muß regelrecht liegen, sein Kopf muß zumindest dem Becken aufgesetzt sein. Der Uterus soll wehenbereit sein, was sich allerdings nicht mit Sicherheit festellen läßt. Husslein[1]) und Mitarbeiter empfehlen den **Oxytocin-Sensivity-Test** nach N. C. Smith.

Die Geburtseinleitung darf nur in einer **Klinik** vorgenommen werden.

Praktisches Vorgehen

1. **Blase sprengen** und den **Muttermund digital erweitern** (S. 200),
2. **Intravenöse Oxytozin-Dauertropfinfusion** (S. 199).

Jeder Erfahrene weiß, daß eine Übertragung nicht mit Sicherheit festzustellen ist. Dabei wird bei dem eben beschriebenen Vorgehen die Geburt oft auch bei Schwangeren eingeleitet, die in Wirklichkeit noch nicht am Termin sind. Die Folge sind gestörte Geburtsverläufe (rigide Weichteile, Wehenschwäche, Nachgeburtsstörungen). Diese durch die unnötige Einleitung bedingten Komplikationen führen ihrerseits zur Erhöhung der kindlichen Morbiditäts- und Mortalitätsquote.

Durch den Einsatz der

Amnioskopie

(Saling 1962), scheinen nach unserer Erfahrung diese Schwierigkeiten nunmehr behoben zu sein (s. S. 781—786).

Prinzip der Amnioskopie: Bei Verdacht auf eine Gefährdung des Kindes wird der untere Eipol (= „Vorblase") mit einem rektoskopähnlichen Endoskop durch den Zervikalkanal hindurch betrachtet (Technik und weitere Ausführungen s. S. 634). Den wichtigsten Befund ergibt die **Farbe des Fruchtwassers.** Die Fruchtwasserschicht ist wie in einer Küvette zwischen der hellen Haut des vorangehenden Teiles und der Fruchtblasenwand gut zu beurteilen.

---

[1]) Husslein, H., K. Baumgarten und W. Hofhansl, Zbl. Gynäk. 82 (1960), 49.

> **Beginnende Gefährdung des Kindes in utero zeigt sich durch Abgang von Mekonium und Grünfärbung des Fruchtwassers.**

Diese Grünfärbung hält längere Zeit an. Eine vorausgegangene kritische Situation kann daher auch noch viel später erfaßt werden. Ferner ist anzunehmen, daß bei der Übertragung eine Gefährdung des Feten meist nicht akut, sondern allmählich einsetzt. Damit ist die Möglichkeit einer frühen Feststellung von Gefahrenzuständen gegeben.

Neben der Farbe kann auch die Menge des Fruchtwassers beurteilt werden. Nach Erfahrungen von Runge geht der Lebensgefährdung oder dem Absterben des Kindes stets eine Resorption des Fruchtwassers bis auf geringe, von bräunlichem Mekonium gefärbte Mengen voraus.

Aufgabe der Amnioskopie

Mit Hilfe der Amnioskopie soll das Kind während der Spätschwangerschaft so überwacht werden, daß es in einem ungestörten Zustand in das Geburtsgeschehen eintreten kann.

Richtlinien für die Amnioskopie

1. Bei Übertragungsverdacht muß die Amnioskopie vom 10. Tage nach dem errechneten Termin ab jeden 2. Tag durchgeführt werden. Es empfiehlt sich, mit den Untersuchungen deshalb am 10. Tage zu beginnen, da in mehreren Übertragungsfällen bereits zu diesem Zeitpunkt mekoniumhaltiges Fruchtwasser vorgefunden worden ist.

2. Hat man amnioskopisch Grünfärbung des Fruchtwassers, also Mekoniumabgang festgestellt oder fehlt das Fruchtwasser, so muß die Geburt sofort eingeleitet werden (s. Geburtseinleitung, S. 199). Selbstverständlich ist eine besonders sorgfältige Überwachung der kindlichen HT erforderlich!

3. Kommt es nach amnioskopischer Feststellung von Mekoniumabgang außerdem noch zur Veränderung der kindlichen HT, so muß, auch wenn es sich nur um geringfügige Veränderungen handelt (HT 3 Wehenpausen lang unter 120 oder über 160 Schläge/min), die Geburt baldigst operativ beendet werden.

Die kindliche Indikation zur operativen Geburtsbeendigung wird heute allgemein großzügiger gestellt (G. Martius).

Ist die **Blase gesprungen** oder **gesprengt** worden, dann läßt sich das Kind in utero heute klinisch mit weitaus größerer Sicherheit überwachen, indem man neben der Kontrolle der HT **Mikroblutuntersuchungen** (Saling, 1961) durchführt (s. S. 787).

Vorteile der amnioskopischen Überwachung:

Aus einem relativ großen Verdachtsmaterial wird eine begrenzte Auslese auf Grund konkreter Gefährdungsmerkmale getroffen.

Es sollte nur noch bei amnioskopisch festgestelltem Mekoniumabgang oder bei fehlendem Fruchtwasser (selten) eingeleitet werden!

Die Vielzahl der nur zweifelhaft begründeten Geburtseinleitungen läßt sich vermeiden. Wie die klinischen Erfahrungen bestätigen, wird durch dieses Vorgehen die kindliche Sterblichkeit deutlich gesenkt.

Objektive Übertragungszeichen = Rungesche Zeichen:

1. Gelbverfärbung der Körperhaut, der Eihäute oder der Nabelschnur,
2. Waschfrauenhände,
3. Abschälung oder Abschilferung der Epidermis,
4. Rötung der Labien oder des Skrotums,
5. fehlende Vernix caseosa.

Geburtseinleitung

Indikation: Jede Gefährdung des Kindes vor Wehenbeginn ist eine Indikation zur Geburtseinleitung (s. S. 783).

Eine solche Gefährdung des Kindes ist z. B. gegeben bei

1. **Übertragung** (S. 195),

2. **Verdacht auf Schädigung des Kindes infolge Unverträglichkeit im Rh-System** (S. 70 und S. 733),

3. **Spätgestose** (S. 623),

4. **Diabetes der Mutter** (S. 72 und S. 744),

5. **Vorzeitiger Blasensprung** am Ende der Schwangerschaft,

   a) wenn nach etwa 24 Stunden die Wehen nicht in Gang gekommen sind
   oder

b) wenn Komplikationen auftreten (das ist der Fall bei Temperaturerhöhung, Abweichen des Kopfes u. ä.).

Die Gefahren des vorzeitigen Blasensprunges wurden früher überschätzt. Gewiß ist, daß ein vorzeitiger Blasensprung beim engen Becken, bei der Querlage und bei der Beckenendlage die Geburtsaussichten noch mehr verschlechtert. Abgesehen davon ist aber der vorzeitige Blasensprung sonst, wenn er als einzige Regelwidrigkeit auftritt, nicht als ein ausgesprochen ungünstiges Zeichen, sondern lediglich als eine „physiologische Variante des normalen Geburtsverlaufes" anzusehen. Er kann sich sogar ausgesprochen günstig, d. h. geburtsbeschleunigend auswirken, wenn keine geburtsverzögernden Regelwidrigkeiten vorhanden sind.

Technik der Geburtseinleitung

1. **Blase sprengen** (Einzelheiten s. unten).

Zwei Stunden abwarten. Treten keine Wehen auf, dann

2. **Wehenschema:**

In $^1/_2$ stündlichem Abstand

   erst 2mal 0,2 ml Orasthin i. m.

   dann 5mal 0,3 ml Orasthin i. m.

Schlägt das Wehenschema an, so läßt man es durchlaufen. Treten keine Wehen auf, so beginnt man nach einer Pause von 4—6 Stunden mit der

3. **intravenösen Dauertropfinfusion:**

Intravenöse Oxytozin-Dauertropfinfusion

(1 VE Syntocinon oder Orasthin auf **100 ml** einer **5%**igen Glukoselösung)

Am besten geht man so vor, daß man 500 ml einer 5%igen Glukoselösung mit 5 VE Syntocinon oder Orasthin vorbereitet. **Infusionsgeschwindigkeit:** Zu Beginn 8 Tropfen/min., später je nach Wehentätigkeit 15—25 Tropfen/min. Die Wehentätigkeit kann durch Änderung der Tropfenzahl innerhalb weniger Minuten gut gesteuert werden. Wegen der Gefahr des Wehensturms für Mutter und Kind sollen 30 Tropfen/min. nicht überschritten werden.

Die **Normaldosis** liegt etwa bei **20 Tropfen/min.**

Dauernde ärztliche Überwachung der Wehentätigkeit und der HT ist beim Dauertropf unerläßlich!

In der **Klinik** geht man heute grundsätzlich folgendermaßen vor: Blasensprengung, 2 Stunden abwarten. Treten keine Wehen auf, so läßt man jetzt **sofort** die intravenöse Dauertropfinfusion (Punkt 3) anlaufen. Wegen der unsicheren Wirkung **intramuskulär** verabreichter Wehenmittel wird heute das unter 2. angegebene Wehenschema in der Klinik zur Geburtseinleitung nicht mehr angewandt. Dieses Schema hat nur noch Bedeutung für die Hauspraxis und für kleinere Kliniken, die nicht über genügend Personal zur Überwachung der intravenösen Tropfinfusion verfügen.

Während des ganzen Ablaufes der i. v. Dauertropfinfusion ist strengste Herztönekontrolle notwendig! Sobald die HT die geringste Abweichung vom Normalen (HT unter 120 oder über 160/min., schwankende HT und dgl.) zeigen, ist die Geburt sofort op er at iv zu beenden.

Ist die ganze Tropflösung eingelaufen und sind trotzdem keine Wehen aufgetreten, so darf man im Hinblick auf das **gefährdete Kind nichts mehr riskieren,** es ist jetzt

4. die **Sektio** durchzuführen.

Denn man kann unter diesen Umständen nicht mit gutem Gewissen empfehlen, die Frau schlafen zu lassen, um dann nach 6—8 Stunden eine zweite i. v. Dauertropflösung anlaufen zu lassen. Das ist nur in einer Klinik möglich, in der der Grad der Gefährdung des Kindes durch **Mikroblutuntersuchungen** (S. 787) abgesichert werden kann. Verfügt man nicht über diese Möglichkeit, so darf es heute nur einen Standpunkt geben:

Führt die **Geburtseinleitung** mit der **i. v. Syntocinon-Dauertropfinfusion** bei einem **ernsthaft gefährdeten Kind** nicht zur Wehenanregung, dann soll man **nichts mehr riskieren,** sondern sofort durch **Sektio** entbinden.

Schwieriger ist die Frage, was zu tun ist, wenn der Tropfeinlauf zu einer mäßigen Wehentätigkeit geführt hat, wenn also ein gewisser aber nicht befriedigender Fortschritt erreicht ist. Ob man dann eine Ruhepause für die Kreißende einlegt und nach 6—8 Stunden mit einem zweiten Tropfeinlauf beginnt, hängt vor allem vom Zustand des Kindes ab. Jedenfalls ist dieses Vorgehen **bei einem gefährdeten Kind niemals ohne Risiko,** ganz besonders dann, wenn schon **grünes Fruchtwasser** abgelaufen ist.

Technik der Blasensprengung

Die Blasensprengung von der Scheide aus ist eine geburtshilfliche Operation wie jede andere. Die Vorbereitung des Operateurs und der Kreißenden hat also genau nach den auf S. 209 gegebenen Vorschriften zu erfolgen.

Grundsätzlich wird die Blase niemals durch Reiben oder Druck mit den Fingern, sondern stets mit einem Instrument gesprengt. Man benutzt dazu eine

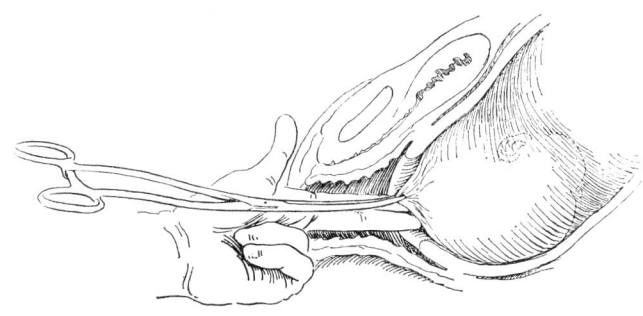

Abb. 169. Blasensprengung
(nach Willson)

Kugelzange, eine lange Kocherklemme oder irgend eine andere Klemme. (Das gilt — das sei hier nebenbei bemerkt — ganz besonders für die Blasensprengung bei der **Placenta praevia**, bei der durch die Manipulationen mit den Fingern mit Sicherheit weitere Anteile der Plazenta abgelöst würden. Außerdem sind die Eihäute in der Nähe des Plazentaansatzes besonders fest.)

Ausführung: Sterile Kugelzange bereitlegen. Mit Zeige- und Mittelfinger der linken Hand in die Scheide eingehen und die Stelle aufsuchen, an der die Eihäute frei vorliegen. Den Uterus von außen her nach unten entgegendrängen lassen. Kugelzange der rechten Hand geschlossen einführen und an den inneren Fingern entlang bis zur Blase vorschieben. Einhaken und Anreißen, am besten in der Wehe (Abb. 169). Kugelzange zurückziehen. **Kopf von außen ins Becken drücken lassen.** Die Finger bleiben noch in der Scheide zur Kontrolle, ob der Kopf tiefer tritt und ob die Nabelschnur oder kleine Teile nicht vorgefallen sind. **Wehenmittel,** wenn die Wehen mäßig.

Beim Blasensprengen muß man versuchen, ein möglichst kleines Loch einzureißen, damit das Fruchtwasser langsam abfließt!

Nabelschnur oder ein Arm fällt oft viel schneller vor, als man denkt. Manchmal bahnt sich der Vorfall beim Sprengen der Blase nur an und wird zunächst nicht bemerkt. Untersucht man dann einige Zeit nach dem Umlagern innerlich, so fühlt man Nabelschnur oder Arm vorgefallen.

Geburtseinleitung mit Hilfe des Amnioskops

Das einfachste Mittel um festzustellen, ob bei Gefährdung des Kindes eine Indikation zur Geburtseinleitung vorliegt, ist die Amnioskopie (S. 196, 781).

Grundsätzlich liegt dann eine **strenge Indikation zur sofortigen Geburtseinleitung** vor, wenn die **amnioskopische** Untersuchung eine **Grünfärbung** oder ein **Fehlen des Fruchtwassers** ergibt.

201

Vorgehen mit Hilfe des Amnioskops

1. Ablösung des unteren Eipoles. Ergibt die Amnioskopie eine Grünfärbung des Fruchtwassers, so wird nicht sofort die Blase gesprengt, sondern zunächst der **untere Eipol großflächig abgelöst.** Anschließend wird vaginal untersucht. Die Ablösung des unteren Eipoles bei stehender Blase ist ein ausgezeichnetes Mittel, um Wehen anzuregen. Treten innerhalb von 2 Stunden keine Wehen auf, so folgt jetzt die

2. Blasensprengung und zwar **unter amnioskopischer Sicht**
Diese Art der Blasensprengung ist die schonendste, sicherste und zugleich die einfachste Methode. Man spannt eine Kanüle beliebiger Größe in einen Tupferträger ein und führt die Kanüle durch das Amnioskopierohr hindurch an die Fruchtblase heran. Die Blase wird punktiert und das Fruchtwasser läuft unter Sicht ab. Die Größe der Öffnung kann man ganz nach Belieben einrichten. Man kann sie so klein halten, daß das Fruchtwasser ganz langsam über 10—15 Minuten abläuft. Dadurch kann man auch bei hochstehendem Kopf einen Nabelschnurvorfall verhindern. Nach dem Sprengen der Blase wird der Mm durch Spreizen der Finger etwas gedehnt.

In den Kliniken, die schon die **Mikroblutmethode** (S. 767) ausführen, wird anschließend der vorangehende Teil des Kindes eingestellt und aus der Haut einige Tropfen Blut zur Untersuchung entnommen.

Treten nach der Blasensprengung innerhalb von 2 Stunden keine Wehen auf, so wird jetzt, wie oben (S. 199) beschrieben, vorgegangen: **Intravenöse Syntocinon-Dauertropfinfusion** und, wenn diese nicht zum Ziele führt, die **Sektio.**

Geburtsstillstand

I. Geburtsstillstand über oder im Beckeneingang

trotz guter Wehen bedeutet stets ein **Geburtshindernis.** Es kann sich handeln um

1. Gebärunfähige Lagen: Querlage, Schräglage, Hinterscheitelbeineinstellung, mentoposteriore Gesichtslage, nasoposteriore Stirnlage,

2. Andere regelwidrige Einstellungen oder Haltungen: Hoher Geradstand, Vorderhauptslage.

Eine häufige **Ursache** aller genannten Regelwidrigkeiten unter 1. und 2. ist das **enge Becken.** Lassen die äußeren Beckenabmessungen ein enges Becken nicht erkennen, so ist sofort an das **lange Becken** (Kirchhoff) als Ursache des Geburtsstillstandes zu denken. Besonders der **hohe Geradstand und die hintere Scheitelbeineinstellung werden beim langen Becken oft beobachtet** (S. 584).

3. Hydrozephalus.

4. Seltenere Geburtshindernisse: Armvorfall, im Becken liegende Tumoren, hochgradige Verengerung der weichen Geburtswege (Narben, starrer Mm inf. Zervixkarzinom, Verklebung des äußeren Mm = Conglutinatio orificii externi).

Jedes unüberwindliche Geburtshindernis führt, wenn nicht bald Abhilfe geschaffen wird, zum Tode der Mutter (Uterusruptur oder Sepsis) und des Kindes.

Behandlung: siehe in den Kapiteln der genannten Regelwidrigkeiten und pathologischen Zustände.

II. Geburtsstillstand in Beckenmitte

kommt vor allem beim Kanalbecken vor (S. 580).

Bei jedem Geburtsstillstand im Beckeneingang oder in Beckenmitte muß vaginal untersucht werden.

III. Geburtsstillstand auf Beckenboden.

Beispiel: 40jährige I. para, Kopf seit 2 Stunden auf BB, die Preßwehen, die fast zwei Stunden lang regelmäßig und kräftig anhielten, haben jetzt völlig aufgehört. HT gut, Blase gesprungen, Mm vollständig. **Diagnose: Geburtsstillstand auf Beckenboden, sekundäre Wehenschwäche.**

Gewiß geht in vielen dieser Fälle die Geburt einfach wegen der vorhandenen sekundären Wehenschwäche nicht weiter. Man muß aber sehr daran denken, daß häufig auch eine bisher nicht erkannte **Regelwidrigkeit der Kopfeinstellung oder -haltung,** wie sie besonders z. B. der tiefe Querstand darstellt, ferner aber auch **Weichteil-** oder **Knochenwiderstände** die eigentlichen Ursachen des Geburtsstillstandes sein können. Die Wehenschwäche tritt dann als **Folge** derartiger Regelwidrigkeiten, gegen die die Wehenkraft vergebens ankämpfte, ein. Andererseits bewirken diese Regelwidrigkeiten nicht selten einen vollständigen Geburtsstillstand auf BB, **ohne** daß zunächst eine Wehenschwäche besteht. Dann darf man die Kreißende **auf keinen Fall einfach stundenlang pressen lassen,** sondern man muß sich sagen, daß hier etwas nicht in Ordnung ist, und muß auf jeden Fall innerlich untersuchen.

Kommt es in der Austreibungsperiode zum Geburtsstillstand, so muß innerlich untersucht werden, gleichgültig ob Wehenschwäche vorliegt oder nicht!

Grundsätzlich ist festzuhalten: Wenn eine Geburt in der Austreibungsperiode auffallend langsam verläuft oder zum Stillstand kommt, so handelt es sich meist entweder

um eine **reine Wehenschwäche** $\left\{\begin{array}{l}\text{= sekundäre Wehenschwäche} \\ \text{= Ermüdungswehenschwäche}\end{array}\right.$

oder um eine **Regelwidrigkeit der Kopfeinstellung** oder **-haltung** $\left\{\begin{array}{l}\text{am häufigsten kommen vor:} \\ \text{Tiefer Querstand,} \\ \text{Hintere Hinterhauptslage,} \\ \text{Deflexionslagen (bes. VoHL, GL)}\end{array}\right.$

oder um einen **Weichteilwiderstand** (zu hoher, zu muskulöser oder zu rigider Damm, übermäßig straffer Bandapparat u. ä.)

oder um einen **Knochenwiderstand** (vorspringendes Steißbein, verengter Beckenausgang, spitzer Schambogenwinkel).

Alle diese Möglichkeiten müssen lebendig vor dem geistigen Auge des geburtshilflichen Praktikers stehen, wenn er zu einem Geburtsstillstand in der Austreibungsperiode gerufen wird.

Es ist sehr zu beachten, daß eine verlängerte Austreibungsperiode zur

akuten Gefährdung des Kindes

führt. Jüngste Beobachtungen bei Mikroblutuntersuchungen am Feten in utero haben gezeigt, daß die Azidose (S. 767) in der Austreibungsperiode sehr rasch fortschreiten kann (Saling, Hickl).

Die innere Untersuchung ergibt in unserem Fall, daß die Pfeilnaht des auf dem BB stehenden Kopfes im geraden Durchmesser verläuft, die kleine Fontanelle vorn steht und der Mm vollständig ist. Eine Regelwidrigkeit der Kopfeinstellung oder -haltung besteht ebensowenig wie ein Knochenwiderstand. Das Weichteilansatzrohr, also die Scheide, ist aber ausgesprochen **rigide**. Es handelt sich also hier um eine **Ermüdungswehenschwäche** bei einer **alten** (40jährigen!) **Erstgebärenden.** Die Wehenkraft war zum großen Teil schon am Ende der Eröffnungsperiode verbraucht. Immerhin konnte die Kreißende noch zu zweistündigem Pressen angehalten werden. Die rigiden Weichteile der Scheide und des Dammes verhinderten aber den freien Austritt des Kopfes und brachten die Wehenkraft zum Erlahmen. Es kam zum **Geburtsstillstand auf BB.**

Bei dieser 40jährigen I. para, die dringend ein lebendes Kind wünscht, ist es unter keinen Umständen zu empfehlen, durch Wehenmittel eine Spontangeburt erzwingen zu wollen. Schon die dazu unbedingt vorher notwendige Ruhepause (nach 0,02 g Morphin) wäre für das mit seinem Kopf und Hals in das Weichteilansatzrohr eingepreßte Kind ausgesprochen lebensgefährlich. Man darf in diesem Fall nicht zögern, die Geburt durch **Vakuumextraktion** oder **Zangenoperation** mit Episiotomie zu beenden. Die Gefahren weiteren Abwartens wären hier für Mutter (Fieber) und Kind (Azidose [S. 751] Druckschädigung) größer als die des operativen Eingriffs, wenn er von kundiger und zarter Hand gemacht wird.

> Die Geburt ist vaginal-operativ zu beenden, wenn der Kopf
> länger als 1 Stunde
> auf dem Beckenboden steht und
> a) trotz kräftiger Wehen nicht weiterrückt oder
> b) bei Wehenschwäche die Behandlung mit Wehenmitteln
> erfolglos oder nicht angebracht ist.

Indikationen für die operative Entbindung

Wenn man bei einer geburtshilflichen Situation davon spricht, daß eine „strenge Indikation" vorliegt, so ist damit gesagt, daß in diesem Fall eine dringende Anzeige zur Beendigung der Geburt durch künstliche, d. h. operative Entbindung vorliegt (s. S. 783, 790, 791, 799).

Die Indikation ist immer das erste, was geklärt werden muß.

An zweiter Stelle steht die Frage, welche Art von Operation anzuwenden ist, um die Geburt künstlich zu beenden.

Jede der geburtshilflichen Operationen hat ihre ganz bestimmten Vorbedingungen. Nur dann kann eine bestimmte Operation zur Anwendung kommen, wenn die für sie geltenden Vorbedingungen voll erfüllt sind.

Die Frage der Durchführung eines operativen Eingriffs hängt in der Geburtshilfe also stets von zwei Hauptpunkten ab, von der Indikation und den erfüllten Vorbedingungen:

Die Indikation gibt die Begründung und den Entschluß zur Operation, die bei der jeweils vorliegenden geburtshilflichen Situation erfüllten Vorbedingungen bestimmen die Art der Operation.

Bei einer gegebenen Indikation, nehmen wir einmal eine Eklampsie an, entscheidet über das „Wie" des Vorgehens der augenblickliche Stand der Geburt, also der zuletzt erhobene Befund. In dem einen Fall (Kopf in der Tiefe sichtbar) kann die Geburt durch eine einfache Episiotomie und Kristellern beendigt werden, in einem anderen (Kopf auf BB, Mm vollständig) durch Vakuumextraktor oder Zange, in einem dritten (hochstehender Kopf, Erstgebärende, keimfreies Genitale) käme die abdominale Schnittentbindung in Frage, in einem vierten Fall (hochstehender Kopf, Mehrgebärende) führt die Wendung mit anschließender Extraktion, eventuell nach Hysterotomia anterior, zum Ziel. Also: eine Indikation zur Beendigung der Geburt, die Eklampsie, und je nach vorliegender geburtshilflicher Situation und den damit erfüllten Vorbedingungen vier verschiedene Möglichkeiten des Vorgehens.

Im Grunde genommen gibt es in der Geburtshilfe nicht viele Indikationen, sondern eigentlich nur zwei:

```
┌─────────────────────────────────────────────────┐
│                  Es gibt nur                     │
│        zwei Indikationen in der Geburtshilfe:    │
│     1. Gefahr für die Mutter!  2. Gefahr für das Kind! │
└─────────────────────────────────────────────────┘
```

Die Indikation für einen geburtshilflichen Eingriff ergibt sich aus einer Komplikation während der Schwangerschaft, unter der Geburt oder in der Plazentarperiode. Dabei betrifft die Gefährdung entweder das Kind allein (z. B. bei Plazentarinsuffizienz, Nabelschnurvorfall) oder Mutter und Kind (z. B. bei Gestosen) oder die Mutter allein (z. B. bei verstärkten Blutungen in der Plazentarperiode). Heute steht die Gefährdung des Kindes im Vordergrund (s. Risikofälle, S. 826, 830). Die Gefährdung der Mutter spielt auf Grund der Erkenntnisse und Erfahrungen in den letzten Jahrzehnten eine geringere Rolle.

Mit der größten Gewissenhaftigkeit sollte sich besonders der junge Geburtshelfer vor dem Entschluß zu einem Eingriff die folgenden Fragen beantworten:

> **Muß ich operieren?** (Punkt 1—3)
> **Darf ich operieren?** (Punkt 4—6)
> **Kann ich operieren?** (Punkt 7)

1. Ist die festgestellte Komplikation wirklich derartig bedrohlich, daß sie **unbedingt** ein Eingreifen erforderlich macht? Man muß in der Geburtshilfe viel wissen, um wenig zu tun.

2. Wenn die Kreißende **deine Frau** wäre, würdest du dann auch eingreifen?

3. Muß der Eingriff, wenn schon indiziert, unbedingt **sofort** ausgeführt werden? Wenn nicht, so empfiehlt es sich oft, im Vertrauen auf das Walten der Natur, noch etwas abzuwarten. Die höchste Tugend des Geburtshelfers ist die Geduld. Die Geduld darf aber auch nicht zu weit gehen: **Man soll nichts „riskieren".**

4. Sind die **Vorbedingungen** für die beabsichtigte Operation wirklich **alle** voll erfüllt?

5. Sind alle vier **Geburtsfaktoren:**

   Kind, Becken, Wehen und **Muttermundserweiterung**
   genügend beachtet und bewertet worden, ist ferner auch der **Allgemeinzustand** der Kreißenden richtig eingeschätzt worden?

6. Besitzt der **Operateur** auch die genügende **Übung** und **Erfahrung,** um den beabsichtigten Eingriff mit Erfolg für Mutter und Kind durchzuführen? Denn das ist neben der Verletzung der Asepsis und Antisepsis

> **das Schlimmste:**
> **sich an Operationen heranzuwagen,**
> **die man nicht voll und ganz beherrscht!**

Das ist Leichtsinn, und Leichtsinn ist Todsünde in der Geburtshilfe.

Aus der großen Zahl der Krankheitszustände, die eine Indikation bedeuten können, seien hier nur die folgenden stichwortartig aufgeführt:

Gruppe I der Indikationen: Gefahren für die Mutter

1. Starke Blutungen. Häufigste Ursachen:
Verstärkte Blutungen in der Plazentarperiode (S. 513),
Placenta praevia (S. 482),
Vorzeitige Lösung (der normal sitzenden Plazenta) (S. 497),
Uterusruptur (S. 594).

2. Erkrankungen der Mutter:
Spätgestose (S. 623), Herzklappenfehler (Mitralstenose!), Herzmuskelschwäche (Dekompensation?), Diabetes mellitus, Pyelonephritis, Nephrose, Infektionskrankheiten (Pneumonie, fieberhafte Grippe, Tbc. usw.).

3. Beginnende Infektion. Kennzeichen: Temperatur über 38,5° C, Pulsbeschleunigung.

4. Quetschung der mütterlichen Weichteile (Mißverhältnis zwischen Kopf und Becken). Kennzeichen:
Schwellung der äußeren Geschlechtsteile (Vulvaödem),
Ödem der vorderen Muttermundslippe,
blutiger Harn. Ursache: Druck auf die Harnblase,
blutiger Stuhl. Ursache: Druck auf den Mastdarm (selten),
Ausziehung des unteren Uterinsegments.

5. Übermäßig lange dauernde Geburt.

Normale Geburtsdauer: s. S. 172.

Zulässige Höchstdauer einer Geburt: Einzelheiten s. S. 173.

Ein gewisses Maß für die Dauer einer Geburt nach Blasensprung ist die **Größe der Kopfgeschwulst** (s. S. 145). Je länger die Geburt nach Blasensprung andauert, um so größer ist die Kopfgeschwulst. Die Kopfgeschwulst ist gewissermaßen die Uhr des Geburtshelfers.

Ist die Ursache der lange dauernden Geburt eine Wehenschwäche, so ist diese mit den unter diesem Kapitel angegebenen Maßnahmen (S. 187) zu bekämpfen.

Allgemein gilt:

Wenn der Kopf länger als 2 Stunden in der Tiefe sichtbar ist, ohne daß die Kreißende die Kraft hat, ihn herauszudrücken, so ist die Geburt operativ zu beenden!

Gruppe II der Indikationen: Gefahren für das Kind

1. **Schlechte Herztöne:** s. S. 174 und S. 799.

2. **Grüngefärbtes Fruchtwasser** bei der amnioskopischen Untersuchung (S. 782—784).

3. **Plazentainsuffizienz** z. B. bei Spätgestose, Übertragung und Diabetes der Mutter.

4. **Rh-Unverträglichkeit:** s. S. 70, 733, 809.

5. **Übermäßig lange dauernde Geburt:** s. S. 173, 791, 799.

6. **Nabelschnurvorfall** (bei lebendem Kind): s. S. 423.

7. **Blutung der Insertio velamentosa:** s. S. 539.

Zwei Begriffe bedürfen noch der Erläuterung, nämlich die der absoluten und der relativen Indikation.

Absolute Indikation bedeutet, daß eine sofortige Beendigung der Geburt notwendig ist. Für den praktischen Arzt sind besonders wichtig die

absoluten Indikationen in der Austreibungsperiode
von seiten der Mutter:

eklamptischer Anfall, Fieber, Herzkrankheit, Lungenleiden, Kollaps. (Bei den letzten drei krankhaften Zuständen sollen die Preßwehen vermieden werden).

Von seiten des Kindes: wenn offensichtlich Lebensgefahr vorhanden ist, d. h. wenn die kindlichen Herztöne während dreier aufeinanderfolgender Wehenpausen unter 120/Min. oder über 160/Min. bleiben. Vgl. Amnioskopie, S. 196. Man beachte aber auch die auf S. 771 angegebenen Alterationen der Herztöne.

Relative Indikationen sind solche, bei denen ein Eingreifen im Augenblick zwar noch nicht notwendig ist, bei denen aber auf Grund geburtshilflicher Erfahrung vorausgesagt werden kann, daß bei weiterem Abwarten eine Verschlechterung der Situation eintreten wird. Ein Beispiel für eine relative Indikation ist der auf S. 203 beschriebene Fall der alten Erstgebärenden.

Es gibt außerdem noch falsche oder verfälschte Indikationen: Zeitmangel des Arztes oder der Hebamme, Drängen der Angehörigen oder unärztliche merkantile Einstellung. Sie sind niemals Indikationen zur Geburtsbeendigung.

Vorbereitung zu geburtshilflichen Operationen

Die wichtigste Vorbereitung ist das richtige Verhalten des Geburtshelfers in seiner täglichen Praxis, d. h. die gewissenhafte und ununterbrochene Beachtung der Grundsätze der

Noninfektion:

Eitrige Wunden,
Wundsekrete,
eitrige Verbände,
infektiöse Prozesse,
infizierte Instrumente,
den kleinsten Furunkel,
die winzigste eitrige Pustel,
die kleinste eiternde Wunde
} **niemals ohne Handschuhe berühren!!**

Bei einer noch so „harmlosen" Angina oder Erkältung halte man sich von jeglicher geburtshilflichen Betätigung zurück, selbstverständlich verbietet sich auch die nur äußerliche Untersuchung von Kreißenden und Schwangeren.

Merkwort: „Die Gefahr kommt von außen".

Ernst Bumm.

Der Operateur

Ringe, Armbänder und dergleichen sind vor der Desinfektion abzulegen. Ein Arzt, der regelmäßig Geburtshilfe treibt, darf überhaupt keine Ringe und dergleichen tragen.

Eigendesinfektion:

1. 5 Minuten lang kräftiges Seifen der Hände und Unterarme unter fließendem warmem Wasser. Hemdsärmel möglichst hoch heraufkrempeln! Die Arme müssen bis zwei Querfinger über die Ellenbogen hinaus gründlichst abgeseift werden. Nägel, Finger und Handflächen sind systematisch, d. h. eins nach dem anderen, mit steriler Bürste zu bürsten.

Im Privathaushalt findet sich nicht immer fließendes warmes Wasser. Abgekochtes warmes Wasser in einer Schüssel, das jede erfahrene Hebamme stets bereithält, muß genügen. Das Wasser ist öfter zu wechseln!

2. Nagelreinigung.

3. Noch einmal 5 Minuten lang gründliches Seifen und Bürsten wie oben.

4. 5 Minuten lang Hände und Unterarme bis 2 Querfinger unterhalb der Ellenbogen in einer $^1/_2\%$igen Zephirol- oder $^1/_2\%$igen Sagrotanlösung mit sterilem Lappen waschen. Abtrocknen mit sterilem Handtuch. Anziehen eines sterilen Mantels und steriler Handschuhe.

Die Kreißende

1. **Lagerung:** Zur vaginalen Untersuchung und zur Episiotomie kann die Kreißende in Längslage liegen bleiben. Für alle anderen Eingriffe ist die Querbettlagerung erforderlich. In der Hausgeburtshilfe kann man die Beine auf zwei an das Bett herangeschobene Stühle setzen. Bei zu niedrigem oder zu nachgiebigem Bett wird der Kreißenden eine Matratze untergelegt oder ein Küchentisch zur Lagerung benutzt. Das Gesäß muß die Bett- bzw. Tischkante stets etwas überragen.

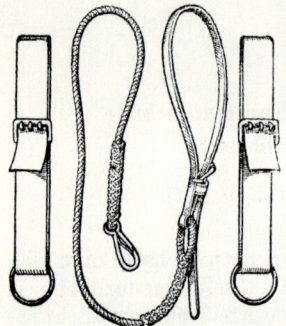

Zum Halten der Beine bei Tischlagerung eignen sich am besten die sehr bewährten **Beinhalter** nach v. Mikulicz-Radecki (Abb. 170). Als Ersatz dafür kann man auch ein zusammengerolltes **Bettuch** benutzen, das über die Schultern geführt wird und dessen Enden dicht unterhalb der Knie verknotet werden.

Abb. 170. Beinhalter nach v. Mikulicz-Radecki

2. **Schmerzstillung:** Zur vaginalen Untersuchung genügt ein Chloräthylrausch, desgleichen auch zur Episiotomie. Jeder andere Eingriff muß in **Vollnarkose** ausgeführt werden. Auch eine „einfache" Zange aus Beckenausgang oder vom Beckenboden würde ich niemals ohne Narkose machen.

Scheidendammnähte kann man auch in Lokalanästhesie mit ½%iger Novocainlösung ausführen.

3. **Desinfektion der äußeren Genitalien:** a) **Schamhaare:** Soll nur vaginal untersucht werden, so genügt das Kürzen der Schamhaare in der Umgebung

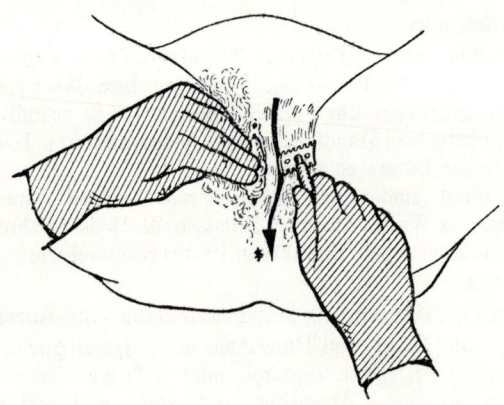

Abb. 171. Rasieren der Schamhaare

der Vulva mit steriler Schere. Vor Operationen sollen die Schamhaare der Vulva möglichst **rasiert** werden. (Aber niemals, ohne vorher genügend einzuseifen!) Stets von vorn nach hinten rasieren, niemals umgekehrt, s. Abb. 171.

b) Gründliches **Abwaschen** der äußeren Genitalien von vorn nach hinten mit warmem Wasser und Seife. Beachte den Pfeil in Abb. 172! After stets zuletzt und ganz gesondert abwaschen.

c) **Abspülen** mit $\frac{1}{2}$%iger Sagrotanlösung
oder $\frac{1}{2}$%iger Zephirollösung
oder $\frac{1}{2}$‰iger Oxyzyanatlösung
(Hydrargyrum oxycyanatum $\frac{1}{2}$:1000).

Sehr zu beachten: Auch in den allereiligsten Fällen, z. B. bei sehr schlechten Herztönen oder bei Nabelschnurvorfall, muß wenigstens eine ganz kurze Desinfektion der äußeren Genitalien vorgenommen werden! So eilig ist es nie, daß man nicht noch eben die äußeren Genitalien schnell abseifen und abspülen kann.

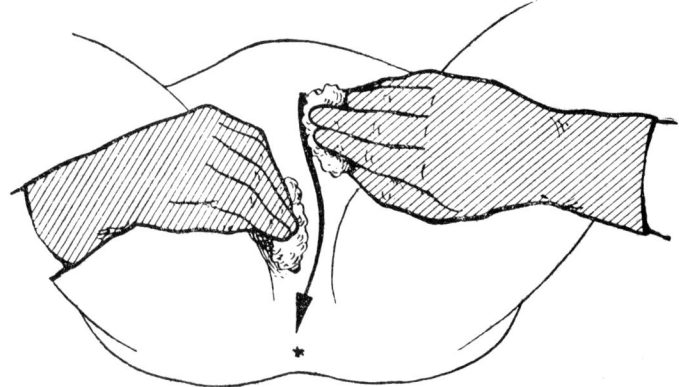

Abb. 172. Abwaschen der äußeren Genitalien.
Nicht an den After herankommen! Der After wird stets zuletzt und gesondert gereinigt!

4. **Entleerung der Blase:** Muß unter allen Umständen vor jedem geburtshilflichen Eingriff geschehen, und zwar mit dem Katheter. Eine geburtshilfliche Operation bei gefüllter Blase auszuführen, ist geradezu ein **Kunstfehler.** Das gilt ganz besonders für die Zangenoperation:

Zu jeder Zangenoperation gehören stets zwei Instrumente:
1. der Katheter und
2. die Zange!

Das **Kathetern** wird oft unsachgemäß ausgeführt, sehr zum Nachteil der Kreißenden. **Richtige Ausführung:** Sterile Handschuhe, steriler Tupfer oder Wattebausch, steriler Katheter. Verwendet wird ein **Metallkatheter** oder ein **Gummikatheter** (Nélatonkatheter). **Streng verboten sind Glaskatheter!** Die linke Hand spreizt die kleinen Schamlippen, und zwar so weit, daß man die äußere Mündung der Harnröhre gut sehen kann. Anfängern macht schon das Auffinden der Harnröhre Schwierigkeiten; sie suchen sie zu hoch, in der Gegend des Praeputiums und der Glans clitoridis! **Die äußere Mündung der Harnröhre sitzt viel tiefer, unmittelbar über dem Eingang zum eigentlichen Scheidenrohr.** — Die rechte Hand taucht den sterilen Tupfer in eine Desinfektionslösung (s. o.) und **drückt den Tupfer einmal zart** gegen die äußere Harnröhrenmündung. **Niemals mit dem Tupfer grob wischen oder abreiben!** Nur mit einem gewissen Nachdruck zart gegendrücken. Jetzt den Katheter mit der rechten Hand wie eine Sonde fassen und so zart wie möglich in waagerechter, leicht nach oben geneigter Richtung einführen. Häufig macht das Kathetern mit dem Metallkatheter Schwierigkeiten. Dann hat man aber meist mit dem Gummikatheter Erfolg. Dieser wird unterhalb der Spitze mit zwei Fingern gefaßt, eingeführt und mit sanftem Druck Zentimeter für Zentimeter hochgeschoben. Nach Ablassen des Harns ist der Katheter mit dem Finger zu verschließen und dann ganz langsam und zart aus der Harnröhre herauszuziehen.

Über Schwierigkeiten beim Kathetern s. S. 564.

Episiotomie

Definition: Epíseion (gr.) die Scham, témno (gr.) ich schneide. Scheidendammschnitt: glatter Entspannungsschnitt zur Erweiterung des Scheideneingangs, meist vorbeugend zur Entlastung ausgeführt, um Zerreißung und Überdehnung des Dammes, der Scheide, insbesondere aber der Muskeln und Faszien des Beckenbodenverschlusses zu vermeiden. Somit:

Episiotomie = Beckenbodenschutz !

Anwendung: Früher lediglich angewandt, um einen drohenden Damm-(Haut-) riß und den Dammriß III. Grades zu vermeiden. Heute eine viel weitergehende Anzeigenstellung: Das Ziel ist der Schutz des Beckenbodens, das heißt die Vermeidung von Überdehnungen und Zerreißungen der tiefen Beckenbodenmuskulatur, insbesondere der Levatorenschenkel:

> **Die beste und sicherste Vorbeugung gegen den Prolaps ist die früh angelegte, genügend lang geschnittene und außerdem gut genähte Episiotomie.**

Schon vor 30 Jahren (1928) hat v. Jaschke die Episiotomie in allen Fällen empfohlen, in denen infolge ungünstiger Form des Schambogens, abnormer Größe des durchtretenden Schädels u. ä. die Gefahr vorauszusehen ist, daß mit oder ohne Erhaltung des Dammes irreparable Schädigungen des Levators mit der fast unweigerlichen Folge des späteren Deszensus oder Prolapses entstehen. Die Episiotomie wird also angewandt bei Gefährdung der tiefen Beckenbodenmuskulatur und des Dammes, insbesondere also bei operativen Eingriffen: bei Zangenoperationen (aber durchaus nicht immer!), ganzer Extraktion, Manualhilfe, insbesondere bei Erstgebärenden, sodann aber auch als selbständige Operation bei Geburten, die bis dahin als Spontangeburten gelaufen waren:

bei sehr straffen Weichteilen (Sportlerinnen, alte Erstgebärende),

ungünstiger Durchtrittsebene des Kopfes (Deflexionslagen),

spitzem Schambogen (ungünstige Einpassung des Kopfes, ungünstige Austrittsbewegung),

zu großem Kopf: daß ein Damm im Begriff steht, sehr bald zu reißen, erkennt man am Blaßwerden des übermäßig angespannten Dammes,

zur Geburtsbeschleunigung: beim ein- bzw. durchschneidenden Kopf, zusammen mit dem Kristeller schen Handgriff oder dem Hinterdammgriff nach Ritgen (S. 150). Ob man und wann man bei einem dem Damm anspannenden Kopf die Episiotomie ausführen soll, ist eine Sache des Gefühls. Dieses Gefühl, ob der im Durchschneiden begriffene Kopf sich gut in den Schambogen einpaßt oder ob er das nicht tut und dann den Damm zu stark belastet, dieses Gefühl kommt in die Fingerspitzen des Anfängers erst dann, wenn er mindestens einige hundertmal einen Dammschutz gemacht hat.

Zeitpunkt bei Operationen: vor oder während der Operation,

bei Spontangeburten: wenn der Kopf im Ein- bzw. Durchschneiden ist, und zwar stets auf der Höhe einer Wehe.

Küstner empfiehlt die Episiotomie möglichst spät anzulegen, und zwar erst dann, wenn man am Abgang von Blut den Beginn des Einreißens der Scheide erkennt.

Schmerzstillung: Kurznarkose, wenn nicht eine größere Narkose des operativen Eingriffs wegen gemacht wird.

Zwei Arten der Episiotomie: laterale und mediane Episiotomie.

1. Die laterale Episiotomie: Üblicherweise macht man etwa 1 cm entfernt von der Mittellinie an der hinteren Kommissur (Frenulum) mit einer großen, geraden Schere einen Schnitt (Abb. 173) in Richtung auf das Tuber ossis ischii. Bessere Heilungsverhältnisse ergeben sich, wenn man die Schere direkt an der hinteren Kommissur, also in der Mittellinie, ansetzt und so schneidet, daß das Tuber ossis ischii etwas oberhalb der verlängert gedachten Schnittlinie liegt. Steht man auf der rechten Seite der Frau (Dammschutz), so schneidet man

nach **links,** steht man zwischen den Beinen der Frau **(operativer Eingriff)**
oder auf der linken Seite der Frau, so schneidet man nach **rechts** hinüber. Die
Länge des Schnittes muß man dem Bedarf anpassen; **ein Schnitt unter
3—4 cm Länge hat keinen Zweck.** Ist der Schnitt zu kurz, so reißt er

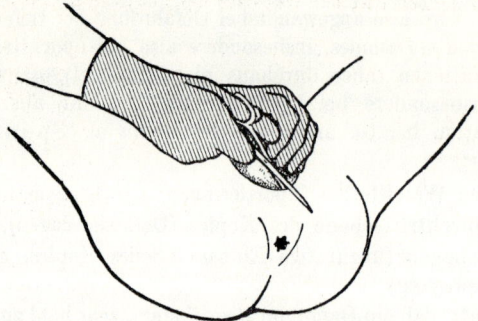

Abb. 173. Laterale Episiotomie

weiter oder es tritt an anderer Stelle ein Riß auf. Sieht man, daß der erste
Schnitt nicht ausreicht, so wird er verlängert.

Sehr wichtig die **Scherenhaltung: Die Flächen der Branchen müssen stets
genau im rechten Winkel zum Gewebe** gehalten werden (Abb. 173). Andernfalls wird das Gewebe schräg durchschnitten, was sowohl für die Naht
als auch für die Heilung sehr ungünstig ist.

**Zwei wichtige Dinge bei der lateralen Episiotomie: die Rich-
tung: auf das Tuber ossis ischii, die Scherenhaltung: rechtwinklig zum Gewebe!**

Anatomie: Bei der lateralen Episiotomie wird der M. bulbocavernosus
(s. Abb. auf S. 90) quer durchtrennt.

2. Die mediane Episiotomie: Von der hinteren Kommissur ausgehend wird
der Schnitt genau in der Mittellinie in Richtung auf den After angelegt. Der
mediane Schnitt darf höchstens bis auf $1\frac{1}{2}$—2 cm an die Afteröffnung heran-
gehen (Abb. 174).

Vorteil: Einfachere Nahttechnik, bessere Heilung (da bessere Gefäßver-
sorgung), postpartal geringere Beschwerden.

Nachteil: Große **Gefahr des Weiterreißens zum DR III.** Anfänger
haben daher nur laterale Episiotomien auszuführen, da sie sich unter
gar keinen Umständen der Gefahr eines solchen Dammrisses aussetzen dürfen

Welche Art der Episiotomie ist zu bevorzugen?

Ich empfehle

bei **Spontangeburten** die **mediane,**
bei **operativen Eingriffen** die **laterale** Episiotomie.
Anfänger sollten **nur die laterale** Episiotomie ausführen!

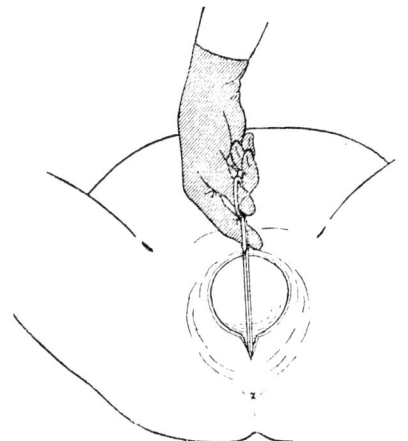

Abb. 174. Mediane Episiotomie

Anatomie: Bei der medianen Episiotomie werden ebenfalls Fasern des M. bulbocavernosus durchschnitten, jedoch nicht quer wie bei der lateralen Episiotomie, sondern mehr schräg. Der Schnitt liegt fast im Verlauf der zum Centrum tendineum ziehenden Muskelfasern (vgl. Abb. 179, S. 220).

Naht der Episiotomiewunde [1])

Unter Verlängerung der Narkose mit Äther bzw. Evipan wird jetzt die Episiotomie sofort genäht. **Eigendesinfektion!** Strengste **Asepsis!** Energische **Reinigung des Dammes** mit $\frac{1}{2}$—1$^0/_{00}$iger Oxyzyanatlösung.

Wie die Abb. 176 zeigt, hat die Episiotomiewunde infolge des Auseinanderweichens der Wundränder eine rhombusähnliche Form.

1. After abdecken: Mit drei Backhausklemmen ein steriles Tuch von links nach rechts so ausspannen, daß der After verschwindet. Die mittlere Klemme sitzt etwa 1 cm über dem After in der Mittellinie. Die Abdeckung des Afters ist außerordentlich wichtig, wenn man eine gute Wundheilung haben will. Beim behelfsmäßigen Arbeiten in der Hauspraxis wird der After oft nicht abgedeckt. Unter diesen Umständen muß man sich aber immer der **großen Gefahr** bewußt sein, die eine **Berührung des Fadens mit dem After** und dessen Umgebung mit sich bringt. Der Faden muß dann stets so gehalten und geführt werden, daß er den After und Umgebung unter keinen Umständen berührt.

---

[1]) Vgl. Kräubig, H., Dtsch. med. Wschr. 87 (1962), 1651.

2. Wundgebiet gut zugänglich machen.

Übersicht ist die Hauptsache! Am besten schiebt man einen sterilen Tampon, z. B. in Form eines fest zugeknoteten Beutels, in dem sich einige Tupfer befinden (sog. „Mops" oder „Maus"), hoch in die Scheide (Aufspreizung der Scheide; ferner wird das aus dem Uterus fließende Blut abgefangen). Sehr zu empfehlen ist auch — besonders für den bei der Hausgeburt allein arbeitenden Praktiker — ein sogenannter **Vulvaspreizer,** z. B. nach Richter; jeder geburtshilflich arbeitende Praktiker sollte einen Vulvaspreizer in seiner Tasche bei sich führen, er würde mit mancher Episiotomie- und Dammnaht rascher fertig werden.

3. Innersten, das heißt obersten Wundwinkel aufsuchen!

4. Etwa vorhandene **spritzende Gefäße** (selten!) müssen mit Kocherklemmen gefaßt und umstochen werden. Gute Heilung kann man nur erwarten, wenn die Wundflächen bluttrocken sind. Episiotomiewunden bluten manchmal, Dammrisse selten.

5. Erste Naht an den innersten Wundwinkel legen!

Womit wird genäht?

Genäht wird mit einem Hegarschen Nadelhalter und (abgesehen von der Haut) mit runder Nadel, und zwar

Scheidennähte mit Katgut Nr. 1—2,
versenkte **(tiefe)** Dammnähte mit Katgut Nr. 2,
Hautnähte mit Katgut Nr. 00—0
oder mit **Klammern** nach Michel.

Silkworm und Seide sind nicht resorbierbar und müssen wie die Klammern am 6.—7. Tag post partum entfernt werden. Bezüglich der Nadeln empfehle ich besonders dem Praktiker, nicht die mit Lochöhr, sondern solche mit Feder- oder Patentöhr zu benutzen, da sie sich viel leichter einfädeln lassen.

Wie wird genäht?

Es kommt vor allem darauf an, daß keine Wundtaschen entstehen. Wenn man die Nadel so führt, wie es Abb. 175/2 zeigt, dann bekommt man mit Sicherheit eine mehr oder weniger große Wundtasche, in der sich Blut und Wundsekret und später Lochialsekret sammeln. Die Infektion besorgt der durchgeführte Faden!

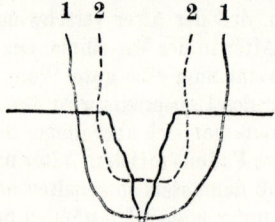

Abb. 175. Fadenführung bei der Naht. 1 = richtig, 2 = falsch

Die Nadel muß so geführt werden, daß sie die ganze Tiefe der Wunde umkreist (s. Abb. 175/1).

Schema der Nahtfolge (Knopfnähte):

1. Scheidennaht (Abb. 176)

Die Ein- und Ausstiche sind aus Abb. 176 ersichtlich. Obersten Wundwinkel in der Scheide aufsuchen. Erste Naht in diesen Wundwinkel legen. Weiter Einzelnähte in Abständen von etwa $^3/_4$ cm bis zum Frenulum. Immer gut tupfen, damit die zusammenkommenden Wundflächen möglichst trocken sind. Bei der Scheidennaht wird der Nadelhalter stets parallel der Scheidenhaut, also etwa waagerecht, gehalten.

Scheidennaht:
Nadelhalter stets waagerecht halten!

---

2. Tiefe Dammnaht (Abb. 177)

Zwei bis vier tiefe (versenkte) Katgutnähte durch die Muskulatur. Beim Anlegen der Naht den linken Wundrand mit der Pinzette anheben und mit mittelgroßer Nadel ganz dicht unter ihm einstechen, dann weitgreifend in die Tiefe gehen und auf der anderen Seite (auch hier den Wundrand anheben) dicht unter dem Wundrand herauskommen. Je näher man am Wundrand herauskommt, um so besser kommen die Wundflächen zusammen. Niemals aber darf man bei versenkten Nähten den Wundrand oder die Haut selbst mitfassen. Auch hier wieder so nähen, daß keine Hohlräume entstehen. Die Nadel muß stets am tiefsten Punkt der Wunde vorbeigeführt werden. Dabei darf aber auf keinen Fall das Rektum mitgefaßt werden. Nadelhalter hier im Gegensatz zur Scheidennaht senkrecht halten.

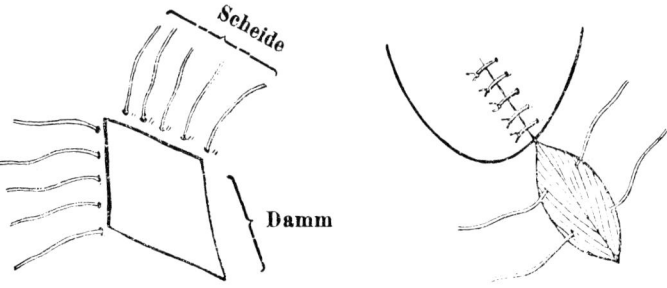

Abb. 176.
Naht der Episiotomie I: Scheidennaht

Abb. 177.
Naht der Episiotomie II: Tiefe Dammnaht

Dammnaht:
Nadelhalter stets senkrecht halten!

Die **versenkten** Fäden werden chirurgisch geknotet und dann wird außerdem noch ein weiterer Knoten daraufgesetzt. Danach kann man nämlich ohne Gefahr den Faden ganz **kurz** abschneiden, was bei tiefen Nähten für die Wundheilung von Wichtigkeit ist.

Hat man bei einer Naht — das gilt besonders für die tiefe Dammnaht — Befürchtungen, den Mastdarm anzustechen, dann empfehle ich folgenden „Kniff": Man bereitet sich 2—3 Nadeln vor und geht mit dem behandschuhten, gut angefeuchteten linken Z e i g e f i n g e r i n d e n M a s t d a r m ein. Mit dem Nadelhalter in der rechten Hand legt man nun über dem Zeigefinger der linken Hand 1—2—3 Nähte, bis man aus der „Gefahrenzone" heraus ist. **Handschuhwechsel!** Danach erst knoten.

3. Hautnaht (Abb. 178)

Von oben nach unten nähen. Nadelhalter auch hier **senkrecht** halten!

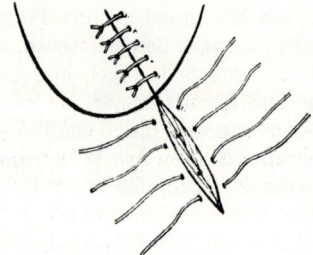

Abb. 178. Naht der Episiotomie III: Hautnaht

4. Zum Schluß nicht vergessen, den **Tupfer aus der Scheide** zu entfernen.

Mit der Naht der Episiotomie wartet man, bis die Nachgeburt geboren ist. Ist die Frau aber in tiefer Narkose, z. B. nach einer voraufgegangenen Zange, so näht man sofort im Anschluß an die Geburt des Kindes. Man spart Zeit und der Frau eine zweite Narkose. Meist löst sich die Nachgeburt, während man näht. Dadurch läßt man sich gar nicht stören. Die Naht wird in aller Ruhe zu Ende geführt. Dann drückt man, nachdem man sich überzeugt hat, daß die Plazenta sicher gelöst ist, diese mit dem Credéschen Handgriff heraus.

Dammrisse = Scheidendammrisse

(Vgl. Rißblutung, S. 533)

Definition: Unter einem Dammriß versteht man eine bei Spontangeburt oder bei operativer Entbindung entstandene, mehr oder weniger tiefe und lange Zerreißung des Scheidenrohres, der Dammhaut und der Damm- und Beckenbodenmuskulatur. Richtiger ist die Bezeichnung Scheidendammriß.

Häufigkeit: Kommt bei 20—25% aller Geburten vor (Stoeckel, Eisenreich), bei Erstgebärenden naturgemäß viel häufiger als bei Mehrgebärenden.

Einteilung: Man unterscheidet einen

Dammriß I. Grades: Kurzer Riß in der Scheidenschleimhaut, oberflächlicher Riß des Dammes bis höchstens zur Mitte des Dammes.

Dammriß II. Grades: Der Riß geht bis an den M. sphincter ani externus heran, die Damm-Muskulatur ist mit eingerissen. Der M. sphincter ani externus ist intakt.

Dammriß III. Grades = Totaler oder kompletter **Dammriß:** Auch die Ringfasern des M. sphincter ani externus sind mit durchgerissen, ein Teil des Mastdarmes kann mit eingerissen sein. Der DR III ist eine der unangenehmsten Dammverletzungen.

Allgemeines zur Dammnaht

Jeder Dammriß (DR) sollte genäht werden. Ich bin gegen das Klammern der Dammrisse. Auch bei einem DR I. Grades, wenn nicht gerade nur das Frenulum eingerissen ist, halte ich die Naht für besser als das Klammern. Denn auch zu einem kleinen „Damm"riß gehört ein Scheidenriß. Klammert man den Damm, so bleibt die Scheidenwunde offen. In ihr sammelt sich Blut und Lochialsekret, wodurch die Wunde infiziert wird. Später bildet sich dort eine bleibende schwielige Vertiefung.

Bei der Dammnaht kommt es in der Hauptsache darauf an, die zerrissenen Teile durch Nähte genau so aneinanderzubringen, wie sie vorher lagen.

Vorbereitung:

1. Zeitpunkt: Bei Spontangeburten soll man abwarten, bis die Nachgeburt geboren ist. Ist die Frau noch von einem vorhergegangenen Eingriff in Narkose, so wird die Narkose ausgenutzt und sofort genäht. Ist man im Anschluß an die Geburt nicht gleich in der Lage, den Damm zu nähen, so kann man ohne Gefahr damit etwas warten. Man soll aber, wenn eben möglich, nie länger als $^{1}/_{2}$—1 Stunde bis zur Naht vergehen lassen.

2. Schmerzstillung: Ausführung stets in Narkose, am einfachsten in intravenöser Kurznarkose. Auch kann man das Wundgebiet von den ˙

Wundrändern aus mit 1%iger Novocainlösung (20—30 ccm) infiltrieren. Für sehr kleine Dammrisse genügt ein Chloräthylrausch.

3. **After abdecken.**

4. **Wundgebiet gut zugänglich machen** (S. 216). **Übersicht ist die Hauptsache!**

5. **Womit wird genäht?** (s. S. 216). Genäht wird mit Katgut (s. S. 216). Von der Verwendung von **Seide** rate ich ab, da die Nähte zu rasch durcheitern. Seide saugt Wund- und Lochialsekret auf und wirkt als infizierter Fremdkörper.

Naht des Dammrisses I. Grades

Sie besteht aus der Scheidennaht und der eigentlichen Dammnaht.

1. Scheidennaht: s. die Scheidennaht der Episiotomiewunde, S. 217. Ist die Columna rugarum auf beiden Seiten abgerissen, so muß sie nach beiden Seiten hin mit je einer Reihe von Einzelnähten vernäht werden.

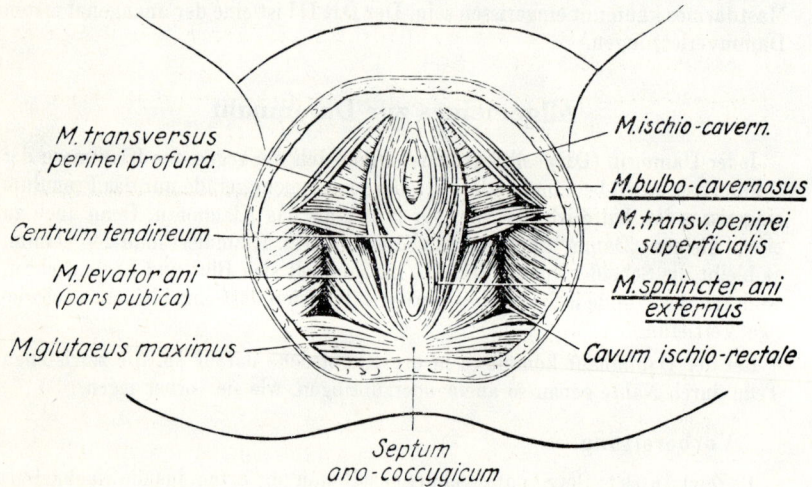

Abb. 179. Anatomie der Beckenbodenmuskulatur

2. Dammnaht: Beim DR I. Grades sind nur zwei bis vier **durchgreifende** Nähte von der Haut aus erforderlich. Man sticht auf der **Haut**, wenige Millimeter vom Wundrand entfernt, ein, geht weitgreifend in die Tiefe und kommt an entsprechender Stelle der Haut wieder heraus. Auf das richtige Halten des Nadelhalters achten: Nadelhalter bei der **Dammnaht senkrecht halten!**

Naht des Dammrisses II. Grades

Drei Teile: 1. Scheidennaht. 2. Tiefe Dammnaht. 3. Hautnaht.

1. **Scheidennaht:** wie bei der Episiotomiewunde, S. 217.

2. **Tiefe Dammnaht:** wie bei der Episiotomiewunde, S. 217. Dem Anfänger sei empfohlen, beim Anlegen der versenkten Nähte sich zum Schutze des Rektums des auf S. 218 beschriebenen „Kniffes" zu bedienen.

3. **Dammhautnaht:** Einige oberflächliche Katgut-Knopfnähte zum Wundverschluß und zur Adaptierung der Haut.

Anatomie: Die beim DR II sichtbar werdende längs verlaufende Muskulatur gehört dem dicken **M. bulbocavernosus** an, die darunterliegende quer verlaufende dem **M. transversus perinei profundus** (Abb. 179). Seitlich verlaufende Risse gehen bis in den zarten **M. transversus perinei superficialis** hinein. Viel seltener sind Einrisse oder Zerreißungen vorderer Levatorteile (Vorkommen z. B. bei Hinterer Hinterhauptslage, Vorderhauptslage, Stirnlage, Gesichtslage und beim allgemein verengten Becken infolge des spitzen Schambogens).

Naht des Dammrisses III. Grades

Möglichst niemals in der Außenpraxis ausführen! Die Ergebnisse sind erfahrungsgemäß schlecht.

Die Naht des Dammrisses III. Grades gehört in die Klinik!

Vorgehen: 1. Aufsuchen der Sphinkterenden.

2. Naht des Mastdarmes.

Handschuhwechsel! Instrumentenwechsel!

3. Naht des Sphinkters.

4. Naht der Beckenbodenmuskulatur.

5. Scheiden- und Dammnähte wie beim DR II.

1. Aufsuchen der Sphinkterenden. Die Enden des durchgerissenen Sphinkters weichen meist weit zurück. Sie wieder aufzufinden, ist für den Anfänger oft nicht leicht. Man hüte sich aber davor, einfach irgend etwas mehr oder weniger Sphinkterähnliches zusammenzunähen. Prägt man sich genau ein, wo man die Muskelenden zu suchen hat, so muß auch der Anfänger sie finden:

Die Sphinkterenden hat man unmittelbar unter der Haut zu suchen, und zwar da (Stoeckel), wo die radiär gefaltete Haut der Afterumgebung an die Wundränder stößt.

Jedes Sphinkterende wird zunächst mit einer **Péanklemme** zart gefaßt und vorgezogen.

2. **Naht des Mastdarms:** Ist der Darm mit verletzt, so wird dieser jetzt zuerst genäht. Durch Anziehen der beiden Péanklemmen, also der Sphinkterenden, nähern sich die Wundränder des Mastdarms, die Wunde wird schlitzförmig. Der Verschluß des Mastdarmrisses mit dünnen Katgut-Einzelnähten ist jetzt nicht schwierig. Nähte ziemlich eng setzen. Die Schleimhaut darf man **auf keinen Fall** mitfassen. Das erreicht man, wenn man das perirektale Bindegewebe „dos à dos" zusammennäht, s. die Abb. 180 und 181.

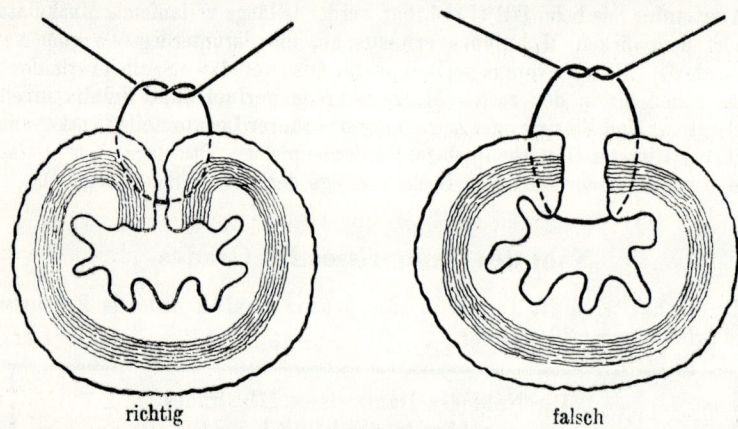

richtig   falsch

Abb. 180 und 181. Mastdarmnaht (nach Martius). Schleimhaut **nicht** mitfassen!

3. **Naht des Sphinkters: Handschuhwechsel, Instrumentenwechsel!** Abdecken des Afters, Vorziehen der beiden Stümpfe des Sphincter ani an den Klemmen und Vereinigung durch zwei kräftige Katgutnähte.

4. **Naht der Beckenbodenmuskulatur:** Über die Mastdarmnahtreihe wird nun eine Reihe von Einzelnähten durch die Beckenbodenmuskulatur gelegt. Damit ist aus dem DR III ein DR II geworden.

5. **Scheiden- und Dammnähte wie beim DR II.**

Anatomie: Wie beim DR II, nur daß hier in jedem Fall auch noch der Sphincter ani externus, in manchen Fällen auch die vordere Wand des Mastdarms, mit durchgerissen ist.

Nachbehandlung der Dammrisse

Bei den DR I. und II. Grades ist eine besondere Nachbehandlung nicht erforderlich. Ob sie gut heilen oder nicht, hängt ab

1. von der **Dammnaht.** Dabei kommt es nicht nur darauf an, wie der Damm genäht wurde (Naht„technik"), sondern auch darauf, **wer** den Damm genäht hat!

2. von dem **Lochialfluß**. Stauungen des Wochenbettflusses sind zu vermeiden. Stets ist für guten, nicht übelriechenden Lochialfluß zu sorgen!

3. vom **Abwartenkönnen**. Wer jeden Morgen bei der Wöchnerinnenvisite die Beine breit spreizen läßt, um neugierig zu sehen, „ob es auch gut heilt", kann kaum gute Heilungsergebnisse erwarten. Wöchnerinnen mit Scheidendammnähten sollen möglichst ruhig mit geschlossenen Beinen liegen. Außerdem kann man im Bett niemals die Heilung einer Scheiden-Dammwunde richtig beurteilen. Jede Wochenbettgymnastik, bei der die Beine bewegt werden, ist bei Vorliegen eines Dammrisses selbstverständlich in den ersten 5—6 Tagen untersagt.

Besichtigt wird die Wunde erstmalig am 7. oder 8. Tag, und zwar am besten auf dem Untersuchungsstuhl. In der Außenpraxis läßt man einen Stuhl ans Bett setzen, gegen den die mit angezogenen und gespreizten Beinen schräg im Bett liegende Wöchnerin einen Fuß stemmt. Bei Sekundärheilung Entfernung aller in den Sichtbereich kommenden Fäden.

Nachbehandlung des DR III. Grades

Vom 1.—5. Tag grundsätzlich flüssige Kost: übliche Getränke, dünne Suppen, Bouillon mit Ei, helles oder dunkles Bier. Danach breiige Kost bis zum Abführen.

Vom 1.—6. Tag Opium, und zwar: 1. Tag 3×10 Tropfen, dann jeden weiteren Tag 3×je 1 Tropfen weniger, also 3×je 9, 3×je 8 Tropfen Tct. opii simpl. usw.

7. Tag: Abführen mit Rizinusöl per os (morgens früh nüchtern 1—2 Eßlöffel Rizinusöl). Viele Geburtshelfer sind beim DR III gegen einen Einlauf. Ich kann ihn nach meiner Erfahrung nur empfehlen. Man macht ihn am 7. Tage, wartet allerdings damit so lange, bis (nach Rizinus) Stuhldrang auftritt. Der dann vorsichtig ausgeführte Einlauf gibt den Patientinnen insofern eine große Erleichterung, als sie bedeutend weniger Kraft zum Herausdrücken des Stuhles aufzuwenden brauchen. Das ist für die junge Narbe nur von Vorteil.

> Bei Sekundärheilung die Frau **nicht vor 3—4 Monaten** zur Plastik bestellen.

Klitoris- und Labienrisse

Klitorisrisse bluten immer ziemlich stark (Einriß des Crus clitoridis). Vor allem aber steht die Blutung nie von selbst. Blutende Stelle mit Kocherklemme fassen. Vorsicht wegen der Harnröhre! Tiefgreifende Umstechung ober- und unterhalb der Klemme.

Labienrisse und -abschürfungen sind ohne besondere Bedeutung. Sie werden mit Einzelknopfnähten genäht (Katgut).

Zangenoperation I
(Kopf auf BB oder im BA, Pfeilnaht gerade)

Das Instrument: Die in der Praxis am meisten gebrauchte Zange ist die deutsche Zange nach Naegele. Ihr Bau ergibt sich aus den Abb. 182—186.

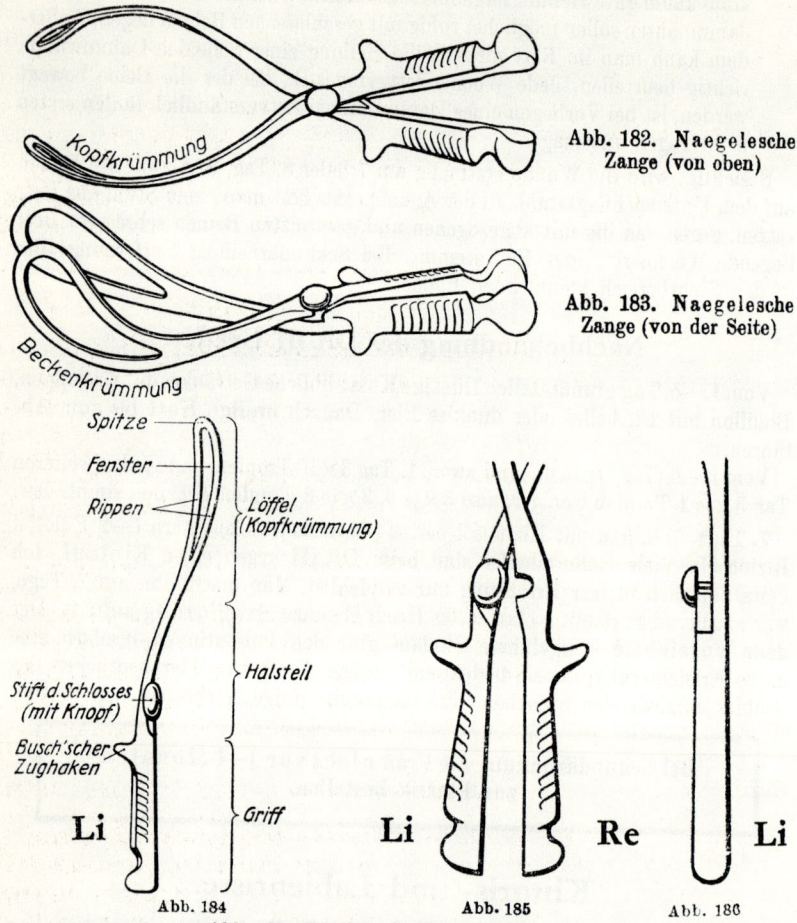

Abb. 182. Naegelesche Zange (von oben)

Abb. 183. Naegelesche Zange (von der Seite)

Abb. 184. Der linke Löffel und seine Teile

Abb. 185. Das Schloß der Zange besteht aus Stift und Knopf des linken Löffels und dem Ausschnitt des rechten Löffels

Abb. 186. Schloßteil des linken Löffels

Aufgabe der Zange: Die Zange ist ein reines Zuginstrument. Ein gewisser Druck auf den Kopf läßt sich auch bei vorschriftsmäßigem Einlegen nicht vermeiden und führt gelegentlich zu Schädigungen des Kindes.

Niemals aber darf die Zange absichtlich zur Kompression des Schädels benutzt werden: es ist ein Kunstfehler, einen mit seinem größten Umfang noch über dem BE stehenden, also noch nicht konfigurierten Kopf mit der Zange erst komprimieren und dann in das Becken hineinziehen zu wollen. Siehe die Vorbedingung 4!

Zwei Fragen: Der Altmeister Albert Döderlein gab den guten Rat, sich vor jeder Zangenoperation zwei Fragen vorzulegen:

1. Ist die Zange nötig? Das ist die Frage nach der Indikation (Anzeige) zum Eingriff. Sie muß streng geprüft und klar beantwortet werden. Siehe hierzu: Indikationen für die operative Entbindung, S. 205.

2. Ist die Zange möglich? Das ist die Frage nach den Vorbedingungen, die erfüllt sein müssen, wenn eine Geburt durch die Zange beendet werden soll.

---

6 Vorbedingungen für die Zange

3 mütterliche
1. **Der Mm muß vollständig eröffnet sein.**
2. Der Beckenausgang darf nicht zu eng sein.
3. Die Blase muß gesprungen sein.

3 kindliche
4. **Der Kopf muß zangengerecht stehen.**
5. Der Kopf darf nicht zu groß und nicht zu klein sein.
6. Das Kind muß leben.

Jeder Arzt muß diese Vorbedingungen der immer noch wichtigsten geburtshilflichen Operation genau beherrschen. Für den Geübten und Erfahrenen verstehen sie sich von selbst, er hat sie im Gefühl. Der Anfänger muß sie sich wortwörtlich einprägen. Diese Vorbedingungen sind in der Austreibungsperiode sämtlich erfüllt bzw. erfüllbar, sofern das Kind lebt.

Zu 1: Der Mm muß vollständig eröffnet sein

Eine Zange durch einen nicht vollständig erweiterten Mm hindurch anlegen zu wollen und dann unbesorgt zu ziehen, das bringt nur ein völlig Unerfahrener oder Gewissenloser fertig. Tiefgehende Risse der Zervix mit lebensgefährlichen Blutungen, Aufreißen der Parametrien, Zerreißen der Uteringefäße, also in der Außenpraxis der **Tod der Frau**, sind die sichere Folge. Ist der Mm nicht vollständig, so wartet man ab, bis er vollständig geworden ist. Drängt der Eingriff, so kann man den sich öffnenden Mm unter Umständen durch Inzisionen auf Vollständigkeit erweitern. Fühlt man aber nur einen schmalen Saum, so gelingt es häufig, diesen mit der Hand durch zarten Nachdruck über den Kopf zurückzuschieben.

> Man lasse sich aber niemals dazu verleiten, eine Zange bei
> nicht vollständig eröffnetem Muttermund anlegen zu wollen.
> Daß der Mm vollständig eröffnet sein muß, ist die erste und
> wichtigste aller Vorbedingungen zur Zange!

Zu 2: Der Beckenausgang darf nicht verengt sein

In der Hauptsache denkt man dabei an den verengten Beckenausgang beim
allgemein verengten Becken (= spitzer Schambogenwinkel), ferner an das
seltene Trichterbecken mit seinem typisch verengten BA.

Zu 3: Die Blase muß gesprungen sein

Sind alle anderen Vorbedingungen erfüllt und nur die Blase noch nicht gesprungen, so wird sie mit der Kugelzange beim Vorwölben in der Wehe gesprengt. Würde man die Blasensprengung unterlassen, so würde bei Ausführung
der Zange die Plazenta abgelöst werden (= mechanische vorzeitige Lösung,
starke Blutung!).

Zu 4: Der Kopf muß zangengerecht stehen

Zangengerecht stehen im weitesten Sinne des Wortes heißt: Der Kopf muß
mindestens so tief im Becken stehen, daß er mit seinem größten Umfang die
Terminallinie passiert hat. Das ist der Fall, wenn die Leitstelle die Interspinallinie erreicht hat oder nur wenig darüber steht (s. Höhendiagnose,
S. 123). Der Kopf steht dann „tief und fest im BE". Die an diesem Kopf ausgeführte Zange ist nach unserer Auffassung die höchstmögliche, wir nennen
sie die hohe Zange. Der Praktiker in der Außenpraxis darf eine
solche hohe Zange niemals und unter gar keinen Umständen ausführen! Für ihn steht der Kopf erst dann zangengerecht, wenn man mit dem
rektal untersuchenden Finger nicht mehr an die Spinae herankommt oder sie
gerade noch erreicht, wenn also der Kopf mindestens in BM steht. Dabei ist
besonders auf die Geburtsgeschwulst zu achten. Diese täuscht leicht einen
Tiefstand des Kopfes vor! Die Geburtsgeschwulst muß bei der Höhenbestimmung
des Kopfes in Abzug gebracht werden.

> Also noch einmal: Für den praktischen Arzt in der Außen-
> praxis steht der Kopf erst dann zangengerecht, wenn man die
> Spinae nicht mehr oder eben noch erreicht. Steht der Kopf
> höher, so wird in der Außenpraxis keine Zange ausgeführt!

Nur in der Klinik ist in besonders gelagerten Ausnahmefällen auch schon
dann eine Zange erlaubt, wenn die Leitstelle in Höhe der I-Ebene oder etwas
darüber steht (= Hohe Zange).

226

Niemals aber darf man eine Zange dazu benutzen, einen über dem Becken stehenden Kopf in das Becken hineinziehen zu wollen; die Zange hat lediglich die Aufgabe, den im Becken stehenden Kopf aus dem Becken herauszuholen.

Zu 5: Der Kopf darf nicht zu groß und nicht zu klein sein

Wer einmal in die Lage kommt, bei einer **Frühgeburt** wegen irgendeiner Indikation die Zange anlegen zu müssen, der wird zu seiner Überraschung sehen, daß die Zange von dem zu kleinen Kopf leicht abgleitet, weil die Kopfkrümmung der Zange für einen normal großen Kopf gebaut ist. Noch eindrucksvoller erlebt man das bei einem **Anenzephalus**: der Schädel ist hierbei so klein, daß er in der geschlossenen Zange überhaupt nicht fixiert werden kann. Auch an einen zu großen Kopf (**Hydrozephalus**) kann man eine Zange nicht anlegen.

Zu 6: Das Kind muß leben

Jede Zangenentbindung ist mit mehr oder weniger großen Gefahren auch für die Mutter verbunden (s. S. 244). Ist das Kind tot und liegt eine Indikation zur Geburtsbeendigung vor, so wird man daher eine für die Mutter weitaus weniger gefährliche Operation als die Zange zur Anwendung bringen, nämlich die **Perforation** mit anschließender **Kraniotraxie** (S. 606).

Grundregeln für das Anlegen der Zange

1. Regel: Fassen und Führen der Löffel

Kennzeichen des **linken** Löffels: er trägt den **Stift** und den **Knopf** des Schlosses (Abb. 184—186).
Kennzeichen des **rechten** Löffels: er trägt den **Ausschnitt** des Schlosses (Abb. 185).

Man faßt den	**linken**	Löffel	Man faßt den	**rechten**	Löffel
mit der	**linken**	Hand	mit der	**rechten**	Hand
und bringt ihn in die	**linke**	Seite	und bringt ihn in die	**rechte**	Seite
der Mutter.			der Mutter.		

2. Regel: Der linke Löffel wird stets zuerst eingeführt

Der rechte Löffel wird stets als zweiter und über dem linken eingelegt, da sich die Zange sonst nicht schließen läßt.

3. Regel: Anlegen der Zange an den Kopf

Die Zange wird stets **quer an den Kopf** angelegt (Abb. 187 und 188), das heißt der (quere) Durchmesser der Zangenlöffel (Abb. 190, gestrichelter Pfeil) muß senkrecht auf dem Längsdurchmesser des Kopfes stehen (Abb. 190, Pfeilnaht).

Um diese Regel in der Praxis durchzuführen, muß man wissen, welcher Durchmesser bei den einzelnen Lagen der **Längsdurchmesser** des Kopfes ist. Wir werden das später noch eingehend besprechen. Für diejenigen, die mit den regelwidrigen Lagen schon vertraut sind, hier nur soviel: Der Längs-

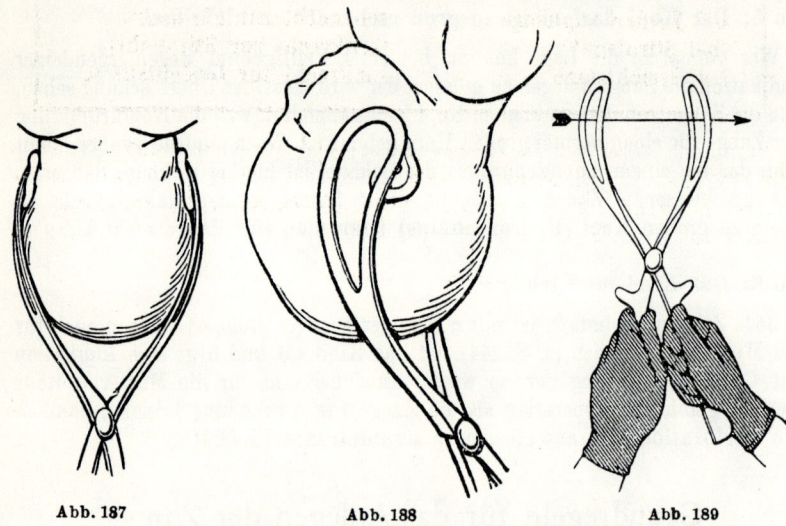

Abb. 187   Abb. 188   Abb. 189

Abb. 187. Die Zange wird stets quer an den Kopf gelegt
(abgesehen von einer Ausnahme, s. S. 250)

Abb. 188. Quer angelegte Zange von der Seite gesehen

Abb. 189. Querer Durchmesser (→) der Zange

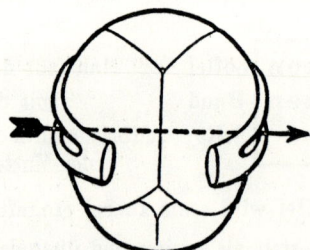

Abb. 190. Der (quere) Durchmesser der Zange (gestrichelter Pfeil) muß stets senkrecht
auf dem Längsdurchmesser des Kopfes (Pfeilnaht) stehen

durchmesser des Kopfes wird dargestellt bei **Hinterhaupts- und Vorder-hauptslagen** durch die **Pfeilnaht**, bei **Stirnlagen** durch die **Stirn-naht**, bei **Gesichtslagen** durch die **Gesichtslinie**.

> Der (quere) Zangendurchmesser hat also zu stehen (in der Praxis
> sagt man kurz: „die Zange liegt")
>
> bei normaler Hinterhauptslage   senkrecht zur Pfeilnaht,
> bei Hinterer Hinterhauptslage   senkrecht zur Pfeilnaht,
> bei Vorderhauptslage   senkrecht zur Pfeilnaht,
> (bei Stirnlage*)   (senkrecht zur Stirnnaht),
> bei Gesichtslage   senkrecht zur Gesichtslinie.

Von dieser Regel, daß die Zange den Kopf stets quer fassen muß, gibt es für den Praktiker nur eine, allerdings sehr wichtige Ausnahme: die Zange bei tiefem Querstand (siehe S. 250). In diesem einen Falle wird die Zange schräg an den Kopf gelegt.

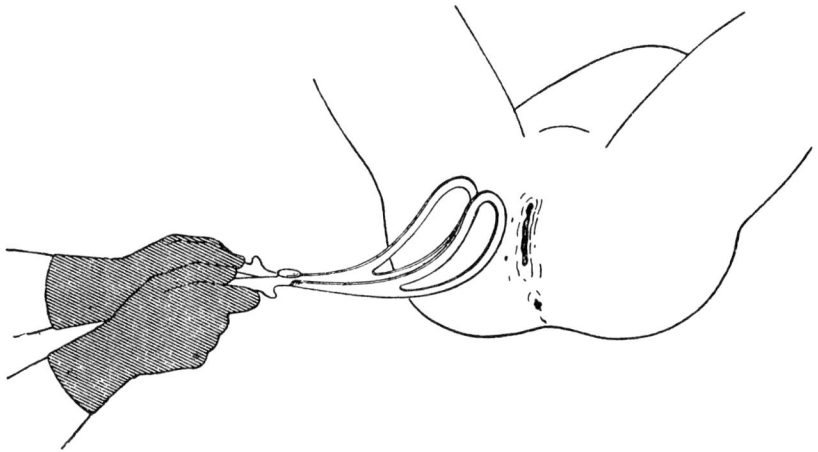

Abb. 191. Hinhalten der Zange

4. Regel: Hinhalten der Zange (Abb. 191)

Bevor die Zange angelegt wird, hält man sie geschlossen vor die gelagerte Frau hin (Abb. 191), und zwar so, wie sie nachher am Kopf liegen soll. Dabei muß

die linke Hand   den linken Griff,
die rechte Hand   den rechten Griff fassen

und die Zangenspitze stets auf die Leitstelle (Führungsstelle, führender Teil) gerichtet sein. Von dieser Regel gibt es keine Ausnahme.

---

*) Zangen bei Stirnlagen spielen für den Praktiker so gut wie gar keine Rolle. Erstens sind Stirnlagen sehr selten, und zweitens soll man in der Außenpraxis bei ihnen möglichst niemals eine Zange anlegen!

Will man diese Regel praktisch anwenden, so muß man natürlich wissen, welche Stelle am Kopf bei den einzelnen Lagen die Leitstelle ist. Darauf werden wir später noch eingehend zu sprechen kommen. Hier nur das folgende: die Leitstelle bei den Hinterhauptslagen ist die kleine Fontanelle, bei der Vorderhauptslage die große Fontanelle, bei der Stirnlage die Nasenwurzel oder kurz die Stirn, bei der Gesichtslage das Kinn.

Die **Spitze der Zange** muß also gerichtet sein:

bei **normaler Hinterhauptslage**	auf die **kleine Fontanelle**,
bei **Hinterer Hinterhauptslage**	auf die **kleine Fontanelle** bis **Scheitelgegend**,
bei **Vorderhauptslage**	auf die **große Fontanelle**,
bei **Stirnlage**	auf die Nasenwurzel oder **Stirn**,
bei **Gesichtslage**	auf das **Kinn**.

Die Beckenkrümmung der Zange ist entsprechend der Krümmung der Beckenführungslinie zu halten, also mit der Konkavität nach oben (Abb. 191).

Auf das richtige Hinhalten vor dem Anlegen muß größter Wert gelegt werden. Welchen Vorteil es hat, wenn dabei verlangt wird, daß die linke Hand am linken und die rechte Hand am rechten Griff zu liegen hat, ergibt sich erst später beim Schrägstand des Kopfes.

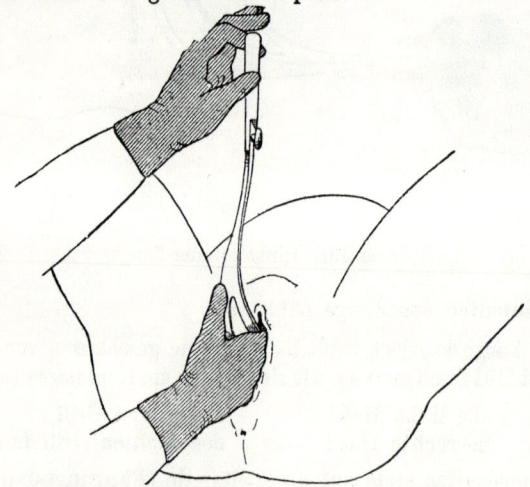

Abb. 192. Einführen des ersten = linken Löffels

5. Regel: Schutz der Weichteile.

Zum Schutz der mütterlichen Weichteile vor Verletzungen gehen vor Einführung der Zange mindestens zwei, am besten aber vier Finger (Finger 2—5 =

halbe Hand) in die Scheide ein. Die Finger müssen sich möglichst tief zwischen Kopf und Scheide einschieben. Der Daumen bleibt draußen und wird rechtwinklig abduziert gehalten (Abb. 192).

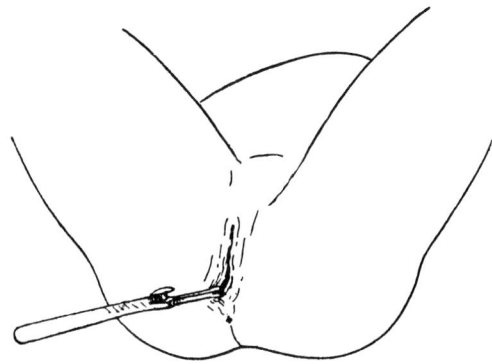

Abb. 193. Der linke Löffel ist richtig angelegt

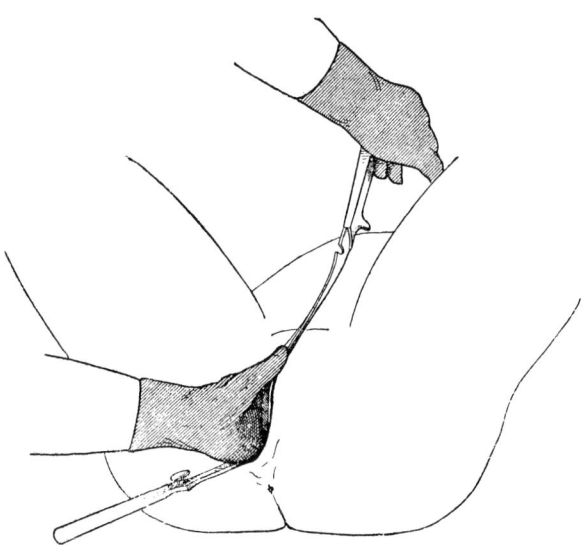

Abb. 194. Einlegen des zweiten = rechten Löffels

Bei Einführung des linken Löffels gehen die Finger der rechten Hand, bei Einführung des rechten Löffels gehen die Finger der linken Hand zum Schutz in die Scheide ein. Die schützende Hand darf auf keinen Fall die

Scheide verlassen, solange der Löffel noch gleitet! Sie darf erst dann entfernt werden, wenn der Löffel endgültig und richtig an seinem Platz liegt.

6. Regel: Einführen des ersten = linken Löffels (Abb. 192)

Der zuerst einzuführende linke Löffel wird mit Daumen und Zeigefinger der linken Hand am äußersten Ende des Griffes so gefaßt, „als wenn man ihn fallen lassen wollte", und dann senkrecht pendelnd vor die Vulva gehalten. Der abduzierte Daumen der rechten Hand setzt sich gegen die hintere Rippe des Löffels (Abb. 192) und läßt ihn ohne jede Gewalt, lediglich durch schiebenden Druck auf die Rippe, in die Scheide zwischen Kopf und schützender Innenhand hineingleiten. Die linke Hand am Griff hat den Löffel nur **zart** zu führen, und zwar so, **daß er in der Führungslinie in das Becken hineingleitet.** Das wird dadurch erreicht, **daß der Griff langsam gesenkt** (nicht gestoßen!) und gleichzeitig **in Richtung auf den rechten Oberschenkel der Mutter** hin bewegt wird.

Beim Einführen des Löffels darf niemals in irgendeiner Weise Gewalt angewandt werden. Zart wie eine Sonde muß man den Löffel gleiten lassen! Niemals den Löffel in die Scheide hineinpressen! Bei richtiger Führung muß der Löffel wie von selbst in die Scheide hineingleiten.

7. Regel: Einführen des zweiten = rechten Löffels (Abb. 194)

Jetzt wird der rechte Löffel in entsprechender Weise **über** dem linken Löffel eingeführt. Senken des Griffs und Hinführen zum linken Oberschenkel der Mutter.

8. Regel: Schließen der Zange und Nachtasten (Abb. 195)

Die beiden gekreuzt übereinanderliegenden und bis auf den Damm gesenkten Löffel werden mit leicht schiebenden Bewegungen geschlossen. Die Zange läßt sich nur dann schließen, wenn der rechte Löffel über dem linken Löffel liegt.

Schwierigkeiten beim Schließen der Zange:

1. Die Löffel werfen sich, das heißt sie stehen nicht in einer Ebene, sondern schräg zueinander. **Abhilfe:** Die Hände umfassen die Griffe und führen die Bewegung des „Brotbrechens" aus.

2. Der Stift kann nicht in den Ausschnitt gebracht werden, und zwar weil der eine Löffel höher steht als der andere. **Abhilfe:** Vorsichtiges Höherschieben des zu tief stehenden Löffels nach Eingehen der deckenden Hand in die Scheide. Mißlingt dies, so führt nur das Herausnehmen und Wiedereinlegen eines oder beider Löffel zum Ziel.

3. Die Zange kann nicht geschlossen werden, weil der rechte Löffel zuerst eingeführt wurde. **Abhilfe:** Abnehmen des rechten Löffels und Wiedereinführen über dem linken Löffel.

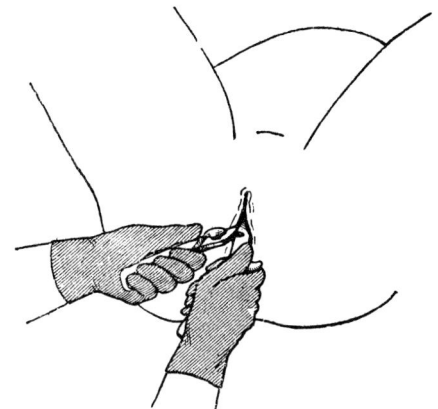

Abb. 195. Schließen der Zange

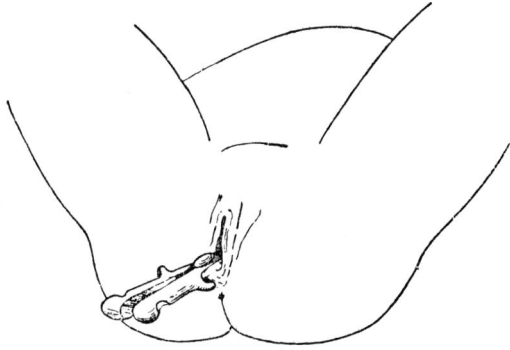

Abb 196. Die richtig angelegte, geschlossene Zange. Die Griffe zeigen in die Richtung, in der gezogen werden muß

Nach dem Schließen der Zange muß sofort nachgetastet werden!

Eine Hand hält die Zange, die andere geht in die Scheide ein und vergewissert sich,

1. ob beide Zangenlöffel dem Kopf richtig anliegen und
2. ob keine Weichteile, insbesondere nicht die Zervix oder Teile der Scheide oder der äußeren Genitalien, von der Zange mitgefaßt sind.

Auf den sogenannten Probezug verzichtet die Stoeckelsche Schule.

233

Grundregeln für die Extraktion

1. Regel: Fassen der Zange bei der Extraktion (Abb. 197)

Die linke Hand umfaßt von oben her die Griffe,
die rechte Hand legt sich mit dem 2. und 3. Finger über die **Buschschen Haken**.

Der Zeigefinger der linken Hand schiebt sich in den klaffenden Spalt zwischen
die beiden Zangengriffe, um einen Überdruck auf den Kopf zu vermeiden.
Wechsel dieser Händestellung s. S. 235, 2b.
Bei Gesichtslage wird die Zange anders gefaßt (S. 288).

2. Regel: Zugrichtung bei der Extraktion

Mit der Zange muß stets der natürliche Geburtsmechanismus nachgeahmt
werden. Die genaue Kenntnis der Mechanik der betreffenden Geburt, insbesondere das vollständige Vertrautsein mit dem **Austrittsmechanismus** der betreffenden Kopflage, ist daher die wichtigste Voraussetzung für das richtige
Handhaben der Zange. Im allgemeinen kann man folgende Regeln aufstellen:

1. Es wird zunächst in Richtung der Griffe gezogen! (Abb. 196 und 197).

> Es wird also in die Richtung gezogen, in die die Griffe nach rich-
> tigem Anlegen der Zange zeigen, und zwar so lange, bis die Leit-
> stelle (= führender Teil) in der Vulva sichtbar wird,
>
> das heißt also, bis
>
> bei normaler Hinterhauptslage   die kleine Fontanelle,
> bei Hinterer Hinterhauptslage   die kleine Fontanelle — Scheitel-
> bei Vorderhauptslage   die große Fontanelle,   [gegend,
> bei Stirnlage   die Stirn,
> bei Gesichtslage   das Kinn in der Vulva erscheint.

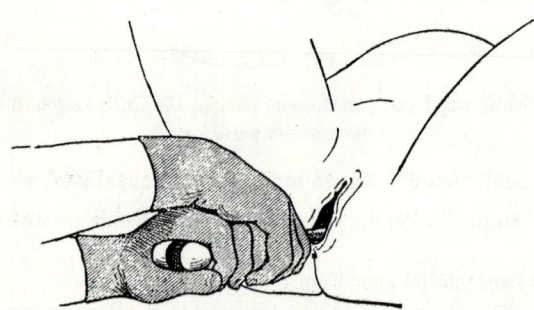

Abb. 197. Fassen der Zange: Die linke Hand umfaßt von oben her die Griffe, die rechte
Hand legt sich darüber und greift mit dem 2. und 3. Finger über die Buschschen Haken.
In Abb. 197 vergißt der Operateur aber, den Zeigefinger zwischen die Griffe zu stecken!

2. Jetzt Stellungswechsel und Handwechsel:

a) Stellungswechsel = Linksum*) machen und zur Seite treten (Abb. 198).

b) Handwechsel: Jetzt überläßt man die Zange der rechten Hand allein, die linke Hand muß frei sein, sie geht an den Damm, um den jetzt notwendigen Dammschutz auszuführen. Die rechte Hand faßt aber die Zange jetzt anders, nämlich **quer**, aber nicht an den Griffen, sondern **quer über dem Schloß** (Abb. 198), und zwar so, daß Zeigefinger und Daumen oberhalb, die Finger 3—5 unterhalb der Zughaken liegen. Grund: kleinerer Hebelarm, erwünschte geringere Kraftauswirkung. Dieser Wechsel der Hände ist jetzt erforderlich, weil in dem Augenblick, in dem die Leitstelle in der Vulva erscheint (s. o.) der Drehpunkt (Hypomochlion, Stemmpunkt) der betreffenden Kopflage am Symphysenunterrand angekommen ist, jetzt also die **Rotation** um die Symphyse herum und damit auch bald der **Dammschutz** beginnen muß.

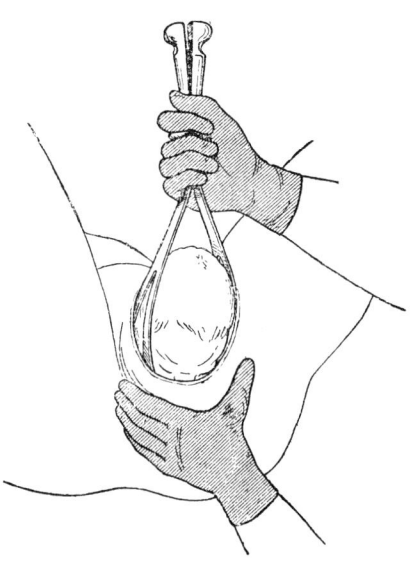

Abb. 198. Stellungswechsel (= linksum machen) und Handwechsel (= die rechte Hand bleibt allein an der Zange, linke Hand an den Damm). Heben der Griffe! Nicht mehr ziehen!

Diese **Drehpunkte** sind:

bei der

normalen Hinterhauptslage: Nackenhaargrenze

Hinteren Hinterhauptslage:	große Fontanelle — Stirnhaargrenze
Vorderhauptslage:	Stirnhaargrenze (und etwas unterhalb)
Stirnlage:	meistens Oberkiefer
Gesichtslage:	Zungenbein.

---

*) Die Schulregel lautet: Der Operateur tritt jetzt auf die Seite der Frau, auf die das Gesicht bei der 4. Drehung hinsieht, d. h. bei der I. Lage auf die rechte, bei der II. Lage auf die linke Seite der Frau. Da es m. E. praktisch ziemlich gleichgültig ist, auf welche Seite der Frau man tritt, lasse ich der Einfachheit halber immer „Linksum machen". Damit der Instrumententisch bei Befolgung dieser Regel nicht stört, muß er stets auf der **rechten** Seite der Frau stehen.

Besprochen wurde bisher nur der Drehpunkt der normalen Hinterhauptslage. Auf die anderen Drehpunkte, die hier nur der Übersicht halber zusammengestellt sind, wird später bei den einzelnen Lagen eingegangen.

Nach Stellungs- und Handwechsel wird überhaupt nicht mehr an der Zange gezogen, sondern sie wird nur noch **gehoben:** die rechte Hand hebt jetzt die Zangengriffe und bewegt sie **ganz, ganz langsam und sehr vorsichtig** auf einem Kreisbogen bis zur Senkrechten und noch darüber hinaus in Richtung auf den Bauch der Mutter (Abb. 198). Auf diese Weise wird der Kopf im Bogen um die Symphyse herumgeführt, also das Knie des Geburtskanals überwunden. Die Bewegung muß deswegen so langsam und vorsichtig ausgeführt werden, **weil in diesen Augenblicken der Damm seine größte Anspannung aushalten muß.**

Das sind also **die beiden Hauptbewegungen** bei jeder Zangenoperation:

1. **Ziehen in Richtung der Griffe,** bis der jeweilige **Drehpunkt am Symphysenunterrand** angekommen ist. Kennzeichen hierfür: **Leitstelle in der Vulva sichtbar.**

2. **Heben der Griffe,** um den Kopf um die Symphyse herum rotieren lassen zu können.

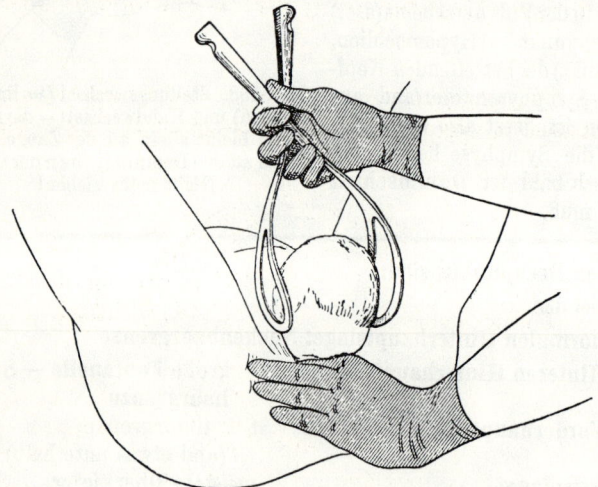

Abb. 199. Abnehmen der Zangenlöffel

Ist der Kopf ganz geboren, so werden die Zangenlöffel abgenommen (Abb. 199).

Anschließend folgt die Weiterentwicklung des Kindes wie bei der Spontangeburt (S. 152).

Zangenoperation II

(Zange bei schrägstehendem Kopf)

In einem schrägen Durchmesser wird der Kopf in BM oder (nicht selten) auch noch auf BB gefunden. Der Kopf steht entweder im I. schrägen Durchmesser (Pfeilnaht von links vorn nach rechts hinten, Abb. 200) oder im II. schrägen Durchmesser (Pfeilnaht von rechts vorn nach links hinten, Abb. 202).

Auch in diesem Fall wird wie immer (abgesehen von einer Ausnahme: s. unten) die Zange quer an den Kopf gelegt. Die Löffel (genauer: ihr querer Durchmesser) kommen dadurch in einen schrägen Durchmesser des Beckens zu liegen, und zwar in den der Pfeilnaht entgegengesetzten schrägen Durchmesser. Es ist somit, notwendig, den einen der beiden Zangenlöffel beim Anlegen nach seitlich vorn den anderen in die entgegengesetzt liegende Kreuzbeinhöhlung zu bringen. Stets wird auch hier der linke Löffel zuerst eingeführt.

1. Fall: Pfeilnaht
im I. schrägen Durchmesser, kleine Fontanelle links vorn

(Abb. 200)

Hinhalten der geschlossenen Zange: die Spitze hat nach links vorn auf die kleine Fontanelle zu zeigen. Hält man die Zange im übrigen so hin, wie sie

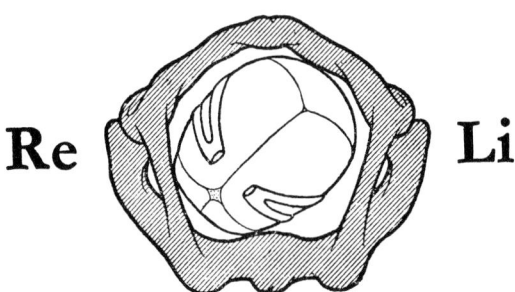

Re **Li**

Abb. 200. Pfeilnaht im I. schrägen Durchmesser, Zange wird im II. schrägen Durchmesser angelegt

nachher am Kopf zu liegen hat, so sieht man, daß der eine Löffel nach links hinten und der andere nach rechts vorn zu liegen kommen muß. Welcher von den beiden Löffeln die eine oder andere Lage einnehmen muß, kann man ohne weiteres ablesen, wenn man die Zangengriffe richtig (S. 230) erfaßt: der nach links hinten kommende Löffel ist von der linken Hand gefaßt, ist also der linke Löffel. Entsprechend ist der nach rechts vorn kommende Löffel der rechte Löffel. Diese Überlegung ist praktisch sehr wichtig! Auch der Erfahrene scheut sich nicht, sie anzustellen.

Den nach hinten kommenden Löffel — in diesem Fall ist es der linke Löffel, der nach links hinten kommt — führt man ohne jede Schwierigkeit wie immer in die Scheide ein.

Etwas Besonderes ist das Einführen des vorderen Löffels, in diesem Falle des rechten Löffels, der nach rechts vorn kommen muß (Abb. 200). Das Besondere dabei ist, daß man diesen Löffel nicht direkt dorthin, wohin er gehört, nämlich nach vorn, einführen kann. Der schräg nach vorn gehörende Löffel kann deswegen nicht an Ort und Stelle eingeführt werden, weil es da an dem notwendigen Platz fehlt. Das gilt sowohl für die rechte als auch für die linke Seite: in beiden Fällen ist es der absteigende Schambeinast, der den direkten Weg nach vorn versperrt. In jedem Falle muß daher der Löffel, der vorn liegen soll, erst wie sonst nach der üblichen Technik hinten, also kreuzbeinhöhlenwärts, in die Scheide eingeführt und dann nach vorn gebracht werden. Dieses „Nachvornbringen" des Zangenlöffels nennt man das „Wandernlassen" des Löffels.

> **Wandern muß stets der Löffel, der nach vorn kommt!**

In unserem Falle muß also der rechte Löffel wandern. Dazu wird er zunächst wie immer nach rechts hinten in die Kreuzbeinhöhle eingeführt. Sobald er richtig hinten im Weichteilrohr dem Kopf anliegt, wird die bisherige schreibfederartige Haltung des Griffes aufgegeben: der Griff wird von jetzt ab wie ein „Schläger" fest in die volle Hand genommen. Jetzt beginnt das **Wandernlassen** (Abb. 201), an dem beide Hände in gleichem Maße mitwirken. Die äußere Hand, in diesem Falle die rechte, senkt den Griff und führt den Löffel gleichzeitig derart herum, daß das Blatt unmittelbar am Kopf von rechts hinten nach rechts vorn verschoben wird (Abb. 201). Von größter Wichtigkeit ist dabei die dauernde Mitwirkung der inneren (in diesem Falle linken) Hand: Sie hat nicht nur wie sonst das Löffelblatt dauernd zu decken (damit es nicht zu schweren Weichteilverletzungen kommt), sondern sie muß auch das Blatt des Löffels aktiv von innen her erfassen und es in bogenförmiger Bewegung am Kopf mit nach vorn bringen helfen. Dadurch wird die äußere Hand sehr wesentlich unterstützt.

> **Wer die innere Hand nicht aktiv mitwirken läßt, macht sich das Wandernlassen unnötig schwerer.**

Liegt der vordere Löffel richtig an seinem Platz, so wird die Zange geschlossen. Jetzt wird gründlich nachgetastet, ob die Zange richtig liegt und dann mit der Extraktion begonnen. Gezogen wird wie üblich dahin, wohin die Griffe zeigen! Beim Schrägstand des Kopfes muß aber nicht nur gezogen, sondern gleichzeitig auch gedreht werden, wohlgemerkt: gleichzeitig!

Niemals mit der Zange eine drehende Bewegung machen, ohne gleichzeitig zu ziehen!

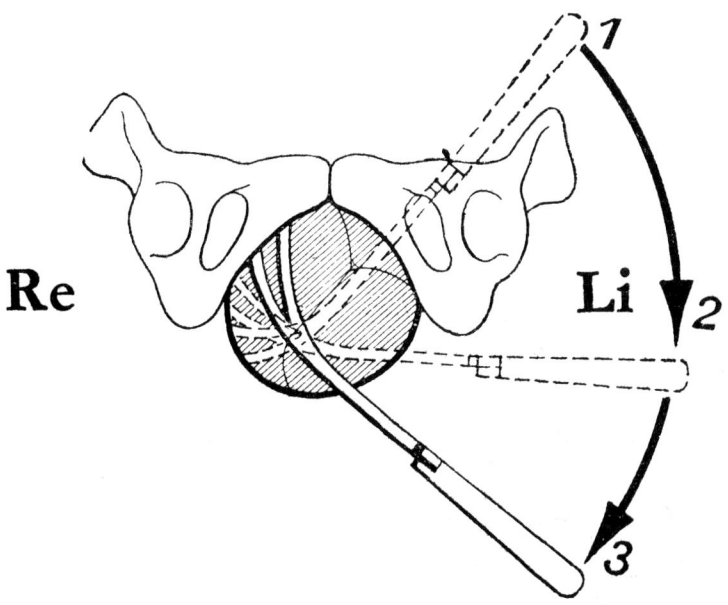

Re   **Li**

Abb. 201. Wandernlassen des rechten Löffels

Gedreht werden muß in jedem Falle so, daß die seitlich stehende kleine Fontanelle nach vorn kommt, in unserem Falle (Abb. 201) also entgegen dem Uhrzeigersinn. Dann weiter in der üblichen Technik.

Zu den beiden **Hauptbewegungen** der Zangenoperation, die wir bisher gelernt haben (S. 236), dem **Ziehen in Richtung der Griffe** und dem **Heben der Griffe**, kommt jetzt also eine dritte Bewegung: das **Ziehen mit gleichzeitigem Drehen.**

2. Fall: Pfeilnaht
im II. schrägen Durchmesser, kleine Fontanelle rechts vorn
(Abb. 202)

Anlegen der Zange im I. schrägen Durchmesser (Abb. 202): Linker Löffel kommt nach vorn links, rechter Löffel nach hinten rechts. Wandern muß also der linke Löffel (Abb. 203). Der linke Löffel wird wie immer auch hier zuerst eingelegt. Beim Ziehen muß gleichzeitig im Sinne des Uhrzeigers gedreht werden.

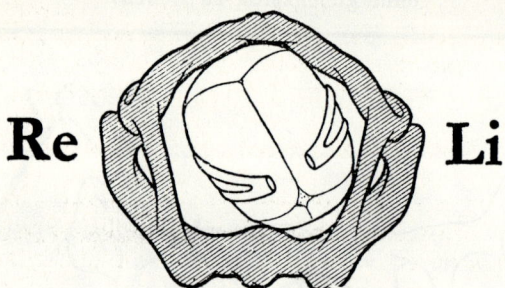

Abb. 202. Pfeilnaht im II. schrägen Durchmesser, Zange wird im I. schrägen Durchmesser angelegt

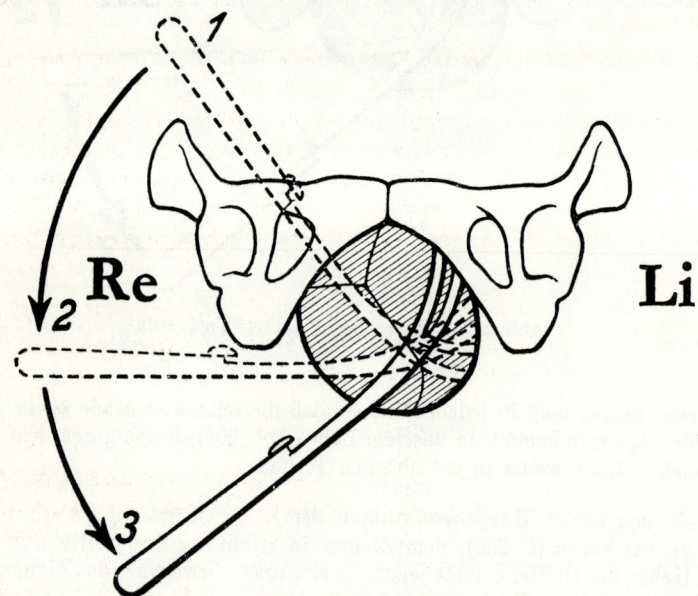

Abb. 203. Wandernlassen des linken Löffels

Gefahren und Prognose der Zangenoperation

Damit sind die ganz groben technischen Regeln der Zangenkunst ausgesprochen. Um sie zu lernen und zu üben, genügen wenige Stunden am Phantom. Ganz anders steht es mit der Zangenoperation in der Praxis. **Ein Leben reicht nicht aus, um alle Feinheiten und geburtsmechanischen Möglichkeiten in diesem Kräftespiel zu ergründen und zum Vorteil für Mutter und Kind auszunutzen.**

Auch der erfahrenste Operateur kann nicht immer verhindern, daß bei der Zangenoperation Verletzungen entstehen. Es liegt im Wesen dieser Operation, daß nicht selten sogar bei einem Mindestaufwand an Kraft Vesletzungen auftreten. Niemand kann mit der Zange die gegebenen Hindernisse derartig schonend umgehen wie die Natur beim normalen Geburtsablauf, auch wenn er noch so angepaßt elastisch zu arbeiten versteht.

> **Die beiden großen Gefahren der Zangenoperation wie überhaupt jeder geburtshilflichen Operation sind die Verletzung und die Infektion.**

Die Verletzung als **Eintrittspforte** für krankmachende Keime bedeutet eine hohe **Infektionsgefahr.**

Sowohl der **Mutter** als auch dem **Kinde** drohen bei der Zangenoperation erhebliche Schädigungen und Verletzungen (S. 244).

Die Verletzungen und damit die Infektionsgefahr werden um so größer sein, je weniger geübt die Hand des Operateurs und je schwieriger die Zange ist. **Die Prognose für Mutter und Kind hängt bei der Zangenoperation vor allem anderen von der Erfahrung des Operateurs, von seinem Geschick und seiner Technik ab** sowie besonders auch von seinen **diagnostischen Fähigkeiten** bezüglich

des Höhenstandes des Kopfes,

seiner Haltung und Einstellung,

der Größe des Mm,

des Zustandes der Weichteile, und vor allem auch

des Befindens von Mutter und Kind.

Leider ist mit Worten keine Brücke zu schlagen zwischen dem erfahrenen, geschickten Operateur, der mit seinen technischen Fähigkeiten, seiner scharfen Beobachtungsgabe und klaren Kritik jede Situation beherrscht, und dem geburtshilflichen Anfänger, dem dies alles noch fehlt.

Immerhin mögen hier einige praktische Hinweise gegeben werden. Die erste wichtige Forderung ist diese:

Keine Zangenoperation ohne genaueste
vaginale Untersuchung.

Hier schon wird viel gesündigt. Macht das Tasten der Pfeilnaht und der Fontanellen infolge großer Kopfgeschwulst Schwierigkeiten, so wird gern auf eine Diagnose verzichtet und die Zange auf „gut Glück" angelegt!

Oder: In einem unklaren Fall, in dem eine Zange diskutiert wird, wehrt sich die Kreißende gegen die Untersuchung. Dann wird aus falschem Mitgefühl aufgegeben, anstatt die Untersuchung in **Narkose** auszuführen. **Noch einmal: Ob eine indizierte Zange auch ausführbar ist, kann man erst nach genauester Kenntnis des Höhenstandes, der Haltung und Einstellung des Kopfes sowie der Größe des Mm beurteilen. Ohnedem ist eine Zangenoperation eine Unmöglichkeit:**

Die Diagnose muß vorher völlig klar sein!

Eine Zange machen heißt den natürlichen Geburtsmechanismus nachahmen. Wie kann man das, wenn man sich keineswegs darüber klar ist, was überhaupt vorliegt: eine normale Hinterhauptslage, eine hintere Hinterhauptslage, eine Vorderhauptslage oder noch etwas anderes. Daraus folgt weiter, daß niemand sich an eine Zangenoperation heranwagen darf, der nicht mit dem Geburtsmechanismus (mindestens mit der **Austrittsbewegung**) aller nur möglichen Schädellagen **bis in die Fingerspitzen** vertraut ist (s. Zusammenstellung auf S. 292). Wer z. B. eine Vorderhauptslage wie eine normale Hinterhauptslage behandeln wollte, würde die allergrößten Schwierigkeiten bei der Entwicklung mit der Zange haben und vor allem mit Sicherheit größten Schaden anrichten.

Die Prognose einer Zangenoperation wird durch den Anfänger auch schon dadurch verschlechtert, daß er beim vaginalen Untersuchen infolge mangelnder Übung länger als ein Erfahrener mit der Hand im Genitalkanal bleibt und besonders auch dadurch, daß er mit der Hand eventuell mehrfach in die Scheide fahren muß, um die Zange richtig anlegen zu können.

Beim **Ziehen** wird oft der Fehler gemacht, daß die linke Hand, die die Zangengriffe geschlossen hält, die Zange zu stark zudrückt, wodurch der empfindliche Kopf des Kindes schwer geschädigt werden kann. Druck ist unvermeidlich, sonst würde der Kopf nicht folgen können. Der Druck muß aber so gering wie möglich gehalten werden, ohne daß dabei die Zange abgleitet. Denn jeglicher Überdruck ist für das Kind lebensgefährlich (Tentoriumriß, intrakranielle Blutung, Schädelfraktur). **Nach dem Schließen der Zange klafft bei normaler Kopfgröße und richtig angelegter Zange zwischen den Griffen ein mehr oder weniger weiter Spalt, den man beim Ziehen durch einen zwischen die Griffe gesteckten Finger oder durch ein eingelegtes Tuch offen erhalten muß.**

Was den jungen Operateur weiter kennzeichnet, ist eine gewisse Hast und Unsicherheit in allen seinen Bewegungen im Gegensatz zum erfahrenen, der in größter Ruhe und überlegener Gelassenheit operiert. Natürlich spielt dabei neben der Beherrschung der Technik und des Geburtsmechanismus auch die Selbstbeherrschung eine Rolle. Für den Zangenzug gilt:

> **Größte Zartheit muß sich paaren mit gehemmter Kraft! Jeder Zangenzug hat eine Wehe nachzuahmen!**

Der Unerfahrene sollte in der ersten Zeit seiner Tätigkeit nur Zangen aus BA und vom BB machen.

Die Regeln, in welcher Richtung gezogen werden muß, liegen fest (s. o.). Darüber hinaus ist es Sache des Gefühls, die Richtung des geringsten Widerstandes herauszufinden, in die die Griffe gebracht werden müssen. Der Umfang der Gewebszerreißung mütterlicher Weichteile hängt im wesentlichen von der Art des Zuges ab.

Jeder Zug ist langsam und in größter Ruhe auszuführen! Vor allem: Nach jedem Zug eine Pause machen!

Eine alte Forderung, die man selten erfüllt sieht: solange keine Veranlassung zu besonderer Eile (schlechte HT) vorliegt, wird im Tempo der Preßwehen gezogen! Dabei sind die Pausen besonders dringend erforderlich. Einmal, um die Dehnung der Weichteile natürlicher vor sich gehen zu lassen. Dann aber auch, um den Zangendruck auf den kindlichen Schädel zu mildern. In der Pause werden deshalb auch die Löffel im Schloß etwas auseinandergeschoben.

> **Die langsamste Zange ist die beste!**

Solange die HT gut bleiben, behält man unter allen Umständen das langsame Tempo bei. Die HT müssen während der Operation dauernd kontrolliert werden!

Ganz besonders langsam und vorsichtig muß man den Kopf beim Herumhebeln um die Symphyse, also beim Einschneiden und Durchschneiden, dirigieren (Abb. 198). Gute HT vorausgesetzt, soll die Entwicklung über den Damm einige Minuten dauern. Dadurch wird auch der Dammschutz wesentlich erleichtert.

Wer für den Mechanismus dieser Austrittsbewegung nicht genügend Gefühl mitbringt, begeht leicht Fehler: Nicht selten sieht man, daß die Zange zu stark abgebogen wird. Dadurch kommt das Vorderhaupt aus seiner Bahn, es wird als Hebelarm gegen den Damm gedreht, wodurch es zum Dammriß kommen muß. Durch die zu frühe Aufwärtsbewegung der Zange beim Herumhebeln des Kopfes um die Symphyse kommt es leicht zu stark blutenden **Rissen der Kli-**

toris, besonders dann, wenn man die Löffel gegen den **Schambogenrand** anstemmen läßt.

Warnen möchte ich vor allem vor den sogenannten **pendelnden Bewegungen** nach links und rechts in der Horizontalen. Ein Erfahrener mag sich das schon einmal in geringem Grade erlauben, um bei einer schwierigen Zange, an die sich ein Anfänger gar nicht herantrauen sollte, die Reibung zwischen Kopf und Geburtskanal zu vermindern. Beim Anfänger muß ein solches Vorgehen mit Sicherheit zu weitgehenden **Zerreißungen** führen, besonders bei einem schon vorher durch langanhaltenden Druck geschädigten Gewebe.

> Die Ausführung einer Zange ist zu einem großen Teil Gefühlssache. Man muß ein feines Gefühl dafür haben, „wohin" oder „wie herum" der Kopf will. Nur dann macht man gute Zangen, wenn man sich in jeder Beziehung nach dem **Kopf** richtet und wenn man es endlich aufgegeben hat, dem Kopf seinen eigenen Willen aufzwingen zu wollen.

Die hauptsächlichsten Verletzungen der **Mutter** sind Weichteilverletzungen: **Dammrisse, Längsrisse im Scheidenrohr** (besonders wenn der Kopf gedreht werden mußte), Risse der **Klitoris, Zervixrisse** (meist vom freien Rand der Zervix ausgehend), Einriß oder Abriß eines **Levatorschenkels** (auch bei unverletzter Scheidenwand). Daher:

Nach jeder Zangenoperation ist die Scheide mit großen Spiegeln einzustellen und außerdem der äußere Muttermund rundherum durch Fassen mit Kugelzangen auf Einrisse abzusuchen!

Kleinere Einrisse des Muttermundes (bis etwa zu 1 cm) brauchen nicht genäht zu werden.

Nach hohen Zangen muß der Uterus **ausgetastet** werden, wenn man nicht einen hoch heraufgehenden Zervixriß oder eine Uterusruptur übersehen will. Vgl. hierzu die Grundsätze zur Austastung der Uterushöhle auf S. 605.

Seltener sind Verletzungen der **Blase** (Blasenscheidenfisteln) und des **Mastdarmes** (Mastdarmscheidenfisteln).

Die häufigsten Zangenverletzungen des **Kindes** sind **Abschürfungen** der Haut, **Quetschungen, Hämatome, Nervenlähmungen** (besonders des N. facialis, gute Prognose), ferner **Schädelfrakturen,** die häufig mit Zerreißungen der Venensinus einhergehen. Zu den allerhäufigsten Verletzungen gehören die **Tentoriumrisse,** wobei es durch Zerreißung von Venen (besonders der V. cerebri) oder von Sinus (Sin. transversus, Sin. petrosus superior) zu Blutungen in der hinteren Schädelhöhle kommt (Tod durch Kompression der Medulla oblongata).

Noch ein wichtiger Hinweis, der oft nicht beachtet wird:

Verhalten bei nicht durchführbarer Zangenoperation in der Hauspraxis

Wenn man einmal damit angefangen hat, eine Geburt durch Zange zu beenden, dann muß diese Geburt auf jeden Fall **operativ** beendet werden, und zwar **in derselben Narkose.** Wenn eine indizierte Zangenoperation begonnen worden ist und sich dabei herausstellt, daß sie aus irgendeinem Grunde nicht durchführbar ist, so muß der Kopf bei abgestorbenem Kind anschließend sofort **perforiert** werden, vorausgesetzt, daß die Zange technisch überhaupt durchführbar war. Bei **lebendem Kind** wird genauso vorgegangen, wenn es sich um eine **mütterliche Indikation** handelte. Bei **kindlicher Indikation** wird dagegen abgewartet.

‖‖‖ Alle Entbindungsversuche, besonders wenn sie wiederholt und über längere Zeit ausgeführt wurden, bringen eine stark erhöhte Infektionsgefährdung mit sich. Daher gilt: Nach einem vergeblichen Zangenversuch in der Hauspraxis ist der Kopf sofort anschließend zu perforieren!

Regelwidrige Kopfstände und -lagen

1. Tiefer Querstand

‖‖‖ **Definition:**

unrichtig: tiefer Querstand liegt vor, wenn die Pfeilnaht des auf dem Beckenboden stehenden Kopfes vollkommen quer verläuft.

richtig: wie oben, aber mit dem Zusatz:..., und dieser Zustand **längere Zeit** besteht, so daß hierdurch die **Geburt verzögert** wird.

Bei tiefem Querstand ist aus irgendeinem Grunde die Drehung der Pfeilnaht aus dem queren über einen schrägen in den geraden Dm ausgeblieben. Auf dem Beckenboden, wo der Kopf meist schon seine innere Drehung vollendet hat, also im geraden Dm des Beckens steht, finden wir die Pfeilnaht noch genau im queren Dm verlaufend, also in der gleichen Stellung wie im Beckeneingang. Dabei ist aber zu bedenken, daß **auch bei völlig normal verlaufender Geburt der Kopf nicht selten mit quergestellter Pfeilnaht auf dem Beckenboden** ankommt und sich erst jetzt — auf dem Beckenboden — diese Drehung in den geraden Dm vollzieht. Die Regelwidrigkeit der Einstellung, die der Begriff „tiefer Querstand" enthält, kommt also nur dann richtig zum Ausdruck, wenn man in die Definition **die durch den Querstand bedingte Verzögerung der Geburt** hineinbringt.

Einteilung: man unterscheidet den

I. oder linken tiefen Querstand (Abb. 204) und den

II. oder rechten tiefen Querstand (Abb. 205).

I. oder **linker** tiefer Querstand = kleine Fontanelle (und damit der Rücken) **links,**

II. oder **rechter** tiefer Querstand = kleine Fontanelle (und damit der Rücken) **rechts.**

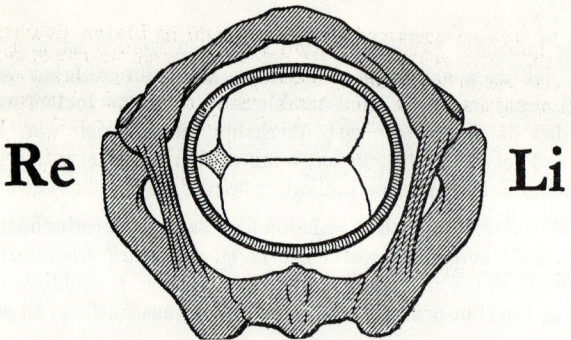

Abb. 204. I. oder linker tiefer Querstand

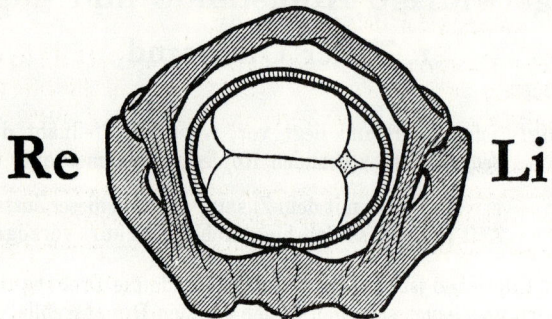

Abb. 205. II. oder rechter tiefer Querstand

Häufigkeit: 1,5—1,9% aller Schädellagen (Küstner, Jaschke, Martius).

Folge des tiefen Querstandes: Geburtsstillstand auf BB. Bei Geburtsstillstand auf Beckenboden muß stets innerlich, also rektal oder vaginal, untersucht werden.

Kommt es in der Austreibungsperiode zum

Geburtsstillstand,

so muß rektal oder vaginal untersucht werden, gleichgültig, ob die Wehen gut oder schlecht sind!

Befund: Mm vollständig, Spinae nicht mehr zu tasten. Man kommt mit dem Finger nicht mehr zwischen Kopf und Beckenboden, also: Kopf auf BB; die Pfeilnaht verläuft vollkommen quer, kleine Fontanelle links, große Fontanelle rechts, fast in gleicher Höhe (Abb. 204). **Diagnose:** I. (oder linker) tiefer Querstand.

Wir sehen: beim tiefen Querstand **kann man sowohl die kleine als auch die große Fontanelle tasten.** Daraus geht klar hervor, daß nicht nur ein Querstand der Pfeilnaht, sondern auch eine leichte **Streckhaltung** des Kopfes vorliegt: es fehlt die normalerweise vorhandene Beugung des Kopfes! Ein charakteristischer Befund bei tiefem Querstand. Es liegt also nicht nur eine Regelwidrigkeit der Einstellung (Querverlaufen der Pfeilnaht), sondern auch meist eine solche der Haltung des Kopfes vor (leichte Streckhaltung an Stelle der regelrechten Beugehaltung des Kopfes). Gerade das Ausbleiben der Beugung des Kopfes ist sicher ein Hauptgrund, weshalb er seine innere Drehung nicht vollziehen kann. Der Kopf dreht sich nicht, weil er sich nicht beugt (Martius). Vgl. Ätiologie.

Es ist diagnostisch wichtig, sich über die

Herztöne beim tiefen Querstand

folgendes zu merken: Steht der Kopf in normaler Stellung und Haltung auf BB, so hört man die HT am lautesten in der Mitte unmittelbar über der Symphyse. Anders beim tiefen Querstand:

‖ Beim tiefen Querstand hört man die HT mehr nach links bzw. nach rechts außen verschoben, weil der Rücken des Kindes noch immer einer seitlichen und nicht der vorderen Uteruswand anliegt.

Bedeutung des tiefen Querstandes:

Tiefer Querstand = Geburtsunmöglichkeit!

Spontangeburt ist nicht möglich, solange der tiefe Querstand bestehen bleibt. Zur Spontangeburt kann es erst kommen, wenn der Kopf seine innere Drehung in den geraden Dm durchgemacht hat. Ganz seltene Ausnahmen bestätigen diese Regel.

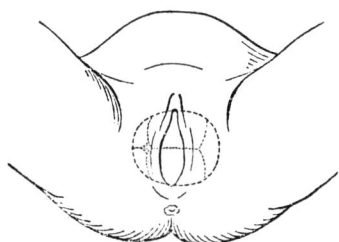

Abb. 206. Tiefer Querstand = Geburtsunmöglichkeit! Der Kopf steht quer zum längs verlaufenden Weichteilspalt

Spontangeburt ist deswegen nicht möglich, weil der Kopf quer zum längs-verlaufenden Weichteilspalt des BA liegt (Abb. 206). Der Effekt der Wehen besteht lediglich darin, daß der Kopf gegen die Schambeinäste und die längs-gestellte Bulbokavernosusschlinge wie gegen eine Barriere gedrückt wird.

Ätiologie: Das Ausbleiben der inneren Drehung findet sich häufig bei **kleinen und rundlichen Köpfen,** besonders dann, wenn die Weichteile des BB **schlaff** sind und der Schädel beim Tieferrücken nur „**wenig Gegendruck**" (Bumm) erfährt. Im Gegensatz hierzu kann auch ein sehr großer Kopf an der inneren Drehung gehindert werden, weil er auf **zuviel Gegendruck** (zu große Reibung) von seiten der umgebenden Weichteile und des knöchernen Beckens stößt.

Eine der Hauptursachen des tiefen Querstandes ist sicherlich die **sekundäre Wehenschwäche = Ermüdungswehenschwäche.** Bis zum BB hat die vielleicht nur mäßig entwickelte Uterusmuskulatur den Kopf herunter-getrieben. Jetzt, wo die kräftigen Austreibungswehen einsetzen sollen, die auch den Kopf vielleicht noch drehen würden, versagt die durch die Eröffnung schon überanstrengte Kreißende: die Drehung des Hinterhauptes bleibt aus, die Pfeilnaht bleibt quer auf dem BB stehen.

Von besonderer ätiologischer Bedeutung ist die Beckenform. Häufig beob-achtet man den tiefen Querstand bei platt-rachitischen Becken. Um die hierbei vorhandene Geradverengung des BE leichter passieren zu können, nimmt der im BE **quer** stehende Kopf nicht die normale Beugehaltung an, sondern er senkt das schmale **Vorderhaupt** mit der **großen** Fontanelle in den Engpaß des BE hinein (S. 554), d. h. der **quer** stehende Kopf nimmt eine **Streckhaltung** an. Ist der BE, die einzige Verengung des platt-rachitischen Beckens, einmal über-wunden, so „fällt" der Kopf gewissermaßen durch das sonst übernormal ge-räumige Becken und zwar so schnell, daß er die im BE einmal angenommene Stellung und Haltung unverändert beibehält und auf dem BB in genau der-selben Stellung und Haltung ankommt, in der er sich in den ver-engten BE eingestellt hatte, d. h. in querer Stellung mit Streckhaltung, wie sie eben für den **tiefen Querstand** charakteristisch ist. — Merke:

> **Tritt beim platt-rachitischen Becken Geburtsverzögerung oder -stillstand auf BB ein, so ist stets an tiefen Querstand zu denken!**

Bei dem nicht häufigen **Trichterbecken** (= virilem Becken) erschwert die charakteristische Querverengung im BA die innere Drehung des Kopfes auf dem BB.

Behandlung des tiefen Querstandes

Leider gilt hier der Satz: Bei tiefem Querstand wird viel zu oft und außer-dem meist zu früh eingegriffen. Die Methode der Wahl ist unter allen Umständen zunächst die abwartende Behandlung, vorausgesetzt, daß es Mutter und Kind gut geht.

Der tiefe Querstand als solcher ist zunächst noch keine Indikation zur operativen Geburtsbeendigung. (Indikationen zur Geburtsbeendigung s. S. 791.)

1. Konservative Behandlung:
Therapeutische Lagerung der Kreißenden!

Auch wenn der Kopf wie bei tiefem Querstand schon auf BB steht, kann man durch Lagerung, d. h. durch Bewegung der Fruchtachse, die Einstellung des Kopfes noch wirkungsvoll beeinflussen. Auch hier gilt die

---

Allgemeine Lagerungsregel:

Man lagert die Kreißende auf die Seite, und zwar stets auf die Seite, auf der derjenige Teil des Kopfes liegt, der die Führung übernehmen soll, der also tiefer treten und nach vorn rotieren soll.

Vorangehen soll hier das Hinterhaupt mit der kleinen Fontanelle; also ist zu lagern

bei **I.** oder linkem tiefen Querstand: auf die **linke** Seite,

bei **II.** oder rechtem tiefen Querstand: auf die **rechte** Seite.

Oder kurz:

Bei tiefem Querstand ist stets auf die Seite des Hinterhauptes zu lagern!

Wirkungsweise der Lagerung: Nehmen wir einen linken tiefen Querstand an, Lagerung also auf die linke Seite. Der Uterus sinkt der Schwere nach mit dem Fundus nach links hinüber. Der Druck der Fruchtachse wirkt dann von oben links schräg nach unten rechts. Dadurch wird der Kopf mit dem Vorderhaupt gegen die rechte Beckenwand gedrängt, d. h. das Hinterhaupt mit der kleinen Fontanelle entfernt sich etwas von der linken Beckenwand, es kommt frei, wird beweglich, kann also dem Drucke folgen und tiefer treten. (Am einfachsten ist zu merken: der Kopf macht stets die Bewegung des Steißes im entgegengesetzten Sinn mit, wobei ein Drehpunkt in der Gegend des Halses anzunehmen ist). Der Kopf nimmt beim Tiefertreten Beugehaltung an und kann nun (s. Ätiologie) bei genügender Wehenkraft die innere Drehung nachholen.

Bei der häufig gleichzeitig bestehenden **Wehenschwäche** ist nach den dafür geltenden Grundsätzen zu handeln (s. S. 187). Allgemein anerkannt ist heute die Regel:

> **Ist nach Seitenlagerung und bei guten Wehen ½ Stunde vergangen, ohne daß der Kopf sich gedreht hat, so wird mit der Zange entbunden.**

2. Operative Entbindung: Zange oder Vakuumextraktor
a) Zangenentbindung.

Das Anlegen der Zange beim tiefen Querstand bereitet dem Anfänger aus verschiedenen Gründen Schwierigkeiten. Biparietal kann die Zange nicht angelegt werden, da es 1. technisch nicht geht (man kann den vorderen Löffel nicht bis unter die Symphyse wandern lassen) und da 2. die Beckenkrümmung der Zange dann im rechten Winkel zur Krümmung der Beckenachse liegen würde. (Das gilt allerdings alles nur für die Naegelezange). Die Zange so anzulegen, wie sie ins Becken gehört, also in den queren Durchmesser, ist ebenfalls unmöglich, da sie dann über Gesicht und Hinterhaupt liegen würde.

Um den Kopf bei tiefem Querstand zu fassen, kann man die Zange nur schräg an den Kopf und schräg ins Becken legen. Am besten verfährt man dabei nach der Stoeckelschen Vorschrift:

beim **I. tiefen Querstand nimmt man an**, daß die Pfeilnaht schon

im **I. schrägen Dm** steht (was sie in Wirklichkeit nicht tut) und legt die

Zange im **II. schrägen Dm** an (Abb. 207),

beim **II. tiefen Querstand nimmt man an**, daß die Pfeilnaht schon

im **II. schrägen Dm** steht und legt die

Zange im **I. schrägen Dm** an (Abb. 208).

Ausführung der Zange

I. tiefer Querstand: Mm vollständig erweitert, Kopf auf BB, Pfeilnaht im queren Dm, kleine Fontanelle links, große Fontanelle rechts (Abb. 207).

Der Kopf muß entgegen dem Uhrzeigersinn so gedreht werden, daß die kleine Fontanelle nach vorn kommt. Die Zange wird so angelegt, als ob die Pfeilnaht schon im I. schrägen Dm stände, sie kommt also in den II. schrägen Dm (Abb. 207). Der linke Löffel wird wie immer zuerst, und zwar nach links hinten eingeführt, der rechte Löffel, der nach rechts vorn kommt, muß wandern, er wird zunächst rechts hinten eingeführt und dann nach seitlich vorn herumgeführt. Schließen der Zange und Nachtasten. Zug in Richtung der Griffe und gleichzeitiges Drehen entgegen dem Uhrzeigersinn, bis die Pfeilnaht im geraden Dm steht. Dann weiter mit der üblichen Technik. Beim tiefen Querstand wird also der Kopf ausnahmsweise nicht biparietal, sondern etwas schräg gefaßt. Oft ändert sich aber die Situation schon beim Schließen der

Zange, indem der Kopf sich dabei innerhalb der Zangenlöffel in den I. schrägen Dm hinein dreht, so daß die Zange schon biparietal liegt, bevor die Extraktion begonnen wurde.

Die Zangenoperation beim tiefen Querstand ist in technischer Hinsicht also ein Sonderfall der Zange am schrägstehenden Kopf (s. Zange II, S. 237). Nur ist beim tiefen Querstand zu empfehlen, den vorderen Löffel möglichst weit nach vorn und den hinteren Löffel möglichst weit nach hinten zu bringen (Stoeckel), so daß die Zange zwischen dem schrägen und dem geraden Dm liegt.

II. Tiefer Querstand: Befund wie oben, mit dem Unterschied, daß hier die kleine Fontanelle rechts und die große links steht (Abb. 208).

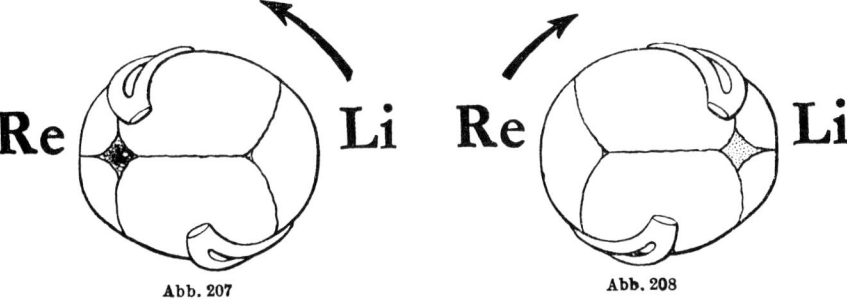

Abb. 207

Abb. 208

Abb. 207. Anlegen der Zange beim I. (= linken) tiefen Querstand, die Zange kommt in den II. schrägen Dm

Abb. 208. Anlegen der Zange beim II. (= rechten) tiefen Querstand, die Zange kommt in den I. schrägen Dm

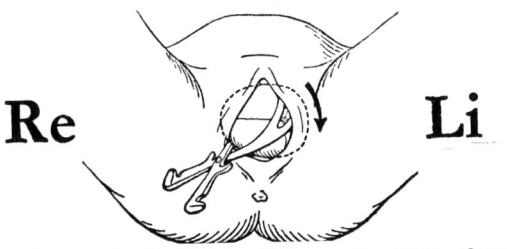

Abb. 209. Anlegen der Zange beim II. (= rechten) tiefen Querstand
(nach v. Mikulicz-Radecki)

Um die kleine Fontanelle nach vorn zu bringen, muß in diesem Falle der Kopf im Uhrzeigersinn gedreht werden. Die Zange wird so angelegt, als ob die Pfeilnaht schon im II. schrägen Dm stände, sie kommt also in den I. schrägen Dm (Abb. 208 u. 209). Der linke Löffel, der nach links vorn kommt und wandern muß, wird zuerst (links hinten) eingelegt und möglichst weit nach (links) vorn gebracht. Danach Anlegen des rechten Löffels möglichst weit nach rechts hinten. Schließen der Zange, Zug und gleichzeitige Drehung im Uhrzeiger-sinn usw.

Alte Praktiker legen gern beim **rechten** tiefen Querstand entgegen der Schulregel nicht den linken, sondern den **rechten Löffel** zuerst ein. Dadurch hat man den Vorteil, daß der Kopf schon durch das Einlegen dieses Löffels etwas in den 2. schrägen Dm gedreht wird. Nachteil: Schwierigkeiten beim Einführen und Wandernlassen des linken Löffels sowie beim Schließen der Löffel.

b) Entbindung mit dem Vakuumextraktor

Sie wird sehr empfohlen, weil der Kopf unter dem Zuge des Vakuumextraktors seine Drehung eigentlich von selbst ausführt (E v e l b a u e r, P. B u r g e r).

2. Hoher Geradstand

Definition: Regelwidrigkeit, bei der der Kopf über oder im Becken-**eingang** mit der Pfeilnaht im **geraden** (oder annähernd im geraden) Durchmesser anstatt im queren oder schrägen Durchmesser getastet wird. Der hohe Geradstand ist mechanisch gesehen das **Gegenstück zum tiefen** Querstand.

Gegenüber dem **hohen** Geradstand, der regelwidrig ist, ist der **tiefe** Geradstand d. h. der Geradstand auf **Beckenboden**, physiologisch; er stellt eine Phase der **normalen** Geburt dar.

Einteilung: Man unterscheidet 2 Formen:

Positio occipitalis anterior (= pubica) = das Hinterhaupt ist nach vorn (schambeinwärts) gerichtet (Abb. 210) = vorderer hoher Geradstand,

Positio occipitalis posterior (= sacralis) = das Hinterhaupt ist nach hinten (kreuzbeinwärts) gerichtet (Abb. 211) = **hinterer hoher Gerad-stand** (seltener).

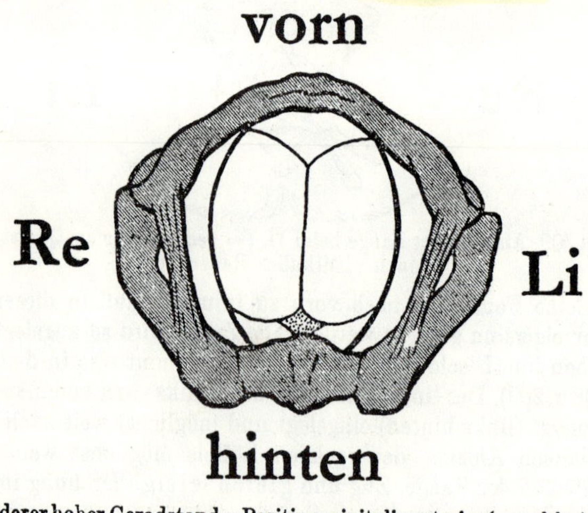

Abb. 210. Vorderer hoher Geradstand = Positio occipitalis anterior (= pubica) (Tastbefund)

Häufigkeit: Häufiger als bisher angenommen. Nach Kirchhoff 0,7%, nach Dörr und Ocaña 1,6% des Geburtengutes.

Der vordere hohe Geradstand (anteriore Einstellung des Hinterhauptes) ist häufiger (2:1 bis 3:1). Ursache soll die mütterliche Wirbelsäule sein, die eine posteriore Einstellung des kindlichen Rückens nicht so häufig zuläßt und den Kopf zwingt, sich nach vorn zu drehen. Kirchhoff ist der Ansicht, daß ein beim hohen Geradstand hinten stehendes Hinterhaupt auch hinten bleibt. Bei dieser hinteren Einstellung des Hinterhauptes (Abb. 211) wird der Rücken durch den Verlauf der Wirbelsäule gezwungen, sich mehr oder weniger nach rechts oder links seitlich hinten zu lagern. Nach Kirchhoff ist daher der hintere hohe Geradstand nichts anderes als eine hochstehende hintere Hinterhauptslage.

Ursachen: Vor allem das „Lange Becken", nach Möbius in ½, nach Kirchhoff in ⅓ der Fälle; ferner auch das allgemein verengte Becken (rundliche Form des Beckeneinganges), aber auch das platte Becken.

Seltene Ursachen: Placenta praevia, Uterusdeformitäten, Myom, Vorliegen kleiner Teile, Mißbildungen, funktionelle Störungen (Burger) u. a.

Diagnose: Schon durch aufmerksame äußere Untersuchung zu stellen. Nach Kirchhoff ist an hohen Geradstand zu denken, wenn man beim Überragen des Kopfes über die Symphyse die HT am deutlichsten genau in der Mittellinie (Positio anterior) oder tief seitlich an den Flanken (Positio posterior) hört.

Ferner: Mit dem 3. Leopoldschen Handgriff fühlt sich der Kopf beim hohen Geradstand auffallend schmal an, weil die Finger nicht wie sonst den fronto-okzipitalen Durchmesser (12 cm), sondern bei der Pos. ant. den bi-

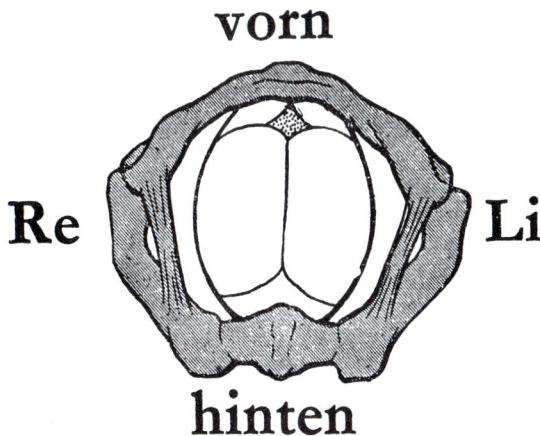

Abb.211.Hinterer hoher Geradstand = Positio occipitalis posterior(= sacralis)(Tastbefund)

parietalen (9½ cm), s. Abb. 211 a und b, und bei der Pos. post. den bitemporalen Durchmesser (8 cm) umgreifen. — Besonders beim hinteren hohen Geradstand tastet man außerdem viele kleine Teile (Diff. Diagn.: Zwillinge!).

||| Bei Verdacht auf **hohen Geradstand** muß stets **vaginal untersucht** werden, um die Diagnose klarzustellen.

Der Tastbefund bei **vaginaler Untersuchung** ergibt sich aus den Abb. 210 und 211. Bei Unklarheit ist eine **seitliche Röntgenaufnahme** notwendig.

Mortalität (nach **Möbius**): Kindliche 8,2% (!), mütterliche 1,5% (!).

Verlauf und Prognose: Der hohe Geradstand ist eine regelwidrige Kopfeinstellung, die eine **Geburtsunmöglichkeit** darstellt, wenn sie sich nicht spontan ändert oder durch Eingriff geändert wird. Bei den von mir beobachteten Fällen kam es etwa in der Hälfte zur Spontangeburt, wobei die Pfeilnaht während des ganzen Geburtsverlaufs nur vorübergehend mit leichten **Zickzackbewegungen** um das Promontorium herum aus dem geraden Dm des Beckens hinausging, praktisch also alle Etagen des Geburtskanals fast im geraden Dm passierte. — Die Geburtsdauer ist stets **verlängert**, da eine erhebliche Konfiguration des Schädels erforderlich ist.

Ist der hohe Geradstand durch ein enges oder langes Becken bedingt, so ist die Spontangeburt sehr in Frage gestellt. Es kommt in den meisten Fällen zum **Geburtsstillstand** mit der Gefahr der **Uterusruptur**, wenn nicht frühzeitig eingegriffen, d. h. durch abdominale Schnittentbindung entbunden wird.

Behandlung des hohen Geradstandes

> **Der Praktiker hat jeden Fall von hohem Geradstand der Klinik zu überweisen!**

Liegt ein **enges** oder ein **langes Becken** vor, so wird heute bei hohem Geradstand frühzeitig die **Sectio abdominalis** ausgeführt. Andernfalls wird **zunächst abgewartet** und versucht, durch **Seitenlagerung** den spontanen Ein- und Durchtritt des Kopfes zu erreichen. Bei vollständigem Mm kann man den Versuch der **manuellen Stellungskorrektur** (= Liepmannscher **Kegelkugelhandgriff**) machen: Mit der ganzen Hand in die Scheide eingehen, den Kopf so gut wie möglich umfassen und ihn nach links oder rechts in denjenigen schrägen Durchmesser drehen, in den er sich am leichtesten drehen läßt. Hat man den Kopf in den queren oder nahezu in den queren Durchmesser gebracht, so läßt man ihn von außen ins Becken hineindrücken.

||| Bei der hohen kindlichen und mütterlichen Mortalität steht man beim hohen Geradstand heute den vaginalen Operationsverfahren ziemlich ablehnend gegenüber. Gelingt es nicht in absehbarer Zeit, mit konservativen Mitteln den spontanen Eintritt des Kopfes zu erzielen, so ist die abdominale Sektio die Methode der Wahl.

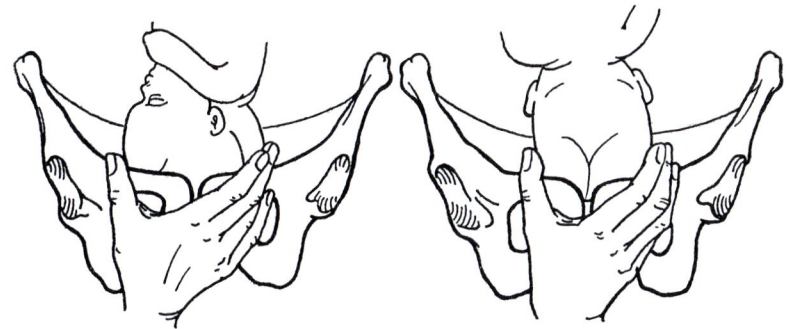

Abb. 211a. Normaler Tastbefund.   Abb. 211b. Beim hohen Geradstand fühlt sich
der Kopf auffallend s c h m a l an

3. Hintere Hinterhauptslage (= HiHHL)

Definition: Eine hintere oder dorsoposteriore Hinterhauptslage (HiHHL)
liegt vor, wenn der Rücken des Kindes nach hinten gerichtet ist (= Ib-
oder IIb-Lage) und der Kopf sich in normaler Hinterhauptshaltung (also
Kinn auf der Brust) befindet. Bei der HiHHL führt also genau wie bei der
regelrechten HHL das H i n t e r h a u p t (= tiefster Punkt des Kopfes),
dieses steht aber hinten, zum Kreuzbein hin, während die Stirn gegen
die Schoßfuge gerichtet ist. — Die Hintere Hinterhauptslage ist also eine
reine Stellungsanomalie.

Häufigkeit: Etwa 0,5—1% aller Schädellagen.

Untersuchungsbefund, Diagnose: Die Veranlassung zur inneren Untersuchung (r e k t a l oder vaginal) ist meist der **Geburtsstillstand** bei Kopf auf
BB (S. 202), manchmal allerdings auch schon bei Kopf in BM. Der Finger

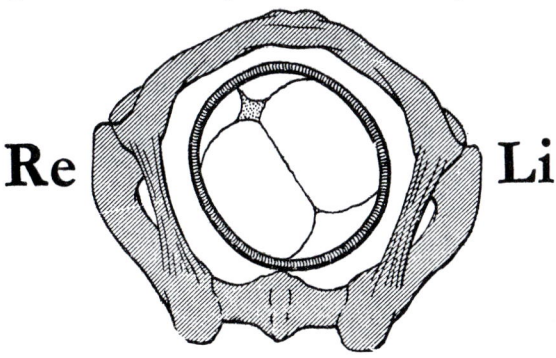

Re   **Li**

Abb. 212. Erste oder linke HiHHL (Tastbefund)
Leitstelle ist die kleine Fontanelle bis Scheitelgegend

sucht zunächst die Pfeilnaht, die in einem schrägen oder im geraden Dm steht. Tastet man sich nun entlang der Pfeilnaht nach **vorn,** um dort die kleine Fontanelle zu finden, so fühlt man — meist zur Überraschung des Untersuchers — dort an Stelle der kleinen die **große** Fontanelle, und zwar **vorn** links oder **vorn** rechts oder in der Mitte unter der Symphyse. **Die kleine Fontanelle findet sich hinten** (kreuzbeinwärts, Abb. 212 u. 213) und zwar

hinten links (Abb. 212),
hinten rechts (Abb. 213)
oder hinten in der Mitte.

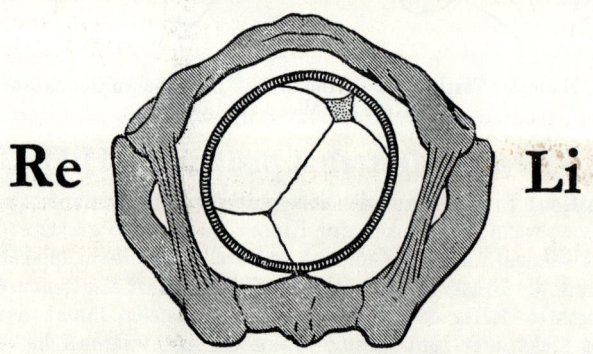

Re   Li

Abb. 213. Zweite oder rechte HiHHL (Tastbefund)

Die hinten liegende kleine Fontanelle ist meist schwer zu palpieren, da sich hier in der Gegend des Hinterhauptes die **Kopfgeschwulst** ausbildet. **Der Befund der HiHHL ist überhaupt durchaus nicht immer leicht zu erheben,** besonders der flüchtige Untersucher wird leicht getäuscht. Er fühlt die Pfeilnaht z. B. im I. schrägen Dm und denkt zunächst an eine regelrechte linke HHL. Er tastet sich auf der Pfeilnaht nach **vorn** und findet dort eine **V-förmige Gabelung, die man für die kleine Fontanelle halten kann.** Tastet man aber genauer, so fühlt man in dem V keine derbe Knochenplatte, wie das bei der kleinen Fontanella zu erwarten wäre, sondern eine Vertiefung mit weichem Grund. Es handelt sich also wahrscheinlich um den hinteren Winkel der rautenförmigen großen Fontanelle.

Die sicherste und am schnellsten zum Ziele führende Methode zur Erkennung und Unterscheidung der beiden Fontanellen wurde auf S. 79 beschrieben und ist dort nachzulesen!

Häufig ist bei der HiHHL der Kopf so stark gebeugt, daß man an die große Fontanelle überhaupt nicht herankommt.

In der Führungslinie liegt als Leitstelle entweder die **kleine Fontanelle** oder die Gegend zwischen großer und kleiner Fontanelle, der Scheitel.

Erfahrungsgemäß ist die I. (oder linke) HiHHL weitaus häufiger als die II. (oder rechte) HiHHL.

Beachte besonders:

HiHHL mit Pfeilnaht im I. schrägen Dm = II. HiHHL (Abb. 213)
HiHHL mit Pfeilnaht im II. schrägen Dm = I. HiHHL (Abb. 212)

Erklärung: Wie bei allen dorsoposterioren Lagen steht auch bei der HiHHL die kleine Fontanelle bei schräg verlaufender Pfeilnaht entweder links oder rechts hinten. Die Stellung der kleinen Fontanelle entspricht aber stets der des Rückens. Also z. B.: HiHHL mit Pfeilnaht im I. schrägen Dm (= von links vorn nach rechts hinten verlaufend): dann muß die kleine Fontanelle und damit auch der Rücken rechts hinten stehen. Somit handelt es sich also bei Pfeilnaht im I. schrägen Dm um eine II. HiHHL. Für den

Geburtsverlauf

ergeben sich **zwei Möglichkeiten:** Im Verlauf der Geburt dreht sich das hinten stehende Hinterhaupt nach vorn, die HiHHL wandelt sich damit in eine **normale** (= vordere) HHL um. Oder das Hinterhaupt dreht sich ganz nach hinten, d. h. die HiHHL bleibt eine HiHHL und wird als solche entwickelt.

1. Möglichkeit: Das Hinterhaupt dreht sich nach vorn

Bis zum BB bleibt das Hinterhaupt meist noch nach hinten gerichtet. Auf BB vollzieht sich dann die entscheidende Drehung nach vorn. Bei einer II. HiHHL z. B. wird die Pfeilnaht dabei aus dem I. schrägen über den queren und den II. schrägen in den geraden Dm, also um 135° gedreht (Abb. 214). Der weitere Verlauf, d. h. die Austrittsbewegung, erfolgt dann genau so wie bei der regelrechten, also der vorderen HHL, nämlich durch eine reine Streckbewegung des Kopfes (S: 116). Nach Dawson (415 Fälle!) findet diese Rotation des Hinterhauptes nach vorn in 50% der Fälle statt.

Erste Möglichkeit:
Drehung
um 135°
nach vorn

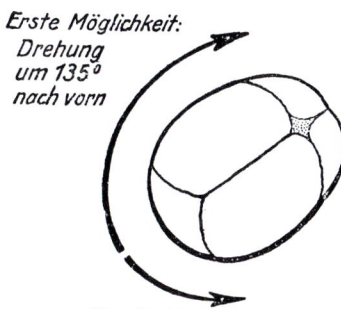

Zweite Möglichkeit:
Drehung um 45°
nach hinten

Abb. 214. Die beiden Möglichkeiten des Geburtsverlaufs bei der HiHHL

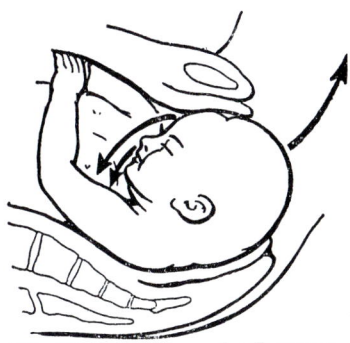

Abb. 215. Verstärkung der Beugung beim Austritt des Kopfes

2. Möglichkeit:

Das Hinterhaupt dreht sich nicht nach vorn, es bleibt hinten

Auf dem BB dreht sich die Pfeilnaht in diesem Falle aus dem schrägen Dm mit der kleinen Fontanelle nach hinten in den geraden Dm, der Weg beträgt hier also nur 45° (Abb. 214). Beim Beginn der Austrittsbewegung steht der gebeugte Kopf mit der Pfeilnaht ganz oder fast im geraden Dm, die kleine Fontanelle hinten, die große Fontanelle vorn. Wenn der Kopf aus dieser Haltung (Beugung!) und Stellung (Hinterhaupt hinten!) heraus seine Austrittsbewegung vollführen soll, sich also im Bogen um die Symphyse herum bewegen soll, so kann er das nur dadurch tun, indem er seine Kopf-Halsachse der Knieachse des Austrittskanals so weit wie nur möglich anzupassen versucht, d. h. er muß die **schon vorhandene Beugung noch verstärken** (Abb. 215), wobei das Kinn mit äußerster Kraft in die Brustbeingegend hineingepreßt wird. **Die Form des Geburtskanals ist es, die dem Kopf diese ganz besondere Zwangshaltung aufdrängt.** Die zur Erreichung dieser Zwangshaltung aufzuwendende Kraft erscheint als **wesentlich verstärkte Reibung** zwischen der Weichteilwand des Geburtskanals und dem Schädel. Der stark erhöhte Reibungswiderstand zwischen Kopf und Weichteilrohr **verlängert die Austreibungsperiode** sehr erheblich, wodurch besonders **das Kind in Gefahr** gebracht wird (vgl. S. 203).

Warum diese zur Überwindung des Knies des Geburtskanals notwendige verstärkte Beugung eine starke Zwangshaltung darstellt, erklärt sich am einfachsten mit den von Sellheim geprägten Begriffen vom **Biegungsdiffizillimum** (= Richtung der schwersten Verbiegbarkeit = Richtung der stärksten Gewebsanspannung) und **Biegungsfazillimum** (= Richtung der leichtesten Verbiegbarkeit = der geringsten Gewebsanspannung). Jedem Teil des Kindes kommt ein ihm eigenes Fazillimum und Diffizillimum der Abbiegung zu. Die Halswirbelsäule, um die es sich hier handelt, hat ihr Biegungsdiffizillimum nach vorn und ihr Biegungsfazillimum nach hinten, das heißt der Hals läßt sich schwerer nach vorn als nach hinten abbiegen (wovon man sich leicht durch Beugung und Streckung des eigenen Kopfes überzeugen kann). Je mehr man aber den Kopf in Richtung des Biegungsdiffizillimums bewegen muß, um so größer ist die dazu erforderliche Kraft, andererseits aber auch die Spannung (= Gegenkraft), mit der der Kopf aus dieser gezwungenen Haltung, dieser Zwangshaltung, in eine ungezwungene Haltung zurückstrebt.

Abbiegung des Kopfes in der Richtung des Biegungsdiffizillimums =

Abbiegung gegen eine starke Spannung!

Dadurch wird von seiten des Kopfes eine Gegenkraft erzeugt, die sich im Geburtskanal als erhöhte Reibung auswirkt.

Der **Austritt** des Kopfes (Abb. 216) kann also nur so vor sich gehen, daß er noch viel stärker gebeugt wird, als er schon gebeugt ist (Pfeil 1 in Abb. 216). In dieser Haltung wird zunächst das Hinterhaupt über den Damm geboren. **Hypomochlion** ist dabei die Gegend der **großen Fontanelle**, die sich gegen den unteren Rand der Symphyse stemmt. Ist das Hinterhaupt bis zum Nacken frei entwickelt, so hört der Zwang zur Beugehaltung des Kopfes vollkommen auf; der Kopf geht aus der Beugehaltung in eine leichte Streckhaltung (Pfeil 2 in Abb. 216) über, wodurch nun auch Vorderhaupt, Stirn und Gesicht unter der Symphyse her (also Gesicht zur Schamfuge gerichtet) geboren werden.

Das **Durchtrittsplanum** ist genau dasselbe wie bei der regelrechten HHL, nämlich das Pl. suboccipito-bregmaticum = **32 cm** Umfang.

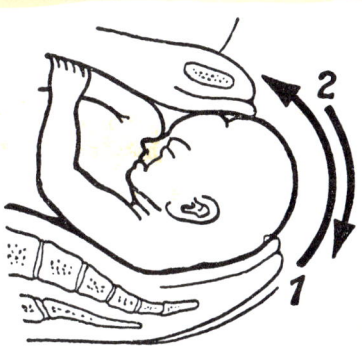

Abb. 216. Austrittsbewegung des Kopfes bei der hinteren Hinterhauptslage
(2. Möglichkeit) 1 = stärkste Beugung 2 = leichte Streckung

Der **Austritt des Kopfes** erfolgt also, wenn sich das Hinterhaupt ganz nach hinten gedreht hat (2. Möglichkeit), durch zwei verschiedene, entgegengesetzte Bewegungen, der Kopf macht (Abb. 216)

1. eine **Beugung** (= hochgradige Verstärkung der vorhandenen Beuge-haltung) und
2. eine **Streckung**.

Zusammenfassung für die 2. Austrittsmöglichkeit:

Hintere Hinterhauptslage (HiHHL)

Leitstelle: Kleine Fontanelle bis **Scheitelgegend**

Drehpunkt: Gegend der großen Fontanelle bis Stirnhaargrenze

Kopfaustritt: erst stärkste Beugung, dann leichte Streckung

Größte Durchtrittsebene: Planum suboccipito-bregmaticum,
Umfang = 32 cm

Besonderheiten: Obwohl das Durchtrittsplanum bei der HiHHL genau dasselbe ist wie bei der regelrechten HHL (32 cm), weiß jeder Erfahrene:

Die Austreibungsperiode bei der HiHHL ist stets beträchtlich verlängert, wenn es sich um ein normal großes Kind handelt. Das hat

3 Gründe: 1. Der Hauptgrund ist die maximale Zwangsbeugehaltung, in die der Kopf gebracht werden muß, um das Knie des Geburtskanals zu überwinden, also um überhaupt austreten zu können. Diese Zwangshaltung wirkt sich als erhöhte Reibung zwischen Kopf und Weichteilrohr aus und diese starke Reibung ist es in erster Linie, die die Austreibungsperiode so erschwert.

2. Nicht das schmale Vorderhaupt wie bei der regelrechten HHL, sondern das **breite Hinterhaupt** muß über den Damm geboren werden. Die Folge ist eine weitaus größere **Anspannung** und **Auswalzung** des Dammes in der **Querrichtung** = stark vermehrte **Querspannung** des Dammes.

3. Nicht der schmale sich gut einpassende Nacken (wie bei der regelrechten HHL) legt sich als Hypomochlion in den engen Schamfugenausschnitt, sondern **das sehr viel breitere Vorderhaupt muß sich dort anstemmen.** Dadurch kann die lichte Weite des Schambogens nicht richtig ausgenutzt werden und der Kopf kommt im ganzen viel tiefer dammwärts zu liegen, so daß also der Damm auch in sagittaler Richtung viel mehr beansprucht wird, ein weiterer Grund zur Erhöhung des Reibungswiderstandes und damit zur Verzögerung der Geburt in der Austreibungsperiode.

Aus diesen Gründen ist auch besonders zu beachten:

Bei der HiHHL sind Damm und Levatorenschenkel stets wesentlich mehr gefährdet als bei regelrechter HHL.

Gefahr tiefgehender Dammrisse und Zerreißungen des Levators!

Bei starker Vorwölbung des Dammes, wie sie naturgemäß bei Hinterer Hinterhauptslage und ausgetragenen Kindern auftritt, ist eine **ausgiebige Episiotomie** zu machen.

Darin stimmt übrigens die **HiHHL**-Geburt mit der bei **VoHL** überein (s. Vorderhauptslage, S. 272):

wesentlich verlängerte Austreibungsperiode,

weitaus stärkere Anspannung und damit größere Gefährdung des Dammes als bei der regelrechten HHL.

Differentialdiagnose: in der Praxis wird die HiHHL häufig mit der VoHL verwechselt. Über den Unterschied s. unter „Vorderhauptslage", S. 273.

Grundsätzlich ist festzuhalten:

Wenn eine Geburt in der Austreibungsperiode auffallend langsam verläuft oder zum Stillstand kommt, so muß man immer daran denken, daß vielleicht eine regelwidrige Kopfeinstellung, z. B. eine HiHHL, vorliegt (vgl. S. 272).

Es ist sehr zu beachten, daß eine verlängerte Austreibungsperiode leicht zur

Asphyxie des Kindes

führt. Das den kindlichen Kopf umfassende und einengende Weichteilrohr, wozu auch die Beckenbodenmuskulatur gehört, muß den Kopf in der Austreibungsperiode bis zur Geburt des Hinterhauptes in eine **übermäßige Beugehaltung** zwingen, was sich auf Hals und Kopf als starke Umschnürung auswirkt. Man kann sich leicht vorstellen, daß bei einer länger dauernden Austreibungsperiode die Karotiden abgequetscht werden und es dadurch zu einer **lokalen Zirkulationsstörung** im Schädelinneren (Gehirn) kommen kann.

Vorkommen und Ätiologie: Die HiHHL kommt bei solchen Geburten vor, bei denen der Rücken von vornherein **hinten** eingestellt ist, also bei **dorsoposterioren** oder **b-Lagen,** und hinten eingestellt **bleibt. Normal** große Kinder stellen sich fast nur bei **Mehrgebärenden** mit schlaffen Weichteilen in HiHHL ein. Sonst findet man diese Lageanomalie bei **kleinen Kindern** sowie bei **Frühgeburten** und **toten Kindern.**

Behandlung der Hinteren Hinterhauptslage

Die HiHHL an sich ist zunächst noch keine Indikation zu operativer Entbindung! Jede HiHHL ist im Gegenteil solange wie möglich abwartend zu behandeln.

Von 114 Geburten in HiHHL verliefen 91 spontan, davon 41 ohne jede Komplikation (Hanke).

1. Konservative Behandlung

In jedem Falle sollte man die Seitenlagerung der Kreißenden wenigstens versuchen. Vgl. Allgemeine Lagerungsregel S. 134.

Bei HiHHL wird stets auf die Seite des Hinterhauptes gelagert!

Beispiel: **Rechte** HiHHL (Abb. 213), **kleine** Fontanelle **rechts** hinten, Pfeilnaht im I. schrägen Dm. Lagert man die Frau auf die **rechte** Seite (Hinterhaupt rechts!), so fällt der Fundus mit dem Steiß der Schwere folgend nach rechts. Da der Kopf stets die dem Steiß entgegengesetzte Bewegung macht, kommt das Hinterhaupt von der rechten Beckenseite frei. Der Wehendruck muß sich jetzt in der Hauptsache auf das nun beweglich gewordene Hinterhaupt auswirken, so daß dieses nach vorn oder hinten rotieren kann.

Man versuche alles, um eine operative Behandlung, die sehr schwierig ist, zu vermeiden! Ist die Frau erschöpft, so verschaffe man, wenn es dem Kinde gut geht, der Mutter erst einmal **einige Stunden der Ruhe und des Schlafes,** indem man ihr eine Mischspritze mit Dilaudid und Pantopon, oder Morphin und Atropin verabreicht. Das wirkt oft Wunder. Auch während der Ruhigstellung läßt man, wenn eben möglich, die Frau auf die Seite lagern. Danach gibt man dann wieder **Wehenmittel** und im Verein mit der Seitenlagerung gelingt es dann doch noch manchmal, das Hinterhaupt nach vorn rotieren zu lassen.

2. Operative Behandlung: Zange oder Vakuumextraktor

Will das Hinterhaupt sich aber gar nicht drehen oder wird langdauerndes Stehenbleiben mit gerade verlaufender Pfeilnaht zu einer Indikation, so muß die Geburt schließlich doch operativ, d. h. entweder mit der **Zange** oder mit dem **Vakuumextraktor** beendet werden. Dazu muß immer wieder betont werden:

Es gibt nur zwei Indikationen:
> 1. **Gefahr für die Mutter!**
> 2. **Gefahr für das Kind!**

In unserem Falle kommt in Frage als

Gefahr für die Mutter vor allem

> langdauernde Geburt,
> unüberwindliche sekundäre Wehenschwäche,
> starke Erschöpfung der Mutter,
> Fieber der Mutter;

Gefahr für das Kind: langdauernde Druckeinwirkung auf den Kopf, schlechte HT.

Noch einmal sei betont: bei dieser ungünstigen Kopfeinstellung sei man **mit der Zange sehr zurückhaltend.** Jeder Erfahrene weiß:

Zangenentbindungen bei HiHHL sind stets sehr schwer, setzen leicht größere Gewebszerreißungen und erfordern große Kraft und viel Geschick!

Die HiHHL-Zange „geht" nicht nur sehr schwer, sie ist auch mit **drei großen** Gefahren für die **Mutter** verbunden:

1. tiefgehende Damm- und Scheidenrisse,
2. Absprengung eines Levatorschenkels,
3. Atoniegefahr durch die notwendige lange Narkose.

Auch das **Kind** ist durch die vom Operateur bei der Extraktion aufzuwendenden großen Zugkräfte und durch die Dauer der Extraktion sehr gefährdet.

> **Zangenentbindung bei HiHHL möglichst nur, wenn der Kopf den BB schon erreicht hat!**

Ausführung der Zange bei HiHHL

Stets ist als erstes eine genügend große Episiotomie anzulegen. Bei der HiHHL wird die Zange genau so an den Kopf gelegt wie bei der regelrechten HHL, d. h. der Kopf wird **quer** gefaßt. Beim Hinhalten ist die Zangenspitze wie immer auf die **Leitstelle** zu richten, hier also auf die Gegend der kleinen Fontanelle bzw. des Scheitels.

Anlegen der Zange

1. Fall: Pfeilnaht im geraden Dm, kleine Fontanelle hinten in der Mitte.
Anlegen: die Löffel werden genau seitlich eingeführt und biparietal eingelegt.

2. Fall = Abb. 217: Pfeilnaht im II. schrägen Dm, kleine Fontanelle links hinten = I. (linke) HiHHL.

Anlegen:
Zange im I. schrägen Dm anlegen.
Linker Löffel nach links vorn, wird zuerst eingeführt, und zwar links hinten, dann nach vorn wandern lassen.
Rechter Löffel nach rechts hinten.

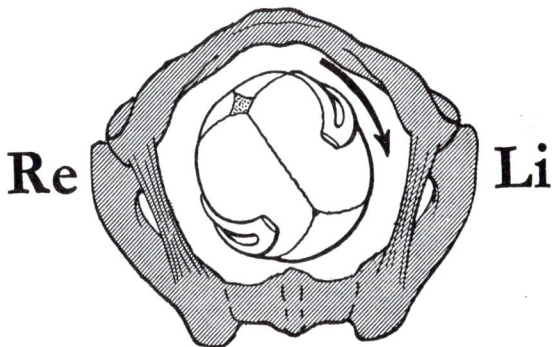

Re   Li

Abb. 217. Anlegen der Zange bei I. Hinterer Hinterhauptslage

3. Fall = Abb. 218: Pfeilnaht im I. schrägen Dm, kleine Fontanelle rechts hinten = II. (rechte) HiHHL.

Anlegen:
Zange im II. schrägen Dm anlegen,
Linker Löffel nach links hinten, wird zuerst eingeführt.
Rechter Löffel nach rechts vorn; Einführen rechts hinten, dann nach vorn wandern lassen.

263

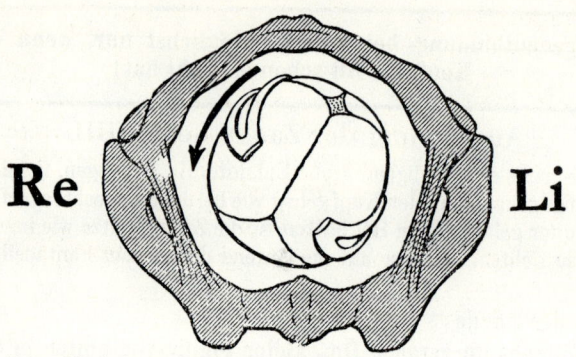

Re **Li**

Abb. 218. Anlegen der Zange bei II. Hinterer Hinterhauptslage

Die Technik der **Extraktion**

ist bei der HiHHL verschieden, je nachdem ob der Kopf dabei nach **vorn** (= 1. **Möglichkeit**) oder nach **hinten** (= 2. **Möglichkeit**) gedreht werden kann, ob wir also die 1. oder die 2. Möglichkeit nachahmen wollen. Das gilt für die Fälle 2 und 3. Steht wie im Fall 1 der Kopf bei HiHHL schon mit gerade verlaufender Pfeilnaht auf **BB**, so muß er entsprechend dem Austrittsmechanismus bei der 2. Möglichkeit erst stark **gebeugt**, dann leicht **gestreckt** werden. Ausführung in

dreifachem Arbeitsgang:

1. Ziehen in Richtung der Griffe bis die Leitstelle in der Vulva erscheint (Abb. 219).

Nach Schließen der Zange und Nachtasten wird mit beiden Händen zunächst **geradeaus** und etwas nach oben gezogen, d. h. einfach in der Richtung, in die die Zangengriffe jetzt zeigen (Abb. 219). **In dieser Richtung wird so lange gezo-**

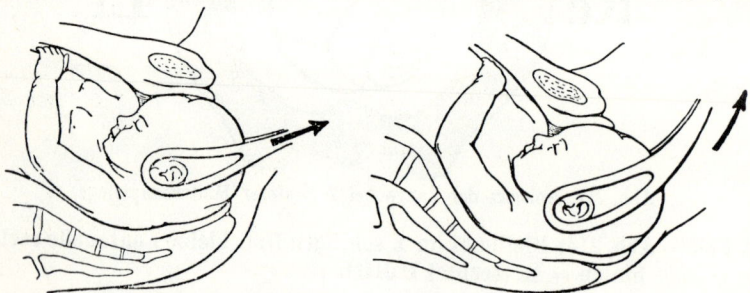

Abb. 219. Zange bei HiHHL
(1) Zunächst Zug in Richtung der Griffe!

Abb. 220. Zange bei HiHHL
(2) Anheben der Griffe!

gen, bis die kleine Fontanelle bzw. der **Scheitel** (= **Leitstelle**) in der **Vulva sichtbar** wird. Damit ist gleichzeitig der **Drehpunkt**, die Gegend der **großen Fontanelle** (bis Stirnhaargrenze) unter dem Symphysenrand angekommen (Abb. 220), berührt diesen und kann sich nun bei der weiteren Entwicklung des Kopfes um die Symphyse herum gegen den unteren Schambogenrand anstemmen. Stand die Pfeilnaht schräg (Fall 2 und 3), so muß die Zange — wenn wir die 2. Drehungsmöglichkeit (S. 257, Abb. 214) nachahmen wollen — während des Ziehens gleichzeitig (vorsichtig und allmählich) gedreht werden, und zwar so, daß die große Fontanelle nach vorn kommt, d. h. es wird gleichzeitig bei der **I.** HiHHL (Abb. 217) im Uhrzeigersinn, bei der **II.** HiHHL (Abb. 218) entgegen dem Uhrzeigersinn gedreht.

2. Heben der Zangengriffe zur Entwicklung des Hinterhauptes (Abb. 220) und Dammschutz:
Jetzt Stellungswechsel und Handwechsel!
Stellungswechsel: „Links um" machen, auf die linke Seite der Frau treten!
Handwechsel: die rechte Hand bleibt allein an der Zange, die linke Hand geht an den Damm!
Beachte: die rechte Hand umfaßt das Schloß (Abb. 198 auf S. 235), nicht die Griffe (viel zu großer Hebelarm!). Dabei wird von jetzt ab unter gar keinen Umständen mehr an der Zange gezogen, sondern es werden lediglich die Griffe angehoben (Abb. 220), und zwar erst vorsichtig und langsam bis zur Senkrechten und dann darüber hinaus in Richtung auf den Bauch der Mutter. So langsam wie möglich, Millimeter für Millimeter wird das breite Hinterhaupt über den Damm entwickelt (höchste Dammrißgefahr!). Jede brüske oder zu schnelle Bewegung ist dabei zu vermeiden, da es sonst unweigerlich zu einem Dammriß oder einem Levatorenab- oder -einriß kommt. Die linke Hand hat ununterbrochen am Damm zu liegen und den Dammschutz (S. 147) auszuführen, der wegen der außerordentlichen Überdehnung des Dammes niemals unterlassen werden darf. Bei der HiHHL-Zange ist genau wie bei der VoHL-Zange die Gefahr des Dammrisses III. Grades (= totaler Dammriß) sehr groß.

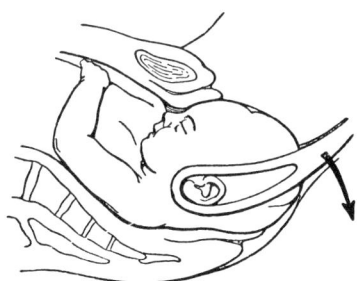

Abb. 221.
Zange bei HiHHL (3)
Senken der Griffe =
rückläufige Bewegung

3. Senken der Zangengriffe = „Rückläufige Bewegung" zur Entwicklung von Stirn und Gesicht (Abb. 221).
Auch dieses Senken der Griffe dammwärts, um langsam nacheinander Vorderhaupt, Stirn und Gesicht unter dem Schambogen her zu entwickeln, wird stets nur mit einer (der rechten) Hand ausgeführt. Die linke Hand bleibt ununterbrochen zum Dammschutz am Damm.

Scanzonische Zange = Doppeltes Zangenanlegen

In manchen Fällen erweist es sich als technisch leichter, die 1. Drehungsmöglichkeit (S. 257, Abb. 214) nachzuahmen, also die kleine Fontanelle
beim Ziehen allmählich nach vorn um 135⁰ rotieren zu lassen. Die dazu
erforderliche Zangentechnik, das doppelte Zangenanlegen nach Scanzoni, ist
jedoch dem wenig Geübten nicht zu empfehlen. Durch die Scanzonische
Zangentechnik wird die Umwandlung einer HiHHL in eine regelrechte (vordere)
HHL erzielt, und zwar dadurch, daß zunächst ein tiefer Querstand künstlich hergestellt und danach der Kopf in der bei tiefem Querstand üblichen
Technik entwickelt wird.

Dem Scanzonischen Verfahren liegt die Überzeugung zugrunde,
daß die Entwicklung des Kopfes in regelrechter (vorderer)
HHL den Beckenboden weitaus weniger gefährdet als die in
HiHHL.

Nachstehend die Scanzonische Operation in 4 Skizzen (Abb. 222—225).

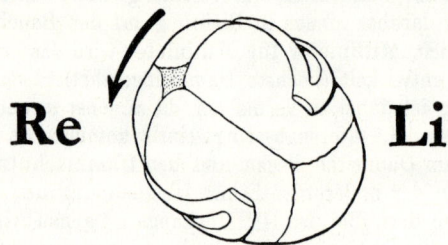

Re   Li

Abb. 222. Linke HiHHL. Die Zange wird, gleichgültig, ob man die kleine Fontanelle
nach hinten oder wie bei der Scanzoni-Zange um 135⁰ nach vorn rotieren lassen will,
stets in der gleichen Weise, nämlich im I. schrägen Dm angelegt. Ziehen und dabei gleichzeitig drehen entgegen dem Uhrzeigersinn

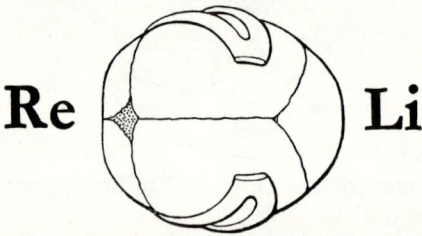

Re   Li

Abb. 223. Die kleine Fontanelle ist bei gleichzeitigem Zug allmählich um 45⁰ gedreht
worden, so daß der Kopf jetzt in einen linken tiefen Querstand gebracht worden ist.
Abnehmen der Zange

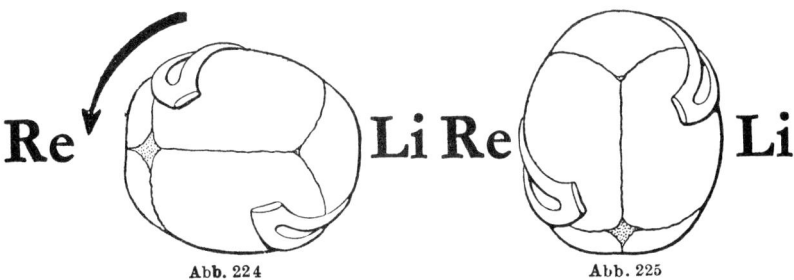

Abb. 224   Abb. 225

Abb. 224. Neuanlegen der Zange im II. schrägen Dm. Weiter ziehen und dabei allmählich entgegen dem Uhrzeigersinn drehen, bis die Pfeilnaht im geraden Dm und die kleine Fontanelle vorn unter dem Schambogen steht

Abb. 225. Kleine Fontanelle unter dem Schambogen. Der Kopf wird jetzt mit gerade verlaufender Pfeilnaht entwickelt. Die Stellung der Zange wird dabei nicht verändert

Die Scanzoni-Zange gilt als etwas besonders Schwieriges. Das ist durchaus nicht der Fall, wenn man folgendermaßen vorgeht: Übliches Anlegen der Zange. Zunächst wird bei gleichzeitigem Zug stets versucht, das Hinterhaupt nach hinten zu drehen. Folgt der Kopf den ersten Zügen, so wird er in dieser Weise (S. 264) entwickelt. Erweist sich der Zug mit der Drehung nach hinten als schwierig (man hat das Empfinden, als wäre dieser Weg von der Natur aus versperrt), so wird sofort der umgekehrte Weg eingeschlagen: **Zug mit Drehung des Hinterhauptes nach vorn** (zunächst bis in den queren Dm), **was dann meist auffallend viel leichter, oft geradezu spielend gelingt.**

Nach C. Ruge soll man (mit der Kjellandzange) stets zuerst versuchen, das Hinterhaupt nach vorn zu bringen, was nach ihm meist leichter gelingt als die Entwicklung des Kopfes in hinterer Hinterhauptslage.

Wir hatten es oben schon einmal ausgesprochen: **Die Ausführung einer Zange ist zu einem großen Teil Gefühlssache. Man muß ein feines Gefühl dafür haben, „wohin" oder „wie herum" der Kopf will. Nur dann macht man „gute Zangen", wenn man sich in jeder Beziehung voll und ganz nach dem Kopf richtet und wenn man es endlich aufgegeben hat, dem Kopf seinen eigenen Willen aufzwingen zu wollen.**

4. Deflexionslagen = Strecklagen

Bevor der Kopf in das Becken eintritt, finden wir ihn in zwangloser, neutraler Haltung, in einer Mittelstellung zwischen Beuge- und ausgesprochener Streckhaltung (Abb. 226) über dem Beckeneingang stehen.

Bei den „regelrechten" oder „normalen" Schädellagen senkt sich dann im Beginn der Geburt das Kinn auf die Brust (sog. 1. Drehung) und der Kopf wird in dieser **Beuge-** oder **Flexionshaltung** (Abb. 227) durch den Geburtskanal bis zum Beckenboden hindurch geschoben. Der Rücken steht dabei links oder rechts vorn. Etwa 94% aller Geburten verlaufen in dieser Haltung und Stellung.

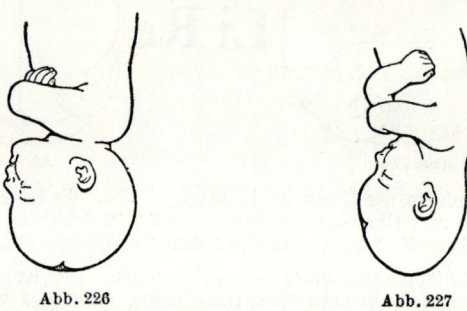

Abb. 226   Abb. 227

Abb. 226. Zwanglose Haltung des Kopfes vor seinem Eintritt ins Becken
Abb. 227. Regelrechte Beuge- oder Flexionshaltung des Kopfes beim Eintritt ins Becken

Im Gegensatz hierzu bleibt bei einem kleinen Teil der Schädellagen diese Beugebewegung aus und der Kopf nimmt eine verschieden hochgradige **Streck-** oder **Deflexionshaltung** an, wobei sich das Kinn mehr oder weniger weit von der Brust entfernt. Wir bezeichnen diese Lagen als

Deflexionslagen (Abb. 229—231).

Alle **Deflexionslagen** sind durch

2 Kennzeichen

charakterisiert:

1. Der Kopf nimmt eine mehr oder weniger starke **Streckhaltung** an (= Haltungsanomalie).

2. Alle Deflexionslagen verlaufen mit **nach hinten gerichtetem Rücken** (= Stellungsanomalie).

Die Deflexionslagen gehören also zu den **dorsoposterioren Lagen**: bei der Geburt des Kopfes sieht das Gesicht zur Decke. Der Umstand, daß eine Geburt in dorsoposteriorer Lage verläuft, berechtigt aber durchaus nicht, sie als Deflexionslage zu bezeichnen. So sind die HiHHL auch dorsoposteriore Lagen, aber durchaus keine Deflexionslagen; die HiHHL zeigen nur die dorsoposteriore Stellungsanomalie, nicht aber die für Deflexionslagen charakteristische Haltungsanomalie der Kopfstreckung; im Gegenteil: der Kopf bei HiHHL ist stark gebeugt.

Dorsoanteriore Deflexionslagen sind große Seltenheiten.

Je nach dem Grade der Streckhaltung des Kopfes wird zum führenden Teil (= Leitstelle):

die große Fontanelle,
die Stirn oder
das Gesicht.

Danach teilt man die Deflexionslagen ein in:

1. Vorderhauptslagen (Abb. 229),
2. Stirnlagen (Abb. 230) und
3. Gesichtslagen (Abb. 231).

Normale HHL

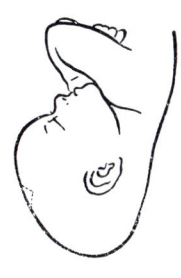

Die 3 Deflexionslagen

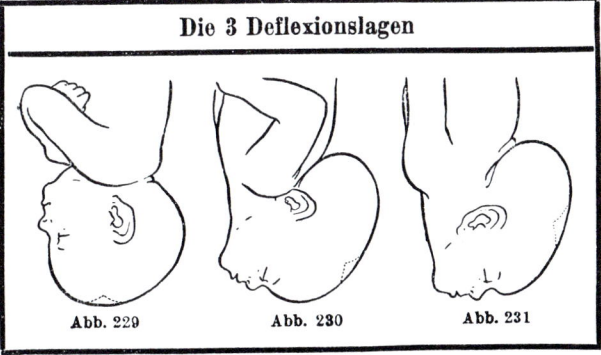

| Abb. 229 | Abb. 230 | Abb. 231 |

Abb. 228. Beuge-
haltung bei normaler
Hinterhauptslage

Abb. 229
Vorderhauptslage

Abb. 230
Stirnlage

Abb. 231
Gesichtslage

Allgemeines zur

Behandlung der Deflexionslagen:

Auch Deflexionslagen sind **streng abwartend** zu behandeln. Deflexionslagen an sich ergeben **noch keine Indikation zur Zangenentbindung;** sie sind im Gegenteil eine ausgesprochene **Warnung vor Zangenoperationen.**

Deflexionslage Nr. 1 = Vorderhauptslage (VoHL)

Definition: die VoHL ist eine Deflexionslage, und zwar stellt sie den geringsten Grad einer Streckhaltung des Kopfes dar und verläuft so gut wie immer als dorsoposteriore Geburt (Rücken nach hinten gerichtet). Der führende Teil ist das Vorderhaupt, genauer die große Fontanelle. Das Durchtrittsplanum hat einen Umfang von 34 cm im Gegensatz zu dem bei regelrechter HHL, das einen Umfang von nur 32 cm hat. Klinisch ist die Geburt bei VoHL durch besonders verzögerten Verlauf und durch starke Gefährdung des Dammes ausgezeichnet, aller-dings nur, wenn es sich um ausgetragene Kinder handelt.

269

Dorsoanteriore Vorderhauptslagen, bei denen also das Vorderhaupt nach hinten stehen würde (= hintere Vorderhauptslagen) sind meines Wissens bisher insgesamt 12mal beschrieben worden (Emmrich, Nordmeyer, Jenö, Neuweiler, Rossenbeck).

Untersuchungsbefund, Diagnose: der untersuchende Finger kommt (rektal oder vaginal) in der Führungslinie auf die **große Fontanelle**, die **Leitstelle** der Geburt bei VoHL. Die kleine Fontanelle ist gar nicht oder nur schwer zu erreichen.

Kommt man an die kleine Fontanelle heran, so fühlt man sie

links hinten,

rechts hinten oder

in der Mitte hinten:

in jedem Falle steht sie höher im Becken als die Leitstelle, die große Fontanelle.

Die **Pfeilnaht** tastet man zunächst in einem schrägen Durchmesser (Dm), seltener im queren Dm; später (am Knie des Geburtskanals) dreht sie sich in den geraden Dm.

Merke besonders:

Pfeilnaht im I. schrägen Dm = II. VoHL.

Pfeilnaht im II. schrägen Dm = I. VoHL. (Abb. 232).

Begründung hierzu siehe bei hinterer Hinterhauptslage S. 257.

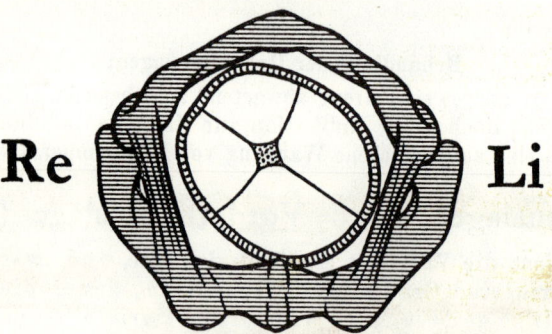

Re   Li

Abb. 232. I. oder linke Vorderhauptslage

Wichtig ist die sichere und schnelle Erkennung der **großen Fontanelle**, siehe dazu S. 80.

Die **Kopfgeschwulst** fühlt man bei der VoHL in der Gegend der großen Fontanelle.

Ätiologie: Die VoHL finden sich am häufigsten bei **Frühgeburten** und **toten Kindern** (Urs. nach Sellheim: Fehlen einer bestimmten Haltungsspannung infolge geringer Skelettreife bzw. Verlust des vitalen Turgors), bei reifen Kindern: nach A. Müller besonders bei angeborener **brachyzephaler Kopfform (Kurzkopf,** was notwendigerweise zur Einstellung der großen Fontanelle als Leitstelle führen muß); nach Kermauner bei **Veränderungen im Atlanto-Okzipitalgelenk,** ferner bei **engem Becken,** und zwar platt(-rachitischem) Becken: **Knopflochmechanismus** bei Eintritt des Kopfes in das platte Becken (s. S. 556); um das im geraden Durchmesser verengte Becken besser passieren zu können, senkt sich das weniger breite Vorderhaupt in den Engpaß hinein, das heißt, die große Fontanelle tritt tiefer, sie ist der am tiefsten stehende Teil in der Führungslinie, also die Leitstelle. Auch können besondere Umstände zum Zustandekommen einer VoHL führen: **Vorliegen einer Hand, tiefer Sitz der Plazenta, Tumoren im Zervixbereich** u. ä. — In vielen Fällen findet sich für die Regelwidrigkeit in der Haltung des Kopfes keine Erklärung, was übrigens auch für die anderen Deflexionslagen gilt. Kneer konnte für über die Hälfte von 129 Deflexionslagen keine Ursache dieser Haltungsanomalie finden.

Geburtsverlauf: mit dem Eintritt des Kopfes ins kleine Becken übernimmt die große Fontanelle die Führung. Der Rücken ist — entsprechend den b-Lagen (= Rücken nach hinten gerichtet) — dabei schräg nach hinten gerichtet, die Pfeilnaht verläuft in einem schrägen Durchmesser. Am Knie des Geburtskanals wird das Gesicht schoßfugenwärts und damit die Pfeilnaht in den geraden Durchmesser und die kleine Fontanelle nach hinten gedreht. Von größter praktischer Bedeutung ist der

Austrittsmechanismus: dieser besteht wie bei den HiHHL aus

1. einer **Beugebewegung** (Abb. 233, Pfeil 1) und
2. einer **Streckbewegung** (Abb. 233, Pfeil 2).

Durch die Beugebewegung werden Vorderhaupt, Scheitel und Hinterhaupt, also nur ein Teil des Kopfes, über den Damm geboren. Als **Hypomochlion** (Drehpunkt) legt sich dabei die Gegend etwas unterhalb der Stirnhaargrenze gegen den Schambogen. Größte Durchtrittsebene ist das **Planum fronto-occipitale = 34 cm** Umfang, also ein wesentlich größeres Planum als bei der normalen HHL (Pl. suboccipito-bregmaticum = 32 cm Umfang).

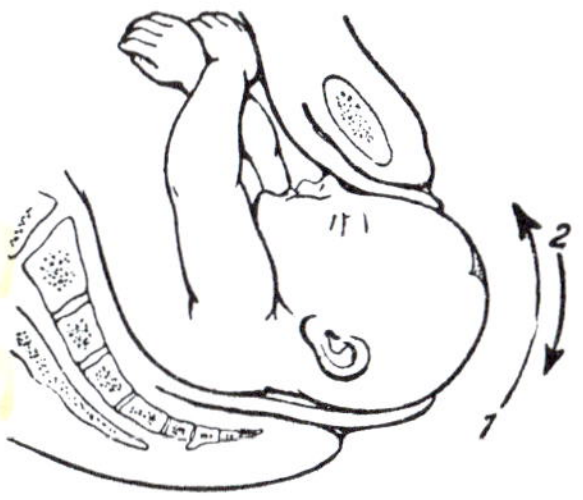

Abb. 233. Austrittsbewegung bei der Vorderhauptslage: 1 = stärkere Beugung, 2 = geringere Streckung des Kopfes

Durch die anschließend erfolgende leichte **Streckbewegung** werden Stirn und Gesicht, die bis jetzt noch hinter der Schamfuge standen, unter der Schamfuge geboren.

Vorderhauptslage (VoHL)

Leitstelle: große Fontanelle
Drehpunkt: Gegend etwas unterhalb der Stirnhaargrenze
Kopfaustritt: erst Beugung, dann Streckung
Größte Durchtrittsebene: Planum fronto-occipitale
Umfang = 34 cm.

Besonderheiten: Bei ausgetragenen Kindern verläuft die Geburt bei VoHL auffallend viel langsamer als die Geburt unter normalen Umständen bei regelrechter HHL. Die normale Geburtsdauer (bei Erstgebärenden 12—18, bei Mehrgebärenden 8—12 Stunden) wird so gut wie immer überschritten.

Ursache ist in erster Linie die größere Durchtrittsebene, das Planum fronto-occipitale mit 34 cm Umfang, mit der der Kopf mühsam durch den Geburtskanal hindurchgeschoben werden muß. Dieses Planum verursacht einen sehr viel größeren Reibungswiderstand im Geburtskanal als das Durchtrittsplanum der normalen HHL, das einen Umfang von nur 32 cm besitzt.

Charakteristisch ist besonders der langsame Verlauf der VoHL-Geburt in der Austreibungsperiode. Auch bei guten Wehen und junger, kräftiger Kreißender ist der Kopf bei VoHL oft lange Zeit in der Tiefe sichtbar, ohne daß die Kreißende ihn mit eigener Kraft herauspressen kann. Ursache ist die weitaus stärkere Anspannung des Weichteilrohres, insbesondere auch des Dammes

1. in allen Richtungen: durch das größere Durchtrittsplanum (Abb. 234),

2. in der Querrichtung: ganz ähnlich wie bei der HiHHL liegt auch bei der VoHL an Stelle des schmalen Vorderhauptes (bei der normalen HHL) das sehr viel breitere Hinterhaupt am Damm und kann diesen nur überwinden, indem es ihn sehr viel breiter in der Quere auswalzt = stark vermehrte „Querspannung" des Dammes.

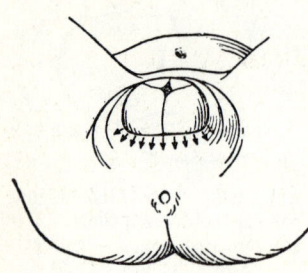

Abb. 234. Stark vermehrte Spannung des Dammes bei Vorderhauptslage

3. in der Sagittalrichtung: an Stelle des gut in den Schambogen sich einpassenden schmalen Nackens bei normaler HHL muß sich bei der VoHL die sehr viel breitere Stirn als Hypomochlion gegen den Schambogen stemmen. Dadurch wird der ganze Schädel hinten viel tiefer in den Damm hineingepreßt: weitaus größere Anspannung des Dammes auch in der Sagittalrichtung.

Bei der VoHL ist der Damm sehr viel mehr gefährdet als bei normaler HHL.
Infolge der verzögerten Austreibung ist bei VoHL auch das **Kind mehr gefährdet** als bei normaler HHL (S. 203 u. 261). Bei der VoHL ist also den Herztönen in der Austreibungsperiode ganz besondere Beachtung zu schenken! Demgegenüber weiß jeder Geburtshelfer, daß die VoHL oft
ungewöhnlich rasch
verlaufen können, nämlich dann, wenn es sich um nicht ausgetragene Kinder mit verhältnismäßig kleinen Köpfen handelt, die sich oft in VoHL-Haltung einstellen.

Differentialdiagnose: verwechselt werden kann die VoHL eigentlich nur mit der hinteren **Hinterhauptslage (HiHHL)**, was in der Praxis sehr häufig vorkommt.

Beiden Lagen ist gemeinsam die **Stellung:** in beiden Fällen ist der Rücken nach hinten gerichtet, beide sind also dorsoposteriore Lagen, die kleine Fontanelle ist also hinten, die große vorn zu tasten. In einem aber unterscheiden sie sich sehr wesentlich, nämlich in der **Haltung:** die HiHHL ist eine ausgesprochene Flexionslage, der Kopf befindet sich in **Beugehaltung** (Kinn auf der Brust), bei der VoHL findet sich der Kopf in **Deflexionshaltung**, er ist leicht gestreckt. Ein sehr beachtenswerter Unterschied zwischen der HiHHL und der VoHL besteht auch in den dadurch bedingten verschiedenen Durchtrittsebenen: der Umfang dieser Ebene beträgt bei der HiHHL 32 cm, bei der VoHL dagegen 34 cm! (Vgl. hierzu auch die wichtige Tabelle S. 292.) **Beiden Lagen gemeinsam ist der stets sehr verzögerte Geburtsverlauf bei ausgetragenen Kindern.**

Die Unterscheidung zwischen VoHL und HiHHL ist nur durch genaue **Untersuchung der Leitstelle** möglich. Führt die große Fontanelle, so handelt es sich um eine VoHL, führt die kleine Fontanelle oder (häufig) die Gegend zwischen kleiner und großer Fontanelle, so liegt eine HiHHL vor. Praktisch ist es oft so, daß eine größere Kopfgeschwulst die genaue Diagnose verhindert und daß die vorgelegene Haltung erst nach der Entbindung am Sitz der Kopfgeschwulst (VoHL: große Fontanelle, HiHHL: Hinterhaupt-Scheitelgegend) erkannt wird.

Behandlung der Vorderhauptslage

Die VoHL an sich ist keine Indikation zur operativen Entbindung. Jede VoHL ist solange wie möglich, d. h. solange es Mutter und Kind gut geht, konservativ zu behandeln! Daß sich die Prognose bei jedem unnötigen und vorzeitigen Eingriff noch besonders verschlechtert, gilt ganz besonders für die VoHL.

1. Konservative Behandlung
Abwartende Geburtsleitung so lange wie nur irgend möglich ist die Methode der Wahl. Sobald die VoHL erkannt ist, wird die Frau richtig gelagert. **Lagerungsregel: die Kreißende wird auf die Seite gelagert, und zwar auf die**

Seite, auf der der Teil des Kopfes liegt, der tiefer treten und nach vorn rotieren soll.

Bei schräg stehender Pfeilnaht wird man zunächst den Versuch machen, die VoHL in eine regelrechte HHL umzuwandeln, die Kreißende wird also auf die Seite der kleinen Fontanelle, also des Hinterhauptes gelagert.

> **Bei VoHL zuerst stets konservative Behandlung versuchen = Lagerung zunächst auf die Seite des Hinterhauptes (= der kleinen Fontanelle).**

Stellt sich nun nach einiger Zeit (bei guter Weheneinwirkung) heraus, daß das Hinterhaupt keine Neigung zeigt nach vorn zu rotieren, so gibt man diesen Umwandlungsversuch auf und lagert nun

auf die der kleinen Fontanelle entgegengesetzte Seite.

Dasselbe gilt auch für den praktisch häufigen Fall, daß trotz bester Wehen der in der Tiefe schon sichtbare Kopf nicht herausgepreßt werden kann: Lagerung auf die der kleinen Fontanelle entgegengesetzte Seite. Die Pfeilnaht wird sich dann sehr bald ganz in den geraden Durchmesser drehen und der Kopf zum Einschneiden kommen.

Sind die Wehen schlecht, so wird nach den unter „Wehenschwäche" (S. 187) gegebenen Regeln vorgegangen.

2. Opervative Entbindung: Zange oder Vakuumextraktor

a) Zangenentbindung: die Zangenentbindung ist bei VoHL, wenn eben möglich, zu vermeiden.

> **Wenn eine Zange nicht zu umgehen ist (schlechte HT), dann soll man damit — wenn irgend möglich — so lange warten, bis der Kopf auf Beckenboden angekommen ist.**

Zangen aus Beckenmitte bei VoHL sind vom Praktiker möglichst niemals auszuführen, da sie infolge der sehr großen Reibungswiderstände zwischen Kopf und Geburtskanal außerordentlich „schwer gehen"! Auch empfehle ich dringend bei schrägstehender Pfeilnaht, wenn es eben geht, mit der Zange so lange zu warten, bis der Kopf sich in den geraden Dm gedreht hat. **Gefahr tiefgehender Weichteilrisse beim ziehenden Drehen des Kopfes!**

Wegen der starken Überdehnung und damit hohen Gefährdung des Dammes (DR III!) bei der VoHL, empfehle ich dringend, in jedem Falle einer VoHL-Zange eine nicht zu kleine **Episiotomie** anzulegen.

Ausführung der Zange bei VoHL

Bei VoHL wird die Zange im Prinzip genau so angelegt wie bei der regelrechten HHL. Die Zangenspitze ist wie immer auf die Leitstelle zu richten, in diesem Falle also auf die große Fontanelle. Der Kopf wird quer gefaßt.

Da man bei querstehender Pfeilnaht eine Zange bei VoHL nicht ausführt, so ergeben sich nur die drei folgenden Möglichkeiten:

1. **Fall: Pfeilnaht im geraden Dm, große Fontanelle vorn.** Anlegen: die Löffel werden genau seitlich eingeführt und biparietal angelegt.

2. **Fall** = **Abb. 235: Pfeilnaht im II. schrägen Dm, große Fontanelle rechts vorn*) = I. VoHL** Anlegen: die Zange kommt in den I. schrägen Dm, sie wird biparietal an den Kopf gelegt, der linke Löffel, der stets zuerst eingelegt wird, kommt nach links vorn. Er muß daher links hinten eingeführt werden und nach links vorn wandern; der rechte Löffel kommt nach rechts hinten.

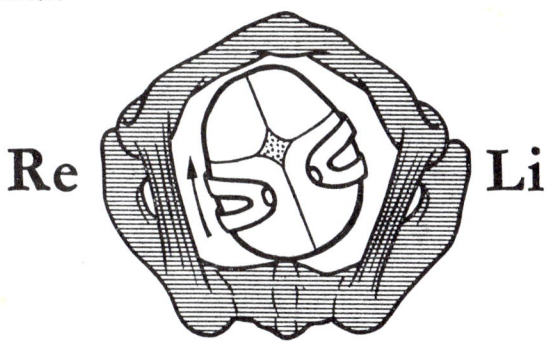

Re   **Li**

Abb. 235. Anlegen der Zange bei I. VoHL

3. **Fall: Pfeilnaht im I. schrägen Dm, große Fontanelle links vorn*) = II. VoHL.** Anlegen: die Zange kommt in den II. schrägen Dm, sie wird biparietal an den Kopf gelegt, der linke Löffel wird zuerst eingelegt; er kommt nach links hinten; der rechte Löffel kommt nach rechts vorn, er muß also rechts hinten eingeführt werden und nach rechts vorn wandern.

Die   Extraktion

vom BB erfolgt bei der VoHL (Fall 1) abweichend von der bei normaler HHL, da der Kopf (s. Geburtsverlauf) erst in Beugungs- und dann in Streckhaltung gebracht werden muß. Ausführung der Extraktion vom BB in

dreifachem Arbeitsgang:

1. **Zug in Richtung der Griffe zur Entwicklung des Vorderhauptes** (Abb. 236). Nach Schließen der Zange und Nachtasten wird mit beiden Händen **zunächst geradeaus** und etwas nach oben gezogen, das heißt einfach in der

---

*) Bei der VoHL muß die große Fontanelle nicht immer genau in der Führungslinie stehen. Es kommt darauf an, daß das Vorderhaupt im ganzen gesehen der führende Teil ist.

Richtung, in die die Zangengriffe zeigen. **In dieser Richtung wird so lange gezogen, bis die große Fontanelle (= Leitstelle) in der Vulva sichtbar wird.** Damit ist jetzt das Hypomochlion, die Gegend etwas unterhalb der Stirnhaargrenze am Schambogen angekommen, berührt diesen und kann sich

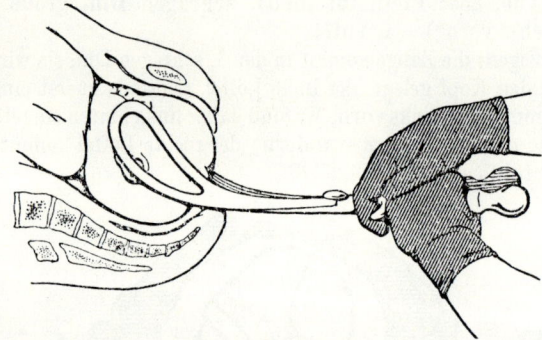

Abb. 236. Zange bei VoHL (1): Zunächst Zug in Richtung der Griffe

nun bei der weiteren Entwicklung des Vorder- und Hinterhauptes um die Symphyse herum gegen den Schambogen anstemmen.

Bei Fall 2 und 3 (s. o.) muß die Zange während des Ziehens **gleichzeitig** gedreht werden, und zwar stets so, daß die **große Fontanelle nach vorn** kommt, das heißt, es wird

bei I. VoHL **im Uhrzeigersinn,**
bei II. VoHL **entgegen** dem Uhrzeigersinn
gedreht.

2. Heben der Zangengriffe zur Entwicklung des Vorder- und Hinterhauptes (Abb. 237).

Jetzt Stellungswechsel und Handwechsel! Dammschutz!

Stellungswechsel: **„Links um"** machen und auf die linke Seite der Frau treten.

Handwechsel: Die linke Hand geht an den Damm. Langsames Erheben der Zangengriffe mit der **rechten Hand allein.** Beachte: die rechte Hand umfaßt das Schloß (Abb. 237), **nicht** die Griffe (viel zu großer Hebelarm!) und entwickelt so langsam wie möglich, Millimeter für Millimeter das Vorderhaupt und dann das breite Hinterhaupt über den Damm (höchste Dammrißgefahr!). Jede brüske oder zu schnelle Bewegung der Zange ist dabei zu vermeiden, da es sonst unweigerlich zu einem Dammriß kommt. Die **linke Hand** hat dauernd am Damm zu liegen und den

Dammschutz auszuführen, der wegen der außerordentlichen Überdehnung der Damm-Muskulatur niemals unterlassen werden darf. Bei der VoHL-Zange ist die Gefahr des Dammrisses III. Grades (= totaler Dammriß) sehr groß.

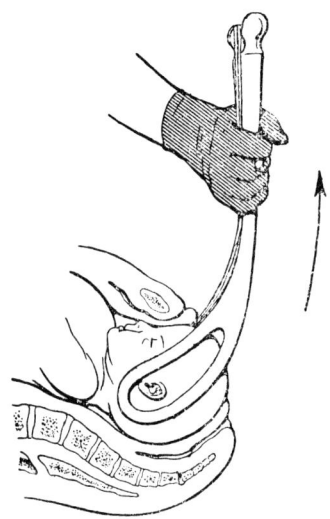

Abb. 237. Zange bei VoHL (2): Anheben der Griffe

3. Senken der Zangengriffe = „rückläufige Bewegung" zur Entwicklung von Stirn und Gesicht (Abb. 238).

Auch dieses Senken der Griffe (s. Abb. 238) wird stets nur mit einer (der rechten) Hand ausgeführt. Die linke Hand bleibt zum Dammschutz am Damm. **Die Entwicklung des Kopfes nach der Scanzonischen Methode**

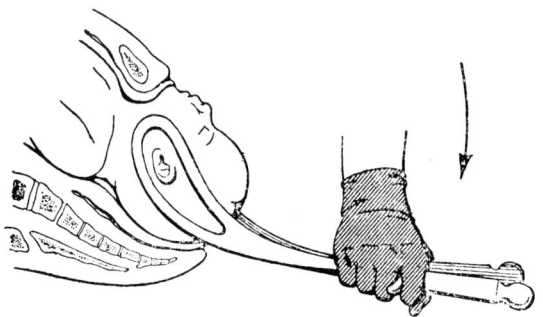

Abb. 238. Zange bei VoHL (3): Senken der Griffe = rückläufige Bewegung. Die nicht eingezeichnete linke Hand macht den Dammschutz

277

kommt bei VoHL nicht in Frage. Die wichtigste Voraussetzung dazu fehlt: die Flexion des Kopfes. Denn die Scanzonizange hat ja die Herstellung einer regelrechten HHL mit deren Vorteilen zum Ziel, was durch einfache Umdrehung der VoHL nicht zu erreichen ist.

b) Die Extraktion mit dem **Vakuumextraktor** ist in neuerer Zeit bei VoHL vielfach empfohlen worden, vorausgesetzt, daß eine dringliche Indikation vorliegt.

Deflexionslage Nr. 2 = Stirnlage

Definition: Nächsthöherer Grad der Streckhaltung nach der Vorderhauptslage, wobei die Stirn die Führung übernimmt. Das Durchtrittsplanum hat den größten vorkommenden Umfang von 35—36 cm im Gegensatz zur normalen HHL, deren Durchtrittsplanum einen Umfang von 32 cm hat.

Häufigkeit: Sehr selten; auf 2000—3000 Geburten rechnet man eine Stirnlage. Cholmogoroff (1910) gibt 0,08%, Eisenberg (1924) 0,15% an. Nach v. Franqué (im Gegensatz zu Ahlfeld, v. Hecker, Spiegelberg und Stumpf) sind reife Kinder häufiger als unreife Früchte in Stirnlage eingestellt und treten auch so auf BB.

Bedeutung: Infolge des denkbar größten Umfanges des Durchtrittsplanums (35—36 cm) und des für eine Konfiguration sehr wenig geeigneten Kopfabschnittes ist die Stirnlage die **ungünstigste und gefährlichste aller gebärfähigen Schädellagen, wenn man vaginal entbinden will.**

In der Literatur wird angegeben:

Mütterliche Mortalität: 5—10%.

Kindliche Mortalität: 20—50%.

Ätiologie: Die Hauptursache scheint die Beckenverengung zu sein. Das ist das Ergebnis der Arbeiten von v. Khreninger-Guggenberger, der über 69 (!) eigene Stirnlagenfälle verfügt: bei 30 Fällen fand er eine Beckenverengung, und zwar 16mal eine Beckenverengerung I. Grades, 14mal eine solche II. Grades. — E. Kehrer gibt als Ursache die oxyzephale Kopfform (= Spitzkopf), Stiglbauer Krampfwehen des Uterus und Mißbildungen der Frucht, Kermauner Narbenstenosen des Muttermundes an.

Untersuchungsbefund:

Äußerliche Untersuchung: der Befund ist ganz ähnlich wie der bei Gesichtslage (s. Abb. 240, S. 282). Auch die **HT** hört man wie bei der Gesichtslage auf der Seite der kleinen Teile, da auch bei der Stirnlage die Brust der Uteruswand näher liegt als der Rücken.

> Bei jedem **Verdacht** auf Stirnlage muß vaginal untersucht werden.

278

Innere Untersuchung: auf der einen Seite fühlt man die **große Fontanelle**, auf der anderen die Augenbrauen und die Nasenwurzel, **also das Gesicht** (Abb. 239). Vaginal kann man bis an den Mund, dagegen nicht an das Kinn herankommen. **Ist das Kinn erreichbar, so liegt niemals eine Stirnlage, sondern eine Gesichtslage vor.** Die Naht, die von der großen Fontanelle ausgeht und in Richtung auf die Nase zieht, ist die Stirnnaht. Sie verläuft meist quer, seltener in einem schrägen Durchmesser.

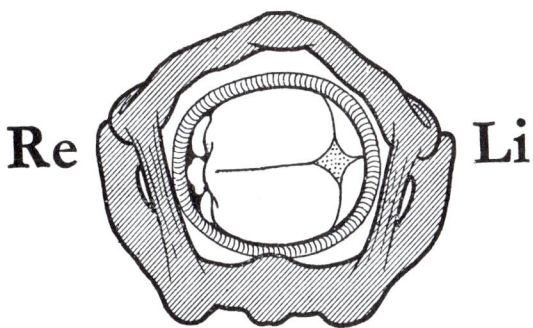

Re **Li**

Abb. 239. Linke Stirnlage

Stirnhaltung und Stirnlage: Kann man einen solchen Befund bei einem noch beweglich im Beckeneingang oder noch höher stehenden Kopf erheben, so spricht man zunächst von **Stirnhaltung**, die eine Übergangshaltung zur Gesichtslage darstellt. (Der größte Teil aller Gesichtslagengeburten beginnt als Stirnhaltung.) Erst wenn der Kopf beim Tiefertreten und nach dem Blasensprung seine Stirnhaltung beibehält, darf man von **Stirnlage** sprechen.

Geburtsmechanismus: Bei der Stirnlage ist etwa die Mitte der Stirnnaht oder etwas tiefer, die Glabella, führender Teil. Bis zum Knie des Geburtskanals, also bis zum Beckenboden, tastet man die Stirnnaht im queren Dm (Abb. 239) oder quer mit Neigung zu einem schrägen Durchmesser. Auf Beckenboden erfolgt die Drehung über einen schrägen annähernd oder ganz in den geraden Durchmesser (Hinterhaupt hinten!). Je nachdem schiebt sich das Jochbein oder die Mitte des Oberkiefers als Drehpunkt gegen den unteren Schamfugenrand. Der Austritt erfolgt ähnlich wie bei der Hinteren Hinterhaupts- und Vorderhauptslage durch zwei entgegengesetzte Bewegungen (vgl. a. die Tabelle S. 293): durch eine **Beugung**, wodurch die Scheitelgegend und das Hinterhaupt über den Damm entwickelt werden und eine **Streckbewegung** zur Entwicklung des Gesichts unter dem Schambogen. Der größte zum Durchschneiden kommende Umfang ist der des **Planum maxillo- bzw. zygomatico-parietale = 35—36 cm** (!). — Es kommt vor, daß die Stirn anstatt nach vorn sich nach hinten dreht. Diese **dorsoanteriore, nasoposteriore** Stirnlage stellt genau wie die mentoposteriore Gesichtslage (S. 286) eine **Geburtsunmöglichkeit** dar.

Stirnlage

Leitstelle: Stirn (Glabella)
Drehpunkt: Oberkiefer oder Jochbein
Kopfaustritt: erst Beugung dann Streckung
Größte Durchtrittsebene: Pl. maxillo-parietale
                                (oder Pl. zygomatico-parietale)

Umfang = 35—36 cm (!)

Behandlung der Stirnlage

Jede Stirnlage gehört in die **Klinik.**

Eine **Spontangeburt** bei Stirnlage ist nur bei kleinen Köpfen oder bei sehr geräumigem Becken möglich (C. Meyer).

Nach Stiglbauer (61 Fälle) kommt es in 37,7% zur **Spontangeburt**, nach Meumann (16 Fälle) in 31,2%, nach Eymer (13 Fälle) in 48%. **Spontangeburt bei Stirnlage ist also in rd. 40% aller Fälle zu erwarten.**

In der neueren Literatur (Morris[1]) werden z. T. niedrigere Zahlen (13%) angegeben.

Bei **Spontangeburt** beträgt die **kindliche Mortalität 20%** (v. Khreninger-Guggenberger) und bei der **Zangenextraktion** sogar **40—50%!**

**Bei der Stirnlage wird die Zange
zu einem sehr gefährlichen Instrument!**

Die Stirnlagenzange ist die Zange mit der **schlechtesten Prognose.** Die kindliche Mortalität ist abschreckend hoch. Aber auch die Gefahren für die Mutter sind bei der Stirnlage nicht gering. Allgemein gilt heute die Auffassung:

Die Zangenentbindung bei der Stirnlage hat heute keine Berechtigung mehr.

Dagegen wird von einer Reihe von Autoren der Versuch mit dem **Vakuumextraktor** empfohlen. Martius weist darauf hin, daß man den im BE stehenden Kopf durch zweimaliges Anlegen des Vakuumextraktors in Beugehaltung bringen und danach in hinterer Hinterhauptslage entwickeln kann.

---

[1] Morris, N.: Face and brow presentation. J. Obstetr. Gynec. Brit. Empire 60 (1953), 1.

Mit der Mehrzahl der Geburtshelfer stehe ich heute auf dem Standpunkt, daß man wegen der großen Gefahren für das Kind und die Mutter bei der Stirnlage die Entbindung durch

abdominale Sektio

bevorzugen soll (Bickenbach, Husslein). Martius empfiehlt den

primären = „prophylaktischen Kaiserschnitt",

d. h. man soll die Sektio schon dann ausführen, wenn die Stirn die Führung übernommen hat und der Kopf noch beweglich oberhalb des Beckens steht.

Alle Stirnlagenzangen sind gewagte Zangen. Sie sollten beim Vorliegen einer dringlichen Indikation nur dann noch ausgeführt werden, wenn ein Kaiserschnitt aus irgendeinem Grunde nicht ausgeführt werden kann und auch die Vakuumextraktion nicht zum Erfolg führte.

Für die Klinik gilt:

Stellung des Oberkiefers:	Zange:
vorn	erlaubt
vorn-seitlich	erlaubt
seitlich	sehr schwierig
hinten	**unmöglich**
hinten-seitlich	nicht erlaubt.

Steht der Oberkiefer (Drehpunkt) bzw. die Glabella oder die Nase **hinten** anstatt vorn (= **nasoposteriose Stirnlage**), so ist die Entwicklung des kindlichen Kopfes mit der Zange **unmöglich:** Zur Durchführung des Austrittsmechanismus wäre eine weitere Streckung notwendig; sie kann aber vom Geburtsobjekt nicht geleistet werden. **Die nasoposteriore Stirnlage ist eine gebärunfähige Lage.** Niemals wird bei Stirnlage eine Zange angelegt, ohne daß vorher ein ausgiebiger **Scheidendammschnitt** (S. 212) gemacht worden ist.

Die Kunsthilfe mit der Zange ist auch in der Klinik lediglich ein **Versuch.** Die technische Ausführung der Stirnlagenzange entspricht im Prinzip der Zange bei VoHL.

Deflexionslage Nr. 3 = Gesichtslage (= GL)

Definition: Die GL ist die Deflexionslage mit dem stärksten Grad der Streckhaltung des Kopfes. Sie verläuft so gut wie immer als dorsoposteriore (= mentoanteriore) Lage, fast niemals als dorsoanteriore (= mentoposteriore) Lage. Vorliegender Teil ist das Gesicht, Leitstelle ist das Kinn. Der Umfang des Durchtrittsplanums beträgt 34 cm. Die mentoposteriore GL (Rücken also **vorn!**) ist nicht gebärfähig (Begründung folgt).

Häufigkeit: auf etwa 200—300 Geburten kommt eine Gesichtslage.

Untersuchungsbefund, Diagnose:

I. Äußere Untersuchung

Drei charakteristische Merkmale (Abb. 240),
solange der Kopf noch nicht tief ins Becken eingetreten ist:

1. Hinterhaupt auffallend hervorstehend!

Man tastet oberhalb der Symphyse auf einer Seite einen **großen, harten, kugeligen Teil,** und zwar in einem sonst nie wieder fühlbaren Umfang: das **Hinterhaupt** (Abb. 240, Röntgenskizze, Pfeil 1).

2. Charakteristischer Einschnitt!

Sofern die Bauchdecken nicht allzu dick sind, fühlt man **zwischen Kopf und** Rücken einen tiefen **Einschnitt,** den man auch auf dem Röntgenbild erkennen kann (Abb. 240, Pfeil 2).

3. Die Herztöne!

Bei den GL hört man die HT ganz im Gegensatz zu allen anderen Lagen (abgesehen von der Stirnlage, s. S. 278) am lautesten nicht auf der Seite des Rückens, sondern **auf der Seite der kleinen Teile,** da die Brust der Uteruswand näher liegt als der Rücken (Abb. 240, Pfeil 3). Meistens hört man aus demselben Grunde die HT auch besonders laut.

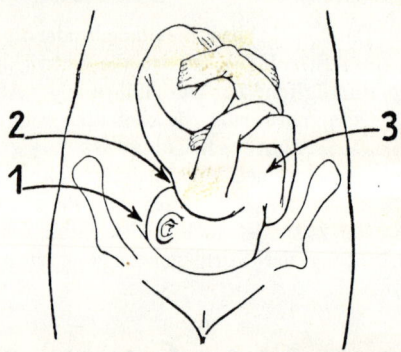

Abb. 240. Die 3 Charakteristischen Merkmale der Gesichtslage bei der **äußeren Unter-** suchung: **1. Hinterhaupt** auffallend hervorstehend, **2. Charakteristischer Einschnitt** zwischen Kopf und Rücken, **3. Herztöne** auf der Seite der kleinen Teile

II. Innere Untersuchung

Grundsatz: Hat man bei äußerer oder rektaler Untersuchung Verdacht auf GL, so muß in der Klinik vaginal untersucht werden.

Nachweis von Kinn, Mund, Nase, Augenbrauengegend (Abb. 241).

Differentialdiagnose: Bei gewissenhafter vaginaler Untersuchung sollte eine Verwechslung der GL mit einer anderen Lage nicht vorkommen. Ungeübte halten den Mund für den After und nehmen eine Steißlage an. Die Unterscheidung zwischen GL und Steißlage wird allerdings dann schwierig, wenn eine große Geburtsgeschwulst besteht.

Unterscheidung zwischen Mund und After:

Kennzeichen des Mundes: Der Finger läßt sich **leicht einführen,** man fühlt die scharfen **Zahnleisten,** die **Zunge** und manchmal auch **Saugbewegungen.** Beim Eingehen in den Mund machen die Kinder nicht selten **zappelnde Bewegungen.**

Kennzeichen des Afters: Beim lebenden Kind **kann man den Finger nicht in den After einführen** bzw. nur unter Anwendung eines bohrenden Druckes. Gelingt dies, so ist der Finger mit **Mekonium** beschmutzt.

Geburtsmechanismus: Bei Geburtsbeginn stellt sich gewöhnlich zunächst die Stirn über dem Beckeneingang ein, sie wird vorübergehend zum führenden Teil = **Stirnhaltung** der GL im Beckeneingang (Abb. 242). Dabei sieht das Gesicht entweder zur rechten oder zur linken Seite:

Gesicht ⟶ li. = Rücken re. = rechte GL = II. GL
Gesicht ⟶ re. = Rücken li. = linke GL = I. GL

Die **Gesichtslinie** (= Verbindungslinie von der Stirnnaht über Nasenwurzel, Nasenrücken und Mund zum Kinn), die der **Pfeilnaht** bei der HHL entspricht, steht also zunächst ungefähr im queren Durchmesser des Beckens, das Kinn ganz seitlich links oder rechts. Nach den ersten kräftigen Wehen verstärkt sich die Streckhaltung und der Kopf tritt in das Becken ein. Dabei wird das Hinterhaupt noch mehr gegen den Rücken hin gedrängt, die Stirn zugleich aus ihrer führenden Stellung weggeschoben, der Gesichtsschädel mit dem Kinn tritt in das Becken ein und übernimmt die Führung.

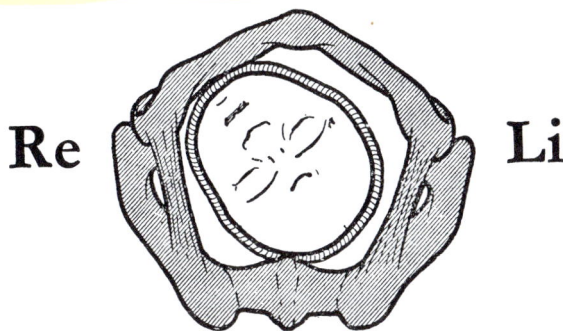

Re   Li

Abb. 241. Befund bei der inneren Untersuchung der I. Gesichtslage

Diese maximale Streckhaltung mit querverlaufender Gesichtslinie wird beim Tiefertreten des Kopfes unverändert beibehalten, bis der Kopf auf dem Beckenboden angekommen ist.

Austrittsmechanismus: Erst auf dem Beckenboden ändert sich

1. die Stellung der Gesichtslinie,
2. die extreme Streckhaltung des Kopfes.

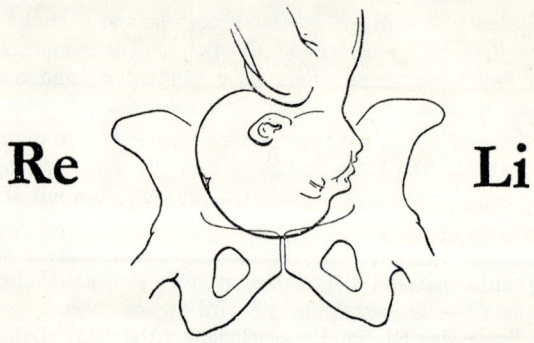

Abb. 242. Vorübergehende Stirnhaltung bei Gesichtslage

ad 1) Das **Kinn** dreht sich auf dem Beckenboden **schamfugenwärts,** die **Gesichtslinie** dreht sich also

bei I. GL über den II. schrägen Durchmesser (Abb. 241),
bei II. GL über den I. schrägen Durchmesser
in den geraden Durchmesser.

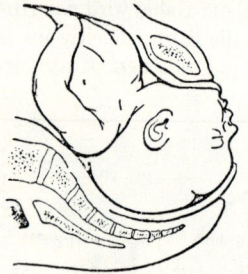

Abb. 243. Austrittsbewegung bei der Gesichtslage: Beginn der Beugung

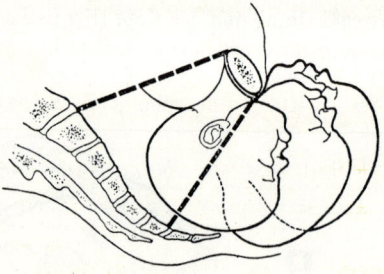

Abb. 244. Bei der Gesichtslage wird das Knie des Geburtskanals durch reine Beugung überwunden = Austrittsbewegung

ad 2) Um das Knie des Geburtskanals zu überwinden, muß der in maximaler Streckhaltung befindliche Kopf sich jetzt entstrecken = beugen. Zunächst allerdings bleibt die Streckhaltung noch bestehen, bis der Reihe nach Kinn, Mund, Nase, Augen geboren sind (Abb. 243). Dann stemmt

sich das **Hypomochlion der GL, das Zungenbein,** gegen den Schambogen an und die Beugebewegung des Kopfes zur Überwindung des im
Bogen um die Symphyse herum verlaufenden Geburtskanals beginnt:
langsam wird nun das Vorderhaupt und dann auch das Hinterhaupt
über den Damm geboren (Abb. 244).

Durchtrittsebene ist das Planum hyo- oder tracheoparietale, Umfang = 34 cm.
Bemerkenswert ist, daß das Hypomochlion bei der GL **außerhalb** des Kopfes,
nämlich am Zungenbein, liegt.

Zusammenfassung:

Gesichtslage:

Leitstelle:	**Kinn**
Drehpunkt:	**Zungenbein**
Kopfaustritt:	**reine Beugung**
Größte Durchtrittsebene:	**Planum hyo-parietale,**
	Umfang = 34 cm.

Die **Geburtsgeschwulst** sitzt bei der GL auf dem **Gesicht,** und zwar in der Hauptsache auf der vorangehenden Wange und deren Umgebung:

bei der **linken** GL auf der **rechten** Wange,
bei der **rechten** GL auf der **linken** Wange.

Infolge dieser Gesichtsverformung, die auch auf Mund und Augen übergreift, sieht
das GL-Kind einige Tage entstellt aus. Außerdem bleibt auch die Streckstellung des
Kopfes nach hinten noch eine Reihe von Tagen bestehen. Am Hals sieht man mehr
oder weniger deutlich **Dehnungsstreifen** der Haut (Kaltenbach).

Der Geburtsmechanismus der GL ist dem der normalen HHL genau **entgegengesetzt.** Diese Tatsache ist sehr geeignet, den Geburtsverlauf bei GL dem Verständnis
näherzubringen:

Gegensätze zwischen der normalen Hinterhauptslage und der Gesichtslage

	normale HHL	GL
beim **Eintritt** ins Becken:	**maximale Beugung**	**maximale Streckung**
beim **Austritt:**	**reine Streckung**	**reine Beugung**
Drehpunkt:	in beiden Fällen **außerhalb des Kopfes:**	
	Nackenhaargrenze ("hinten am Hals")	Zungenbein ("vorn am Hals")
es treten der Reihe nach über den Damm	**Hinterhaupt** Vorderhaupt Stirn Augen Nase Mund Kinn	**Kinn** Mund Nase Augen Stirn Vorderhaupt **Hinterhaupt**

285

Besonderheiten des Geburtsverlaufs: Die Geburt bei GL dauert häufig länger als bei regelrechter HHL. Dies hat 3 Gründe:

1. das größere Durchtrittsplanum = Planum hyo-parietale mit 34 cm an Stelle von 32 cm Umfang,

2. das Gesicht als vorangehender Teil ist weniger geeignet, die Weichteile zu weiten,

3. die hohe Streckhaltungsspannung.

Man bekommt eine Vorstellung von der zur Aufrechterhaltung dieser gezwungenen Haltung notwendigen Kraft, wenn man bei einem auf dem Tisch liegenden Neugeborenen versucht, den Kopf in die extreme Streckhaltung zu bringen, die Haltung, mit der der Kopf bei GL durch den Geburtskanal hindurchgetrieben werden muß. Mit dieser gleichen Kraft wirkt die „Haltungsspannung" auf die Weichteilpolsterung des Geburtskanals zurück, wodurch es zu einer starken Erhöhung der Reibungswiderstände kommt.

4. Hierzu kommt noch, daß der Damm beim Durchschneiden des Kopfes durch das hinten liegende breite Hinterhaupt stark in der Quere überdehnt wird, so daß stets ein energischer Dammschutz erforderlich ist.

In vielen Fällen verläuft die GL nicht oder nicht viel langsamer als die regelrechte HHL.

Prognose: der weitaus größte Teil der GL mit nach vorn rotierendem Kinn verläuft spontan und bedarf keiner Kunsthilfe. Sehr zu beachten ist die **Gefahr des Dammrisses.**

Die allermeisten Gesichtslagen verlaufen völlig spontan! Sehr erfahrene und vielbeschäftigte Geburtshelfer haben im Laufe von Jahrzehnten keinen Eingriff bei GL zu machen brauchen!

Dreht sich das Kinn auf dem Beckenboden nicht nach vorn (mentoanteriore GL), sondern nach hinten (mentoposteriore GL, Abb. 245), so kommt es zum Geburtsstillstand.

Die mentoposteriore GL ist geburtsunmöglich!

Sie ist also eine absolut ungünstige Lage.

Die Frage, weshalb unter diesen Umständen Geburtsunmöglichkeit besteht, ist leicht zu beantworten: der Kopf befindet sich in maximaler Streckstellung mit dem nach hinten gerichteten Kinn auf dem BB. Um das **Knie** des Geburtskanals zu überwinden, also um den Kopf im Bogen um die Symphyse herumbringen zu können, müßte der Kopf aber noch mehr gestreckt, also überstreckt werden. Eine solche Überstreckung nach hinten ist aber aus natürlichen Gründen völlig unmöglich, da das Hinterhaupt schon so tief wie möglich in den Nacken bzw. Rücken hineingedrängt ist (Abb. 245), die maximale Streckung also schon erreicht ist.

Sehr zu beachten ist aber, daß das **Auftreten einer mentoposterioren Ge-sichtslage bei einem reifen, lebenden Kind zu den größten Seltenheiten gehört.** Alle erfahrenen Geburtshelfer werden bestätigen, daß man unter Tausen-den und Zehntausenden von Geburten zwar eine ganze Reihe von mentoante-rioren GL, aber so gut wie niemals eine mento-posteriore GL eines reifen, lebenden Kindes zu sehen bekommt.

Ätiologie: Nach v. Hecker kommt die GL am häufigsten dann vor, wenn der Schädel eine **doli-chozephale** Form hat **(Langschädel)** und gleich-zeitig ein **enges Becken** vorliegt. — **Tumoren an der Vorderseite des Halses** (Strumen, Hygrome u. a.) bewirken eine primäre Gesichtseinstellung. Kneer hat darauf hingewiesen, daß die **Dauer-kontraktion der Nackenmuskulatur** eine besondere Rolle spielt; sie kommt sowohl **bei zentralen Hirn-defekten, als** auch bei normalen Kindern vor. Von den **Tumoren im Bereich des Geburtskanals** sind es besonders die **Zervixmyome,** die den Kopf in die GL-Streckhaltung bringen können.

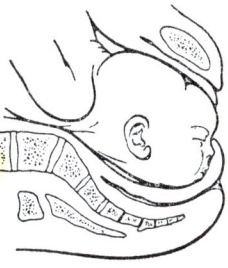

Abb.245. Mentoposteriore
Gesichtslage = geburtsun-
mögliche Lage

Behandlung der mentoanterioren GL

1. Konservative Behandlung: Wie alle Deflexionslagen (abgesehen von der Stirnlage) wird auch die GL **streng abwartend** geleitet.

> **Eine Gesichtslagenzange ist eine sehr selten ausgeführte Operation und ist selbst für eine große Klinik etwas Be-sonderes!**

Der Gefahr, daß aus einer im Beginn der Geburt bestehenden Stirnhaltung die weitaus ungünstigere Stirnlage entsteht, kann man nach der allgemeinen Lagerungsregel durch richtige Lagerung begegnen: **Man lagert die Frau auf die Seite des Kinns,** wodurch dieses unter günstigen Umständen frei kommt und ins Becken eintritt.

2. Operative Behandlung: Sie stellt in jedem Falle eine **große Ausnahme** dar. **Es muß alles versucht werden, um eine Zange zu umgehen!** Beim Vorliegen einer strengen Indikation muß man sich notgedrungen ent-schließen, die Geburt operativ zu beenden. Die häufigste Indikation ist erfahrungsgemäß das Auftreten schlechter HT des Kindes.

Tritt zu Beginn der Geburt bei noch beweglichem Kopf eine Indikation zur Geburtsbeendigung auf, so ist die **Schnittentbindung** die Methode der Wahl. Hauspraxis: **Wendung auf den Fuß** und Extraktion bei **vollstän-digem Mm.**

287

Ergibt sich eine Indikation zur operativen Geburtsbeendigung in Becken-mitte, so wird ebenfalls die Sektio ausgeführt, da man eine Zange niemals aus-führen soll, solange die Gesichtslinie noch im queren oder annähernd im queren Dm steht. Vor Zangenoperationen bei Köpfen mit ungünstiger Durchtrittsebene (VoHL, GL, SL!) muß überhaupt dringend gewarnt werden. Der an sich schon ungünstige Kopfumfang wird durch das Einführen der Zange noch mehr vergrößert. Vor allem sind die **drehenden Traktionen** bei der GL besonders **schwierig** und nicht minder **gefährlich** (tiefgehende Risse im mütterlichen Weichteilrohr). **Ist eine Zange bei Gesichtslage gar nicht zu umgehen, so muß man möglichst solange abwarten, bis die Gesichtslinie im geraden oder annähernd im geraden Dm des Beckenausgangs steht.** Dabei ist ganz besonders gewissenhaft zu prüfen, ob das **Kinn** auch wirklich **vorn** und **nicht hinten** steht; steht es hinten, so ist eine Entwicklung des kind-lichen Kopfes mit der Zange unmöglich.

Jede Gesichtslagen-Zange ist eine sehr schwierige Zange. Sie wird zu einem äußerst gefährlichen Eingriff für Mutter und Kind, wenn der Kopf nicht auf BB oder im BA und die Gesichts-linie nicht im geraden Durchmesser steht.

Ausführung der Zangenextraktion bei GL

1. Fall: Kopf auf Beckenboden, Gesichtslinie im geraden Durchmesser, Kinn vorn unter der Schamfuge. Zangenspitze stets auf das Kinn zeigen

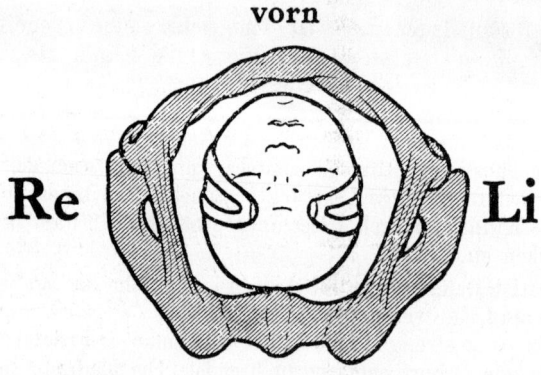

vorn

Re   Li

hinten

Abb. 246. Zange bei Gesichtslage: Anlegen der Zange bei gerade verlaufender Gesichtslinie

lassen. Beide Löffel genau seitlich einführen wie bei normaler HHL mit gerade verlaufender Pfeilnaht (Abb. 246) (s. die allgemeinen Regeln auf S. 232).

Zange jetzt aber noch nicht schließen, sondern die gelockerten („gelüfteten") **Zangengriffe hoch anheben** (Abb. 247) und dann erst schließen. Würde man die Zange wie sonst nach dem Anlegen sofort schließen, so würde man nicht das Hinterhaupt, sondern den Gesichtsschädel und den Hals fassen und mit den Spitzen der Zange Verletzungen am Hals des Kindes setzen. Das Hinterhaupt, an das die Löffel gelegt werden müssen, liegt tief hinten in der Kreuzbeinhöhlung. Um es zu fassen, müssen die gelockerten Griffe vor dem Schließen hoch erhoben werden.

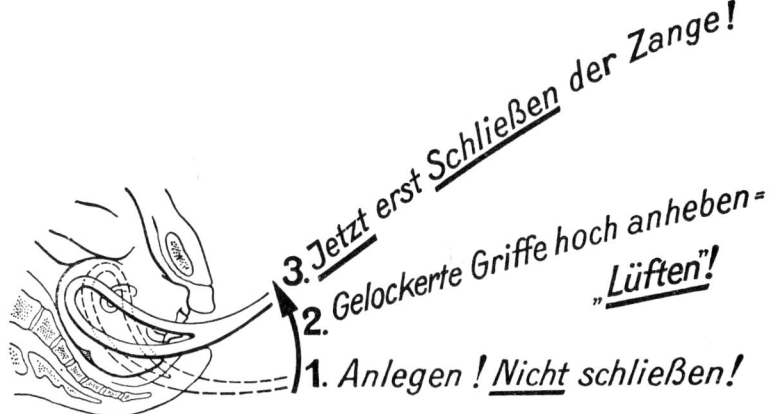

3. Jetzt erst Schließen der Zange!

2. Gelockerte Griffe hoch anheben= „Lüften"!

1. Anlegen! Nicht schließen!

Abb. 247. Nach Anlegen der Zange (1) wird diese noch nicht geschlossen, sondern die gelockerten Griffe werden zunächst hoch angehoben (2) und danach erst geschlossen (3) (Abb. verändert nach Martius)

Extraktion in zwei Arbeitsgängen

1. Ziehen in Richtung der Griffe (Abb. 247) bis das Kinn geboren ist. Ist man sich über die Zugrichtung nicht ganz klar, so braucht man die Griffe nur für einen Augenblick loszulassen: bei der richtig angelegten Zange zeigen die Griffe stets in die Richtung, in die gezogen werden muß. Ganz besonders zu beachten ist die Art, in der die GL-Zange zwecks Vermeidung des Abgleitens gefaßt werden muß: **beide Hände** fassen die Zangengriffe **quer** (s. die Handhaltung in Abb. 249), wobei die löffelwärts liegende (rechte) Hand den einen Buschschen Haken zwischen Zeige- und Mittelfinger nimmt.

2. Wird das Kinn sichtbar, so liegt jetzt der Drehpunkt, das Zungenbein, am Schambogen. Somit folgt jetzt: **Stellungswechsel und Handwechsel** (Abb. 248): „Links um" machen und zur Seite treten. Die **rechte** Hand umfaßt jetzt allein die Zange und zwar quer über dem Schloß. **Linke Hand an den Damm:** Energischer Dammschutz, da der Damm jetzt sehr in Gefahr ist. Die rechte Hand muß nun mit der Zange die Beugebewegung des Kopfes ausführen,

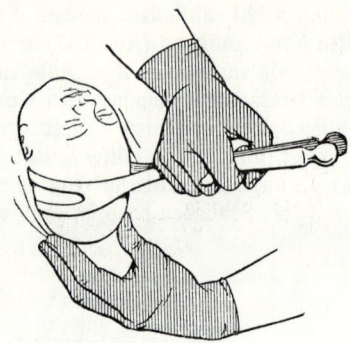

Abb. 248. Extraktion bei der Gesichtslage, Fall 1: Ist das Kinn geboren, so umfaßt die rechte Hand jetzt allein die Zange, und zwar quer über den Haken. Linke Hand an den Damm! (Abb. nach Stoeckel)

um ihn im Bogen um die Symphyse herumzubringen. Dazu wird die Zange mit der rechten Hand ganz langsam und vorsichtig auf den Bauch der Mutter hin bewegt. **Das Hauptaugenmerk ist dabei immer auf den Damm zu richten!**

Keine Gesichtslagen-Zange ohne eine ausgiebige **Episiotomie!**

Für die Gesichtslagen-Zange ist also besonders einzuprägen:
1. daß man nach dem Anlegen die Zange lüftet, hoch **anhebt** und dann erst schließt (Abb. 247),
2. daß man im 1. Arbeitsgang bei der Extraktion die Zange mit beiden Händen quer umfaßt (vgl. Abb. 249),
3. daß der Kopf nur durch eine **reine Beugebewegung** entwickelt werden kann (vgl. Abb. 248). Eine „rückläufige", d. h. Streckbewegung gibt es also bei der GL-Zange **nicht**. Die rückläufige Bewegung gehört zur Zangentechnik bei der HiHHL, der VoHL und der Stirnlage.

---

2. Fall: Kopf fast auf Beckenboden, Kinn links vorn, Nasenwurzel **rechts hinten** (Abb. 249); Gesichtslinie also im I. schrägen Dm (= II. GL).

Die Zange bei Fall 2 und 3 ist nur ausnahmsweise unter ganz besonders dringenden Umständen als ein Zangenversuch erlaubt.

Zange im II. schrägen Dm anlegen (Abb. 249):

linker Löffel wird zuerst eingeführt und kommt nach links hinten,
rechter Löffel soll nach rechts vorn kommen,
rechter Löffel muß also wandern,
eingeführt wird der rechte Löffel rechts hinten.

Nach dem Anlegen lüften, gelockerte Griffe hoch anheben und danach **erst** die Zange schließen. Zug in Richtung der Griffe, gleichzeitig **entgegen dem**

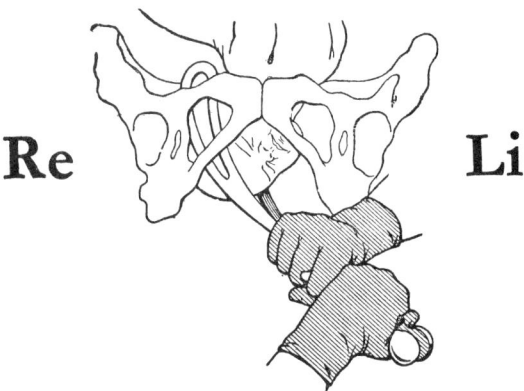

Re **Li**

Abb. 249. Extraktion bei der Gesichtslage, Fall 2: Gesichtslinie im I. schrägen Durchmesser, Anlegen der Zange im II. schrägen Durchmesser. Beide Hände fassen quer über die Zange. (Abb. nach Stoeckel)

Uhrzeigersinn drehen, damit das Kinn an die Schamfuge kommt. Anschließend die Zangengriffe weiter in Richtung auf die Bauchdecken bewegen, wie bei Fall 1. Noch einmal festhalten:

> **Gesichtslagen-Zangen bei noch schräg verlaufender Gesichtslinie dürfen in der Hauspraxis auch nicht einmal versucht werden. Gefahr schwerer Weichteilverletzungen!**

3. Fall: Kopf fast auf Beckenboden, Kinn rechts vorn, Nasenwurzel links hinten, Gesichtslinie also im II. schrägen Dm (= I. GL).
Zange im I. schrägen Dm anlegen:
linker Löffel wird zuerst eingeführt, er kommt nach links vorn,
linker Löffel muß also wandern,
eingeführt wird der linke Löffel links hinten,
rechter Löffel kommt nach rechts hinten
usw., wie bei Fall 2, nur mit dem Unterschied, daß die beim Ziehen auszuführende Drehung im Uhrzeigersinn erfolgen muß.

> **Bei Gesichtslage niemals eine Zange anlegen bei quer verlaufender Gesichtslinie oder hintenstehendem Kinn!**

Behandlung der mentoposterioren GL

Ergibt die Untersuchung, daß das Kinn im BE oder in BM seitlich hinten steht, so muß durch

Seitenlagerung

versucht werden, das Kinn nach vorn zu bringen:

||| Bei **Gesichtslage** im BE oder in BM mit seitlich hinten stehendem Kinn wird die Kreißende **auf die Seite des Kinns** gelagert!

Hat die Seitenlagerung keinen Erfolg, so besteht jetzt — bei **hoch**stehendem Kopf (BE—BM) — eine **Indikation zur Sektio.**

Fühlt man bei einem **auf BB** stehenden Kopf das **Kinn völlig nach hinten** gerichtet, so besteht nicht mehr die geringste Aussicht, daß das Kinn sich nach vorn dreht. **Dieser Befund gehört aber zu den allergrößten Seltenheiten in der Geburtshilfe.** Aus dieser Situation heraus kann sich das Kinn weder spontan nach vorn drehen, noch kann es mit der Zange nach vorn gebracht werden. Eine Entwicklung des kindlichen Kopfes bei hinten stehendem Kinn ist deswegen **unmöglich**, weil der Kopf sich „überstrecken" müßte, um austreten zu können. Das ist aber nicht möglich (S. 286). Es besteht also **Geburtsunmöglichkeit. Jedes Zangenanlegen ist strengstens verboten**, da es niemals zu einem Erfolg führen kann, wohl aber schwere Gewebszerreißungen des Scheidenrohres zur Folge haben muß. (Fortsetzung s. S. 294.)

Tabelle der regelrechten und regelwidrigen Kopflage(n)

Schema	Dia-gnose	Leit-stelle	Drehpunkt: (= Stemm-punkt = Hy-pomochlion)	Kopf-aus-tritt	Größte Durchtritts-ebene (Pl.= Planum)	Um-fang
Abb. 250	Normale (vordere) Hinter-haupts-lage (HHL)	kleine Fon-ta-nelle	Nacken-haar-grenze	Strek-kung	Pl. suboc-cipito-bregma-ticum	32 cm
Abb. 251	Hintere Hinter-haupts-lage (HiHHL)	kleine Fon-ta-nelle bis Schei-tel-ge-gend	große Fonta-nelle bis Stirn-haar-grenze	erst stärk-ste Beu-gung, dann Strek-kung	Pl. suboc-cipito-breg-maticum	32 cm

Tabelle der regelrechten und regelwidrigen Kopflage(n)

(Fortsetzung)

Schema	Diagnose	Leitstelle	Drehpunkt: (= Stemmpunkt = Hypomochlion)	Kopfaustritt	Größte Durchtrittsebene (Pl. = Planum)	Umfang
 Abb. 252	Vorderhauptslage (VoHL)	große Fontanelle	Stirnhaargrenze bis Nasenwurzel	erst Beugung, dann Strekkung	Pl. frontooccipitale	34 cm
 Abb. 253	Stirnlage (SL)	Stirn	Oberkiefer (am häufigsten) oder Jochbein	erst Beugung, dann Strekkung	Pl. maxilloparietale, Pl. zygomaticoparietale	35—36 cm
 Abb. 254	Gesichtslage (GL)	Kinn	Zungenbein	reine Beugung	Pl. hyoparietale (oder Pl. tracheoparietale)	34 cm

Tabelle der regelrechten und regelwidrigen Kopflage(n)
(Fortsetzung)

Schema	Diagnose	Befund
 Abb. 255	Tiefer Querstand	Kopf auf Beckenboden, Pfeilnaht quer, kleine Fontanelle links (oder rechts) seitlich, große Fontanelle rechts (oder links) seitlich.
 Abb. 256	Hoher Geradstand	Kopf auf dem Beckeneingang, Pfeilnaht im geraden Durchmesser, kleine Fontanelle an der Symphyse (oder am Promontorium), große Fontanelle am Promontorium (oder an der Symphyse).

Einzelheiten über Diagnose, Geburtsverlauf, Behandlung usw. siehe die Seiten 245—292.

(Fortsetzung von S. 292):

Weiteres Abwarten ist jetzt vollkommen zwecklos, es muß im Gegenteil sofort gehandelt werden, da **Mutter und Kind in größter Gefahr** sind. Bei kräftigen Wehen droht der Mutter die

Uterusruptur.

Kommt es nicht dazu, so würde weiteres Abwarten mit Sicherheit zu anderen schwerwiegenden Folgen für die Mutter führen:

Fieber unter der Geburt,	Sepsis,
Tympania uteri (S. 375),	**Blasenscheidenfistel.**

Daher muß unter diesen Umständen die Geburt sofort beendet werden und zwar bei lebendem Kind durch Sektio. Hausgeburtshilfe: **Perforation** des Kopfes mit anschließender **Kraniotraxie** des Kindes (s. S. 606). Bei GL wird die **Perforation** am besten durch den **Mund** oder das **Stirnbein** (Stirnnaht) vorgenommen.

Beckenendlage (= BEL)

Definition: Die BEL ist die Längslage, bei der das Beckenende vorangeht.

Häufigkeit: rund 3%. Über die Hälfte aller BEL betrifft Erstgebärende (Kraussold und eigene Statistik).

Einteilung: Nach der verschiedenen Haltung der unteren Extremitäten unterscheidet man gewöhnlich folgende Unterarten:

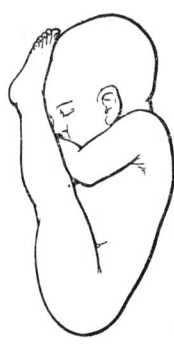
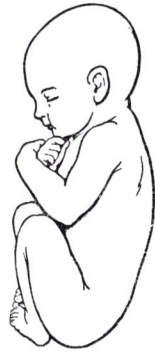

Abb. 257. Reine Steißlage   Abb. 258. Vollkommene Steißfußlage
(= Extended legs)

    Einfache Steißlage (= sog. reine Steißlage, Stoeckel,
      Philipp),
    Steißfußlage,
    Fußlage
und **Knielage** (sehr selten).

Tastet man als vorliegenden Teil	so bezeichnet man die BEL als
nur den Steiß	**reine Steißlage** (Abb. 257). Bei der reinen Steißlage sind beide Beine an der Bauchseite des Kindes nach oben geschlagen;
den Steiß und daneben zwei Füße	**vollkommene Steißfußlage** (Abb. 258);
den Steiß und daneben einen Fuß	**unvollkommene Steißfußlage;**
nur zwei Füße	**vollkommene Fußlage** (Abb. 259);
nur einen Fuß	**unvollkommene Fußlage** (Abb. 260);
nur zwei Kniee	**vollkommene Knielage** ⎫
nur ein Knie	**unvollkommene Knielage** ⎬ sehr selten.

295

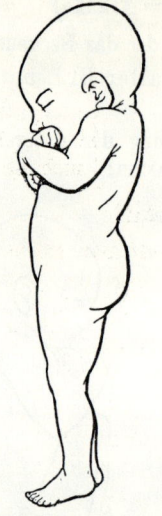 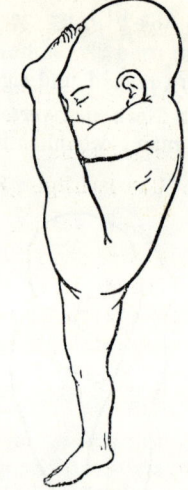

Abb. 259. Vollkommene Fußlage   Abb. 260. Unvollkommene Fußlage

Untersuchungsbefund, Diagnose: Anamnese beachten! Stets nach dem Ort der Kindsbewegungen fragen! Kindsbewegungen werden bei BEL sehr oft als schmerzhaft empfunden! (Stoßen der unteren Extremitäten gegen den überdehnten und daher besonders empfindlichen unteren Gebärmutterabschnitt und gegen die überstreckten runden Mutterbänder!). Außerdem lokalisieren die Schwangeren bei BEL selbst die Kindsbewegungen oft **unmittelbar oberhalb des Beckens, unterhalb des Nabels.** Das gilt auch schon für die mittleren Monate. Für die letzten beiden Monate ist folgendes praktisch sehr wichtig:

Bei Verdacht auf BEL (im 9. und 10. Monat) immer fragen, ob die Schwangere beim Bücken etwas Hartes, Dickes (= den Kopf) unter dem Rippenbogen fühlt.

Äußere Untersuchung:

Rücken auf der einen Seite, kleine Teile auf der anderen Seite. Rücken meist links oder rechts **vorn.** Kopf im Fundus. Bei nicht zu dicken Bauchdecken kann man oft sehr gut den Kopf zwischen Daumen und zwei Fingern umfassen und hin- und herbewegen (Abb. 261), d. h. ballotieren lassen. Den Kopf fühlt man im Fundus unter den Fingern als eine harte, runde, bewegliche Kugel. Das Ballotieren gibt ein Gefühl etwa wie bei einem Stück Eis, das in einem Eimer voll Wasser flottiert. Der Steiß ist über oder im BE zu fühlen. Die Anwendung des 3. und 4. Leopoldschen Handgriffs (= Kopfgriff) beweist, daß das, was man da über dem BE tastet, **nicht** der Kopf ist:

Bei der BEL ist der vorangehende Teil

1. **nicht so groß**,
2. **nicht so gleichmäßig hart**,
3. **nicht so gleichmäßig rund**,
4. **nicht ballotierbar**

} 4 negative Zeichen bei der äußeren Untersuchung

wie der Kopf: **Das richtige „Kopfgefühl" fehlt!**

Beim Umgreifen des vorangehenden Teils fühlt man vielmehr

1. **einen kleineren großen Teil**,
2. **eine geringere Härte**,
3. **wechselnd härtere und weichere Partien**,
4. **eine unregelmäßige Form**.

} 4 positive Zeichen bei der äußeren Untersuchung

Die Erkennung der BEL geht praktisch meist wie folgt vor sich: Der routinemäßig ausgeführte 1. Leopoldsche Handgriff läßt zunächst nichts Besonderes erkennen. Das liegt daran, daß man diesen Handgriff leider fast nur zur Feststellung des Fundusstandes benutzt und ihn nicht genügend zur Feststellung des Kindesteiles im Fundus ausnutzt, einfach deswegen nicht, weil in 100 Fällen ja doch 96 mal der Steiß und nicht der Kopf im Fundus liegt. Erst dann, wenn man bei Ausführung des 3. und 4. Leopoldschen Handgriffs bemerkt, daß bei dem über dem Becken stehenden Teil das **richtige Kopfgefühl** fehlt bzw. die anderen oben genannten Zeichen deutlich werden, erst dann, wenn die Vermutung zunehmend zur Erkenntnis wird, daß der in diesem Fall vorangehende Teil **kein Kopf**, sondern ein **Steiß** ist, dann erst **gehen die Hände wieder zurück zum Fundus**, um durch gründlichere Betastung mit dem 1. Leopoldschen Hand-

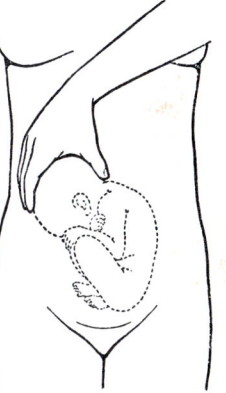

Abb. 261. Ballotierenlassen des Kopfes

griff eine weitere Bestätigung und Sicherung der Diagnose zu erhalten. Dann fühlt man auch im Fundus das, was man bei richtiger Untersuchungstechnik schon gleich zu Anfang hätte fühlen können: **einen großen, gleichmäßig harten und gleichmäßig runden Teil, den** man zum **Ballotieren bringen kann**, nämlich den **Kopf.**

Bemerkenswert ist auch, daß bei BEL Erstgebärender der vorangehende **Teil** im Beginn der Geburt meist noch nicht tief im Becken steht, wie man das von Kopflagen bei Erstgebärenden her gewöhnt ist (ein Hochstand des Kopfes wird jedoch auch bei Erstgebärenden mit Kopflagen nicht selten beobachtet).

Auch die **Lage der HT** ist kennzeichnend; man hört sie nicht wie üblich am deutlichsten unterhalb des Nabels, sondern etwas **oberhalb des Nabels** oder in Nabelhöhe. Da der Rücken sich fast stets nach vorn dreht, wandern die HT im Verlauf der Geburt nach vorn und mehr nabelwärts.

In den meisten Fällen erkennt man die BEL schon durch äußere Untersuchung; bei sonst normalen Verhältnissen wird man durch die äußere Untersuchung wenigstens zu einem Verdacht auf BEL kommen. Entscheidend für die Diagnose ist das „Kopfgefühl" und das Ballotement. **Wenn man einen großen Teil über dem BE ballotieren lassen kann, so liegt niemals eine BEL vor.** Die Herztöne haben m. E. für die Diagnose eine geringere Bedeutung. Nicht selten hört man die HT in und über Nabelhöhe fast so laut wie unterhalb, und es liegt eine Schädellage vor. Schwierig ist die äußere Untersuchung bei fettleibigen Frauen, bei straffen Bauchdecken und besonders auch bei Hydramnion. Sicherheit bringt hier die

Innere Untersuchung

(rektal oder vaginal). Sobald der vorangehende Teil ins Becken eingetreten ist und man an ihn herankommen kann, tastet man als auffallendsten Befund einen **unregelmäßigen** und in der Hauptsache **weichen Kindsteil**; hier fühlt man einen Knochenvorsprung, dort eine Knochenleiste. Die wichtigsten Kennzeichen des Steißes gegenüber dem Kopf sind zunächst negative, nämlich:

Fehlen der gleichmäßigen Härte,
Fehlen der Nähte,
Fehlen der Fontanellen.

Ist der Mm vollständig und steht der vorangehende Teil genügend tief, so kann man deutlich die beiden Sitzbeinhöcker, die Steißbeinspitze, das Kreuzbein und die Hüftbeugen abtasten. **Das Hauptkennzeichen der BEL ist die**

Crista sacralis media(na),

die Mittelleiste des Kreuzbeins, die man bei I. Lage links, bei II. Lage rechts abtastet. Diese markante Knochenleiste kann man eigentlich niemals verfehlen. Manchmal fühlt man in der länglichen Grube zwischen den Gesäßbacken die Afteröffnung (Vorsicht! Gefahr der Sphinkterverletzung bei unzartem Eingehen!), nicht selten auch den Hodensack. (Von Geschlechtsvoraussagen ist dringend abzuraten: der vermeintliche Hodensack erweist sich später nicht selten als Geburtsgeschwulst.)

Steht der Steiß noch hoch, so ist es sehr zu empfehlen, sich den Steiß bei der inneren Untersuchung von oben her möglichst tief in das Becken hineindrücken zu lassen.

Diagnose der Fußlage: Ganz einfach ist die innere Untersuchung dann, wenn ein Fuß vorangeht. Nur muß man sich vor einer **Verwechslung von Fuß und Hand** hüten. Das wäre praktisch gleichbedeutend mit der Verwechslung einer BEL mit einer für Mutter und Kind lebensbedrohlichen Querlage. (Bei Kopflagen ist ein Armvorfall sehr viel seltener.) Die unterscheidenden Kenn-

298

zeichen zwischen Fuß und Hand muß jeder Geburtshelfer gründlich beherrschen. Merke:

Unterscheidung zwischen Fuß und Hand

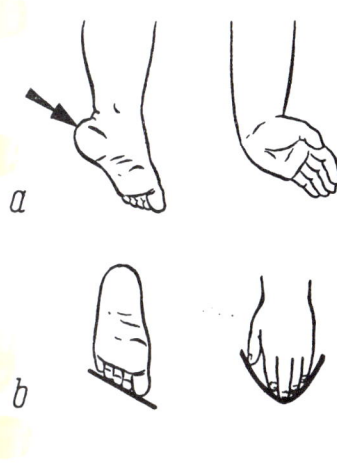

1. Fersenzeichen: Das wichtigste Kennzeichen des Fußes ist die **Ferse** (Fersenbein, Calcaneus, Abb. 262a). Beim Übergang vom Unterschenkel zum Fuß fühlt man die **Ferse** als **Spitze,** der Übergang ist **winklig!** Der Übergang vom Arm zur Hand ist flach, die Hand ist die gerade Verlängerung des Unterarms.

2. Zehenzeichen:
a) Die **Zehen** sind **kürzer als** die Finger.
b) Die **Zehen** sind etwa **gleichlang,** die Finger **nicht** (Daumen!). Daher: Die **Zehenlinie ist gerade,** die **Fingerlinie ist krumm** (Abb. 262b).

3. Daumenzeichen: Der Daumen ist **abspreizbar,** die große Zehe nicht (Abb. 262c).

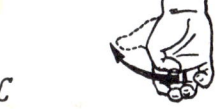

Abb. 262. Unterscheidung zwischen **Hand** und **Fuß**

Diagnose der Knielage: sehr seltene Unterart der BEL. Die bewegliche Patella kann man wohl immer von dem festen Olekranon unterscheiden. Ist man sich nicht klar, so tastet man mit dem Finger an dem weniger umfangreichen Teil der Extremität entlang, bis man ans Ende kommt und nun dort die Hand oder den Fuß fühlt.

Differentialdiagnose: Verwechseln kann man die reine Steißlage eigentlich nur mit der **Gesichtslage.** Gelegentlich sind Verwechslungen mit einer **Querlage** (Schulter!) und einem **Hydrozephalus** vorgekommen, jedoch wohl nur bei wenig erweitertem Muttermund (s. S. 591). Zur sicheren Unterscheidung muß **vaginal** untersucht werden (s. S. 301).

Bezüglich der

||| Unterscheidung zwischen Mund und After: s. S. 283.

Die Unterscheidung von Mund und After wird schwierig, wenn eine große Geburtsgeschwulst besteht. Überhaupt soll man sich immer an das **Hauptkennzeichen der BEL, die Crista sacralis media(na),** halten (s. Untersuchungsbefund S. 298).

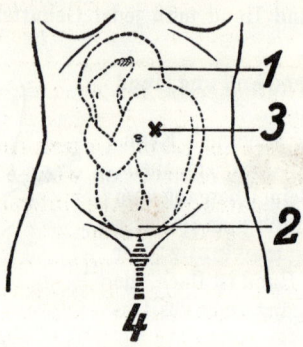

Abb. 263. Schema zur Untersuchung der BEL

Zusammenfassung

Diagnostische Hauptkennzeichen der Beckenendlage (Abb. 263):

1. **Leopoldscher Handgriff 1:** Ballotement eines großen, harten, kugligen Teils im Fundus (Abb. 261)!

2. **Leopoldscher Handgriff 3 und 4: das richtige Kopfgefühl fehlt (S. 297)!**

3. **Herztöne etwas oberhalb des Nabels!**

4. (rektal oder vaginal): unregelmäßig geformter, vorwiegend weicher Kindsteil mit Knochenvorsprüngen und Knochenleisten; **Crista sacralis media(na), Bein(e), Fuß (Füße) oder (selten) Knie(e)!**

Über die Notwendigkeit des vaginalen Untersuchens bei Beckenendlagen

Der weniger Erfahrene neigt dazu, in Zweifelsfällen über das Vorliegen einer BEL diese Zweifel bestehen zu lassen, bis der in der Tiefe erscheinende Steiß die Situation gewissermaßen von selbst klärt. Einem solchen Vorgehen muß energisch widersprochen und der alte Grundsatz herausgestellt werden, daß die Diagnose Kopf- oder Beckenendlage in jedem Falle zweifelsfrei und früh genug, d. h. im Verlauf der Eröffnungsperiode, geklärt werden muß. Gewiß ist die Unterscheidung zwischen Kopf- und Beckenendlage durchaus nicht immer leicht, besonders dann nicht, wenn die äußere Untersuchung durch dicke Bauchdecken und die rektale Untersuchung infolge Hochstandes des vorangehenden Teils oder noch nicht genügend weit eröffneten Mm erschwert sind. Eine klare

Diagnose muß aber gestellt werden und zwar spätestens am Ende der Eröffnungsperiode. Der Anfänger präge sich daher den folgenden sehr wichtigen Grundsatz ein:

> **In jedem Zweifelsfall über das Bestehen einer Beckenendlage gilt: Wenn der Muttermund 8—10 cm weit geworden ist und bis dahin durch äußere und rektale Untersuchung die Diagnose immer noch nicht klar entschieden werden konnte, so muß die Situation jetzt durch vaginale Untersuchung endgültig geklärt werden.**

Indem man in Zweifelsfällen die vaginale Untersuchung erst bei einem Mm von 8—10 cm Weite vornehmen läßt, schiebt man sie zeitlich so weit wie nur möglich hinaus. Diese Mm-Weite ist zugleich die günstigste für die rektale Untersuchung, mit der vor Ausführung der vaginalen Untersuchung immer noch einmal ein Versuch zur Klärung der Diagnose gemacht werden muß. Bei einer I-Para mit vorzeitigem Blasensprung und Verdacht auf BEL würde ich allerdings empfehlen, nicht so lange zu warten, sondern sie ohne vaginale Untersuchung lediglich auf den Verdacht hin in eine Klinik einzuweisen.

Die **Begründung** für die unbedingte Notwendigkeit der diagnostischen Klarstellung ist die folgende:

1. Liegt eine BEL vor, so muß der Arzt mit seiner Zeit entsprechend disponieren, um zur Ausführung der Manualhilfe bereit zu sein. Die Hebamme kann in Ruhe die notwendigen Vorbereitungen für den Eingriff treffen.

2. Durch die vaginale Untersuchung wird auch über die drei differentialdiagnostischen Möglichkeiten: **Gesichtslage**, **Querlage** oder **Hydrozephalus** entschieden, was in jedem Fall sehr wichtig ist. Übersehen einer Querlage oder eines Hydrozephalus kann den Tod der Kreißenden bedeuten.

> **Über eines aber muß man sich vor Ausführung der vaginalen Untersuchung (möglichst schon bei Übernahme der Geburt) in der Hauspraxis klar geworden sein, nämlich darüber, ob der vorliegende Fall nicht zu derjenigen Gruppe von Beckenendlagen gehört, die nach heutiger Erfahrung durch Sektio entbunden werden sollen; siehe hierzu die Indikationsliste auf S. 317. Bei Verdacht auf BEL und gleichzeitigem Bestehen einer Indikation zur Sektio sollte die vaginale Untersuchung in der Hauspraxis unterbleiben und die Kreißende schnellstens einer Klinik zugeführt werden.**

Geburtsmechanismus bei der Steißlage
(Abb. 264—287)

Ohne genaueste Kenntnis des Geburtsmechanismus kann man kein Verständnis für die Geburtsleitung und ebenso kein Verständnis für die Regeln des operativen Eingreifens haben. Am besten unterteilt man den Geburtsmechanismus der BEL in die folgenden **fünf Abschnitte:**

1. Eintritt des Steißes in das Becken und Vorrücken bis zum BB: Der Steiß als führender Teil tritt meist so in das Becken ein, daß sich die Hüftbreite in einem schrägen Dm des Beckens einstellt (Abb. 264—266).

Hüftbreite = größter Durchmesser des Steißes.

Der Rücken ist so gut wie immer nach **vorn** gerichtet, also
Rücken **links** vorn = I. BEL = Hüftbreite im **II.** schrägen Dm.
Rücken **rechts** vorn = **II.** BEL = Hüftbreite im **I.** schrägen Dm (Abb. 266).
(Der Anfänger muß sich das **mit einer Puppe in den Händen** klar machen!).
Seltener stellt sich die Hüftbreite in den **queren** oder **geraden** Dm des Beckens ein.
In dieser Ausgangsstellung rückt der Steiß bis zum BB vor.

2. Die Überwindung des Knies des Geburtskanals und die Geburt des Steißes: Am BB angekommen (Abb. 267—269), steht der Steiß jetzt im **Knie des Geburtskanals.** (Beckenboden und Knie sind 2 verschiedene Ausdrücke für dieselbe Sache.) Um weiter vorrücken zu können, muß er sich nun im **Bogen** um die Symphyse herum bewegen. Um dies tun zu können, stellt sich die Frucht bzw. der Steiß **„auf die Kante",** um sich danach zur **Seite** (= „über die Kante") **abbiegen** zu können (= Lateralflexion).
Die beiden Mittel zur Überwindung des Knies sind also:

a) Die **Drehung der Hüftbreite** des Steißes aus dem schrägen in den geraden Dm = das „auf die Kante stellen". Die Hüftbreite kann den längsgestellten Weichteilspalt natürlich am leichtesten passieren, **wenn sie im geraden Durchmesser steht.** Die mehr nach **vorn** gerichtete Hüfte,

bei I. Steißlage die linke,
bei II. Steißlage die rechte (Abb. 266),

dreht sich **symphysenwärts,** der Rücken kommt dabei jetzt **ganz seitlich** zu stehen (Abb. 267—269).

b) Die **Lateralflexion** (Abb. 270—275) = das „über die Kante abbiegen". Die durch die Drehung des Steißes in den geraden Dm gewissermaßen auf die **Kante** gestellte **Frucht** ist jetzt gezwungen, sich in den ganzen nach der Seite abzubiegen (= Lateralflexion), um sich so in die Abbiegung des Geburtskanals einzupassen; für die Frucht besteht also ein „Verbiegungszwang".

Diese beiden Mittel, Drehung in den geraden Dm und Lateralflexion, stellen einen **zusammengehörigen** Anpassungsvorgang dar. Nach Untersuchungen **Sellheims** dreht sich die Frucht stets so, daß die Richtung der leichtesten Abbiegbarkeit (= Biegungsfazillimum) des in Betracht kommenden Körperabschnittes (hier der Lendenwirbelsäule) mit der Richtung des Geburtskanals zusammenfällt (vgl. S. 116).

Solange die Beine, insbesondere die Oberschenkel, am Bauch hochgeschlagen sind, läßt sich die Wirbelsäule am leichtesten nach der **Seite** abbiegen, die Einpassung in das Knie zwecks Vorbereitung zur Geburt des Steißes kann zunächst also nur durch Drehung der Hüftbreite in den geraden Dm und durch **Lateralflexion,** durch Abbiegung nach der Seite, erfolgen (Abb. 270—275). **Die vordere Hüfte stemmt sich als Hypomochlion gegen den Schambogen und wird zum Drehpunkt, um den die hintere Hüfte des Kindes bei ihrer Entwicklung rotiert** (Abb. 270—272). Zuerst wird die **vordere** Gesäßbacke in der Schamspalte sichtbar und **bleibt stehen**; dann erscheint auch die hintere Gesäßbacke. **Die hintere Hüfte geht zuerst über den Damm** und schließlich, nachdem das ganze übrige Becken schon herausrotiert ist, wird auch die vordere Gesäßbacke weiter vorgeschoben und die vordere Hüfte unter dem Schambogen her geboren, womit der ganze Steiß geboren ist.

3. Die Geburt des Rumpfes: Nach Geburt des Steißes wird der **Rumpf** unter starker Lateralflexion der Brust-Lendenwirbelsäule entwickelt (Abb. 273—275). Sobald die Beine herausgeglitten sind, **dreht sich der Rücken** jetzt nach vorn (schoßfugenwärts) (Abb. 276—278). Steiß und schon geborener Rumpfteil sind in der Verlängerung der Führungslinie **steil nach oben gerichtet** (Abb. 276—278):

Warum dreht sich jetzt der Rücken nach vorn (schoßfugenwärts)?

1. Grund = Eintritt der Schultern ins Becken. Die Schultern, die inzwischen bis zum BE vorgerückt sind, können mit der Schulterbreite (= größter Dm der Schultern) durch den querovalen BE nur quer oder etwas schräg gestellt hindurchgehen. Dadurch wird der Rücken gezwungen, sich nach **vorn** zu drehen.

2. Grund = Verschiebung des Biegungsfazillimums = Möglichkeit der Ausnutzung der leichteren Abbiegbarkeit: Das Biegungsfazillimum der Brustwirbelsäule, d. h. ihre leichteste Abbiegbarkeit, ist verschieden, je nachdem, ob die Beine am Rumpf hochgeschlagen sind oder nicht. Bei hochgeschlagenen Beinen wird der Rumpf geschient: Die Brustwirbelsäule läßt sich **leichter zur Seite** als nach hinten abbiegen. Nach Geburt der Beine (= Wegfall der Schienung) läßt sich die Brustwirbelsäule etwas leichter **nach hinten** abbiegen. Deswegen dreht sich nach Geburt der Beine der Rücken so, daß er nach hinten abgebogen werden kann, d. h. vom Geburtskanal aus betrachtet nach vorn zur Symphyse hin.

4. Die Geburt der Schultern: Die Schultern sind inzwischen auf dem BB angekommen. Um den längsgestellten Weichteilspalt des BA passieren zu können, stellt sich die Schulterbreite in den geraden Dm ein. Damit dreht sich der Rücken wieder zur ursprünglichen Seite zurück (Abb. 279—281).

Geht die Geburt, was bei Mehrgebärenden gar nicht so selten vorkommt, jetzt spontan weiter, so wird zunächst die vordere, also die schamfugenwärts gelegene Schulter, danach die hintere, dammwärts gelegene Schulter geboren.

Die Schulterbreite steht also im BE im queren oder schrägen Dm, in BM im schrägen und im BA im geraden Dm. Die Schulterbreite rückt somit durch dieselben Durchmesser vor, die vorher die Hüftbreite passiert hat.

5. Die Geburt des Kopfes: Der Kopf tritt in das Becken ein, wenn der Rumpf bis zum unteren Rand des vorderen Schulterblattes geboren ist. Die Pfeilnaht steht normalerweise im BE im queren, in BM in einem schrägen und im BA im geraden Dm des Beckens (Abb. 282—284).

Auf dem BB dreht sich das Hinterhaupt nach vorn. (Das Biegungsfazillimum liegt in der Halswirbelsäule nach hinten, jetzt ist es also der Kopf, der sich so dreht, daß die Richtung der leichtesten Abbiegbarkeit mit der Richtung des Geburtskanals zusammenfällt.) **Hypomochlion** ist wie bei der regelrechten HHL die **Nackenhaargrenze** (Abb. 282 und 285). Nacheinander gehen Kinn, Mund, Nase, Stirn, Vorderhaupt und zuletzt das Hinterhaupt über den Damm (Abb. 284 u. 287). Günstigstes Austrittsplanum ist das Pl. suboccipitofrontale = 32 cm.

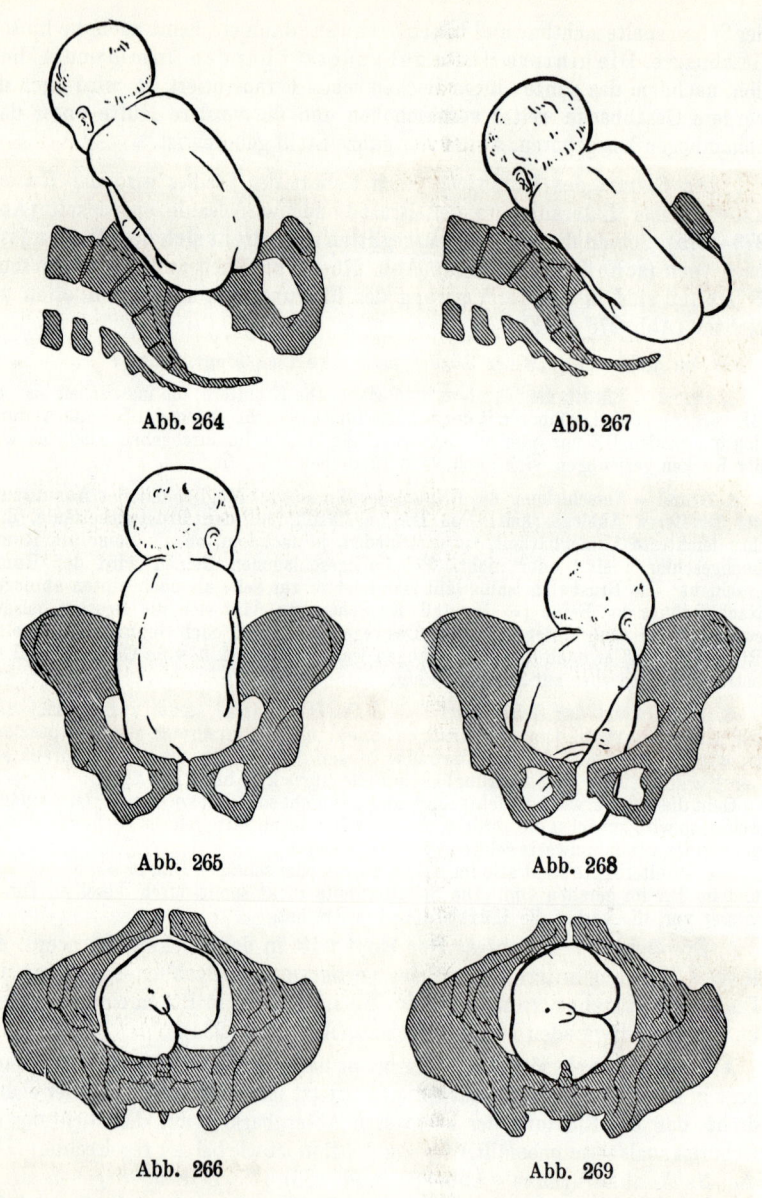

Abb. 264

Abb. 267

Abb. 265

Abb. 268

Abb. 266

Abb. 269

Die übereinanderstehenden Abbildungen geben die **gleiche** Situation von der **Seite,** von **vorn** und von **unten** gesehen wieder.

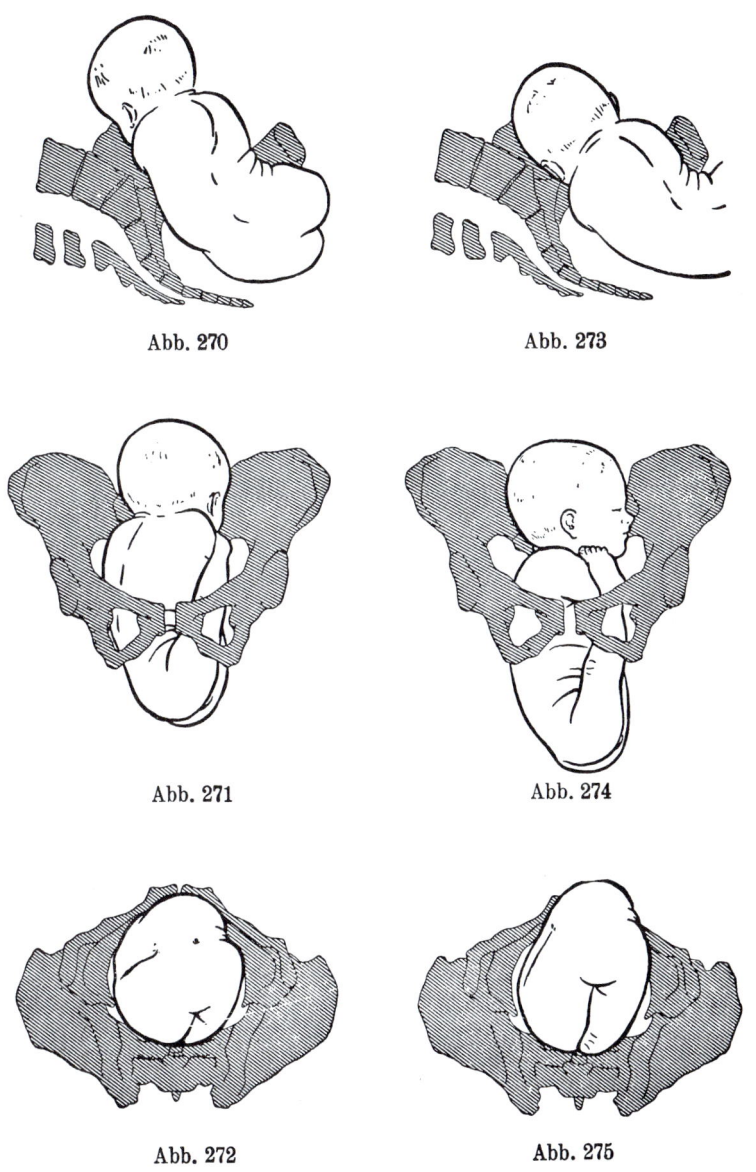

Abb. 270

Abb. 273

Abb. 271

Abb. 274

Abb. 272

Abb. 275

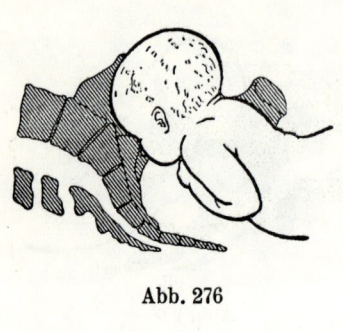

Abb. 276

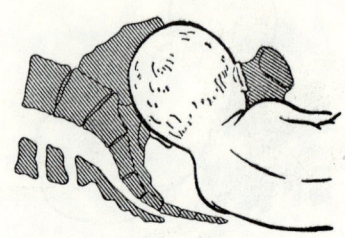

Abb. 279

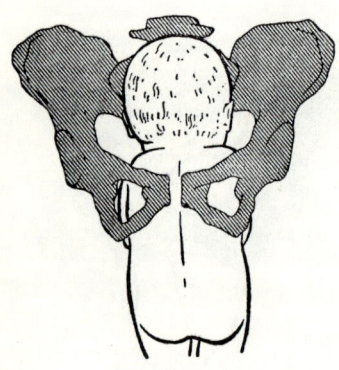

Abb. 277

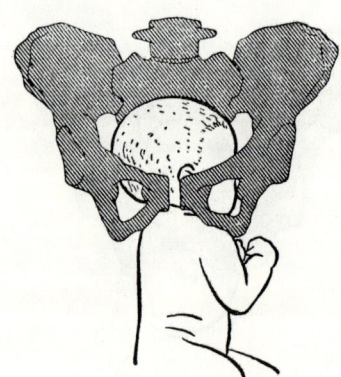

Abb. 280

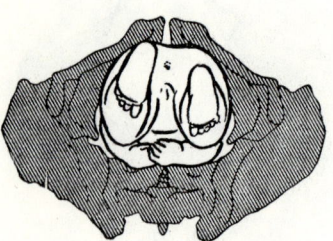

Abb. 278

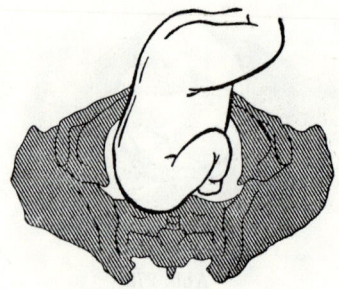

Abb. 281

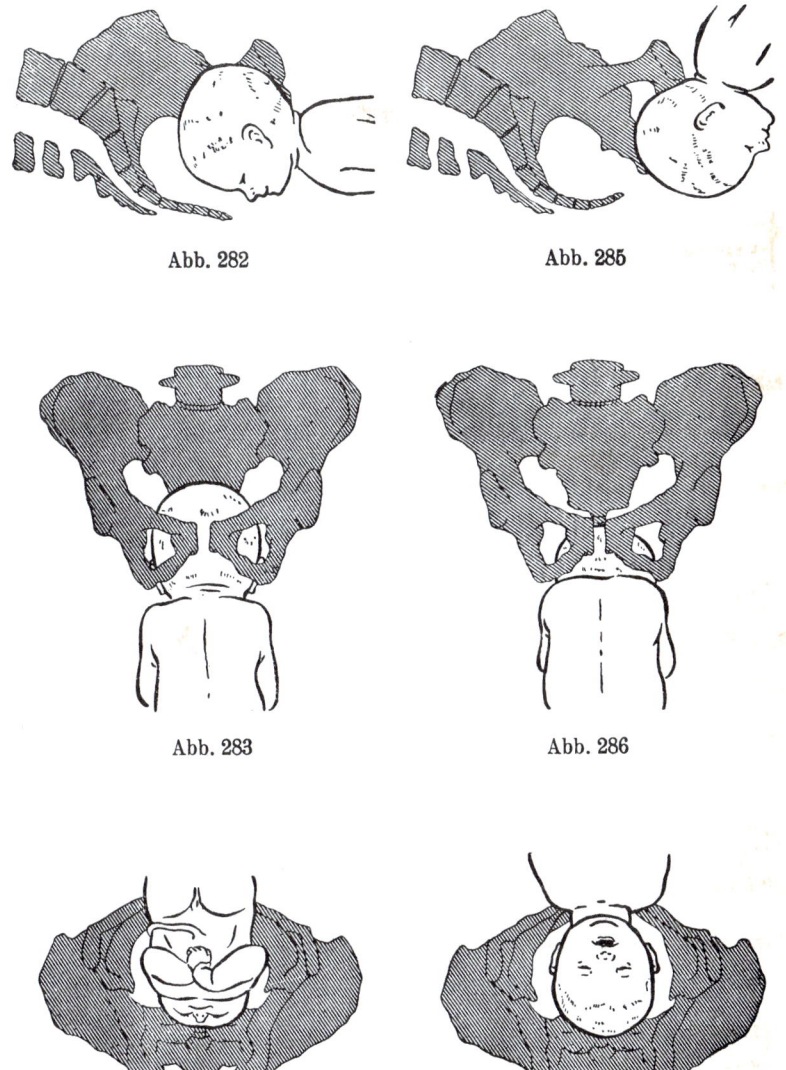

Abb. 282

Abb. 285

Abb. 283

Abb. 286

Abb: 284

Abb. 287

Geburtsmechanismus bei Beckenendlage (II. reine Steißlage) (Abb. 264—287)

Eintreten des Steißes in den BE-Raum (Abb. 264—266)

Der Steiß als führender Teil tritt meist so in das Becken ein, daß die Hüftbreite in einem schrägen Dm verläuft. Bei II. BEL verläuft die Hüftbreite im I. schrägen Dm. — Abb. 264 von der Seite, Abb. 265 das gleiche von vorn, Abb. 266 das gleiche von unten gesehen.

Steiß auf BB angekommen (Abb. 267—269)

Auf BB, also am Knie des Geburtskanals angekommen, dreht sich die Hüftbreite des Steißes aus dem schrägen in den geraden Dm. — Abb. 267 von der Seite, Abb. 268 das gleiche von vorn, Abb. 269 das gleiche von unten gesehen.

Austrittsmechanismus des Steißes (Abb. 270—272)

Um das Knie des Geburtskanals zu überwinden, muß sich die Lendenwirbelsäule, nachdem sich die Hüftbreite des Steißes in den geraden Dm gedreht hat, lateral flektieren. Die vordere Hüfte stemmt sich dabei gegen den Schambogen und wird zum Drehpunkt. Abb. 270 von der Seite, Abb. 271 das gleiche von vorn, Abb. 272 das gleiche von unten gesehen.

Geburt des Rumpfes (Abb. 273—278)

Nach Geburt des Steißes wird der Rumpf unter starker Lateralflexion der Lenden- und Brustwirbelsäule entwickelt (Abb. 273—275). Sobald die Beine herausgeglitten sind, dreht sich der Rücken nach vorn (Abb. 276—278), damit die Schulterbreite im queren Dm des BE eintreten kann. Steiß und schon geborener Rumpfteil sind in der Verlängerung der Führungslinie steil nach oben gerichtet. — Abb. 273 und 276 von der Seite, Abb. 274 und 277 von vorn, Abb. 275 und 278 von unten gesehen.

Geburt der Schultern (Abb. 279—281)

Auf dem BB stellt sich die Schulterbreite in den geraden Dm ein, um den längsgestellten Weichteilspalt des BA passieren zu können. Die vordere Schulter wird zuerst (unter der Symphyse) sichtbar und geboren; wenig später geht die hintere über den Damm. — Abb. 279 von der Seite, Abb. 280 das gleiche von vorn, Abb. 281 das gleiche von unten gesehen.

Geburt des Kopfes (Abb. 282—287)

Auf BB dreht sich das Hinterhaupt nach vorn, die Pfeilnaht also in den geraden Dm. Hypomochlion ist wie bei der regelrechten HHL die Nackenhaargrenze (Abb. 282 und 285). — Abb. 282 und 285 von der Seite, Abb. 283 und 286 von vorn, Abb. 284 und 287 von unten gesehen.

Stellungen des Rückens und der Hüftbreite bei Geburt des Kindes in BEL

Abb. 288. Beckeneintritt: Im BE steht der Rücken seitlich vorn, die Hüftbreite in einem schrägen Durchmesser, hier, bei II. BEL im I. schrägen Dm. **Abb. 289. Steiß- und Rumpfaustritt:** Auf BB dreht sich der Rücken **ganz zur Seite,** so daß die Hüftbreite im geraden Dm verläuft. Das ist die Ausgangsstellung für die **Lateralflexion,** mit der Steiß und ein Teil des Rumpfes geboren werden. Im Beginn der Lateralflexion steht der Rücken zum erstenmal ganz seitlich. **Abb. 290. Schultereintritt:** Nach Geburt des Steißes müssen die Schultern ins Becken eintreten. Das geht nur, wenn die Schulterbreite quer oder etwas schräg den BE passieren kann. Der Rücken muß sich also **ganz nach vorn** drehen. Entsprechend dreht sich die Hüftbreite aus dem geraden (Abb. 289) über den schon einmal eingenommenen schrägen Dm (Abb. 288) in den queren Dm (Abb. 290). Beim Schultereintritt steht also der Rücken zum erstenmal ganz vorn. **Abb. 291. Schulteraustritt, Kopfeintritt:** Damit die auf BB angekommenen Schultern durch den längsgestellten Weichteilspalt des BA austreten können, muß sich die Schulterbreite in den geraden Dm drehen. Dadurch wird der inzwischen schon ausgetretene Rücken wieder ganz zur Seite zurückgedreht und nimmt dieselbe Stellung ein, die er bei der Lateralflexion zur Geburt von Steiß und Rumpf schon einmal (Abb. 289) innehatte. Damit hat sich der Rücken zum zweitenmal zur Seite gedreht. Die in Abb. 291 gezeigte Stellung von Rücken und Hüftbreite ist auch diejenige, in der der Kopf mit quer oder etwas schräg verlaufender Pfeilnaht in den BE eintritt. **Abb. 292. Kopfaustritt.** Ist der Kopf auf BB angekommen, so muß er sich mit der Pfeilnaht in den geraden Dm drehen, damit er durch den längsgestellten Weichteilspalt des BA austreten kann. Dadurch wird der Rücken zum zweitenmal ganz nach vorn gedreht.

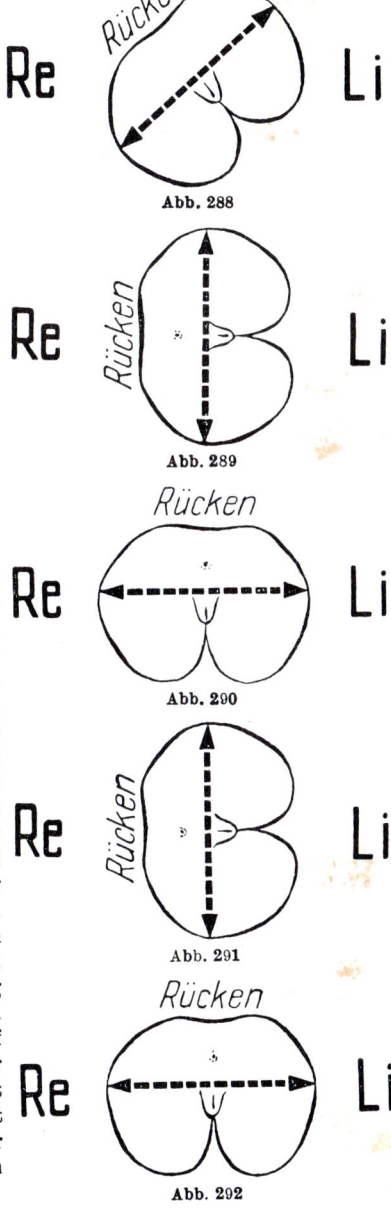

Abb. 288

Abb. 289

Abb. 290

Abb. 291

Abb. 292

Im Verlaufe der BEL-Geburt dreht sich der **Rücken** also zweimal ganz zur Seite (Abb. 289 und 291):

Abb. 289: Zur Geburt von Steiß und Rumpf,
Abb. 291: Zum Schulteraustritt und Kopfeintritt und zweimal ganz nach vorn (Abb. 290 und 292):
Abb. 290: Zum Schultereintritt,
Abb. 292: Zum Kopfaustritt.

Geburtsmechanismus bei vollkommener Fußlage: wie bei der Steißlage, nur daß hier zuerst die Füße und die Beine geboren werden.

Geburtsmechanismus bei unvollkommener Fußlage:

a) geht das **vordere Bein** voran, so verläuft die Geburt ganz ähnlich wie bei reiner Steißlage,

b) geht das **hintere Bein** voran, so dreht sich der kindliche Körper so gut wie immer um 180°, wodurch das **hintere Bein** nach vorn kommt und die Geburt wie bei a) verläuft.

Vorkommen und Ätiologie der BEL

Im 5. bis 6. Schwangerschaftsmonat findet man die Frucht viel häufiger in Beckenend- als in Schädellage (Kehrer, Saenger, H. Baumm u. a.). Am Ende des 10. Monats befindet sich die Frucht in etwa 96% der Fälle in Schädellage. Die Umkehr in Kopflage soll in den meisten Fällen im Laufe des 7. Monats erfolgen (spontane physiologische Wendung), findet aber sicher nicht allzu selten auch später statt. Warum bei einer kleinen Prozentzahl die Drehung ausbleibt, läßt sich meist nicht mit Sicherheit angeben. Man muß aussprechen, daß die Ätiologie der BEL in etwa 80% der Fälle unklar ist.

Begünstigend für die Entstehung der BEL sind:

1. Die Frühgeburt: Da die spontane physiologische Wendung (s. o.) erst im 7. Monat und später erfolgt, werden wir das Kind um so häufiger in BEL finden, je früher die Geburt vor dem richtigen Termin erfolgt. Von den Fällen meiner Klinik sind rund $1/_3$ aller BEL Frühgeburten.

2. Abweichungen von der normalen Gestalt der Frucht: Hydrozephalus, Anenzephalus, Früchte mit Tumoren des kaudalen Körperendes. Durch diese Mißbildungen wird entweder die Fixierung des kindlichen Kopfes im BE erschwert oder das Gewichtsverhältnis Kopf-Rumpf so geändert, daß das hier leichtere Kopfende im Fundus bleibt.

3. Abweichungen von der normalen Gestalt der Gebärmutter: schlaffer Uterus der Mehrgebärenden, Uterus unicornis, bicornis oder subseptus, wodurch die Selbstwendung erschwert wird; ferner Hydramnion.

Folge: vermehrte Beweglichkeit der Frucht, Verhinderung der Arretierung des kindlichen Kopfes; Oligohydramnion: bei stark verminderter Fruchtwassermenge ist eine Selbstwendung ausgeschlossen.

4. Enges Becken. Folge: verminderte Bewegungsfähigkeit der Frucht.

Bei BEL (besonders Erstgebärender) stets an enges Becken denken! Wichtiger Hinweis deswegen, weil über die Hälfte aller BEL sich bei Erstgebärenden findet.

Verminderte Beweglichkeit aus anderen Gründen (Zwillinge, Tumoren der Zervix) können ebenfalls die BEL begünstigen.

Daraus ergibt sich, daß Beckenendlage nicht einfach gleich Beckenendlage ist. Die BEL bei Erstgebärenden, die fast stets ein enges Becken bedeutet, ist eine ernste und bedenkliche Angelegenheit, während die Prognose der BEL bei einer Mehrgebärenden z. B. mit Hydramnion weitaus günstiger ist.

Gefahren der BEL

Die Sterblichkeit der BEL-Kinder ist erschreckend hoch. Sie beträgt für ausgetragene Kinder 10—15% und mehr!

Jeder Erfahrene weiß, daß bei BEL die **Mortalität unreifer Kinder** (unter 2500 g) genauso wie die **besonders großer Kinder** wesentlich größer ist als die der normal großen Kinder.

---

5 Gefahren für das Kind in Beckenendlage:

1. Sauerstoffmangel = Erstickungsgefahr, sobald der Steiß geboren wird

2. Intrakranielle Blutung bei **Tentoriumriß** als Folge des Geburtstraumas

3. Weichteilschwierigkeiten

4. Vorzeitiger Blasensprung

5. Nabelschnurvorfall

Zu 1. Sauerstoffmangel = Erstickungsgefahr. Sie ist die eine der Hauptgefahren für das BEL-Kind. Der Sauerstoffmangel besteht **kurz vor** und **während** der Geburt der Schultern und des Kopfes. Kurz gesagt:

Die Lebensgefahr für das BEL-Kind beginnt in dem Augenblick, in dem der Steiß geboren wird.

Dieser Sauerstoffmangel hat

zwei verschiedene Ursachen,

die sich zeitlich nacheinander auswirken (Abb. 293).

1. Ursache: Wenn unter der Geburt der Steiß und ein Teil des Rumpfes ausgetreten sind, ist die Gebärmutter zu einem großen Teil entleert. Sie verkleinert sich dementsprechend und zieht sich über dem noch im Halskanal und in der Scheide steckenden Kopf zusammen, so daß zwischen dem Kopf und der Gebärmutterinnenwand kein Hohlraum mehr im Uterus besteht (Abb. 293).

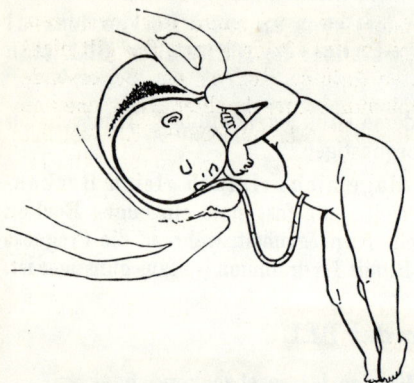

Diese Verkleinerung der Gebärmutter bringt eine **Verkleinerung der Plazenta-Haftfläche** mit sich und ist damit zeitlich die erste Ursache der Sauerstoffverminderung für das BEL-Kind nach Geburt des Steißes. Die **2. Ursache** des Sauerstoffmangels ist die **Nabelschnurkompression.** Von dem Augenblick an, in dem der Kopf in das Becken eintritt (=Sichtbarwerden des unteren Randes des vorderen Schulterblattes),

Abb. 293. Von dem Augenblick an, in dem der Steiß geboren wird, droht dem Kind der Erstickungstod. **Zwei** Ursachen (s. S. 311)

wird die neben ihm liegende Nabelschnur derartig zwischen den Knochen des Kopfes und denen des Beckens zusammengedrückt (Abb. 293), daß eine Blutzirkulation in der Nabelschnur nicht mehr möglich ist und **somit jede Sauerstoffzufuhr zum Kinde jetzt aufhört.** Diese Abdrosselung des Sauerstoffes beginnt mit dem Eintritt des Kopfes in das Becken, sie hält an während der ganzen Zeit des Kopfdurchtritts durch das Becken und hört schlagartig auf in dem Augenblick, in dem der Mund geboren ist. Das Kind muß ersticken, wenn der Kopf nicht innerhalb von 3—5 Minuten durch den Geburtskanal hindurchgetreten und geboren ist.

> **Zwischen dem Sichtbarwerden des unteren Randes des vorderen Schulterblattes und der Geburt des Kopfes dürfen höchstens 3—5 Minuten vergehen. Andernfalls stirbt das Kind ab!**

Zu 2. Intrakranielle Blutung bei Tentoriumriß als Folge des **Geburtstraumas.** Der Tentoriumriß bei BEL entsteht meist durch ein zu brüskes Vorgehen bei der Manualhilfe oder manuellen Extraktion. Es ist viel zu wenig bekannt, daß die intrakranielle Blutung bei BEL die andere Hauptgefahr für das BEL-Kind ist. **Die intrakranielle Blutung ist als Todesursache der BEL-Kinder mindestens ebenso häufig wie die Erstickung.** (Nach Philipp ist sie sogar die häufigste Todesursache der BEL-Kinder.)

3. Weichteilschwierigkeiten = ungenügende Weitung der Weichteile.

a) Der Steiß ist weicher, er dehnt die Weichteile langsamer als der harte Kopf.

b) Der Steiß ist nicht so umfangreich wie der Kopf, daher werden die Weichteile und insbesondere der Mm außerdem **nicht genügend weit** gedehnt. Da bei den BEL das „dicke Ende", nämlich der Kopf, nachfolgt, wird sein Durchtritt durch den nicht genügend weiten Mm oft erschwert. Das gilt nicht für die vollkommene Steißfußlage, deren größter Umfang am Beckenende ungefähr so groß ist wie das Durchtrittsplanum bei regelrechter HHL, nämlich etwa 32 cm. Die vollkommene Steißfußlage ist somit diejenige BEL, bei der dem nachfolgenden Kopf am besten, die vollkommene Fußlage diejenige, bei der dem nachfolgenden Kopf am schlechtesten vorgearbeitet wird.

Merke: Umfang des vorangehenden Teils:

Kopf bei regelrechter HHL = etwa 32 cm

Steiß bei vollkommener Steißfußlage = etwa 32 cm

bei reiner Steißlage = etwa 27 cm

bei unvollkommener Fußlage = etwa 25½ cm

bei vollkommener Fußlage = etwa 24 cm.

Bei der vollkommenen Fußlage mit dem kleinsten Umfang von 24 cm ist also der Kopfdurchtritt durch das Becken sehr wesentlich verzögert, die Zeitdauer der unumgänglichen Nabelschnurkompression wird erheblich verlängert, die Erstickungsgefahr für das Kind ist hier also noch größer als bei der Steißlage und der Steißfußlage. Es ist also festzuhalten:

> **Die Fußlage, insbesondere die vollkommene Fußlage, ist die für das Kind gefährlichste Art der BEL!**

Die Gefahr ist besonders groß bei Erstgebärenden (unvorbereitete, straffe Weichteile), vor allem bei alten Erstgebärenden (rigide Weichteile), ferner bei verengtem Becken sowie bei großem Kopf.

4. **Vorzeitiger Blasensprung:** besonders bei **Fußlagen,** da bei diesen der untere Blasenpol am schlechtesten geschützt ist. Jeder Erfahrene weiß, wie wichtig die Erhaltung der Blase bei BEL ist. Vorzeitiger und frühzeitiger Blasensprung verlangen den frühzeitigen Entschluß zur Festlegung des therapeutischen Vorgehens.

Bei allen Beckenendlagen ist die Erhaltung der Blase bis zur Vollständigkeit des Mm eines der wichtigsten Erfordernisse!

5. **Nabelschnurvorfall:** auch am häufigsten bei Fußlagen. Nabelschnurvorfall bei BEL ist kein besonders alarmierendes Zeichen. Solange sich im Geburtskanal nur Beine und Steiß befinden, kommt es noch nicht zur Quetschung der Nabelschnur. Trotzdem empfiehlt es sich aber, sofort zu handeln, auch wenn

die HT noch gut sind (S. 429). Kritisch wird die Situation beim Eintritt des Rumpfes in den BE: die HT verschlechtern sich dann meist sofort, so daß ein Eingriff jetzt unumgänglich notwendig wird.

Gefahren für die Mutter

Fast alle Gefahren für die Mutter ergeben sich bei der BEL aus **operativen Eingriffen**, die im Interesse des Kindes ausgeführt werden:

Infektionsgefahr,

Weichteilwunden (insbesondere Scheidenrisse und Dammrisse [DR III. Grades] beim Durchleiten des Kopfes oder bei der ganzen Extraktion),

Zervixriß bei Entwicklung des Kopfes bei Fußlagen. Akute Lebensgefahr. Lediglich der bei Fußlagen besonders häufige **vorzeitige Blasensprung** mit der Gefahr der aufsteigenden Infektion ist durch die BEL selbst bedingt. Würde man bei BEL ohne Eingriffe auskommen, so wäre die BEL-Geburt für die Mutter ebensowenig gefährlich wie die regelrechte HHL.

Prophylaktische Wendung: Durch die **äußere Wendung** der BEL in Kopflage soll die hohe Mortalität der BEL-Geburt auf die geringe der primären Schädellagen herabgemindert werden. Diese Wendung ist oft mit Erfolg durchgeführt worden. Newell gelang es, bei 1161 äußeren Wendungen in 72% der Fälle eine Schädellagengeburt zu erzielen (vgl. auch Reifferscheid und Siegel und McNally). Die Wendung wird am besten am Ende des 8. Monats (Chatillon) durchgeführt, und zwar mit zarter Hand ohne Narkose. Man kann die äußere Wendung unter Umständen mit 2 Fingern von der Scheide her unterstützen (Pinard). Fixierung durch Gürtel oder Bandage. — De Lee spricht sich auch für die äußere Wendung bei BEL aus, desgleichen Gaddy, der sie in Knieellenbogenlage ausführt.

Geburtsleitung bei BEL

A. Methode der Wahl: Konservative Behandlung

Bei der BEL ist im Gegensatz zur Schädellage **immer ärztliche Kunsthilfe notwendig,** wenn ein lebendes Kind mit Sicherheit geboren werden soll. Bei der BEL-Geburtsleitung sind zwei streng verschiedene Phasen, in denen der Geburtshelfer sich ausgesprochen entgegengesetzt zu verhalten hat, zu unterscheiden: eine langdauernde Phase I des ruhigen Abwartens, in der man die Geburt möglichst den natürlichen Geburtskräften überläßt und eine sehr kurze Phase II des raschen Eingreifens.

Phase I: Zeit des strengsten Abwartens = Zeit bis zur Geburt des Steißes, genauer: bis zum Sichtbarwerden des unteren Randes des vorderen Schulterblattes.

Ganz gleichgültig, ob es sich um eine Steißlage, Steißfußlage, Fußlage oder die seltene Knielage handelt, in jedem Falle wird die BEL von Anfang an und während ihres ganzen Verlaufes

**bis zum Sichtbarwerden des unteren Randes
des vorderen Schulterblattes
streng abwartend**

behandelt! Hier gilt als oberstes Gesetz, solange es Mutter und Kind gut geht:

**Abwarten! Und noch einmal: Abwarten!
Solange wie nur eben möglich: Abwarten!**

Nur äußerste Notwendigkeit, also eine strenge Indikation (z. B. schlechte HT), kann den Geburtshelfer veranlassen, während dieser Phase von der abwartenden Behandlung abzugehen und einzugreifen. Die in diesem Falle anzuwendenden Handgriffe zur Entwicklung des BEL-Kindes vor Geburt des Steißes werden als **manuelle Extraktion** bezeichnet. Die Einzelheiten über diese Operation finden sich auf S. 333.

Eines muß der Geburtshelfer in der Phase I jeder BEL-Geburt vor allem anderen haben: Geduld und Zeit! **Mangel an Geduld ist eine der Hauptursachen für das Absterben des BEL-Kindes. Unter gar keinen Umständen darf man sich in dieser Phase verleiten lassen, durch vorzeitiges Ziehen am Fuß, Bein, Steiß oder Rumpf** (s. die Regel unten!) **die Geburt „beschleunigen" zu wollen!** Gerade das Gegenteil wird mit Sicherheit erreicht, nämlich eine erhebliche Verzögerung der Geburt, wobei das Kind stets in akute Lebensgefahr gebracht wird. Die normalerweise vor der Brust liegenden Arme würden sich hochschlagen, wodurch die Armlösung wesentlich erschwert wird. Außerdem würde der Kopf eine Deflexionshaltung annehmen. **Die in der nächsten Phase, der für das Kind stets lebensgefährlichen Phase II vorzunehmende Armlösung wird dann so schwierig, daß der Anfänger allein damit oft gar nicht fertig wird. Und, was die schlimmste Folge eines vorzeitigen Ziehens in der Phase I wäre: der Rücken kann sich nach hinten drehen.** In der Phase II hat man aber nur 3—5 Minuten Zeit zur Entwicklung von Armen, Schultern und Kopf. Diese kostbaren Minuten vergehen schnell. Wenn dann endlich die Lösung der hochgeschlagenen Arme gelingt, ist das Kind inzwischen abgestorben! **Mit einer BEL, bei der sich außerdem der Rücken nach hinten gedreht hat, wird aber ein Anfänger erst recht nicht allein fertig werden, zumal wenn es sich um eine Erstgebärende handelt und nicht an das wichtige Hilfsmittel einer ausgiebigen Episiotomie gedacht wird.**

Bei jeder BEL muß so lange wie möglich abgewartet werden!

Ferner wird durch **indikationsloses Vorziehen** z. B. eines Fußes der Umfang des vorangehenden Teiles noch kleiner gemacht, als er schon normalerweise ist. **Der Kopfdurchtritt wird also künstlich noch mehr erschwert!**

‖‖ **Noch einmal: nur sehr Unerfahrene kommen in Versuchung, in der Phase I der BEL irgendwo am Beckenende zu ziehen!**

Phase II: Zeit des schnellsten Eingreifens!

In dem Augenblick, in dem der Steiß geboren ist und der untere Winkel des vorderen Schulterblattes sichtbar wird (= Beginn der Phase II), **ändert sich das Verhalten des Geburtshelfers schlagartig.** Jetzt, aber auf keinen Fall früher, **muß gehandelt** werden! Denn in diesem Augenblick kommt das BEL-Kind durch Verminderung und anschließendes völliges Aufhören der Sauerstoffzufuhr (**zwei** Ursachen, S. 311) in akute Erstickungsgefahr. Das Erscheinen des unteren Schulterblattwinkels ist also das **Signal zum schnellsten Eingreifen.** Von jetzt ab ist das Kind in **akuter Lebensgefahr.** Höchstens 3—5 Minuten hat man Zeit zum Handeln! Mit besonderen Handgriffen, die man als

Manualhilfe bei Beckenendlage (S. 318)

bezeichnet, müssen die Arme gelöst, die Schultern und der Kopf entwickelt werden. Diese Handgriffe müssen ebenso schnell wie zart, feinfühlig und vorsichtig ausgeführt werden, sie müssen Hunderte von Malen am Phantom geübt und dann viele Male an der Lebenden unter Leitung eines Lehrers ausgeführt worden sein, ehe man sich selbständig und allein an eine Kreißende heranwagen darf.

Bei Erstgebärenden wird die Manualhilfe **grundsätzlich in jedem Fall einer BEL** (sofern das Kind lebt) ausgeführt. Bei Mehrgebärenden kann man unter Umständen noch abwarten, ob nicht mit der nächsten Wehe die Arme und die Schulter oder auch sogar der Kopf spontan zur Geburt kommen.

B. Schnittentbindung bei Beckenendlagen

Die BEL ist eine der regelwidrigen Lagen, deren Erscheinen im Kreißsaal auch bei dem Erfahrensten stets eine gewisse Besorgnis auslöst. Es wurde soeben besonders betont, daß bei der Geburtsleitung der BEL solange wie möglich abgewartet werden muß, daß Geduld und Zeit die allerwichtigsten Erfordernisse für die Kunst der BEL-Geburtsleitung sind. Das gilt für den Fall, daß der Steiß bald ins Becken eintritt und bei guten Wehen tiefer tritt. Das gilt auch dann noch, wenn die Geburt wegen mangelhafter Wehen nicht weiter geht und die jetzt angezeigten Wehenmittel Erfolg haben. Sieht man aber auch danach keinen Geburtsfortschritt, so muß die Schnittentbindung in Erwägung gezogen werden.

Bei aller Betonung konservativer Geburtsleitung muß aber mit demselben Nachdruck ausgesprochen werden, was die Erfahrung von Jahrzehnten deutlich gezeigt hat: Daß es nämlich bei ganz bestimmten Fällen von BEL mit **klar umschriebenen Komplikationen** im Interesse des kindlichen Lebens besser ist, **von vornherein auf jede abwartende Behandlung zu verzichten** und schnell entschlossen eine **Schnittentbindung auszuführen.** Es gelten heute als

Indikationen zur Sektio bei Beckenendlagen

BEL und

absolute
1. **verengtes Becken** (auch geringen Grades)
2. **Nabelschnurvorfall** bei nicht genügend erweitertem Mm
3. **Placenta praevia**
4. **Spätgestose**[1]
5. **alte Erstgebärende** mit rigiden Weichteilen
6. **großes Kind**, besonders bei Erstgebärender

relative
1. **schlechte HT** bei Kinderwunsch
2. **Erstgebärende** mit Kinderwunsch
3. **unüberwindliche primäre oder sekundäre Wehenschwäche**
4. **vorausgegangene Totgeburt**
5. **Übertragung**, besonders bei Erstgebärender
6. **vorzeitiger Blasensprung**, besonders bei reiner Steißlage und Erstgebärender

Indikationen zur Sektio

Bezüglich der Unterscheidung zwischen absoluter und relativer Indikation s. S. 208.

Von diesen Indikationen darf man sagen, daß sie allgemein anerkannt und somit auch allgemein gültig sind.

Der wenig erfahrene Anfänger muß sich diese **Indikationsliste zur Sektio** mit ihren wichtigen Komplikationen der BEL gewissenhaft einprägen. Er sollte sie von Zeit zu Zeit immer wieder zur Hand nehmen, damit er, wenn er zu einer BEL mit Komplikationen hinzugezogen wird, sogleich und

[1] Ausgenommen **Mehr**gebärende mit vollständigem Mm und I. parae mit sichtbarem Steiß und normalem Becken.

ohne Zeitverlust richtig, d. h. der Erfahrung gemäß, handelt. Er muß sich bei jeder BEL, mit der er zu tun hat, fragen, ob nicht eine der oben genannten Komplikationen vorliegt. Trifft das zu, so muß jeder Versuch einer konservativen Behandlung unterbleiben und die Frau der Sektio so schnell wie möglich zugeführt werden. Sonst bleibt die konservative Behandlung die Methode der Wahl.

Darin besteht heute die Kunst der Beckenendlagenbehandlung bei (drohenden) Komplikationen: Vor Beginn oder im Beginn der Geburt bei noch beweglichem, hochstehendem Steiß muß man sich unter Berücksichtigung aller Umstände dieses speziellen Falles (Erst- oder Mehrgebärende, enges Becken, großes Kind, Blutungen, Präeklampsie vorzeitiger Blasensprung usw., s. o.) darüber klar werden, ob man die Geburt spontan ablaufen lassen kann, oder ob es richtiger ist, nach den Erfahrungen Erfahrenster (s. die obige Indikationsliste) von vornherein die Schnittentbindung auszuführen.

C. Prophylaktisches Herunterholen eines Fußes

ist bei den BEL noch eine Möglichkeit therapeutischen Vorgehens, wenn eine Indikation zur Sektio vorliegt, die Vorbedingungen (S. 574) aber nicht erfüllt und nicht erfüllbar sind. Bei einer drohenden Eklampsie z. B. und einem gleichzeitig bestehenden Ekzem der Bauchdecken (infektiöses Operationsfeld, Vorbedingungen nicht erfüllt) wird man gut daran tun, den vorderen Fuß herunterzuholen, solange der Steiß noch beweglich über dem BE steht (Einzelheiten s. S. 341). Dieses Herunterholen des Fußes geschieht vorsorglich als vorbeugende Maßnahme. Eine Extraktion wird zunächst nicht ausgeführt. Kommt es dann zum Anfall, so hat man an dem heruntergeholten Fuß jederzeit eine bequeme Handhabe zur sofortigen Extraktion, ganz gleich in welcher Höhe der Steiß steht. Voraussetzung ist natürlich ein vollständiger Mm.

Dieses Vorgehen hat noch einen weiteren Vorteil: das im Mm sitzende Bein bewirkt eine Besserung der Wehentätigkeit infolge Druckes auf den Frankenhäuserschen Plexus, wodurch die Erweiterung des Mm unterstützt wird.

Manualhilfe bei Beckenendlage

Allgemeines

Zweck: Verfahren bei Beckenendlage zur Entwicklung der Arme, Schultern und des Kopfes, nachdem der Steiß geboren ist. Die Manualhilfe hat den Zweck, das BEL-Kind aus der ihm drohenden Erstickungsgefahr zu befreien. Da diese Erstickungsgefahr jedem BEL-Kind droht, ist die Manualhilfe grundsätzlich bei jeder BEL-Geburt zur Entwicklung der Schultern, Arme und des Kopfes anzuwenden. Bei Mehrgebärenden verlaufen BEL-Geburten gelegent-

lich vollkommen spontan. Kommt nach Sichtbarwerden des vorderen Schulterblattwinkels das Kind mit der nächsten Wehe nicht spontan, so muß die Geburt
auch hier durch die Manualhilfe beendet werden.

Methoden der Manualhilfe

Vier Methoden stehen zur Wahl:

1. **Brachtscher Handgriff**
2. **Armlösung nach Müller**
3. **Armlösung nach Lövset**
4. **Klassische Armlösung**

$\left.\begin{array}{l}\\ \\ \\ \\\end{array}\right\}$ **+ Veit-Smelliescher**[1] **Handgriff zur Kopfentwicklung**

Vorbedingungen: Es gibt nur eine Vorbedingung: der Rumpf muß bis zum
unteren Rand des vorderen Schulterblattes geboren sein!

**Schärfste Warnung: Niemals mit der Manualhilfe beginnen,
bevor der untere Rand des vorderen Schulterblattes sichtbar
ist.**

Eine Ausnahme: Mit dem **Bracht**schen Handgriff beginnt man schon, wenn
der Nabel des Kindes geboren ist.

Die Manualhilfe ist stets im **Querbett** auszuführen.

Für den Erfolg jeder Art von Manualhilfe, ganz gleich welche Methode
man anwendet, ist es geradezu entscheidend, daß eine Hilfsperson den zunächst
noch im BE stehenden Kopf durch die Bauchdecken hindurch mit beiden Händen
kräftig in das Becken hineindrückt. Es kommt also sehr auf die **Mithilfe der
Hebamme** an:

Druck von oben!

Bei nicht genügendem **Druck von oben** wird auch bei noch so exakter
Ausführung der Handgriffe der **Erfolg in Frage** gestellt. Bei Mehrgebären-
den kommt allein durch diesen Druck das Kind öfter spontan, so daß die
Manualhilfe gar nicht zur Anwendung zu kommen braucht.

Mit dem Hineindrücken des Kopfes kann man schon vom Einschneiden des
Steißes ab beginnen lassen.

**Das wichtigste Mittel für glattes und schnelles Gelingen jeder Art
der Manualhilfe besteht darin, daß man den Kopf durch die Bauchdecken hindurch kräftig in das Becken hineindrücken läßt!**

Warum ist das Hineindrücken des Kopfes so wichtig?

1. werden die **Arme** nicht nach oben geschlagen! Das ist der Hauptgrund;
2. behält der **Kopf** seine normale Beugehaltung bei und wird nicht deflektiert;

---

[1] Richtiger: **Mauriceau-Levretscher** Handgriff.

3. läßt sich dabei jede Art von Manualhilfe **viel leichter und schneller** durchführen.

Vorbereitung des Arztes: Der Arzt beginnt mit dem Waschen (S. 209)

        bei **Erstgebärenden:**   beim Einschneiden des Steißes,
        bei **Mehrgebärenden:**   beim Blasensprung.

Narkose: Kurznarkose! Bei Nichtausreichen Vollnarkose. Begonnen wird nach Geburt des Nabels.

> **Bei Erstgebärenden hat jede Manualhilfe mit einer Episiotomie zu beginnen! Wer als Anfänger diesem Grundsatz nicht folgt, hat mit Sicherheit entweder ein totes Kind oder einen Dammriß III. Grades oder beides zu erwarten!**

Von dieser Regel gibt es (für Anfänger) keine Ausnahme. Die Episiotomie wird nach Sichtbarwerden des vorderen Schulterblattwinkels ausgeführt und daran die Manualhilfe sofort angeschlossen. An diesem Grundsatz muß unbedingt festgehalten werden. Die Episiotomie bei Erstgebärenden ist ein wichtiges Mittel, die Mortalität der BEL-Kinder herabzusetzen und — sich selbst manchen Kummer zu ersparen. Bei Mehrgebärenden kommt man meist ohne Episiotomie aus.

Bei großen Kindern kann der Damm schon beim Durchtritt der Hüftbreite reißen!

Ausführung der Manualhilfe

1. Methode: Armlösung und Kopfentwicklung nach Bracht

Mit dem **Bracht**schen Handgriff wird etwas früher begonnen als bei allen anderen Methoden, nämlich schon dann, wenn der Nabel geboren ist.

Kurznarkose! Episiotomie bei Erstgebärenden! Druck von oben!

Im Gegensatz zu allen anderen Verfahren werden beim **Bracht**schen Handgriff Arme, Schultern und Kopf **mit einer einzigen Bewegung** entwickelt.

Ausführung: Steiß mit beiden Händen „gürtelförmig" so umfassen, daß die Oberschenkel durch die Daumen des Geburtshelfers gegen den Bauch des Kindes gepreßt werden (Abb. 294—296). Die übrigen Finger liegen auf der Kreuzbein-Lendengegend des Kindes. In dieser Stellung das Kind

jetzt langsam anheben, aber nicht ziehen!

Steiß ganz langsam auf einem Kreisbogen um die Symphyse herum gegen den Leib der Mutter hin bewegen (= „Rotation" um die Symphyse). Dabei muß das Kind dauernd in derselben Haltung gehalten und so bewegt werden, daß der

Rücken nach vorn gekrümmt (Abb. 296)

ist. Von oben stets mit einem angepaßten, nicht zu kräftigen Druck mitdrücken lassen.

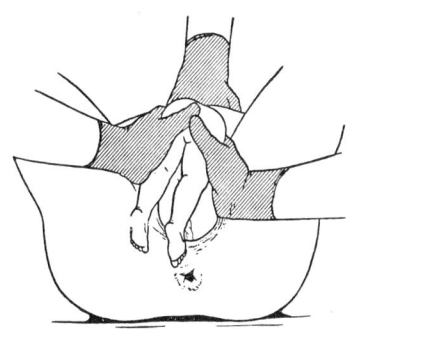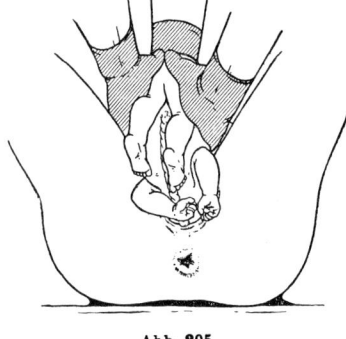

Abb. 294   Abb. 295

Abb. 294. Brachtscher Handgriff (I): Gürtelförmiges Umfassen des Steißes mit beiden Händen. — Abb. 295. Brachtscher Handgriff (II): Langsam anheben, nicht ziehen!

Lediglich durch diese Rotation um die Symphyse herum, die **ganz langsam** und gleichmäßig ausgeführt werden muß, und durch **kräftiges Aufdrücken des Steißes auf den Unterbauch der Mutter** (Abb. 296) kommt es zur völlig spontanen Geburt der Arme und Schultern.

Noch einmal: Der Operateur hat nichts anderes zu tun als das Kind zu halten und zu leiten! Die Hauptarbeit leistet die Hebamme von oben! Niemals darf gezogen werden! Sonst Gefährdung der Halswirbelsäule.

Bei weiterem kräftigem Aufpressen des Steißes wird jetzt auch der Kopf spontan geboren.

Von Anfang an bis zur völligen Geburt des Kopfes muß von oben her mit gehemmter, vom Geburtshelfer gesteuerter Kraft mitgedrückt werden. Gerade dieses Mitdrückenlassen durch eine **Hilfsperson** wird vom Anfänger nicht genügend beachtet und stellt eine Hauptursache der Mißerfolge bei der Ausführung auch des Brachtschen Handgriffes dar.

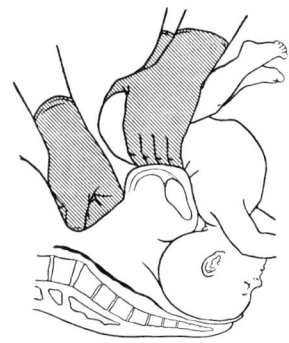

Abb. 296. Brachtscher Handgriff (III): Ganz langsam wird die Rotation um die Symphyse herum ausgeführt. Kräftiges Aufdrücken des Steißes auf den Unterbauch der Mutter. Druck von oben!

Der Druck von oben ist es, durch den der Kopf ins Becken eintritt, auf den BB geschoben wird und endlich auch über den Damm geboren wird!

Die Brachtsche Methode ist eine Bereicherung unserer Verfahren zur Beendigung der Beckenendlagengeburten, weil man mit ihr Arme, Schultern und Kopf entwickeln kann, **ohne in die Scheide einzugehen** (Infektionsminderung!). Bei den Handgriffen nach **Müller** (S. 322) und **Lövset** (S. 323) werden zwar auch die Arme und Schultern allein durch äußere Handgriffe entwickelt, die Kopfentwicklung verlangt jedoch ein Eingehen mit der Hand (s. unten)

Gelingt der Brachtsche Handgriff nicht ohne jede Mühe und tritt auch nur die geringste Komplikation dabei auf, so muß sofort abgebrochen und auf eine andere Methode übergegangen werden!

2. Methode: Armlösung nach A. Müller

Beginn beim Sichtbarwerden des unteren Randes des vorderen Schulterblattes. Nie vergessen: Kurznarkose! Druck von oben! Bei Erstgebärenden stets Episiotomie!

Bei dieser Methode wird stets **zuerst** der **vordere** Arm gelöst.

Zwei Akte:

1. Akt: Entwicklung des vorderen Armes: Kind kräftig am Beckenende anfassen (Abb. 297a), und zwar:

Die **Daumen** liegen parallel auf den **Gesäßbacken,**
die übrigen Finger beider Hände umfassen voll die **Oberschenkel.**

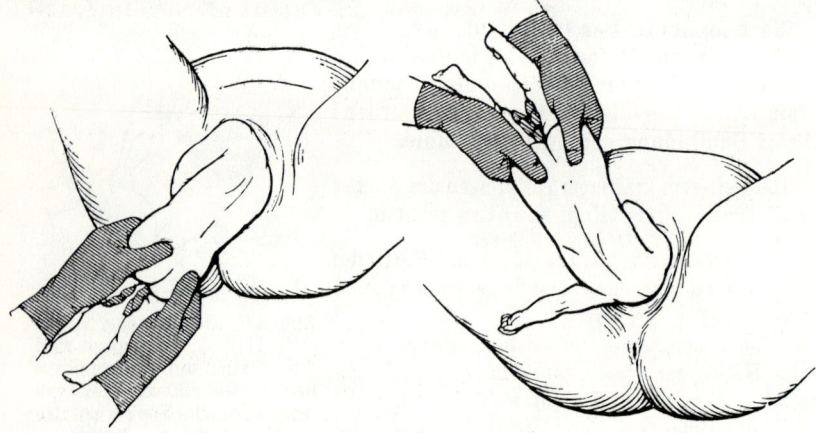

Abb. 297a. Armlösung **nach** A. Müller (I)   Abb. 297b. Armlösung **nach** A. Müller (II)

Jetzt mit einigem Kraftaufwand langsam, gleichmäßig und anhaltend
steil nach abwärts ziehen,
bis die vordere Schulter und der Arm erscheinen.

Stand die Schulterbreite noch nicht ganz im geraden Dm des Beckens, so ist sie
beim Abwärtsziehen vollends in den geraden Dm zu bringen.

2. Akt: Entwicklung des hinteren Armes:
Rumpf jetzt in der entgegengesetzten Richtung, also **steil nach aufwärts**
heben und stark gegen den Leib der Mutter drängen, bis der hintere Arm herausfällt und die hintere Schulter erscheint (Abb. 297b).
Oft kommt der eine oder der andere Arm nicht ganz spontan, sondern bleibt
in der Vulva stecken. Dann geht man mit **zwei** Fingern **vorsichtig** in die
Scheide und holt ihn zart heraus. — Anschließend muß der nachfolgende Kopf
sofort mit dem

Veit-Smellieschen Handgriff (S. 329)
entwickelt werden, wenn er nicht ausnahmsweise spontan durch Druck von oben
folgt.

3. Methode: Armlösung nach Lövset

Beginn beim Sichtbarwerden des unteren Randes des vorderen Schulterblattes. Nie vergessen: Kurznarkose! Druck von oben! Bei Erstgebärenden
stets Episiotomie!

Bei dieser Methode wird **zuerst** der **hintere** Arm gelöst.

Der Operateur erfaßt das Beckenende des Kindes genauso wie beim Müllerschen Handgriff (Abb. 298a: Die Daumen liegen auf den Gesäßbacken, die
übrigen Finger umfassen die Oberschenkel). Mit diesem Griff wird der Kindskörper **schraubenförmig um seine Längsachse** gedreht.

Zwei Akte:

1. Akt: Entwicklung des hinteren Armes: Mit diesem Griff am Beckenende wird das Kind

a) nach unten gezogen und dabei gleichzeitig

b) um 180° **gedreht,** und zwar
bei I. BEL **entgegengesetzt** dem Uhrzeigersinn,
bei II. BEL (Abb. 298a) **im** Uhrzeigersinn.

Dadurch kommt die hinten in der Kreuzbeinhöhle liegende Schulter (bei
I. BEL die rechte, bei II. BEL [Abb. 298a] die linke) nach **vorn** und zugleich
nach **außen** vor die Symphyse (Abb. 298b), wobei der zugehörige Arm meist von
selbst herausfällt. Tut er das nicht, so kann er nach Schienung durch zwei
Finger leicht herausgewischt werden.

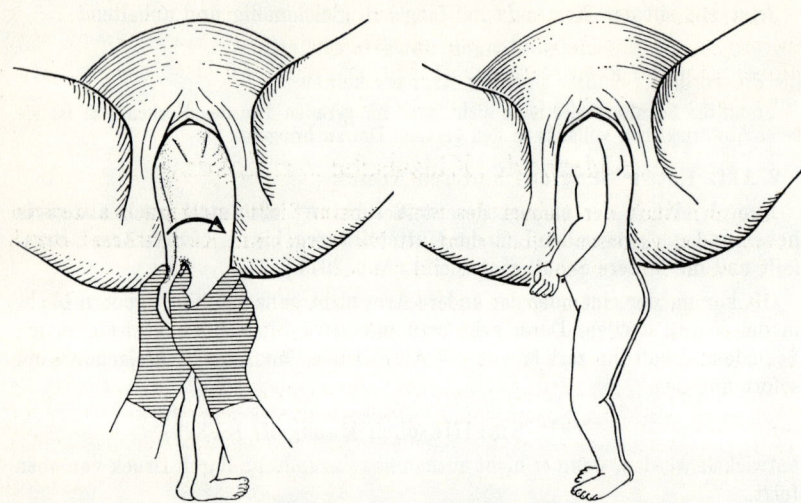

Abb. 298 a. Lövsetsche Armlösung 1. Akt. Erfassen des Kindes am Beckenende, nach unten ziehen und dabei gleichzeitig um 180° „über vorn" drehen

Abb. 298 b. Lövsetsche Armlösung 1. Akt. Endstellung nach Ausführung des 1. Aktes = Ausgangsstellung für den 2. Akt

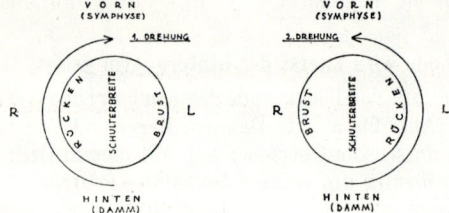

2. Akt: Entwicklung des nach hinten gebrachten Armes.

Das Kind wird mit dem gleichen Handgriff **schraubenförmig um 180° zurückgedreht,** d. h. die im 1. Akt nach vorn gedrehte Schulter wird über genau denselben Weg wieder nach hinten zurückgedreht. Der Rücken ist dabei wieder **symphysenwärts** gerichtet.

Sehr zu beachten: Jede Drehung des Rückens erfolgt beim Lövsetschen Handgriff stets „über vorn", d. h. der kindliche Rücken ist bei der Drehung stets **symphysenwärts** gerichtet. —

Anschließend muß der nachfolgende Kopf sofort mit dem **Veit-Smellieschen Handgriff** (S. 329) gelöst werden.

Wie alle geburtshilflichen Operationen muß auch diese sehr vorsichtig und mit zarter, leichter Hand ausgeführt werden: **Bei engem Becken darf der Lövsetsche Handgriff nicht angewandt werden;** v. Mikulicz-Radecki hat dabei den Bruch eines Halswirbels infolge übermäßiger Torquierung des Halses bei festgeklemmtem Kopf erlebt.

Also: Gelingt der **Brachtsche** Handgriff nicht, so schaltet man, ohne lange zu zögern, auf den **Müllerschen** (S. 322) oder den **Lövsetschen** (S. 323) Handgriff um. Kommt man auch damit nicht sofort zum Ziel, dann muß jetzt die klassische Armlösung (s. u.) ausgeführt werden.

4. Methode: Klassische Armlösung

Beginn: Nach der Geburt des Steißes beim Sichtbarwerden des unteren Randes des vorderen Schulterblattes! Nie vergessen: Kurznarkose! Druck von oben! Bei Erstgebärenden Episiotomie.

Im Gegensatz zu den Methoden 1—3 werden bei der klassischen Armlösung die Arme mit der Hand des Operateurs gelöst. Die Armlösung muß ausnahmslos innerhalb der weiten **Kreuzbeinhöhlung** ausgeführt werden, weil nur hier genügend Raum für das Arbeiten der operierenden Hand vorhanden ist. Es muß somit der in der Kreuzbeinhöhle liegende Arm, also der **hintere** Arm zuerst gelöst werden. Er kann stets bequem gefaßt werden, während man an den vorderen Arm gar nicht herankommt. Daher gilt als Grundregel:

Bei der klassischen Armlösung stets zuerst den hinteren Arm = den in der Kreuzbeinhöhle liegenden Arm lösen!

Gearbeitet wird mit beiden Händen: die eine Hand geht an die Füße und hebt an diesen den Rumpf hoch, die andere, die „innere" Hand, geht in die Scheide ein, um die eigentliche Armlösung auszuführen.

An die Füße geht stets die der Bauchseite des Kindes entsprechende Hand (Abb. 299), d. h.

| bei **linker** BEL | die **linke** Hand, |
| bei **rechter** BEL | die **rechte** Hand. |

In die Scheide geht die andere Hand, das ist die dem zu lösenden Arm gleichnamige Hand (Abb. 300). Man mache sich also klar:

zur Lösung des hinten liegenden **rechten** Armes (I. BEL) geht die **rechte Hand,**

zur Lösung des hinten liegenden **linken** Armes (II. BEL) geht die **linke** Hand in die Scheide ein.

Vorgehen bei I. BEL
Drei Akte:
1. Akt: Lösung des hinteren Armes in der Kreuzbeinhöhle: Beginn stets mit dem Erfassen der Füße. Die **linke** Hand erfaßt mit Daumen, 2. und 3. Finger kräftig die Füße von hinten her in der Knöchelgegend (Abb. 299). Die **Stoeckelsche** Schule empfiehlt, das Kind zunächst kräftig zu strecken,

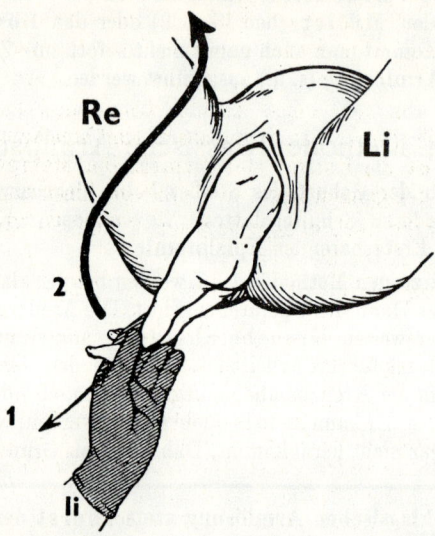

Abb. 299. Erfassen der Füße in der Knöchelgegend und kräftiges Strecken
des Kindes fußbodenwärts

es also an den Beinen fußbodenwärts zu ziehen, ein guter Rat: die Schultern
und damit die Arme kommen tiefer herunter und lassen sich daher leichter
lösen. — Sodann wird der kindliche Rumpf sehr stark erhoben (Abb. 300),

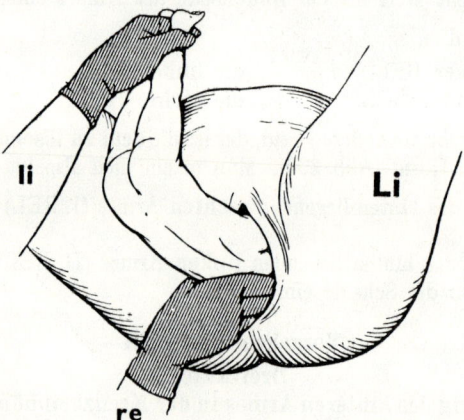

Abb. 300. Kräftiges Hineinschieben der Beine in die entsprechende Schenkelbeuge.
Mindestens 2 Finger der inneren Hand gehen über die Schulter hinweg
an den zu lösenden Oberarm heran

etwas zur Seite gezogen und in die **Leistenbeuge** der Mutter hinaufgeschlagen. Dadurch wird der Scheideneingang hinten zum Eingehen für die lösende Hand frei. Manchmal fällt dabei der hintere Arm schon von selbst heraus; andernfalls: Einführen von **wenigstens zwei Fingern** der **rechten** Hand **links hinten in** die Scheide (Abb. 300). Finger zunächst bis an die Schulter des Kindes vorschieben. Je mehr Finger man in die Scheide einführen kann, um so leichter und ungefährlicher ist die Lösung des Armes. Bei **Mehrgebärenden** versuche man stets, **mit der ganzen Hand** in die Scheide hineinzukommen!

Jetzt den schräg nach oben gezogenen Rumpf des Kindes unter anhaltendem Zug an den Füßen (Abb. 300 und 301)

so kräftig wie möglich weiter in die rechte Schenkelbeuge der Mutter hineinschieben!

Sehr wichtig:

Je energischer man die Beine in die Schenkelbeuge der Frau bringt, je kräftiger dann an ihnen vom Operateur weg gezogen wird, um so tiefer kommt die hinten liegende Schulter und damit der zu lösende Arm herunter, um so leichter ist die Lösung. Hebt man den Rumpf nur halb hoch, ohne die Beine energisch in die Schenkelbeuge zu schlagen, so macht man sich die Armlösung unnötig erheblich schwerer.

Bei diesem energischen Hoch- und Wegziehen des Rumpfes durch die **äußere Hand** gehen **mindestens zwei** Finger der inneren Hand, die schon an der Schulter lagen, jetzt

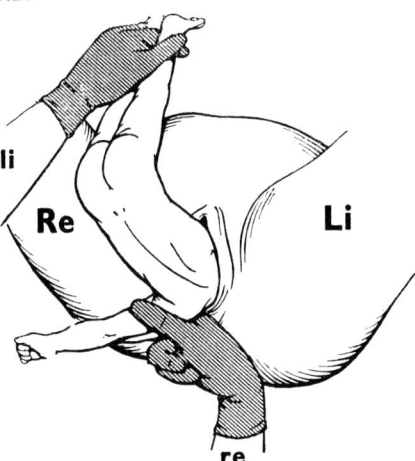

Abb. 301. Mit mindestens 2 Fingern wird der Oberarm geschient und durch eine wischende Bewegung über die Brust herausgestreift

an den zu lösenden Oberarm heran und legen sich diesem **gestreckt und parallel** an, um ihn zu „schienen". Wenn eben möglich, auch den Unterarm mitfassen und sodann den ganzen Arm mit einer „wischenden" Bewegung dicht über die Brust hinweg- und herausstreifen, bis er vor die Vulva gebracht ist (Abb. 301). Damit ist der hintere Arm gelöst. **Achtung! Aufpassen!** Die Finger des Operateurs dürfen **niemals in eine rechtwinklige Stellung zum kindlichen Arm kommen,** insbesondere ist es streng verboten, den **Oberarm hakenförmig zu umfassen.** Eine Armfraktur wäre die sichere Folge. Aus dem gleichen Grunde ist auch das **Erfassen des Oberarmes mit nur einem Finger** streng verboten.

2. Akt: Drehung des Kindes um 180° mit „stopfenden" Bewegungen. Um jetzt den vorderen Arm lösen zu können, muß dieser erst nach hinten in die Kreuzbeinhöhlung gebracht werden (S. 325). Zu diesem Zweck muß das Kind um 180° gedreht werden, und zwar so, daß der nach Lösung des hinteren Armes seitwärts stehende Rücken stets

unter der Symphyse herum = „über vorn"

nach der anderen Seite gedreht wird. Den Rumpf dabei so fassen, wie es die Abb. 302 zeigt: beide Hände liegen flach mit ausgestreckten Fingern wie

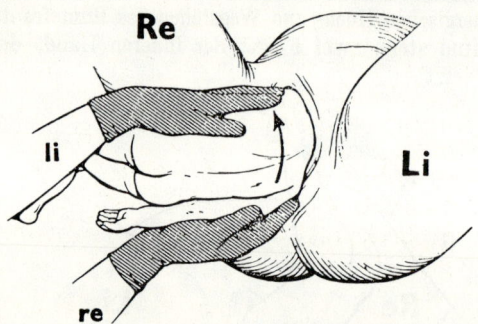

Abb. 302. Stopfende Bewegungen, um den vorderen Arm nach hinten
in die Kreuzbeinhöhle zu bringen

Schienen an den Rumpfkanten. Der bereits entwickelte Arm wird an den Körper angedrückt.

Man kann auch mit beiden Händen den Brustkorb (wohlgemerkt: den Brustkorb, niemals den Bauch → Leberruptur → Exitus) voll umfassen: die Daumen auf die Schulterblätter, die 4 Finger beidseitig auf die Brust.

Die Drehung erfolgt mit sogenannten „stopfenden" Bewegungen, das heißt, das Kind wird nicht mit einer einzigen Drehung um 180° gedreht (was gar nicht geht), sondern durch eine Reihe kurzer Drehbewegungen, bei denen der Rumpf jedesmal gleichzeitig kurz kreuzbeinwärts geschoben und dann wieder zurückgezogen wird.

3. Akt: Lösung des nach hinten gebrachten (zweiten) Armes in der Kreuzbeinhöhle: Dieselbe Technik wie beim ersten Arm, aber mit vertauschten Rollen:
Rechte Hand an die Füße!
Linke Hand in die Scheide zur Lösung des linken (gleichnamigen!) Armes!
Nach Lösung der Arme muß sofort der Kopf entwickelt werden. Dazu dient der

Veit-Smelliesche Handgriff
= Entwicklung des nachfolgenden Kopfes (Abb. 303 und 305)

Nach Lösung der Arme steht der Rücken schräg seitlich, der noch im Becken befindliche Kopf dementsprechend schräg.

In die Scheide geht diejenige Hand ein (= ,,innere" Hand), nach der das seitlich stehende Gesicht ,,hinsieht", oder, wie man auch sagen kann: diejenige Hand, die der Bauchseite des Kindes entspricht. (Da sowohl Kopf wie Rumpf etwas schräg stehen, ,,sehen" beide zur gleichen Hand hin).

Äußere Hand ist die dem Rücken des Kindes entsprechende Hand. Sie greift von oben gabelförmig über die Schultern (Abb. 303).

Der der Bauchseite des Kindes entsprechende Arm des Operateurs wird unter den Extremitäten des Kindes hindurchgeschoben, so daß das Kind gewissermaßen auf diesem Arm ,,reitet" (Abb. 303). Die diesem Arm zugehörige Hand (= innere Hand) geht in die Scheide ein, ihr Zeigefinger sucht den meist rechts oder links hinten stehenden Mund des Kindes auf und geht in den Mund ein. Nicht in ein Auge hineinkommen! Nicht zu tief in den Mund hineinfassen (Verletzungsgefahr!). — Mit diesem im Mund des Kindes befindlichen Finger dirigiert man den kindlichen Kopf und gibt ihm die gewünschte Einstellung und Haltung.

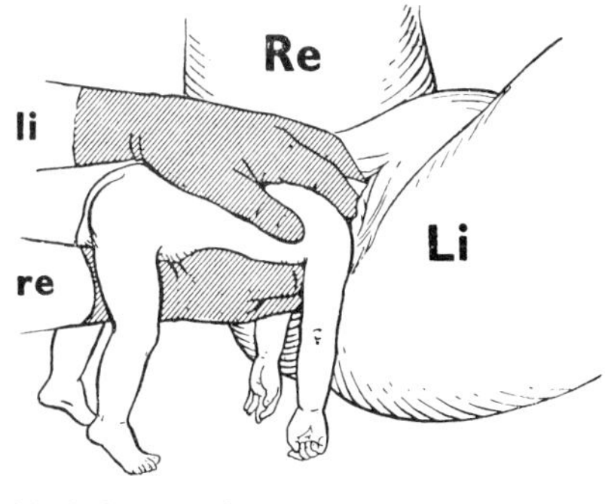

Welche zwei Aufgaben hat die innere Hand?

1. Sie dreht den Kopf in den geraden Dm des Beckens!

Den Kopf findet man meist mehr

Abb. 303. Veit-Smelliescher Handgriff (I): Rasch nach abwärts ziehen, und zwar so lange, bis die Nackenhaargrenze sichtbar ist

oder weniger in einem schrägen Dm stehen. Da man ihn aber auf keinen Fall schräg über den Damm gehen lassen darf (erhöhte Dammrißgefahr!), muß er zuvor in den geraden Dm des Beckens (also mit dem Mund nach **hinten!**) gedreht werden. Die Pfeilnaht ist im geraden Durchmesser des Beckenausgangs angekommen, wenn der Mund genau nach hinten sieht.

2. Sie zieht das Kinn auf die Brust, d. h. sie beugt den Kopf, bis das Kinn die Brust berührt, und hält den Kopf während der nun folgenden Entwicklung (S. 331) dauernd in dieser Haltung, so lange, bis er völlig entwickelt ist!

Wenn der Kopf mit dem kleinsten, das heißt günstigsten Umfang, nämlich dem

Planum suboccipito-frontale = 32 cm,

den Damm passieren soll, dann muß er in diese tiefe Beugehaltung gebracht und in ihr gehalten werden (Geburtsmechanismus).

Einen sehr wertvollen Handgriff, der dem Kinde sofort, d. h. noch während der Ausführung des Veit-Smellieschen Handgriffes ein freies Atmen erlaubt, ist der **De Leesche Spiegelhandgriff** (Abb. 304). Nachdem der Operateur die Finger in den Mund des Kindes eingeführt hat, wird von einer Hilfskraft ein großer, breiter geburtshilflicher Spiegel hinten in die Scheide geschoben und damit Damm und hintere Scheidenwand kräftig **von Nase und Mund des Kindes weg nach unten gezogen.** Bei einigermaßen weiter Scheide kann man denselben Effekt auch dadurch erzielen, daß eine Hilfsperson an Stelle des Spekulums mit 2—3 Fingern hinten in die Scheide eingeht und die Scheidenwand kräftig nach unten wegzieht.

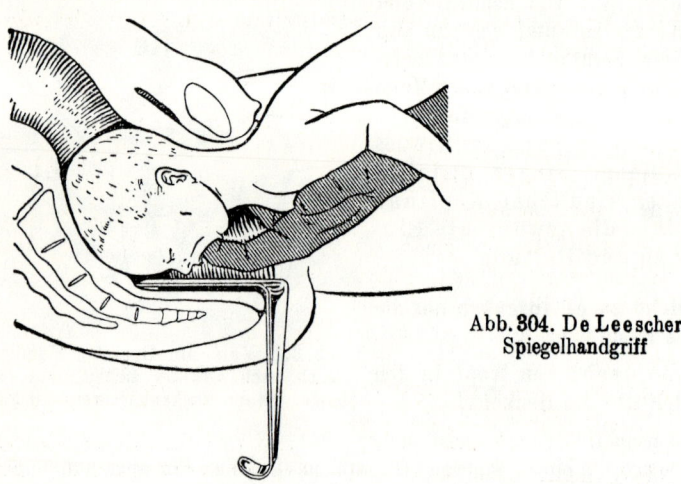

Abb. 304. De Leescher
Spiegelhandgriff

Bei schwieriger Kopfentwicklung ist der De Leesche Spiegelhandgriff geradezu lebensrettend. Besonders jeder geburtshilfliche Anfänger sollte sich durch den auf Abb. 304 deutlich sichtbaren Effekt beeindrucken lassen und stets einen breiten sterilen Spiegel mit sich führen. Es sind schon viel zu viele BEL-Kinder bei schwieriger und infolgedessen zu lange dauernder Kopfentwicklung erstickt! Nach Einführen des hinteren Spekulums kann man sich Zeit lassen und alle notwendigen Handgriffe ohne besondere Beeilung ausführen.

Inzwischen hat die freie äußere Hand des Operateurs mit dem 2. und 3. Finger von oben her **gabelförmig** über die Schultern gegriffen (Abb. 303). Die Hand liegt also auf dem **Nacken** des Kindes (daher „Reit-Mund-Nacken"-Handgriff). Die Finger dürfen auf keinen Fall „hakenförmig" zugekrümmt werden, da es sonst durch Druck leicht zur Lähmung des Plexus brachialis kommt. Jetzt mit dieser Hand den Kopf

rasch so weit nach abwärts ziehen,

bis die **Nackenhaargrenze** (Geburtsmechanismus!) unter der Symphyse sichtbar wird. Sodann unter dauernder Beibehaltung der Zugspannung, **die Nackenhaargrenze muß also dauernd sichtbar bleiben,** den unter dem Kind liegenden Arm des Operateurs (also den „**Reitarm**")

ganz langsam symphysenwärts erheben (Abb. 305).

Aber auf keinen Fall nach oben heben wollen, bevor die Nackenhaargrenze deutlich sichtbar geworden ist!

Viele **Mißerfolge bei der Entwicklung des Kopfes** beruhen auf zwei **typischen Anfängerfehlern:**

a) Der „Reitarm" mit dem Rumpf wird zu früh, d. h. **vor dem deutlichen Sichtbarwerden der Nackenhaargrenze,** nach oben erhoben.

b) Der Operateur macht die Nackenhaargrenze zwar richtig sichtbar, läßt sie dann aber wieder **hinter die Symphyse hochrutschen.** Merke besonders: Während der ganzen Zeit der Kopfentwicklung ist die Zugkraft am Kopf so zu bemessen, **daß die Nackenhaargrenze dauernd sichtbar bleibt!**

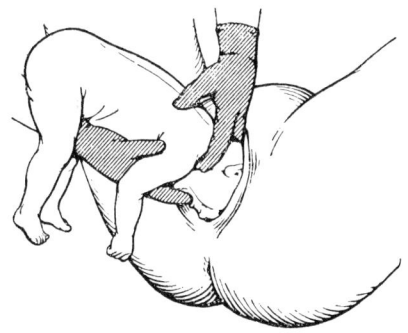

Abb. 305. **Veit-Smelliescher Handgriff (II):** Von jetzt ab: **betonte Langsamkeit!**

Wenn das **Kinn** über den Damm geboren ist und der **Mund frei aus der Vulva** heraussieht, besteht von jetzt ab

größte Dammrißgefahr (!),

da in den nächsten Sekunden der Damm am stärksten angespannt wird und infolge Betätigung beider Hände keine Hand für den Dammschutz frei ist (Abb. 305).

Daher jetzt **Tempowechsel!** Von jetzt ab: **Betonte Langsamkeit!**

||| Von dem Augenblick ab, in dem der Mund frei entwickelt ist (Abb. 305), muß wegen höchster Dammrißgefahr jede weitere Bewegung mit größtmöglicher Langsamkeit vor sich gehen.

Für das Kind besteht jetzt gar keine Gefahr mehr, da der Mund zur Atmung frei ist.

Ganz langsam, mit größter Vorsicht und äußerst zart, **Millimeter für Millimeter** werden nun Oberkiefer, Nase, Stirn, Vorderhaupt und endlich auch das Hinterhaupt über den Damm entwickelt: wie eine Kugel wird der Kopf ganz langsam aus der Vulva herausgerollt.

Das „Tempo" bei den BEL soll also sein:

langsam bis zur Geburt der vorderen Schulterblattspitze,

möglichst schnell von da an bis zum Einschneiden des Mundes in der Vulva, dann wieder

ganz langsam bis zur völligen Geburt des Kopfes.

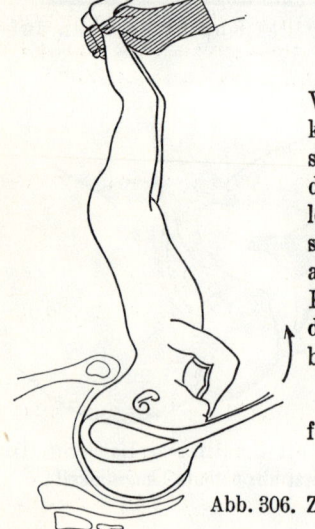

Zange am nachfolgenden Kopf

Macht die Entwicklung des Kopfes mit dem Veit-Smellieschen Handgriff irgendwie Schwierigkeiten, so faßt man am besten rasch den Entschluß, das manuelle Verfahren aufzugeben und die **Zange am nachfolgenden Kopf** anzulegen. Der Altmeister Albert Döderlein war stets der Ansicht, daß „die Zangenoperation am nachfolgenden Kopf berufen ist, mehr Kinder am Leben zu erhalten, als dies mittels der Handgriffe möglich ist" (vgl. auch Nürnberger, Dietrich).

Das eine rate ich jedem geburtshilflichen Anfänger, der zu einer BEL gerufen wird:

Abb. 306. Zange am nachfolgenden Kopf

> **Bei jeder Manualhilfe stets eine Zange griffbereit zurechtlegen!**

Würde dieser Grundsatz mehr beachtet, so würde die Mortalitätsziffer der BEL-Kinder bestimmt niedriger sein.

Ausführung der Zange am nachfolgenden Kopf: Entscheidend für die richtige und rasche Durchführung ist, daß eine am besten links neben der Kreißenden stehende Hilfsperson mit der rechten Hand die Füße und mit der linken Hand die Hände des Kindes erfaßt und damit den Rumpf des Kindes hochhält. Jetzt ist der Zugang zum Kopf frei, und die Zange wird wie gewöhnlich biparietal angelegt. Das Naegele-Modell erweist sich als durchaus geeignet. Die Entwicklung des Kopfes ist einfach und gelingt dem einigermaßen geübten Geburtshelfer ohne Schwierigkeiten. Dietrich u. a. stehen auf dem Standpunkt, daß die Verwendung der Kjellandzange wesentliche Vorteile bietet. Wie immer, so ist auch hier zu beachten, daß stets in der Richtung gezogen werden muß, in die die Griffe zeigen (Abb. 306).

Manuelle Extraktion (= sog. Ganze Extraktion)

Tritt im Verlauf einer BEL-Geburt eine Indikation zur Geburtsbeendigung auf, bevor der Steiß geboren ist, so muß das abwartende Verhalten aufgegeben und das BEL-Kind mit ganz bestimmten Handgriffen = **Manuelle Extraktion** entwickelt werden (wenn nicht eine Indikation für eine Sektio gegeben ist, s. die Indikationsliste auf S. 317).

Im Gegensatz zur „Manualhilfe" bei Beckenendlagen (S. 318) bezeichnet man also nur diejenigen Handgriffe als **manuelle Extraktion**, die zur Entwicklung des BEL-Kindes vorgenommen werden, **bevor der Steiß geboren ist.** Man hüte sich vor einer Verwechslung von Manualhilfe und manueller Extraktion!

Die BEL ist dabei

a) entweder die ursprüngliche Lage des Kindes oder

b) das Kind ist durch eine vorangegangene Wendungsoperation in die BEL gebracht worden.

Vorbedingungen:

1. Der Muttermund muß vollständig erweitert sein.

2. Das Becken darf nicht zu eng sein, der nachfolgende Kopf muß gut durchtreten können.

3. Das Kind muß leben.

4. Die Blase muß gesprungen sein, ist das nicht der Fall, so wird sie gesprengt.

Die manuelle Extraktion kann ein schwieriger und den Geburtshelfer anstrengender Eingriff sein. Besonders schwierig ist er stets bei Erstgebärenden, bei denen man die manuelle Extraktion wegen der wenig nachgiebigen, unvorbereiteten Weichteile nur ungern ausführt. Ist sie jedoch nicht zu umgehen, so beginne man mit einer **ausgiebigen Episiotomie,** wodurch der Beckenbodenwiderstand weitgehend ausgeschaltet wird.

Infolge der Dauer des Eingriffs und der aufzuwendenden relativ großen Zugkräfte wird

> **die manuelle Extraktion zur gefährlichsten geburtshilflichen Operation für das Kind!**

(Merke: die **gefährlichste** vaginale geburtshilfliche **Operation** für die **Frau** ist die **Wendung.**)

Die **Technik der Operation** ist je nach Art der vorliegenden BEL verschieden. Aus didaktischen Gründen bespricht man sie am besten in folgender Reihenfolge:

1. **Unvollkommene Fußlage, vorderer Fuß** vorliegend,
2. **unvollkommene Fußlage, hinterer Fuß** vorliegend,
3. **vollkommene Fußlage,**
4. **Steißfußlage,**
5. **Knielage** (selten),
6. **reine Steißlage.**

Die manuelle Extraktion wird stets in tiefer Narkose ausgeführt. Auch bei der manuellen Extraktion ist es ein Haupterfordernis, daß der Zug von unten durch **Druck von oben** kräftig unterstützt wird: von Anfang an muß der Assistent angehalten werden, kräftig mit beiden Händen von oben her auf den Fundus zu drücken (schiebender Druck nach Kristeller = „**Kristellern**"). Geschieht das, so geht die manuelle Extraktion sehr viel leichter, und die Arme können sich nicht hochschlagen.

1. Fall: Unvollkommene Fußlage, vorderer Fuß vorliegend

Zeige- und Mittelfinger einer Hand umgreifen den Unterschenkel oberhalb des Knöchels und ziehen den Fuß vor die Vulva.

Abb. 307: Gezogen wird am vorliegenden vorderen Fuß bzw. Bein. **Niemals darf der andere Fuß vorzeitig herabgeholt werden** (s. S. 342).

Abb. 308: Sobald der Unterschenkel entwickelt ist, wird er mit der ganzen Hand umfaßt: Daumen stets auf die Wade (Hinterseite, Beugemuskeln) setzen.

‖ Es ist von allergrößter Bedeutung, und es muß von Anfang an sehr darauf geachtet werden, daß die **Wade** (= Beuge- oder Rückseite) des Beines nach **vorn** zeigt oder durch Drehung nach **vorn** gebracht wird, weil dadurch die sehr unerwünschte Drehung des Rückens nach hinten vermieden wird.

Die übrigen Finger umfassen voll und kräftig den ganzen Unterschenkel. Die Hauptsache ist zunächst die richtige Zugrichtung:

||| Zugrichtung steil nach unten! Senkrecht abwärts in Richtung auf
||| den Fußboden ziehen!

Abb. 309: Jetzt am Bein „nachgreifen", d. h. abwechselnd die eine Hand
über die andere nahe der Vulva ansetzen und so am Unter- und Oberschenkel
„hochklettern", wobei der Daumen immer auf der Beugeseite liegen muß.

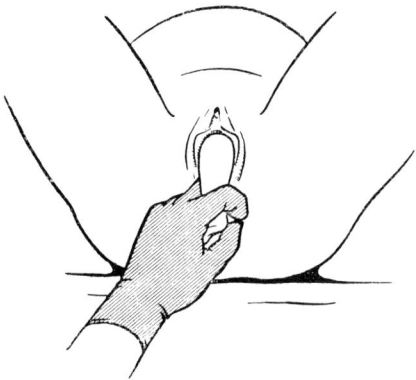

Abb. 307. Manuelle Extraktion(I): Fassen des vorliegenden Fußes u. Vorziehen vor die Vulva

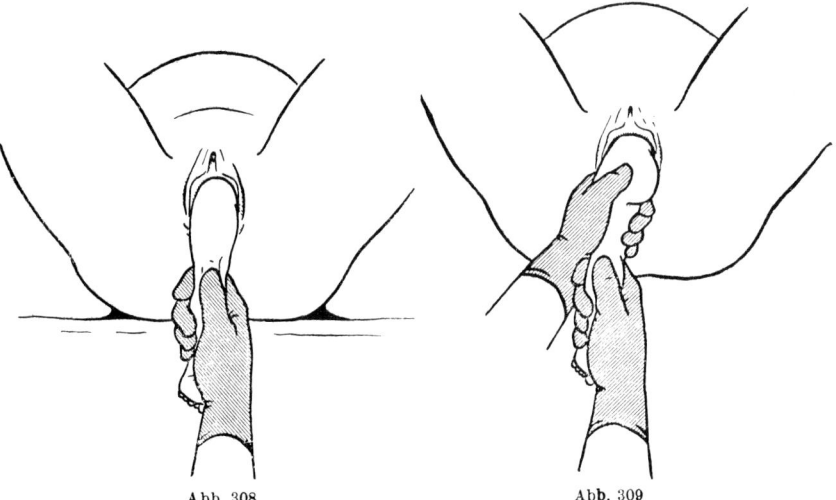

Abb. 308   Abb. 309

Abb. 308. Manuelle Extraktion (II): Umfassen des Unterschenkels mit der ganzen Hand.
Steil nach abwärts ziehen!

Abb. 309. Manuelle Extraktion (III): Nachgreifen! Am höchsten am Oberschenkel muß
die gleichnamige Hand liegen. Steil nach unten ziehen, bis die vordere Hüfte ganz entwickelt ist

335

Dabei ist sehr zu beachten, daß man jedesmal so **hoch wie möglich hinauf-**
greift und daß die Hand, die schließlich am weitesten oben am Oberschenkel
ankommt, die dem Oberschenkel **gleichnamige Hand** sein muß (Abb. 309:
Linke Hand am linken Oberschenkel!). Die Beachtung dieser **einen** Regel ist
für den weiteren glatten Ablauf der Extraktion entscheidend:

Am Oberschenkel muß stets die gleichnamige Hand liegen!

Der Daumen dieser Hand kommt auf die Gesäßbacke neben das Kreuzbein,
die übrigen Finger umfassen voll und kräftig den ganzen Oberschenkel.

Die Zugrichtung ist dabei immer noch weiter steil nach unten gerichtet,
und zwar wird so lange in Richtung auf den Fußboden gezogen, **bis die vordere**
Hüfte voll entwickelt ist (Abb. 309). Die Haut des Kindes ist meist infolge
Vernix caseosa-Belages sehr schlüpfrig. Um besser zupacken zu können, nehme
ich gern ein **steriles Tuch** zu Hilfe.

Abb. 310: Nach Geburt der vorderen Hüfte ändert sich sofort die Zugrichtung:
von jetzt ab muß man das Bein genau in entgegengesetzter Richtung, nämlich
in der Führungslinie

steil nach oben ziehen,

um auch die **hintere** Hüfte über den Damm zu bringen. Sobald man an die
hintere Hüfte herankommt (Abb. 310), hakt sich **der Zeigefinger** der freien
Hand in die hintere Hüftbeuge ein. (In unserem Beispiel, Abb. 310, ist die „freie"

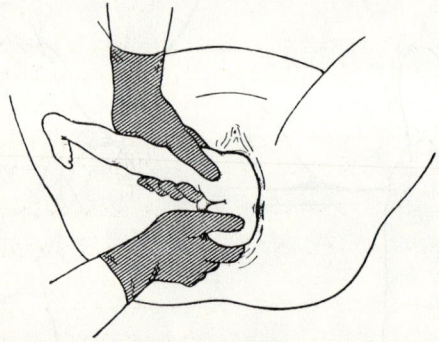

Abb. 310. Manuelle Extraktion (IV): Die „freie" Hand hakt sich mit dem Zeigefinger in
die hintere Hüftbeuge ein, sobald diese zu fassen ist

Hand die rechte, die linke Hand bleibt dauernd am Oberschenkel.) **Nie-**
mals mit zwei Fingern in die Hüftbeuge eingehen, sonst Oberschenkel-
fraktur! Der Daumen kommt auf die hintere Gesäßbacke, so daß die Daumen

etwa parallel neben dem Kreuzbein liegen (Abb. 310). Kräftig zufassen und mit beiden Händen in immer der gleichen Haltung steil nach aufwärts ziehen, wobei das zweite Bein herausfällt. Jetzt umfassen beide Hände die

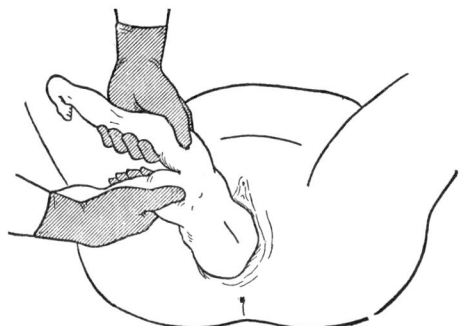

Abb. 311. Manuelle Extraktion (V): Mit beiden Händen steil nach oben ziehen, bis der untere Rand des vorn gelegenen Schulterblattes sichtbar wird

Oberschenkel (Abb. 311) und ziehen in gleicher Richtung weiter, **bis der untere Rand des vorn gelegenen Schulterblattes fühlbar wird** (Abb. 311).

In die hintere Schenkelbeuge darf man stets nur mit einem Finger eingehen!
(Den Arm löst man stets mit mindestens zwei Fingern!)

In die **hintere** Hüftbeuge geht also

bei der linken BEL   der rechte Zeigefinger,
bei der rechten BEL   der linke Zeigefinger,

das heißt also:

in die rechte Hüftbeuge geht der rechte Zeigefinger,
in die linke Hüftbeuge geht der linke Zeigefinger!

Stets liegen die Daumen auf den gleichnamigen Gesäßbacken.

Das muß man sich alles einmal richtig klarmachen, **aber niemals auswendig lernen wollen!**

Die richtige Ausführung ergibt sich von selbst, wenn man nur darauf achtet, daß bei Entwicklung des vorliegenden Beines am Oberschenkel stets die diesem Oberschenkel gleichnamige Hand liegen muß.

Ein guter Rat: Wenn bei Erscheinen des unteren Winkels des vorderen Schulterblattes der am Bauch hochgeschlagene **hintere Fuß** noch nicht herausfällt, sondern **in der Scheide stecken bleibt,** so darf man **niemals** an seinem Bein ziehen. Mit einem einfachen Handgriff kann man ihn leicht zum Herausfallen bringen: Man braucht nur den Rumpf des Kindes etwas zur Seite zu drücken und zwar nach dem Schenkel der Mutter hin, nach dem der Rücken „hinsieht".

Kurze Zusammenfassung:

Es gibt bei der manuellen Extraktion nur zwei Zugrichtungen:
Den vorliegenden Fuß fassen und unter „Nachgreifen" dauernd

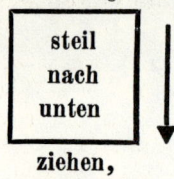

bis die vordere Hüfte
ganz entwickelt ist!
(Abb. 307—309).

ziehen,
Jetzt —
und nicht früher —
entgegengesetzt

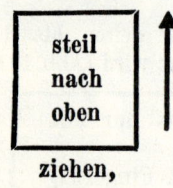

bis der untere Rand des vorderen Schulterblattes sichtbar wird!

Sobald die hintere Hüftbeuge zu fassen ist, hakt sich dort der Zeigefinger der freien Hand ein (Abb. 310 u. 311).

ziehen,

Danach

klassische Armlösung und
Kopfentwicklung nach Veit-Smellie } s. Manualhilfe (S. 318).

Häufig gemachte Fehler:

1. Es wird zuerst nicht genügend steil nach unten und später nicht genügend steil nach oben gezogen. Es gibt nur diese beiden Zugrichtungen!

2. Die manuelle Extraktion kann man sich dadurch sehr erschweren, daß der Oberschenkel mit der falschen Hand erfaßt wird:

Am Oberschenkel muß stets die gleichnamige Hand liegen!

Erfaßt man ihn mit der ungleichnamigen Hand, so kann die andere Hand niemals richtig an die hintere Hüftbeuge heran; die Hände stören sich gegenseitig.

3. Um angeblich „besser ziehen zu können", wird bei unvollkommener Fußlage von Anfängern gern der zweite (hochgeschlagene) Fuß **vorzeitig herabgeholt: Grober Fehler!** Der untere Rumpfabschnitt hat bei unvollkommener Fußlage einen Umfang von etwa 25,5 cm, bei vollkommener Fußlage einen solchen von nur etwa 24 cm (s. S. 312). Die weichen Geburtswege werden also bei vollkommener Fußlage durch den vorangehenden Teil weniger vorgedehnt als bei unvollkommener Fußlage. Man macht sich die Passage des nachfolgenden großen Kopfes unnötig noch schwerer, als sie schon ist. Also:

> **Bei unvollkommener Fußlage niemals
> den zweiten Fuß vorzeitig herabholen!**

4. In die Hüftbeuge nur mit dem Zeigefinger, niemals mit zwei Fingern eingehen, sonst Oberschenkelfraktur oder Hüftluxation.

5. Es wird oft viel zu früh mit der Armlösung begonnen! Stets erst dann beginnen, wenn der untere Rand des vorderen Schulterblattes sichtbar wird, nicht früher!

6. Allzuoft vergißt der mit der Ausführung der Operation in Anspruch genommene Anfänger, die Hebamme anzuhalten, kräftig mit beiden Händen von oben mitzudrücken. Wenn er einmal erfahren hat, wie dieser Druck von oben die Ausführung der ganzen Operation erleichtert, wird er es nie wieder vergessen. Außerdem wird dadurch verhindert, daß die Arme sich nach oben schlagen.

7. Bei keinem der Handgriffe dürfen die Hände den Bauch des Kindes berühren.

2. Fall: Unvollkommene Fußlage, hinterer Fuß vorliegend

Gezogen wird am vorliegenden hinteren Fuß. Niemals den anderen Fuß vorzeitig herabholen! Siehe S. 338: Häufig gemachte Fehler, Punkt 3!

Ausführung wie bei Fall 1, nur muß hier natürlich zuerst die hintere Hüfte entwickelt werden. Dabei muß in diesem Fall die Zugrichtung so lange steil nach unten gerichtet sein, bis auch die vordere Hüfte ganz entwickelt ist. Dann weiter wie bei der unvollkommenen Fußlage mit vorliegendem vorderen Fuß.

Kurze Zusammenfassung:

Den vorliegenden (hinteren) Fuß fassen und

dauernd

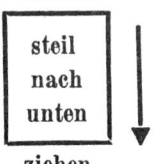

steil nach unten

bis 1. die hintere Hüfte und
2. auch die ganze vordere Hüfte entwickelt sind und
3. der Zeigefinger der freien Hand in die vordere Hüftbeuge eingegangen ist!

ziehen,

Jetzt — und nicht früher —

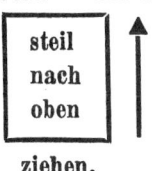

steil nach oben

bis der untere Rand des vorderen Schulterblattes sichtbar wird.

ziehen,

Zieht man früher nach oben, so muß die vordere Gesäßbacke bzw. Hüfte hinter der Symphyse bzw. hinter dem Schambein hängenbleiben (= „reiten").

Anschließend

**Klassische Armlösung und
Kopfentwicklung nach Veit-Smellie** } s. **Manualhilfe** (S. 320).

Noch einmal, da sehr wichtig:

Bezüglich der Wahl der Hände ergibt sich für beide Fälle von unvollkommener Fußlage eine Regel mit dem Stichwort: „gleichnamig"!

Stets muß die gleichnamige Hand den Oberschenkel erfassen!

Stets muß der gleichnamige Zeigefinger hakenförmig in die hintere Hüftbeuge eingehen!

Das heißt: liegt der

linke   Oberschenkel vor, so erfaßt ihn die **linke**   Hand,
rechte Oberschenkel vor, so erfaßt ihn die **rechte** Hand.

Ist die hintere Hüftbeuge

die **linke**   Hüftbeuge, so geht der **linke**   Zeigefinger ein,
die **rechte** Hüftbeuge, so geht der **rechte** Zeigefinger ein.

3. Fall: Vollkommene Fußlage

Gezogen wird an beiden Füßen!

Die Hände fassen die gleichnamigen Füße. Unter- bzw. Oberschenkel richtig fassen: **Daumen auf die Beugeseiten, die Finger umfassen voll die Schenkel!**

Erst beide Beine ganz steil nach unten ziehen

und dabei mit den Händen möglichst hoch „nachgreifen", d. h. an den Beinen abwechselnd rechts und links „hochklettern", bis beide Hüften ganz entwickelt sind. Beide Daumen liegen jetzt parallel neben dem Kreuzbein, die übrigen Finger umfassen voll die Oberschenkel. Unter Beibehaltung dieses Handgriffes nun steil nach oben ziehen, bis der untere Rand des vorn gelegenen Schulterblattes sichtbar ist.

Danach

**Klassische Armlösung und
Kopfentwicklung nach Veit-Smellie** } s. **Manualhilfe** (S. 320).

4. Fall: Steißfußlage

Ist der Steiß beweglich, so wird er hochgeschoben, ein Fuß herabgeholt und an ihm die Extraktion ausgeführt. Bei der **vollkommenen Steißfußlage** wird nur **ein Fuß** und zwar der vordere Fuß, herabgeholt und an diesem extrahiert. Bei der unvollkommenen Steißfußlage wird der vorliegende Fuß herabgeholt und an diesem extrahiert.

Daß bei der vollkommenen Steißfußlage stets der vordere Fuß herabgeholt wird, hat denselben guten Grund wie bei der reinen Steißlage. Die Begründung ist auf S. 342 gegeben. Läßt sich der Steiß nicht mehr hochschieben, so muß die Extraktion an der Hüftbeuge (S. 345) ausgeführt werden.

5. Fall: Knielage

Bei der vollkommenen Knielage werden zur Extraktion beide Füße, bei der unvollkommenen wird der vorliegende Fuß herabgeholt, vorausgesetzt, daß der Steiß beweglich ist; andernfalls Extraktion an der Hüftbeuge (S. 345).

6. Fall: Reine Steißlage

Die Ausführung der manuellen Extraktion bei der reinen Steißlage ist verschieden je nach dem Höhenstande, in dem man den Steiß im Becken antrifft. Man unterscheidet vier Möglichkeiten:

6/1. Reine Steißlage: der Steiß steht noch über dem Becken (= hochstehender, beweglicher Steiß)

Ist unter diesen Umständen die Beendigung der Geburt dringend indiziert und sind die Vorbedingungen für die manuelle Extraktion (S. 333) erfüllt, so ist die Methode der Wahl das

Herunterholen des vorderen Fußes,

d. h. also, man verwandelt die reine Steißlage in eine unvollkommene Fußlage mit vorliegendem vorderen Fuß und hat so eine ausgezeichnete Handhabe, die manuelle Extraktion am Fuß auszuführen. Kein Erfahrener würde bei einem so hochstehenden Steiß auf den Gedanken kommen, etwa am Steiß selbst ziehen zu wollen, denn der Steiß bietet erfahrungsgemäß nur eine sehr schlechte Handhabe zum Anfassen und Ziehen, nämlich die vordere Hüfte. Wo es nur eben geht, wird man diesen mit Recht gefürchteten Eingriff auf irgendeine Weise zu umgehen versuchen. Hier tut man es durch Herunterholen des vorderen Fußes. Damit beschaffen wir uns durch einen vorbereitenden Eingriff eine sehr bequeme Handhabe zum Ziehen, nämlich den herabgeholten Fuß, womit die Hauptschwierigkeit bei der manuellen Extraktion überwunden ist.

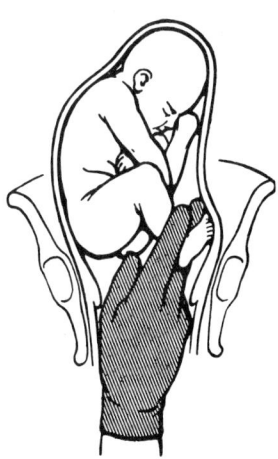

Abb. 312. Herunterholen des vorderen Fußes

Vorgehen: Tiefe Narkose. Eingehen mit der ganzen Hand, und zwar mit der Hand, die der

Bauchseite, also den kleinen Teilen des Kindes entspricht. Vom Steiß aus tastet man sich an den **vorn** gelegenen **Oberschenkel** und dann weiter an den dazugehörigen **Fuß** heran. Fassen des Fußes mit Zeige- und Mittelfinger (Abb. 312). Beugen des Knies und Herunterziehen des Fußes, bis er in der Vulva erscheint.

Die Extraktion, die man sofort anschließt, wird genau wie bei Fall 1 auf S. 334 ausgeführt. Voraussetzung ist natürlich die erfüllte Vorbedingung Nr. 1 (S. 333): der vollständig eröffnete Mm! Um bei schlüpfriger Haut (Vernix caseosa) besser zupacken zu können, nimmt man (nach Herunterholen des Fußes) ein steriles **Tuch** zu Hilfe.

> **Es sei hier nochmals dringend vor der Extraktion gewarnt, bevor der Mm vollständig erweitert ist.** Mutter (Zervixriß!) **und Kind (Tentoriumriß, schwerste Asphyxie) kommen dadurch in unmittelbare Lebensgefahr!**

Das Herunterholen des Fußes ist auch bestens bewährt als **vorbeugende Maßnahme** (natürlich ohne Extraktion) bei drohenden Komplikationen als

prophylaktisches Herunterholen des vorderen Fußes (s. S. 318).

Da in diesem Falle anschließend **nicht** sofort extrahiert wird, braucht man natürlich die Vollständigkeit des Mm. nicht abzuwarten, sondern kann schon bei kleinerem Mm eingehen.

Merke ferner die Schulregel:

> **Beim Herunterholen des Fußes wird stets nur ein Fuß, und zwar ausnahmslos der vordere Fuß genommen!**

Begründung:

Man nimmt nur einen Fuß, weil man beim Herabholen eines zweiten Fußes den Umfang des vorliegenden Teils völlig zwecklos verkleinern würde und man an einem Fuß genau so gut anfassen und ziehen kann wie an zweien. **Der Umfang des Steißes als Wegbahner für den größten Teil des Kindes, den nachfolgenden Kopf, würde beim Herunterholen eines zweiten Fußes um** $1\frac{1}{2}$—2 cm **vermindert.**

Man nimmt den vorderen Fuß,

1. weil bei der Extraktion am vorderen Fuß der vorn liegende **Rücken auch vorn bleibt,** was für die spätere Entwicklung des Kopfes entscheidend ist. — Bei dem seltenen Fall des hinten liegenden Rückens wird durch das Herabholen des vorderen Fußes der hinten liegende Rücken nach vorn gebracht;

2. weil bei der Extraktion am hinteren Fuß sich die vordere Hüfte leicht an der Symphyse festhaken kann = **Reiten der vorderen Hüfte.** Außerdem kann der Rücken sich nach hinten drehen und das Kinn sich **hinter der Symphyse festhaken**, was bei einigermaßen geschicktem Vorgehen allerdings nur selten vorkommt;

3. weil der vordere Fuß meistens **leichter zu erreichen** ist und die Extraktion am vorderen Fuß leichter als die am hinteren Fuß ist;

4. weil es dem **Geburtsmechanismus** entspricht, daß stets **das, was vorn liegt, die Führung übernimmt** und zuerst geboren wird.

Schwierigkeiten beim Herunterholen eines Fußes: Pinard scher Handgriff

Das Herunterholen eines Fußes bei der reinen Steißlage ist durchaus nicht immer so einfach. Manchmal kommt man mit der Nabelschnur in Kollision, oder die Schnur droht vorzufallen. Man muß bei langer Nabelschnur auch darauf achten, daß man sie nicht zwischen die Beine bringt. Auch das **Fassen des Fußes** macht häufig Schwierigkeiten, zumal wenn der zu fassende vordere Fuß besonders **hoch im Fundus vor dem Gesicht des Kindes** liegt. Nach

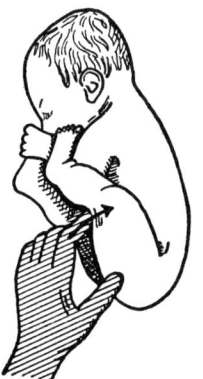 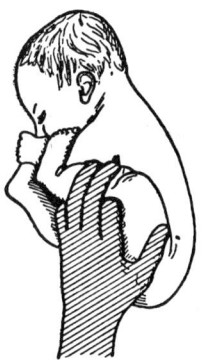

Abb. 313 u. 314. Pinard scher Handgriff

Pinard wird das Erreichen des Fußes sehr erleichtert, indem man den Zeigefinger der eingeführten Hand in die Kniekehle des vorn gelegenen Beines legt (Abb. 313) und den Oberschenkel **kräftig gegen den Bauch** des Kindes drückt. Dadurch kommt es zu einer leichten Beugung des Beines, und der Fuß, der dadurch Bewegungsfreiheit erlangt, senkt sich etwas herab und kann danach leicht gefaßt werden (Abb. 314).

343

6/2. Reine Steißlage: der Steiß steht mehr oder weniger tief im Becken (BE, BM, BB)

Auch bei diesen drei Höhenständen des Steißes in BE, BM, BB wird kein Erfahrener die Extraktion unmittelbar am Steiß selbst vornehmen wollen, weil er genau weiß, daß das überhaupt nicht geht. Bei dem jetzt ins Becken eingepreßten Steiß findet sich nirgends eine Handhabe, an der man ihn anfassen und nach abwärts ziehen könnte. Die Methode der Wahl ist bei allen drei Höhenständen BE, BM, BB wieder die Extraktion am vorderen Fuß. Um so vorgehen zu können, muß der vordere Fuß wieder heruntergeholt werden. Das war im Fall 6/1 bei beweglich über dem BE stehendem Steiß leicht. Um bei einem im Becken stehenden Steiß — gleichgültig, ob es sich um BE, BM oder BB handelt — einen Fuß herunterholen zu können, muß der Steiß in jedem Falle erst einmal ganz aus dem Becken herausgeschoben werden. Denn nur bei einem frei beweglich über dem Becken stehenden Steiß, also einem Steiß, der außerhalb, genauer oberhalb des kleinen Beckens steht, kann und darf man die vorbereitende Operation des Fußherunterholens ausführen, vorher ist es technisch gar nicht möglich.

Wenn bei einem mehr oder weniger tief im Becken stehenden Steiß versucht wird, einen Fuß herunterzuholen, ohne daß der Steiß vorher ganz aus dem kleinen Becken herausgeschoben wurde, so führt das mit Sicherheit zur
Oberschenkelfraktur.

Das Herausdrängen des Steißes aus dem Becken geht um so leichter, je beweglicher er noch ist oder, was dasselbe ist, je weniger tief er schon ins Becken hineingepreßt ist. Der Steiß läßt sich also aus BE leichter aus dem Becken herausdrängen als vom BB. Im BE fühlt man den Steiß noch mehr oder weniger beweglich, auf BB steht er anscheinend völlig unbeweglich in das Becken eingepreßt.

Wichtig ist, daß man den Steiß bei jedem Höhenstand im Becken zwischen BE und BB mit einem einfachen Mittel leicht beweglich machen kann, auch dann, wenn er zunächst unbeweglich und fixiert erscheint. Dieses Mittel ist die tiefe Narkose. Die tiefe Narkose ist die wichtigste Voraussetzung für jede Art von ganzer Extraktion.

6/3. Reine Steißlage: der Steiß steht fest im BA, d. h. er ist in der Tiefe der Vulva sichtbar

In diesem Fall ist der Steiß nicht mehr beweglich zu machen. Der schon sichtbare Steiß steht derartig fest eingezwängt im Weichteilrohr des BA, daß der Versuch, ihn etwa noch hochschieben zu wollen, auch in tiefer Narkose meist mißlingt. Auf die bequeme Extraktion am vorderen Fuß muß also hier leider verzichtet werden. Es bleibt nichts anderes übrig, als das Kind unmittelbar am Steiß herauszuziehen. Diese Extraktion wird als

Extraktion an der vorderen Hüfte (Hüftbeuge, Schenkelbeuge)

ausgeführt. Sie ist eine schwierige, für den Operateur ungewöhnlich ermüdende und für das Kind höchst gefährliche Operation.

Vorgehen: Tiefe Narkose. Bei dieser Extraktion ist das Allerwichtigste ein ausgiebiger **Scheidendammschnitt** (Episiotomie), bei Erstgebärenden ein **Dührssen-Schuchardt-Schnitt** (S. 358). Die Weichteilschwierigkeiten verschwinden mit einem Schlage.

Man geht mit dem Zeigefinger der **gleichnamigen** Hand in die vordere Hüftbeuge (Spalt, der zwischen dem Rumpf und dem stark gegen ihn gebeugten Oberschenkel entstanden ist) des Kindes ein, d. h. mit demjenigen Zeigefinger, der der vorn stehenden Hüfte gleichnamig ist; also

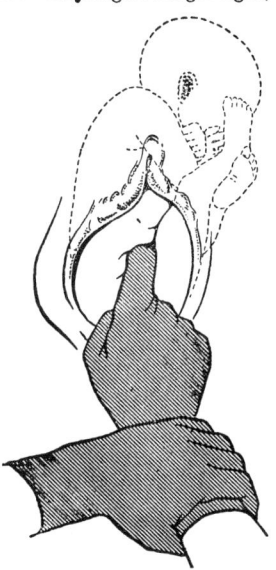

bei der **rechten** Steißlage (Abb. 315)
geht der **rechte** Zeigefinger in die **rechte**
(= vordere) Hüftbeuge ein (Abb. 315),
bei der **linken** Steißlage
geht der **linke** Zeigefinger in die **linke**
(= vordere) Hüftbeuge ein.

Die andere Hand soll kräftig mit anpacken und umfaßt dazu die ziehende Hand fest oberhalb des Handgelenks (Abb. 315). **Vor allem muß dauernd und mit aller Kraft von oben her auf den Uterusfundus gedrückt werden.** Das ist gerade bei dieser anstrengenden Extraktion, bei der die ganze Kraft beider Hände durch **einen** Finger allein auf das Kind übertragen wird, besonders wichtig. Jetzt in dieser Stellung der Hände

steil nach abwärts ziehen,

und zwar so lange, bis die **vordere Hüfte unter der Symphyse** erscheint. Der Daumen der ziehenden Hand wird auf die Gesäßbacke der eben geborenen Hüfte gesetzt. Danach

steil nach aufwärts ziehen,

Abb. 315.

Extraktion an der vorderen Hüftbeuge. Der hakenförmig gekrümmte Zeigefinger der gleichnamigen Hand geht in die vorn gelegene Hüftbeuge ein bis die hintere Hüfte erscheint und man an sie herankommen kann. Ist das der Fall, so dringt der Zeigefinger der 2. Hand hakenförmig in diese Hüftbeuge ein und leitet die hintere Hüfte über den Damm. Der Daumen der 2. Hand wird dabei parallel zum anderen Daumen auf die hintere Gesäßbacke gesetzt. Bei anhaltendem Zug steil nach aufwärts fallen bald beide Beine heraus. (Sollte das 2. Bein in der Scheide zurückgehalten werden, so braucht man den Rumpf nur etwas zur Seite zu beugen: und das Bein fällt heraus.) Die Finger 2—5 beiderseits umfassen jetzt die Oberschenkel, die Daumen bleiben auf den Gesäßbacken. Mit dieser Händehaltung wird immer noch in gleicher Richtung steil nach aufwärts gezogen, bis die vordere Schulterblattspitze geboren ist. Anschließend klassische Armlösung und Entwicklung des Kopfes nach Veit-Smellie.

6/4. Reine Steißlage: der Steiß steht noch nicht fest im BA, jedoch schon so tief, daß man ihn auch in tiefer Narkose nicht mehr nach oben schieben kann

Wir hatten bei Fall 6/3 gesehen: steht der Steiß fest im BA, so ist er nicht mehr beweglich zu machen, er kann nicht mehr hochgedrängt werden, er muß

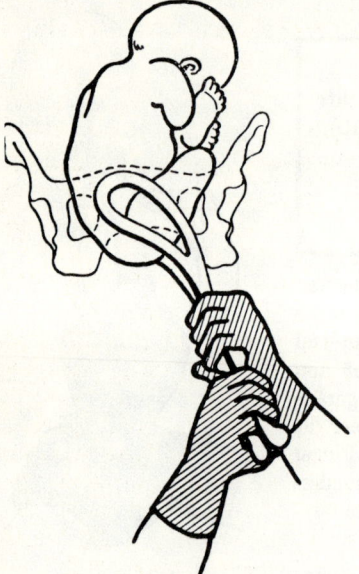

Abb. 316. Zange am Steiß

also mit einem Finger an der vorderen Hüfte entwickelt werden. In seltenen Fällen gelingt eine Mobilisierung und ein Hochdrängen des Steißes auch dann schon nicht mehr, wenn der Steiß zwar noch nicht fest im BA, sondern noch etwas höher, also zwischen BB und BA steht, wenn er also das Knie des Geburtskanals schon überwunden hat, aber doch noch nicht im BA steht.

In diesem Falle würde eine Extraktion mit dem Finger an der vorderen Hüftbeuge zwar möglich, aber außerordentlich schwierig sein, da die Hüfte für den Finger noch viel zu hoch steht. Die Methode der Wahl ist in diesem besonderen Fall die

Zange am Steiß (Levret).

Sie ist schon seit langem von vielen erfahrenen Geburtshelfern (A. Döderlein, v. Jaschke, Brandt, v. Vaso u. a.) empfohlen worden. Die Zange wird biiliakal quer oder schräg an den Steiß gelegt (Abb. 316). **Niemals darf ein Löffel auf den Bauch des Kindes zu liegen kommen.** Die Naegele-Zange läßt sich an den tief sitzenden Steiß eigentlich immer gut anlegen, am besten hat sich aber die Kjelland-Zange als Steißzange bewährt. Die Zange am Steiß muß aber sehr vorsichtig gehandhabt werden, da sie meiner Erfahrung nach **sehr leicht abgleitet.** Man extrahiert mit der Zange, bis beide Hüften entwickelt sind. Dann wird die Zange abgenommen und mit den Fingern an den Hüften extrahiert (s. S. 345). **Druck von oben!**

Hilfsmittel bei der Extraktion unmittelbar am Steiß

Die Extraktion am Steiß allein, die man in einem Fall (Fall 6/3) nicht umgehen kann, ist sehr schwierig und anstrengend. Zahlreiche Hilfsmittel sind angegeben worden, die den schnell ermüdenden Finger unterstützen oder ersetzen sollen. Die Zange wurde schon erwähnt (S. 346). Zwei weitere Hilfsmittel sind der Steißhaken und die Wendungsschlinge. Diese beiden Mittel dürfen aber nur am toten Kind angewandt werden, da sie stets schwere Verletzungen setzen.

Der Steißhaken

Der Steißhaken (Abb. 317, nach Küstner) wird genau wie der Zeigefinger in die vordere Hüftbeuge eingeführt. Auch dieser Haken dient nicht als Ersatz des ziehenden Zeigefingers, sondern **Haken und Zeigefinger müssen gemeinsam** an der vorderen Hüfte ziehen.

Zur Einführung des Hakens geht zunächst die dem kindlichen Rücken entsprechende **ganze** Hand ein und legt sich zum Schutze der Weichteile auf die Gesäß-Rückengegend. Dann

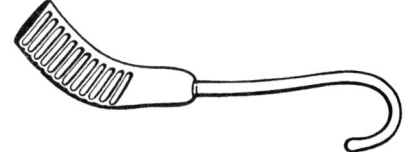

Abb. 317. Steißhaken nach Küstner

erst wird der Haken zwischen Hand und Rücken eingeführt, das lange Ende des Hakens mit dem Griff nach hinten, das kurze Ende nach vorn gerichtet. Nun läßt man den Haken vorsichtig über die vordere Gesäßbacke bis zur vorderen Hüfte wandern und führt ihn von da in die Hüftbeuge ein. Vor Beginn der Extraktion stets nachtasten, ob der Haken richtig liegt. — **Wegen der Verletzungen, die der Steißhaken setzen kann, soll er nur bei toten Kindern angewandt werden.**

Die Wendungsschlinge (Hecker)

Ein festes Leinenband, das zu einer Rolle aufgerollt und von **vorn** her in die **vordere** Hüftbeuge hineingebracht wird. Ein- und durchschieben, so daß die Rolle zwischen den Beinen hindurch wieder herauskommt. Dabei muß sehr darauf geachtet werden, daß die Schlinge auch richtig in der Hüftbeuge und nicht zu weit zum Oberschenkel hin liegt (Oberschenkelfraktur!). Es soll niemals an der Schlinge allein gezogen werden, sondern, wenn eben möglich, muß sich der **Zeigefinger mit in die Hüfte einhaken und mitziehen.**

Zusammenfassung der Regeln über die Ausführung der manuellen Extraktion bei der reinen Steißlage	
Stand des Steißes:	**Vorgehen:** (stets in tiefer Narkose)
1. über dem Becken	**Herunterholen des vorderen Fußes und manuelle Extraktion an diesem Fuß**, s. S. 341.
2. im ⟋ **im BE** — in **BM** ⟍ auf **BB** **Becken**	Der Steiß ist entweder noch beweglich (BE) oder nicht mehr beweglich (BM, BB), in jedem Fall aber in tiefer Narkose leicht beweglich zu machen, so daß man ihn hinaufschieben kann. **Hinausschieben des Steißes aus dem kleinen in das große Becken, Herunterholen des vorderen Fußes und manuelle Extraktion an diesem Fuß**, s. S. 344.
3. zwischen BB und BA **= noch nicht fest im BA** d. h. der Steiß hat also das Knie des Geburtskanals schon z. T. überwunden	In manchen Fällen gelingt eine Mobilisierung des Steißes zum Hochschieben auch noch bei diesem Stand des Steißes. Sonst: **Zange am Steiß, Extraktion bis Steiß in der Vulva sichtbar** (s. S. 346), **dann Extraktion an der vorderen Hüftbeuge** (wie bei 4).
4. fest im BA = in der Tiefe der Vulva sichtbar	Der Steiß ist nicht mehr beweglich zu machen, auch nicht in tiefer Narkose. **Einziger Fall, bei dem die Extraktion mit dem Finger an der vorderen Hüftbeuge ausgeführt werden muß**, s. S. 345.

Vorgehen bei sicher totem Kinde

Ist das Kind mit Sicherheit tot, so wird bei reinen Steißlagen mit dem Haken nach Küstner extrahiert (s. S. 347). Bei großem Kopf und Gefahr der Weichteilverletzung ist der nachfolgende Kopf zu perforieren. Bei Steißfußlagen und Fußlagen schlingt man den Fuß an und belastet mit einem Zuggewicht. Die manuelle Extraktion ist zwar die gefährlichste Operation für das Kind. Sie ist aber auch für die Mutter in hohem Maße gefährlich. Die Hauptgefahr ist der Zervixriß. Aber auch Uterusrupturen sind beschrieben worden. Daher:

||| **Nach jeder manuellen Extraktion muß die Uterushöhle ausgetastet und die Zervix mit großen Spiegeln eingestellt und kontrolliert werden!**

Schwierigkeiten bei der manuellen Extraktion

A. Schwierigkeiten bei der Armlösung

I. Kind halb geboren, ein Arm oder beide Arme sind hochgeschlagen oder sogar in den Nacken geschlagen. Wegen dieser abnormen Haltung der Arme können die Schultern nicht geboren werden. Hochgeschlagene Arme sind stets eine sehr unangenehme Komplikation, vor allem deswegen, weil ihre Behandlung die Zeitdauer der Extraktion oft wesentlich verlängert. Zur erfolgreichen und schnellen Lösung hochgeschlagener Arme gehört viel Erfahrung und Geschick sowie die Fähigkeit, rasch entschlossen zu handeln.

Vorgehen: Bei nicht allzu großem Kinde kommt man oft schon durch Lösung **mit der ganzen Hand** zum Ziel. Ist der vordere Arm hochgeschlagen, so muß er durch Stopfen und Drehen (S. 328) erst einmal nach hinten in die Kreuzbeinhöhle gebracht werden, denn nur hier kann man ihn mit der ganzen Hand lösen. Ist das geschehen, dann geht die gleichnamige g a n z e Hand vom Rücken her tief in die Kreuzbeinhöhle ein (Abb. 318) und erfaßt den Unterarm oder, wenn

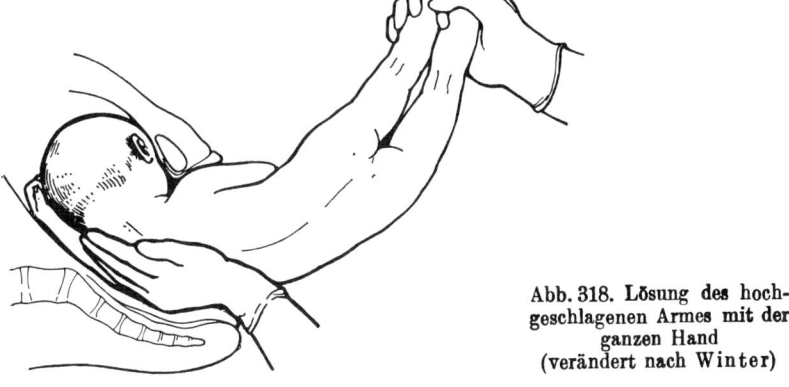

Abb. 318. Lösung des hochgeschlagenen Armes mit der ganzen Hand (verändert nach Winter)

möglich, den Unter- und Oberarm und bewegt den Arm seitlich am Kopf vorbei nach abwärts (Abb. 318). — Die Armlösung kann man sich dadurch erleichtern, daß man das Kind an den Beinen **hoch emporhebt** oder emporheben läßt. Dadurch kommt die hintere Schulter tiefer herunter und man kommt besser an den hochgeschlagenen Arm heran.

> **Das einfachste Verfahren zur Lösung eines hochgeschlagenen Armes ist seine Lösung mit der ganzen Hand.**

Ist dieses Verfahren ohne Erfolg, so wende man sofort die

Methode nach Sellheim

an, wobei der hochgeschlagene Arm **durch Drehung des Kindes um die Längsachse** (wie beim Stopfen) **zum Heruntergleiten gebracht** werden kann.

1. **Möglichkeit: Vorderer Arm hochgeschlagen und im Nacken liegend.** Vorgehen: Erst den hinten gelegenen Arm in der üblichen Weise lösen. Sodann das Kind mit raschen, stopfenden Bewegungen um seine Längsachse drehen, und zwar

in der Richtung, in die der Arm des Kindes zeigt!

Abb. 319. I. (Linke) BEL, vorderer (linker) Arm hoch- und in den Nacken geschlagen. Nach Lösung des hinteren Armes Stopfen und Drehen des Kindes in der Richtung, in die der Arm zeigt, also im Sinne des Pfeils (vom Operateur [= von unten]

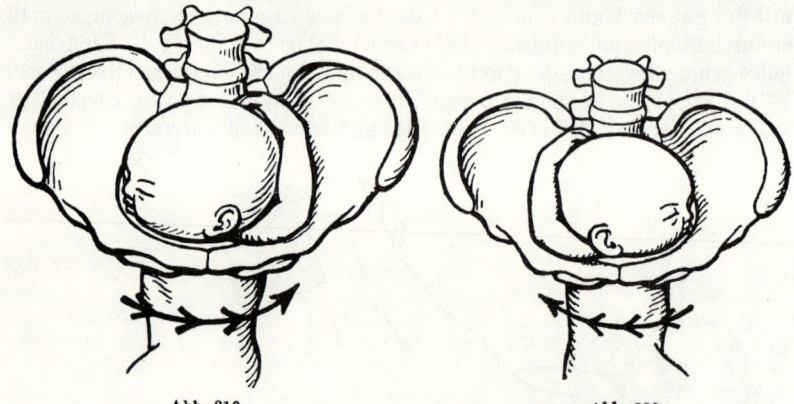

Abb. 319   Abb. 320

Abb. 319. I. BEL, vorderer Arm in den Nacken geschlagen
Abb. 320. II. BEL, vorderer Arm in den Nacken geschlagen

aus gesehen im Uhrzeigersinn). Die Drehung erfolgt hierbei entgegen der sonst bei Drehungen üblichen Regel insofern, als der **Bauch** die **Symphyse** passiert. — Aufhören mit der Drehung, wenn der Arm am Gesicht des Kindes liegt. Lösung in typischer Weise in der Kreuzbeinhöhle.

350

> Zur Lösung eines hochgeschlagenen Armes wird das Kind stets in der Richtung gedreht, in die der hochgeschlagene Arm zeigt!

Abb. 320. II. (Rechte) BEL, vorderer (rechter) Arm hoch- und in den Nacken geschlagen. Der hintere, nicht vorgefallene Arm wurde schon gelöst. Drehung des Kindes in der Richtung, in die der hochgeschlagene Arm zeigt, also im Sinne des Pfeils (entgegen dem Uhrzeigersinn). Auch hier geht der Bauch „über vorn". Aufhören mit der Drehung, wenn der Arm am Gesicht des Kindes liegt. Lösung in der Kreuzbeinhöhle.

Ein anderes Vorgehen bei hochgeschlagenem vorderen Arm empfiehlt Brindeau (Abb. 321): Man erfaßt den gelösten hinteren Arm und zieht an ihm kräftig in der in Abb. 321 dargestellten Weise.

Dadurch wird sowohl der Rücken wie der Kopf gedreht. Gleichzeitig wird der hochgeschlagene vordere Arm nicht nur nach hinten gebracht, sondern auch mehr oder weniger herabgezogen, so daß er von der Kreuzbeinhöhle her gelöst werden kann.

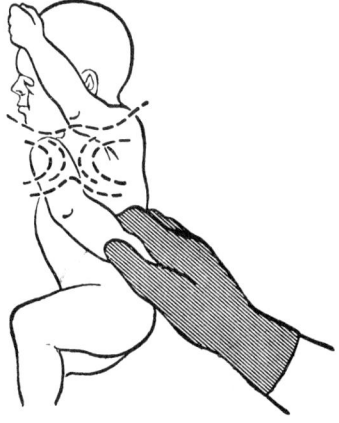

2. Möglichkeit: Hinterer Arm hoch- und in den Nacken geschlagen. Vorgehen: Zuerst den vorderen Arm nach hinten bringen und dort in der üblichen Weise lösen. Dann Weiterdrehen in derselben Richtung. Der vorher hochgeschlagene Arm bleibt immer mehr zurück und liegt schließlich am Gesicht. Dann Lösung in typischer Weise.

Abb. 322. I. (Linke) BEL, vorderer Arm gelöst. Hinterer (rechter) Arm hoch- und in den Nacken geschlagen: Drehung in der Richtung, in die dieser Arm zeigt, also im

Abb. 321. Lösung des vorderen hochgeschlagenen Armes nach Brindeau

Sinne des Pfeils (entgegen dem Uhrzeigersinn). Der Rücken geht „über vorn". Aufhören mit der Drehung, wenn der Arm am Gesicht des Kindes liegt. Typische Lösung in der Kreuzbeinhöhle.

Abb. 323. II. (Rechte) BEL, vorderer Arm gelöst. Hinterer (linker) Arm hoch- und in den Nacken geschlagen: Drehung in der Richtung, in die der hochgeschlagene Arm zeigt (im Uhrzeigersinn). Rücken geht „über vorn". Aufhören mit der Drehung, wenn der Arm am Gesicht des Kindes liegt usw.

3. Möglichkeit: Beide Arme hochgeschlagen: Selten! Schwierigster Fall! Vorgehen: Erst den vorderen Arm durch Drehung frei machen, nach hinten bringen und lösen. Dann den anderen Arm durch entgegengesetzte Drehung an das Gesicht bringen und hinten lösen (Nürnberger).

II. Kind halb geboren, Erschwerung der Armlösung dadurch, daß Gesicht und Bauch nach vorn (der Rücken nach hinten) gerichtet sind.

Selten! Außerordentlich ungünstiger Fall! Meist sind außerdem die Arme auch noch hochgeschlagen. Auch in diesem Fall dreht man das Kind um die Längsachse, bis der Rücken seitlich steht und ein Arm nach hinten gebracht ist. Jetzt versucht man zunächst die Lösung des hinten liegenden Armes mit der **ungleichnamigen** Hand von **vorn**, also von der **Bauchseite** des Kindes her.

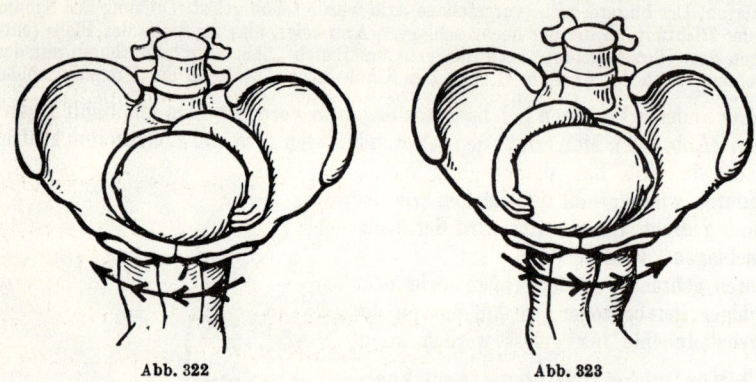

Abb. 322   Abb. 323

Abb. 322. I. BEL, hinterer Arm in den Nacken geschlagen
Abb. 323. II. BEL, hinterer Arm in den Nacken geschlagen

Diese Methode führt den Namen:

Lösung mit der falschen (= ungleichnamigen) Hand

Die ganze Hand geht hinten seitlich ein und schiebt sich bis zum Gesicht vor (der zu lösende Arm findet sich meist in der Gesichtsgegend). Vorsichtiges Herunter- und Herausleiten. — Findet sich der Arm nicht in der Gesichtsgegend, so geht jetzt die dem Rücken entsprechende, also gleichnamige Hand auf ihrer Seite hinten ein, um den Arm dort zu lösen.

Auch für erfahrene Geburtshelfer ist die Lösung hochgeschlagener Arme oft nicht leicht. Gerade hier zeigt es sich, ob ein Geburtshelfer wirklich von Natur aus geschickt ist oder nicht. Es genügt in solchen Situationen eben nicht, nur die Regeln zu beherrschen. Vielmehr ist es Sache des geburtshilflichen Einfühlen-könnens, wie man sich am besten aus einer solchen höchst gefährlichen Situation heraushilft. Wenn alle Versuche der Armlösung mißlingen, gibt es immer noch

zwei Auswege:

1. Man gibt die Armlösung auf und versucht den Veit-Smellieschen Hand-griff ohne vorherige Armlösung auszuführen (Bumm), d. h. also den Kopf zu-sammen mit den hochgeschlagenen Armen aus dem Becken herauszuleiten.

2. Kommt man auch damit nicht zum Ziel, so bleibt als letztes Mittel der rasche Entschluß, den Oberarm in der Mitte durch hakenförmiges Umfassen

mit einem Finger oder durch Druck zu brechen (B u m m, G. W i n t e r, G u g g i s -
b e r g u. a.). Danach kann man dann den Arm leicht herausziehen. — Es ist
wohl jedem klar, daß dieses heroische Verfahren nur als allerletztes Mittel
in Notfällen bei ganz besonders schwierigen Armlösungen angewandt
werden darf, wenn alle anderen Möglichkeiten erschöpft sind. Aber:

**Ein lebendes Kind mit gebrochenem Arm ist weitaus
besser als ein totes mit unverletztem Arm.**

B. Schwierigkeiten bei der Kopfentwicklung

I. Kind halb geboren. Rücken nach h i n t e n gerichtet, Arme gelöst,
Kopf im Becken, Gesicht sieht nach vorn, Kinn unter der Symphyse.

Findet sich nach Armlösung dieser Zustand, so ist der

umgekehrte V e i t - S m e l l i e s che Handgriff

anzuwenden (Abb. 324).

Die **äußere Hand** geht unter dem Rücken des Kindes an seinen Hals und
umfaßt diesen mit dem zweiten und dritten Finger gabelförmig von hinten
(Abb. 324). Das Kind reitet jetzt rücklings auf dem Unterarm der äußeren Hand.

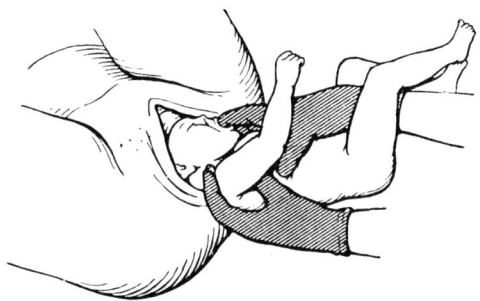

Abb. 324. Umgekehrter V e i t - S m e l l i e scher Handgriff

Die **innere Hand** geht mit dem Zeigefinger in den unter der Symphyse stehenden Mund des Kindes ein, bringt den Kopf in den geraden Dm und zugleich
das Kinn an die Brust. Zug nach **unten**, bis die **Stirnhaargrenze** erscheint.
Dann ganz **langsamer** Zug (Dammriß)! nach oben um den Stemmpunkt: Stirnhaargrenze, wodurch Hinterhaupt und Vorderhaupt entwickelt werden.

II. Kind halb geboren, Kopf tritt nicht ins Becken, Rücken vorn oder seitlich vorn.

Ein beim engen Becken, also beim Mißverhältnis zwischen Kopf und Becken, nicht selten vorkommendes Ereignis. Es handelt sich meist um vorher nicht genügend beobachtete Beckenverengerungen.

Typischer Fall: 25jährig. I. para, II. unvollkommene Fußlage, schlechte HT, ganze Extraktion nach Episiotomie. Die Arme sind gelöst. Bei dem Versuch, anschließend den Veit-Smellieschen Handgriff auszuführen, zeigt sich, daß das gar nicht geht: Man kommt überhaupt nicht an den Hals heran, um ihn gabelförmig umfassen zu können, er steht noch zu hoch hinter der Symphyse.

Unter solchen Umständen auf keinen Fall lange mit Versuchen und Manipulationen aufhalten. Sofort an das einzig Mögliche denken: enges Becken! Der Kopf ist noch gar nicht im Becken, sondern steht noch über dem Becken, er ist oberhalb des BE stecken geblieben. Ein einziger Griff bestätigt diese Annahme: auf den Bauch oberhalb der Symphyse fassen! (Der Bauch muß bei jeder geburtshilflichen Operation steril abgedeckt sein.) Dort fühlt man dann den Kopf noch in seiner ganzen Größe und Härte oberhalb des Beckens stehen!

> **Macht nach der Armlösung die Ausführung des Veit-Smellieschen Handgriffes Schwierigkeiten, sofort an enges Becken denken! Mit der Hand auf den Bauch oberhalb der Symphyse fassen! Kopf steht noch über dem Becken, noch nicht im Becken!**

Abhilfe bringt in zahlreichen Fällen der

Wiegand-Martin-v. Winckelsche Handgriff, kurz
„Dreimännerhandgriff"
genannt.

In die Scheide geht wie beim Veit-Smellieschen Handgriff diejenige Hand ein, nach der das seitlich stehende Gesicht hinsieht.

Diese Hand — und zwar möglichst die ganze Hand — geht von der Bauch-Brustseite her seitlich hinten in die Scheide ein und schiebt sich an der Vorderseite des ausgezogenen Halses entlang, bis sie hoch oben an das Kinn und den Mund herankommt (Abb. 325). Kind reiten lassen.

Mittelfinger in den Mund einführen,

zweiten und vierten Finger von außen auf die Fossae caninae (Jochbeine) legen (Cave Augenverletzung!).

Daumen unter den Unterkiefer setzen und mit dieser Handhaltung **zwei Bewegungen** ausführen:

1. Den **Kopf in den queren Dm drehen,** d. h. so drehen, daß die Pfeilnaht im queren Dm des BE steht, also so, wie sie unter physiologischen Verhältnissen im BE steht.

2. Den Kopf strecken, damit der kleine quere Kopfdurchmesser (Abb. 326), der **bitemporale** (= 8 cm) und nicht der große quere Dm, der biparietale (= 9½ cm) in den Engpaß der zu kurzen Conj. vera zu liegen kommt. — **Beugt** man zu stark, also so, daß das Kinn das Brustbein berührt, so kommt der große (biparietale) Dm des Kopfes in den geraden Dm des Beckens.

Allerdings gilt dieses Vorgehen nur für den Fall des platten, also des geradverengten Beckens sowie für den Fall eines normalen Beckens und eines zu großen Kopfes. Beim

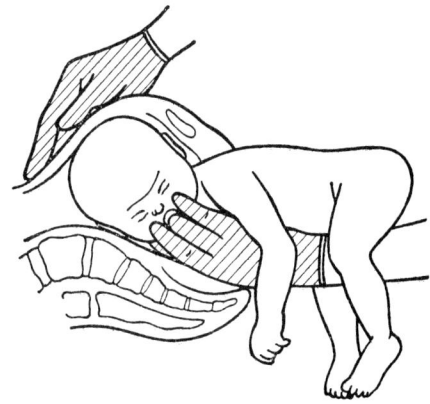

Abb. 325. Wiegand-Martin-v. Winckelscher Handgriff

allgemein verengten Becken muß der Kopf so stark wie möglich gebeugt werden. Die Entscheidung darüber, ob man den Kopf weniger oder mehr beugen muß, um ihn ins Becken hineinzubekommen, ergibt sich bei der Ausführung des W.-M.-v.W.schen Handgriffes gefühlsmäßig.

Sehr wichtig ist es, daß der quergestellte Kopf nicht nur in das Becken hineingezogen, sondern gleichzeitig von außen her, also von den Bauchdecken her, **in das Becken hineingedrückt** wird. Es ist für das Zusammenspiel von Zug und Druck am besten, wenn dieser Druck von außen nicht durch eine Hilfsperson, sondern durch die **freie Hand des Operateurs** ausgeübt wird. Ist der Kopf auf BB angekommen, so wird er durch den Veit-Smellieschen Handgriff herausgeleitet. Die **äußere Hand** faßt jetzt gabelförmig über die Schultern, sobald das möglich ist.

Die **beiden großen Nachteile** dieses Handgriffes:

1. man **verliert kostbare Zeit;** das ist besonders bedenklich, da das Kind in diesem Geburtsabschnitt mit Sicherheit abstirbt, wenn der Eingriff über 4—5 Minuten hinaus dauert:

2. der Kopf geht meist nicht ohne gewisse **Gewaltanwendung** ins Becken hinein. Nicht seltene Folge: so schwere Schädelverletzung des Kindes, daß es abstirbt. Auch Verletzungen der Mutter sind bekannt geworden. — Daraus folgt:

> Bei der BEL muß man sich spätestens im Beginn der Geburt über das Becken klar werden. Liegt ein enges Becken vor, so ist durch **Sektio** zu entbinden, vergleiche die **Indikationsliste auf S. 317.**

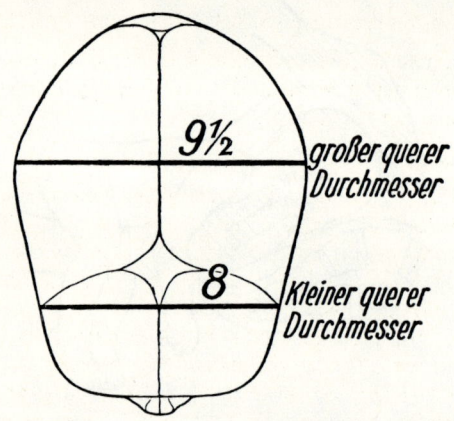

Abb. 326. Die beiden queren Durchmesser des Kopfes

Der Wiegand-Martin-v. Winckelsche Handgriff und der Veit-Smelliesche Handgriff haben eine gewisse äußerliche Ähnlichkeit. Sie unterscheiden sich durch folgendes:

Wiegand-Martin-v. Winckelscher Handgriff:

Zweck: Der **über** dem Becken, also **noch nicht im** Becken stehende Kopf (enges Becken!) soll **in** das Becken **hineingebracht** werden.

Ausführung: Der im geraden oder schrägen Dm stehende Kopf wird in den queren Dm gedreht (Beckeneingang) und (beim platten Becken) zugleich der kleine bitemporale Dm des Kopfes in den Engpaß der Conj. vera hineingebracht.

Veit-Smelliescher Handgriff:

Zweck: Der im Becken, und zwar schon auf Beckenboden stehende Kopf soll **aus** dem Becken **herausgeleitet** werden. Teil der Manualhilfe.

Ausführung: Der meist in einem schrägen Dm stehende Kopf wird in den **geraden** gedreht und zugleich **gebeugt** (entsprechend dem normalen Geburtsmechanismus!) usw. s. S. 114.

356

III. Kind halb geboren, Kopf tritt nicht ins Becken ein, Rücken hinten, Kinn vorn, hinter der Symphyse oder dem horizontalen Schambeinast hängengeblieben (verhakt)

Bei diesem seltenen Zusammentreffen der beiden ungünstigsten BEL-Komplikationen: Kopf über dem Becken, Rücken hinten, ist das Kind in der Regel verloren. Versuchen kann man

zwei Methoden: die Zange am nachfolgenden Kopf oder den umgekehrten Prager Handgriff.

1. Methode: Die Zange am nachfolgenden Kopf. Ausführung s. S. 331.

Da der Kopf in diesem Falle noch über dem BE steht, kann es sich nur um einen hohen Zangenversuch handeln, der selbstverständlich niemals außerhalb der Klinik gemacht werden darf.

2. Methode: Umgekehrter Prager Handgriff.

Da man bei dieser Situation an den Mund nicht herankommen kann, müssen beide Hände außerhalb des Kopfes angreifen. Die dem Rücken entsprechende Hand geht von hinten her an die Schultern heran und umfaßt diese gabelförmig wie beim umgekehrten Veit-Smellieschen Handgriff mit Zeige- und Mittelfinger. Die andere Hand erfaßt die Füße in der Knöchelgegend. Zunächst das Kind an den Schultern und Füßen kräftig nach abwärts ziehen, bis die Nackenhaargrenze sichtbar wird. Sodann soll man mit beiden Händen die Füße erfassen, den kräftigen Zug nach abwärts noch verstärken (Abb. 327) und dann den ganzen Kindskörper ruckartig mit einem Schwung (Abb. 328) im Bogen auf den Bauch

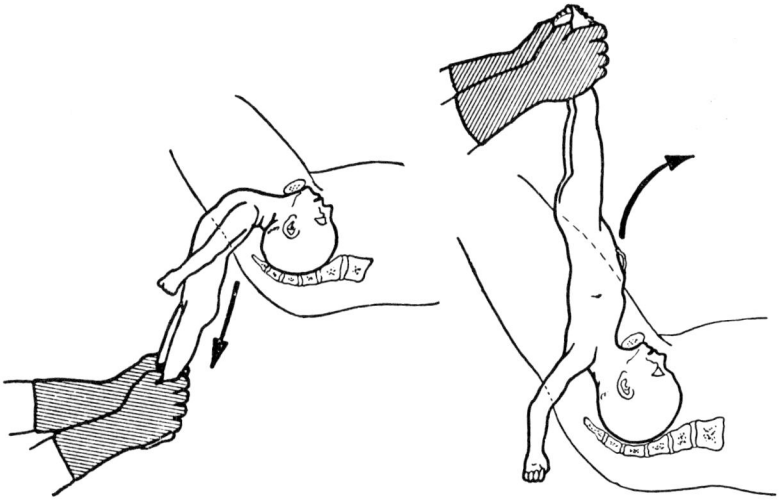

Abb. 327 u. 328. Umgekehrter Prager Handgriff

der Mutter umlegen (= Schleuderbewegung), wobei sich das Kinn von der Symphyse abhakt, frei kommt und der Kopf plötzlich aus der Vulva herausgeschnellt wird. Die Folge ist meist ein DR III, wenn man nicht einen ausgiebigen Scheiden-Dammschnitt gemacht hat. Ich empfehle: Bevor man den Prager Handgriff mit Schwung ausübt, versuche man, ob man das Kinn nicht durch **anhaltendes, kräftiges Ziehen** bei gleichzeitigem **Kristellern** langsam hinter der Symphyse wegziehen kann. — Der umgekehrte Prager Handgriff paßt in unsere neuzeitliche Geburtshilfe nicht mehr hinein. Er darf nur in ganz seltenen Ausnahmefällen als letzter Versuch angewandt werden.

Der Inhalt der folgenden Tabelle ist sehr wichtig und daher genau einzuprägen:

Behandlung der Schwierigkeiten bei der Entwicklung des nachfolgenden Kopfes

	Rücken vorn	Rücken hinten
Kopf im Becken	**Veit-Smelliescher Handgriff**	**Umgekehrter Veit-Smelliescher Handgriff**
Kopf über dem Becken	**Wiegand-Martin-v. Winckelscher Handgriff**	**Zange am nachfolgenden Kopf** oder **Umgekehrter Prager Handgriff**

Nach jeder Extraktion, bei der der Kopfeintritt in das Becken Schwierigkeiten machte, muß die **Uterushöhle ausgetastet** werden.

Tiefer Scheidendammschnitt

= Scheiden-Damm-Beckenbodenschnitt

= Dührssen-Schuchardt-Schnitt

Definition: Seitlich angelegter, ausgedehnter Schnitt durch Scheide, Vulvaring und Damm, der so tief geführt wird, daß auch die tiefe Beckenbodenmuskulatur mit gespalten wird. Hilfsschnitt bei großen geburtshilflichen Eingriffen zur Aufhebung des Beckenbodenwiderstandes.

Bedeutung:

Verkürzung des Geburtskanals auf die Hälfte,
Wegfall der Krümmung (des Knies) des Geburtskanals,
Erweiterung der Scheide auf das Doppelte.

Die außerordentlichen Vorteile dieses so einfachen Schnittes, durch den der Geburtskanal also kurz, gerade und weit wird, sollte sich jeder, der Geburtshilfe treibt, einprägen, damit er im gegebenen Augenblick daran denkt und den Schnitt anwendet.

Anwendung: Überall da, wo **enge Weichteilverhältnisse** vorliegen, vor allem bei **Erstgebärenden**, insbesondere bei alten Erstgebärenden, und wo andererseits die Entwicklung des noch **hochstehenden** vorangehenden Kindsteils durch die **Scheide** nicht zu umgehen ist und möglichst schnell durchgeführt werden soll. Der tiefe Scheidendammschnitt ist daher notwendig

bei der **Wendung** und **Extraktion** aus Quer- oder Kopflage **bei Erstgebärenden,**

bei der **manuellen Extraktion reiner Steißlagen,** besonders bei Erstgebärenden (s. u.); er ist ferner zu empfehlen

bei **schwierigen Zangenextraktionen,** besonders bei den möglichst zu vermeidenden Zangen: bei hoher Zange, Zange aus BM mit ungünstiger Kopfeinstellung: bei Hinterer Hinterhauptslage, Vorderhauptslage, Gesichtslage, Stirnlage (!); bei der **Embryotomie;** bei der **Hysterotomia anterior** (vaginale Schnittentbindung) besonders **Erstgebärender,** einer Operation, die man wegen der unvorbereiteten Weichteile bei Erstgebärenden möglichst umgehen soll.

Bei **reinen Steißlagen** ist die **manuelle Extraktion** auch bei Mehrgebärenden eine der allerschwierigsten Operationen, wenn man den Steiß zum Herunterholen eines Fußes nicht mehr aus dem Becken herausschieben kann (s. S. 345, Fall 6/3 und 6/4). Schon das Herankommen an die vordere Hüfte, an der man jetzt mit eingehaktem Finger extrahieren muß, ist eine Schwierigkeit für sich. Erst recht unangenehm wird diese Extraktion, wenn sich dabei die Arme hochschlagen.

‖‖‖ Alle diese Schwierigkeiten sind Weichteilschwierigkeiten! Sie verschwinden mit einem Schlage, wenn man gleich zu Anfang der Operation einen ausgiebigen Scheidendammschnitt anlegt.

Meines Erachtens wird der tiefe Scheidendammschnitt zu wenig angewandt.

Ausführung: Der Schnitt wird stets links angelegt. Wichtig ist zunächst das kräftige Anspannen des linken seitlichen Scheiden- und Dammteils. Hat man niemanden zur Hilfe, so spannt man sich das Gewebe mit dem zweiten und dritten Finger der linken Hand selbst an. Ist Assistenz vorhanden, so hakt der Operateur den Zeigefinger seiner linken Hand in der Gegend der hinteren Kommissur in die Scheide und läßt den Assistenten mit seinem rechten Zeigefinger seitlich einhaken und kräftig nach auswärts ziehen (Abb. 329).

Nun werden mit einem scharfen und nicht zu kleinen Messer Scheide, Damm und Beckenboden mit 3—4 langen, zügigen Schnitten von innen nach außen gespalten. Man beginnt im mittleren Teil der Scheide links seitlich von der

Columna rugarum — s. die Schnittführung in der Abb. 329 —, durchtrennt dann den Vulvaring etwa 2—3 cm links von der hinteren Kommissur und geht in geradem Schnitt weiter in Richtung auf die Gegend zwischen Tuber ossis ischii und After, oder im flachen Bogenschnitt zwei Finger breit am After vorbei. Das Ergebnis zeigt Abb. 330.

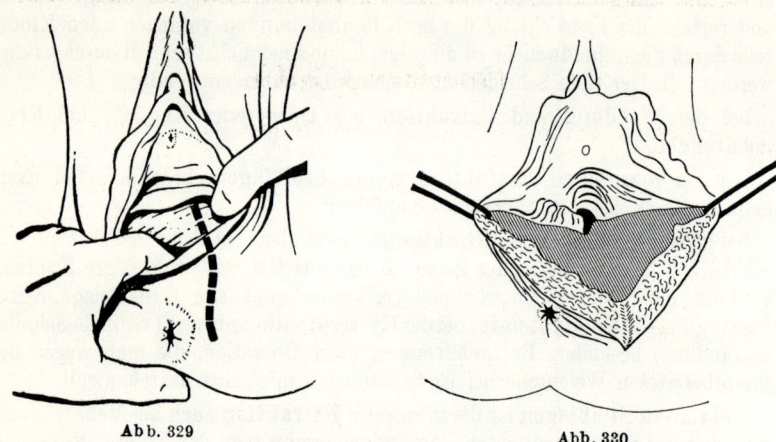

Abb. 329.   Abb. 330.

Abb. 329. Dührssen-Schuchardt-Schnitt. Schnittlinie: ▬ ▬ ▬ ▬ ▬
Abb. 330. Ausgeführter Dührssen-Schuchardt-Schnitt

Beim Anlegen dieses langen und tiefen Scheidendammschnittes besteht eine **Gefahr**, nämlich die der **Verletzung des Mastdarmes**. Dieser Gefahr kann man mit Sicherheit begegnen, wenn der Operateur mit seinem Finger in der Scheide den Mastdarm energisch aus der Schnittlinie wegschiebt. Dem weniger Geübten empfehle ich, zunächst nur den geraden Schnitt auszuführen.

Anatomie: Der Schnitt geht durch Schleimhaut und Haut, den M. bulbocavernosus, den M. transversus perinei profundus und einen mehr oder weniger großen Teil des M. levator ani.

Naht: Zur Naht läßt man sich zweckmäßig die große Wunde mit zwei eingesetzten Kugelzangen breit auseinander halten. Die Blutung ist meist nicht besonders stark. Einige blutende Gefäße werden nach Entwicklung des Kindes abgeklemmt und umstochen. Die Naht ist einfach. Eine Reihe von versenkten Katgutnähten für die Tiefe mit sehr großer Nadel. Dann weiter wie bei einer Episiotomie. Allerdings ist sehr zu beachten, daß man auch beim Nähen und zwar beim Legen der tiefen, versenkten Nähte den **Mastdarm sehr leicht mitfassen und verletzen** kann. Das dem Mastdarm aufliegende Gewebe muß daher ganz flach und tangential gefaßt werden. Zum Schluß Kontrolle des Mastdarms durch Einführen des Fingers.

> Gerade bei dieser großen Wunde ist aber sehr darauf zu
> achten, daß beim Legen der tiefen Nähte keine Wundtaschen
> entstehen. Vgl. Dammnaht! (S. 216). Stets einen Drain in den
> unteren Wundwinkel einnähen.

Querlage (QuL)

Definition: QuL = jede Kindslage, bei der die Achse des Kindes die der
Mutter in einem rechten oder spitzen Winkel (= Schräglage, Schieflage)
schneidet. Der geringste Grad der Schräglage ist der abgewichene Kopf.

Einteilung: Man unterscheidet

    nach der Lage des **Kopfes:**

        Kopf links = **I. QuL**
        Kopf rechts = **II. QuL**

    nach der Stellung des **Rückens**

        Rücken vorn   = **dorsoanteriore QuL** (am häufigsten)
        Rücken hinten   = **dorsoposteriore QuL**
        Rücken funduswärts = dorsosuperiore QuL
        Rücken beckenwärts = dorsoinferiore QuL.

Viel häufiger sind Übergangsstellungen (Brakemann) zwischen diesen Haupt-
stellungen.

Häufigkeit: QuL machen etwa 1% aller Geburten aus.

Vorkommen: zu etwa 75% bei **Mehrgebärenden,**
            zu etwa 25% bei **Erstgebärenden** (Gaethgens).

Ätiologie: QuL finden sich

1. bei (abnorm) großer Bewegungsmöglichkeit des Kindes:
Mehr- und Vielgebärende (Uteruswand und Bauchdecken schlaff und nachgiebig, 40% aller Entstehungsursachen), Frühgeburten (kleine Frucht bei
verhältnismäßig großer Fruchtwassermenge), Hydramnion, totes Kind, zweiter
Zwilling.

2. bei Hindernissen für die normale Einstellung in den BE:
a) **Enges Becken. Bei jeder QuL, bes. bei Erstgebärenden, an enges
   Becken denken!**
b) **Placenta praevia.**
c) **Zwillinge.**
d) **Anomalien des Uterus** (z. B. **Uterus arcuatus, Myom des Uterus**).

Prognose: Über zwei Dinge muß man sich bei der Übernahme jeder Querlagengeburt klar sein:

1. **Jede Querlage ist eine gebärunfähige, absolut ungünstige Lage, da nur ein in Längslage liegendes Kind spontan geboren werden kann. Daher: Jede Querlage gehört in die Klinik!**
2. Jede Gebärende, die ihr Kind nicht von selbst zur Welt bringen kann, muß zugrunde gehen, wenn ihr nicht geholfen wird. **Deswegen bedeutet jede nicht erkannte oder sich selbst überlassene Querlage den sicheren Tod für Mutter und Kind.** Die Mutter und damit das Kind gehen infolge Uterusruptur oder an Sepsis zugrunde, wenn nicht rechtzeitig und richtig eingegriffen wird. **Das Kind ist bei der QuL allein schon durch die falsche Lage gefährdet, auch schon in den letzten Wochen der Schwangerschaft (s. unten).**

Darüber muß also Klarheit herrschen: Auch ohne daß im Augenblick eine akute Gefährdung von Mutter und Kind zu bestehen braucht, muß bei jeder Querlage einmal in ihrem Verlauf nach den geltenden geburtshilflichen Regeln aktiv eingegriffen werden, d. h. die Querlage wird entweder durch **Wendung** in eine Längslage umgewandelt, oder es wird eine **Sektio** ausgeführt.

Mortalität

der **Mütter:** 1—3%,

der **Kinder:** Sie hängt entscheidend ab von dem angewandten Entbindungsverfahren. Bei der alten klassischen Methode (Wendung und Extraktion) ist die kindliche Mortalität erschreckend hoch, nämlich 40—50%. Deswegen bevorzugt man heute bei bestimmten Indikationen (S. 378) die Schnittentbindung, wodurch die kindliche Mortalität auf 5—7% gesenkt werden kann (S. 377).

Jede Querlage ist an sich — früher oder später — eine Indikation zu einem Eingriff. Geburt ohne Kunsthilfe ist bei Querlage nicht möglich.

Von dieser Regel gibt es zwei seltene Ausnahmen:

1. die **Selbstwendung** und
2. die **Selbstentwicklung** (Evolutio spontanea), d. h. die **spontane** Entwicklung einer Querlage. Beides sind Ereignisse von so seltenem Vorkommen, **daß damit in der Praxis niemals gerechnet werden darf.** Man unterscheidet bei 2:

drei Arten der Selbstentwicklung:

a) **nach Douglas** (1819): Der Kopf bleibt **über** der Symphyse hängen, der Hals (= Hypomochlion) steht **hinter** der Symphyse, und eine Schulter wird durch die Wehenkraft **unter** die Symphyse gedrückt (Abb. 331). Der übrige Körper, also der Rumpf mit den Beinen, wird aus der Kreuzbeinhöhle heraus an der unter der Symphyse stehenden Schulter vorbei aus dem Becken herausgetrieben. Zum Schluß folgen Schultern und Kopf. Charakteristisch ist, daß die Abknickung bei dem Douglasschen Modus im **oberen** Teil der Wirbelsäule liegt.

b) **nach Denman** (1785): Eine Schulter wird seitlich auf eine Beckenschaufel gedrückt, steht also nicht unter, sondern **hinter** der Symphyse. Der Kopf steht noch **höher** seitlich. Der Unterschied gegenüber dem **Douglas**schen Modus besteht vor allem auch darin, daß bei diesem die Abknickung im **oberen** Teil der Wirbelsäule liegt, während beim **Denman**schen Modus der **untere** Teil, meist die Lendenwirbelsäule, am stärksten abgeknickt ist. Unter Höhertreten der Schulter werden Steiß und Beine des Kindes gewissermaßen unter der oberen Rumpfhälfte her herausgepreßt.

c) **Geburt conduplicato corpore,** Geburt mit gedoppeltem Körper (J. G. Roederer, 1756): Das Kind wird wie ein Taschenmesser zusammengeklappt und unter Beibehaltung dieser Haltung (geschlossenes Taschenmesser) herausgepreßt. Die stärkste Abknickung liegt in der **Brustwirbelsäule.** Der Kopf des Kindes wird dabei tief in seinen Bauch hineingepreßt (Abb. 332).

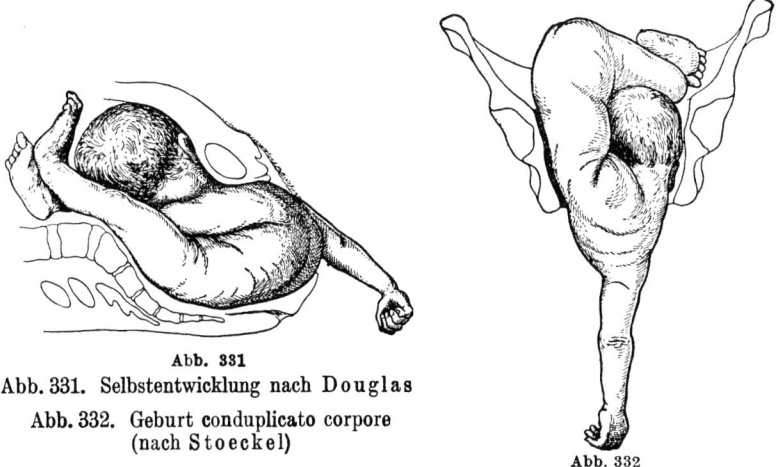

Abb. 331

Abb. 331. Selbstentwicklung nach **Douglas**

Abb. 332. Geburt conduplicato corpore
(nach **Stoeckel**)

Abb. 332

Eine solche **spontane** Geburt stellt bei Querlagen, wie gesagt, eine **sehr große Ausnahme** dar. Sie kommt nur bei sehr kleinen Kindern (Zwilling, Frühgeburt) oder mazerierten Früchten vor und setzt sehr kräftige Wehen und ein weites Becken voraus.

Verlauf der Querlagengeburt in drei Phasen

Den Verlauf der Querlagengeburt teile ich aus praktischen und pädagogischen Gründen in drei verschiedene Phasen ein, die sich durch eine **sehr verschieden große Gefährlichkeit** für Mutter und Kind unterscheiden. Diese drei Phasen muß man genau kennen, wenn man nicht grobe Fehler machen will.

I. Phase = Zeit der stehenden Blase

Warum ist die Mutter in der Phase I nicht in Gefahr?

Weil die größte Gefahr bei der Querlage, die Schultereinkeilung, erst **nach dem Blasensprung** beginnen kann. Erst dann kann der vorliegende Teil, nämlich die **Schulter,** ins Becken eintreten, in ihm **tiefer** treten und schließlich, wenn nicht

I. Phase = Zeit der stehenden Blase	Gefahren frei e Phase für die Mutter	
	Gefahrenphase für das Kind	
II. Phase = Beginn mit dem Blasensprung	Gefahrenphase für Mutter und Kind	
III. Phase = Beginn in dem Augenblick, in dem der Muttermund vollständig wird	Katastrophenphase für Mutter und Kind	

rechtzeitig sachgemäße Hilfe kommt, durch reflektorisch verstärkte Wehen in das kleine Becken hineingetrieben und dort so fest **eingekeilt** werden, daß man sie nun nicht mehr zurück- und hinausschieben kann. Es ist dann jener Zustand eingetreten, den man als **verschleppte Querlage** bezeichnet, ein Zustand, aus dem heraus in jedem Augenblick die Katastrophe, die Ruptur der Uteruswand (= sehr oft gleichbedeutend mit dem **Tod der Mutter**) erfolgen kann. **Den Eintritt der Schulter ins Becken vermeiden heißt also, die Hauptgefahr bei der Querlage vermeiden.**

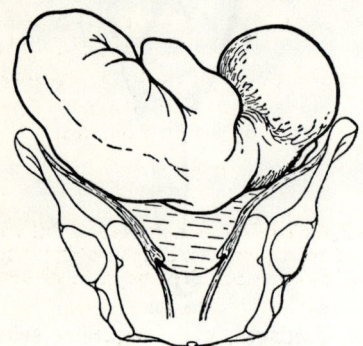

Abb. 333. I. Dorsoanteriore Querlage bei stehender Blase (nach Bumm)

Solange die Blase steht, „**schwebt**" die Schulter über dem Eingang zum (kleinen) Becken (Abb. 333). Die stehende Blase hindert also die Schulter daran, ins Becken einzutreten. Es kann sich somit in dieser Phase eine Verschleppung nicht einmal **anbahnen**. Also:

> **Solange die Blase steht, ist bei der Querlage für die Mutter noch keine direkte Gefahr vorhanden!**

Demnach muß die erste Frage zur Klarstellung der Situation bei einer Querlage lauten: **Steht die Blase noch oder ist sie schon gesprungen?**

Inwiefern ist aber das Kind in der Phase I schon in Gefahr?
Es ist eine wichtige Erfahrungstatsache, daß die Querlagenkinder auch in der Phase I schon sehr gefährdet sind. Sie können auch bei stehender Blase und sogar vor Wehenbeginn leicht absterben.

> Offenbar genügt schon die quere Verziehung des Uterus und die damit verbundene Abknickung der Plazenta (Folge: ungünstige Hämodynamik), um das Kind erheblich zu schädigen. Das Querlagenkind ist also schon vorgeburtlich gefährdet!

Überwachung des gefährdeten Kindes: S. 377.

Untersuchung in der Phase I

Es muß bei der Untersuchung und auch sonst in der Phase I unter allen Umständen alles vermieden werden, was die **Blase zum Springen bringen könnte.** Je länger sie stehend erhalten werden kann, um so länger ist die Kreißende mit Querlage noch außerhalb der Gefahrenphase. Mit dem Blasensprung kommt die Kreißende schlagartig in die Gefahrenphase. Deswegen soll — wenn irgend möglich — in der Phase I auch die rektale Untersuchung vermieden werden (eine vaginale Untersuchung kommt in dieser Phase überhaupt nicht in Frage) und die Diagnose der Querlage möglichst allein durch äußere Handgriffe gestellt werden. Denn die rektale Untersuchung, selbst wenn sie vorsichtig und zart ausgeführt wird, bringt die Blase bei Querlage leicht zum Springen. Man beschränke sich daher möglichst auf die **äußere Untersuchung** mit den

5 Kennzeichen der Querlage (Abb. 334):

1. Fehlen eines vorangehenden Teils.

Versucht man mit einer Hand oberhalb der Symphyse den vorangehenden Teil zu fassen (= **3. Leopoldscher Handgriff**), so fällt sofort auf, daß das „Kopfgefühl" fehlt, man fühlt überhaupt keinen vorangehenden großen Kindsteil. Dasselbe gilt auch für den **4. Leopoldschen Handgriff:** Drängt man mit den Fingerspitzen der flach auf die Bauchdecken gelegten Hände langsam in die Tiefe, so ist dort von einem Kopf oder Steiß nichts zu fühlen.

Das Leitsymptom der Querlage ist der leere Beckeneingang!

2. Leib mehr queroval als längsoval ausgedehnt.

3. Der Fundus uteri steht auffallend tief, manchmal nur wenig über Nabelhöhe.

Die Entfernung des Fundus vom rechten Rippenbogen ist viel größer, als nach dem Stande der Schwangerschaft zu erwarten wäre.

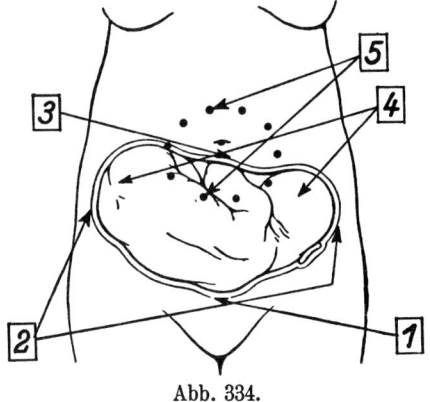

Abb. 334.
Die ⑤ Kennzeichen der Querlage bei der äußeren Untersuchung

4. Auf beiden Seiten des querovalen Uterus fühlt man **große Teile,** auf der einen den Kopf, auf der anderen den Steiß.

5. Herztöne: am deutlichsten meist in der nächsten Umgebung des Nabels, manchmal etwas darunter oder darüber. Nicht selten sind bei QuL die HT überhaupt nicht oder nur **schlecht zu hören,** ohne daß das Kind geschädigt ist.

Merke: Das Nichthören kindlicher HT ist kein sicheres Zeichen dafür, daß das Kind nicht mehr lebt!
In vielen Fällen genügt die äußere Betrachtung und Abtastung des Leibes, um die QuL zu erkennen. Niemals aber genügt das Vorhandensein eines der drei ersten Zeichen **allein,** um die Diagnose der QuL zu stellen, besonders auch nicht das 1. Zeichen allein: **Fehlen eines vorangehenden Teils.**

Nur in Ausnahmefällen, d. h. wenn man sich mit der äußeren Untersuchung nicht über die Art der Lage klar werden kann, wird **rektal** untersucht. Selbstverständlich darf außerhalb der Klinik in der Phase I niemals **vaginal** untersucht werden (Blase! Infektion!).

> **Solange die Blase steht, darf bei Querlage in der Außenpraxis nur äußerlich, dagegen**
> **vaginal: niemals,**
> **rektal: nur in unklaren Fällen untersucht werden.**

In unklaren Fällen ist **rektal** festzustellen:
1. ob das Becken leer ist,
2. wie groß der Mm ist und
3. ob das Promontorium mit dem Finger erreichbar ist (= enges Becken).

Dabei ist vor allem Beantwortung der einen Frage wichtig: Steht der Kopf, den man bei äußerer Abtastung aus irgendwelchen Gründen (dicke Bauchdecken) von oben nicht mit Sicherheit über dem Beckeneingang und auch nicht auf einer Seite fühlen konnte, vielleicht schon tief im Becken, so daß man ihn deswegen von außen nicht tasten konnte? Fühlt man dann rektal den Kopf nicht im Becken, so ist unter diesen Umständen eine Quer- oder Schräglage mit Sicherheit anzunehmen. Man sollte aber grundsätzlich stets versuchen, auch ohne rektale Untersuchung zur Diagnose der Querlage zu kommen.

II. Phase = Gefahrenphase:

Beginn mit dem Augenblick des Blasensprungs

Mit dem Blasensprung (Abb. 335) setzen bei der Querlage die Möglichkeiten für Komplikationen mit einem Schlage gehäuft ein:

1. Die Hauptgefahr: die Schultereinkeilung. Solange die Blase steht, kann die Schulter nicht ins Becken eintreten: die Schulterspitze schwebt über dem Beckeneingang (Abb. 333). Mit dem Blasensprung fließt das Fruchtwasser ab, und die dem BE nahestehende Schulter wird gegen das kleine Becken hin und schließlich, wenn nichts dagegen unternommen wird, in dieses hineingedrückt (Abb. 335, Pfeil!). Der Blasensprung ist also der Augenblick, von dem ab sich der gefürchtete Endzustand, das katastrophale Ereignis der eingekeilten Schulter (Abb. 346), also der verschleppten Querlage, anbahnt.

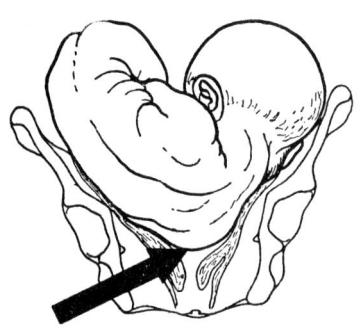

Abb. 335. I. Querlage, Blase vorzeitig gesprungen, **Hauptgefahr:** eine Schulter senkt sich in das kleine Becken (Pfeil!)

2. Schlechte HT, Absterben des Kindes: Daß die Querlagenkinder schon **vor** dem Blasensprung wegen der Abknickung der Plazenta gefährdet sind, wurde schon gesagt. Fraglos wird die Plazenta **nach** dem Wasserabfluß beim Blasensprung **noch stärker abgeknickt,** woraus sich das gar nicht seltene **Absterben der Querlagenkinder** unter diesen Umständen erklärt.

3. Der Vorfall eines Armes (Abb. 336):

Daß der vorn liegende Arm sich nach dem Blasensprung in den Halskanal oder in die Scheide herabsenkt, also vorfällt, ist bei der Querlage ein sehr häufiges Ereignis (20—30%), dem zunächst keine allzu große Bedeutung beigemessen wird. Der Armvorfall stellt aber immerhin eine gewisse Gefahr dar und sogar in doppelter Beziehung. Einmal dadurch, daß die Schulter durch den Arm als Führungsachse schneller in den Geburtskanal hineinzentriert wird. Das gefürchtete Ereignis der Schultereinkeilung ins Becken kann also durch den Armvorfall vorbereitet und beschleunigt werden. Andererseits wird das Kind aber dann in unmittelbare Gefahr gebracht, wenn

4. neben dem Arm die Nabelschnur vorfällt: Der Vorfall der Nabelschnur allein ist bei Querlagen genau wie der Armvorfall etwas Häufiges und kommt in etwa 10—20% der Fälle vor. Der Nabelschnurvorfall bei QuL ist aber kein so alarmierendes Ereignis wie bei der Schädellage, da die vorgefallene Nabelschnur zunächst nicht komprimiert wird. Fällt aber neben der Nabelschnur ein Arm vor oder senkt sich die Schulter gegen den Beckeneingang, so kommt es unweigerlich zur Abquetschung der Nabelschnur und damit zur **akuten Lebensgefahr für das Kind.**

5. Erschwerung der Wendung.

6. Die aufsteigende Infektion, die jeder vor- und frühzeitige Blasensprung bei länger andauernder Geburt mit sich bringt, wird hier an die letzte Stelle gesetzt, weil bei der Querlage die mechanischen Gefahren zunächst durchaus im Vordergrund stehen.

Untersuchung in der Phase II (Klinik)

Bei gesprungener Blase kommt man weder mit der äußeren noch mit der rektalen Untersuchung aus. **Allein die vaginale Untersuchung führt jetzt zum Ziel.** Und zwar muß vor allem deswegen **vaginal** untersucht werden, weil jetzt nach Blasensprung die **zweifelsfreie, ganz sichere** Feststellung der Muttermundsgröße, vor allem die Frage, ob er **vollständig** erweitert ist oder nicht, von entscheidender Bedeutung ist (s. S. 373). Sobald die Blase springt, ist **vaginal** festzustellen:

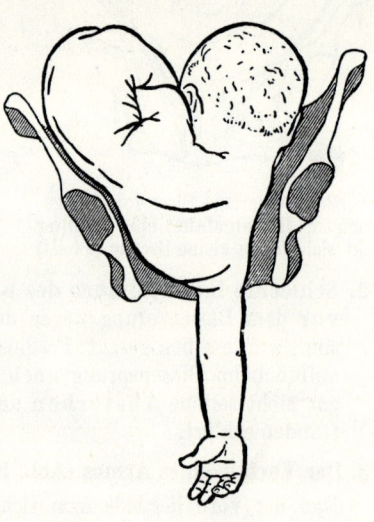

Abb. 336. Armvorfall bei I. Querlage

1. die **Größe des Muttermundes,**
2. die **Lage des Kopfes,**
3. die **Lage des Rückens,**
4. ob ein **Arm** oder ein **Fuß** im Begriff ist vorzufallen,
5. ob **die Nabelschnur** zu tasten ist, ob also mit einem Nabelschnurvorfall zu rechnen ist,
6. welche **Ursache** für die Querlage vorliegt.

Genaueste Diagnose ist jetzt entscheidend wichtig!

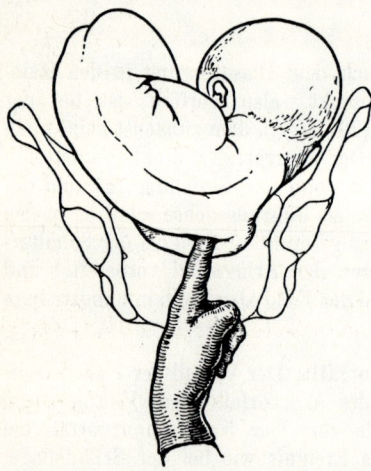

Abb. 337. Lagebestimmung des Kopfes durch Betastung der Achselhöhle: Die Achselhöhle ist nach der Seite geschlossen, auf der der Kopf liegt

Das Übersehen eines vollständig eröffneten Muttermundes in der Phase II, also bei gesprungener Blase, kann — wie wir noch sehen werden — schon wenige Minuten später zur Einkeilung der Schulter führen. In diesem entscheidenden Augenblick wird sich also wohl auch der Erfahrenste nicht auf die rektale Größenbestimmung des Muttermundes verlassen wollen. Wenn sich die Kreißende der vaginalen Untersuchung widersetzt oder wenn sie preßt, so darf man auf keinen Fall deswegen die vaginale Untersuchung aufgeben wollen. **Das wäre ein völlig unangebrachtes und für die Frau sehr gefährliches Mitleid.** Man muß jetzt Klarheit haben, und deswegen **muß** jetzt **vaginal** untersucht werden, wenn nicht ohne, dann **mit** Chloräthylrausch.

In der **Klinik** kommt es zunächst darauf an, den Blasensprung zu bestätigen und festzustellen, **wie groß der Muttermund** ist. Blasensprung bei wenig eröffnetem Mm ist heute eine Indikation zur **Schnittentbindung** (S. 378).

Einzelheiten zur vaginalen Untersuchung

A. Querlagen ohne Armvorfall

Bei QuL ohne Armvorfall ergibt sich die genaue Lagebestimmung der QuL aus der Lagebestimmung des Kopfes und der des Rückens.

1. Lagebestimmung des Kopfes: Sie ergibt sich aus der Betastung der Achselhöhle (Abb. 337): **Die Achselhöhle ist nach der Seite geschlossen, auf der der Kopf liegt,** also:

Achselhöhle nach **links** geschlossen (Abb. 338 u. 340) = **I.** Querlage,
Achselhöhle nach **rechts** geschlossen (Abb. 339 u. 341) = **II.** Querlage.

2. Lagebestimmung des Rückens: Abtasten des Rumpfes vor und hinter der Achselhöhle:

bei **dorsoanterioren** Lagen (Abb. 338 u. 339)
fühlt man **vorn** ein Schulterblatt und die Dornfortsätze der Wirbelsäule,

bei **dorsoposterioren** Lagen (Abb. 340 u. 341)
fühlt man **vorn** Rippenbogen, Schlüsselbein, Bauchwand und Ansatz der Nabelschnur.

Es ist zwar etwas schülerhaft, aber trotzdem sehr zu empfehlen, sich selbst im Uterus liegend vorzustellen. Mit dieser Vorstellung werden auch die folgenden schematischen Zusammenstellungen klarer, die sich nicht nur im Phantomkurs, sondern auch in der Praxis bewährt haben.

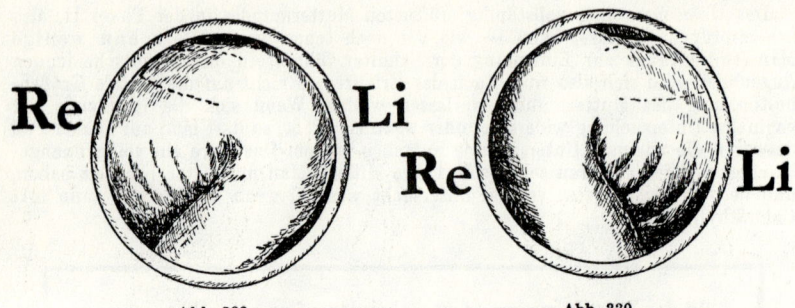

Abb. 338   Abb. 339

Abb. 338. Achselhöhle nach links geschlossen, Rücken vorn.
Diagnose: **I. dorsoanteriore Querlage**

Abb. 339. Achselhöhle nach rechts geschlossen, Rücken vorn.
Diagnose: **II. dorsoanteriore Querlage**

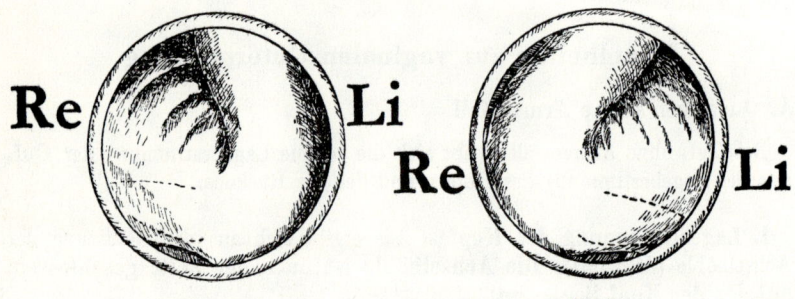

Abb. 340   Abb. 341

Abb. 340. Achselhöhle nach links geschlossen, Rücken hinten.
Diagnose: **I. dorsoposteriore Querlage**

Abb. 341. Achselhöhle nach rechts geschlossen, Rücken hinten.
Diagnose: **II. dorsoposteriore Querlage**

Schema zu A. Querlagen ohne Armvorfall:

Achselhöhle schließt sich	Man tastet vorn	Abb.	Diagnose
nach links	Schulterblatt, Dorn-	338	**I.** dorsoanteriore QuL
nach rechts	fortsätze	339	**II.** dorsoanteriore QuL
nach links	Schlüsselbein, Rippen,	340	**I.** dorsoposteriore QuL
nach rechts	Rippenbogen, Bauch- wand,Nabelschnuransatz	341	**II.** dorsoposteriore QuL

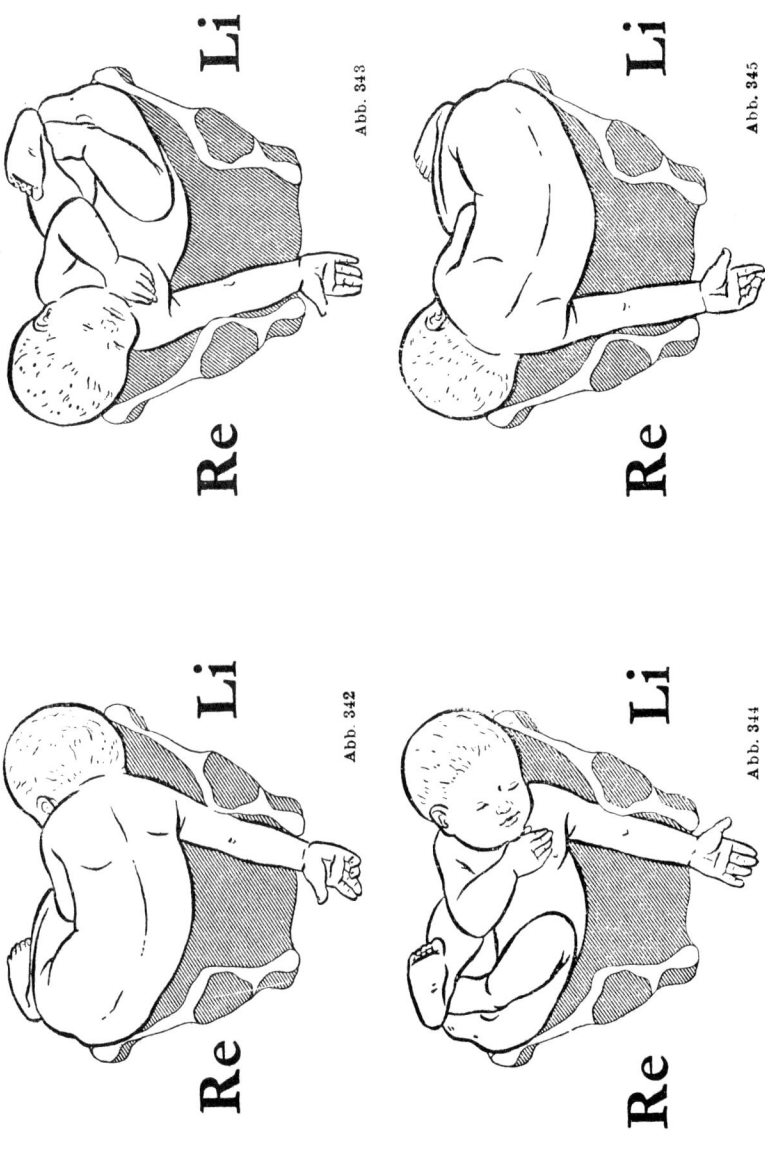

Li

Abb. 343

Li

Abb. 345

Re

Re

Re

Li

Abb. 342

Re

Li

Abb. 344

Abb. 342—345. Lagebestimmung der Querlage durch Seitenbestimmung des vorgefallenen Armes und durch Lagebestimmung des Kopfes

B. Querlagen mit Armvorfall

Ist bei der QuL ein **Arm vorgefallen**, so ist die Lagebestimmung wesentlich **leichter**. Beachte: **Arm niemals zurückzustopfen versuchen! Arm sofort anschlingen!** Bei vorgefallenem Arm ergibt sich die genaue Lagebestimmung der QuL aus der Seitenbestimmung des Armes und aus der Lagebestimmung des Kopfes.

Seitenbestimmung des vorgefallenen Armes (abgesehen von ganz seltenen Fällen kann nur der Arm vorfallen, dessen Schulter vorliegt): Paßt beim Handgeben die vorgefallene Hand zur Hand des Untersuchers, so sind die Hände gleichnamig und umgekehrt. Besser ist folgende **Regel:** Handinnenfläche der vorgefallenen Hand nach vorn drehen; zeigt dann der Daumen nach der rechten Seite der Mutter, so ist der vorgefallene Arm der rechte und umgekehrt (siehe Abb. 342).

Wir kennen vier praktische Möglichkeiten der QuL, nämlich

die **I.** dorso**anteriore** und die **I.** dorso**posteriore** QuL,

die **II.** dorso**anteriore** und die **II.** dorso**posteriore** QuL.

Ist der vorgefallene Arm bestimmt worden, so bleiben von diesen vier praktischen Möglichkeiten nur noch zwei übrig, denn (das macht man sich am besten an Hand der Abb. 342—345 klar)

der **rechte** Arm kann nur vorfallen

bei **I.** dorso**anteriorer** QuL (Abb. 342)

und bei **II.** dorso**posteriorer** QuL (Abb. 343),

der **linke** Arm kann nur vorfallen

bei **I.** dorso**posteriorer** QuL (Abb. 344)

und bei **II.** dorso**anteriorer** QuL (Abb. 345).

Welche von diesen **zwei** Möglichkeiten bei einem Armvorfall vorliegt, ergibt die Lagebestimmung des Kopfes durch vaginale Feststellung der Richtung des Achselschlusses.

Schema zu B. Querlagen mit Armvorfall:

Vorgefallen	Achselhöhle schließt sich	Abb.	Diagnose
rechter Arm	nach links	342	**I.** dorsoanteriore QuL
	nach rechts	343	**II.** dorsoposteriore QuL
linker Arm	nach links	344	**I.** dorsoposteriore QuL
	nach rechts	345	**II.** dorsoanteriore QuL

III. Phase = Katastrophenphase, SOS-Phase:

Beginnt in dem Augenblick,
in dem der Muttermund vollständig eröffnet ist

Es ist allgemein anerkannt, daß der Blasensprung bei der Querlage ein sehr entscheidender Moment ist (= Beginn der Gefahrenphase). Viel weniger bekannt ist leider, daß ein mindestens ebenso **wichtiger Augenblick im Verlauf der Querlage derjenige ist, in dem der Muttermund vollständig wird.** Das Vollständigwerden des Muttermundes bedeutet den Übergang der Eröffnungsperiode in die Austreibungsperiode, zugleich aber auch — und das ist nachdrücklichst einzuprägen — den **Übergang der Gefahrenphase in die Katastrophenphase.** Während der Eröffnungsperiode kann sich nach Blasensprung wohl eine Verschleppung anbahnen, sie bildet sich aber in dieser Periode so gut wie niemals aus. Zur endgültigen Einkeilung der Schulter und damit zur Verschleppung kommt es erst in der Austreibungsperiode, d. h. also nach Vollständigwerden des Muttermundes. Und das Wichtigste: Mit dem Vollständigwerden des Muttermundes kann die Verschleppung „mit Riesenschritten" vorangehen. Nach meiner eigenen Erfahrung kann sich der Endzustand, die Verschleppung, nach Vollständigwerden des Muttermundes in wenigen Minuten ausbilden.

Man muß aber auch aussprechen, daß manchmal mehrere und sogar viele Stunden zwischen dem Vollständigsein des Mm und dem endgültigen Einkeilen der Schulter, also der Verschleppung, vergehen können. Der Grund ist immer der, daß die einkeilenden Wehen, die Wehen, die zur Herbeiführung des Endzustandes, der Verschleppung, notwendigerweise auftreten müssen, noch nicht eingesetzt haben.

> **Ob bei vollständig eröffnetem Muttermund die Verschleppung der Querlage nach wenigen Minuten oder nach vielen Stunden einsetzt, ist von dem Zeitpunkt des Auftretens der einkeilenden Wehen abhängig, ist also niemals vorauszusehen.**

Mit jeder einkeilenden Wehe zieht sich der Uterus enger und fester um das Kind zusammen. Die Muskulatur schiebt sich ineinander, verstärkt dadurch die Wanddicke des Fundus (Pfeil 1, Abb. 346) und vermindert die des unteren Uterinsegments (Pfeil 2). Das Kind, das zum großen Teil in diesem mehr und mehr überdehnten Durchtrittsschlauch sitzt (Pfeil 2!) wird in seiner ungünstigen Zwangslage nicht nur festgehalten, indem Kopf und Steiß seitlich gegen die Beckenschaufeln gepreßt werden, sondern es kommt mit jeder weiteren Wehe zu einer **Abknickung der Fruchtachse,** und zwar meist in der am leichtesten verbiegbaren Halswirbelsäule. Das Tiefertreten der Schultern bewirkt reflektorisch eine Verstärkung der Wehen, es kommt zu immer heftigeren Wehen, die sich allmählich zu fast pausenlos auftretenden **Krampfwehen** und schließlich zum **Tetanus uteri** (pausenlose, heftigste

Dauerkontraktionen) steigern. Diese Krampfwehen keilen die vorangehende Schulter so tief in das kleine Becken ein, daß sie mit keinem Mittel mehr herausgeschoben werden kann.

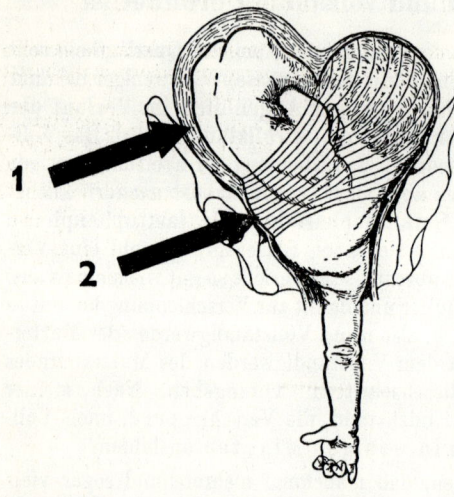

Damit ist der Endzustand jeder unbehandelten oder falsch behandelten QuL eingetreten, die

verschleppte Querlage

hat sich ausgebildet (Abb. 346).

Abb. 346. I. Verschleppte Querlage mit Vorfall des rechten Armes. Das untere Uterinsegment ist zirkulär und longitudinal stärkstens gedehnt (2) und steht kurz vor der Zerreißung. Der Hohlmuskel des Korpus ist maximal kontrahiert (1) und hat sich hoch über dem Kindskörper zurückgezogen.

Unter **verschleppter Querlage** verstehen wir den **lebensgefährlichen Endzustand einer falsch oder gar nicht behandelten Querlage**, bei der das Kind von dem längs und quer stark überdehnten unteren Uterinsegment so fest umklammert wird, daß die geringste Bewegung des Kindes durch die Hand des Arztes zur Zerreißung des Uterus führen muß (s. Abb. 346).

Untersuchung in der Phase III

Ob eine Verschleppung nur eingeleitet ist, ob der Uterus noch auf die einkeilenden Wehen gewissermaßen wartet oder ob eine QuL schon als ausgesprochen verschleppt bezeichnet werden muß, läßt sich in manchen Fällen durchaus nicht so ohne weiteres sagen.

Die entscheidende Frage ist die, ob Zeichen einer **drohenden Uterusruptur** vorhanden sind oder nicht. Sind sie vorhanden, so ist die Situation eindeutig klar. Ein Beispiel für einen solchen

Befund: 35jährige I. para, aus der Scheide hängt der blaurötlich verfärbte (linke) Unterarm. Die Kreißende ist sehr unruhig, sieht blaß und ängstlich aus. Die Wehen, die sehr kräftig sind und sehr rasch aufeinanderfolgen, werden als außerordentlich schmerzhaft empfunden. Schlechtes Allgemeinbefinden. Temp. 38,9, Puls 120, leicht unterdrückbar, unregelmäßig. Es geht übelriechendes, schmutziges Fruchtwasser ab.

Äußere Untersuchung: Der Uterus ist so stark kontrahiert, daß man Kindsteile nicht fühlen kann. Jede Berührung des Bauches ist auffallend schmerzhaft. Am empfindlichsten ist die Bauchgegend zwischen Nabel und Symphyse

(= unteres Uterinsegment); schon bei leisester Berührung schreit die Kreißende laut auf. Das Becken macht einen platt-verengten Eindruck.

Am auffallendsten ist die schräg von links unten nach rechts oben über den Leib verlaufende Furche (= **Kontraktionsring** = obere Grenze des unteren Uterinsegmentes). Die Ligg. rotunda sind beiderseits stark ausgezogen und als derb gespannte Stränge zu fühlen, rechts deutlicher als links; HT nicht mehr zu hören. In der Fundusgegend perkutiert man einen tympanitischen Schall = **Tympania uteri:** Gasansammlung im Fundusteil der Gebärmutterhöhle bei langdauernden, infizierten Geburten, hervorgerufen durch gasbildende Fäulniskeime des Fruchtwassers.

Vaginale Untersuchung: Scheide mittelweit, ziemlich gut dehnbar. Promontorium vorspringend. Conj. diag. etwa 9,5, Conj. vera etwa 7,5 cm (plattrachitisches Becken!). Dem in der Scheide liegenden Arm folgend, kommt man an den etwa handtellergroßen Mm und an die tief in das Becken hineingedrückte Schulter. Die Achselhöhle ist nach rechts geschlossen. Man fühlt vorn deutlich die Skapula und die Dornfortsätze der Hals- und oberen Brustwirbel. Nach rechts tastet man den stark abgeknickten Hals, den man mit einem Finger umfassen kann. Bei einem sehr vorsichtig und zart ausgeführten Versuch, die Schulter etwas nach oben zu drängen, fühlt man erst, mit welcher Gewalt die Schulter in den BE hineingepreßt wird.

Es ist kein Zweifel, daß hier eine

eingekeilte Schulter = verschleppte Querlage

vorliegt. Die Kreißende bietet alle Zeichen der **drohenden Uterusruptur** (S. 599), sie befindet sich in **akuter Lebensgefahr.** In jedem Augenblick kann es zur tödlichen Ruptur kommen.

Ist die Schultereinkeilung noch nicht so hochgradig, so können alle diese Zeichen zunächst noch fehlen. Aber auch dann kann die Situation schon so verfahren sein, daß der Zustand einer Verschleppung gleichgesetzt werden muß. In solchen Fällen gibt allein die vaginale Untersuchung in **tiefer Narkose** Auskunft. Man muß dann aber ganz besonders vorsichtig und mit zartester Hand untersuchen. Brüsk und grob durchgeführte Untersuchungen haben in solchen Fällen mehr als einmal eine Uterusruptur zur Folge gehabt. Man darf versuchen, die Schulter mit ganz sanftem Druck etwas nach oben zu drängen. Nur dadurch allein kann man feststellen, ob sich die Schulter vielleicht noch ganz langsam nach oben schieben läßt oder ob sie schon mit aller Gewalt in den Beckeneingang hineingepreßt wird, ob also ein schlaffes Anschmiegen vorliegt oder die QuL endgültig verschleppt ist.

Kennzeichen der verschleppten Querlage bei der vaginalen Untersuchung: Es liegt immer dann eine verschleppte QuL vor, wenn die Schulter „federnd" dem BE aufgepreßt ist und sich diese auch in tiefster Narkose nicht mehr hochdrängen läßt.

Tastet man die **Nabelschnur,** so ist sehr darauf zu achten, **ob sie noch pulsiert.** Bei verschleppter Querlage sind die Kinder schwer geschädigt oder meist schon tot.

Behandlung der Querlage

Allgemeines

Ist die Diagnose der Querlage gestellt, so ist damit alles getan, was der Arzt in der Hauspraxis bei der Querlage zu tun hat. Für ihn heißt es jetzt

Hände weg von der Querlage!

Andererseits darf man niemals eine Querlage sich selbst überlassen! Das würde den Tod von Mutter und Kind bedeuten. Daher:

> **Jede Querlage gehört grundsätzlich in die Klinik! Keine Querlage darf zu Hause behandelt werden! Sofortige Einweisung in die Klinik, möglichst schon 2—3 Wochen vor dem Geburtstermin!**

Die Begründung für diese strikte Forderung ist die erschreckend hohe **kindliche Mortalität** von rd. **40—50%** und die ebenfalls **hohe Mortalität der Querlagen-Mütter** (dreimal so hoch wie beim Gesamtmaterial, Noack) bei der bisherigen Behandlung der Querlagen.

Die hohe Gefährdung des Kindes ist vor allem dadurch gegeben, daß Querlagen oft mit einer **chronischen Plazentarinsuffizienz** einhergehen. Ursache ist wahrlich die gestörte Hämodynamik als Folge der ungünstigen Lage von Plazenta und Fet. Besonders beim Einsetzen der uterinen Kontraktionen, aber auch bei der Abknickung der Plazenta nach dem bei QuL so häufigen vor- oder frühzeitigen Blasensprung kann die mangelhafte plazentare Austauschleistung akut absinken und zum **intrauterinen Absterben** des Kindes führen.

Eine Verbesserung kann nur erzielt werden

1. durch eine **sorgfältige Kontrolle des Feten** in den **letzten Wochen** der Schwangerschaft und
2. durch eine **erweiterte Indikation zur Schnittentbindung.**

Das ist also der Sinn der **obligatorischen Früheinweisung** aller Querlagen in die **Klinik:** Die Garantie für die Kontrolle der Querlage in den letzten Wochen der Schwangerschaft und während des Geburtsablaufs mit der Möglichkeit, beim Auftreten von **Komplikationen** (Unregelmäßigwerden der Herztöne, vor- und frühzeitiger Blasensprung) den **vaginalen** Weg **sofort** aufgeben und unter möglichst guten Vorbedingungen den **Kaiserschnitt** ausführen zu können.

Es kommt somit darauf an, daß

Querlagen

frühzeitig erkannt werden, damit sie

frühzeitig in die **Klinik** eingewiesen werden können, nämlich etwa 2—3 Wochen vor dem Geburtstermin und mit noch stehender Blase.

Merke: Auch schon bei Verdacht auf Querlage muß in die Klinik eingewiesen werden.

Für den **Transport** ist zu beachten: Verlegung nur mit Krankenwagen! Dabei Hochlagerung des Beckens zur Vermeidung des Blasensprungs und damit des Vorfalls der Nabelschnur oder eines Armes. Bei Wehen 1 Ampulle Dolantin (= 100 mg) + 1 Ampulle Megaphen (= 50 mg) als **Wehenbremse.** Der Arzt, mindestens aber die Hebamme, muß die Frau in die Klinik begleiten. Immer ist im Auge zu behalten, daß die Querlage die gefährlichste aller Lageanomalien ist.

A. Behandlung der Querlage in der Klinik

1. Behandlung vor Geburtsbeginn: Überwachung des Kindes

Bei der 2—3 Wochen **vor** Wehenbeginn zur Beobachtung eingelieferten Schwangeren mit Querlage sind die Herztöne 2—3mal täglich von einer erfahrenen Hebamme und mindestens einmal täglich von einem erfahrenen Arzt zu kontrollieren. Sehr angezeigt ist die **Amnioskopie** (S. 781).

Die amnioskopische Untersuchung sollte mindestens jeden 2. Tag stattfinden. Wegen der Gefahr des Blasensprengens bei dem meist noch sehr adhärenten unteren Eipol, muß bei der amnioskopischen Untersuchung sehr vorsichtig vorgegangen werden. **Bei Grünfärbung des Fruchtwassers ist die sofortige Ausführung der primären Sektio erforderlich.**

Treten Unregelmäßigkeiten im Rhythmus der Herztöne auf, so ist **auch bei klarem Fruchtwasser** die **Schnittentbindung in Erwägung** zu ziehen. Sich wiederholende Störungen der Herztöne machen eine **Sektio am wehenlosen Uterus unumgänglich notwendig,** wenn man nicht das Kind schon vor Wehenbeginn verlieren will.

2. Behandlung bei Geburtsbeginn

Bei leicht drehbarem Kind kann man den Versuch der **äußeren Wendung** (S. 391) machen. Hat man damit keinen Erfolg, so stehen zwei Methoden zur Wahl:

a) (Abdominale) Sektio,

b) **Vaginale Entbindung** = Entbindung durch Wendung und **Extraktion.**

Welcher Weg im Einzelfall in der Klinik gewählt wird, hängt vom Befund und Verlauf ab.

a) Behandlung der Querlage durch abdominale Sektio

Es ist eine Erkenntnis der letzten Jahre, daß durch ein Ausweichen in die Schnittentbindung die kindliche und mütterliche Mortalität der bisherigen Querlagen-Behandlung auf ein Minimum gesenkt werden kann. Deswegen ist bei der Aufnahme einer Querlage die erste Frage die, ob eine Sektio angezeigt ist oder nicht.

Die Sektio ist heute bei denjenigen Fällen von Querlage angezeigt und notwendig, bei denen der vaginale Weg (= Wendung und Extraktion) die Gefahr für Mutter und Kind erhöhen würde.

Grundsätzlich gelten heute die folgenden

Indikationen zur primären Sektio bei Querlage:

1. Schon geringe **Unregelmäßigkeiten der Herztöne** in der Frequenz und im Rhythmus v o r B e g i n n d e r W e h e n oder u n t e r d e r G e b u r t.

2. **Zeichen der Plazentarinsuffizienz.**

3. **Vorzeitiger und frühzeitiger Blasensprung** (bei wenig erweitertem Muttermund).

4. **Nabelschnurvorfall** oder **Armvorfall.**

5. **Erstgebärende.**

6. **Zusätzliche Komplikationen**
   a) Placenta praevia
   b) Enges Becken
   c) Ungünstig verlaufene vorangegangene Geburten, bes. vorangegangene Sektio
   d) Übertragung
   e) Dringender Kinderwunsch
   f) Drohende Uterusruptur u. a.

b) Behandlung der Querlage auf vaginalem Weg

Die Sektio wird bei Querlage dagegen **nicht** ausgeführt, sondern es wird auch in der **Klinik vaginal** entbunden,

1. wenn bei einer Mehrgebärenden die **Fruchtblase steht** und bis zur **Vollständigkeit** des Muttermundes stehend **erhalten werden kann** und die **Herztöne** ununterbrochen normal bleiben,

2. bei **totem Kind,**

3. bei **nicht sicher lebensfähiger Frühgeburt;** wenn wir der Mutter vor allem im Interesse des Kindes eine Sektio (mütterliche Mortalität unter 1%) zumuten, dann muß das Kind mit hoher Sicherheit lebensfähig sein,

4. bei **Zwillingen.**

vorausgesetzt, daß nicht **zusätzliche** Indikationen zur Sektio bestehen (s. oben, Indikationen, Punkt 6) oder im Verlauf der Geburt entstehen.

In diesen letztgenannten Querlage-Fällen wird also auch in der Klinik **vaginal**, d. h. durch Wendung und Extraktion, entbunden.

Geburtsleitung bei vaginaler Entbindung der Querlage in der Klinik

Phase I (= Stehende Blase): Es kommt darauf an, alles zu tun, um den Blasensprung möglichst lange hinauszuschieben, und zwar möglichst so lange, bis der Muttermund vollständig eröffnet ist. Begründung:

> Die stehende Blase garantiert den Schutz vor dem Tiefertreten der Schulter. Ferner: Die bis zur Vollständigkeit des Mm stehend erhaltene Blase ist für die **Wendung** am günstigsten. Ein früher Blasensprung **verschlechtert die Aussichten für die Wendung** (s. u.).

Solange die Fruchtblase steht und der Muttermund nicht vollständig ist, wird bei der Querlage nicht eingegriffen, sondern abgewartet!

Maßnahmen zur Verhinderung des frühzeitigen Blasensprungs

Strengste Bettruhe mit Hochlagerung des Beckens. Jegliches Umhergehen energisch verbieten. Der Frau gut zureden, damit sie sich im Bett ruhig verhält. Vor allem bei Wehen niemals mitpressen lassen. Sind die Wehen kräftig, so ist es zweckmäßig, die Frau dabei **auf die Seite zu lagern.** Das kann man tun, ohne dabei die Beckenhochlagerung aufzugeben. Wenn keine oder nur schwache Wehen vorhanden sind, größte Vorsicht und Zurückhaltung mit Wehenmitteln. Da bei der Querlage ein vorangehender Teil fehlt, wirkt sich der volle Wehendruck ungeschwächt auf den unteren Blasenpol aus. Somit kommt es schon bei mittelstarken Wehen leicht zum gefürchteten Blasensprung, lange bevor der Mm vollständig eröffnet ist.

Bei Querlagen möglichst überhaupt keine medikamentösen Wehenmittel geben!

Man versuche jedenfalls, zunächst **ohne** HHL-Präparate auszukommen. Will man leichte Wehen etwas verstärken, so legt man warme Tücher oder ein Heizkissen auf den Bauch. Kommt man garnicht ohne medikamentöse Wehenmittel weiter, so darf man sich nur mit allerkleinsten Dosen einschleichen: höchstens $^1/_{10}$ bis $^2/_{10}$ ml von drei Einheiten eines Hinterlappenpräparates. Zu alledem gehört viel Fingerspitzengefühl. Kommen die Wehen einigermaßen regelmäßig und ist der Mm mindestens drei Zentimeter weit, so empfiehlt es sich sehr, 1 Ampulle Dolantin (= 2 ml = 100 mg) intramuskulär zur schnelleren Muttermundseröffnung zu verabreichen.

Manche empfehlen, wenigstens einen Versuch mit der **äußeren Wendung** zu machen, obwohl man damit in den meisten Fällen (trotz bester Voraussetzungen: leicht drehbares Kind) nicht zum Ziel kommt, und zwar deswegen nicht, weil die eigentliche **Ursache** der Querlage dadurch nicht behoben werden kann. Gewiß wird man ab und zu in geeigneten Fällen einen Erfolg aufzuweisen haben. Das gilt vor allem bei der schlaffen Gebärmutter der Vielgebärenden. Stets ist es aber ein „mühseliges Geschäft" (Stoeckel), den Kopf nach erfolgter äußerer Wendung bis zum festen Stand im Becken dauernd mit der Hand über dem Beckeneingang halten zu müssen.

Die ganze Phase I wird also von einer streng konservativen Therapie beherrscht. Immer wieder aber erlebt man Fälle, in denen bei stehender Blase vaginal (!) untersucht wurde oder sogar die Blase bei noch lange nicht vollständig eröffnetem Muttermund gesprengt (!) wurde. Alles das sind grobe Fehler, die nicht vorkommen dürften.

Das Ziel ist, den Muttermund vollständig geöffnet zu bekommen, ohne daß die Blase springt. Ist der Muttermund vollständig oder (bei Mehrgebärenden) fast vollständig, so wird die Blase gesprengt und sofort die Wendung (S. 390) und anschließend die Extraktion (S. 333) ausgeführt. Im Anschluß daran wird die **Plazenta stets manuell gelöst,** da in jedem Falle einer Wendung und Extraktion die Uterushöhle und ganz besonders das untere Uterinsegment gründlich auf einen Riß abgetastet werden müssen.

Phase II: (= Gesprungene Blase): Der Blasensprung macht eine **sofortige vaginale Untersuchung** notwendig (S. 368). Ist der Mm nur wenig eröffnet, so ist damit eine strikte Indikation zur Ausführung der Sektio gegeben (S. 378). Ist der Mm vollständig eröffnet, so wird gewendet und dann — nach einer Pause — extrahiert.

Phase III (= Verschleppte Querlage): Steht es einwandfrei fest, daß es sich um eine **verschleppte** Querlage handelt, so muß **sofort** und so **schonend wie** möglich in tiefster Narkose **entbunden** werden.

Jeder Versuch einer Wendung bei verschleppter Querlage ist ein schwerer Kunstfehler!

Vorgehen:

1. Bei **lebendem** und noch nicht geschädigtem Kind (selten!) wird **die Sektio** ausgeführt, sofern die **Vorbedingungen** erfüllt sind.

2. Bei **totem** oder **geschädigtem** Kind wird in der Klinik genau so wie in der Hausgeburtshilfe (s. u.) vorgegangen, nämlich je nach Geburtssituation die **Dekapitation** oder die **Embryotomie** ausgeführt.

Vor allem anderen wird sofort mit der **Narkose** begonnen, wenn das nicht schon vor der Untersuchung geschehen ist. Die Narkose, und zwar die tiefe Inhalationsnarkose, ist das Allerwichtigste bei drohender Uterusruptur. Niemals Evipan oder Eunarkon versuchen. Auch soll die Frau nie vor Beginn der Narkose gelagert werden.

Gelegentlich konnte man den Ruptureintritt in dem Augenblick beobachten, in dem die Hebamme unaufgefordert z. B. eine korpulente Frau an einem Schenkel auf dem Bett herumzerrte.

Nach jedem Eingriff bei Querlage taste man den Uterus aus!

B. Behandlung der Querlage in der Hauspraxis

Es ist vielmals mit Nachdruck darauf hingewiesen worden, daß es heute eine Querlagen-Behandlung im Privathaus nicht mehr geben darf. In der Praxis werden aber gelegentlich Umstände auftreten, die den Arzt veranlassen, die Behandlung der Querlage ausnahmsweise in der Hauspraxis zu übernehmen (z. B. **schlechte Herztöne** inf. Nabelschnur- und Armvorfall, **Ablehnung** der Klinikeinweisung u. a.). In diesem Falle wird zunächst, d. h. in der Phase I, so vorgegangen wie es unter A. 2b „Behandlung der Querlage auf vaginalem Weg" für die Klinik beschrieben wurde.

Springt die Blase vor- oder frühzeitig und läßt es sich wirklich nicht ermöglichen, die Kreißende in eine Klinik zu bringen, so muß jetzt nach den alten Schulregeln eine vaginale Untersuchung vorgenommen werden (Einzelheiten S. 368).

Sobald die Blase springt, ist das Becken sofort hochzulagern, wenn das nicht schon vorher geschehen ist. Je nach dem Ergebnis der vaginalen Untersuchung (S. 369) geht man verschieden vor. Es gibt zwei Möglichkeiten:

1. Der Muttermund ist vollständig eröffnet.

2. Der Muttermund ist noch nicht vollständig eröffnet(Abb. 347).

Die erste Möglichkeit ist praktisch die weniger häufige. Sprechen wir jedoch zuerst von ihr, da danach alle anderen Situationen leichter verständlich werden.

1. Blase gesprungen. Muttermund ist vollständig eröffnet. In diesem Falle muß sofort gewendet und anschließend — nach kurzer Pause (s. S. 404) — das Kind extrahiert werden. Würde man nicht sofort wenden, sondern weiter abwarten, so würde man die Kreißende mit Querlage durch diese Unterlassung in akute Lebensgefahr bringen: Man muß wissen, was leider viel zu wenig bekannt ist, daß nach Vollständigwerden des Muttermundes bei gesprungener Blase die vorher noch hochstehende Schulter

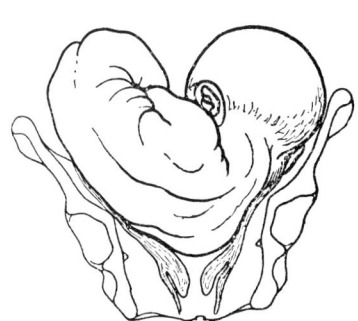

Abb. 347. I. dorsoanteriore Querlage, Blase gesprungen

sehr schnell, manchmal unerwartet schnell, tiefer treten und sich einkeilen kann, daß also unter Umständen nach Vollständigwerden des Muttermundes eine unkomplizierte Querlage in allerkürzester Zeit zu einer verschleppten Querlage werden kann. Das ist auch der entscheidende Grund, weshalb man nach dem Blasensprung völlige Klarheit über die Größe des Muttermundes haben und die vaginale Untersuchung unbedingt durchsetzen muß.

2. **Blase gesprungen, Muttermund noch nicht vollständig eröffnet.** In diesem Fall untersucht man zu Ende, wendet nicht, sondern **nimmt die Hand wieder aus der Scheide heraus.**

Bei unvollständigem Muttermund wird also die Wendung noch nicht ausgeführt. Die Erfahrung hat gezeigt, daß man bei der Querlage im Interesse von Mutter und Kind mit dem Eingreifen am besten wartet, bis der Muttermund vollständig eröffnet ist.

> **Das gewendete Kind hat nur dann gute Lebensaussichten, wenn es anschließend sogleich extrahiert werden kann. Das ist aber nur möglich, wenn man mit der Wendung wartet, bis der Mm vollständig ist.**

Die Erfahrung hat aber ebenso gründlich gezeigt, **daß man diesen Augenblick auf keinen Fall verpassen darf** (s. o.). Das ist allerdings leichter gesagt als getan, da gerade bei der Querlage der Übergang von der Eröffnungsperiode in die Austreibungsperiode sich durch äußere Beobachtung der Kreißenden nicht genügend sicher erkennen läßt. Es gibt nur ein sicheres Mittel: Nachdem einmal vaginal untersucht worden ist und alle Einzelheiten dieser Querlagengeburt genau festgestellt sind, kann die Eröffnung des Muttermundes nun fortlaufend rektal verfolgt werden, bis er vollständig ist. Ist das der Fall, so muß sofort gewendet und — nach einer Pause — extrahiert werden.

Von dieser Grundregel mag man in seltenen Fällen auch einmal abweichen, z. B. wenn der Arzt bei gesprungener Blase und noch nicht vollständigem Muttermund ausnahmsweise, z. B. wegen eines anderen **dringenden** Falles nicht imstande ist, sich längere Zeit bei der Geburt aufzuhalten. Man hebe hier nicht belehrend den Finger: Wer sich keine Zeit nehmen will, treibe keine Geburtshilfe. Das ist schon grundsätzlich richtig. Aber so einfach liegen die Dinge in der Praxis nicht immer. Man muß einmal die Tätigkeit eines vielbeschäftigten Landarztes kennengelernt haben, um das richtig beurteilen zu können. Bei der besten inneren Grundeinstellung für sein geburtshilfliches Arbeiten können die Umstände einen solchen Arzt doch einmal zwingen, die Kreißende schon nach kurzer Zeit wieder verlassen zu müssen. Er darf natürlich in einem solchen Ausnahmefall die Kreißende nicht einfach liegen lassen: die Mutter muß außer Gefahr gebracht werden. In diesem Falle muß man ausnahmsweise den Rat geben, **sofort** einzugreifen, also bei noch **nicht** vollständigem Muttermund zu **wenden.** Bei noch wenig eröffnetem Muttermund muß die Wendung als **Zweifingerwendung nach Braxton Hicks** (S. 511) durchgeführt werden. Den heruntergeholten Fuß schlingt man an und belastet ihn mit ½ bis 1 Pfund. Selbstverständlich darf bei diesem Muttermund **niemals extrahiert** werden.

Es hat den großen Vorteil, daß das Leben der Mutter auch in diesem Notfall gesichert ist. Zu einer verschleppten Querlage kann es niemals mehr kommen. Allerdings muß zugegeben werden, daß das Kind bei diesem Vorgehen meist absterben wird. Das ist sicherlich höchst bedauerlich; entscheidend ist aber bei dieser gefährlichen Situation, daß der Arzt das **Leben der Mutter mit Sicherheit** vor der Gefahr der Uterusruptur bewahrt.

Es ergeben sich somit folgende

Richtlinien für die Querlagenbehandlung bei Hausentbindung (Ausnahme!)

1. Sowohl bei **stehender** wie bei **gesprungener** Blase wird (unter strengster Bettruhe und Beckenhochlagerung) mit dem Eingreifen so lange **abgewartet, bis der Mm vollständig ist.** Dann **sofort** eingehen (bei stehender Blase diese sprengen), das Kind wenden und (nach einer Pause) extrahieren. Gewendet wird **also unabhängig vom Blasensprung immer erst dann, wenn der Mm vollständig ist!**

2. Ausnahmefall: Ist bei gesprungener Blase und noch **nicht** vollständigem **Mm** der Arzt einmal ausnahmsweise außerstande, sich bei der Geburt länger aufzuhalten, so greife er **sofort** ein: Wendung, Anschlingen des Fußes und Belastung mit ½—1 Pfund. Dieses Vorgehen hat den großen Vorteil, daß das **Leben der Mutter** auch in diesem Fall gesichert ist. Niemals kann es zu einer verschleppten Querlage kommen. Das Kind ist bei diesem Vorgehen meist verloren.

Vorgehen bei Armvorfall

in der Hauspraxis

Das häufige Ereignis des Armvorfalls bei QuL (Abb. 348) ist zunächst insofern von Bedeutung, als dadurch die baldige Verschleppung vorbereitet wird. Die Schulter wird durch den Arm in der Scheide gewissermaßen in den BE hinein **zentriert**.

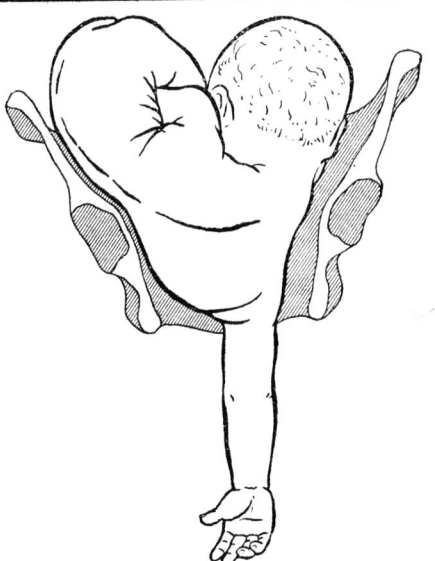

Abb. 348.
Armvorfall bei I. dorsoanteriorer Querlage

Vorgehen: Bei jedem Armvorfall ist sofort vaginal zu untersuchen (Blase gesprungen!). Ist der **Mm vollständig**, so darf keinen Augenblick mehr gezögert werden: Es wird sofort die **Wendung** ausgeführt und die **Extraktion** angeschlossen. Dabei wird der angeschlungene Arm **locker** angezogen gehalten.

Warum vorgefallenen Arm niemals reponieren?

Den Arm zu reponieren ist

1. **völlig zwecklos**, weil er mit Sicherheit doch wieder vorfallen würde,

2. **technisch nachteilig**, weil gerade der Vorfall eines Armes bei der QuL drei ausgesprochene **Vorteile** mit sich bringt:

    a) **das Aufsuchen des Fußes wird erleichtert**, wenn in der Uterushöhle anstatt 4 nur 3 kleine Teile enthalten sind;

    b) **die Wendung wird erleichtert**, weil der vorgefallene Arm eine Inhaltsverminderung der Uterushöhle bedeutet. Jede Inhaltsverminderung des Uterus = Wendungserleichterung: Der Kopf ist beweglicher, der Rumpf leichter verbiegbar;

    c) **die Extraktion wird erleichtert**, weil der vorgefallene Arm sich nicht mehr hochschlagen kann und nicht mehr gelöst zu werden braucht;

3. **gefährlich** aus zwei Gründen:

    a) weil jede Reposition eine **Infektion** der Gebärmutterhöhle bedeutet, also die **Mutter** gefährdet wird,

    b) weil bei Repositionsversuchen die **Nabelschnur** erfahrungsgemäß leicht vorfällt, also das **Kind** gefährdet wird.

Bei **totem** Kind hört man manchmal, daß es zweckmäßig sei, den vorgefallenen Arm abzutragen, da dadurch mehr Raum gewonnen würde. Ein solches Vorgehen ist absolut falsch und höchst nachteilig. Nichts erleichtert die Ausführung der Dekapitation so sehr wie ein vorgefallener Arm, an dem man sich die Schulter entgegenziehen kann, so daß man viel leichter an den Hals herankommt. Sto eckel weist mit Recht darauf hin, daß man am vorgefallenen Arm den Kopf ausgezeichnet **fixieren** kann.

Also:

Bei totem Kinde niemals einen vorgefallenen Arm abtragen!

Ist der Mm bei vorgefallenem Arm noch nicht vollständig erweitert, so wird bei Beckenhochlagerung und genauer Kontrolle des Geburtsverlaufs (Nabelschnurvorfall! Schulter!) abgewartet, bis der Mm vollständig ist. Dann sofort Wendung und Extraktion.

Vorgehen bei Nabelschnurvorfall
in der Hauspraxis

Wie schon gesagt, ist der Nabelschnurvorfall bei QuL kein alarmierendes Ereignis, jedenfalls so lange nicht, wie nicht ein Armvorfall besteht oder nachfolgt. Armvorfall, aber auch Tiefertreten der Schulter ohne Armvorfall machen durch den Druck der Schulter sofort eine Kompression der Schnur und bringen das Kind in akuteste Gefahr:

Nabelschnurvorfall und Extremitätenvorfall machen den Nabelschnurvorfall bei QuL genau so gefährlich wie den bei Schädellage,

---

besonders natürlich dann, wenn der Mm noch nicht vollständig eröffnet ist.

Übersicht über die Behandlung des Nabelschnurvorfalls bei vaginaler Entbindung der Querlage:

Mm	Behandlung
Mm vollständig erweitert	Wendung und Extraktion
Mm noch wenig eröffnet	unter Beckenhochlagerung (Verhinderung des Armvorfalls!) und genauester Kontrolle der HT kann man abwarten, bis der Mm vollständig erweitert ist, besonders dann, wenn die mehrfach vorgenommenen rektalen Untersuchungen ein gutes Fortschreiten der Mm-Eröffnung ergeben; dann Wendung und Extraktion
Mm noch wenig eröffnet, Armvorfall	unter Beckenhochlagerung abwarten; werden die HT schlecht: Zweifingerwendung nach Braxton Hicks

Von einem Repositionsversuch wird bei Querlage stets abgeraten.

In der Klinik wird bei QuL der Nabelschnurvorfall bei Erstgebärenden durch **Schnittentbindung** behandelt, auch bei Mehrgebärenden kommt in der Klinik unter gewissen Umständen (noch wenig eröffneter Mm, Armvorfall, Kinderwunsch) die Schnittentbindung in Anwendung.

Vorgehen bei verschleppter Querlage in der Hausgeburtshilfe

Wird man in der Hauspraxis zu einer verschleppten Querlage und noch **lebendem** Kind (selten) gerufen, so würde ich empfehlen, die Frau so schnell wie möglich in eine Klinik zu transportieren (0,02 Morphin und 50 mg Megaphen), sofern diese nicht allzuweit entfernt ist. Die unterwegs ziemlich sicher auftretende Uterusruptur muß in Kauf genommen werden. Man wird in den meisten Fällen mit der Laparatomie noch früh genug kommen, um das Leben der Frau und des Kindes zu retten.

Kann man sich zur Klinikeinweisung nicht entschließen, so **geht** man in der Wohnung der Kreißenden genau so vor wie in der Klinik bei **totem Kind:** Dekapitation oder Embryotomie.

Intrauteriner Fruchttod
in der zweiten Hälfte der Schwangerschaft

Vorkommen: bei rd. 1% aller Schwangeren.

Ursachen: vorzeitige Plazentarlösung, Toxikosen, Diabetes mellitus, Nabelschnurvorfall, Morbus haemolyticus neonatorum, Übertragung, Mißbildungen, Syphilis, chronische Nephritis, Hypovitaminosen, Vergiftungen (Blei, Arsen).

Die Ursache des intrauterinen Fruchttodes insbesondere bei Toxikosen (S. 633) und Übertragung (S. 196) ist die **Hypoxämie (Plazentainsuffizienz).**

Die Mehrzahl der toten Kinder (90%) wird innerhalb von 14 Tagen nach dem intrauterinen Fruchttod spontan geboren.

Diagnose: Zeichen, die für das Absterben des Kindes sprechen:

        subjektiv: Kindsbewegungen werden nicht mehr gefühlt, bitterer Geschmack im Mund, Schweregefühl im Leib, gelegentliches Erbrechen, seelische Depression;

        objektiv: 1. fehlende HT,

                2. keine Kindsbewegungen mehr zu fühlen,

3. Leibesumfang nimmt ab,
4. Fundusstand sinkt,
5. Ultraschall- und röntgenologische Veränderungen.

Die im Uterus abgestorbene und zurückgehaltene Frucht macht einen Prozeß durch, den wir als

Mazeration

bezeichnen.

Unter Mazeration versteht man die **intrauterine Autolyse** der Frucht. Sie wird hervorgerufen durch **Fermente an der Körperoberfläche** und durch die im entleerten Mekonium enthaltenen **gallensauren Seifen.** Die Mazeration ist ein rein **aseptischer** Vorgang, der mit bakterieller Fäulnis nichts zu tun hat. Man unterscheidet:

Mazeration 1. Grades: Die Haut hebt sich in Blasen ab und wird in Fetzen abgestoßen (innerhalb von 1—3 Tagen nach dem Absterben).

Mazeration 2. Grades: Der Fetus sieht infolge der eingetretenen Hämolyse schmutzig grau-braun aus. Die Gelenke haben ihre Festigkeit verloren, sind schlaff und schlottrig. Der Schädel ist infolge Lösung der Knochenverbindung unregelmäßig zusammengesunken. Die Haut ist welk, der Fetus im ganzen geschrumpft, das Gewicht erheblich geringer. (Die volle Entwicklung des 2. Grades der Mazeration erfordert ungefähr 3—4 Wochen intrauterinen Zurückbleibens der Frucht.)

Die sichere Bestimmung der Zeit des Fruchttodes aus dem Grad der Mazeration ist nicht möglich, da sie verschieden schnell eintritt (Runge).

Zeichen für die schon eingetretene Mazeration: Das Fruchtwasser ist **rosa** verfärbt (Auslaugung des Blutfarbstoffes), die Schädelknochen schlottern bei vaginaler Untersuchung (v. Mikulicz-Radecki); ferner die folgenden **röntgenologischen Zeichen,** wobei diese im wesentlichen aber nur den **Wahrscheinlichkeitsschluß** auf den Fruchttod zulassen:

Ultraschalldiagnostik (S. 859)

Den intrauterinen Fruchttod erkennt man daran, daß sich keine kindlichen Extremitätenbewegungen und keine Herzaktionen nachweisen lassen.

Röntgendiagnostik

Vorbedingungen: Die Aufnahmen müssen bei stehender Blase und bei Fehlen von Wehen gemacht werden, da bei gesprungener Blase und Wehen und beginnender Konfiguration des Kopfes das gleiche Bild bei **lebenden** Kindern gefunden wird.

1. Schädelsymptome:

a) **Spaldingsches Zeichen:** dachziegelartige Übereinanderlagerung der Schädelknochen (Abb. 349a),

b) **Stufenbildung an den Scheitelbeinen** (Abb. 349b),

c) **Klingelbeutelform** des Schädels (Abb. 349c),

d) „Heiligenschein" (Deuel), auch als „halo effect" bezeichnet, kommt durch eine Hohlraum- bzw. Spaltbildung zwischen dem subkutanen Fettgewebe der Kopfschwarte und den darunter liegenden Schädelknochen zustande und läßt sich vom 7. Schwangerschaftsmonat ab, doch frühestens 48 Stunden nach dem Tode der Frucht, nachweisen. Je länger der Tod zurückliegt, um so deutlicher ist dieses Zeichen.

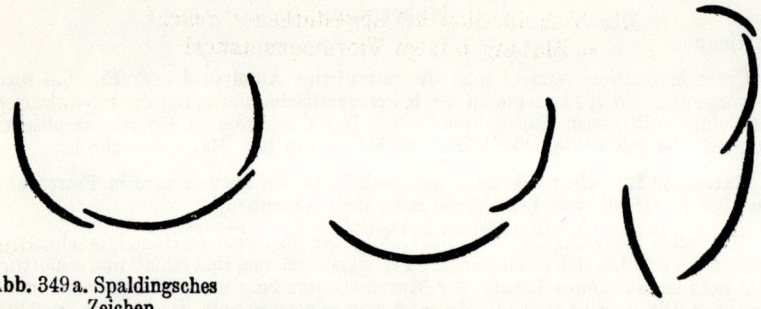

Abb. 349 a. Spaldingsches
Zeichen

Abb. 349 b. Stufenbildung
an den Scheitelbeinen

Abb. 349 c. Klingelbeutelform des Schädels

(nach Gauß und Schmiemann)

2. **Wirbelsäulensymptome** (nach Kirchhoff = Spätzeichen, da erst nach 12—14 Tagen zu beobachten):

a) **abnorm starke Krümmung** (kommt allerdings gelegentlich auch bei lebendem normalen Kind vor),

b) **gibbusartige Abknickung,**

c) **Wendehals nach Schmiemann** = Torsion der Wirbelsäule, ist gelegentlich auch bei lebenden Kindern beobachtet worden.

3. **Extremitätensymptome:** Der „Knochensalat" (Gauß und Schmiemann) = regellose Anordnung der Extremitätenknochen (verdächtig, aber nicht sicher beweisend).

4. **Nachweis des Fehlens von Kindsbewegungen,** indem man Aufnahmen in verschiedenen Intervallen anfertigt, wobei die Frau auf dem Aufnahmetisch ruhig verweilt.

5. **Wachstumstillstand** der Frucht: Nachweis durch zwei Aufnahmen im Abstand von etwa 3—4 Wochen.

> Mit der Röntgendiagnostik allein kann und soll man kein totes Kind diagnostizieren. Keines der genannten Zeichen hat absolute Beweiskraft. Jedoch kommt besonders den Schädelsymptomen eine große diagnostische Bedeutung zu.

Die Schwangerschaftsteste (S. 30), die auf dem Nachweis des Chorion-gonadotropins (HCG) beruhen, können uns diagnostisch nicht weiter helfen, da sie auch nach dem Absterben des Kindes noch wochenlang positiv bleiben können. **Merke dagegen: Nach intrauterinem Fruchttod fällt die Östrogen-konzentration im mütterlichen Harn und Blut rasch ab.**

Die Komplikation bei abgestorbener Frucht = Blutung infolge Fibrinogenmangel

Die Meinung, daß ein totes Kind die Mutter nicht in Gefahr bringt, ist nicht richtig. Aus der Erfahrung wissen wir:

||| **Bei abgestorbenen Früchten kann es zu schweren Blutungen inf. von Fibrinogenmangel kommen.**

In den letzten Jahren ist es klar geworden, daß es sich bei diesen Blutungen um **Gerinnungsstörungen** handelt. Thromboplastisches Dezidua- oder Plazentamaterial gelangt in den Kreislauf der Mutter, aktiviert das Gerinnungs-system und braucht das Fibrinogen des mütterlichen Blutes mehr oder weniger auf, wodurch das Blut ungerinnbar wird.

Derartige Störungen treten aber erfahrungsgemäß erst dann auf, wenn die abgestorbene Frucht **länger als 3—4 Wochen im Uterus zurückgehalten** wird. Daher gilt:

> **Beim intrauterinen Fruchttod soll man mit der Geburts-einleitung nicht länger als etwa 2 Wochen nach dem Absterben der Frucht warten! Wartet man länger, so droht die Gefahr schwerer Blutungen infolge Fibrinogenmangels.**

Längeres Abwarten würde auch eine zu große seelische Belastung für die Mutter bedeuten.

Alle Maßnahmen zur Entwicklung eines toten Kindes sind in der **Klinik** vorzunehmen.

Über die **Prophylaxe** von **Blutungen** infolge Fibrinogenmangel s. S. 456, über die **Behandlung** s. S. 506.

Praktisches Vorgehen, wenn es nach 2 Wochen nicht zur Spontan-geburt gekommen ist

Für die Fälle bis 7. **Monat:** siehe Missed abortion S. 455. Für die Fälle vom 8.—10. **Monat:** Geburtseinleitung (S. 199) mit dem Wehenschema oder (sicherer) mit der i. v. **Oxytozin**-Dauertropfinfusion. Kommt es auch danach nicht zu Wehen und zur Ausstoßung des Kindes, so wird die **Zervix mit den Fingern erweitert** und auf diese Weise die Geburt in Gang gebracht.

Unter der Geburt absterbende Kinder soll man möglichst spontan ausstoßen lassen. Beim **Einschneiden** des Kopfes (aber nicht früher) ist es erlaubt, den Kopf des Kindes zu **perforieren,** desgleichen bei Beckenendlagen, bevor man bei Ausführung der Manualhilfe zur Kopfentwicklung ansetzt. Bei hochgradiger Wehenschwäche kommt für Schädellagen das Ansetzen des Vakuumextraktors oder der Kopfschwartenzange in Frage.

Die Wendung (Übersicht)

Definition: Wendung = künstliche Umdrehung des Kindes im Uterus, meist zur Umwandlung einer ungünstigen Kindslage in eine günstigere.

Einteilung der Wendungsoperationen

Man unterscheidet je nach der Lage, aus der gewendet wird:

I. Die Wendung aus Querlage,
II. Die Wendung aus Kopflage.

I. Wendung aus Querlage

Sie kann einmal durch rein **äußere** Handgriffe vorgenommen werden =

1. Äußere Wendung aus Querlage (S. 391)

Viel häufiger wird die Wendung aus Querlage durch äußere und innere Handgriffe ausgeführt. Diese Art der Wendung wird im Gegensatz zur äußeren Wendung als

2. Kombinierte oder innere Wendung aus Querlage (S. 394) oder genauer Wendung aus Querlage durch innere und äußere Handgriffe

bezeichnet. Gewendet wird in diesem Fall stets auf **einen oder beide Füße.** Die kombinierte Wendung wird möglichst dann ausgeführt, wenn der Mm vollständig ist, um die Extraktion anschließen zu können. Ist man unter besonderen Umständen gezwungen, bei **nicht** vollständigem Mm zu wenden, so geschieht dies durch die

Zweifingerwendung nach Braxton Hicks (S. 511)

= Kombinierte oder innere Wendung bei noch nicht vollständig erweitertem Mm = Vorzeitige Wendung,

wobei die beiden eingeführten Finger unter Mithilfe der äußeren Hand einen Fuß aufsuchen und herunterholen.

II. Wendung aus Kopflage (S. 507)

Diese wird nur mit äußeren und inneren Handgriffen vorgenommen. Es gibt daher nur eine

Kombinierte oder innere Wendung aus Kopflage, genauer Wendung aus Kopflage durch innere und äußere Handgriffe.

Auch bei dieser kombinierten Wendung wird stets auf einen oder beide Füße gewendet. Ist man bei Kopflage gezwungen, bei nicht vollständigem Mm innerlich zu wenden, so führt man wie unter denselben Verhältnissen bei der Querlage die

Zweifingerwendung nach Braxton Hicks (S. 511)

aus.

Merke schon hier:

Die Wendung ist die gefährlichste Operation für die Mutter!

Äußere Wendung aus Quer- und Schräglage

Definition: Drehung des Kindes aus Quer- und Schräglage in Längslage allein durch äußere Handgriffe damit das Kind spontan geboren werden kann.
Größter Vorteil: eine für die Mutter wenig gefährliche Methode, da nicht innerlich eingegangen wird.

Vorbedingung: Das Kind muß sich leicht drehen lassen.

Die Blase muß also möglichst noch stehen. Wenn die Blase erst vor kurzem gesprungen ist, läßt sich die äußere Wendung manchmal auch noch ausführen. Bei Mehrgebärenden mit schlaffen Bauchdecken ist das Kind viel leichter durch äußere Handgriffe drehbar als bei Erstgebärenden. Dicke Bauchdecken oder Hydramnion können eine äußere Wendung unmöglich machen.

Günstigster Zeitpunkt: Am Ende der Schwangerschaft oder im Beginn der Geburt (Eröffnungsperiode) bei stehender Blase.

391

Ausführung

In der Regel wendet man auf den **Kopf.** Steht jedoch der Steiß dem BE sehr nahe, so kann man auch den Steiß auf den BE bringen.

Man wendet deswegen auf den Kopf,

1. weil die Kopflage die Lage mit den günstigsten Geburtsaussichten für Mutter und Kind ist,

2. weil sich bei der äußeren Wendung der Kopf viel leichter fassen und bewegen läßt als der Steiß.

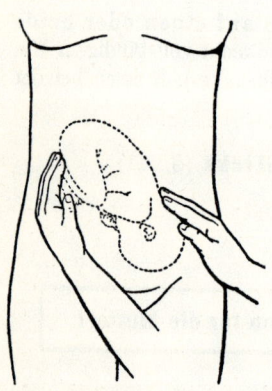

Technik: Von außen her durch die Bauchdecken hindurch mit der einen Hand den Kopf, mit der anderen den Steiß umfassen und langsam den Kopf beckenwärts, den Steiß funduswärts schieben (s. Abb. 350).

Unter der Geburt kann man nur in der Wehenpause wenden. Bei Auftreten einer Wehe den Kopf in der schon erreichten Stellung festhalten, bis die Wehe vorbei ist. **Sicherung der Längslage:** Nach erfolgter Wendung muß der vorangehende Teil des in Längslage gebrachten Kindes über dem BE in seiner Einstellung fixiert werden.

Abb. 350. Äußere Wendung   **Drei Mittel:**

1. Lagerung: Die Frau ist stets auf die **Seite** zu lagern, und zwar auf die Seite, auf der sich der jetzt über dem BE befindliche Teil vorher befand, d. h.

> **Lagerung der Frau auf die Seite,**
> **nach welcher der vorangehende Teil abgewichen war.**

Beispiel: Kopf auf die **rechte** Beckenschaufel abgewichen. Nach erfolgter äußerer Wendung muß die Frau auf die **rechte** Seite gelagert werden. Wirkung: Der Uterus sinkt der Schwere nach mit dem **Fundus** nach **rechts** hinüber. Der Kopf wird dadurch nach links geschoben, also über den BE gebracht.

Mehrgebärenden mit Schräglage gebe ich nach einer Anregung von Vignes mit Erfolg seit langem die Anweisung, auf der Seite zu schlafen, nach der der vorangehende Teil abgewichen ist. v. Mikulicz hat damit auch Erfolge bei Erstgebärenden gesehen.

2. Leib mit breiter Binde fest wickeln. Ein oder zwei Handtücher zu einer Rolle zusammenrollen; diese Rolle kommt beim Wickeln einseitig auf die Seite, nach welcher der jetzt über dem BE stehende Teil vorher abgewichen war. — Die Bandagierung hat keinen großen Zweck (s. u.), unter der Geburt kann man überhaupt nicht bandagieren; die Hebamme muß dann wohl oder übel den Kopf mit der Hand über dem BE halten.

3. Blasensprengung: Diese manuelle Fixation muß fortgesetzt werden, bis der Mm vollständig oder (bei Mehrgebärenden) fast vollständig ist. In diesem Stadium ist dann die Sprengung der Blase ein unter Umständen angebrachtes Mittel, den Kopf über und im BE besser einzustellen. Nach Abfluß des Fruchtwassers muß, besonders wenn die Wehen gut sind, der Kopf dem BE näher kommen und sich schließlich dem BE fest aufsetzen.

Zwei gute Ratschläge:

1. Nach erfolgter Umwandlung einer **Querlage in eine Längslage sprenge man niemals die Blase, bevor der Mm vollständig oder (bei Mehrgebärenden) fast vollständig ist.** Stellt sich nämlich der Kopf nicht so ein, wie man sich das gedacht hat, oder fällt beim Blasesprengen die Nabelschnur vor, so kann man bei vollständigem Mm sofort die kombinierte Wendung machen und anschließend **extrahieren.** Dieses Vorgehen entspricht einem alten Grundsatz in der Geburtshilfe: Wenn man schon die Blase sprengt, so darf man es im Hinblick auf die möglichen Komplikationen nur dann tun, wenn **alle** Vorbedingungen zu einer sofortigen Entbindung durch **Kunsthilfe** erfüllt sind.

2. In der Hauspraxis diese Frau nicht verlassen, bevor die Leitstelle des Kopfes in der I-Ebene oder nur wenig darüber steht, der Kopf sich also tief und fest im BE (S. 128) befindet.

Bedeutung der äußeren Wendung für die Praxis

Der geburtshilfliche Praktiker hält nicht allzuviel von der äußeren Wendung:

1. Mit der Bandagierung in der letzten Zeit der Schwangerschaft erreicht man meist nicht viel. Jeder erfahrene Geburtshelfer weiß, daß ein einmal abgewichener Kopf auch nach erfolgter äußerer Wendung immer wieder dahin will, wohin er abgewichen war.

2. Unter der Geburt muß man nach erfolgter äußerer Wendung den Kopf dauernd mit der Hand über dem BE festhalten. Diese Methode führt in geeigneten Fällen zum Erfolg, wovon ich mich selbst des öfteren überzeugt habe. Mit Recht sagt aber Stoeckel von diesem Verfahren, daß es ein „höchst mühseliges Geschäft" sei.

3. **Oft ist die äußere Wendung überhaupt nicht durchzuführen:** Bei fettleibigen Frauen sind die Bauchdecken so dick, daß man Kopf und Steiß gar nicht durchtasten kann. Man hat in solchen (häufigen) Fällen gar keine Handhabe, um die Wendung ausführen zu können. Andere Frauen wieder spannen so sehr, daß schon deswegen eine äußere Wendung nicht möglich ist.

4. Viele Geburtshelfer sind deswegen gegen die äußere Wendung, weil dadurch **Nabelschnurkomplikationen** (Vorlagern und Vorfall der Nabelschnur) geradezu hervorgerufen werden, was man nicht bestreiten kann.

88 jährige V. para, Hängebauch, I. dorsoanteriore **Querlage,** kommt mit guten und regelmäßigen Wehen zur Aufnahme. **Blase steht, Mm fast vollständig.** Zwischen zwei Wehen wird die **äußere Wendung** mit Erfolg ausgeführt. Kurz bevor der Kopf über dem BE angekommen ist, **springt die Blase,** wobei die **Nabelschnur** in einer Länge von etwa 20 cm **vorfällt.** Sofortige kombinierte Wendung und Extraktion retten das Kind.

5. **Ein Hauptgrund gegen die äußere Wendung** ist dieser:

Jede Querlage hat eine Ursache (schlaffe Bauchdecken, enges Becken usw.). Die äußere Wendung muß deswegen so häufig ohne Erfolg sein, weil man damit die eigentliche Ursache der Querlage weder wegschaffen noch überwinden kann.

Trotz dieser Einwände muß man sich auf den Standpunkt stellen, daß man in geeigneten Fällen im Beginn der Geburt bei stehender Blase die äußere Wendung versuchen muß. Man kann doch manchmal einen schönen Erfolg damit buchen. Der Gefahr einer Nabelschnurkomplikation begegnet man dadurch, daß man die Frau nicht eher verläßt, bis der normale Ablauf der Geburt aller Voraussicht nach gesichert erscheint (**Kopf** mindestens **fest im BE!**).

Kombinierte
oder innere Wendung aus Querlage (QuL)

Definition: Drehung des Kindes durch innere und äußere Handgriffe zur Umwandlung der gebärunfähigen Quer- oder Schräglage in eine Längslage, und zwar in eine Beckenendlage. Die so hergestellte BEL ist entweder eine unvollkommene Fußlage (Wendung auf einen Fuß) oder eine vollkommene Fußlage (Wendung auf beide Füße). Es wird also stets auf einen Fuß oder beide Füße gewendet.

Indikation: Die Querlage an sich ist eine Indikation zur Wendung, und zwar zur kombinierten Wendung, wenn sich die äußere Wendung nicht durchführen läßt.

Wer Fehler und Gefahren bei der Wendung vermeiden will, halte sich strikt an die

Vorbedingungen:

1. Der Mm muß mindestens für zwei Finger durchgängig sein.
2. Das Kind muß genügend drehfähig sein (Stoeckel).
3. Das Becken darf nicht zu eng sein.

Daß das zu wendende Kind leben soll, ist keine Vorbedingung für die Wendung aus QuL, wohl aber für die Wendung aus Kopflage (s. S. 508). Auch das tote Kind in QuL soll durch Wendung (und Extraktion) entwickelt werden, vorausgesetzt, daß die Wendung möglich ist und auf einfache Weise durchgeführt werden kann. Selbstverständlich darf beim toten genau so wie beim lebenden Kind nur dann gewendet werden, wenn keine Kontraindikationen vorliegen (verschleppte QuL, Fieber). In diesen Fällen muß das tote Kind zerstückelt werden. Begründung s. unten S. 396.

Zu 1. Je größer der Mm, um so leichter die Wendung. Soll, wie in den meisten Fällen beabsichtigt ist, anschließend an die Wendung extrahiert werden (Begründung s. S. 382), so muß der Mm vollständig eröffnet sein. Die Wendung bei vollständig erweitertem Mm wird als rechtzeitige Wendung bezeichnet.

Zur Feststellung, ob der Mm bei QuL mit gesprungener Blase vollständig ist oder nicht, bedarf es bei der Querlage einer besonderen Technik. Die Größenbestimmung des Mm durch einfaches Abtasten führt hier nicht immer zum Ziel. Es ist eine alte Erfahrung, daß bei QuL nach Blasensprung der Mm häufig deutlich kleiner wird als er vorher war. Er fällt infolge des sanften Anschmiegens der Gebärmutterwand zusammen, vor allem aber auch deswegen, weil der Kopf der den äußeren Mm sonst aufgespannt hält, nicht vorangeht.

Mit anderen Worten: Bei der vaginalen Untersuchung einer QuL mit gesprungener Blase fühlt man nicht selten, daß die Zervix mit dem wenig erweiterten Mm schlaff in die Scheide hineinhängt. Man hat dann den Eindruck, daß der äußere Mm nicht vollständig ist. In Wirklichkeit ist er aber oft doch vollständig erweitert. Davon kann man sich leicht mit der

Fingerspreizprobe

überzeugen.

Man nimmt den Mm-Saum auf die Spitzen sämtlicher fünf Finger, spreizt die Finger, soweit es nur geht, auseinander. Läßt sich der Mm ohne Widerstand am Muttermundsaum auseinanderdrängen und weit aufstellen, so ist der Mm praktisch vollständig. Die Spitzen der gespreizten Finger berühren dann die Beckenwand beiderseits.

Zu 2. Die **Drehfähigkeit** des Kindes im Uterus hängt vor allem ab vom Gehalt der Gebärmutter an Fruchtwasser. Die Drehfähigkeit ist am größten bei stehender Blase, sie ist um so geringer, je länger der Blasensprung zurückliegt. Bei verschleppter QuL ist ein Kind überhaupt nicht mehr drehfähig. Schon der Versuch einer Wendung bei verschleppter QuL kann zur **Uterusruptur** und damit zum raschen **Verblutungstode der Mutter** führen.

Die Wendung ist eine der gefährlichsten Operationen für die Mutter! Bei verschleppter Querlage niemals eine Wendung versuchen!

Zu 3. Ist man in bezug auf das Becken im Zweifel, so bestimmt man mit raschem Griff die **Conj. diagonalis** (s. S. 39), die mindestens **12,5 cm** lang sein muß, wenn man ein Kind mit einem normal großen Kopf extrahieren will.

Wenn man gewendet hat und dann nicht extrahieren kann, weil ein Mißverhältnis zwischen Kopf und Becken besteht, so bleibt nur noch die Perforation des nachfolgenden Kopfes übrig.

Wäre das Becken v o r Ausführung der Wendung genauer untersucht worden, so hätte sich wahrscheinlich eine Indikation zur Sektio ergeben.

Etwas anderes ist es natürlich, wenn die Wendung als Notoperation ausgeführt und von vornherein auf die Extraktion eines lebenden Kindes verzichtet wurde. Bezüglich D i a g n o s e der QuL und der v e r s c h l e p p t e n QuL s. S. 365 u. 374.

Zur Frage: **Totes Kind und Wendung:** Bei der Querlage ist eine einfach durchzuführende Wendung für die Mutter weit w e n i g e r g e f ä h r l i c h und für den Operateur technisch wesentlich l e i c h t e r auszuführen als eine Zerstückelung (Dekapitation, Embryotomie). Bei der QuL ist und bleibt — auch bei t o t e m K i n d — d i e W e n d u n g das einfachste Verfahren, die Frau a u s d e r i h r d r o h e n d e n L e b e n s g e f a h r h e r a u s z u b r i n g e n. Hinzu kommt der Umstand, daß jede QuL an sich die Geradrichtung der Frucht verlangt. Anders liegen die Verhältnisse bei totem Kind und **Schädellage** (s. S. 508).

Zeitpunkt der Wendung: Am günstigsten ist es, die Wendung auszuführen

bei vollständigem Mm und
bei stehender Blase;

bei vollständigem Mm, weil das Kind nur dann sofort anschließend extrahiert werden kann. Wie schon gesagt, sind die **Lebensaussichten des Kindes** weitaus besser, wenn die Extraktion sogleich an die Wendung angeschlossen werden kann;

> **Zur Wendung mit anschließender Extraktion
> gehört unbedingt ein vollständiger Muttermund!**

bei stehender Blase, weil dann die Beweglichkeit und damit die Drehfähigkeit des Kindes am größten sind. Ob und wie ein Kind bei gesprungener Blase drehfähig ist, läßt sich von außen schwer beurteilen; man muß es versuchen. Es ist eine uralte Erfahrung, daß die Ergebnisse der Wendungsoperation von dem Zeitpunkt des Blasensprunges abhängig sind.

Ausführung der kombinierten oder inneren Wendung aus Querlage
Keine innere Wendung ohne tiefe Narkose! Völlige Entspannung der Gebärmutter und der Bauchdecken ist unbedingt notwendig. Sie kann nur in tiefer Narkose erreicht werden. Würde man ohne Narkose wenden, so würde die Frau pressen, und es würde zur Auslösung von Wehen kommen, wodurch die Wendung sehr erschwert, ja unmöglich würde. Außerdem könnte bei diesem Vorgehen ein Arm oder die Nabelschnur vorfallen. Also:

> **Wendung ohne tiefe Narkose = Kunstfehler**

Daran ändert auch nichts die Tatsache, daß ein sehr geschickter und erfahrener Geburtshelfer aus irgendwelchen Gründen gelegentlich einmal eine Wendung ohne Narkose ausführen konnte. Die Ausführung der Wendung ohne tiefe Narkose ist und bleibt ein Kunstfehler, weil sie auch für den Geübten nicht nur viel schwieriger, sondern auch sehr viel gefährlicher ist. Dem Ungeübten gelingt es ohne Narkose meist nicht einmal, an ein Bein heranzukommen! **Sorgfältige äußere Untersuchung und Diagnosestellung** sind von größter Wichtigkeit. Wenn man nicht weiß, auf welcher Seite die Beine (Steiß) liegen, kann man auch nicht die richtige Hand zum Wenden auswählen.

Die **Desinfektion der Hände und Unterarme** (s. S. 209) ist bei der Wendung mit ihrer großen Infektionsgefahr besonders sorgfältig vorzunehmen, ebenso ist darauf zu achten, daß die benutzten Gummihandschuhe einwandfrei sterilisiert sind. Ferner ist hier auf die richtige **Vorbereitung der Kreißenden** (s. S. 209) ganz besonders Wert zu legen und gerade hier energisch durchzuführen. Niemals die vorherige **Entleerung der Blase** vergessen!

Lagerung der Kreißenden: Die Wendung wird in **Rückenlage** der Kreißenden vorgenommen, jedenfalls wird sie stets in Rückenlage begonnen. Kommt man während der Operation zu der Feststellung, daß es bei dieser Lagerung unmöglich ist, an die Füße heranzukommen, so läßt man in **Seitenlagerung** umlagern, und zwar auf die Seite, auf der sich der Steiß befindet. Die Umlagerung muß von der Hebamme ausgeführt werden. Die Hand des Operateurs bleibt dabei im Uterus. Die Hebamme hebt das eine Bein der Kreißenden über den Kopf des Operateurs.

Noch etwas sehr Wichtiges: auf den **Bauch** der Kreißenden gehört ein **steriles Tuch!** Die **äußere** Hand darf sich bei der Wendung auf keinen Fall unsteril machen. Gar nicht selten kommt es bei der Wendung zu Schwierigkeiten. Dann muß unter Umständen die außen arbeitende Hand zur inneren Hand gemacht werden (Handgriff der Just. Siegemundin, S. 405). Das ist aber nicht möglich, wenn sie vorher auf den unsterilen Bauch gefaßt hat.

Wahl der inneren Hand:

Man führt stets die Hand in den Uterus ein, die dem Beckenende (= den Füßen) des Kindes entspricht,

die Hand also, die den Füßen unmittelbar gegenüberliegt,

---

d. h. bei **I.** oder **linker** Querlage
(Kopf links, Steiß rechts)   die **linke** Hand (s. Abb. 351),

bei **II.** oder **rechter** Querlage
(Kopf rechts, Steiß links)   die **rechte** Hand (s. Abb. 352).

Derartige Regeln niemals auswendig lernen, sondern durch praktische Vorstellung, siehe die Abb. 351 und 352, genau einprägen!

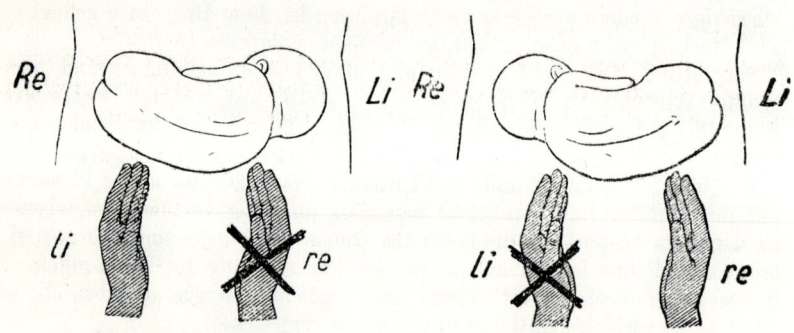

Abb. 351. Linke Querlage: Abb. 352. Rechte Querlage:
Die **linke** Hand geht ein!   Die **rechte** Hand geht ein!

Wahl des Fußes, auf den gewendet werden soll:

Man wendet bei **dorsoanteriorer** Querlage auf den **unteren**
Fuß, bei **dorsoposteriorer** Querlage auf beide Füße.

Stoeckel sagt hierzu: „Es kommt darauf an, das Kind so herumzudrehen, daß sein Rücken bei dorsoanterioren Lagen vorn bleibt und bei dorsoposterioren Lagen nach vorn kommt."

Viele namhafte Autoren wenden bei dorsoposterioren Lagen auf den oberen Fuß, was Stoeckel als einen „schlechten Rat" bezeichnet. Wahl hat in den letzten Jahren immer auf den nächstliegenden, d. h. fast immer auf den unteren Fuß gewendet, gleichgültig ob es sich um eine dorsoanteriore oder dorsoposteriore Lage handelte. Wendungsschwierigkeiten traten dabei niemals auf.

Für die Praxis genügt m. E. die Unterteilung in dorsoanteriore und -posteriore Lagen. Die am häufigsten vorkommende Einstellung ist die dorsoanteriore. Kommt einmal eine ausgesprochene dorsosuperiore Lage vor, so wendet man sie stets auf den vorderen Fuß, die dorsoinferiore Lage auf beide Füße.

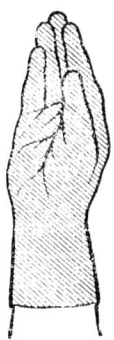

Abb. 353.

Konische Haltung der „inneren" Hand beim Eingehen

Die Hauptsache ist:

> **Jede Wendung ist mit ganz langsamen und ruhigen Bewegungen auszuführen!**

Dabei ist die innere Uteruswand möglichst wenig zu berühren; es kann sonst zur Auslösung von Wehen oder zur Ausbildung eines inneren Schnürringes kommen, wodurch die Beweglichkeit des Kindes natürlich sehr beeinträchtigt wird. Bester Rat in solchen Fällen: **Ruhig und regungslos abwarten!**

Die innere Wendung aus Querlage wird ausgeführt in drei Phasen:

Tempo I: **Tempo II:**   **Tempo III:**

Beide Hände am Kopf-   Beide Hände am Steiß!   Äußere Hand wieder am
ende!   Kopf! Innere Hand
                                           am Fuß!

Tempo I = Beide Hände am Kopfende: **Hochdrängen von Kopf und Schulter!** (Abb. 354).

Zweck: Freimachen des Beckeneinganges, d. h. Zurückschieben des vorliegenden Teils, also der Schulter vom Beckeneingang, um mit der Hand überhaupt in die Gebärmutterhöhle hineinkommen zu können. Dazu drängt die äußere Hand den Kopf von der Beckenschaufel nach oben weg, also funduswärts. Die innere Hand ist mit konisch zusammengelegten Fingern (Abb. 353) unter Drehbewegungen in den Uterus eingeführt worden und schiebt die Schulter

399

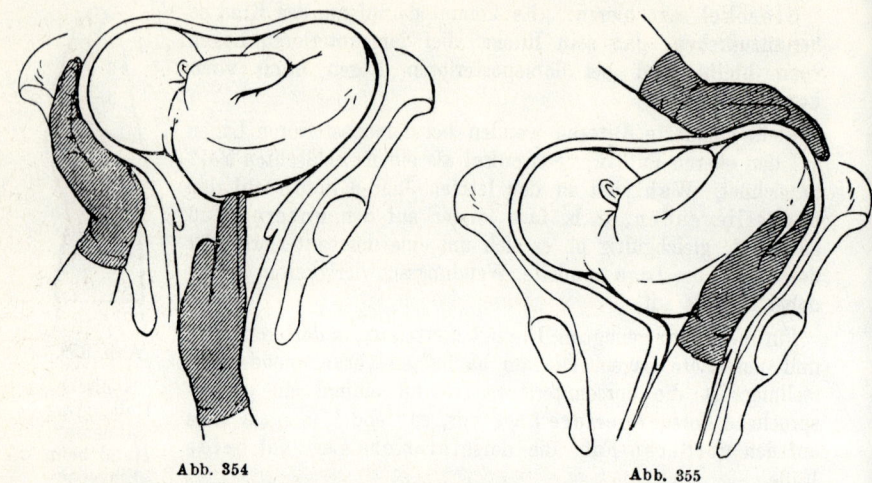

Abb. 354

Abb. 355

Abb. 354. Wendung aus Querlage: Tempo I = Beide Hände am Kopfende!
Abb. 355. Wendung aus Querlage: Tempo II = Beide Hände am Steiß!

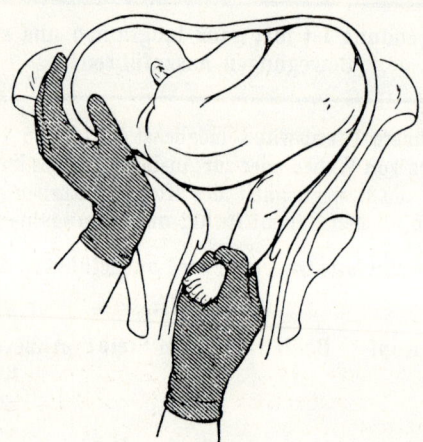

Abb. 356. Wendung aus Querlage: Tempo III = Äußere Hand wieder am Kopf.
Innere Hand am Fuß!

nach oben in dieselbe Richtung, in die der Kopf von außen weggeschoben wird.
Die Schulter steht nämlich gewöhnlich auf dem BE und versperrt den Eingang und damit den freien Zugang zum Innern der Gebärmutterhöhle. Macht das Hochdrängen der Schulter Schwierigkeiten, so ist es sehr zweckmäßig, die Kreißende in **Beckenhochlagerung** zu bringen.

Noch etwas: Bei diesem ersten Einführen der Hand in den Uterus wird selbst in tiefer Narkose manchmal eine Wehe erzeugt. Das muß man wissen und das einzig Richtige tun: mit der Hand unbeweglich im Uterus bleiben und ganz ruhig abwarten, bis die Wehe vorbei ist.

Tempo II = Beide Hände am Steiß: Fassen des Fußes (Abb. 355).

Bei diesem Akt der Wendung kommt man am schnellsten zum Ziel, nämlich an den gesuchten Fuß, wenn man **ganz langsam, vorsichtig** und mit sehr betonter Ruhe vorgeht. **Zum Fuß- oder Füßeaufsuchen muß und kann man sich Zeit lassen, ohne dabei Mutter oder Kind in Gefahr zu bringen.** — Zunächst einmal muß jetzt die äußere Hand den Steiß kräftig beckenwärts der inneren Hand entgegenschieben. Dann erst, **nicht früher,** tastet sich die innere Hand von der Schulter aus **an der Seitenkante des Kindes** entlang bis an den Steiß heran, der ihr von der äußeren Hand entgegengeschoben wird. **Die innere Hand tastet sich vom Steiß zum Oberschenkel, vom Oberschenkel zum Fuß** bzw. **den Füßen.** Fassen des Fußes bzw. der Füße, aber zunächst **noch nicht daran ziehen!**

Das Erkennen eines Fußes ist gar nicht so leicht, wenn man ihn mit der tastenden Hand aus vier Extremitäten, die auf engem Raum zusammengedrängt liegen, heraussuchen soll. Merke: Die Füße liegen

bei dorsoanteriorer QuL   meist **hinten,**
bei dorsoposteriorer QuL   meist **vorn,** gekreuzt auf dem Bauche des
                                             Kindes.

Die Beine können aber auch **gestreckt** sein, dann muß man sie in der Nähe des **Kopfes** suchen. Wichtig ist in jedem Falle eine genaue Diagnosestellung des Kopfes und Rückens **vor** Beginn der Operation.

Vorsicht! Nicht eine Hand fassen! Genau abtasten, ob man Hand oder Fuß gefaßt hat.

Merke: Das wichtigste Kennzeichen des Fußes ist die **Ferse** (Fersenbein, Calcaneus). Beim Übergang vom Unterschenkel zum Fuß fühlt man die Ferse als **Spitze.** Der Übergang ist **winklig!** Der Übergang vom Arm zur Hand ist flach, die Hand ist die gerade Verlängerung des Unterarms (Abb. 357a). Außerdem:

die Zehen sind kürzer als die Finger,
die Zehen sind etwa gleichlang,
  die Finger nicht (Daumen!),
der Daumen ist abspreizbar,
  die große Zehe nicht (Abb. 357c),
die Grenzlinie der Finger ist fast ein Halbkreis,
die der Zehen beinahe eine gerade Linie (Abb. 357b).

Sobald man im Zweifel ist, ob man einen Fuß oder eine Hand gefaßt hat, braucht man eigentlich nur nach dem für den Fuß charakteristischen Fersenhöcker zu tasten. — **Hält man sich streng an die Regel, mit der inneren Hand immer an der Flanke des Kindes entlang bis zum Steiß zu tasten, so kommt man gar nicht an eine Hand heran.**

Die äußere Hand ist bei der Wendung genau so wichtig wie die innere Hand. Jeder Akt beginnt stets mit der äußeren Hand. Von dem richtigen Zusammenarbeiten beider Hände hängt der Erfolg der Wendung ab!

Das Verfahren, sich von der Seitenkante des Kindes über Steiß, Ober- und Unterschenkel bis an den Fuß heranzutasten, ist das sicherste Vorgehen, um

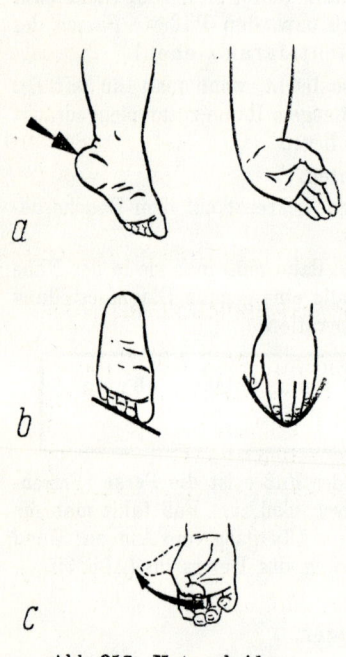

an den Fuß heranzukommen und eine Verwechslung zwischen Fuß und Hand zu vermeiden. Leider kann man es nicht immer anwenden, denn es verlangt Bewegungsfreiheit für die im Uterus arbeitende Hand, die z. B. kurze Zeit nach dem Blasensprung immer vorhanden ist. Liegt aber der Blasensprung längere Zeit zurück, hat sich die Wand der Gebärmutter schon eng um das Kind herumgelegt, hat schon — und das ist besonders wichtig — eine **größere Anzahl von Wehen nach dem Blasensprung auf den Uterus eingewirkt,** so ist es ausgeschlossen, auf diesem Wege an den Fuß heranzukommen. Es bleibt nur übrig, nach genauester äußerer und innerer Diagnosenstellung **direkt an den Fuß heranzugehen**, sich also auf dem kürzesten Wege von der vorliegenden Schulter auf den Bauch des Kindes zu tasten und von da in die Richtung, in der die Füße auf Grund der Lagediagnose liegen müßten. Daß man bei diesem Verfahren einen Fuß viel leichter mit einer Hand verwechseln kann als mit der erstgenannten Methode, ist sicher.

Abb. 357. Unterscheidung von Hand u. Fuß (nach De Lee)

Tempo III = Äußere Hand wieder am Kopf! Innere Hand am Fuß! (Abb. 356).

Beginn der eigentlichen Wendung: Wieder beginnt zunächst die äußere Hand: sie geht jetzt wieder an den immer noch seitlich stehenden Kopf zurück und schiebt ihn nach oben (= funduswärts). Danach erst, wenn man deutlich fühlt, wie der Kopf dem Druck und Schub nach oben folgt — nicht aber zugleich oder sogar vorher — wird der von der inneren Hand gefaßte Fuß (bzw. die Füße) langsam und vorsichtig nach unten gezogen und herausgeleitet. Niemals umgekehrt erst den Fuß herausziehen und dann erst den Kopf nach oben drängen wollen, weil bei derartigem Vorgehen die Wendung nicht gelingen kann.

Die Wendung ist vollendet, wenn man den Kopf im Fundus fühlt und das Knie des Kindes in der Vulva erscheint.

Man kann auch sagen: Die Wendung ist beendet, wenn das Knie in der Vulva erscheint und darin bleibt!

Wenn das vor die Vulva gebrachte Knie nicht vor der Vulva bleibt, sondern sich nach Loslassen wieder nach oben zurückzieht, so kann das nur daran liegen, daß der Kopf noch nicht richtig im Fundus angekommen, die Wendung also nur scheinbar vollendet ist. Man muß dann dafür sorgen, daß der Kopf in den Fundus gebracht wird. Am besten wendet man in einem solchen Falle den Handgriff der Justine Siegemundin (s. u.) an. — Jedenfalls ist es falsch, was man häufig hören kann: Die Wendung ist beendet, wenn das Knie in der Vulva erscheint.

Man kann ferner sagen: die Wendung ist beendet, wenn der Steiß des Kindes im Becken der Mutter fixiert ist.

Bezüglich der Pause, die zwischen Wendung und Extraktion eingeschoben werden muß, s. S. 404.

Ein Arm ist vorgefallen: Hierfür gilt folgender wichtiger Grundsatz:

Vorgefallenen Arm niemals reponieren!
Arm anschlingen und locker halten lassen!

Die Reposition wäre völlig sinnlos und außerdem gefährlich. Alle Einzelheiten hierüber s. S. 384.

Sehr wichtig ist es, den angeschlungenen Arm von einer Hilfskraft ganz locker halten zu lassen. Wird die Schlinge zu sehr angespannt, so kann man den Kopf natürlich nicht in den Fundus bringen.

Wahl einer falschen Hand: Merkt man nach dem Eingehen, daß man infolge falscher Diagnosenstellung die falsche Hand eingeführt hat, so wird sie nicht zurückgezogen, sondern man versucht, die Wendung mit dieser Hand auszuführen. Wechsel der Hände würde eine Erhöhung der Infektionsgefahr bedeuten. Kommt man aber gar nicht zum Ziel, so müssen die Hände gewechselt werden.

Wahl eines falschen Fußes: Man mache sich zunächst folgendes zur Unterscheidung des unteren und oberen Fußes klar. Beim unteren Fuß sieht, wenn man den Fuß schon etwas angezogen hat, die kleine Zehe zum Mm, die große zum Kreuzbein, umgekehrt beim oberen Fuß. **Dem Ungeübten sei empfohlen, froh zu sein, überhaupt einen Fuß gefunden zu haben, und die Wendung auf diesen Fuß auszuführen.** Der Geübte wird sich in Ruhe den richtigen Fuß suchen und dann auf diesen oder auf beide Füße wenden. Handelt es sich um eine schwierige Wendung, so wird jeder auf den Fuß wenden, den er gerade fassen kann.

In den meisten Fällen wird die Wendung bei vollständig erweitertem Mm vorgenommen, um die ganze Extraktion anschließen zu können. Bei diesem Vorgehen ist sehr zu beachten, daß eine

Pause zwischen Wendung und Extraktion

eingeschoben werden muß. Dabei muß der herunter geholte Fuß völlig losgelassen werden. Der Operateur spült sich die Hände in der Desinfektionslösung ab, setzt sich (ohne sich dabei unsteril zu machen) in aller Ruhe auf einen Stuhl und wartet ab, während die Hebamme die Besserung der sich während der Wendung stets verschlechternden HT dauernd kontrolliert.

Das Einschieben dieser **Pause** ist von sehr großer Wichtigkeit. Nur sehr Unerfahrene werden nach der Wendung, ohne den Fuß loszulassen, gleich zur Extraktion übergehen.

Zwischen Wendung und Extraktion muß unbedingt eine Pause von etwa 2—3 Minuten eingeschoben werden!

Durch das völlige Loslassen des Fußes und das Einschieben dieser **Pause** erreicht man zweierlei:

1. Die durch die Wendung aus ihrer normalen Haltung herausgebrachten Arme und der Kopf haben genügend Zeit, wieder in ihre physiologische Haltung zurückzufinden. Extrahiert man nach der Wendung sogleich in einem Zuge weiter, so schlagen sich die Arme leicht hoch und die Entwicklung der Arme und des Kopfes wird schwierig.

2. Man muß dem Kinde nach der Wendung Zeit lassen, sich zu „erholen". Es ist viel zu wenig bekannt, daß am Ende jeder Wendung die HT des Kindes sich mehr oder weniger stark verändern, ja gar nicht selten ausgesprochen „schlecht" werden. Ich benutze die Gelegenheit jeder Wendung, jungen Geburtshelfern diesen Effekt mit Hilfe des Hörrohres eindringlichst vorzuführen.

Die Wendung gelingt nicht! Was nun?

Zwei Hilfsmittel:

1. Herabholen des zweiten Fußes, wenn die Wendung bisher mit einem Fuß versucht wurde. Auf das „Warum?" hört man manchmal, daß man an zwei Füßen besser ziehen könne als an einem Fuß. Das ist nicht richtig. Den bei der Wendung notwendigen Zug kann man genau so gut an einem wie an zwei Füßen ausüben. Die Gründe dafür, daß nach Herabholen des 2. Fußes die Wendung wesentlich leichter „geht", sind ganz andere:

a) **Das Volumen des 2. Beines fällt fort.** Der Inhalt der Gebärmutterhöhle wird kleiner, die zurückbleibenden Teile dadurch beweglicher, die Umdrehung des Kindes also erleichtert.

b) **Das 2. Bein in situ bedeutet für den Kindskörper eine ausgesprochene Schienung,** insbesondere dann, wenn es gestreckt liegt. Fällt nach Herabhohlen des 2. Beines diese Schienung fort, so läßt sich der Rumpf viel stärker und leichter zusammenbiegen. Diese größere Zusammenbiegbarkeit ist aber sehr wesentlich, weil dadurch die Wendung sehr erleichtert wird.

Die **Technik** des Herabholens des 2. Fußes kann Schwierigkeiten machen. Deswegen ist zu beachten: Anschlingen des 1. Beines und locker halten lassen. Dann geht man an diesem Bein in die Höhe, und zwar, das ist sehr wichtig, stets an der **Innenseite!** Auf diese Weise kommt man mit Sicherheit an die Genitalien und damit leicht an das andere Bein heran. Sobald der zweite Fuß herausgeleitet ist, wird auch er mit einer Wendungsschlinge angeschlungen.

2. Gedoppelter Handgriff der Justine Siegemundin (Chur-Brandenburgische Hoff-Wehe-Mutter, beschrieben in ihrem Hebammenlehrbuch, Berlin, 1690): Häufig „gelrt" die Wendung deswegen nicht, weil die **äußere** Hand nicht imstande war, den seitlich sitzenden **Kopf beweglich zu machen und in den Fundus zu bringen.** Der sehr bemerkenswerte Grundgedanke des heute noch sehr wichtigen Handgriffs ist der: **Was von außen nicht geht, geht bestimmt von innen.** Das Wesen des Handgriffes der Siegemundin besteht also darin, daß die vorher äußere Hand (der es nicht gelang, den Kopf von den Bauchdecken her in den Fundus hinein zu bringen) jetzt in den Uterus hineingeht und nun von **innen** her **direkt** gegen den Kopf drückt, wodurch er so gut wie immer ohne Schwierigkeiten in den Fundus geschoben werden kann. Die Durchführung dieses Vorgehens stößt nun deswegen auf Schwierigkeiten, weil sich **schon eine Hand im Uterus** befindet, nämlich die eigentliche „innere" Hand, die an den Füßen zieht, und zwei Hände zugleich natürlich nicht in das Uterusinnere hinein können. Die Lösung des Problems besteht nun darin, daß die **eine Hand,** und zwar die, die an den Füßen zog, durch eine an dem Fuß bzw. den Füßen befestigte und nach außen herausgeleitete Wendungsschlinge ersetzt wird: an ihr zieht jetzt diese vorher innere Hand, wodurch sie gewissermaßen zu einer „indirekten" inneren Hand wird. Jetzt kann die äußere

Hand ohne Schwierigkeiten in die Uterushöhle eingehen und den Kopf funduswärts schieben.

Ausführung (Abb. 358): An dem bis in den Scheideneingang vorgezogenen vorderen Fuß (bzw. an beiden Füßen) befestigt man eine Wendungsschlinge, an der die bisher am Fuß direkt ziehende „innere" Hand nun außen zieht. Die bisher äußere Hand wird durch die Scheide in den Uterus eingeführt. Sie drängt den Kopf kräftig funduswärts. Folgt der Kopf, dann zieht jetzt die andere Hand an der Schlinge, die Wendung gelingt auf jeden Fall, wenn nicht ausnahmsweise eine Besonderheit (Mißbildung) vorliegt.

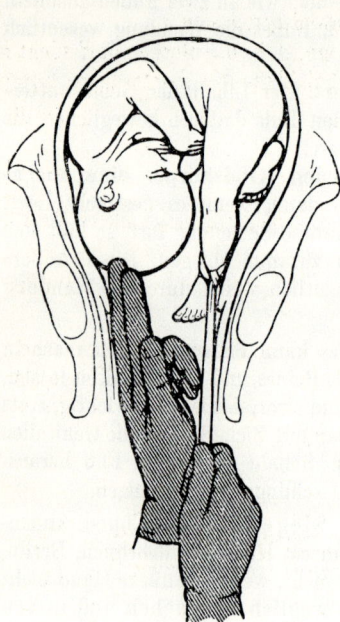

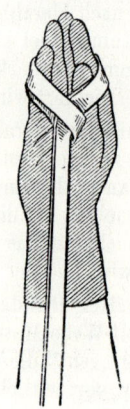

Abb. 358. Handgriff der Justine
Siegemundin (1690)

Abb. 359. Vorbereitung der
Wendungsschlinge

Die obige Darstellung der „Wendung aus Querlage" hat einen vollständigen oder fast vollständigen Mm zur Voraussetzung. Besitzt der Mm jedoch nur das in den Vorbedingungen geforderte Mindestmaß, also eine Durchgängigkeit für nur zwei Finger, und ist die Ausführung der inneren Wendung dringend indiziert, so wird sie in technisch etwas anderer Form als

Zweifingerwendung nach Braxton Hicks

= Wendung bei nicht vollständig erweitertem Mm
= Vorzeitige Wendung

ausgeführt; s. S. 511.

Zerstückelnde Operationen I

Dekapitation

= operative Trennung des Kopfes vom Rumpf

Indikation: verschleppte Querlage.

Vorbedingung: 1. Mm muß möglichst handtellergroß sein,
2. Conj. vera nicht unter 6 cm, d. h. das Becken darf nicht so verengt sein, daß die Entwicklung des abgetrennten Kopfes nicht möglich ist.

Scharfes Verfahren: 1. mit der großen Sieboldschen Schere,
2. mit Draht- oder Kettensäge.

Stumpfes Verfahren: Dekapitation mit dem Braunschen Schlüsselhaken.

1. Dekapitation mit der großen Sieboldschen Dekapitationsschere
(Abb. 360)

Die einfachsten Instrumente sind immer die besten. Ich versuche die Dekapitation stets zuerst mit der Sieboldschen Schere. Während der ganzen Operation ist tiefe Narkose von allergrößter Bedeutung, um die bei der verschleppten Querlage stets drohende Uterusruptur zu vermeiden.

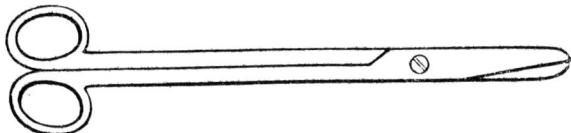

Abb. 360. Sieboldsche Schere

Technik:

Tempo I: Subkutanes Knopfloch. Der Assistent zieht kräftig an dem vorgefallenen Arm nach unten und der dem Kopf entgegengesetzten Seite, um so das Kind gut zu fixieren und den Hals möglichst weit herauszubekommen. Der Operateur geht mit **Zeige- und Mittelfinger** der linken Hand um den Hals des Kindes herum und schützt so die Weichteile (Blase!). Die rechte Hand macht mit der großen Sieboldschen Schere jetzt einen Schnitt von 1—2 cm Länge in die Haut des Halses und führt dann die Schere geschlossen in das „Knopfloch" ein.

Je nach Lage des Kopfes ist es durchaus nicht immer ganz leicht (und manchmal sogar unmöglich), an den Hals heranzukommen. Tiefe Narkose und **kräftiges Vorziehen des Halses** mit der linken Hand erleichtern das Arbeiten sehr.

Tempo II: Durchschneiden der Halswirbelsäule. Die eingeführte Schere wird jetzt geöffnet, und mit kleinen Schlägen werden die Muskeln schrittweise und langsam durchtrennt. Man kommt sehr bald an die Halswirbelsäule, wobei immer sehr darauf geachtet werden muß, daß die Schere **unter der Haut** bleibt, die Haut des Halses also an gar keiner Stelle irgendwie verletzt wird. **Dauernder Weichteilschutz durch die linke Hand!** Die beiden Finger der linken Hand müssen jede, auch die kleinste Bewegung der Scherenbranchen decken! Die Durchschneidung der Halswirbelsäule ist durchaus nicht immer so einfach, da man mit der Schere manchmal blind auf einen Wirbelkörper oder -bogen einschneidet, ohne in den günstigen Zwischenraum zwischen zwei Wirbeln kommen zu können. Mit dem Finger wird öfter die Tiefe und das Fortschreiten des Schnittes geprüft.

Ganz langsam und in größter Ruhe vorgehen! Ab und zu kurze Pausen machen, da sonst die linke Hand zu sehr ermüdet!

Tempo III: Weitere Durchschneidung der Weichteile. Wenn die Wirbelsäule durchschnitten ist, schneidet man mit der Schere gegen die hakenförmig gekrümmten Finger sehr vorsichtig die Haut- und Weichteilbrücke durch, die den Kopf noch mit dem Rumpf verbindet.

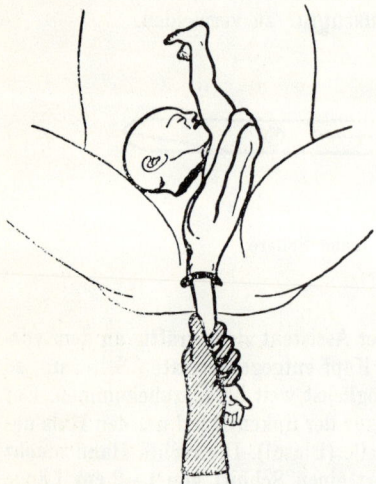

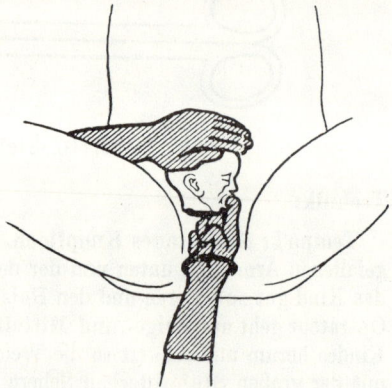

Abb. 361. Nach der Dekapitation wird stets der Rumpf zuerst extrahiert

Abb. 362. Danach wird der Kopf herausgezogen. Kräftiger Druck von oben!

Tempo IV: Extraktion des Rumpfes und des Kopfes. Stets wird der Rumpf zuerst herausgezogen, und zwar ganz langsam und vorsichtig am vorgefallenen

Arm (Abb. 361). Darauf achten, daß scharfe Knochenränder und -splitter nicht die Weichteile der Mutter verletzen. Der Kopf wird stets nachher herausgeholt. Der Zeigefinger oder ein Haken wird in den Mund eingehakt (Abb. 362). Entwicklung evtl. durch den Wiegand-Martin- v. Winckelschen und danach den Veit-Smellieschen Handgriff. Wenn nötig, werden zwei oder drei Klemmen mit scharfen Krallen an dem Halsstumpf angesetzt, um das Herausziehen zu erleichtern. Unter Umständen muß man auch den Kopf perforieren. In jedem Fall muß dabei der Kopf kräftig von außen her fixiert und dann vulvawärts gedrückt werden (Abb. 362).

Bei engem Becken oder stark gespanntem unteren Uterinsegment führt man stets die Perforation des Kopfes aus.

Während der ganzen Operation ist tiefe Narkose von größter Bedeutung, um die Uterusruptur zu vermeiden.

2. Dekapitation mit der Drahtsäge.

Für den Praktiker kommt wohl nur die Gigli-Säge in Frage, die zum Anlegen in den Blondschen Fingerhut (Abb. 363a) eingehängt wird. Den Fingerhut

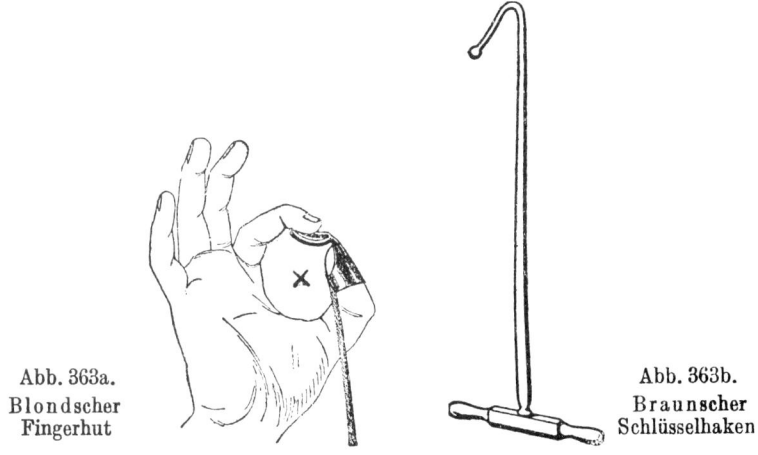

Abb. 363a.
Blondscher
Fingerhut

Abb. 363b.
Braunscher
Schlüsselhaken

setzt man auf den Daumen der inneren Hand auf und umgreift mit Zeigefinger und Daumen den Hals (×) des Kindes. Das ist nicht immer ganz leicht. Ebenso schwierig ist es meistens, mit dem Zeigefinger den Fingerhut vom Daumen abzunehmen, um so die Gigli-Säge um den Hals herumzuführen. Das Durchsägen muß unter Deckung durch mindestens einen Finger ganz langsam und sehr vorsichtig geschehen, um Nebenverletzungen, die leicht möglich sind (Blase!), zu vermeiden. In der Klinik benutzt man die völlig ungefährliche Kettensäge von Ribemont-Bong, die für die Hauspraxis nicht geeignet ist.

3. Dekapitation mit dem Braunschen Schlüsselhaken (Abb. 363 b).

Innere Hand:

bei **I**. Querlage die **rechte** Hand,

bei **II**. Querlage die **linke** Hand.

Mit der eingeführten Hand wird der Hals des Kindes **fest** umgriffen, und zwar mit Daumen (vorn) und Zeigefinger (hinten!), noch besser mit Zeigefinger und drittem Finger (hinten). Vorgefallenen Arm kräftig anziehen (stets zum Beckenende des Kindes hin).

Schlüsselhaken stets quergestellt vorn einführen!

Griff beim Einführen stark senken! Keine Bewegung ohne Kontrolle durch die innere Hand! Knopf des Hakens nach **hinten** drehen und dann über den Hals des Kindes haken. Genaue Kontrolle mit den inneren Fingern, ob der Haken gut am Halse liegt. Der Knopf des Hakens soll sich in die Halsmuskulatur einbohren.

‖ Nicht eher mit dem Dekapitieren beginnen, bis der Haken gut am Halse liegt!

Dekapitation: Drehbewegungen des Hakens nach beiden Seiten wie „ein Schlüssel im Schlüsselloch" bei abwechselndem Auf- und Zuschließen. Dadurch werden die Weichteile zerrissen und die Wirbelsäule zerbrochen. Dann **erst** den **Rumpf** am Arm herausziehen, danach den Kopf durch Einhaken des gekrümmten Fingers in den Mund. Dabei von oben außen her kräftig drücken lassen!

Merke:

**Bei drohender Uterusruptur
niemals mit dem Schlüsselhaken
dekapitieren!**

Die Drehungen mit dem Schlüsselhaken müssen mit ziemlicher Gewalt ausgeführt werden und steigern die Gefahr der Uterusruptur aufs Höchste.

Im Anschluß an jede Dekapitation wird stets die Nachgeburt manuell gelöst, weil nach jeder Zerstückelung Uterus und Scheide ausgetastet werden müssen.

Nach jeder Dekapitation sind Uterus und Scheide auszutasten!

Insbesondere ist das **untere** Uterinsegment peinlichst genau zu kontrollieren. Eine evtl. aufgetretene Rupturstelle ist auf der **Kopfseite** zu vermuten, also:

bei **I**. Querlage **links**,

bei **II**. Querlage **rechts**.

410

Nicht vergessen zu

kathetern!

Bei blutigem Harn zunächst Dauerkatheter einführen.

Embryotomie (= Dissectio fetus)

In seltenen Fällen liegt bei einer verschleppten Querlage der Hals so hoch, daß man trotz aller Bemühungen nicht herankommen kann. Dann bleibt nichts anderes übrig, als auf die Dekapitation

= Embryotomia cervicalis

zu verzichten und eine

Embryotomia thoracalis
= Embryotomie (im engeren Sinne)

also eine Durchschneidung der Wirbelsäule an anderer Stelle, meist im Brustabschnitt, vorzunehmen.

Technik:

Mit großen Spiegeln den im Mm stehenden Kindsteil einstellen. Vorgefallenen Arm kräftig anziehen lassen. Abtasten des vorliegenden Teils. Möglichst in der Nähe der Wirbelsäule mit kräftiger Schere ein Loch einschneiden.

Vorgehen nach Stoeckel: Die Ränder des Loches werden mit kräftigen Collinschen Klemmen möglichst breit gefaßt, kräftig auseinander gezerrt und stark nach abwärts gezogen. Nach der Wirbelsäule tasten und schrittweise auf sie zuschneiden. Die bei der Eröffnung der Brust oder Bauchhöhle vorfallenden Eingeweide werden entfernt, weil sie sonst stören (Dissectio fetus à la morcellement nach Stoeckel). Durchtrennung der Wirbelsäule zwischen zwei Wirbeln. Durchtrennung der restlichen Weichteile. Zuerst die Steißhälfte (mit Hilfe von Faßzangen oder an einem Fuß) extrahieren, danach die Kopfhälfte (am Arm). Manuelle Lösung der Nachgeburt. **Nach jeder zerstückelnden Operation sind Uterus und Scheide auszutasten** (s. S. 605). **Kathetern nicht vergessen!**

Zwillinge (= Gemini, Gemelli)

Häufigkeit: Auf 80—90 Geburten kommt eine Zwillingsgeburt.

Diagnose: Zwillinge werden in der Schwangerschaft oft nicht erkannt. Das Hauptmittel der Feststellung ist, abgesehen vom Röntgenverfahren, das natürlich immer zum Ziel führt, die **Palpation.** Gerade diese ist aber in sehr vielen Fällen so erschwert (fette Bauchdecken, Ödem der Bauchdecken, Hydramnion, hintereinanderliegende Früchte), daß man keine Einzelheiten durchfühlen kann.

411

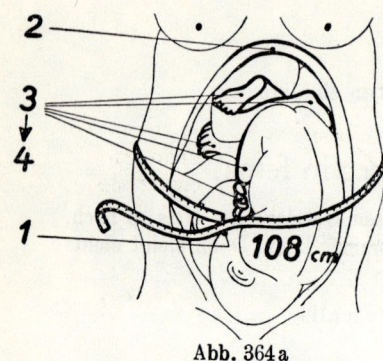

Abb. 364a

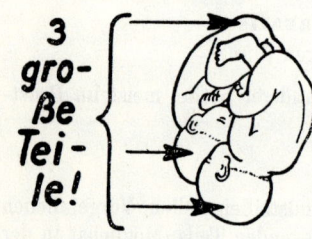

3 gro-ße Tei-le!

Abb. 364b

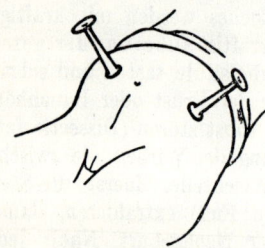

Abb. 364c

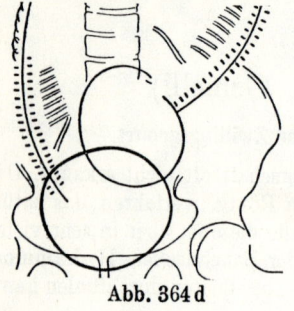

Abb. 364d

Sehr oft ist aber auch der Arzt an einer Fehldiagnose schuld, weil er einfach gar nicht an Zwillinge gedacht hat oder nicht genügend Erfahrung im Untersuchen besitzt. Es gibt

5 Verdachtszeichen auf Zwillinge:
(Abb. 364a und b)

1. Leibesumfang auffallend groß im Vergleich zur Schwangerschaftsdauer, am Ende der Schwangerschaft über **100 cm.** Differentialdiagnose: ein großes Kind, Hydramnion. Jedoch ist festzustellen, daß der Leibesumfang bei einem großen Teil der Zwillinge gar nicht vergrößert ist und dieser Hinweis dann völlig fehlt (Zwillinge als Frühgeburten).

2. Sehr hoch stehender Fundus bedeutet einen besonderen Hinweis, wenn man einen großen Teil des vorangehenden Kindes schon im BE tasten kann.

3. Fühlen von vielen kleinen Teilen seitlich links und rechts, oben und unten.

4. Viele lebhafte Kindsbewegungen gleichzeitig an verschiedenen Stellen des Bauches.

5. Das Abtasten von **drei großen Teilen,** meist **zwei Köpfen** und einem **Steiß** (Abb. 364b).

3 | sichere | Zeichen für Zwillinge:
(Abb. 364c—e)

1. Herztöne von ungleicher Frequenz, wobei die HT von zwei geübten Untersuchern an verschiedenen Stellen zu gleicher Zeit abgehört werden müssen und der Frequenzunterschied **mindestens 10 Schläge in der Minute** betragen muß (Abb. 364c).

2. Röntgenologischer Nachweis von zwei Früchten (Abb. 364d); möglich etwa vom fünften Monat ab.

3. Elektrokardiographischer Nachweis.

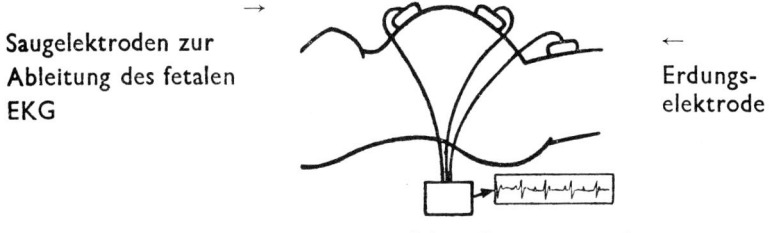

Saugelektroden zur
Ableitung des fetalen
EKG

Erdungs-
elektrode

elektr. Registriergerät

Abb. 364e. Fetal-Elektrokardiographische Ableitungen an der schwangeren Frau
(verändert nach Langreder)

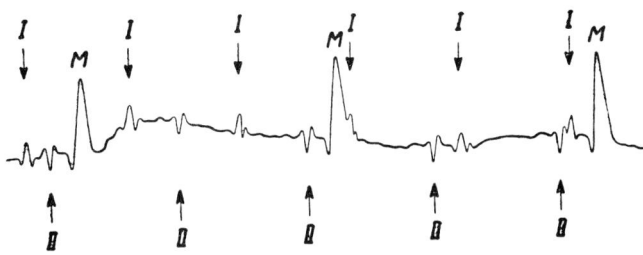

I = 1. Zwilling
II = 2. Zwilling
M = Mutter

Abb. 364f. Die hohen Ausschläge (M) geben die Herzaktionen der Mutter wieder, die niedrigen Ausschläge entsprechen den fetalen Herzaktionen. Daß es sich um **zwei** Kinder (Zwillinge I und II) handeln muß, ergibt sich aus der Verschiedenheit der Abstände (I—I—I und II—II—II) = Verschiedenheit der Frequenzen. Da die Aktionen des einen Zwillings (I) **positiv**, die des anderen (II) **negativ** sind, muß ein Kind in **Kopflage**, das andere in **Beckenendlage** liegen.

Die Lage der Zwillinge zueinander ergibt sich aus den Abb. 365—370 (in abgerundeten Prozentzahlen).

Differentialdiagnose: ein großes Kind (bei großem Kind in der **ersten** Hälfte der Schwangerschaft an **Blasenmole**, in der zweiten Hälfte der Schwangerschaft an **Zwillinge** und **Hydramnion** denken!); **Hydramnion;** hochstehender Fundus infolge engen Beckens oder **Placenta praevia** (totalis). Auch bei hohem **Geradstand** mit nach vorn gerichtetem Rücken muß man an Zwillinge denken. Erstens fühlt sich der Kopf klein an, weil er quer palpiert wird, sodann fühlt man links und rechts kleine Teile. Besonders viele kleine **Teile** fühlt man bei **dorsoposteriorem** hohen Geradstand.

413

Schwangerschaft: Infolge der mechanischen und funktionellen Mehrbelastung kommt es bei Zwillingsmüttern viel häufiger und meist in einem viel stärkeren Grade zu **Schwangerschaftsbeschwerden** (Kurzatmigkeit infolge Zwerchfellhochstandes, starke Varizenbildung u. a.) und **Schwangerschaftstoxikosen** (Hyperemesis, Ödeme, Präeklampsie und Eklampsie). Häufige Schwangerschaftsuntersuchungen sind daher dringend erforderlich!

Die Lage der Zwillinge zueinander (Abb. 365 bis 370)

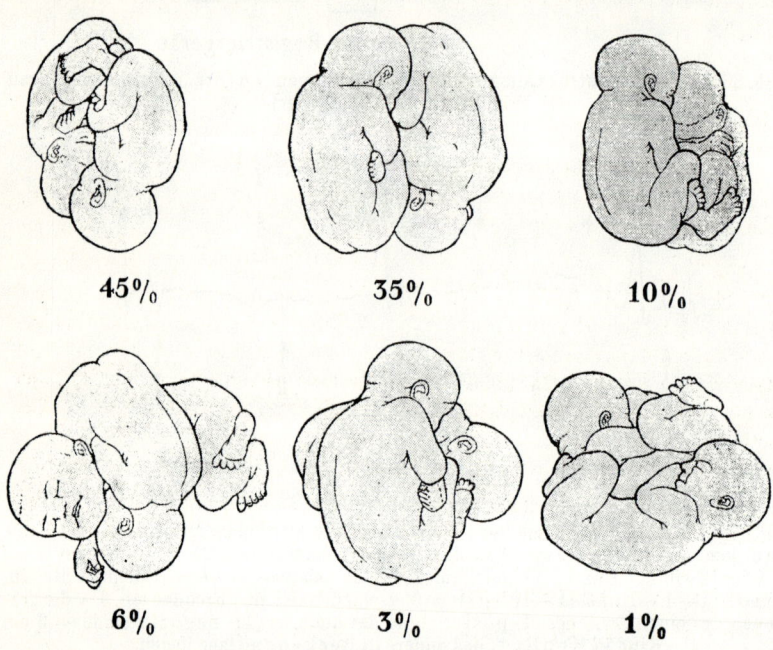

45%	35%	10%
6%	3%	1%

Geburtsverlauf

In ungefähr der Hälfte aller Fälle verlaufen Zwillingsgeburten spontan und normal.

Zwilling I

Eröffnungsperiode: Meist verlängert infolge mäßiger Wehen = typische primäre Wehenschwäche infolge Überdehnung der Uterusmuskulatur. Behandlung s. S. 187. Geburtsdauer daher häufig verlängert!

Austreibungsperiode: Verläuft meist kürzer als normal (kleine Frucht!).
Nach der Geburt des Zwillings I tritt eine

Wehenpause

von 20—30 Minuten, selten länger als eine Stunde, ein.

Zwilling II

Meist beginnen die Wehen schon 20—30 Minuten nach Geburt des ersten Zwillings wieder von neuem, und die zweite Blase stellt sich. Eine Eröffnungsperiode gibt es nicht, da der Mm nach Geburt des I. Zwillings weit geöffnet ist. Sobald die Blase springt, wird der Zwilling II mit wenigen kräftigen Preßwehen geboren.

Nachgeburtsperiode: Erst nach Ausstoßung beider Früchte kommt es zur Geburt ihrer Nachgeburtsteile. Infolge der Überdehnung des Uterus sind Atonien häufig (s. unten).

Komplikationen des Geburtsverlaufs

Komplikationen sind häufig und charakteristisch. Sie werden in der Hauptsache durch zwei Faktoren bedingt:

1. **Abnorme Lage und Haltung der Kinder** (vgl. Abb. 365—370).
2. **Starke Überdehnung des Uterusmuskels.**

ad. 1. Durch die **abnorme Lage oder Haltung** eines oder beider Kinder, insbesondere durch ihre gegenseitige Behinderung an der Einstellung, steht der tiefststehende Teil des vorangehenden Zwillings oft noch hoch über dem BE, so daß das untere Uterinsegment nach unten nicht richtig abgeschlossen ist. Die notwendige Folge ist der

a) **vorzeitige Blasensprung,**

ein für die Zwillingsgeburt charakteristisches Ereignis, das sehr häufig 8—14 Tage und früher vor dem eigentlichen Geburtstermin auftritt. Dadurch kommt es als weitere Folge zu der ebenso kennzeichnenden

b) **Frühgeburt bei Zwillingen.**

Nach v. Mikulicz-Radecki beginnen 35% aller Zwillingsgeburten mit vorzeitigem Blasensprung. Bei vorzeitigem Blasensprung und einem das untere Uterinsegment nicht gut abschließenden kleinen Kopf oder Steiß kann es leicht zum

c) **Nabelschnurvorfall**

kommen. Behandlung s. S. 426.

d) **Verhakung der Zwillinge,** s. S. 417.

ad. 2. **Überdehnung des Uterus.**

Häufige Folgen: a) **Primäre Wehenschwäche,** charakteristisch für den ganzen Verlauf der Eröffnungsperiode.

b) Lange Geburtsdauer, die häufig zu beobachten ist. Gefahren: Schlechte HT, Absterben der Kinder (Asphyxie), steigende Infektionsgefahr für die Mutter (Temperatursteigerung, Fieber), Drucksymptome (Kompression der Beckenorgane: Vulvaödem, blutiger Harn), Erschöpfung der Mutter.

c) Gefahr der vorzeitigen Lösung der Plazenta des zweiten Zwillings nach Geburt des ersten Zwillings = Erstickungsgefahr für den zweiten Zwilling.

Nach der Geburt des ersten Zwillings fällt die überdehnte Uteruswand zusammen, ihre Außen- und Innenwandfläche verkleinern sich. Dadurch verkleinert sich auch der Teil der Innenwand, an dem die Plazenten haften. Da außerdem der Gegendruck durch den ersten Zwilling fehlt, kommt es nicht selten zur Ablösung der ersten Plazenta, wodurch auch manchmal ein Teil der zweiten Plazenta vorzeitig mitgelöst wird.

d) Atonie des Uterus in der Nachgeburtsperiode (s. S. 420) als Folge der Überdehnung des Uterus.

Geburtsleitung

Geburt des ersten Zwillings

Durch genaue äußere und rektale Untersuchung werden zunächst Lage und Haltung des vorangehenden Zwillings festgestellt. Liegt er in Längslage, so gilt der Grundsatz:

Völlig konservative Geburtsleitung! Alles den Naturkräften überlassen. Geburtsverlauf beobachten und so lange ruhig abwarten und nichts tun, wie nur eben möglich!

Genaue Kontrolle der HT. Die häufige primäre **Wehenschwäche** wird in der üblichen Weise behandelt (S. 187).

> **Die Zwillingsgeburt soll, wenn irgend möglich, spontan ablaufen! Niemals ist das Vorhandensein von Zwillingen eine Indikation zu einem Eingriff!**

Ist die Lage des 1. Zwillings durch äußere und rektale Untersuchung nicht eindeutig klarzustellen, so muß **vaginal** untersucht werden.

Eingegriffen werden darf unter allen Umständen nur beim Vorliegen einer mütterlichen oder kindlichen Indikation, aber auch nur dann. In einem Teil der Fälle findet sich der vorangehende Zwilling in **Beckenendlage,** in einem kleinen Prozentsatz in **Querlage.** In diesen Fällen wird nach den Regeln der Geburtsleitung für BEL bzw. QuL vorgegangen.

Tritt eine Indikation zur **operativen** Entbindung des vorangehenden Zwillings auf, so gilt die folgende sehr wichtige **Regel:**

> **Bei operativer Entbindung des ersten Zwillings ist an-
> schließend in derselben Narkose auch der zweite Zwilling
> operativ zu entwickeln, auch dann, wenn es sich um eine
> normale Lage handelt.**

Diese Regel gilt vor allem deswegen, weil der zweite Zwilling erfahrungsgemäß
häufig dann operativ entbunden werden muß, wenn der erste operativ entbunden wurde. Auf diese Weise wird der Mutter eine Narkose erspart.
Nach der operativen Entbindung des ersten Zwillings ist eine kurze **Pause**
einzuschieben, bevor mit der Entwicklung des zweiten begonnen wird. Damit
wird dem überdehnten und schnell entleerten Uterus etwas Zeit gelassen, sich
zusammenzuziehen und sich der Entleerung anzupassen. Ich empfehle sehr,
unmittelbar nach der Entbindung des ersten Kindes den Uterus leicht zu toni-
sieren und 1 VE eines Hinterlappenpräparates intramuskulär (niemals **intravenös!**) zu spritzen.

Beachte:

> **Die Nabelschnur des ersten Kindes muß auch zum Uterus
> hin gut abgebunden werden!**

Bei eineiigen Zwillingen besteht eine Kommunikation der Plazentargefäße
(= dritter Kreislauf = Zwischenkreislauf). Würde das plazentare Ende der
ersten Schnur nicht fest unterbunden, so könnte sich der zweite Zwilling durch
die Nabelschnur des ersten verbluten. Ob eineiige oder zweieiige Zwillinge vorliegen, kann man vorher nicht wissen. Übrigens ist auch bei zweieiigen Zwillingen gelegentlich ein Zwischenkreislauf gefunden worden (Scipiades und Burg).

Es ist Pflicht des Arztes, mit darauf zu achten, daß der erstgeborene Zwilling
als solcher gekennzeichnet wird (Erstgeburtsrecht).

Verhakung: Daß ein Kind das andere am Austritt hindert, ist in verschieden-
ster Weise möglich, kommt aber in Wirklichkeit doch sehr selten vor. Ich
habe bei dem großen Material unserer Klinik in acht Jahren einmal eine

typische Verhakung

bei einer 23jährigen Erstgebärenden mit weitem Becken gesehen. Zwilling I
befand sich in Beckenendlage. Zwilling II in Schädellage. Die Entwicklung der
Beckenendlage ging zuerst spontan vor sich, kam dann aber bald nach Sichtbarwerden des Steißes zum Stillstand. Die Röntgenuntersuchung ergab als
Ursache eine Verhakung des Kopfes. Der Kopf II stand im Becken und hin-
derte den Kopf I am Eintritt ins Becken. Es gelang nach einigen Schwierigkeiten, beide Köpfe nach oben zu schieben und danach Kopf I an Kopf II vor-
beizuleiten.

Geburt des zweiten Zwillings

In neuerer Zeit ist von erfahrenen Klinikern nachdrücklich empfohlen worden, (Mac Donald[1]), den zweiten Zwilling **früher** als bisher zu entbinden und zwar sowohl im Interesse des Kindes (Asphyxiegefahr) als auch im Interesse der Mutter (Infektionsgefahr: Lange Geburtsdauer, offene Geburtswege).

> Die relativ **hohe Mortalitätsziffer des 2. Zwillings** kann dadurch vermindert werden, daß man ihn relativ **schnell** nach Geburt des ersten Zwillings entbindet.

Wie hat man nach Geburt des ersten Zwillings vorzugehen?

Wurde der 1. Zwilling **operativ in Vollnarkose** entbunden, so wird der 2. Zwilling sofort anschließend in derselben Narkose **ebenfalls operativ** entbunden (auch wenn er in Längslage liegt). Vorgehen s. unten. Das gilt nur, wenn der 1. Zwilling in Vollnarkose nicht z. B. in Pudendusanästhesie operativ entbunden wurde.

Wurde der 1. Zwilling **spontan** entbunden, so geht man folgendermaßen vor: **Sorgfältige Kontrolle der Herztöne!** Denn nach Geburt des 1. Zwillings bestehen für den 2. Zwilling zwei große Gefahren, nämlich die der vorzeitigen Lösung seiner Plazenta (Hinweis: Verstärkte Blutung aus der Scheide! Schlechtwerden der HT!) sowie die der Nabelschnurkomplikationen.

A. Vorgehen bei Längslagen

Ergibt die äußere Untersuchung, daß der 2. Zwilling in Längslage liegt, so geht man folgendermaßen vor:

Sofort 1—2 VE Syntocinon oder Orasthin i. m.; kein anderes Wehenmittel, da Zwillingsmütter zu Eklampsie neigen.

Unmittelbar im Anschluß an die erste auftretende Wehe wird die Blase vaginal gesprengt, gleichgültig ob eine Schädel- oder eine Beckenendlage vorliegt und in welcher Höhe der vorangehende Teil steht.

Natürlich ist dabei die Gefahr des Nabelschnurvorfalles groß. Sorgfältige Kontrolle der HT ist jetzt besonders wichtig. Die Gefahr des Nabelschnurvorfalls kann man auf ein Minimum reduzieren, wenn man das Fruchtwasser nicht im Schwall sondern durch eine oder mehrere punktförmige Öffnungen ablaufen läßt. Das erreicht man dadurch, daß man die mit Spekula eingestellte Fruchtblase mit einer armierten Kanüle an einer oder mehreren Stellen punktiert.

Ist der 2. Zwilling innerhalb einer halben Stunde nach Blasensprengung nicht spontan entbunden worden, dann stellt sich die Frage, ob

---

[1] Mac Donald, R. R., British med. J. 5277 (1962), 518.

man sich abwartend verhalten oder operativ vorgehen soll. Sind zu dieser Zeit Kopf bzw. Steiß schon tief ins Becken eingetreten und besteht auf Grund eines guten Geburtsfortschrittes begründete Aussicht, daß das Kind mit den nächsten Wehen, d. h. in etwa 20—30 Minuten geboren werden kann, so wird unter sorgfältiger Kontrolle der HT abgewartet. **Andernfalls wird die Geburt operativ beendet.**

Vorgehen bei operativer Geburtsbeendigung

Schädellage: Keine hohe Zange! Keine innere Wendung! Wenn auch die Wendung beim 2. Zwilling besonders leicht geht, so bleibt sie doch eine gefährliche Operation für die Mutter. Sondern entweder

Vakuumextraktion. Bei hochstehendem Kopf wird dieser vorher in den Beckeneingang gebracht; oder

Spiegelentbindung: Man setzt zwei breite und lange Bummsche Spiegel vorn und hinten in die Scheide ein, kristellert kräftig, und innerhalb kürzester Zeit rutscht der 2. Zwilling — gleichgültig ob Kopf oder Steiß vorangehen — aus der Scheide heraus. Eine ganz ausgezeichnete und sehr zu empfehlende Methode.

Beckenendlage: Spiegelentbindung (s. o.) oder

Manuelle Extraktion, bei der einfachen Steißlage mit hochstehendem Steiß am heruntergeholten Fuß, bei der Fußlage am vorangehenden Fuß bzw. an den Füßen.

B. Vorgehen bei der Querlage

Ergibt die äußere Untersuchung nach Geburt des 1. Zwillings, daß der 2. Zwilling in Querlage liegt, so gibt es zwei Möglichkeiten des Vorgehens:

1. Versuch der äußeren Wendung. Sie gelingt beim 2. Zwilling oft und leicht mit wenigen äußeren Handgriffen. Anschließend Wehenmittel, Blase sprengen und Vorgehen wie bei A beschrieben.

2. Oder: Gelingt die äußere Wendung nicht, so wird in Narkose sofort die **kombinierte = innere Wendung auf den Fuß** und anschließend die **manuelle Extraktion** ausgeführt.

Nachgeburtsperiode

Bei den Zwillingen haben wir nicht nur mit Gefahren und Komplikationen in der Schwangerschaft, der Eröffnungs- und Austreibungsperiode, sondern ganz besonders auch in der Nachgeburtsperiode zu rechnen. Und zwar ist in diesem Falle der Vorgang der Plazentaablösung nicht nur für die Mutter, sondern auch für das Kind mit Gefahren verbunden.

So gut wie immer geht die Lösung der Plazenta für beide Früchte gemeinsam nach Geburt des 2. Zwillings vor sich.

Daß nach Geburt des 1. Zwillings die zugehörige Plazenta schon vor der Geburt des 2. Zwillings ausgestoßen wird, ist sehr selten. Voraussetzung ist dabei, daß die Nidationsstellen vollständig getrennt und außerdem weit voneinander entfernt liegen.

Gar nicht so selten kommt es aber nach Geburt des 1. Zwillings und Ablösung seiner Plazenta zur partiellen oder sogar totalen Ablösung der Plazenta des zweiten, noch nicht geborenen Kindes, wodurch dieses in allerhöchste Gefahr kommt.

Nun zu den **Gefahren für die Mutter** in der NGP.

Alle Komplikationen und Gefahren ergeben sich daraus, daß der Uterus **überdehnt und übermüdet** ist:

Der Ablösungsmechanismus dauert länger, die Lösung ist also verzögert, die Lösungsblutung ist so gut wie immer verstärkt, Retention von Plazentateilen ist häufig.

Am gefährlichsten ist aber die schwere atonische Blutung nach Ausstoßung der Plazenta (S. 525).

Die Neigung zur Erschlaffung des Uterus und damit die Gefahr der schweren Atonie ist besonders groß, wenn beide Kinder operativ, also schnell entbunden wurden.

Um allen diesen Komplikationen vorzubeugen, gibt man unmittelbar nach Geburt des 2. Zwillings

3 VE eines Oxtozinpräparates (Orasthin, Syntocinon) **intravenös** oder **1 ml Methergin intravenös,**

um der Atonie des überdehnten Uterus entgegenzuwirken.

Mit Nachdruck sei darauf hingewiesen, daß Nachgeburtsdefekte bei der Zwillingsgeburt häufiger als bei der Einlingsgeburt vorkommen, daß also Plazenta und Eihäute in diesem Fall ganz besonders sorgfältig kontrolliert werden müssen.

Atoniegefahr besteht noch über mehrere Stunden nach vollständiger Ausstoßung der Plazenta bzw. Plazenten. Während der ganzen Zeit sorgfältige Uteruskontrolle! Gefahr der „Spätatonie"!

Wie unterscheidet man

Eineiige und zweieiige Zwillinge (Zw.)

Man unterscheidet **eineiige** = erbgleiche Zwillinge und **zweieiige** = erbungleiche Zwillinge. Eineiige Zwillinge entstehen, indem 1 Samenfaden 1 Ei (das sich dann in 2 gleiche Embryonalanlagen teilt = Abb. 371a) befruchtet, zweieiige, indem 2 Samenfäden 2 Eier befruchten (Abb. 371b). Eineiige Zwillinge können nur **gleichgeschlechtig,** zweieiige Zwillinge können **gleich-** oder **verschiedengeschlechtig** sein.

Für die praktische Unterscheidung zwischen ein- und zweieiigen Zwillingen gilt folgendes:

1. Zwillinge mit **einem gemeinsamen Chorion** (Abb. 372a) und mit Gefäßverbindungen der Plazenten sind stets **eineiig** und somit **erbgleich,** also natürlich auch stets **gleichgeschlechtig.**

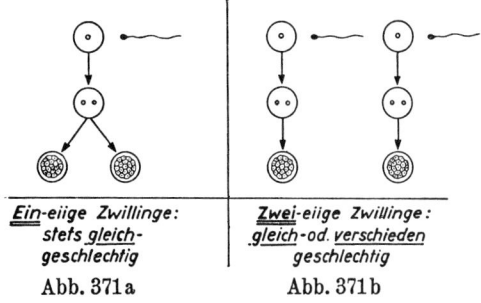

Abb. 371a   Abb. 371b

Ob diese beiden eineiigen Zwillinge mit dem gemeinsamen Chorion getrennt in zwei Amnien (Abb. 372a) oder nicht getrennt in einem gemeinsamen Amnion liegen, ist diagnostisch ohne Bedeutung. Somit: Zw., die nur durch **2 Eihäute** (= 2 Amnien = Abb. 372a) oder durch gar keine Eihäute getrennt sind, sind stets **eineiig.**

2. Zwillinge mit **zwei Chorien** (= 4 **Eihäute** als Trennwand = Abb. 372b) können sowohl **eineiig** als auch **zweieiig** sein. Sind sie

   a) **ungleichen Geschlechts,** so sind sie selbstverständlich **zweieiig.**

   b) Sind sie **gleichen Geschlechts,** so gibt es in diesem einen Falle **zwei Möglichkeiten:** sie können sowohl **ein-** als auch **zweieiig** sein.

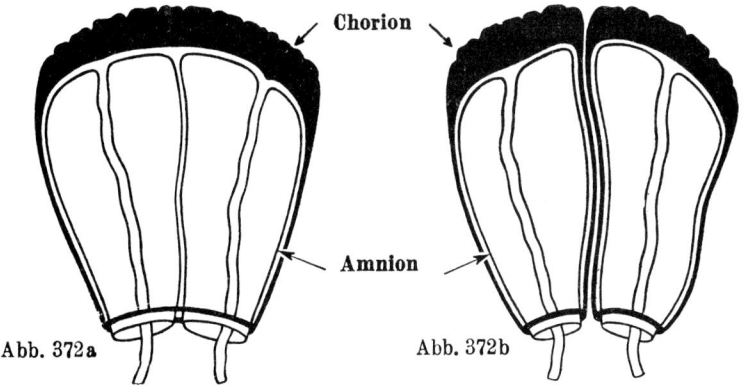

Chorion

Amnion

Abb. 372a   Abb. 372b

Abb. 372a = **1 Chorion** (1 oder 2 Amnien), nur 1 Möglichkeit: **Eineiige Zwillinge** (stets gleichgeschlechtig)

Abb. 372b = **2 Chorien** (2 Amnien), **2** Möglichkeiten:

   a) **Verschiedengeschlechtige** Zwillinge = **Zweieiige** Zwillinge,

   b) **Gleichgeschlechtige** Zwillinge, können sein

        eineiige Zw. ⎱ Entscheidung: **Blutfaktorenunter-**
       oder **zweieiige** Zw. ⎰ **suchung** und **Ähnlichkeitsdiagnose**

Die Frage, ob im **Fall 2b** eineiige oder zweieiige Zwillinge vorliegen, kann beantwortet werden 1. durch Untersuchung der **Blutgruppen und -faktoren,** 2. durch die **Ähnlichkeitsdiagnose.**

Zu 1. Diese Untersuchungen machen heute kaum Schwierigkeiten, da sie von den meisten geburtshilflichen Kliniken routinemäßig ausgeführt werden.

Es sind **2 Ergebnisse möglich:**

1. Die ABO-Blutgruppen der Kinder oder ihre Rhesusfaktoren sind **verschieden.** In diesem Falle sind die Kinder selbstverständlich **erbungleich,** somit **zweieiig.**

2. Die ABO-Blutgruppen und die Rhesusfaktoren der Kinder **stimmen überein.** In diesem Fall empfiehlt es sich, die **Blutfaktoren M, N, P** sowie die **Rh-Untergruppen Cc, Cw, Ee** zu untersuchen. Ergeben sich dabei **Verschiedenheiten,** so sind die Kinder eindeutig **erbungleich,** also **zweieiig.** Stimmen jedoch die Kinder in allen genannten Faktoren **überein,** so sind sie **wahrscheinlich erbgleich,** also **eineiig.** Eine endgültige Festlegung muß aber in diesem Falle später durch die **Ähnlichkeitsdiagnose** erfolgen. — Die genannten Untersuchungen erlauben also, mit **Sicherheit** die **Erbungleichheit** (= Zweieiigkeit) **sofort** festzustellen, ferner mit großer **Wahrscheinlichkeit** eine **Erbgleichheit** (= **Eineiigkeit**) auszusprechen.

Zu 2. Die **Ähnlichkeitsdiagnose** (Siemens, v. Verschuer) ist eine relativ einfach anzuwendende Methode. Sie kann aber erst durchgeführt werden, wenn die Zwillinge etwa **vier Jahre alt** sind, und besteht darin, daß man bei den Partnern eines Paares zahlreiche Merkmale vergleicht, von denen man durch die Erfahrung in der Familienforschung weiß, daß sie vorwiegend erbbedingt sind, z. B. Haarfarbe und -form, Augenfarbe, Sommersprossen, Tastlinien an den Fingerkuppen usw.

Nabelschnurvorliegen

Definition: Nabelschnurvorliegen = Fühlen der Nabelschnur bei **stehender Blase** vor oder neben dem vorangehenden Kindsteil.

Bedeutung: Das Vorliegen der Nabelschnur ist die Vorstufe des besonders bei Kopflagen früher oder später sehr gefährlich werdenden Nabelschnurvorfalls. Solange die Nabelschnur nur vorliegt, wird sie meist nicht gedrückt. Das Nabelschnurvorliegen macht daher nur selten Erscheinungen.

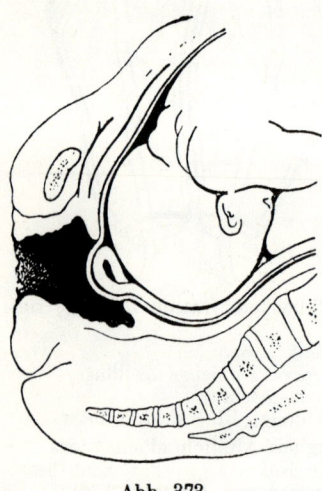

Vorgehen: Alle zu treffenden Maßnahmen haben den Zweck, den Blasensprung, durch den es zum Nabelschnurvorfall kommen würde, hinauszuschieben, und zwar so lange, bis der Mm vollständig ist. Außerdem soll versucht werden, die Nabelschnur zum Zurückziehen zu bringen. Das geschieht durch

1. Beckenhochlagerung (Unterschieben von zwei Keilkissen), damit die vorliegende Schlinge zurückschlüpfen kann. Noch besser ist dazu die Knie-Ellenbogenlagerung geeignet. Danach

2. Seitenlagerung: Die Kreißende wird mit erhöhtem Becken **auf die der Nabelschnur entgegengesetzte Seite** gelagert. Liegt z. B. die Nabelschnur **links** neben dem nach **rechts** abgewichenen Kopf vor (Abb. 373), so wird die Kreißende in Beckenhochlagerung auf die **rechte** Seite

Abb. 373.
Vorliegen der Nabelschnur

gelagert. Durch die Beckenhochlagerung kann die Schlinge zurückschlüpfen, durch die rechte Seitenlagerung wird der Kopf gegen die linke Beckenseite gedrückt und verschließt die Lücke. (Der Kopf macht stets die Bewegung des Steißes in entgegengesetzter Richtung mit.)

3. Der Kreißenden ist das Mitpressen strengstens zu verbieten!

4. Sorgfältige Kontrolle der HT! Sollten die HT ausnahmsweise schon bei vorliegender Nabelschnur schlecht werden, so wird so vorgegangen, als wenn die Nabelschnur vorgefallen wäre (S. 427).

Ist der Mm vollständig, so wird die Blase vaginal gesprengt. Technik S. 200. Gleichzeitig läßt man von der Hebamme den Kopf von außen kräftig in das Becken hineindrücken (Abb. 376). Fühlt man die Schlinge beim Sprengen der Blase noch vorliegen, so muß man versuchen, den Kopf zu lüften und die Schnur an dem Kopf vorbei nach oben zu schieben. Gelingt dies, so wird unter sorgfältiger HT-Kontrolle abgewartet.

Fällt dagegen die Nabelschnur vor, so richte man sich nach den auf S. 427 gegebenen Regeln.

Nabelschnurvorfall

Definition: Man unterscheidet Vorfall und Vorliegen der Nabelschnur.

Nabelschnurvorfall: bei gesprungener Blase ⎫
Nabelschnurvorliegen: bei stehender Blase ⎭ fühlt man die Nabelschnur vor oder neben dem vorangehenden Teil.

Im folgenden wird nur vom Nabelschnurvorfall (Abb. 374) gesprochen.

Ursache: Die Nabelschnur kann nur dann vorfallen, wenn eine **Lücke** zwischen der Beckenwand und dem vorangehenden Kindsteil vorhanden ist. Je größer die Lücke ist, um so leichter kann die Schnur vorfallen. Ursachen von seiten der **Mutter:** enges Becken oder sehr weites Becken; von seiten des **Kindes:** Querlage, Schräglage, Beckenendlage, Frühgeburt, Zwillinge, Hydramnion, vorzeitiger Blasensprung, zu lange Nabelschnur, Tiefliegen der Nabelschnur, z. B. bei Plac. praevia und tiefem Sitz der Plazenta.

Häufigkeit: 3—7 mal auf 1000 Geburten = 0,3—0,7%, also relativ selten.

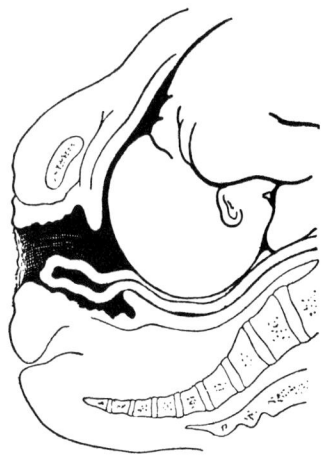

Abb. 374. Vorfall der Nabelschnur

Vorkommen: Der Nabelschnurvorfall ist

am häufigsten bei Querlagen,

häufig bei Fußlagen,

weniger häufig bei Steißlagen,

am seltensten bei Kopflagen.

Bei **Kopflagen** kommt es zum Nabelschnurvorfall nur

bei seitlich abgewichenem Kopf,

bei hochstehendem Kopf in der Eröffnungsperiode,

bei Deflexionshaltung im BE,

am häufigsten hervorgerufen durch das **enge Becken.**

In allen diesen Fällen, in denen eine **Lücke zwischen vorangehendem Teil und Beckenwand** besteht, muß man **beim Blasensprung** daran denken, daß die **Nabelschnur vorfallen kann!** Unbedingt notwendig ist **gewissenhafte Kontrolle der HT** über längere Zeit!

Bedeutung: Der Nabelschnurvorfall ist stets ein Ereignis mit ungünstiger Prognose für das Kind: **Mortalität der Kinder rd. 50%!** In der **Wehe** muß die Nabelschnur zwischen dem vorangehenden Teil, z. B. dem Kopf, und der Beckenwand zusammengedrückt werden. Die Blutzirkulation in den Nabelschnurgefäßen wird dadurch zunächst vorübergehend beeinträchtigt. Nach und nach, mit dem Tiefertreten des vorangehenden Teils, kommt es zur **dauernden Kompression** der Nabelschnur und damit zur völligen Unterbrechung der Blutzufuhr. **Das Kind muß ersticken, wenn nicht innerhalb weniger Minuten die Kompression behoben wird.** Die Gefahr für das Kind ist aber bei den verschiedenen Lagen sehr verschieden groß:

Die durch den Nabelschnurvorfall hervorgerufene Gefahr ist

am größten bei **Kopflagen,**

weniger groß bei **Beckenendlagen,** besonders bei **Fußlagen,**

relativ gering bei **Querlagen.**

Bei **Kopflagen** ist die Gefahr am größten. Fast immer kommt es **sofort** nach dem Vorfall der Nabelschnur zur Kompression in dem engen Spalt zwischen den harten Knochenteilen von Kopf und Becken. Neben dem weichen **Steiß** kann die Nabelschnur unter Umständen längere Zeit liegenbleiben, ehe es zur völligen Kompression kommt; das gilt noch mehr für die **Fußlage.** Bei der **Querlage** ist der Nabelschnurvorfall so lange eine relativ harmlose Komplikation, wie nicht auch noch ein Arm vorfällt, die Schulter tiefer tritt und die Schnur zudrückt (S. 385).

Zeitpunkt des Vorfalls: In den meisten Fällen geht dem Nabelschnurvorfall ein Vorliegen der Schnur voraus. Im Augenblick des Blasensprungs schwemmt das Fruchtwasser die Nabelschnur durch die Lücke zwischen vorangehendem Teil und Beckenwand herunter.

An Nabelschnurvorfall ist stets zu denken, wenn die HT unmittelbar nach dem Blasensprung schlecht werden!

Unterschied zwischen Erst- und Mehrgebärenden: Bei Mehrgebärenden ist der Nabelschnurvorfall 4—6 mal häufiger als bei der Erstgebärenden, da bei ersteren der Abschluß des unteren Uterinsegmentes zu Beginn der Geburt weniger dicht ist.

Diagnose des Nabelschnurvorfalls: Der einigermaßen Geübte wird die Diagnose schon aus dem

Schlechterwerden der HT nach dem Blasensprung

stellen. Charakteristisch ist hierbei: **auffallende Verlangsamung der HT während jeder Wehe, die nach der Wehe bestehenbleibt.** Die Verlangsamung beginnt meist mit dem Anschwellen der Wehe und wird besonders deutlich nach dem Aufhören der Wehe.

Auch ohne Nabelschnurvorfall kommt es häufig gleich nach dem Blasensprung zu einer Verlangsamung der HT: Der plötzliche Abfluß einer größeren Fruchtwassermenge führt zu einer erheblichen Verkleinerung des Uterusraumes. Die Wände fallen zusammen, desgleichen auch die Masse des Plazentargewebes. Die Folge ist eine **Lumenverengung der Uteroplazentargefäße,** die sich aber rasch wieder ausgleicht, so daß die hierdurch bedingte **HT-Verlangsamung nur vorübergehend** zu beobachten ist.

Besteht Verdacht auf Nabelschnurvorfall, so muß **sofort vaginal** untersucht werden, wodurch man stets genauen Aufschluß darüber bekommt, ob die Nabelschnur vorgefallen ist oder nicht. Die Nabelschnur kann man mit keinem anderen Organ verwechseln: man fühlt einen kleinfingerdicken, rundlichen, glatten Strang. Oft kommt man beim Untersuchen nur an eine Kuppe der Schnur heran, ein anderes Mal fühlt man eine oder mehrere Schlingen, oder man sieht sogar die ganze Nabelschnur aus der Scheide heraushängen. Wenn **Pulsation** vorhanden ist, so fühlt man sie deutlich.

In ganz seltenen Fällen sind Darmschlingen für die Nabelschnur gehalten worden, die durch einen Riß im hinteren Scheidengewölbe in die Scheide vorgefallen waren.

Prophylaxe: Wenn man einen Nabelschnurvorfall verhindern will, darf man niemals die Blase sprengen bei

engem Becken und hochstehendem Kopf (Steiß),

noch nicht ins Becken eingetretenem vorangehenden Teil,

Querlage oder Verdacht auf Querlage, bevor der Mm vollständig ist,

Schräglage des Kindes (besonders zu fürchten ist die Steißschieflage):

Die Bauchseite des Kindes ist dem BE zugekehrt, wodurch die Nabelschnur über dem Mm zu liegen kommt. Wenn man eine Beckenend-Schräglage diagnostiziert, muß man an diese Möglichkeit stets denken, auch wenn man die Nabelschnur rektal nicht vorliegen fühlt).

Niemals einen bei Querlage vorgefallenen Arm reponieren wollen, weil bei dieser Manipulation die Nabelschnur leicht vorfällt (S. 384).

Behandlung des Nabelschnurvorfalls

Vorbedingung: genaueste äußere und vaginale Untersuchung! Rektale Untersuchung führt hierbei niemals zum Ziel, sie ist zwecklos und daher falsch!

Jeder Nabelschnurvorfall zwingt zur **schnellsten Geburtsbeendigung.**

Das Allerwichtigste ist, sich schnell und gründlich zu orientieren über

Weite des Mm (das ist das Allerwichtigste!),

Herztöne,

Kindslage,

Höhenstand des vorangehenden Teils,

Beckenverhältnisse.

> **Pulsiert die Nabelschnur schon lange nicht mehr, so wird bei Längslagen abgewartet und die Austreibung des toten Kindes den Naturkräften überlassen!**

Kommt man aber gerade in dem Augenblick an das Gebärbett, in dem die Pulsationen schon sehr nachlassen, aber noch nicht ganz aufgehört haben, dann kann nach meinen eigenen Erfahrungen ein Eingreifen durchaus noch Erfolg haben, auch dann noch (unter günstigen Umständen), **wenn die Pulsationen soeben aufgehört haben.** Begründung: Das Sauerstoffbedürfnis des Kindes ist gering; es lebt noch etwa 10 Minuten nach Aufhören der O_2-Zufuhr.

Was hat die Hebamme bei Nabelschnurvorfall bis zum Eintreffen des Arztes zu tun?

Bei **hochstehendem Kopf** wird die Frau sofort in **Knie-Ellenbogenlage** gebracht oder mit Hilfe mehrerer Keilkissen eine steile **Beckenhochlagerung** hergestellt und jegliches **Pressen streng verboten.**

Beim Stand des Kopfes **auf BB** ist ein Nabelschnurvorfall sehr selten. Die Hebamme sorgt dafür, daß die Kreißende **mit aller Kraft mitpreßt,** um einen möglichst raschen Austritt des Kindes zu erzielen. Ein Arzt ist selbstverständlich in jedem Falle schnellstens zu benachrichtigen.

Vorgehen bei den verschiedenen Lagen

Der Nabelschnurvorfall ist eines der großen, ganz plötzlich auftretenden Ereignisse in der Geburtshilfe. Seine Behandlung erfordert schnellsten Entschluß und zielsicheres Handeln. Hier kann der junge Geburtshelfer zeigen, ob er schon gelernt hat, in höchst gefährlichen und schwierigen geburtshilflichen Situationen das notwendige klare und folgerichtige Denken zu bewahren und schnelle Entschlußkraft sowie geistige und manuelle Schulung zu beweisen. Der Nabelschnurvorfall ist stets ein schlagartig einsetzendes Ereignis, ein Alarm, auf den man vorbereitet sein muß. Blitzschnell müssen alle Möglichkeiten vor das geistige Auge des Geburtshelfers treten:
Weite des Mm (entscheidend wichtig!)

Schädellage?	Höhenstand des Kopfes (Steißes)?
Beckenendlage?	Enges Becken?
Querlage?	Temperatur?

I. Behandlung in der Klinik

1. Schädellagen

Die Art des Vorgehens hängt in erster Linie von der **Weite des Muttermundes** ab, nämlich, ob er noch nicht vollständig eröffnet oder ob er schon vollständig eröffnet ist.

> **a) Mm nicht vollständig eröffnet:** stets **Sektio** = Verfahren der Wahl. Niemals eine Reposition versuchen!

Vom Entschluß zur Sektio bis zum Schnitt dürfen nur wenige Minuten vergehen. In der Zwischenzeit läßt man den **Kopf mit rasch übergezogenen sterilen Handschuhen von der Scheide aus hochschieben und hochhalten.** Dabei müssen dauernd die **HT** gehört werden, um den Effekt des Hochschiebens zu kontrollieren.

Unter allen Behandlungsmethoden beim Nabelschnurvorfall ist die **Sektio** mit der **geringsten kindlichen Mortalität** belastet. Die Sektio ist die einzige Behandlungsmethode des Nabelschnurvorfalls, die einen einigermaßen sicheren Erfolg verspricht.

Grundsätzlich bin ich dafür, die Sektio beim Nabelschnurvorfall als **abdominale Sektio** auszuführen. Das gilt ausnahmslos für **Erstgebärende** und auch für **Mehrgebärende** mit geringer Eröffnung des Mm. Bei Mehrgebärenden mit einem Mm von 6—7 cm kann der Geübte eine vaginale Sektio ausführen.

Vor Ausführung der Sektio ist die vorgefallene Nabelschnur mit einem Bändchen lose anzuschlingen und zu halten, damit sie nicht in die Gebärmutterhöhle hineingezogen werden kann.

---

b) Mm vollständig eröffnet: vaginaler Weg.

Hochstehender Kopf: Hineindrücken des Kopfes ins Becken,
Kristellern (und „Spiegeln")
oder Wendung mit Extraktion.

Tiefstehender Kopf: Zange.

Niemals eine Reposition versuchen!!

Bei **hochstehendem Kopf** versucht man am besten zuerst (bes. bei Mehrgebärenden) den Kopf mit den Händen (nach **Hofmeier**) in das Becken hineinzupressen und das Kind durch kräftiges **Kristellern** in möglichst kurzer Zeit zu entwickeln. Das Kristellern kann man durch gleichzeitiges **Spiegeln** sehr unterstützen: Man setzt vorn und hinten in die Scheide je einen großen breiten Bummschen Spiegel ein und führt die beiden Spiegel im Weichteilrohr so hoch wie möglich hinauf. Zieht man jetzt bei jedem Kristellern die beiden Spiegel kräftig auseinander, so werden dadurch die Weichteilwiderstände vor dem Kopf weggeräumt (= **Spiegelentbindung**), wodurch der Kopf viel leichter herunterkommt.

Zur **Wendung und Extraktion:** Bevor man sich zur Wendung entschließt, muß man sich unter allen Umständen darüber klar werden, ob das Becken nicht zu eng ist, ob also eine Extraktion nach Wendung überhaupt möglich ist. Bei geringstem Zweifel ist schnellstens der Entschluß zur Sektio zu fassen.

Wer bei Kopflage wendet, um anschließend zu extrahieren, und erst nach Ausführung der Wendung entdeckt, daß die Extraktion wegen Beckenverengerung nicht möglich ist, hat die Mutter völlig unnütz in Gefahr gebracht. Für das Kind bleibt nur noch die Perforation übrig.

Wenn bei einer Erstgebärenden mit hochstehendem Kopf und vollständig erweitertem Mm das Hineindrücken des Kopfes nach Hofmeier nicht gelingt, so ist schnellstens die Sektio auszuführen. Von Wendung und Extraktion rate ich beim Nabelschnurvorfall Erstgebärender dringend ab. Sie führt so gut wie niemals zum Ziel. Voraussetzung ist natürlich, daß die Nabelschnur noch pulsiert und alles — vom Entschluß bis zum Schnitt — sehr, sehr schnell geht. Während der Vorbereitung, die nur wenige Minuten dauern darf, ist der Kopf (s. o.) **von der Scheide aus mit sterilen Handschuhen hochzuschieben**

und bis zum Beginn der Sektio hochzuhalten. Dabei sind die HT ununterbrochen zu kontrollieren, will man nicht als Effekt ein totes Kind und eine um diesen Preis in Gefahr gebrachte Mutter haben.

Zur **Zangenentbindung:** Bei Tiefstand des Kopfes kommt es nur selten zum Nabelschnurvorfall, solange das Kind lebt. Bei Ausführung der Zange ist sehr darauf zu achten, daß man die Nabelschnur nicht mitfaßt.

Allgemein ist zu sagen, daß die Behandlungsergebnisse des Nabelschnurvorfalls sowohl mit der Wendung als auch mit der Zange keine guten sind.

2. Beckenendlagen

Bei Beckenendlagen bringt der Vorfall der Nabelschnur noch lange nicht immer sofort einen schädlichen Druck auf die Schnur mit sich. Trotzdem empfiehlt es sich aber, sofort zu handeln, auch wenn die HT noch nicht verändert sind.

---

a) Mm nicht vollständig erweitert: stets **Sektio** = Verfahren der Wahl!

b) Mm vollständig erweitert: **vaginaler Weg.**

bei reiner **Steißlage** und **Steißfußlage:** Herunterholen des vorderen Fußes, anschließend manuelle Extraktion mit klassischer Armlösung.

bei **Fußlage:** Manuelle Extraktion am Fuß.

---

3. Querlagen

Bei QuL ist der Nabelschnurvorfall eine häufige Komplikation beim Blasensprung und kurz danach, da das untere Uterinsegment zu Beginn der Geburt überhaupt keinen Abschluß hat. Der Nabelschnurvorfall ist hier zunächst kein so alarmierendes Ereignis wie bei der Kopflage, aber nur so lange nicht, wie diese nicht durch eine ebenfalls vorgefallene Extremität komprimiert wird:

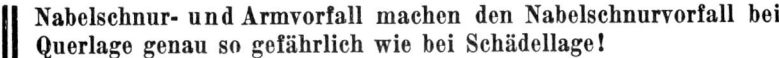 **Nabelschnur- und Armvorfall machen den Nabelschnurvorfall bei Querlage genau so gefährlich wie bei Schädellage!**

Über das Vorgehen siehe unter Querlage, S. 385.

II. Behandlung in der Hauspraxis

1. Schädellagen

Bekanntlich sind die Ergebnisse der Nabelschnurbehandlung in der Hauspraxis denkbar schlecht. Der beste Rat ist folgender:

> **Keine Behandlung des Nabelschnurvorfalls in der Hauspraxis!**
> Sondern: Schnellstmöglicher Transport in die nächstgelegene
> Klinik! Dabei muß der Arzt oder die Hebamme den von der Scheide
> aus hochgeschobenen Kopf (S. 427) dauernd hochhalten und zwar
> solange, bis die Frau in der Klinik auf dem Operationstisch liegt!
> 100 mg Dolantin + 50 mg Megaphen i. m. als Wehenbremse.

Daß man auf diese Weise das kindliche Leben retten kann, ist in der Praxis erprobt. In den Fällen, in denen der Mm noch nicht weit eröffnet ist, kommt man vielleicht auch mit der Beckenhochlagerung auf dem Transport aus. Denn es ist eine alte Geburtshelfererfahrung, daß die Gefahr der völligen Abquetschung der Nabelschnur um so geringer ist, je kleiner die Mm-Öffnung ist. Es wird so in vielen Fällen möglich sein, die Kreißende mit nachweisbaren HT in die Klinik zu bringen und das Kind eventuell durch eine Sektio zu retten.

Auf einen Transport in die Klinik kann bei Nabelschnurvorfall nur unter folgenden Umständen verzichtet werden: Mm vollständig, Mehrgebärende, geburtshilflich sehr erfahrener Arzt, der in der Ausführung der Wendung wirklich geübt ist.

2. Beckenendlagen

Daß der Nabelschnurvorfall bei Beckenendlagen durchaus nicht immer sofort zur Verschlechterung der HT führt, wurde oben schon betont. Das Risiko eines Transportes eines Nabelschnurvorfalls ist also bei Beckenendlagen weitaus geringer als bei Schädellagen. Außerdem gilt hier erst recht, daß die Gefahr des schädlichen Druckes auf die Nabelschnur um so geringer ist, je enger die Mm-Öffnung ist. Somit gilt:

> **Bei jedem Fall von Nabelschnurvorfall bei Beckenendlagen ist
> die Kreißende schnellstens in die nächstgelegene Klinik zu
> bringen!**
> Transport in Beckenhochlagerung oder mit hochgeschobe-
> nem Steiß. Vorher: 100 mg Dolantin + 50 mg Megaphen als
> Wehenbremse.

3. Querlagen

Wie schon eingehend besprochen wurde, gehört jede QuL ausnahmslos in die Klinik (S. 376). Sie sollte sogar möglichst schon 3—4 Wochen vor dem errechneten Termin zur Beobachtung in die Klinik eingeliefert werden. Sollte man trotzdem einmal von einem Nabelschnurvorfall bei QuL in der Hauspraxis überrascht werden, so ist folgendes zu sagen: Der Nabelschnurvorfall bei QuL ist im Vergleich zu anderen Lagen am wenigsten gefährlich (solange nicht auch ein Arm vorfällt). Ein schnellstens durchgeführter **Transport in die Klinik** ist hier ohne großes Risiko.

Zusammenstellung der Behandlung des Nabelschnurvorfalls

I. Klinik

1. Schädellagen
   a) Mm noch nicht vollstän-   (abdominale) Sektio
      dig eröffnet
   b) Mm vollständig eröffnet   Hochstehender Kopf
                                 entweder: Hineindrücken des
                                 Kopfes ins Becken + Kristel-
                                 lern + Spiegeln
                                 oder: Wendung und Extrak-
                                 tion
                                 Tiefstehender Kopf: Zange

2. Beckenendlagen
   a) Mm noch nicht vollstän-   (abdominale) Sektio
      dig eröffnet
   b) Mm vollständig eröffnet   bei reiner Steißlage und Steiß-
                                 fußlage:
                                 Herunterholen des vorderen
                                 Fußes + manuelle Extraktion
                                 bei Fußlage: manuelle Extrak-
                                 tion am Fuß

3. Querlagen: siehe S. 385

II. Hauspraxis

1. Schädellagen   ⎫ Schnellstmöglicher Transport in die Kli-
2. Beckenendlagen   ⎬ nik!
3. Querlagen   ⎭ Bei 1. und 2. den vorangehenden Teil
                            hochgeschoben halten!
                            Als Wehenbremse 100 mg Dolantin +
                            50 mg Megaphen.

Hydramnion

Definition: Krankhafte Vermehrung der Fruchtwassermenge. Die normale Fruchtwassermenge beträgt am Geburtstermin 0,5—1 Liter.

Bezeichnung der Fruchtwassermenge

0,5—1 l	normal
1½—2 l	„reichlich" oder „viel" Fruchtwasser
über 2 l	**Hydramnion**
unter 100 ml	Oligohydramnion

431

Fruchtwassermenge bei Hydramnion: Sie kann sehr hohe Werte annehmen. Gewöhnlich beträgt die Fruchtwassermenge bei Hydramnion 3—4 Liter. Fälle, bei denen 8, 10 und mehr Liter beschrieben werden, sind die „Literaturfälle"; sie sind in der Minderzahl.

||| Bei jedem **Hydramnion** ist in erster Linie an **Diabetes** der Mutter zu denken!

Untersuchungsbefund beim Hydramnion:

1. Der Bauch ist übermäßig ausgedehnt, der Fundus des Uterus steht höher, als es der Zeit der Schwangerschaft entspricht. Die längsovale Form des Uterus wird in eine **Kugelform** umgewandelt. Die Schwangerschaftsstreifen sind verbreitert. Nicht selten beobachtet man bei Hydramnion ein Ödem oberhalb der Symphyse; auch findet man häufig Ödeme der Oberschenkel. Die übermäßige Ausdehnung des Bauches läßt sich am besten durch Messung des Leibesumfanges (in Nabelhöhe) feststellen. Umfänge über 110 cm am Geburtstermin weisen auf Hydramnion hin.

2. Die intrauterine Spannung ist erhöht, d. h. die Uteruswand fühlt sich **derb** bis **hart** an, weil sie **prall gespannt** ist, wodurch die Untersuchung sehr erschwert ist. Das **untere Uterinsegment** zeigt sich beim Palpieren als besonders **angespannt** und ist meist etwas **druckempfindlich.** Den Inhalt des Uterus kann man nur schwer oder gar nicht abtasten. Selbst die großen Kindsteile fühlt man in hochgradigen Fällen kaum oder gar nicht durch.

3. Der Uterus ist fluktuierend: Bei flach auf die Flanke des Bauches gelegter Hand kann man deutlich die Übertragung eines auf die andere Flanke ausgeübten Stoßes fühlen. Gelingt der Nachweis nicht im Liegen, so versucht man es im Sitzen. Die Fluktuation läßt sich manchmal auch besonders gut bei der kombinierten abdomino-vaginalen Untersuchung feststellen.

Handelt es sich mit Sicherheit um eine Schwangerschaft und läßt sich dabei Fluktuation des Uterus nachweisen, so liegt ein Hydramnion vor.

---

4. Das Kind ist so gut wie immer schlecht eingestellt, es ist stets auffallend beweglich, es „schwimmt" im Fruchtwasser. Seine Haltung ist immer regelwidrig. Da die kleinen Teile nicht zusammengehalten werden, kommt es zur typischen „Schwimm"- oder „Froschhaltung" (présentation de grenouille). Der tiefste Punkt des vorangehenden Teils steht meist weit vom BE entfernt.

Von größter Bedeutung für alle therapeutischen Überlegungen ist das sehr häufige Vorkommen von kindlichen Mißbildungen (20—40%) beim Hydramnion (Anenzephalus, Spina bifida, Ösophagusatresie, Wolfsrachen, Mundteratom u. a.). Auch kommt ein Hydramnion nicht selten bei **Zwillingen** vor. Sind Zwillinge auszuschließen, so muß man **bei Hydramnion stets nach Mißbildungen fahnden.**

Hydramnion = Hinweis auf Mißbildung!

Deswegen ist bei jedem Hydramnion und bei jedem Verdacht auf Hydramnion eine Röntgenaufnahme zu machen, um eine etwa vorhandene Mißbildung festzustellen. Je früher wir eine lebensunfähige Entwicklungsstörung aufdecken, um so eher kann die sinnlose Schwangerschaft unterbrochen werden.

In letzter Zeit fällt eine vermehrte Häufigkeit besonders des **Anenzephalus** (Froschkopf) auf. Es ist daher praktisch wichtig, auf zwei neue diagnostische Zeichen für den Anenzephalus hinzuweisen: 1. zur Frühdiagnose: besonders lebhafte, krampfartig schnell hintereinander zuckende, vibrierende Bewegungen (Verfasser); 2. zur vaginalen Untersuchung: beim Abtasten der Glotzaugen fühlt man auffallend deutlich Pulsationen (Verfasser).

5. Die Herztöne sind schlecht oder gar nicht zu hören. Bei Nichthören der HT darf man keineswegs ohne weiteres den Tod des Kindes annehmen (wenn es auch häufig bei Hydramnion abstirbt). Manchmal kann man die HT hörbar machen, wenn man die Frau auf die Seite lagert oder in Knie-Ellenbogen-Lage bringt. Auf diese Weise kommt das Kind näher an die Uteruswand und die Bauchwand heran.

6. Vaginale Untersuchung: Die Portio steht stets hoch, der Mm ist in vielen Fällen von Hydramnion (infolge Ausziehung) halb offen.

Die Diagnose des Hydramnions ist in mittelgradigen Fällen leicht, in hochgradigen Fällen kommt es leicht zu Irrtümern, besonders wenn die Frau keine Bewegungen fühlt, der Untersucher keine HT hört und keine Kindsteile fühlt. Vgl. Differentialdiagnose.

Kurz zusammengefaßt kann man sagen, daß das Hydramnion durch fünf typische Zeichen charakterisiert ist:

---

5 Hauptsymptome des Hydramnions:

1. **Der Bauch ist übermäßig ausgedehnt und kuglig,**
2. **der Uterus ist prall gespannt, daher derb und hart,**
3. **der Uterus ist fluktuierend,**
4. **die Frucht ist auffallend leicht und frei beweglich,**
5. **die HT sind schlecht oder gar nicht zu hören.**

Differentialdiagnose: Immer denken an: Ovarialzyste, Aszites, übermäßig gefüllte Harnblase, Hydronephrose und Meteorismus.

Prognose: 1. Für die Mutter: Das chronische Hydramnion bedeutet für die Mutter keine ernsthafte Gefahr. Gefährlich ist für die Mutter dagegen das akute Hydramnion (s. unten).

2. Für das Kind: Besondere Gefährdung während des Geburtsverlaufes durch **regelwidrige Einstellungen, Vorfall der Nabelschnur und kleiner Teile.** Andererseits sind die häufigen **Mißbildungen** (zwischen 20 und 40% der Fälle) sowie die Syphilis die Ursache des Absterbens vor, unter oder kurz nach der Geburt. Nach Bar sterben 25%, nach Floris 14% der Hydramnionkinder ab.

Akutes Hydramnion: Gewöhnlich ist das Hydramnion eine chronisch verlaufende Erkrankung, und die Zunahme der Fruchtwassermenge bedeutet in den allermeisten Fällen nur eine geringe Beeinträchtigung des subjektiven Befindens der Schwangeren. In seltenen Fällen nimmt die Fruchtwassermenge auffallend schnell in wenigen Tagen zu, und es treten ebenso schnell alarmierende Symptome auf. Man spricht dann von einem **akuten Hydramnion.** Das akute Hydramnion tritt n i e vor dem 4. Monat, gewöhnlich **zwischen dem 4. und 6. Schwangerschaftsmonat,** auf. Die plötzliche Vergrößerung des Uterus läßt ein klinisches Bild in Erscheinung treten, das **schnell bedrohlich** wird. Der Bauch ist übermäßig ausgedehnt, in ausgesprochenem Gegensatz zum Alter der Schwangerschaft. Es treten schnell hochgradige **Kompressionserscheinungen** auf. Der ganze Bauch ist druckschmerzhaft, besondere Schmerzzentren sind die Nieren- und Leistengegenden. Stuhl und Winde gehen nicht ab, es kommt zum Zustand des **Subileus und Ileus.** Es kann ferner zur Oligurie und zur Albuminurie kommen. Nicht selten beobachtet man Kreislaufkollapse, sodann Zyanose, Dyspnoe und Lungenödem (als Zeichen der Herzdekompensation). Die unteren Extremitäten und der Unterbauch sind ödematös. Die Frau leidet an Atemnot und heftigen Leibschmerzen, sie ist ängstlich, erregt und schlaflos.

Ätiologie des Hydramnions: Über das Zustandekommen des Hydramnions ist wenig bekannt. Ein Hydramnion entsteht entweder durch zu starke Sekretion oder zu geringe Resorption von Fruchtwasser. Als Fruchtwasser absondernde Zellen kommen in erster Linie die des Amnionepithels in Frage, und zwar wahrscheinlich nur die zylindrischen Epithelzellen im Bereich der Plazenta. Das Amnion zeigt beim Hydramnion weder histologische noch chemische Veränderungen. Die Resorption des Fruchtwassers erfolgt zumindest zu einem Teil ohne Frage durch den Fetus, der vom 6. Monat ab das Fruchtwasser trinkt (Ehrhardt) und in seinem Darm resorbiert.

I. Mütterliche Ursachen: Bei **Diabetes mellitus, Syphilis** und **Nephritis** der Mutter wird nicht selten ein Hydramnion beobachtet.

II. Kindliche Ursachen: Hier sind vor allem diejenigen **fetalen Mißbildungen** zu nennen, die kein Fruchtwasser trinken können (Anenzephalus, Spina bifida, Ösophagusatresie, Wolfsrachen, Mundteratom u. a.). Dadurch wird der Schluckakt und damit ein Weg der Resorption zentral oder mechanisch mehr oder weniger beeinträchtigt. Auch kongenitale fetale Herz- und Nierenschäden können eine ursächliche Rolle spielen (Goodall, Morgan und Power).

Geburtsverlauf: Bei den gemäßigten Formen des Hydramnions ist der Geburtsverlauf normal, bei stärkerer Entwicklung ist er kompliziert. Die Geburt beginnt häufig vor dem Termin. Kennzeichnend ist eine **primäre Wehenschwäche** infolge des durch die Überdehnung hervorgerufenen Spannungszustandes des Uterus. Da der Uterus sich zwischen den Wehen nicht ausruhen kann, verläuft die ganze **Eröffnungsperiode sehr verzögert.** Beim Blasensprung wird sich derjenige Teil des vorher mehr oder weniger frei schwimmenden Kindes einstellen, der dem BE gerade am nächsten steht. So kommt es zur Ausbildung von Beckenend-, Schräg- oder Querlagen. Das Herunterspülen der Nabelschnur beim Blasensprung durch das herausströmende Fruchtwasser sowie der Vorfall kleiner Teile sind häufige Ereignisse. Nach dem Blasensprung gehen der weitere Verlauf und die Austreibung oft überraschend schnell vor sich, sofern das Kind in Längslage eingestellt war. In der Nachgeburtsperiode muß man immer **atonische Blutungen** erwarten.

Therapie

Bei geringen Graden von Hydramnion ist keine Behandlung notwendig.

Ist eine **Mißbildung** röntgenologisch nachgewiesen, so wird die **Geburt sofort eingeleitet,** Technik s. S. 198. Ist das nicht der Fall und ist ein **Grundleiden** der Mutter festgestellt (Syphilis, Diabetes, Nephritis), so wird dieses behandelt. Kommt es zur Geburt, so ist die Geburtsleitung eine konservative. **Wehenmittel** sind kaum zu entbehren. Beim Blasensprung muß man auf den **Vorfall der Nabelschnur** gefaßt sein. Ebenso sind Störungen der **Nachgeburtsperiode** zu erwarten.

Bei einem **akuten** Hydramnion und bei einem chronischen, das der Mutter durch Atemnot, ernste Verdrängungserscheinungen usw. größere Beschwerden macht, muß unter Umständen in der Schwangerschaft punktiert werden. Man punktiert **abdominal** in der Mittellinie (Blase vorher entleeren) zwischen Nabel und Symphyse mit einem sterilen Punktionstroikard. Ganz langsam in kleinen Portionen ($\frac{1}{2}$ Liter) ablassen, dann kommt die Geburt nicht in Gang. Das Durchstechen der Plazenta macht anscheinend nichts aus. Därme und Gefäße werden bei diesem Verfahren nicht angestochen. — Einspritzungen von Quecksilberpräparaten haben keinen Erfolg.

Vorliegen und Vorfall eines Armes

Definition: Wie beim Nabelschnurvorfall (S. 423) unterscheidet man

Armvorliegen = bei stehender Blase
Armvorfall = bei gesprungener Blase
} fühlt man den Arm (oder die Hand) vor oder neben dem vorangehenden Teil.

Vorkommen: bei **Kopflagen mit engem Becken,** weil der Kopf dabei seitlich abweicht oder im Bereich des BE hochsteht und so eine **Lücke** zwischen Kopf und Uteruswand entsteht, durch die der Arm durchrutschen kann:

Ⅲ Armvorliegen und Armvorfall bei Kopflagen weisen auf eine Lageanomalie mit oder ohne enges Becken hin!

bei **Gesichtslagen**, weil dabei die Brust des Kindes der vorderen seitlichen Uteruswand eng anliegt, wodurch die Arme gegen den BE abgedrängt werden können;

bei **Querlagen**, weil infolge Fehlens eines vorangehenden Teils der BE frei liegt;

bei **Hydramnion**, weil das Kind bei Hydramnion stets schlecht eingestellt ist und die kleinen Teile in „Froschhaltung" ausgestreckt hält, wodurch beim Blasensprung ein Arm durch das in großem Schwall herausströmende Fruchtwasser mit herausgespült werden kann.

36jährige VI. para, m. X, Hydramnion, I. Schädellage, Blasensprung im Stehen. Vorfall des linken Armes. Mm vollständig. Sofortige Reposition (s. u.) in Knie-Ellenbogenlage und Hofmeiersche Impression. Wehenmittel. Spontanentbindung.

Armvorliegen bei Kopflagen (Abb. 375a)

Armvorfall ist bei Kopflagen ein ziemlich seltenes Ereignis. Daß man aber bei stehender Blase eine Hand oder einen Arm neben dem Kopf **vorliegen** fühlt, kann man, wenn man viel untersucht, gar nicht so selten erleben. Der Ablauf der Geburt wird dadurch im allgemeinen nicht gestört. Bei Tiefertreten des Kopfes zieht sich die Hand bzw. der Arm meist von selbst zurück. Manchmal wird eine Hand auch neben dem Kopf geboren, ohne daß der Geburtsverlauf dadurch beeinflußt wurde. Für alle Fälle empfiehlt sich beim Armvorliegen, dem immerhin **drohenden Armvorfall durch 1. Beckenhochlagerung** und **2. Seitenlagerung** vorzubeugen:

Bei Vorliegen eines Armes lagert man die Frau hoch und auf die dem vorliegenden Arm entgegengesetzte Seite.

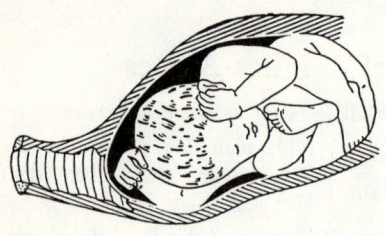 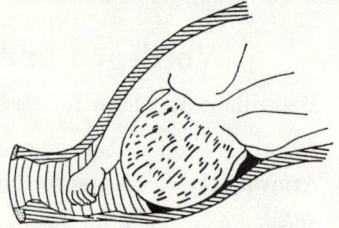

Abb. 375a. Vorliegen des rechten Armes bei II. Kopflage

Abb. 375b. Vorfall des rechten Armes bei I. Kopflage

Durch die Beckenhochlagerung wird der zwischen Beckenwand und Kopf eingeklemmte Arm frei und kann sich funduswärts zurückziehen. Durch die Lagerung der Frau auf die entgegengesetzte Seite wird der Kopf auf den BE zentriert und verschließt die Lücke. Ist dies ohne Erfolg, mache man den Versuch mit einer Lagerung auf die dem vorliegenden Arm gleiche Seite.

Armvorfall bei Kopflagen (Abb. 375 b)

Man unterscheidet

den unvollkommenen Armvorfall = Handvorfall:
neben dem Kopf ist nur die Hand zu fühlen, und

den vollkommenen Armvorfall: der ganze Arm geht dem Kopf voraus.

1. Unvollkommener Armvorfall = Handvorfall: er ist praktisch ebenso belanglos wie das Vorliegen eines Armes bei Kopflage, da der Verlauf der Geburt in den allermeisten Fällen normal weitergeht.

Behandlung wie beim Armvorliegen.

2. Vollkommener Armvorfall (Abb. 375 b) bei Kopflage ist dagegen für Mutter und Kind ein sehr gefährliches, glücklicherweise auch seltenes Ereignis.

||| Der vollkommene Armvorfall bei Kopflage bringt Mutter und Kind in Lebensgefahr!

Bei kleinen Kindern und Frühgeburten verläuft die Geburt allerdings manchmal normal. Das ist jedoch die Ausnahme, mit der man nicht rechnen darf.

Das, was Mutter und Kind in Gefahr bringt, ist der drohende Geburtsstillstand (Rupturgefahr), für den es zwei Möglichkeiten gibt:

Entweder: der vorgefallene Arm verhindert den Kopfeintritt ins Becken. Der vorgefallene Arm, der sich so gut wie nie spontan zurückzieht, hindert den Kopf daran, ins Becken einzutreten. Der Kopf bleibt über dem Becken stehen oder er weicht nach der einen oder anderen Seite auf die Beckenschaufel ab (= drohender Nabelschnurvorfall). Das gilt schon für ein normales Becken, ganz besonders aber für ein enges Becken! Der Armvorfall ist aber gerade eine Komplikation des engen Beckens!

Oder: der vorgefallene Arm verhindert den Kopfdurchtritt durchs Becken. Es kommt also noch zum Geburtsstillstand, wenn der Kopf schon neben dem Arm (und mit dem Arm) ins Becken eingetreten ist. Der Arm liegt dann unverrückbar neben bzw. vor dem Kopf, eingequetscht zwischen Kopf und Beckenwand. Der Kopf, dessen Umfang durch den Arm sehr vergrößert ist, hat sich völlig „festgefahren", er kann sich weder tief beugen noch drehen, er kann sich überhaupt nicht bewegen. Auch jetzt kann noch eine Ruptur eintreten.

Der vorgefallene Arm bei Kopflage kann also in jedem Fall (auch bei normalem Becken und sowohl bei einem Kopf über als auch im Becken) zu einem unüberwindlichen Hindernis werden = Gefahr der Uterusruptur. Jeder Armvorfall muß daher beseitigt werden.

Es gibt **3 Möglichkeiten**, bei denen die **Geburt** des Kindes trotz **Armvorfall spontan** ablaufen kann, nämlich

a) wenn der Arm **klein** ist (= Frühgeburt),

b) wenn der Arm **weich** und **zusammendrückbar** ist (= Totgeburt),

c) wenn ein normal großer Arm in der Ausbuchtung der hinteren Beckenwand neben dem Promontorium zu liegen kommt.

Vorkommen: s. S. 435.

Behandlung des Armvorfalls bei Kopflagen

Wenn auch der Armvorfall bei Kopflage ein seltenes Ereignis ist, **man muß unbedingt darauf vorbereitet sein** und sofort wissen, was man zu tun hat. Am besten sofortige **Klinikeinlieferung!** Grundsätzlich wird man auch dort versuchen, die Geburt **vaginal** zu Ende zu führen.

Behandlungsschema: Armvorfall bei Kopflagen

I. Kopf noch nicht ins Becken eingetreten, steht beweglich über BE. Der vorgefallene Arm verhindert den Kopfeintritt.

1. Vorgehen bei **vollständigem Mm:**
   a) Methode der Wahl: **Reposition** (s. u.), **Hofmeier**sche **Impression, Wehenmittel**, evtl. **Kopfschwartenzange.**
   b) bei Nichtgelingen der Reposition:
   Wendung auf den Fuß und **Extraktion** an diesem, besser: **Sektio.** Vor Ausführung der Wendung ist der vorgefallene Arm mit einer **Wendungsschlinge anzuschlingen,** damit man ihn später bei der Extraktion nicht zu lösen braucht.
2. Vorgehen bei **nicht vollständigem Mm** (= wenig eröffnetem Mm): Ausgesprochen ungünstige Geburtssituation. Repositionsversuche haben wenig Aussicht auf Erfolg. Möglichst sofortige Einlieferung in die Klinik.

Die Methode der Wahl ist hier die abdominale **Sektio.** Das Vorliegen eines engen Beckens, eine Hauptursache des Armvorfalls bei Kopflagen, bedeutet eine Zusatzindikation. Bei Mehrgebärenden und normalem Kopf-Becken-Verhältnis kommt eine vaginale Sektio in Frage.

II. Kopf ins Becken eingetreten. Der vorgefallene Arm verhindert den Kopfdurchtritt.

Zunächst **abwarten!** Häufig und gewissenhaft rektal untersuchen, ob der Kopf nicht doch spontan langsam tiefer kommt. Ist das der Fall, weiter abwarten, da die Zange unter diesen Umständen alles andere als leicht ist. Sobald die Wehen nachlassen, in vorsichtiger Dosierung **Wehenmittel** geben. Dabei genaueste Kontrolle des Uterus: **Gefahr der Uterusruptur!**

Erst eingreifen, wenn die Geburt wirklich still steht. Jetzt in tiefster Narkose **Reposition** und **Zange.** Gelingt die Reposition nicht, so muß die Zange bei vorgefallenem Arm ausgeführt werden, wobei man darauf achten muß, daß man den Arm nicht mitfaßt.

Technik der Reposition: Hat man es mit einer verständigen Frau zu tun, so kann man versuchen, die Reposition ohne Narkose in **Knie-Ellenbogen-Lage** auszuführen. Durch die steile Beckenhochlagerung (mit mehreren Kissen) senken sich Uterus und Kind in einem solchen Maße gegen das Zwerchfell, daß jeder, der eine Reposition kleiner Teile bei dieser Lagerung zum ersten Male ausführt, überrascht ist, wie beweglich dadurch Kopf und Arm gemacht werden.

||| **Die Reposition eines Armes in Knie-Ellenbogen-Lage glückt viel häufiger, als man annehmen möchte.**

Mit der ganzen Hand in den Uterus eingehen, und zwar mit der Hand, die der **Bauchseite** des Kindes entspricht. Vorgefallenen Arm fassen und ihn mit 4 Fingern ganz langsam am Kopf vorbei bis **über den Hals des Kindes hinauf** zurückschieben. Nach Reposition des Armes diesen in seiner Lage halten (die Geburtshelferhand bleibt dabei immer im Uterus) und die Frau ganz langsam in ihre alte Lage zurückbringen. **Dann läßt man den Kopf von außen in den BE hineinpressen** (= **Hofmeier**sche Impression, Abb. 376). Da der Arm jetzt nicht mehr vorfallen kann, geht die Geburtshelferhand jetzt aus dem

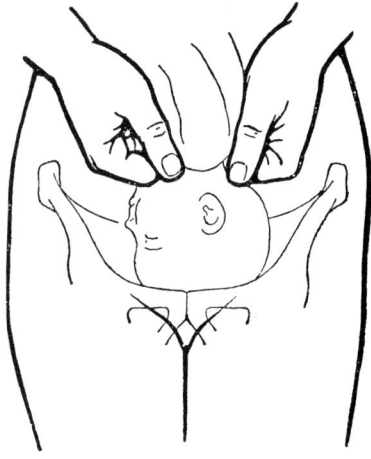

Abb. 376. **Hofmeier**sche Impression

439

Uterus heraus. **Wehenmittel** geben und evtl. den **Vakuumextraktor** ansetzen.

||| **Die Reposition eines Armes soll man zuerst stets in Knie-Ellenbogenlage ohne Narkose versuchen!**

Abgesehen davon, daß durch diese Lagerung die Reposition kleiner Teile ganz auffallend erleichtert wird, hat der Arzt die Narkose gespart, ein in der Praxis sehr geschätzter Vorteil. Gelingt die Reposition in der geschilderten Weise nicht, so wird sie in **tiefer Narkose** und einfacher Beckenhochlagerung versucht.

Armvorfall bei Querlagen s. S. 383

Pathologische Blutungen

in der Schwangerschaft und unter der Geburt

Übersicht

Erste Hälfte der Schwangerschaft:

Zweite Hälfte der Schwangerschaft:

Unter der Geburt:

1. Eröffnungsperiode:

2. Austreibungsperiode:

Uterusruptur, S. 594
Rißblutung, S. 534
Labienriß, S. 223
Klitorisriß, S. 223

Insertio velamentosa, S. 539.
Scheidendammriß, S. 219
Zervixriß, S. 535

3. Nachgeburtsperiode:

Atonische Nachgeburtsblutung, S. 513.
Fibrinogenmangelblutungen, S. 532.

Außerdem kommen vor

Fibrinogenmangelblutungen: Blutungen, die auf einem erworbenen **Fibrinogenmangel,** also einer Gerinnungsstörung, beruhen (s. S. 501). Sie kommen in der Geburtshilfe vor

1. bei **vorzeitiger Lösung der normal sitzenden Plazenta** (S. 497, 501,
2. bei **retinierter, toter Frucht** (S. 389, 505).
3. bei **Aborten** (Endotoxinschock) (S. 457).
4. bei **Fruchtwasserembolie** (= meist (?) tödliche Lungenembolie bei einer Gebärenden durch Fruchtwasserbestandteile). Behandlung von Gerinnungsstörungen bei Fruchtwasserembolie S. 505.
5. bei **starken Blutungen** beliebiger Ursache.

Fehlgeburt = Abortus

Unter einer Fehlgeburt (Abortus) verstehen wir den vorzeitigen Abbruch der Schwangerschaft innerhalb der ersten 28 Wochen (= 1.-7. Schwangerschaftsmonat). Der Fet ist im 7. Monat 34 cm lang und außerhalb der Gebärmutter gewöhnlich noch nicht lebensfähig.

Abort = Abbruch der Schwangerschaft innerhalb der ersten 28 Wochen = Ende des 7. Schwangerschaftsmonats.

Ein Fet von 34 cm und darunter gilt aber nur dann als **Fehlgeburt,** wenn er **tot**geboren ist; **lebt** er (Nachweis des Herzschlages oder des Pulsierens der Nabelschnur oder der natürlichen Lungenatmung) so wird er zu den **Frühgeburten** gerechnet und muß als **Lebendgeburt** dem Standesamt gemeldet werden (also auch dann, wenn er noch nicht 35 cm lang ist!).

Merke allgemein: Es gibt **drei** Abweichungen von der normalen Dauer der Schwangerschaft (= 40 Wochen):

1. **Fehlgeburt:** bis einschließlich der 28. Woche
2. **Frühgeburt:** zwischen 29. und 38. Woche (beachte aber die obige Bemerkung!)
3. **Übertragung:** ab 43. Woche

Ursachen der Aborte

Die wichtigste Frage, die bei jedem Abort zuerst zu entscheiden ist, ist die nach der Ursache. Wir unterscheiden:

I. Spontanaborte = rd. 20% aller Aborte (Hörmann). Abbruch der Schwangerschaft aus **natürlichen Ursachen** (Erkrankungen des Eies, des Uterus oder der Mutter).

II. Provozierte Aborte = rd. 80% aller Aborte (Hörmann). Hier sind 2 Arten zu unterscheiden:

1. Krimineller Abort = Unterbrechung der Schwangerschaft ohne medizinische und legale Berechtigung = **Abtreibung** der Leibesfrucht. — Es gehört nicht allzuviel Erfahrung dazu, um einen Abort als kriminell zu erkennen. Nach einem Blick in die Augen der Patientin, einem kurzen vertraulichen Gespräch und meist auch auf Grund des Befundes kann man den Sachverhalt schnell klären. Diese Klärung ist **nur** deswegen notwendig, um die Patientin nicht falsch zu behandeln.

W. Stoeckel zur Abtreibung: „Diesen kriminellen Abortus müssen schon die angehenden Ärzte, die Studierenden, fürchten lernen wie die Pest. Nichts bedroht stärker den Ruf des anständig denkenden und handelnden Arztes als eine Annäherung an ein solches schmutziges, seine Standesehre vernichtendes und ihn selbst entwürdigendes Verbrechen!" Und ein Satz von H. Lax: „Lassen wir eine Welt rüsten und auf neue Vernichtung sinnen, hüten wir indessen die heilige Flamme, und verimpfen wir diese Ehrfurcht vor dem Leben als den unveräußerlichen und einzigen Bestand, der allein Sieger bleiben wird."

2. Artefizieller Abort = **Therapeutischer Abort** = **Interruptio** aus **medizinischer Indikation** = Instrumentelle Beendigung der Schwangerschaft wegen einer ernsten, lebensbedrohlichen mütterlichen Erkrankung, die durch die Fortsetzung der Schwangerschaft in gefährlicher Weise verschlimmert wird und die nur durch eine Unterbrechung der Schwangerschaft gebessert werden kann.

Die Interruptio aus medizinischer Indikation muß bei einer amtlichen Gutachterstelle beantragt werden. Die Entscheidung hängt von dem Untersuchungsergebnis zweier sachverständiger Fachärzte ab, die von der Gutachterstelle zur Untersuchung der Patientin beauftragt werden. Kommen die beiden Fachärzte zu verschiedenen Ergebnissen, so wird die Entscheidung eines Obergutachters eingeholt.

Ursachen der Spontanaborte

Man unterscheidet zwei große Ursachengruppen, die **ovulären** und die **mütterlichen** Ursachen

I. Ovuläre = Ovulogene = im Ei gelegene Ursachen

Entwicklungsstörungen des Eies (**Abortiveier** = Molen = Fehleier) gehören zu den allerhäufigsten Ursachen des Spontanaborts. Erfahrene Untersucher

(K. Thomsen, K. W. Schultze, R. Bayer, G. Hörmann) haben übereinstimmend festgestellt: Bei Spontanaborten finden sich in **über 50** (—70)% der Fälle Abortiveier, d. h. Schwangerschaftsprodukte, die nicht entwicklungsfähig sind.

> **Jedem zweiten Spontanabort liegt ein nicht entwicklungsfähiges Schwangerschaftsprodukt zugrunde!**

Abortiveier = Moleneier, Eier mit minderwertigen Organanlagen, also fehlentwickelte Eier, sog. „Kümmerformen". Sie kommen zustande
1. durch **exogene** Faktoren: Anoxieschäden (Schäden durch Sauerstoffmangel), Intoxikationen, Strahlenschäden u. a., vgl. S. 712—722,
2. durch **endogene** Faktoren: = Erbfaktoren, also, genetisch bedingte Schäden (Abwegigkeiten der Chromosomen). Erbschäden gelten als selten.

K. Thomsen und E. Glasshof stellten in 61% der untersuchten Spontanaborte Entwicklungsstörungen des Trophoblasten fest. Nach G. Hörmann handelt es sich in der Hauptsache um Fehlleistungen des ektodermalen Chorionepithels. R. Bayer (1962) unterscheidet bei den Abortiveiern 1. Schädigungen des Trophoblasten und des Ovoblasten und 2. Isolierte Schädigung des Embryo, wobei das Chorion normal ist. Bei 1. kommt es zum totalen Verlust der Frucht, bei 2., wenn die Schwangerschaft erhalten bleibt, zu einer Mißbildung.

Die Molen werden nach Bayer eingeteilt in

Embryonalmolen: Die Embryonalanlage ist mißgebildet oder verkümmert.

Windmolen (Windeier): Die Embryonalanlage fehlt vollkommen.

Blutmolen: Beim Absterben des Eies kommt es nach Ablösung der Chorionhülle von ihrer Haftfläche zu einer Umblutung und später zu einer völligen Durchblutung des ganzen Eies.

Fleischmolen: Blutmolen, deren Hämoglobin ausgelaugt und deren Inhalt organisiert worden ist.

Breussche Hämatommole: Partielle Hämatombildung zwischen Chorion und Dezidua (subchoriales Hämatom), wodurch die Amnionhöhle nach innen vorgewölbt wird.

Blasenmole (siehe S. 459).

Aus dem oben Gesagten (über 50% aller Spontanaborte sind durch lebensunfähige Mißbildungen bedingt) folgt, daß über die Hälfte aller Spontanaborte therapeutisch überhaupt nicht beeinflußbar ist. Aber: **Trotz dieser schlechten Therapieaussichten muß jeder drohende oder habituelle Abort behandelt werden.** Denn man kann ja leider nicht im voraus wissen, ob im Einzelfall ein entwicklungsfähiges Schwangerschaftsprodukt vorliegt oder nicht. Handelt es sich um ein Abortivei, dann ist jede Behandlung völlig sinnlos. Liegt aber z. B. nur ein zur Kontraktion neigender Uterus vor, so ist die Behandlung durchaus aussichtsreich.

II. Mütterliche Abortursachen

1. Lokale Ursachen an den Genitalorganen

a) **Behinderung des Uteruswachstums und Raummangel:** Hypoplasie des Uterus (mangelnde Dehnungs- und Anpassungsfähigkeit des Uterus an die wachsende Frucht), Retroflexio uteri (siehe S. 34). Zustand nach operativer Ventrofixation, Mißbildungen, Myoma uteri. Kleinere subseröse Myome stören eine Schwangerschaft im allgemeinen nicht.

b) **Mangelhafter Schutz des unteren Eipols:** Fehlender mechanischer Schutz z. B. bei größeren Zervixrissen und bei Insuffizienz der Zervix als Verschlußapparat.

2. Hormonale Störungen.
Hier wird in erster Linie eine Unterproduktion des Protektorhormons der Schwangerschaft, des **Progesterons** (Corpus luteum-Hormon) angenommen (vgl. hierzu S. 452). Das Progesteron des Ovars, also des Corpus luteum graviditatis, benötigt die Frucht wahrscheinlich nur in den ersten 4—6 Wochen. Schon vom 2. Schwangerschaftsmonat an bilden die Chorionepithelien der Plazenta verhältnismäßig große Mengen Progesteron. Das Progesteron ist ein für die Schwangerschaft unbedingt notwendiges Hormon, ganz besonders in den ersten Tagen (Bildung der Dezidua, Einlagerung von Glukosacchariden in das Endometrium, Eieinnistung und Plazentaentwicklung). Dagegen ist die Wirkung auf die Uterusmotilität umstritten. — Es bestehen auch Beziehungen zwischen **Thyreotoxikosen** und der Abortentstehung.

3. Fieberhafte Erkrankungen der Mutter.
Sie sind meist durch akute Infektionskrankheiten bedingt. **Jede hochfieberhafte Krankheit kann zur Abortursache werden** und zwar aus folgenden Gründen:

a) **Anregung des Wehenzentrums** durch hohes Fieber. Es kommt zu Wehen, die das Ei ausstoßen.

b) **Schädigung des Eibettes,** wenn die Erreger der mütterlichen Infektion in das plazentare Gewebe eindringen.

c) **Schädigung der Frucht,** wenn die Erreger der Infektion oder deren Toxine (Diphtherie) aus der infizierten Plazenta in die Frucht eindringen. Die Frucht stirbt ab und wird ausgestoßen.

4. Toxoplasmose.
Nach neuerer Auffassung können Toxoplasmen Aborte hervorrufen, sie werden besonders als Ursache eines Teiles der „ungeklärten" gehäuften Fehlgeburten angesprochen (S. 718).

Nach einer früher durchgemachten Toxoplasmose finden sich im Endometrium häufig Toxoplasmazysten und -pseudozysten, die im Verlauf der frühen Schwangerschaft durch die tryptische Aktivität des Trophoblasten gesprengt werden können. Die frei werdenden Toxoplasmen können sich dann im Trophoblasten ausbreiten. Sie sollen auch direkt in den Embryo eindringen können (H. Langer[1]).

5. Listeriose.
Die diaplazentare Übertragung von Listerien (grampositive Stäbchen) vor dem 5. Monat ist selten (S. 732), kommt aber vor (Rabinowitsch).

---

[1] Langer, H., Geburtsh. u. Frauenheilk. 22 (1962), 648.

6. Chronische Infektionskrankheiten. Die Syphilis kommt ätiologisch nur für den Spätabort in Frage. Die diaplazentare Infektion durch **Tuberkulose** ist extrem selten. **7. Vitaminmangel.** Eine Rolle spielen hier in der Hauptsache die Hypo- und Avitaminosen A, B, C, E und K. Die Ernährung Schwangerer muß von Beginn an optimal vitaminreich sein. Es kommt sonst neben **Aborten** zu **Frühgeburten** und **Mißbildungen** (Augen, Ohren, Mund, Nase u. a.), wie in Tierversuchen und am Menschen beobachtet wurde. **8. Antigen-Antikörperreaktionen** (unverträgliche Blutgruppenbeschaffenheit). Die Frage, ob ein Zusammenhang zwischen Rh-Unverträglichkeit der Eltern und Abort, insbesondere habituellem Abort, besteht, ist umstritten (vgl. S. 454). Aus neueren Arbeiten (Petter, Hoffbauer u. a.) geht hervor, daß **bei sensibilisierten Frauen, die Antikörper bilden, Neigung zu Fehlgeburten besteht.** Bei Betrachtung der Gesamtheit der Fälle glauben wir auf Grund eigener klinischer Erfahrungen aber, daß dieser ätiologische Faktor keine sehr große Rolle spielt. **9. Traumen** spielen als Abortursache eine untergeordnete Rolle. Schwerste Verletzungen bei Unfällen, die mit Frakturen und Kommotio einhergehen, lassen die Schwangerschaft meist unberührt. Selbst nach Uterussondierungen und Hysterosalpingographien können Schwangerschaften ungestört weitergehen. Um so öfter wird das Trauma fälschlicherweise als Ursache von Frauen angegeben, die eine Abtreibung durchgemacht haben. **10. Psychische Traumen.** Seelische Traumen, Erschütterungen und Erregungen sind schon seit langem als auslösende Ursachen eines Abortes anerkannt.

Mechanismus und Verlauf des Aborts

Wir müssen zwischen dem **ein-** und **zweizeitig** verlaufenden Abort unterscheiden. Die Art, nach der der Abort abläuft, hängt vom Zeitpunkt des Aborteintritts ab.

1. Einzeitig verlaufender Abort = Frühabort (m. I—III)
= Abortus completus

Einzeitig verläuft der Abort gewöhnlich dann, wenn er **innerhalb der ersten drei Monate** vor sich geht. Während dieser Zeit ist das Ei noch eine kompakte Masse und **ringsherum** mehr oder weniger von Zotten besetzt = Chorion villosum (Puderquastenform, noch keine Differenzierung in Chorion frondosum und Chorion laeve). Treten Wehen auf, so lösen sich die um diese Zeit noch wenig fest in der Dezidua verankerten Zotten nur allzu leicht ab, und das Ei wird meist **in toto** (d. h. der Embryo im Amnionsack mit Chorionhülle) ausgestoßen = **einzeitiger Abort = Abortus completus** (Abb. 377a). Vom ersten Anfang an bis zum Ende, also bis zur vollständigen Ausstoßung des Uterusinhaltes, muß es bei diesem Verlauf des Abortes nach außen bluten: Da noch die ganze Oberfläche des Chorions rundherum Zotten trägt, finden sich entsprechend auch überall rundherum intervillöse Räume. Es gibt keine Stelle um das Ei herum, die sich ohne Eröffnung von Bluträumen ablösen könnte. Das gilt auch für den unteren Eipol, also den Bereich des inneren Muttermundes, an dem die Ablösung meist beginnt. Das erste Symptom der Eiausstoßung muß hier also eine **Blutung** sein.

445

> Die gewöhnliche Art der Ausstoßung bei diesen Früh-
> aborten, d. h. den Aborten in den ersten 3 Monaten, ist
> also die einzeitige Ausstoßung des ganzen Eies =
> Abortus completus (Abb. 377 a).

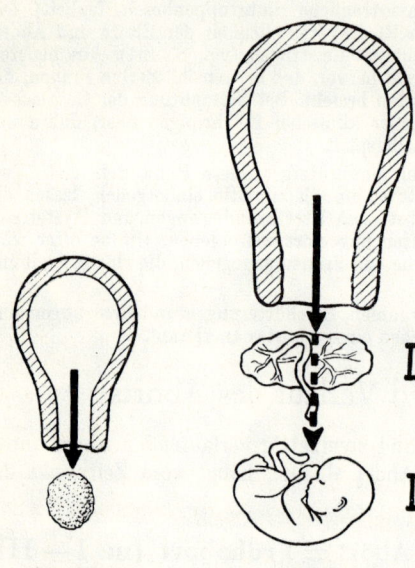

Abb. 377 a.
Einzeitiger Abort

Abb. 377 b.
Zweizeitiger Abort

Dies gilt in erster Linie für Spontanaborte.

Es kommt aber auch in den drei ersten Monaten gelegentlich vor, daß zunächst der Embryo allein oder mit nur einem Teil des Amnions und Chorions zur Ausstoßung kommt, so daß also die Ei-hüllen oder ein Teil von ihnen in der Uterushöhle zurück-bleiben und erst später aus-gestoßen werden = **Abortus incompletus**. In diesem Falle blutet es so lange, bis der größte Teil der Reste aus-gestoßen ist.

Wir halten also fest, daß auch der Frühabort zweizeitig verlaufen kann, was wir ge-wöhnlich nur bei den Spätab-orten (s. u.) sehen. Merke:

Jeder inkomplette, also zweizeitig verlaufende Abort in den ersten drei Monaten der Schwangerschaft ist auf einen kriminellen Eingriff verdächtig.

2. Zweizeitig verlaufender Abort = Spätabort (m. IV—VII)

= Abortus incompletus

Mit der vollständigen Ausbildung der Plazenta in der 16.—20. Woche er-reicht das Ei „Geburtsfähigkeit". Etwa vom Ende des 4. Monats ab pflegt der Abort (= Spätabort) zweizeitig vor sich zu gehen, also ähnlich wie eine Geburt abzulaufen: Wehen, Blasensprung, Fruchtwasserabgang, Eröffnungs-und Austreibungsperiode, Geburt des Feten, Pause, Geburt der Plazenta (Abb. 377 b). Die ersten Symptome des Spätaborts sind also **Wehen** und **Fruchtwasserabgang**.

Für den **4.** Monat ist zu merken, daß der Abort in dieser Zeit verschieden verläuft, entweder noch einzeitig oder schon zweizeitig. Zusammenfassend kann man also sagen:

Abort	Verlauf	Kennzeichen
im 1.—3. Monat	einzeitig = A. completus (Abb. 377 a)	Blutungen vom Anfang bis zum Ende
im 4. Monat	ein- oder zweizeitig	
vom Ende des 4. bis Ende des 7. Monats	zweizeitig = A. incompletus (Abb. 377 b)	Wehen, Blasensprung, Eröffnungs- und Austreibungsperiode, Geburt des Feten, Pause, Geburt der Plazenta

Gang der Untersuchung beim Abort

Aufnahme der Anamnese (s. S. 14) unter besonderer Berücksichtigung der letzten **Regel** und etwa aufgetretener **Blutungen.** Insbesondere auch nach subjektiven Erscheinungen fragen, die auf eine mögliche **Extrauteringravidität** hinweisen (plötzlicher, kolikartiger Schmerz, Schwarzwerden vor den Augen, Schwindelgefühl, Festhaltenmüssen).

Jeder gewissenhafte Arzt macht sich bei einem Abort besonders eingehende und sorgfältige Aufzeichnungen. Abgänge aus der Scheide soll man sich möglichst vorweisen lassen und sie auch beschreiben.

Als erste Handlung — noch vor der Untersuchung — muß die **Temperatur** gemessen werden! Bei einer Temperatur von **38⁰ an** wird der Abort als **fieberhaft, über 39⁰** mit septischen Erscheinungen als **septischer Abort** bezeichnet.

Die **Untersuchung** wird mit beiden Händen und mit **sterilen Handschuhen** vorgenommen. Es ist festzustellen,

ob der **äußere Mm** geschlossen oder geöffnet ist (bei Mehrgebärenden ist ein klaffender äußerer Mm ein normaler Befund),

ob der **Zervikalkanal** eingängig oder sogar durchgängig ist,

ob der **innere Mm** auch **geöffnet** ist,

ob man im **Zervikalkanal Eiteile** fühlt,

die **Größe, Lage** und **Haltung** sowie insbesondere die **Konsistenz** des **Uterus.** Ist der Uterus **retroflektiert,** so ist das besonders zu vermerken (s. S. 32) und sehr zu beachten,

ob die **Adnexe** beiderseits einen normalen oder krankhaften Tastbefund (strangartig verdickt, tumorös geschwollen, druckschmerzhaft) zeigen,

ob desgleichen die **Parametrien,** insbesondere seitlich und hinten, frei oder infiltriert sind, ob man im **Douglas'schen** Raum teigig weiche (retrouterines Hämatom, **Extrauteringravidität**) oder tumoröse Massen (tiefgeschlagener Adnextumor, schwangere Tube?) tasten kann.

Findet sich an den Adnexen oder in den Parametrien ein **entzündlicher** Befund, so spricht man von einem **komplizierten Abort** im Gegensatz zum **nicht komplizierten Abort,** wenn diese Erscheinungen fehlen. Die Bezeichnungen kompliziert und nicht kompliziert beziehen sich also nur auf das Vorhandensein oder Nichtvorhandensein **entzündlicher** Befunde in der Umgebung des Uterus. Besteht **Fieber,** so muß das noch besonders zum Ausdruck gebracht werden. Es gibt demnach **fieberfreie** und **fieberhafte** **unkomplizierte** sowie **fieberfreie** und **fieberhafte** **komplizierte** **Aborte.**

Ganz besondere Beachtung ist der Menge und dem Tempo der **Blutung** zu schenken. Sorgfältige **Spiegeleinstellung!** Insbesondere ist auch nach **Verletzungen** an der Portio, am **Scheidenrohr,** ganz besonders auch im hinteren Scheidengewölbe, zu suchen. Findet man welche, so ist der Befund den Aufzeichnungen gewissenhaft hinzuzufügen, am besten mit einer kleinen Skizze.

Blutbild machen lassen. **Bei erhöhter Temperatur u. entzündlichem Blutbild darf auf keinen Fall kürettiert werden!** Eine Ausnahme: Die lebensbedrohliche Blutung, die in jedem Fall zum sofortigen Eingreifen zwingt (s. u.).

Klinik des Aborts

A. Fieberfreier, unkomplizierter Abort

= Temp. bis 37,9⁰, Adnexe u. Parametrien ohne entzündlichen Befund

---

Wichtig: Abortfälle, die fieberfrei in die Klinik hereinkommen, hatten **oft vorher zu Hause Fieber und Schüttelfrost!** Das muß anamnestisch genau geklärt und im Krankenblatt vermerkt werden!

---

1. Abortus completus = vollständiger Abort
Fet und Plazenta sind ausgestoßen. Halskanal stets vollständig eröffnet, nicht selten schon wieder zusammengefallen.

Die Unterscheidung, ob der Uterusinhalt vollständig oder nur z. T. ausgestoßen ist, ob es sich also um einen Abortus **completus** oder einen Abortus **incompletus** handelt, ist oft gar nicht leicht.

Kennzeichen des Abortus completus:

1. **Sicherstes Zeichen:** Nachweis des vollständig ausgestoßenen Eies.
2. **Aufhören der Blutung** bei raschem Kleinerwerden des Uterus.
3. Die **Größe des Uterus** ist bei der Untersuchung auffallend viel kleiner als diejenige, die er nach dem angegebenen Schwangerschaftsmonat haben müßte. Nicht selten tastet man den Uterus fast normal groß.

4. Läßt sich eine **digitale Austastung** durchführen, so findet man im Hals-kanal und in der Uterushöhle höchstens noch kleine Reste von Eiteilen.

Behandlung des Abortus completus

Grundsätzlich wird bei jedem Abort, der nicht mehr aufzuhalten ist, bis zum vollendeten 5. Monat (Fundus 1—2 Querfinger unter Nabel!) das Kavum ausgekratzt.

Vom 6. Monat ab ist eine **Kürettage** nur dann notwendig, wenn die vom Arzt genau zu besichtigende Plazenta nicht vollständig ist.

Die Ausräumung der Reste wird mit der **stumpfen** Kürette vorgenommen (s. die **Regeln für die Kürettage** S. 457). Reste, die sich damit nicht von der Wand ablösen lassen, müssen in vorsichtigster u. zartester Weise **ausnahms-weise** mit der **scharfen** Kürette angegangen werden.

Wer keine Übung hat, sollte von der **Mitte des 3. Monats ab die Reste** **mit dem Finger ablösen.** Frühe Aborte (m. I u. II) können **nur instru-mentell,** also mit der Kürette, ausgeräumt werden. Relativ geringe Per-forationsgefahr, da die Uteruswand zu dieser Zeit relativ dick ist.

Eine **Dilatation des Zervikalkanals (ZK),** die beim A. completus stets spielend gelingt, ist nur bei A. compl. im 1. u. 2. Monat nötig (bis Hegar 12 od. 13). Vom 3. Monat ab ist sie bei einem kompletten A. nicht mehr nötig.

Ich lege weder eine Uterus-, noch eine Scheidentamponade.

2. Abortus incompletus = unvollständiger Abort

Fet abgegangen, Plazenta noch in utero, manchmal sind auch schon Stücke der Plazenta bzw. des Chorions abgegangen. Der Halskanal ist also mehr oder weniger erweitert. Eine **Dilatation** ist nur für die frühen Monate erforderlich. Da die

Behandlung des Abortus incompletus

viel gefährlicher u. schwieriger als die des A. completus ist, beachte man für die notwendige Ausräumung die folgenden

---

Grundsätze für den Abortus incompletus:

Vom 1. bis Anfang des 3. Monats wird nach genügender **Erwei-terung** kürettiert.

Von der Mitte des 3. Monats ab darf erst dann mit **Instrumen-ten** eingegangen werden, wenn die Plazenta oder ihr größter Teil ausgestoßen ist. **Größte Perforations- u. Blutungsgefahr!!**

Man geht folgendermaßen vor: Wird die Plazenta nicht spontan ausgestoßen, so gibt man zunächst 1 ml (= 3 VE) Orasthin langsam i. v. Danach **Credé-**

Handgriff. Kommt man damit nicht zum Ziel — und das ist leider oft so — dann muß die Plazenta digital gelöst und herausbefördert werden.

(Sollte der Halskanal für den Finger noch nicht ganz durchgängig sein, so wird bis Hegar 18—22 dilatiert.) Die Herausbeförderung der Reste geschieht mit der großen stumpfen Kürette. Je später ein Abort auftritt, um so weniger ist die rein instrumentelle Ausräumung angebracht.

Digitales Lösen u. Ausräumen mit der Kürette wechseln ab, bis die Uterushöhle vollständig leer ist. Der Erfahrene benutzt dabei mit Vorteil die Winter-**Abortzange** (aber niemals eine spitze Kornzange als Ersatz dafür!! Größte Perforationsgefahr!!), um größere, gelöste Reste aus dem Kavum herauszuholen. Ausführung s. S. 457 unter Kürettage.

3. Abortus incipiens = Beginnender Abort, im Gang befindlicher, nicht mehr aufzuhaltender Abort:

Stärkere Blutungen u. Wehen, Zervikalkanal (ZK) und innerer Mm im Begriff aufzugehen oder schon mehr oder weniger geöffnet.

> **Ergibt der Befund eine Verkürzung der Zervix mit Eröffnung des inneren Muttermundes u. ist der untere Eipol in den Halskanal eingetreten, so ist der Abort nicht mehr aufzuhalten. Es liegt jetzt ein im Gang befindlicher Abort vor.**

Bestehen Zweifel über die Diagnose, so wird zunächst so wie beim A. imm. behandelt. Ist der A. nicht mehr aufzuhalten, so gilt folgendes

Vorgehen bei A. incip. bis zum Anfang des 3. Monats: Unterstützung der im Gang befindlichen, aber verzögerten Spontanausstoßung. Frühe Aborte können nur instrumentell mit der Kürette ausgeräumt werden. Vorher Dilatation bis Hegar 12 oder 13. Macht die Erweiterung Schwierigkeiten, so wird der ZK für 8—10 Stunden mit **Jodoformgaze** austamponiert und eine **Wehenkur** (S. 452) angesetzt.

Geringe Perforationsgefahr beim Kürettieren, da die Uteruswand zu dieser Zeit relativ dick ist. — Ragt das Ei schon aus dem Halskanal heraus, so wird es nach Spiegeleinstellung der Portio mit der Winter-Abortzange gefaßt u. herausgezogen. **Nachkürettage** zur Entfernung von Zottenresten u. Dezidua.

Vorgehen bei A. incip. von der Mitte des 3. Monats ab:

Es ist einer der wichtigsten Grundsätze der A.-Behandlung, daß man an inzipiente A. von der Mitte des 3. Monats ab, wenn irgend möglich, so lange **nicht mit Instrumenten** herangeht, bis Fet und Plazenta, **mindestens aber der Fet, ausgestoßen** sind, bis also aus dem A. incip. ein A. compl. bzw. incompl. geworden ist.

‖ Je weiter die Schwangerschaft fortgeschritten ist, um so **schwieriger** (Kopf des Feten reißt leicht ab) u. **gefährlicher** (starke **Blutungen,** beängstigend dünne u. weiche Gebärmutterwand) ist die Entfernung der Frucht. Die Kürette „verliert sich" in der weiten Gebärmutterhöhle. Sehr große **Perforationsgefahr!**

Deswegen verabfolgt man zunächst ein **Wehenschema,** um die medikamentöse
Austreibung zu erzielen.

Wehenschema zur medikamentösen Austreibung der Frucht

Man gibt in Abständen von 30 Min. 2—4 mal 0,2 ml **Orasthin**
i. m. Zur Erschlaffung des Halskanals ist die vorher. Injektion
von 1 Amp. (= 2 ml, 1 ml = 50 mg) **Dolantin** sehr zu empfehlen.

Anschließend an die Ausstoßung wird so vorgegangen, wie oben beim A. completus
bzw. incompletus beschrieben.

Nach der Ausstoßung Entfernung von Resten durch **Nachkürettage** evtl. unter
Mithilfe der (sehr gefährlichen) Winterschen Abortzange.

Bei sehr **starken, lebensbedrohlichen Blutungen** kann man unter Umständen die
medikamentöse Ausstoßung nicht abwarten und ist **ausnahmsweise** gezwungen, nach
Erweiterung durch Hegarstifte sofort mit Kürette und Abortzange einzugreifen.

4. Abortus imminens = Drohende Fehlgeburt

Befund: Leichte Blutungen oder Wehen oder beides bei geschlossenem
Zervikalkanal. In den ersten drei Monaten finden sich als Äquivalent der
Wehen häufig unklare Kreuz- und Unterleibsschmerzen.

Prognose: Nach einer ersten Untersuchung ist es meist noch nicht möglich,
etwas über die Prognose des Einzelfalles auszusagen. Da zwischen dem Umfang der Zottenablösung und der Stärke und Dauer der Blutung eine Beziehung besteht, so ist die Art der Blutung natürlich ein prognostischer Faktor.
Andererseits ist eine einmalige, auch stärkere Blutung durchaus noch nicht
entscheidend. Blutungen, die nicht vom Arzt selbst beobachtet worden sind,
können nicht ohne weiteres in Betracht gezogen werden. Schon deswegen
gehört jeder Abortus imminens in klinische Beobachtung.

Die **Prognose** wird ungünstig,

wenn die **Blutungen über 2—3 Wochen** anhalten, insbesondere dann,

wenn **schwärzlich gefärbtes,** also älteres Blut abgeht,

wenn **Wehen** auftreten und diese in immer kürzeren Abständen und
schließlich regelmäßig kommen,

wenn in Abständen von 14 Tagen wiederholte Untersuchungen ergeben,
daß der **Uterus nicht größer geworden** ist,

wenn die quantitativen Untersuchungen auf Choriongonadotropin
(Aschheim-Zondek, Krötentest) ergeben, daß keines mehr erzeugt wird.

Der **negative** Ausfall der biologischen Schwangerschaftsuntersuchungen bedeutet,
daß das Ei **nicht mehr lebt.** Positiver Ausfall ist nicht gleichbedeutend mit dem Leben
des Feten, sondern besagt nur, daß noch funktionstüchtiges **Choriongewebe** vorhanden
ist und Choriongonadotropin an das mütterliche Blut abgibt. Die biologischen Schwangerschaftsreaktionen werden erst etwa 8—10—14 Tage nach dem Absterben des Eies negativ.

Das Ei ist **sicher tot,** wenn eine deutliche **Milchsekretion** auftritt, die man
von der Milchsekretion der Mehrgebärenden gut unterscheiden kann.

Behandlung des Abortus imminens

Das Allerwichtigste ist die Einhaltung **absoluter Bettruhe,** möglichst in der **Klinik.** Zu keiner Verrichtung aufstehen lassen! Koitusverbot! Vorsichtigste und **zarteste Untersuchung.** Nicht öfter als in Abständen von 10—12 Tagen untersuchen. **Keine Eisblase** (Kälte bewirkt Erregung der Uterusmuskulatur). Aus dem gleichen Grunde keine Wärmeapplikation. **Keine drastischen Abführmittel!** Der Stuhlgang ist durch **Einläufe** in Gang zu halten. **Keine Opiate** (Tct. opii, Pantopon u. a.). Der in den Opiaten enthaltene **Morphinanteil** bewirkt eine **Tonussteigerung** des Uterusmuskels! Außerdem wirken Opiate stopfend (= Steigerung der Abortbereitschaft durch Blutstauung im kleinen Becken).

Behandlung mit Hormonen

a) Behandlung mit Gestagenen und Östrogenen
(i.m. Injektionen)

Seit einigen Jahren wird die kombinierte Anwendung von Gestagenen **und** Östrogenen empfohlen.

Man geht davon aus, daß in einem insuffizienten Corpus luteum bzw. in einer insuffizienten Plazenta nicht nur Progesteron, sondern auch die Östrogene vermindert gebildet werden. Von zusätzlichen **Östrogenen** wird vor allem eine Verbesserung der **Nidationsbedingungen** durch bessere Blutversorgung der Dezidua und durch Förderung der Glykogenbildung erwartet. Außerdem scheinen Östrogene die den Uterus ruhigstellende Wirkung des Progesterons zu unterstützen.

Am einfachsten benutzt man das Präparat **Gravibinon,** das in 1 ml öliger Lösung 250 mg Hydroxy-Progesteron-Capronat und 5 mg Östradiol-Valerianat enthält. Man verabreicht jeden Tag oder jeden 2. Tag 1 ml i.m. (Spritzampulle, Citole).

‖‖‖ Vor oder zu Beginn jeder Behandlung sollte man ein **Abortivei ausschließen.** Das geschieht am einfachsten durch **HCG-Bestimmung** und **Ultraschalluntersuchung.** Liegt ein Abortivei vor, ist **jede Behandlung zwecklos!**

Zieht sich die Behandlung über mehrere Wochen hin, empfiehlt es sich, die Kontrolle auf Intaktheit der Schwangerschaft zu wiederholen.

Zur Beachtung: Die Messung der **Basaltemperatur,** deren Abfall in den ersten 4 S.-monaten einen Hinweis auf eine nicht mehr intakte Schwangerschaft gibt, kann bei **Progesteron**verabreichung **nicht angewendet** werden, da das Progesteron die Basaltemperatur hoch hält.

Kommt die Blutung zum Stillstand, so gibt man noch über einige Wochen 1-2 mal wöchentlich 1 ml Gravibinon.
Eine andere Möglichkeit der Hormonbehandlung ist die

b) Orale Gestagenbehandlung

mit Gestagenen, die sich nicht vom Nortestosteron (Gefahr der Maskulinisierung weiblicher Feten!) ableiten, z. B.

Gestanon (Allyl-Östrenol), 1—2 mal tägl. 1 Tabl. (5 mg) bis etwa 3 Wochen nach Abklingen der Symptome.

Behandlung mit Wehenhemmern

Treten trotz der Hormonbehandlung Wehen auf, so gelingt es oft mit **Dilatol** (Buphenin, Katecholamin-(Adrenalin-)abkömmling), die Wehentätigkeit in kurzer Zeit zu blockieren. Bewährt hat sich das Behandlungsschema nach Kepp-Wolff:

Bei der stationären Aufnahme und nach 12 Stunden wird eine intravenöse Dauertropfinfusion für die Dauer einer Stunde mit 35 Tropfen/Minute angelegt, wobei sich 50 mg Dilatol in 500 ml einer fünfprozentigen Traubenzuckerlösung befinden. Zwischenzeitlich werden der Patientin dreimal 5 mg und im Anschluß an die zweite Infusion für die nächsten 48 Stunden zehnmal 5 mg Dilatol intramuskulär injiziert. In der Folgezeit, bis wenigstens 14 Tage nach der Klinikentlassung bzw. bis zur 16. Schwangerschaftswoche, erhält die Patientin täglich fünfmal 6 mg Dilatol per os verordnet. Bei wiederaufflackernder Wehentätigkeit kann sofort mit der effektiv am wirksamsten Dilatol-Dauertropfinfusion begonnen werden.

In neuester Zeit haben H. Jung u. Mitarb.[1]) auf die Präparate TV 399 (Tropon-Werke Köln) und Th 1165 a (Boehringer Ingelheim) hingewiesen, die eine zuverlässige wehenhemmende Wirkung haben.

Zur zentralen Sedierung der Patientin empfiehlt es sich, während der Dilatolbehandlung 3 mal tägl. 1 Tabl. **Valium** (10 mg) einnehmen zu lassen.

Über Retroflexio uteri als Aborturasche s. S. 34.

5. Abortus habitualis = Habitueller Abort

Definition: Man spricht von habituellem Abort, wenn bei einer Frau **drei oder mehr spontane Fehlgeburten aufeinander folgen,** also bei **gehäuftem Auftreten von Aborten bei derselben Frau.** Es wird allgemein angenommen, daß die Ursache für die Entstehung gehäufter Fehlgeburten bei einer Frau jedesmal dieselbe ist. — Man unterscheidet den **habituellen Frühabort** (m. 1—3) und den **habituellen Spätabort** (m. 4—7).

Ursachen: Sie sind mannigfaltig und oft schwer zu klären.

Die Ursachen der **habituellen Frühaborte** sind zu 40—70% **Abortiveier** (S. 442), also Fehlbildungen des Embryos mit oder ohne degenerative Veränderungen des Throphoblasten. Diese Fälle sind keiner Behandlung zugängig.

---

[1]) Jung, H., F. K. Klöck, W. Schwenzel: Zur Wirkung α- und β-adrenergischer Substanzen am menschlichen Uterus und Nebenwirkungen auf Mutter und Kind. Geburtsh. u. Frauenheilk. 31 (1971), 11.

Die Ursachen der **habituellen Spätaborte** sind

a) Pathologisch-anatomische Veränderungen des Uterus (Myome, Polypen, fixierte Retroflexio, Zervixriß u. a.),

b) Anomalien des Uterus (Hypoplasie, Ut. arcuatus, bicornis, subseptus),

c) Funktionelle Veränderungen: Die sog. **Zervixinsuffizienz** = Unfähigkeit des oberen Zervixabschnittes, vielleicht auch des unteren Uterinsegments, während der Schwangerschaft verschlossen zu bleiben,

d) Verschiedenes. **Toxoplasmose** (S. 718), Lues, Listeriose (S. 732), Leptospira canicola (und auch andere diaplazentare Infektionen), ferner Blutgruppenunverträglichkeit, latente Tetanie (Wadenkrämpfe, pos. Chvostek), Bleivergiftung, Hormonmangel, Vitaminmangel.

Behandlung des Abortus habitualis

Ursache soweit wie möglich klären. Behandlung des Grundleidens, Beseitigung der lokalen Veränderungen. Im übrigen: **Absolute Bettruhe** über längere Zeit, möglichst in der **Klinik.** Jegliches Trauma fernhalten. Koitusverbot.

Medikamentöse Grundbehandlung:
s. Therapie bei vorzeitigen Wehen, S. 453

Bei Zeichen von **Insuffizienz der Schilddrüse** Jodkalitherapie: Sol. Kal.

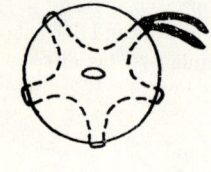

jodat. 0,01 20,0; 2 × tgl. je 10 Tropfen, später langsam heruntergehen.

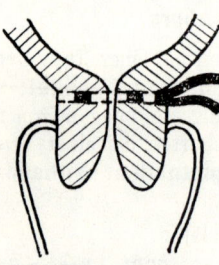

Die **Zervixinsuffizienz** erkennt man daran, daß — meist in den Monaten 4-7 — der Zervikalkanal für einen Finger durchgängig ist. **Operativer Verschluß** durch Knüpfung eines Faszienstreifens nach Abpräparieren der Blase (Shirodkar) oder viel einfacher und daher heute bevorzugt nach **McDonald,** wobei eine Tabaksbeutelnaht (= „Cerclage") um die Zervix gelegt wird (Abb. 377c), eine 5-Minuten-Operation, die dieselben Erfolge (60—80%) wie die Shirodkar-Operation hat. Entfernung des Fadens in Narkose in der 38.—39. Woche.

Zu den **blutgruppenbedingten** habituellen Aborten ist folgendes zu sagen:

Abb. 377 c.
Verschluß der Zervix bei Zervixinsuffizienz (Mc Donaldsche Operation)

Bei Frauen, die gegen den **Rh-Faktor sensibilisiert** sind, kommt es auch zu spontanen Aborten. Aber auch eine Sensibilisierung gegen die Gene des **ABO-Systems,** insbes. das **Gen A,** kann habituellen Abort verursachen. Diese Art von Sensibilisierung ist schwer nachzuweisen. Daher wird diese Ursache häufig nicht erkannt. **Besonders gefährdet sind Frauen der Blutgruppe 0, deren Ehemänner homozygot A A sind.**

Auch vom **Lewis-System** kann angenommen werden, daß es unter gewissen Voraussetzungen zu habituellem Abort führen kann. Am häufigsten handelt es sich hierbei um eine Unverträglichkeit in bezug auf den Faktor Le[a]. Im Blut der Frau kann man in solchen Fällen ein Anti-Le[a] nachweisen. Die Bedeutung dieses Systems für den h. A. ist umstritten.

Behandlung mit Antihistaminika kann versucht werden, da diese Aborte zum größten Teil auf **allergischer Basis** zustande kommen. Bei frühzeitig in der Schwangerschaft vorhandenen Antikörpern kommt es an der uteroplazentaren Grenzschicht zu einer Antigen-Antikörper-Reaktion, die histaminartige, die glatte Muskulatur erregende Substanzen in Freiheit setzt. **Behandlg.: 1.** Tag 3 × tgl. 2 Tabl. **Antistin, Soventol** oder ein anderes Antihistaminikum, danach 5 Tage lang 3 × tgl. 1 Tbl.

Prophylaxe des habituellen Aborts **außerhalb der Schwangerschaft:** Kontrolle der **Basaltemperatur, Abrasio** im Prämenstruum mit histol. Schleimhautkontrolle. **Pregnandiolausscheidung** kontrollieren. Behandlung der Hypoplasie und der Toxoplasmose; ferner Gaben von Vitamin E (Evion, Ephynal), **Arsen, Eisen, Jod.**

6. Missed abortion = abgestorbene, verhaltene Fehlgeburt

Definition: Unter Missed abortion versteht man eine **Fehlgeburt,** bei der die Frucht abgestorben und mehrere Wochen im Uterus zurückgehalten wurde.

Diagnostik: An Missed abortion muß man denken, **wenn zwischen den Angaben der Frau, insbesondere zwischen der von ihr angegebenen letzten Regel und der getasteten Uterusgröße ein auffallendes Mißverhältnis besteht,** wenn man also bei einer Frau, die nach ihren Angaben bzw. nach ärztlichen Aufzeichnungen z. B. im 5. S.monat sein müßte, einen Uterus mit einer dem 2. oder 3. S.monat entsprechenden Größe feststellt.

Mit der Diagnose „Missed abortion" muß man aber sehr **zurückhaltend** sein:

Die Diagnose „Missed abortion" darf nur dann gestellt werden, wenn die Patientin genügend lange beobachtet wurde, d. h. wenn sie mehrere Male im Verlauf von Wochen (möglichst von demselben Arzt) untersucht wurde und dabei jedesmal die gleiche Uterusgröße, also keine Zunahme der Uterusgröße festgestellt wurde.

Diagnostische Hilfsmittel

1. **Ultraschalldiagnostik:** Von der 6.—10. S.woche p.c. lassen sich das Fehlen der kindlichen Extremitätenbewegungen und der Herzaktionen mit hoher Sicherheit nachweisen.

2. **Hormonuntersuchungen:**
In den ersten drei S.monaten haben die auf **HCG-Ausscheidung** beruhenden Teste einen hohen Aussagewert. Vom 5. S.monat an kann man die **Östrogenausscheidung** prüfen, deren Aussagewert von Monat zu Monat zunimmt, wobei die Aussagekraft aber erst im letzten Drittel der Schwangerschaft voll zuverlässig ist. Man kann aber sagen, daß Östrogenwerte, die im zweiten Drittel der Schwangerschaft **keine abfallende Tendenz zeigen, gegen** einen Fruchttod sprechen. Grundsätzlich gilt für alle genannten Hormonuntersuchungen, daß in jedem Fall **mehrere** Bestimmungen gemacht werden müssen. **Einzelbestimmungen** haben keinen Sinn.

Komplikationen:

Verbleibt eine abgestorbene Frucht **länger als 5 Wochen** im Uterus, so kommt es etwa in einem Viertel der Fälle zu **Gerinnungsstörungen = Dead**

455

fetus syndrome. Als Folge können **lebensgefährliche Blutungen** auftreten. **Prophylaxe** der Blutungen (bei Fibrinogengehalt des Plasmas unter 150—200 mg%): 200000 E Trasylol i.v.; danach eine Infusion von 100000 E Trasylol/Stunde während der nächsten Stunden. **Behandlung:** s. S. 505.

Therapie bei Missed abortion

Ist die Diagnose als richtig erkannt, muß der Uterus entleert werden.

1. Konservative Therapie = Östrogentherapie (nach Lauritzen): zweimal täglich 1 Tabl. Progynon M über 10 Tage (jede Tabl. enthält 0,2 mg Äthinylöstradiol). Mit dieser Therapie kommt es in 70% der Fälle zur Wehenanregung und zur Spontanausstoßung nach etwa 7—14 Tagen. Für den Rest der Fälle kann man eine i.v. Oxytocin-Dauertropfinfusion versuchen (S. 516). — Neuerdings verwendet man bei Missed abortion erfolgreich **Prostaglandine** zur Ausstoßung des Schwangerschaftsprodukts. Die Prostaglandine wirken wehenerregend auf die Uterusmuskulatur und sollen wirksamer sein als hochdosierte Oxytocinpräparate.

2. Aktive Therapie. Führt die konservative Therapie nicht zum Erfolg, wird der Uterus instrumentell ausgeräumt, und zwar am besten **einzeitig.** Besonders gut eignet sich dazu die **Saugkürettage.**

Die Ausräumung bei Missed abortion ist **einer der gefährlichsten Eingriffe** der Abortbehandlung, und zwar

1. wegen der gelegentlich infolge Gerinnungsstörung auftretenden lebensgefährlichen Blutungen, s. o.

2. wegen der gefährlichen Brüchigkeit der Zervixwand.

▌▌▌ Aus diesen Gründen müssen **alle Fälle von Missed abortion** ausnahmslos in der **Klinik** behandelt werden.

Fieberhafter Abort = Infizierter Abort

Wir unterscheiden die folgenden Formen:

1. Unkomplizierter fieberhafter Abort

Abort mit Temperaturen zwischen 38 und 39° ohne weitere Komplikationen. Es handelt sich dabei um einen Abort mit **lokaler** Infektion = **Endometriuminfektion.** Keine Adnexbeteiligung, keine Peritonitis.

2. Komplizierter fieberhafter Abort

Die **Adnexe** sind mitbefallen (Druckschmerz), es besteht eine lokale Peritonitis (Pelveoperitonitis) oder eine generalisierte Peritonitis. Kann mit nur gering erhöhten Temperaturen einhergehen, meist besteht aber hohes Fieber. Behandlung zu 1. und 2.: Konservativ (Antibiotika!) bis die Patientin fieberfrei ist, danach Kürettage.

3. Septischer Abort

Abort mit Allgemeininfektion. Große Gefahr: Entwicklung eines **Endotoxinschocks.** Behandlung s. unter Endotoxinschock.

456

Endotoxinschock, Bakterieller Schock

(= „Septischer" Schock)

Der Endotoxinschock ist ein schweres lebensbedrohendes Krankheitsbild. Es entsteht durch massive Einschwemmung von bakteriellen Toxinen in die mütterliche Blutbahn. Es kommt am **häufigsten** beim **fieberhaften Abort** vor, ferner auch — allerdings sehr viel seltener — bei vorzeitigem Blasensprung mit Fieber („Amnioninfektsyndrom") und bei Pyelonephritis gravidarum.

Erreger: Bei den Toxinen, die in die mütterliche Blutbahn eingeschwemmt werden und dadurch den Schock auslösen, handelt es sich überwiegend um **Endotoxine** gramnegativer Erreger (meist Bacterium coli).

Häufigkeit: Nach Kyank ist z. Z. bei mindestens 5—7% aller fieberhaften Fehlgeburten mit dem Auftreten von **hypotensiven Zuständen** zu rechnen, dem häufig allerersten Symptom eines schweren Schocks. Es besteht der Eindruck, daß der Endotoxinschock an Häufigkeit zunimmt.

Mortalität: 40–60% (!).

Pathogenese: Die in das Blut der Schwangeren eingeschwemmten bakteriellen Endotoxine bewirken in der terminalen Strombahn (S. 501) eine **disseminierte intravaskuläre Gerinnung** (DIG), wodurch es zur Verlegung der Endstrombahn und damit zur Gewebsschädigung zahlreicher Organe (Niere, Lunge, ZNS, Muskeln) kommt. Gelingt es nicht, die gestörte Mikrozirkulation schnell wieder in Gang zu bringen, so entstehen in diesen Organen infolge Hypoxie diffuse Gewebsnekrosen, also irreversible Organschädigungen.

Niere: Ist eine größere Anzahl von Glomerulum-Kapillaren betroffen, so kommt es zum **akuten Nierenversagen** („Schockniere"). Klinische Zeichen: **Oligurie, Anurie**, seltener **Polyurie**. Bei Defektheilung der betroffenen Nierenrindenabschnitte kann eine **chronische Niereninsuffizienz** entstehen. **Lunge:** Es entsteht ein **interstitielles Lungenödem** („Schocklunge"), das von einer **intraalveolären Exsudation** gefolgt sein kann. **ZNS:** Vielfache pathologische Veränderungen in der Hirnsubstanz und in den Meningen (Ödem, Meningoenzephalitis). **Muskulatur:** Zerfall des Muskelgewebes. Folgen an der **Extremitätenmuskulatur:** Spontanschmerzen, Konsistenzerhöhung und Druckschmerz, am **Herzmuskel:** Myokardinsuffizienz mit **Tachykardie, Anstieg des zentralen Venendrucks** und **Absinken des arteriellen Drucks**.

Die **lokale** Folge der ungenügenden kapillären Durchströmung ist vor allem die schwere **Gewebsschädigung** lebenswichtiger Organe, die **allgemeine** Folge ist der **Schock (Endotoxinschock).**

Ist die intravasale Gerinnung generalisiert, so kann sie zum Verbrauch von plasmatischen Gerinnungsfaktoren (Fibrinogen, Faktor V und Faktor VIII) = **Verbrauchskoagulopathie** (S. 501) führen.

Symptomatologie und Verlauf des Endotoxinschocks beim Abort

Ausgangssituation: Infizierter Abort, Fieber. Genitale: meist nur etwas putrider Fluor, mäßiger Druckschmerz an Uterus und Adnexen. Hinweisende Zeichen auf den **Übergang in den Endotoxinschock:** Blutdruckabfall, Fieber von 39° und darüber, Fieberanstieg nach Schüttelfrost, gelegentlich auch Untertemperatur.

Wichtigste Leitsymptome des Endotoxinschocks

Bewußtseinstrübungen, Unruhe, Nackensteifigkeit, Meningitis, Paresen (Funktionsstörungen des ZNS, s. S. 457). **Tachypnoe,** kompensatorische Hyperventilation (Funktionsstörung der Lunge, s. S. 457). **Oligurie** bis **Anurie** als Hauptzeichen des akuten Nierenversagens, „Schockniere" (s. S. 457 unter Niere), gelegentlich kommt auch primär Polyurie vor. **Tachykardie** und **Hypotension** (infolge verminderten Blutrückstroms zum Herzen). **Schmerzen in den Extremitätenmuskeln,** nicht selten heftig, Konsistenz der Extremitätenmuskeln erhöht, Druckschmerz (Funktionsstörung der Muskulatur, s. S. 457). Gelegentlich unklare **Schmerzen im Bauch. Hämorrhagische Hautnekrosen** im Bereich des Nasenrückens, der Stirn- und Wangenhaut.

Veränderungen am **Gerinnungssystem: Thrombozytopenie** und **Mangel** an plasmatischen **Gerinnungsfaktoren** als Folge der Thrombozytenaggregation und Aktivierung des plasmatischen Gerinnungssystems.

Zu pathologischen Blutungen auf Grund **gesteigerter fibrinolytischer Aktivität** (S. 501) kommt es beim Endotoxinschock nur selten, da ein Überschießen dieser Reaktion kaum vorkommt.

Prophylaxe des Endotoxinschocks[1])

Wegen der sehr schlechten Prognose des Endotoxinschocks muß alles getan werden, damit erhöht **schockgefährdete Frauen mit septischen Aborten** (Temperaturen über 39°, mit oder ohne Schüttelfröste) **prophylaktisch intensiv betreut** werden.

---

[1]) Prophylaxe und Therapie nach Empfehlungen von Kuhn, W., H. Maus und H. Graeff: Klinik des Endotoxinschocks bei infiziertem Abort. Gynäkologie 2 (1969), 18.

1. Tritt ein **Schüttelfrost** auf oder finden sich die geringsten Anzeichen einer **terminalen Durchblutungsstörung** (Nagelbettprobe[1]) nach Nickerson)	**Lytischer Cocktail** 100 mg Dolantin S + 50 mg Atosil + 0,6 mg Hydergin	entweder intramuskulär oder verdünnt auf 10 ml physiologischer Kochsalzlösung i. v. (hiervon zunächst 2 ml).

2. **Antikoagulantientherapie,** um den generalisierten intravasalen Ausfall von Fibrin zu verhindern. Mittel der Wahl: Heparin (Liquemin). Dosierung: 30000 E in 24 Std. als Dauerinfusion, wovon die ersten 5000 E schnell injiziert werden können.

3. **Antibiotikatherapie.** Chloramphenicol und Penicillin, bis das Antibiogramm vorliegt.

4. **Aufrechterhaltung der Nierenfunktion.** Mittel der Wahl: **Mannit** (Osmofundin/Braun).

5. Erforderlichenfalls Elektrolyte und Pufferlösungen.

6. **Antibiogramm:** Prüfung der Sensibilität der Erreger (Wachstumshemmung) gegenüber den verschiedenen Antibiotikatypen.

Während der Prophylaxe sind laufend zu überwachen die **rektalen Temperaturen,** die **Urinausscheidung** in stündlichen Abständen (Dauerkatheter), **Blutdruck** und **Pulsfrequenz** in halbstündigen Abständen, die **periphere Durchblutung (Nagelbettprobe[1]) nach Nickerson,** der **zentrale Venendruck** (bei Patientinnen, die in erhöhtem Maße gefährdet sind), S. 631, die **Wasserelektrolytbilanz und die harnpflichtigen Substanzen,** das **Gerinnungssystem** (Clot-Test, Thrombozytenzahl und Fibrinogenbestimmung).

Grundregeln der Therapie

Schockbehandlung (S. 504 und 634) und weitere **Sofortmaßnahmen.**

Heparin: wie bei Prophylaxe S. 459.

Antibiotika: s. o. Antibiotika sind möglichst erst **nach** der Heparinisierung zu geben. Man muß damit rechnen, daß das bakterizid wirkende Penicillin massive Mengen von Endotoxinen freisetzt. Daher muß die Heparinbehandlung, mit der die disseminierten intravasalen Gerinnungsvorgänge evtl. verhindert werden können, **vor** der Behandlung mit bakteriziden Antibiotika erfolgen.

---

[1]) Die nach Druck auf den Fingernagel entstehende Blässe weicht nur langsam einem livid-zyanotischen Farbton.

459

Kortikosteroide: Hydrocortison (50 mg pro kg Körpergewicht) alle 4 Stunden (Hydrocortison Hoechst, Ficortril) oder **Prednison, Prednisolon** (5 mg pro kg Körpergewicht) alle 4 Stunden (Solu-Decortin H, Ultracorten H). Geringere Dosen sind zwecklos.

Behandlung der Niereninsuffizienz: Oligurie, Anurie, Polyurie (S. 633).

Behandlung der Lungenfunktionsstörung: S. 640.

Beseitigung des Infektionsherdes.

Spricht der Schockzustand unter dieser Behandlung innerhalb von 6–8 Stunden nicht eindeutig an, so ist die Entfernung des Infektionsherdes die einzig mögliche Maßnahme, um das Leben der Patientin zu erhalten. Ist der Zervikalkanal eröffnet, so wird die **Gebärmutterhöhle ausgeräumt.** Ist der Zervikalkanal geschlossen oder tritt nach der Kürettage keine deutliche Besserung ein, so muß die abdominale **Hysterektomie** durchgeführt werden, ein schwerwiegender Entschluß, wenn es sich um eine junge Frau handelt.

Blasenmole
(Traubenmole, Mola hydatidosa)

Definition: Die Blasenmole ist eine Erkrankung der **Chorionzotten,** und zwar handelt es sich dabei um eine **Entartung** der Zotten. Normalerweise treten die Zotten in Form sogenannter Zottenbäumchen (Abb. 378 a) mit sehr feinen, gleichmäßig dünnen Ästen auf, die untereinander und mit der Dezidua verankert sind. Das Wesen der Fehlbildung „Blasenmole" besteht nun darin, daß diese zarten Zottenäste sich **verdicken** und außerdem an zahlreichen Stellen **blasig aufgetrieben** werden (Abb. 378b). Diese blasigen Auftreibungen sind verschieden dick, von Streichholzkopf- bis über Erbsengröße. Seltener haben sie die Größe von Weintrauben. Man spricht dann von **Traubenmole.**

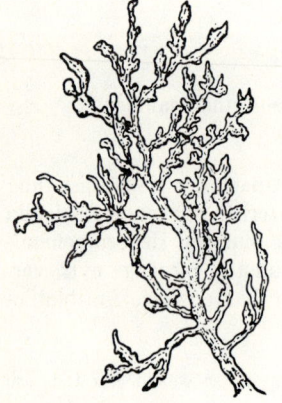

Abb. 378 a

Normales
Zottenbäumchen

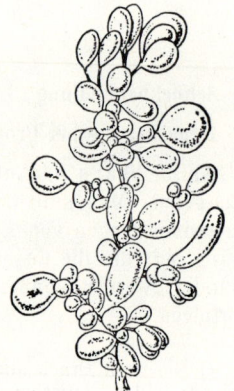

Abb. 378 b

Entartetes
Zottenbäumchen
bei Blasenmole

Fast immer ist es so, daß bei dieser Krankheit der Plazenta die ganze Masse der Chorionzotten blasig entartet, viel seltener ist nur ein Teil von ihr befallen (partielle Blasenmole). Im typischen Fall ist der ganze Uterus mit den matschigen Massen dieser blasigen, wasserklaren Beeren angefüllt. In fortgeschrittenen Fällen findet man vom Fetus nichts mehr. Er ist abgestorben, aufgelöst und danach resorbiert worden. Das ist leicht begreiflich, da die Plazenta so stark verändert wird, daß sie ihre Funktionen der Frucht gegenüber nicht mehr erfüllen kann.

Histologisches: Mikroskopisch findet man Veränderungen sowohl am Stroma als auch am Chorionepithel. Das Stroma nimmt Wasser auf, es quillt, wir sprechen von einer hydropischen Quellung. Das Stroma wird dabei in eine sulzige Masse umgewandelt und schließlich verflüssigt. Die Zellen des Stromas werden aufgelöst. Auch das Epithel (Synzytium und Langhanszellen) verändert sich in typischer Weise. Es zeigt:

1. Mehr oder weniger hochgradige **Wucherung.**
2. **Verlust der normalen Anordnung.**
3. **Formveränderungen:** Größenveränderung und Vakuolenbildung.

Ätiologie: Infektiöse Entstehung **(Toxoplasmose)** wahrscheinlich.

Bleier konnte in 2 Fällen von Blasenmole eine latente **Toxoplasmose** nachweisen. Bei einer dieser Frauen führten 4 Schwangerschaften von 2 verschiedenen Partnern jedesmal zu einer Blasenmole. De Ruyck gewann aus einer Blasenmole ein **choriotropes Virus,** das beim Weiterimpfen im Tierexperiment wiederum Blasenmolen erzeugte.

Klinische Zeichen der Blasenmole

Die meisten klinischen Zeichen kann man am Schema der gesunden und entarteten Zotte (Abb. 379 u. 380) ablesen:

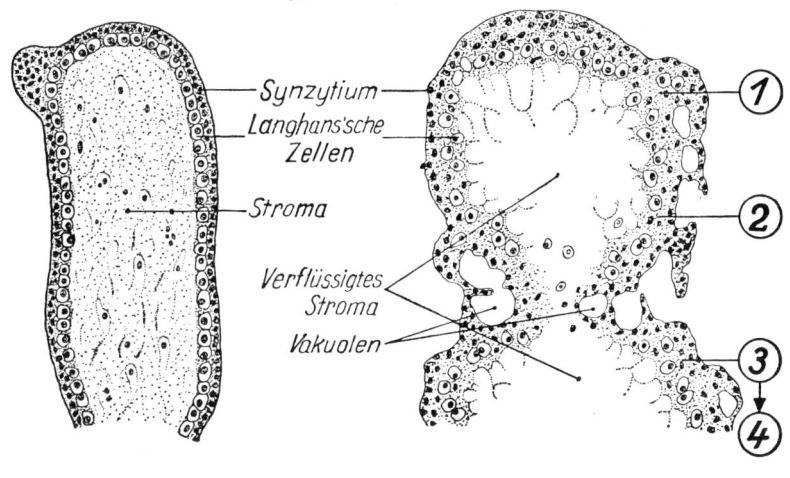

Abb. 379   Abb. 380

Schema der gesunden und entarteten Chorionzotte (in Anlehnung an Martius)

1. **Quellung** und **Wucherung** = Uterus auffallend weich und **größer**, als es der abgelaufenen Schwangerschaftszeit entspricht. Der Uterus „wächst" also zu schnell.
2. **Zottenepithel für Stoffaustausch nicht mehr tauglich** = Fet geht zugrunde: **keine HT** bei einer Uterusgröße, bei der man die HT sonst schon hört.
3. Infolge Wucherung des Epithels **erhöhte Produktion an gonadotropem Chorionhormon** (Bildungsort: Langhanssche Zellen).
4. Als Folge der Überproduktion von gonadotropem Chorionhormon kommt es im Eierstock (in 10% der Fälle) zur Bildung sogenannter **Luteinzysten** (s. u.).
5. Vereinzelt kommt es zur **Ablösung** entarteter Zotten und damit zum **Abgang von „Bläschen"** aus dem Zervikalkanal.
6. **Blutung nach außen** infolge Ablösung entarteter Zotten.
7. **Auftreten ektoper chorionepithelialer Wucherungen:** erbs- bis kirschgroße **blaurote Knoten** in der Scheidenwand (nach Huber meist gutartig).

Beginn der klinischen Zeichen meist mit **Blutung**, die oft sehr stark ist. Manchmal gehen dabei **Bläschen** ab. Dann ist die Diagnose von vornherein klar.

ad. 1. Infolge Wucherung und Quellung der Chorionzotten ist der **Inhalt** des Uterus und damit der **Uterus** selbst **größer**, als er dem Schwangerschaftsmonat nach sein sollte. Es besteht also eine Diskrepanz zwischen der Angabe der letzten Regel und dem Befund, d. h. dem Fundusstand. Bei einer Schwangerschaft im 4. Monat mit Blasenmole kann der Fundus z. B. etwa zwei Querfinger unter Nabelhöhe oder sogar in Nabelhöhe stehen, was dem Ende des 5. bzw. 6 Schwangerschaftsmonats entspricht.

> **Ist der Uterus größer (Fundusstand), als es der abgelaufenen Schwangerschaftszeit entspricht (Regelanamnese), so weist das nachdrücklich auf Blasenmole hin.**

---

ad. 2. Da die Chorionzotten zugrunde gehen, muß das Kind absterben. Das **Fehlen der HT** und der **Kindsbewegungen** bei vorgeschrittener Schwangerschaft weisen somit ebenfalls auf Blasenmole hin. Der **Röntgenfilm** zeigt keine Kindsteile.

ad. 3. Bei der Wucherung der Chorionepithelien geht lediglich ihre Befähigung für den Stoffaustausch verloren, nicht aber ihre Eigenschaft, Hormone zu erzeugen. Die Produktion des **gonadotropen Chorionhormons** wird meist um ein **Vielfaches gesteigert.** Diesen Umstand benutzt man zur Klärung der Diagnose, indem man HCG serologisch (immunologisch) oder biologisch quantitativ bestimmt. **Mehrmals** stark erhöhte Werte (500 000 bis 1 Million IE und mehr) sprechen für Blasenmole, besonders wenn sie nach dem 3. Lunarmonat bestehen bleiben, in dem normalerweise der Abfall des HCG eintritt (S. 833 Abb. 36 a).

Die Erfahrung hat gezeigt: Durchschnittlich 3 Wochen nach Entfernung der Blasenmole sind die immunologischen Teste negativ. Patientinnen mit einer gutartigen Mole haben längstens 6 Wochen einen positiven HCG-Befund

Die vermehrte Ausschüttung von gonadotropem Chorionhormon ins Blut ist die Ursache des häufigen Auftretens starker **Ödeme** und heftigen **Schwangerschaftserbrechens** bei Blasenmolen, seltener einer **Nephropathie** und ganz selten einmal einer Eklampsie (ich beobachtete eine Eklampsie bei einer Blasenmolenschwangerschaft im 4. Monat bei einem Fundusstand fast in Nabelhöhe). Andererseits sieht man Fälle, die ohne diese Erscheinungen einhergehen.

ad. **4.** Die **Luteinzysten** (Luteinzysten deswegen, weil sich an ihrer Innenwand eine Schicht von gelblich aussehenden Zellen [Stoeckel] findet) sind die Folge der Überproduktion des gonadotropen Chorionhormons. Diese doppelseitigen **Ovarialzysten** können bis zur Größe von Kindsköpfen heranwachsen. Nach Entfernung der Blasenmole und Aufhören der gesteigerten Hormonproduktion **bilden sie sich (meist) spontan zurück.** Ein operatives Angehen solcher Zysten kommt nur dann in Frage, wenn sie innerhalb von 3—4 Monaten noch nicht verschwunden sind.

ad. **5.** Die Möglichkeit des Auftretens **ektoper chorionepithelialer Wucherungen** verpflichtet zu einer bes. sorgfältigen Betrachtung der **Scheidenwände** bei jedem **drohenden Abort** mit anhaltender Blutung. Huber hat darauf hingewiesen, daß bei Blasenmolenschwangerschaft ganz allgemein mit der Verschleppung chorialen Zellmaterials gerechnet werden muß **(Chorionepitheliosis).** Die oft monatelang anhaltende **Hormonausscheidung** wird auf das Vorhandensein dieser Zellelemente zurückgeführt.

Zusammenfassung der Hauptsymptome bei Blasenmole

1. **Widerspruch** zwischen **Uterusgröße** (Fundusstand) und anamnestisch errechnetem **Schwangerschaftsmonat.**

2. **Keine HT, keine Kindsbewegungen** bei Fundusständen, die einer Schwangerschaft im 5., 6. und 7. Monat entsprechen. **Keine Kindsteile auf dem Röntgenfilm.**

3. Sicherstes Zeichen: **Abgang von charakteristischen Bläschen,** meist nach voraufgegangener **Blutung.**

4. **Hormonelle Hyperaktivität:** Meist ist die Produktion an gonadotropem **Chorionhormon** um ein Vielfaches gesteigert.

5. Doppelseitige **Ovarialtumoren** (Luteinzysten).

6. **Knoten in der Scheidenwand** = ektope chorionepitheliale Wucherungen.

Behandlung

Die Blasenmole bedeutet einen **Abort,** und sie ist auch grundsätzlich als solcher zu behandeln. Allerdings sind für die Blasenmole einige ganz besondere Regeln und Vorsichtsmaßnahmen zu beachten.

1. **Eine sofortige Ausräumung der Uterushöhle wird nur dann vorgenommen, wenn eine starke Blutung dazu zwingt.** Die Ausräumung ist bei Blasenmole deswegen so gefährlich, weil die Uteruswand ganz außergewöhnlich **weich** und daher die Perforationsgefahr entsprechend sehr groß ist. **Die Ausräumung bei Blasenmole ist ein lebensgefährlicher Eingriff.** Zwei große, akute Gefahren drohen der Patientin:

   a) die **Perforation** der matschig-weichen, stellenweise außerdem stark verdünnten Uteruswand,

   b) die **Verblutung** aus den klaffenden Gefäßen der überdehnten Uteruswand.

2. **Ergibt die Untersuchung, daß die Blasenmole schon in Ausstoßung begriffen ist, so ist das ein sehr günstiger Umstand, weil man die Kürettage zunächst umgehen kann.** Unterstützung der Spontanausstoßung durch **Wehenmittel.** Blutet es nach der Ausstoßung nicht stark, so warte man 3—4 Tage unter **Methergingaben** ab, um dann am klein und dickwandig gewordenen Uterus nachzukürettieren.

3. Ist eine sofortige Ausräumung notwendig, so wird sie zunächst stets **mit dem Finger** und nicht mit der Kürette vorgenommen. Ist der Halskanal noch nicht genügend erweitert, so wird (sehr vorsichtig) mit Hegarstiften etwas über Zeigefingerweite dilatiert. Da die Patientinnen meist dann zur Aufnahme kommen, nachdem sie schon längere Zeit geblutet haben und mehr oder weniger große Partien der Blasenmole abgegangen sind, ist eine **Erweiterung meist nicht notwendig.** Ausnahmslos muß **nachkürettiert** werden. Zurückbleiben von chorialem Zellmaterial bewirkt **Blutungen** und wochenlange **Hormonausscheidung** mit Verdacht auf **Chorionepitheliom.** Zur Verminderung der denkbar größten Perforationsgefahr gibt man vorher $1^1/_2$ E. Orasthin i. v. u. $1^1/_2$ E. Orasthin i. m. Danach tritt eine merkliche Verkleinerung des Uterus und Verdickung seiner Wand ein. Nun wird mit Winterscher Abortzange und der großen Bummschen Kürette so **vorsichtig und so langsam wie möglich** ausgeräumt (!!). Danach müssen die Wände des Uterus mit einer scharfen (!!) großen Kürette **noch vorsichtiger** und **noch langsamer** abgekratzt werden, um möglichst kein choriales Gewebe zurückzulassen. 1 ml Methergin i. m.

> **Die Ausräumung einer Blasenmole mit der Kürette ist die allergefährlichste Kürettage, die es gibt.**

---

4. Gelegentlich sind die Blutungen bei Blasenmole so stark, daß eine geradezu lebensbedrohliche Situation vorliegt. In solchen Fällen empfehle ich als einfachste und schnellste Methode die **Hysterotomia vaginalis anterior** (vaginaler Kaiserschnitt).

5. Besteht nur eine ganz leichte Blutung, und ist die Diagnose Blasenmole durch Abgang von einigen wenigen Bläschen gesichert worden, **befindet sich also die ganze Masse der Blasenmole noch in utero,** so ist die Methode der Wahl selbstverständlich die **medikamentöse Austreibung** mit Wehenmitteln. Eine **Nachkürettage** ist stets erforderlich.

6. Ist die Blasenmole bes. **groß** (m. VI oder VII entspr.) und besteht gleichzeitig noch eine weitere Indikation, z. B. **hochgradige Anämie,** so empfehle ich für diesen Ausnahmefall die Ausführung der **abdominalen Totalexstirpation des Uterus.**

Neben den beiden unmittelbaren akuten Gefahren bei der Ausräumung, der Gefahr der **Perforation** und der **Verblutung,** droht der Blasenmolenträgerin noch eine weitere große Gefahr, nämlich die **krebsige Entartung** der Blasenmolenreste, d. h. die Umwandlung in ein **Chorionepitheliom** (S. 466). Daraus ergibt sich die ernste **Verpflichtung** einer strengen **Überwachung aller Blasenmolenpatientinnen** für längere Zeit nach der Entlassung.

Auf das Vorhandensein eines **Chorionepithelioms** weisen ganz bestimmte Symptome hin. Es sind die folgenden **drei:**

1. **Abnorme Blutungen,** und zwar

   a) unregelmäßiges Weiterbluten nach Blasenmolenausräumung,

   b) erneutes Einsetzen von Blutungen, nachdem es längere Zeit nicht geblutet hatte,

2. **Größenzunahme des Uterus,**

3. Die **Schwangerschaftsreaktionen** (S. 30) **bleiben positiv oder werden wieder positiv.**

> Bei jeder Blasenmolenpatientin muß nach Entlassung 3 Monate lang in jedem Monat einmal eine Gonadotropin-Kontrolle (qualitativ, im Bedarfsfalle quantitativ) ausgeführt werden, wenn man vor Überraschungen geschützt sein will. Ist der Befund 4—6 Wochen nach Entfernung der Blasenmole noch positiv, so ist eine eingehende klinische Kontrolle notwendig.

Chorionepitheliose (Huber u. Hörmann)

Invasive Blasenmole, penetrierende Blasenmole, destruierende
Blasenmole, Chorioadenoma destruens

Mit diesen verschiedenen Namen bezeichnen wir eine eigenartige Form der
Trophoblasterkrankung, die sich von der Blasenmole durch eine weitaus
größere Invasionskraft auszeichnet, ohne dabei einen bösartigen Charakter zu
haben. Es sind Trophoblastneubildungen, die **über die Dezidua invasiv hinaus-
wuchern,** in die **Blutbahn einbrechen** und auch **Fernmetastasen** setzen (Lungen,
Knoten in der Scheide u. a.), wobei die Metastasen die auffällige Eigenschaft
besitzen, **rückbildungsfähig** zu sein: Sie heilen durch bindegewebige Organisation aus und werden daher als „gutartige" Metastasen bezeichnet. In diesem
einen Punkt unterscheiden sie sich klinisch von einem **Chorionkarzinom** (=
Chorionepithelioma malignum).

Sonst haben die Chorionepitheliosen eine ganz ähnliche Symptomatik wie
die **Chorionkarzinome,** mit dem Unterschied, daß die Chorionepitheliosen
klinisch gutartig verlaufen. — Die histologische Unterscheidung zwischen
Chorionepitheliose und Chorionkarzinom ist meist schwierig.

Therapie der Chorionepitheliose

Die Chorionepitheliose wird genauso behandelt wie das Chorionkarzinom
s. u., vor allem deswegen, weil eine frühzeitige Unterscheidung nicht möglich ist.

Chorionkarzinom = Chorionepithelioma malignum

Das Chorionkarzinom (Abb. 381), die krebsige Wucherung chorialer Zellen,
ist eine seltene, **sehr bösartige** Geschwulst mit einem charakteristischen
foudroyanten Verlauf.

Während man bei der Chorionepitheliose die Struktur der Zotten immerhin noch
in einem Teil des epithelialen Tumors erhalten oder angedeutet findet, besteht das Chorionkarzinom aus anaplastischen Zellen.

Vorkommen des Chorionkarzinoms: Es findet sich

in **50%** der Fälle im Anschluß an eine **Blasenmole,**
in **25%** der Fälle **während** oder **nach** einer **normalen Schwangerschaft,**
in **25%** der Fälle nach einem **Abort** oder einer **Extrauteringravidität.**
Besonders gefährdet sind **Erstgebärende** und **ältere Schwangere.**

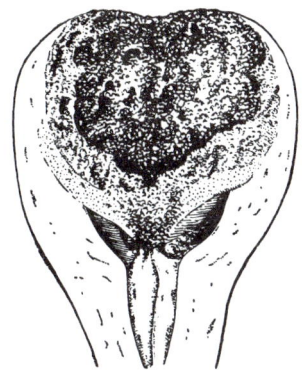

Abb. 381. Chorionkarzinom

Symptome: Auf die Möglichkeit einer Wucherung von Chorionzellen nach Art des Chorionkarzinoms oder einer Chorionepitheliosis weisen vor allem **drei** Symptome hin:

1. **Abnorme Blutungen** aus dem Uterus, und zwar

a) unregelmäßiges Weiterbluten nach Blasenmolen- oder Abortausräumung; Blutungen im Wochenbett, die **lange anhalten** und auf die übliche Therapie nicht ansprechen. Verstärkend für den Verdacht ist auffallend schlechtes Aussehen und Verschlechterung des Allgemeinzustandes. Verdächtig sind auch **Plazentarpolypen,** sowohl im Wochenbett als auch beim Abort.

b) **Erneutes Einsetzen von Blutungen,** nachdem es bei den genannten Zuständen längere Zeit nicht geblutet hat.

2. **Uterus:** meist weich, groß bzw. wenig zurückgebildet.

3. Die **Gonadotropin-Kontrollen** (S. 465) zeigen abnorm hohe Werte sowohl bei Fällen von Chorionkarzinom als auch von Chorionepitheliose (um das Eintausend- bis Zehntausendfache vermehrt).

Als charakteristische Symptome können ferner auftreten
Lungenmetastasen (häufig): Kurzatmigkeit und blutiger Auswurf
Metastasen in der Scheidenwand (häufig) und
Metastasen an der Vulva, in beiden Fällen als blau-rötliche-blau-schwarze Knoten, die zum Zerfall mit Blutungen neigen.
Durchbruch des Tumors durch die Uteruswand: Blutungen in die freie Bauchhöhle, evtl. mit Schock.
Eierstockgeschwülste in Form der **Luteinzysten** als Folge der Stimulierung der von der Geschwulst gebildeten Gonadotropine.
Diagnostik: Die wichtigsten diagnostischen Mittel sind die Bestimmung der **Gonadotropinausscheidung** (S. 465) und die diagnostische **Abrasio.**

Therapie des Chorionkarzinoms und der Chorionepitheliose

Die Behandlung der Wahl sowohl beim Chorionkarzinom als auch bei der Chorionepitheliose ist heute die Behandlung mit **Zytostatika.** Die **Uterusexstirpation** wird heute nur noch in Ausnahmefällen ausgeführt, in denen eine besondere Indikation dazu vorliegt, z. B. starke Blutungen.

467

Ein speziell gegen Trophoblastgewebe wirksames Zytostatikum ist z. B. der Folsäureantagonist **Methotrexat** (Amethopterin).

Dosierung von Methotrexat: Die Tagesdosis von **15—25 mg** wird oral, i.v. oder i.m. über 5 Tage verabreicht = eine „Stoßkur". Gesamtdosis einer Stoßkur somit 75—125 mg. Der Maßstab für den Erfolg der Therapie ist der Abfall der HCG-Ausscheidung.Nach den Erfahrungen von H e r t z ist die Behandlung mit Stoßkuren solange fortzusetzen, bis die Harn-Gonadotropin-Ausscheidung normal ist, was nach etwa 5—6 Kuren der Fall ist. **Der Abstand zwischen zwei Stoßkuren soll je nach Befinden der Patientin 7—15—20 Tage betragen.** Je früher die Diagnose gestellt und mit der Chemotherapie begonnen werden kann, um so sicherer geht die Rückbildung der Prozesse vor sich.

Leider bringt die Behandlung mit Methotrexat sehr **erhebliche toxische Reaktionen** mit sich (8% dadurch verursachter Todesfälle nach H e r t z): Leuko- und Thrombopenie, Schleimhautulzerationen im Mund-Rachenraum (Stomatitis, Gingivitis), Erbrechen, Diarrhoe und Ikterus. Laufende Kontrolle des Blutbildes ist unbedingt erforderlich! Als wirksames Antidot bei toxischen Reaktionen der Methotrexat-Therapie wird aktive Folsäure in Form von Leucoverin (1 Amp. = 1 ml = 3 mg) verabreicht.

Dosierung von Leucoverin: Beginn mit tägl. 1–2 ml (= 3–6 mg) i.m., je nach Schwere der Erscheinungen.

Nachuntersuchung: Regelmäßige klinische Untersuchungen und Kontrollen des Gonadotropinspiegels nach der Entlassung sind zur möglichst frühzeitigen Erfassung einer Reaktivierung des Prozesses entscheidend wichtig.

Extrauteringravidität

Definition: Unter **Extrauteringravidität** versteht man jede außerhalb des Uterus zur Entwicklung kommende Schwangerschaft = **ektopische Schwangerschaft**. Die weitaus häufigste Form ist die Schwangerschaft im Eileiter (99%!) = **Eileiter-** oder **Tubenschwangerschaft** = **Tubengravidität** = **Tubargravidität**.

Ovarialgravidität: Befruchtung des Eies z. B. im gesprungenen Eifollikel und Ansiedelung und Entwicklung dortselbst unter Zerstörung des Corpus luteum.

Abdominalgravidität = Peritonealgravidität: Primäre Implantation (d. h. nicht vorher in Tube, Ovar usw.) irgendwo auf dem Peritoneum (meist im Douglasschen Raum) und Entwicklung dortselbst.

Im folgenden ist nur von der Tubengravidität die Rede.

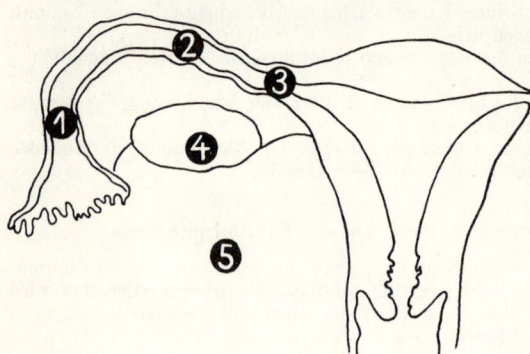

Abb. 381 a. Von **100** ektopischen Schwangerschaften haben 99 ihren Sitz in der Tube und zwar meist im **ampullären Teil** (1), seltener im **isthmischen Teil** (2), ganz selten im **intramuralen** (= **interstitiellen**) **Teil** (3). Noch viel seltener sind die Ovarialgravidität (4) und die Abdominalgravidität (5).

Jede Extrauteringravidität bedeutet für die Frau ein **lebensbedrohliches** **Ereignis**. Das mütterliche Leben ist — wie wir noch sehen werden — in hohem Maße durch eine intraperitoneale Blutung und Verblutung gefährdet.

Ätiologie der Tubenschwangerschaft

Eine Schwangerschaft außerhalb der Gebärmutter wird dadurch möglich, daß das befruchtete Ei sich stets an d e r Stelle einbettet, an der es sich gerade dann befindet, wenn es seine **Nidationsfähigkeit = Implantationsfähigkeit** erlangt (etwa am 5.—6. Tag nach der Befruchtung).

Die 2 Ursachen für das Zustandekommen der Tubengravidität:

1. **Hindernisse in der Eileitungsbahn** = Das Ei wird auf seinem Wege zum Uterus aufgehalten.

2. **Besonders lange Tuben** = Längerer Anmarschweg des Eies.

---

ad 1. Hindernisse in der Eileitungsbahn.

Hauptursache ist die **Entzündung der Tube = Salpingitis**, und zwar die abgelaufene Salpingitis. Es kommt dabei zu 2 verschiedenen Veränderungen:

a) **Verklebung der Schleimhautfalten zu einem Netz** (Abb. 381 b), in dessen Maschen das wandernde befruchtete Ei hängenbleibt; bes. im weiten = **ampullären** Tubenteil.

b) Bis tief in die Muskulatur hineingehende **taschenartige Aussparungen** und **blind-sackartige kleine Höhlen** (Abb. 381 c) der Tubenwand (Folgen ausgeheilter Ab-szesse) = „Mausefallen" für das befruchtete Ei; bes. im engen = **isthmischen** Tubenteil.

Derartige Veränderungen kommen bes. vor nach **gonorrhoischen Salpingitiden**, nach **kriminellen Aborten** und nach **puerperalen (= Wochenbett-) Entzündungen**.

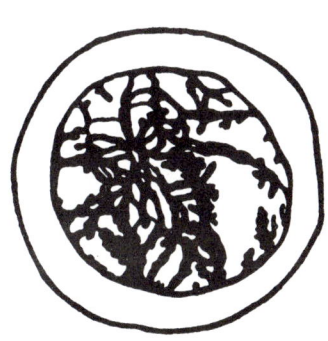

Abb. 381 b. Verklebung der Tubenschleimhaut zu einem Netz.

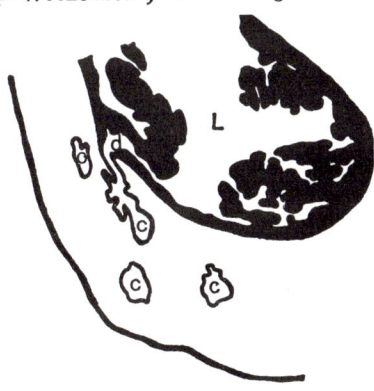

Abb. 381 c. „Mausefallen" für das Ei. L = Tubenlumen.

Außer Entzündungen kann auch die **Endometriose** des intramuralen Tubenabschnittes zu Verengungen und zu einem Labyrinth von Nebengängen führen (Philipp und Huber).

Operationen am Uterus (Ventrofixation) können zur Verlegung des Tubenweges durch Abknickung führen.

ad. 2. Besonders lange Tuben.

Hauptursache ist die **Ovarialinsuffizienz** mit den kennzeichnenden langen, englumigen und muskelschwachen (hypoplastischen = infantilen) Tuben mit lückenhaftem Flimmerbesatz, die den Eitransport sehr erschweren (Tubenperistaltik als Hauptvoraussetzung für den Eitransport, v. Mikulicz-Radecki). Dazu kommt, daß die hypoplastische Tube einer aszendierenden Infektion (Salpingitis) viel leichter erliegt als die normale, funktionstüchtige Tube (Philipp).

Die lang über einem **Ovarialtumor** ausgezogene Tube beeinträchtigt ebenfalls den Eitransport (längerer Anmarschweg, Lumenverkleinerung, Unmöglichkeit der Peristaltik).

Pathologische Anatomie

Für den Ablauf und den Ausgang der Tubenschwangerschaft gibt es

---

Drei Möglichkeiten:

1. den **Tubenabort,**
2. die **Tubenruptur,**
3. Austragung der Tubenschwangerschaft (selten, wird hier nicht besprochen).

Ob die Tubenschwangerschaft als Tubenabort oder als Tubenruptur verläuft, hängt wesentlich, wenn auch nicht ausschließlich, davon ab, **in welchem Teil der Tube** die Einnistung des befruchteten Eies erfolgt.

Einnistung des befruchteten Eies

1. im weiten = **ampullären** Teil führt gewöhnlich zum **Tubenabort** (Abb. 381 d),

2. im engen Teil der Tube, also im **isthmischen** oder (selten) im intramuralen (= interstitiellen) Teil führt gewöhnlich zur **Tubenruptur** (Abb. 381 e)

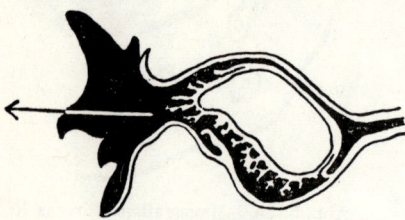

Abb. 381 d. Tubenabort.

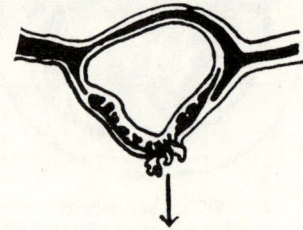

Abb. 381 e. Tubenruptur.

1. Der Tubenabort

Der Tubenabort ist der typische Ausgang der Tubengravidität, wenn das befruchtete Ei in seinem Bestreben, in den Uterus zu wandern, schon in den verklebten Schleimhautfalten des **ampullären** Tubenteils hängenbleibt. In diesem weiten Teil der Tube, in dem **viel Platz zur Ausdehnung des Eies zur Tubenlichtung** hin besteht, nistet sich das Ei so ein (Abb. 381 d), daß ein Teil in der Muskelwand der Tube sitzt, der andere aber in das Tubenlumen hineinragt. **Dieses Eibett ist in jeder Beziehung untauglich, so daß das Ei langsam zugrunde gehen muß.** Nach einem Prozeß über mehrere Wochen reißt schließlich die zum Tubeninnern hin gelegene dünne Schleimhautkapsel auf =

Innerer Fruchtkapselaufbruch = Tubenabort.

Es kommt zu **wehenartigen Kontraktionen der Tube,** wodurch das Ei abgelöst und unter Blutungen durch die aufgeweitete Tube in Richtung auf das Ostium abdominale getrieben wird. **Das Ei geht also beim Tubenabort denselben Weg zurück, auf dem es in die Tube hineingelangt ist.** Das geht naturgemäß langsam und in Schüben vor sich.

> Der **Tubenabort** ist die häufigste Form der Tubengravidität, er ist **etwa 6—10 mal so häufig wie die Tubenruptur.**

2. Die Tubenruptur

Wenn das uteruswärts wandernde befruchtete Ei im Netz verklebter Schleimhautfalten oder in einem blindsackartigen Gang der Tubenwand im Bereich des **isthmischen = engen** Teils der Tube steckenbleibt, so ist der Ausgang der Tubenschwangerschaft gewöhnlich die **Tubenruptur** (Abb. 381e). Das Entscheidende ist dabei, **daß sich die Entwicklung des Eies hier hauptsächlich innerhalb der Wand abspielt.** Der Trophoblast bzw. die Zotten fressen sich mit Hilfe ihrer proteolytischen Fermente durch die ganze Muskularis und auch die Serosa hindurch, wodurch die Tubenwand (= „Fruchtkapsel") zur freien Bauchhöhle hin, also nach außen, in Form eines oder mehrerer **Löcher aufgebrochen wird** =

Äußerer Fruchtkapselaufbruch = Tubenruptur.

Dabei kommt es stets zur Eröffnung von größeren, in der Wand verlaufenden **Gefäßen.** Da diese Gefäße zum Stromgebiet der **A. ovarica** (= Ast der **Aorta**) gehören, also unter sehr hohem Druck stehen, muß es bei jeder Tubenruptur in dem Augenblick, in dem auch die Tubenserosa durchnagt ist, zu einer **sehr starken, plötzlich auftretenden arteriellen Blutung in die freie Bauchhöhle** kommen. Jeder Erfahrene weiß, daß dabei in kurzer Zeit (20—40 Min.) 1—2 Liter Blut in die freie Bauchhöhle fließen können.

> **Rupturblutungen sind stets in höchstem Maße lebensbedrohlich! Nicht selten erfolgt der Verblutungstod in wenigen Minuten!**

Ein Teil des ausströmenden Blutes sackt gerinnend in den Douglasschen Raum ab = **retrouterine Hämatozele** (Abb. 381g) und ist dort, wie beim Tubenabort, als weicher, teigiger Tumor von der Scheide aus zu tasten und zu punktieren.

Klinik der Tubenschwangerschaft

Die Symptome einer Tubenschwangerschaft können so in die Augen fallend sein, daß ein Student die Diagnose stellen kann und andererseits so schwierig, daß ein erfahrener Klinikchef die Zeit von Wochen vergehen lassen muß, bis Klarheit geschaffen ist. — Es hat sich klinisch als zweckmäßig erwiesen, 3 Stadien zu unterscheiden:

I. Stadium (noch intakte Tubenschwangerschaft) = **Symptomloses Stadium.**

II. Stadium (Ei in der Tube absterbend oder tot, Blutung in die Tube) = **Symptomarmes Stadium.**

III. Stadium (Blutung aus der Tube) = **Stadium des peritonealen Schocks und des Kollapses.**

I. Stadium (noch intakte Tubenschwangerschaft) = **Symptomloses Stadium**

Hierhin gehören alle die Fälle, in denen sowohl das sich entwickelnde Ei als auch die Tube noch völlig intakt sind. Die Einnistung des befruchteten Eies in der Tube verändert diese nach außen zunächst so wenig, daß bei einer Untersuchung in den ersten Wochen nichts auf Tubengravidität Verdächtiges zu tasten ist. Da die Regel einmal, seltener zweimal ausgeblieben ist, denkt man natürlich zunächst an eine (uterine) Schwangerschaft.

Obwohl das befruchtete Ei bei der ektopischen Schwangerschaft sein Ziel, den Uterus, nicht erreicht, zeigt dieser infolge **hormonaler Einwirkung** mehr oder weniger deutlich **Schwangerschaftsveränderungen.** In den meisten Fällen, aber **durchaus nicht immer,** wird der Uterus größer und weicher, obwohl er kein Ei, sondern nur Dezidua enthält. Nur selten aber ist der Uterus so groß, wie es dem Schwangerschaftsmonat entspricht. **Stets wird seine Schleimhaut in eine regelrechte Dezidua umgewandelt.**

> Für das **I. Stadium** der Tubenschwangerschaft gilt: Die **Diagnostik** einer Tubenschwangerschaft **in der allerersten Zeit** ihrer Entwicklung ist **nicht möglich,** da die Tuben zunächst völlig unverändert getastet werden und auch keine anderen Hinweiszeichen vorhanden sind.

II. Stadium (Ei in der Tube absterbend oder tot; Blutung in die Tube, noch keine Blutungen aus der Tube) = **Symptomarmes Stadium.**

Erkennbar wird eine Tubenschwangerschaft überhaupt erst dann, wenn das Ei abzusterben beginnt. Das ist in etwa 6—8 Wochen nach der letzten Regel der Fall. Jetzt treten erstmalig **hinweisende Symptome** auf: Vor allem **Blutungen** aus dem Uterus, zugleich meist aber auch **Schmerzen** auf einer Adnexseite. Man muß bei Aufnahme der Anamnese ein sehr feines Ohr für diese Angaben haben.

1. Die verdächtigen Blutungen:

Jede Frau im gebärfähigen Alter, deren Regel ausgeblieben ist und bei der

6—8 Wochen nach der letzten Regel

(= 2—4 Wochen nach der ausgebliebenen Regel)

Blutungen (meist Schmierblutungen)

auftreten, ist höchst verdächtig auf eine Extrauteringravidität! Erst in zweiter Linie ist an einen Abort zu denken! Aborte bluten meist später (10.—12. Woche)! (Ungewollte) Frühaborte sind ausgesprochen **selten!**

Wenn doch unsere ärztliche Jugend sich diese Erkenntnis zunutze machen würde, ohne erst auf dem Umweg über die eigene Erfahrung dahin zu kommen, nämlich die **Erkenntnis, daß sich aus der Blutung,** insbesondere der **früh** (= 6—8 Wochen) nach **ausgebliebener Regel** einsetzenden Blutung (zu 80% „Schmierblutungen", B r u n t s c h) die Diagnose, zumindest die **Verdachtsdiagnose,** der **Tubengravidität von selbst ergibt!** Wie vielen Frauen würde besser und schneller geholfen werden!

Dabei ist es gleichgültig, ob es sich — wie am häufigsten — um **Schmierblutungen,** d. h. schwache Dauerblutungen über viele Tage und Wochen, handelt oder um **unregelmäßige Blutungen** über einige Tage in verschiedener Stärke oder ob die Regel ungefähr pünktlich begann, **dann aber nicht mehr aufhörte** oder ob angegeben wird, daß die Regel „zu schwach" oder „zu kurz" war oder daß sie „zu früh" oder „zu spät" kam. Die Blutungen bei gestörter Extrauteringravidität lassen sich nicht schematisch typisieren. Jede Blutungsanomalie im gebärfähigen Alter ist verdächtig.

Wie kommen diese uterinen Blutungen bei der Extrauteringravidität zustande ?

Die uterinen Blutungen kommen **nur durch die Auflösung und Ausstoßung der Dezidua** aus dem Uterus zustande.

Mit dem langsamen Absterben des Eies, etwa 6—8 **Wochen nach der letzten Regel,** geht das **Corpus luteum graviditatis** zugrunde. Als Folge davon kommt es zum **Zerfall** und zur **Ausstoßung** der im Uterus aufgebauten **Dezidua** (S. 472), was mit uterinen **Blutungen** einhergeht. Die uterinen Blutungen sind also **hormonal** bedingt.

Gar nicht so selten wird die Dezidua in Form eines **dreizipfligen häutigen Säckchens** (Abb. 381f) unter Blutung ausgestoßen.

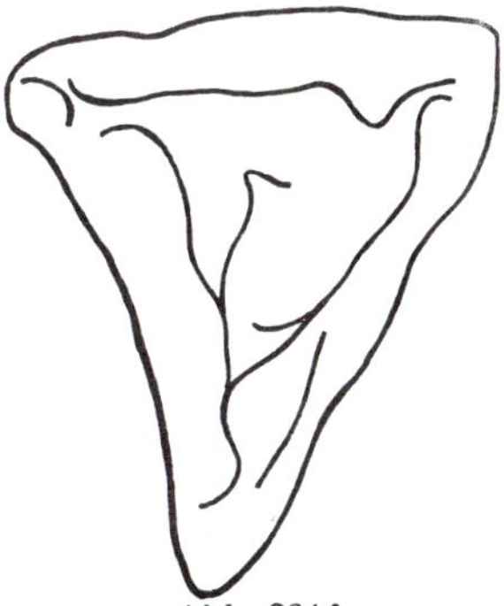

Gewiß ist es richtig, daß es **nicht bei jeder Tuben**gravidität uterin bluten muß. So verläuft bekanntlich die Tuben**r u p t u r** oft ohne die geringste uterine Blutung (S. 479) einfach deswegen, weil es hier oft zur Katastrophe, der Ruptur, kommt, b e v o r das Ei abgestorben ist. **Beim Tubenabort ist es aber gerade-**

Abb. 381f.
Dreizipfliger Deziduasack.

zu eine Seltenheit, wenn es nicht uterin blutet. Manchmal handelt es sich nur um geringe kurzdauernde Blutungen oder blutig gefärbten Ausfluß, was von indolenten

Frauen wenig beachtet wird. Wenn man sich genügend intensiv mit der Anamnese beschäftigt, wird man beim Tubenabort so gut wie immer uterine Blutungen feststellen können.

2. Die verdächtigen Schmerzen.

Sobald die Frauen mit Tubenschwangerschaft nach außen (=uterin) bluten, das Ei in der Tube also abstirbt, treten gewöhnlich auch einseitige Schmerzen auf.

Ursache der Schmerzen ist zunächst die beginnende Eiablösung, später werden sie durch die Kontraktionen der Tube verursacht, wenn das ampullenwärts getriebene Ei das Tubenlumen aufweiten muß. Dementsprechend sind die Schmerzen einseitig und haben oft wehenartigen Charakter.

Bei dem langsamen Verlauf des Tubenabortes über Wochen kann es zu mehreren solcher Schmerzattacken kommen, zwischen denen längere oder kürzere schmerzfreie Intervalle liegen. Bei der außerordentlichen Häufigkeit der Adnexitis ist die Differentialdiagnose nicht leicht.

Derartige, sich wiederholende Schmerzattacken kommen gewöhnlich bei der Tubenruptur nicht vor. Bei ihr kennen wir nur einen, allerdings sehr heftigen Schmerz, der im Augenblick der Ruptur, also im 3. Stadium (S. 478), aus voller Gesundheit heraus auftritt.

Der Untersuchungsbefund im II. Stadium ergibt zunächst die Zeichen einer **intrauterinen Schwangerschaft im 1.—2. Monat** mit oft nur angedeuteter Lividität der Scheide, aufgelockertem, leicht vergrößertem Uterus usw. (S. 472). Die Auftreibung der schwangeren Tube ist auch in diesem Stadium zunächst (d. h. solange es noch nicht in die Tube hineinblutet) noch so gering, daß man sie **nur selten heraustasten kann.**

Stets sollte man darauf achten, ob **beim Bewegen des Uterus** ein Adnexschmerz auftritt. Dieser oft sehr deutliche „Schiebeschmerz der Portio" **spricht für die Tubengravidität!**

Die 2 Leitsymptome der Tubenschwangerschaft im II. Stadium, insbes. des **Tubenabortes** (Ei in der Tube absterbend oder tot, Blutung in die Tube):

Ausbleiben der Regel und danach

1. **Auftreten von Schmier-Dauerblutungen** oder anderen unregelmäßigen Blutungen meist 6—8 Wochen nach der letzten Regel.

2. **Einseitige, oft wehenartige Schmerzen,** periodisch wiederkehrend.

Je länger die Tubenschwangerschaft besteht, um so eher ist es möglich, einen einseitigen, sich ziemlich schnell vergrößernden **Adnextumor** (**Hämatosalpinx**) herauszupalpieren.

Eine Konsequenz: Sofortige Klinikeinweisung wegen Verdacht auf Extrauteringravidität!

474

Man muß erst älter werden, um es zu begreifen: Nichts ist für die frühe Erfassung der Tubenschwangerschaft so wichtig wie die sorgfältigste Erhebung der Anamnese, die — was die Blutung angeht — in allen Einzelheiten geradezu mit höchstgradiger Pedanterie aufgenommen werden muß. **Welche weiteren diagnostischen Hilfsmittel stehen uns zur Verfügung?**
Die **Schwangerschaftsteste** (S. 30),
die **Abrasio** und
die **Douglaspunktion** (S. 480).

Die Schwangerschaftsteste

1. Alle Methoden, die auf dem Nachweis des vom Trophoblasten erzeugten Choriongonadotropins beruhen, haben sowohl für die Diagnostik als auch für die Differentialdiagnostik der Extrauteringravidität **keine große Bedeutung.**

Die heute am meisten angewandten Teste sind die immunologischen Schwangerschaftsteste. Der positive Ausfall sagt natürlich **nicht,** ob die Schwangerschaft im **Uterus** oder in der **Tube** sitzt.

Wichtig ist, daß sowohl die immunologischen Methoden als auch die Tierversuche negativ ausfallen können, obwohl eine Tubenschwangerschaft vorliegt,

---

nämlich dann, wenn es sich handelt um

a) eine ganz **junge** Tubengravidität. Grund: Die Teste werden frühestens 8—11 Tage nach dem erwarteten Beginn der (ausgebliebenen) Regel positiv;

b) eine **im Absterben begriffene** Tubengravidität. Grund: Die regressiven Veränderungen der Plazenta setzen bei der Tubargravidität meist früh ein. Entsprechend nimmt die Choriongonadotropinbildung frühzeitig ab, wodurch die Teste negativ werden.

2. Basaltemperatur-Messung (vgl. S. 33).

Da es für die Diagnostik der ektopischen Schwangerschaft wichtig ist, **so früh wie möglich** festzustellen, ob überhaupt eine Schwangerschaft vorliegt, ist diese Methode von Bedeutung. Denn schon 2—3 Tage nach dem Tage, an dem die Regel erwartet wurde, aber ausblieb, kann man mit hoher Sicherheit das Vorliegen einer Schwangerschaft nachweisen. Resorptionstemperaturen, die die Messung illusorisch machen würden, bestehen zu dieser Zeit noch nicht.

Die Abrasio

Wann soll die Abrasio routinemäßig in die Diagnostik eingeschaltet werden? Dann, wenn bei einer **verdächtigen Anamnese** die **uterine Blutung** (10—12—14 Tage) **anhält** und an den Adnexen (noch) **kein** hinweisender Tastbefund zu erheben ist.

Histologische Diagnostik bei Verdacht auf Extrauteringravidität (= EU)
Die möglichen histologischen Ergebnisse:

1. Fetale Elemente und Dezidua: es liegt also ein **Abort** vor.

2. Nur Dezidua, keine fetalen Elemente: es kann sich handeln
a) um einen **Abort,** bei dem das Ei in toto ausgestoßen wurde,
b) um eine **ektope** Schwangerschaft.

Die Rückbildungsvorgänge, die die Dezidua nach dem Eitod durchmacht, sind allgemein gesehen, beim intra- und extrauterinen Abort die **gleichen.** Nach Baniecki

sind aber **extreme Schrumpfungserscheinungen** fast pathognomonisch für die alte abgestorbene EU, wenn auch beachtet werden muß, daß dabei auch alle anderen Funk-
tionsstadien der Uterusschleimhaut vorkommen. — Nach Hörmann können etwa
40% der klinisch unklaren Fälle durch Abrasio geklärt werden, bei 30% bieten sich
Hinweise und bei 30% hilft auch die Abrasio nicht weiter.

Nach Lax sprechen stärkere Grade der kleinzottigen Infiltration, hyaline Gefäße
und Schollen sowie kapillare Sprossung an der ehemaligen Haftstelle für einen voran-
gegangenen **intrauterinen Abort.** Dagegen spricht das Vorkommen lediglich verein-
zelter, zusammengesinterter sekretorischer Drüsen in einer neuen Proliferation sehr
für eine EU.

In der **Klinik** ist die Abrasio praktisch ungefährlich. In der Sprechstunde darf sie
aber **niemals** ausgeführt werden: Es ist genügend bekannt, daß besonders durch das
forcierte Vorziehen der Portio bei der Abrasio eine Tubarruptur oder ein Tubarabort
mit innerer Blutung und Kollaps ausgelöst werden können.

III. Stadium (Blutung aus der Tube in die freie Bauchhöhle) = Stadium des pe-ritonealen Schocks und des Kollapses = Stadium der alarmierenden Zeichen

1. Tubenabort

Entscheidend wichtig für das Verständnis des **klinischen Ablaufs** des Tubenabortes
ist folgendes: Das aus der Tube sickernde Blut gelangt zum größten Teil nicht
in die freie Bauchhöhle, sondern wird vorher **ab- und aufgefangen,** und zwar dadurch,
daß es um das abdominale Tubenende herum zu einem tastbaren „**Bluttumor**", dem
peritubaren Hämatom (Abb. 381g), gerinnt. Eine solche Gerinnung ist natürlich nur bei
einem langsam aus der Tube heraussickernden Blut möglich, nicht aber bei arteriell
spritzenden Gefäßen, mit denen wir es bei der Tubenruptur (S. 471) zu tun haben. —
Durch immer neu sich anlegende geronnene Schichten kann ein peritubares Hämatom
schnell faustgroß und auch größer werden. Infolge seiner Schwere **sinkt das peritubare
Hämatom in den Douglasschen Raum hinein** (Abb. 381g). Kleine Mengen von Blut
fließen natürlich auch nebenher in den freien Bauchraum. Dieses Blut sammelt
sich im Douglasschen Raum hinter dem Uterus. Hier gerinnt es und bildet zusammen
mit dem dort befindlichen peritubaren Hämatom einen von der Scheide aus gut tastbaren, teigigen Bluttumor = **retrouterine Hämatozele** (Abb. 381g).

> **Merke:** Beim Tuben**abort** kommt es niemals zu einer plötzlichen
> starken arteriellen Blutung und Überflutung des ganzen Bauchraumes
> mit Blut wie bei der Tuben**ruptur** (S. 478), sondern es handelt sich hier
> stets um eine in **Schüben** auftretende, **langsame Sickerblutung** aus
> intervillösen Räumen, wobei außerdem der **größere Teil der Blutung
> stets in Form 3 geschlossener „Bluttumoren"** (1. Hämatosalpinx,
> 2. peritubares Hämatom, 3. retrouterine Hämatozele, Abb. 381g) **abge-
> fangen und abgegrenzt** wird.

Leitsymptome des Tubenaborts im III. Stadium
(Der Tubarabort ist im Gang und es blutet aus der Tube
in die Bauchhöhle)

1. **Schmerzen** a) auf einer **Adnexseite**
   b) am **After** und beim Abgang von **Blähungen.**
2. **Mehrere typische „Schwächeanfälle"** im Verlauf von Wochen.
   Bei jedem dieser Anfälle handelt es sich um einen **peritonealen Schock:** Plötzliches Schwächegefühl, blasses Gesicht,

---

spitze Nase, kalter Schweiß auf der Stirn, schneller Puls; kommt zustande durch den Kontakt des ausfließenden Blutes mit dem Bauchfell.

3. **Untersuchungsbefund:** Allmähliche Ausbildung eines **peritubaren Hämatoms** und einer **retrouterinen Hämatozele.**

4. Bestehen meist **Blutungen aus dem Uterus** wie im 2. Stadium (S. 473).

ad 1. Die Schmerzen, meist wehenartig, treten auf bei Tubenkontraktionen (S. 474) sowie auch bei der Bildung des peritubaren Hämatoms (Abb. 381 g). Das in den Douglas heruntersinkende peritubare Hämatom macht als **retrouterine Hämatozele** sehr **charakteristische Beschwerden** von seiten des **Mastdarmes: schmerzhafter** Abgang von Blähungen, **Ausstrahlungsschmerzen um den After** herum oder **Druckgefühl am After.**

ad 2. Sich in unregelmäßigen Abständen wiederholende „**Schwächeanfälle"=peritoneale Schocks.** Schon eine **kleine Blutmenge,** die neben dem peritubaren Hämatom in die Bauchhöhle tropft, kann einen kurzen **peritonealen Schock machen,** der beim ersten Male gar nicht besonders beeindruckend zu sein braucht: „Ich wollte mich

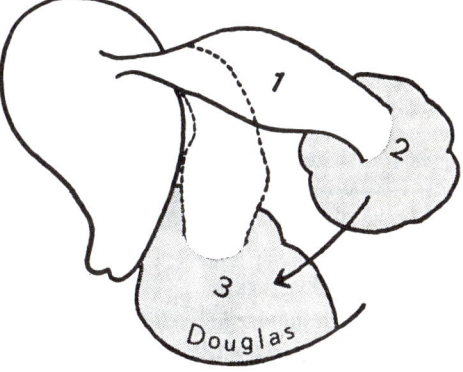

Abb. 381g. Die 3 „Bluttumoren": 1 = Hämatosalpinx, 2 = Peritubares Hämatom, 3 = Retrouterine Hämatozele.

gerade an den Tisch setzen, da bekam ich auf einmal unten links **Schmerzen,** mir wurde **schwindelig und schwarz vor Augen."** Das alles kann nach einem kleinen Blutungsschub aufs Bauchfell beim Tubarabort schnell vorübergehen, um sich in Abständen von Stunden oder Tagen oder sogar Wochen noch **ein oder mehrere Male zu wiederholen.** Bis dann eines Tages einmal ein größerer „Blutungsschub" aufs Bauchfell gelangt und der peritoneale Schock jetzt einen so bedrohlichen Eindruck (auffallend blasses Gesicht, fliegender Puls, Atemnot) macht, daß schnellstens ein Arzt herbeigeholt wird. — Auch beim Tubenabort können sich diese Erscheinungen eines schweren peritonealen Schocks bis zu einem Kollaps, zum Zusammenbruch des Kreislaufs steigern.

Diese **Schock- und Kollapszustände** treten also während dieser über viele Tage oder sogar Wochen gehenden protrahierten Endphase des Tubarabortes gewöhnlich **mehrere Male anfallsweise** auf, wobei der einzelne Anfall stets weit weniger beeindruckend ist, als der eine bei der Tubenruptur.

ad 3. Untersuchungsbefund: Die Palpation, die wegen der Abwehrspannung der Patientin oft schwierig ist, ergibt einen der drei „Bluttumoren" (Abb. 381g). Ist es zunächst nur zur Ausbildung einer **Hämatosalpinx** (= „Bluttumor" Nr. 1) gekommen (Abb. 381g), so fühlt man neben dem meist aufgelockerten und vergrößerten Uterus die Tube auf einer Seite mehr oder weniger verdickt. Hat sich schon ein **peritubares Hämatom** (= „Bluttumor" Nr. 2, Abb. 381g) entwickelt, so tastet man am äußersten

Tubenende eine weiche, teigige, diffuse Verdickung, die oft in ganz kurzer Zeit an Masse stark zunimmt und schnell Mannsfaustgröße erreichen und sogar überschreiten kann. Man muß ein besonderes Gefühl für die teigige Weiche dieses Tumors haben. Sind einige Schübe freien Blutes in den Bauchraum hineingeflossen oder hat sich das peritubare Hämatom in den Douglasschen Raum gesenkt, so findet man den Douglas mehr oder weniger vorgewölbt, und man tastet in ihm die Masse der teigig-weichen **retrouterinen Hämatozele** (= „Bluttumor" Nr. 3, Abb. 381g). Bestehen jetzt noch Zweifel an der Diagnose, so kann die **Douglaspunktion** (S. 480) die Situation schnellstens klären.

Ganz anders der klinische Verlauf der Endphase bei der

2. Tubenruptur.

Kein langsamer, schleichender Verlauf mit mehreren „Schwächezuständen" durch peritonealen Schock, sondern: **Aus vollstem Wohlbefinden heraus kommt es meist ohne das geringste vorherige Hinweissymptom ganz plötzlich und völlig unerwartet zu einem einzigen, ganz schweren Anfall,** dem höchst dramatischen Ereignis der **schlagartig einsetzenden Überflutung des ganzen Bauches mit Massen von Blut,** das frei aus der zernagten, durchlöcherten Tubenwand in den Bauchraum **hineinspritzt** und die Frau in die **akuteste Gefahr des Verblutungstodes** bringt. Die

---

Leitsymptome der Tubenruptur

1. **Plötzlicher Schmerz** im Unterbauch

2. **Peritonealer Schock** (Blässe, kleiner Puls, Atemnot)

3. **Diffus empfindlicher Leib = akuter Bauch**

4. **Kollaps**

sind zwar gleich oder ähnlich denen in der Endphase des Tubenaborts, unterscheiden sich von diesen aber einmal dadurch, daß sie nur in Form **eines einzigen, denkbar schweren Anfalls** auftreten, ferner durch die **Plötzlichkeit ihres Auftretens aus vollstem Wohlbefinden heraus,** so daß sie geradezu **alarmierend** wirken!

Kurz: **Akuter Bauch mit ganz plötzlich auftretenden Zeichen der inneren Verblutung.**

---

ad 1. Schmerzen. Die Patientinnen können den Schmerzbeginn meist auf die Minute genau angeben. Sie berichten ferner, das Gefühl gehabt zu haben, daß „da innen im Bauch etwas zerrissen ist" und benennen meist auch die richtige Seite. **Der Schmerz ist so heftig, daß die Frauen oft nicht richtig durchatmen können.** Manchmal wird auch angegeben, daß der Schmerz im Oberbauch unter dem Rippenbogen oder in einer Schulter oder Oberarm besonders stark zu fühlen war. Es handelt sich dabei um eine **Phrenikusreizung:** Beim Vordringen größerer Blutmengen wird bei der **liegenden** Patientin das Zwerchfell erreicht und dadurch das **„Phrenikussymptom"** ausgelöst (= „Schulterschmerz, Oberarmschmerz").

‖‖ Der heftige, kolikartige, plötzlich auftretende Schmerz im Unterbauch, manchmal nicht selten auch im Oberbauch, an den Rippenbögen und in einem Oberarm (Phrenikussymptom) muß bei jedem Erfahrenen in höchstem Maße den Verdacht auf das Vorliegen einer Tubenruptur wecken.

478

ad 2. Peritonealer Schock. In einer einzigen Minute verwandelt sich das vorher völlig normal und gut durchblutet aussehende Gesicht der Patientin und nimmt eine höchstgradige, geradezu **erschreckende Blässe** an, die für die Tuben r u p t u r als **pathognomonisch** bezeichnet werden muß. Der fliegende Puls, der manchmal schon bei ganz kurzer Beobachtung deutlich kleiner wird, kann in kurzer Zeit ganz verschwinden. Stets besteht **erhebliche Atemnot**, die sich schnell zu einem „Ringen nach Luft" steigern kann.

ad 3. Akuter Bauch. Sekunden nach der Ruptur zeigt der ganze Leib schon eine ganz auffallende diffuse Empfindlichkeit. Sehr bald ist **der ganze Bauch so gespannt und tut so weh, daß man ihn an keiner Stelle auch nur leicht berühren kann**, ohne intensivste Schmerzen bei der Patientin auszulösen = „**akuter Bauch**". Nur sofortige und schnellste Kliniküberweisung und sofortige Laparotomie vermögen noch eine Katastrophe abzuwenden.

Die **Diagnostik der Tubenruptur** ist nach eingetretener Ruptur einfach. Die alarmierenden Symptome des akuten Krankheitsbildes, insbesondere das Bild des akuten Bauches, können eigentlich nicht übersehen werden.

‖ Merke: **Keine Kreislaufmittel. Kein Morphium** oder dgl.!
‖ **Sondern: So schnell wie möglich auf den Operationstisch der nächstgelegenen Klinik!**

Zusammenfassung der
Hauptsymptome der Tubenschwangerschaft

	Tuben a b o r t	Tubenruptur
I. Stadium: Ei und Tube intakt	Gar keine Symptome	Gar keine Symptome
II. Stadium: Absterbendes oder totes Ei, evtl. Blutung in die Tube = Hämatosalpinx	Uterine Blutungen 6—8 Wochen nach der letzten Regel Einseitige, oft wehenartige **Schmerzen** im Unterbauch Tubenverdickung meist noch nicht tastbar, wird erst tastbar, wenn sich eine Hämatosalpinx ausbildet	Gar keine Symptome (Wichtig: Es gibt bei der Tubenruptur meist k e i n „2. Stadium". Die uterinen Blutungen fehlen oft, weil es zur Ruptur kommt, b e v o r das Ei abgestorben ist)
III. Stadium: Blutung aus der Tube in die Bauchhöhle	Mehrere typische „**Schwächeanfälle**" im Verlauf von Wochen (= peritoneale Schocks) Typischer **Untersuchungsbefund:** Ganz a l l m ä h - l i c h e Ausbildung eines **peritubaren Hämatoms** und einer **retrouterinen Hämatozele**	Ein einziger schwerster **Anfall** (= peritonealer Schock + Kollaps), der **ganz plötzlich** aus vollstem **Wohlbefinden** heraus auftritt Kurz: **Akuter Bauch** mit ganz plötzlich auftretenden Zeichen der **inneren Blutung!**

479

Douglaspunktion

Sie ist zweifellos das wertvollste aller Hilfsmittel über die Diagnostik der Extrauterinschwangerschaft.

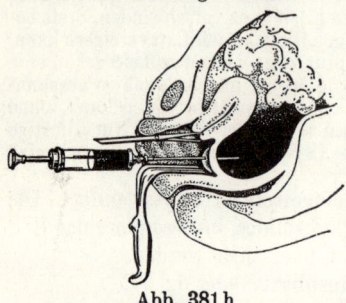

Abb. 381h

Technik: Am besten benutzt man eine 20 ml Spritze. Die Kanüle muß genügend dick (1,5—2 mm) und lang (etwa 20 cm) sein, damit man bequem mit ihr hantieren kann. Ob man gerade Kanülen oder leicht geschwungene nimmt, ist nicht so wichtig. **Ort der Punktion:** stets in der Mitte des hinteren Scheidengewölbes, etwa zwei Querfinger unterhalb der Portio. Beim lateralen Einstechen gerät man in die großen Beckenvenen und erhält Venenblut! **Keine Angst vor dem Darm.** Wie man den Einstich durchführt, ist nicht entscheidend. Man kann „blind" vorgehen, indem man nach Einführen von 2 Fingern ins hintere Scheidengewölbe die Kanüle zwischen den Fingern an die Douglaswand heranführt. Man kann auch die Douglaswand mit 2 Spiegeln für das Auge sichtbar einstellen und die Kanüle unter Sicht einstechen. Bei empfindlichen Patientinnen ist ein Chloräthylrausch zu empfehlen.

Da an eine Douglaspunktion mit positivem Ergebnis wegen der Infektionsmöglichkeit der Hämatozele stets sofort die Operation angeschlossen werden soll, darf die Punktion nur in einer Klinik ausgeführt werden.

Ergebnis der Punktion: **Entweder** wird **Blut aspiriert oder** es wird **kein Blut aspiriert.**

1. Beim Ansaugen wird Blut aspiriert.

Höchst verdächtig auf eine Extrauteringravidität. Jedoch besteht auch die Möglichkeit, daß man ein Gefäß punktiert hat. Es gibt nur ein einziges sicheres Kennzeichen dafür, daß das Blut aus einer **Haematocele retrouterina,** also von einer Extrauteringravidität stammt oder nicht, das ist der **Nachweis von Koagula.** Man hält die Spritze gegen das Licht und dreht sie dabei langsam um ihre Längsachse. Findet sich auch nur **ein kleinstes Koagulum,** das an der Glaswand haftet, so ist die Diagnose der Extrauteringravidität so gut wie sicher.

2. Beim Ansaugen wird nichts aspiriert.

Das kann folgendes bedeuten:

1. Es ist **nichts** im Douglas, was aufgesaugt werden könnte, oder die Blutung ist noch zu gering.

2. „**Verlötung**" des Douglasschen Raumes: Infolge von Adhäsionen ist der Douglassche Raum so abgedeckt, daß das Blut nicht hineinfließen kann.

3. Es wurde ein **solider Tumor** punktiert.

4. Die **ganze Masse des im Douglas befindlichen Blutes ist geronnen (häufig!).** Gerade diese letzte Möglichkeit ist aber von größtem Interesse, denn sie spricht dringlichst für eine Extrauteringravidität. Um den Sachverhalt zu klären, muß man folgendermaßen vorgehen. Während die Kanüle noch im Douglas steckt, zieht man den Stempel ganz zurück. Handelt es sich um eine Ansammlung von geronnenem Blut im Douglas, so wird durch den in der Spritze entstehenden

Unterdruck an der Nadelspitze ein kleines Koagulum mitgenommen. Um besser zu erkennen, ob es sich um ein Blutkoagulum handelt oder nicht, spritzt man den mitgenommenen Bröckel auf ein weißes Tuch aus.

3. Es gibt noch eine Reihe anderer Möglichkeiten.

Die angesaugte Flüssigkeit kann sein: serös (Ovarialzyste, Hydrosalpinx), trüb - serös (akute Beckenperitonitis), eitrig (Douglasabszeß, Pyosalpinx), schokoladen - farben (Schokoladen- oder Teerzyste des Ovars). Diese schokoladenfarbene Flüssig - keit sieht altem Blut ähnlich. Die Unterscheidung ist ebenso wichtig wie einfach. Handelt es sich um altes Blut, so müssen Koagula nachgewiesen werden. — Keiner dieser eben genannten Fälle schließt aber das Bestehen einer Schwanger - schaft am falschen Ort sicher aus.

Verhalten des klinischen Assistenten

Er muß, wenn schon nicht durch Erfahrung, so doch durch Kenntnis der Gefahr tief innerlich davon überzeugt sein, daß schon jeder **Verdachtsfall** auf eine Tuben - schwangerschaft in die Klinik gehört und **so lange die Klinik nicht verlassen darf, bis es geklärt ist, daß sicher keine Tubenschwangerschaft vorliegt.** Von dieser Auffassung, die für jeden Erfahrenen selbstverständlich ist, darf er sich **niemals** und durch **gar nichts** abbringen lassen. Auch der negative Ausfall der Douglaspunktion kann den Verdacht auf eine Extrauteringravidität selbstverständlich nicht entkräften, wenn die Regelanamnese und unter Umständen auch noch der Untersuchungsbefund dafür sprechen.

Man darf niemals davon abgehen, jede Frau mit Verdacht auf Extrauteringravidität so lange in klinischer Beobach - tung zu halten, bis die Diagnose vollkommen geklärt ist. Wenn die Patientin damit nicht einverstanden ist, so müssen ihr die Gefahren ihres Zustandes immer wieder eindring - lich klar gemacht werden.

Die

Behandlung der Extrauteringravidität

ist in jedem Falle die Operation. Die schwangere Tube wird abgesetzt und das Ovar, wenn möglich, erhalten. Möglichst alles Blut aus dem Bauch entfernen. Gefahr der Verwachsungen! — Mit der **Bluttransfusion** kann man meist bis nach der Operation warten, so daß man den **Kreuztest** in aller Ruhe durch - führen kann. Die früher viel geübten **Reinfusionen** werden heute wegen ihrer (theoretischen) Gefahren allgemein abgelehnt.

Placenta praevia

Normalerweise sitzt die Plazenta hoch im Fundus an der Vorder- oder Hinterwand des Uteruskörpers (Abb. 382 und 386). Bei der Placenta praevia hat die Plazenta einen **ortsfremden** und damit **falschen** Sitz. Wir finden sie bei dieser Anomalie tief unten im Uterus eingepflanzt. Dabei bedeckt ein mehr oder weniger großer Teil der Plazentafläche die Innenwand des **unteren Uterinsegments** (Abb. 382 und 387—390). Die Öffnung des inneren Muttermundes wird dadurch von der Plazenta ganz oder teilweise bedeckt (Abb. 387—389) oder aber auch nicht erreicht (Abb. 390). In extremen Fällen ist die Plazenta bis in den Zervikalkanal hinein eingepflanzt.

Bei der Placenta praevia sitzt die Plazenta also so, daß sie scheidenwärts teilweise oder ganz **vor** dem vorangehenden Teil des Kindes liegt: Sie geht dem Kinde **voraus**, sie ist eine Placenta **praevia** (praevius, -a, -um vorausgehend). Dadurch verlegt sie dem Kinde je nach dem Grade des Vorliegens mehr oder weniger den Weg nach außen. Die größte Gefahr der Placenta praevia besteht aber darin, daß sie sich meist schon in den **letzten Monaten der Schwangerschaft**, spätestens aber **beim Geburtsbeginn, ablöst**, wodurch es zu **Blutungen** kommt:

Sitzt die Plazenta regelrecht, also im **Fundusbereich**, so kommt es unter normalen Umständen während der Schwangerschaft und der Geburt des Kindes

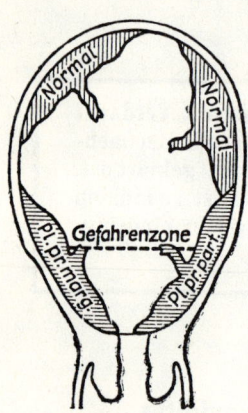

Abb. 382.
Die Gefahrenzone

nicht eher zur Ablösung der Plazenta, **bis das Kind geboren ist.** Sitzt dagegen ein größerer oder kleinerer Teil der Plazentafläche regelwidrig auf der Innenwand des unteren Uterinsegments, so sitzt dieser Teil in dem Bereich des Uterus, der schon bei den **allerersten und schwächsten Wehen gedehnt** wird (Einzelheiten S. 94), der also in die Länge gezogen und verdünnt wird. (Ganz im Gegensatz zum Korpusteil des Uterus, dessen Wände sich bei jeder Wehe zusammenziehen!) Da der auf dem unteren Uterinsegment haftende Teil der Plazentafläche der Dehnung seiner Unterlage nicht folgen kann, so wird diesem Plazentateil somit von den ersten Wehen an „der Boden unter den Füßen" weggezogen. Dadurch muß es schon in der Schwangerschaft, spätestens in der Eröffnungsperiode unter der Geburt zur **Ablösung dieses Teiles der Plazenta** kommen. Die Folge sind **Blutungen im Bereich des abgelösten Lappens,** weil die Zotten in diesem Bereich aus der Decidua basalis herausgezogen und damit die intervillösen Räume eröffnet werden. Es fließt also **mütterliches Blut.** Nicht selten kommt es bei der Ablösung des Plazentallappens aber auch zur Zerreißung von Gefäßen im Bereich des kindlichen Teiles der Plazenta

482

(Zottengefäße, größere Plazentagefäße). Dann fließt auch **kindliches Blut** (s. unten). — Da mit Verstärkung der Wehen ein immer größerer Flächenteil der Plazenta von der Innenwand des unteren Uterinsegments weggezogen wird, so gilt:

Werden die Wehen besser und schreitet die Eröffnung des Mm fort, dann muß auch die Präviablutung stärker werden. Dadurch wird die Placenta praevia eine der denkbar schwersten Geburtskomplikationen.

Die Diagnose Placenta praevia bedeutet größte Gefahr des Verblutungstodes für Mutter und Kind!

Eine Blutung in den letzten Monaten der Schwangerschaft oder spätestens zu Beginn der Geburt (Beginn vor dem Blasensprung) ist mit hoher Wahrscheinlichkeit eine Blutung wegen Placenta praevia oder wegen vorzeitiger Lösung der normal sitzenden Plazenta (S. 497). In beiden Fällen besteht ausgesprochene Lebensgefahr für Mutter und Kind.

Das Blut, das bei Placenta praevia fließt, stammt wohl in den meisten Fällen hauptsächlich von der **Mutter.** In einem Teil der Fälle, über dessen Prozentsatz man heute noch nichts Sicheres aussagen kann, fließt auch **kindliches Blut,** nicht selten in erheblicher Menge. Das gilt sowohl für die Placenta praevia als auch besonders für die vorzeitige Lösung der normal sitzenden Plazenta (S. 498). — Fetales Hämoglobin ist schon seit langem, fetale Erythrozyten sind im Jahre 1963 von E. J. Hickl[1]) im Vaginalblut bei pathologischen Plazentalösungsblutungen nachgewiesen worden.

Das Kind kann bei Placenta praevia auch bluten!

Das Kind kann sogar so stark bluten, daß es sich **verblutet.** Ein großer Teil der kindlichen Todesfälle bei Placenta praevia ist auf **Verblutung des Kindes** zurückzuführen. Bekannt ist auch der

posthämorrhagische Schock der Neugeborenen (Fr. Novak, 1953)

(Blässe, fehlende Atmung, Bradykardie), der durch diese Blutung ausgelöst werden kann. Dieser Schock wurde zuerst bei Placenta praevia beschrieben. Er kommt auch bei anderen Zuständen vor (vorzeitige Lösung der normal sitzenden Plazenta, Gefäßzerreißung bei Insertio velamentosa u. a.). Dieser Schock macht eine **sofortige Bluttransfusion** beim Kinde unmittelbar nach der Geburt notwendig. —

---

[1]) Vortrag auf der Niederrheinisch-Westfälischen Gesellschaft für Gynäkologie und Geburtshilfe, Düsseldorf, 7. 12. 63.

Man unterscheidet allgemein

Vier Grade der Placenta praevia:

1. **Placenta praevia totalis:** Der innere Mm ist von der Plazenta vollständig bedeckt (Abb. 383 und 387). — Liegt hierbei die Mitte der Plazenta über dem inneren Mm — was man natürlich erst nach der Geburt feststellen kann — so spricht man von **Placenta praevia centralis.**

2. **Placenta praevia partialis** (= lateralis): Der innere Mm ist von der Plazenta nur teilweise bedeckt (Abb. 384 und 388).

3. **Placenta praevia marginalis:** Der untere Rand der Plazenta erreicht den inneren Mm oder überragt ihn mit einem kleinen Segment (Abb. 385 und 389).

4. **Tiefer Sitz der Plazenta:** Der Teil der Plazenta, der im unteren Uterinsegment sitzt, reicht mit seinem unteren Rand nicht an den inneren Mm heran (Abb. 390).

Dieser Grad der Placenta praevia ist meist nicht zu diagnostizieren; es sei denn, daß man bei Präviaverdacht routinemäßig die Röntgen- oder Isotopendiagnostik anwendet, was in Deutschland nicht üblich ist.

Es ist klar, daß die Überdeckung des inneren Mm mit Plazentagewebe um so größer wird, je weiter der Mm sich öffnet. Deshalb hält man sich bei allen Aussagen über den Grad der Placenta praevia am besten an das Übereinkommen, daß der Grad der Überdeckung auf einen Mm von 3—4 cm Weite bezogen werden soll.

Klinik der Placenta praevia

Vorkommen: Bei Mehr- und Vielgebärenden, besonders bei schnell aufeinanderfolgenden Geburten bzw. Kürettagen; weniger häufig bei Erstgebärenden.

Häufigkeit[1]): Auf etwa 200 Geburten kommt ein Fall von Placenta praevia.

Ätiologie: Über die Entstehung der Placenta praevia ist nicht viel Sicheres bekannt. Einigkeit besteht darüber, daß die im folgenden unter 1. und 2. genannten Ursachen die Hauptrolle spielen.

1. Der wichtigste ätiologische Hinweis ist die allgemein bekannte Tatsache, daß sich die Placenta praevia in der Hauptsache bei **Mehr-** und **Viel**gebärenden findet.

Das erklärt sich aus folgenden Umständen:

a) Die Plazenta der Mehrgebärenden ist **größer** als die der Erstgebärenden.

b) Die unter 2) genannten Schädigungen der Gebärmutterschleimhaut finden sich bes. bei Mehr- und Vielgebärenden. Die dort genannten atrophischen Veränderungen der Schleimhaut treten besonders nach schnell aufeinanderfolgenden Geburten auf (Strassmann).

2. Schädigungen des Endometriums: Entzündungen, also Endometritis corporis, gehäufte Aborte und Kürettagen, atrophische Veränderungen der Schleimhaut als Folge schnell aufeinanderfolgender Geburten, ferner auch nach Narben bes. nach vorangegangener Sektio. Diese Schädigungen verschlechtern vor allem die Durch-

---

[1]) Lit. s. bei H. Noack, Geburtsh. und Frauenheilk. 18 (1958), 46.

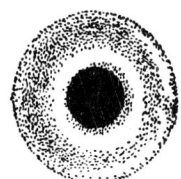

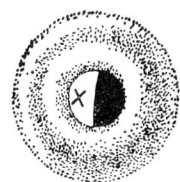

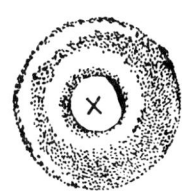

Abb. 383.	Abb. 384.	Abb. 385.
Plac. praevia totalis	Plac. praevia partialis	Plac. praevia marginalis

× = freiliegende Eihaut

(Diese Diagnosen beziehen sich auf einen Muttermund von 3-4 cm Durchmesser).

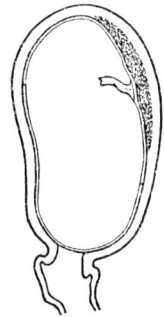

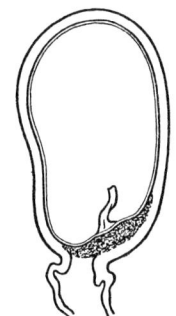

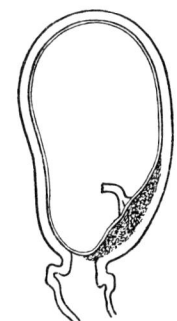

Abb. 386.
Normaler Sitz der
Plazenta

Abb. 387.
Placenta praevia totalis[1])

Abb. 388.
Placenta praevia partialis
(= lateralis)

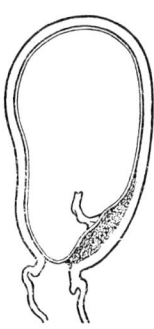

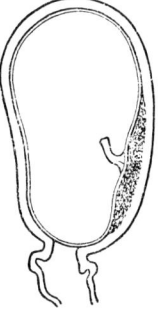

Abb. 389.
Placenta praevia
marginalis

Abb. 390.
„Tiefer Sitz" der
Plazenta

---

[1]) Bei den Placenta praevia-Abbildungen ist das Kind der besseren Übersicht wegen nicht eingezeichnet worden.

blutung der betroffenen Schleimhautabschnitte und vermindern dadurch in hohem Maße die Ernährungsmöglichkeiten für das Ei. Es nistet sich daher nicht im oberen Teil der Korpushöhle ein, sondern **weicht nach unten in den Bereich des unteren Uterinsegments aus.**

3. Das Ei siedelt sich primär im unteren Uterinsegment anstatt in der Korpusschleimhaut an. Diese „primäre Isthmusplazenta" (P a n k o w) ist selten (H. M a r t i u s).

Symptome:

1. **Blutungen = Kardinalsymptom,** und zwar Blutungen in den letzten Monaten der Schwangerschaft, spätestens unter der Geburt. Die Blutung bei Pl. pr. beginnt **stets vor** dem Blasensprung. Nach dem Blasensprung einsetzende Blutungen sind keine Placenta praevia-Blutungen.

2. **Häufig regelwidrige Lagen.** Das Plazentakissen nimmt einen mehr oder weniger großen Teil des Beckeneingangsraumes ein. Dadurch wird die regelrechte Einstellung des Kopfes verhindert: regelwidrige Schädellagen, Schräglagen, Querlagen, Beckenendlagen finden sich bei Placenta praevia ungewöhnlich häufig.

3. **Primäre Wehenschwäche,** da kein Druck auf die Zervikalganglien ausgeübt wird.

4. **Atonische Nachgeburtsblutungen,** s. S. 496 d.

Zu den **Blutungen in der Schwangerschaft:** Die ersten Blutungen treten gewöhnlich nicht vor dem 7. Schwangerschaftsmonat auf. Die Präviablutungen treten meist ohne sichtbare Ursachen und ohne Wehen, oft in völliger Ruhelage, nachts während des Schlafes oder auch am Tage beim Umhergehen auf. Gelegentlich geben die Frauen auch an, vor Beginn der Blutungen leichte Wehen gehabt zu haben. Die erste Blutung, die meist leicht ist, bedeutet stets eine eindringliche Warnung. Manchmal ist die Blutung auch schon beim erstenmal stark, sie ist aber niemals gleich lebensgefährlich, wenn sie auch einen bedrohlichen Eindruck machen kann. Für die Schwangerschaft gilt: **Die erste Blutung tötet nicht, stets aber ist sie eine dringende Warnung für den praktischen Arzt, diese Schwangere so schnell wie möglich in die nächste Klinik einzuweisen.**

Diese erste Blutung wird daher auch als

Warn- oder Ansageblutung

bezeichnet.

Die weiteren Blutungen in der Schwangerschaft treten ganz verschieden auf, gewöhnlich in Abständen von Tagen und Wochen. Ihre Stärke ist sehr verschieden und kann nie im voraus beurteilt werden. Auf eine ganz geringe Blutung kann ganz unverhofft eine außerordentlich schwere Blutung folgen, die das Leben der Frau und des Kindes in größte Gefahr bringt. Im allgemeinen nimmt die Stärke der Blutungen von Mal zu Mal zu, die Anämie der Frau kann schon in der Schwangerschaft bedrohlich werden. Auch häufige kleine Blutungen sind gefährlich; denn:

Man kann sich auch teelöffelweise verbluten!

Zu den **Blutungen im Beginn der Geburt:** Nach einem äußerlich vollkommen ungestörten Verlauf der Schwangerschaft kann die erste Blutung auch erst während der Eröffnungsperiode beim Einsetzen der ersten Eröffnungswehen auftreten. Diese Blutung ist gewöhnlich stark, oft außerordentlich stark mit ausgesprochen bedrohlichem Charakter. Wird nicht sofort sachgemäß gehandelt, kann sie für Frau **und** Kind den Tod bedeuten.

Differentialdiagnose: Etwa 70—80% aller Blutungen in der 2. Hälfte der Schwangerschaft sind durch eine Placenta praevia bedingt. In etwa 20—30% der Fälle kommt eine andere Blutungsquelle in Frage; nämlich (Abb. 391):

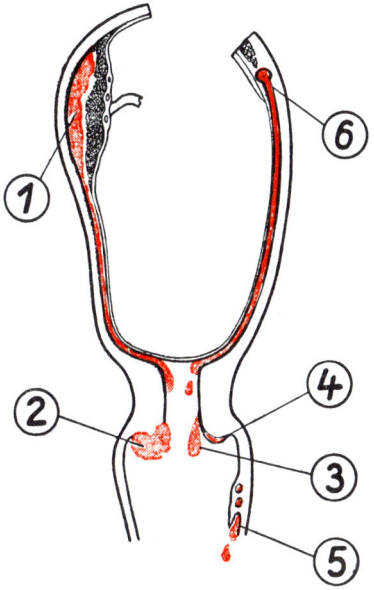

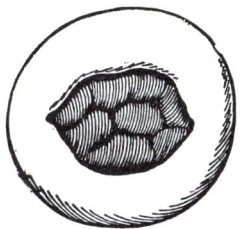

Abb. 392a.
Spiegelbefund bei Placenta praevia
(totalis)

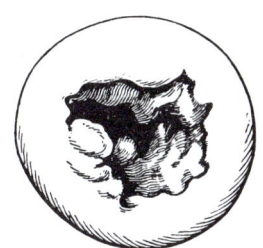

Abb. 391. Die 6 wichtigsten Blutungsquellen
am Ende der Schwangerschaft **außer** der
Placenta praevia

Abb. 392b.
Spiegelbefund beim Zervixkarzinom

1. Vorzeitige Lösung der richtig sitzenden Plazenta (s. S. 497).

2. Zervixkarzinom (Abb. 392b): Wird durch die in der Klinik obligatorische Spekulumuntersuchung (s. S. 491, Anweisungen für den klinischen Assistenten) ausgeschlossen!

Achtung!
Von 100 Frauen mit Zervixkarzinom
sind 25 Frauen noch nicht 40 Jahre alt!

3. **Muttermundspolyp** ⎫ Auch das Vorliegen dieser Blutungen wird durch
4. **Portioerosion** ⎬ die obligatorische Spiegeleinstellung (S. 492) ge-
5. **Variköse Blutungen** ⎭ klärt.

Blutungen aus Scheidenvarizen oder aus Varizen des äußeren Genitales (bes. der Klitorisgegend). Nie zu verkennen, da es stets zu **abnorm starken Blutungen** kommt. Einstellen mit großen Spiegeln, Übersicht ist hier alles, Tupfen mit großen Tupfern oder Bauchtüchern. Dann **oberhalb und unterhalb** der blutenden Stelle umstechen.

6. **Randsinusblutungen** (Zerreißung des Sinus circularis placentae), die auch bei richtig sitzenden Plazenten vorkommen.

Anweisungen für den praktischen Arzt in der Außenpraxis

> Jede Schwangere, die im **letzten Drittel der Schwangerschaft** oder **im Beginn der Geburt blutet**, ist **ausnahmslos sofort in eine Klinik einzuweisen**, und zwar **ohne** vorherige **vaginale** oder **rektale** Untersuchung!

Begründung: In den weitaus meisten Fällen handelt es sich bei diesen Blutungen um eine Placenta praevia. Wegen der damit verbundenen großen Gefahr für Mutter und Kind ist daher **stets** eine Placenta praevia **anzunehmen.** Unter „Blutung" ist jeder Blutabgang zu verstehen, der stärker als das „Zeichnen" ist.

Die Einweisung in eine **Klinik** ist aus **zwei** Gründen unbedingt notwendig:

a) Zur Rettung von Mutter **und** Kind muß in 60—70% der Fälle von Placenta praevia die **Schnittentbindung** ausgeführt werden. Ob sie bei einem vorliegenden Fall ausgeführt werden muß, läßt sich **im voraus nicht beurteilen.** Deshalb hat der praktische Arzt **jeden Verdachtsfall** von Placenta praevia kurz entschlossen **sofort** in die **Klinik** einzuweisen.

b) Bei der **Haus**entbindung sind die Placenta-praevia-Kinder fast stets verloren und die Mütter stark gefährdet!

Bei der **Klinikeinweisung** sind die folgenden Punkte zu beachten:

1. **Vor Einweisung in die Klinik:** 100 mg Dolantin mit 50 mg Megaphen oder 20 mg Valium i. m. zur Ausschaltung weiterer Wehen.
2. **Niemals vaginal untersuchen! Niemals rektal untersuchen! Aber auch niemals tamponieren!** (Begründungen weiter unten.)
3. **Wenn ein Fuß oder Bein aus der Scheide heraushängt: nicht daran ziehen!** Die Extraktion rettet vielleicht das Kind, tötet aber die Mutter mit Sicherheit (Zervixriß!); s. S. 496 c.
4. **Lagerung nach Fritsch für den Transport** bei starken Blutungen (s. S. 159).

5. Ist aus irgendeinem Grunde die Einweisung in eine Klinik nicht möglich, oder ist der **Transport** wegen **sehr starker Blutungen,** schon zu **hochgradiger Anämie** und schlechtem **Allgemeinzustand** kontraindiziert, so muß die Placenta praevia **ausnahmsweise in der Hauspraxis operativ behandelt** werden! Siehe hierzu die „Behandlung in der Hauspraxis" auf S. 496a.

Weshalb niemals vaginal oder rektal untersuchen?

---

1. **Weil dadurch die Blutung mit Sicherheit verstärkt wird** und aus einer leichten Blutung **schlagartig** eine massive, lebensgefährliche **Stromblutung** werden kann. Denn es kann nicht ausbleiben, daß der untersuchende Finger noch mehr Plazentagewebe von der Unterlage abschiebt, wodurch leicht ein uteroplazentares Gefäß eröffnet wird. Es ist eine uralte geburtshilfliche Erfahrung: Auch die vorsichtigste vaginale oder rektale Untersuchung, **ja schon ein leichtes Betasten der Zervix** mit dem Finger kann im Falle einer Placenta praevia ganz plötzlich eine massive Stromblutung auslösen!

Zu viele Frauen haben schon durch die vaginale und rektale Untersuchung in der Außenpraxis ihr Leben ausgeblutet! Deshalb gilt als **oberstes Gesetz für die Untersuchung im Privathaus:**
Finger weg vom Muttermund und von der Zervix bei geringstem Verdacht auf Placenta praevia, d. h. praktisch bei jeder Blutung im letzten Drittel der Schwangerschaft und im Beginn der Geburt!

Jede vaginale oder rektale Untersuchung ist nicht nur höchst gefährlich, sondern sie ist außerdem **völlig zwecklos!** Denn auch der in der Geburtshilfe unerfahrenste Arzt muß wissen, daß eine Blutung in den letzten Schwangerschaftswochen so gut wie immer entweder eine Präviablutung oder eine Blutung bei vorzeitiger Lösung der normal sitzenden Plazenta ist und daher **in jedem Fall** sofort in die Klinik gehört.

Aus denselben Gründen darf auch **niemals tamponiert** werden. Der schiebende Druck beim Tamponieren löst mit Sicherheit, genau wie der untersuchende Finger weiteres Plazentagewebe von der Unterlage ab. Dadurch wird die Blutung verstärkt.

2. Wegen der besonders großen Infektionsgefahr bei Placenta praevia:
Bei noch so vorsichtigem Vorgehen kommt der Finger an den abgelösten Plazentalappen heran und damit **auf die Wund**fläche. Der Finger ist stets mit Scheidenkeimen beladen. Er schiebt diese Keime in die klaffenden Venen des Wundgewebes im unteren Uterinsegment hinein, dieses Wundgewebes, das durch die Einpflanzung der Plazenta so stark aufgelockert und dadurch so besonders infektionsempfindlich ist. Genau so werden auch durch die **Tamponade**

Keime auf die freigewordene Plazentahaftfläche = Uteruswunde geschoben. Dazu kommt, daß die mit Blut getränkte Tamponade die beste Brutstätte für Keime ist.

Zusammenfassung der

Gefahren der Placenta praevia

Gefahren für die **Mutter**:
1. **Schwere Blutung** ⟶ **Verblutung** ⎫
2. **Infektion** ⟶ **Sepsis**   ⎬ Mütterliche
3. **Luftembolie** (selten!) ⟶ **Tod**   ⎭ Mortalität: 1—3%

Gefahren für das **Kind**:

1. **Hypoxie**: Durch Ablösung der Plazenta von ihrer Unterlage kommt es zu einer Verkleinerung ihrer Haftfläche und dadurch zu einer evtl. erheblichen Verminderung der Sauerstoffzufuhr.

2. **Posthämorrhagischer Schock**: S. 483.

3. **Verblutungstod** (S. 483): Verblutung des Kindes infolge Zerreißung von Zottengefäßen oder großer Plazentagefäße bei Ablösung der Plazenta.

Kindliche Mortalität: Früher 30—75%, heute (bei häufigerer Anwendung der **Schnittentbindung**) 10—20%, also immer noch sehr hoch! Gar nicht selten ist der **Verblutungstod** des Kindes.

Diagnostik und Behandlung der Placenta praevia
Behandlung in der Klinik

Dem Anfänger muß zunächst mit Nachdruck gesagt werden:

> **Die Placenta praevia ist durchaus nicht ohne weiteres eine Indikation zur Sektio!**

Die Erfahrung hat gezeigt, daß Placenta-praevia-Fälle auch ohne stärkere Blutung und ganz spontan verlaufen können. Etwa 30—40% aller Fälle von Placenta praevia können daher entweder mit **vaginalen** Methoden oder sogar **ohne jeden Eingriff** entbunden werden. Allerdings muß im Interesse des mütterlichen Lebens, vor allem aber auch aus kindlicher Indikation in mindestens 60—70% der Fälle von Placenta praevia die **Sectio caesarea** ausgeführt werden.

‖ Entscheidend dafür, **ob, wann** und **wie** eingegriffen werden muß, sind der vorangegangene Blutverlust, die Stärke der augenblicklichen Blutung, insbes. aber auch der Grad der Praevia (s. u.) und der Zustand von Mutter und Kind.

Anweisungen für den klinischen Assistenten
I. Vorgehen bei schwachen Blutungen

Allererste und wichtigste Maßnahmen nach Aufnahme der blutenden Frau in die Klinik: **Bestimmung der Blutgruppe** (was eigentlich in der Schwangerenberatung geschehen sein sollte!) und Bereitstellung von **gruppengleichen ausgekreuzten Blutkonserven!**

Drei wichtige Punkte für die
Konservative = exspektative Behandlung
von Schwangeren mit Präviaverdacht
1. Strengste Bettruhe,
2. Vermeidung psychischer Streß-Situationen,
3. Medikamentöse Ruhigstellung des Uterus.

Ziel der Behandlung: Vermeidung schwerer Blutungen vor allem auch, um die Schwangerschaft im Interesse des Kindes möglichst nahe an den Geburtstermin heranzubringen!

Zu 1. Absolute Bettruhe, sterile Vorlagen. Blutige Vorlagen zur Visite aufbewahren, damit sich der Arzt ein Bild von der Stärke der Blutung machen kann. — Sorgsame Beobachtung, Blutbild, laufende Hb-Kontrollen. Sinkt das Hb unter 60%, so sind **Anämiebehandlung** und **Bluttransfusionen** notwendig. Kontrolle der kindlichen HT.

zu 2. Vermeidung psychischer Streß-Situationen. Psychische Belastungen erzeugen uterine Spasmen (M. Berger und W. Neuweiler).

zu 3. Medikamentöse Ruhigstellung des Uterus. Es kommt darauf an, die Schwangerschaftswehen und damit neue Blutungen mindestens so lange zu vermeiden, bis das Kind lebensfähig ist. Bisher gab man Tct. opii-Tropfen, Morphin, Dilaudid u. ä., neuerdings werden Librium und besonders **Valium** sehr empfohlen. Bei geeigneter Dosierung kommt es zur Relaxierung des Uterus und zur völligen Ausschaltung der Wehen.

Dosierung von Valium[1]): 4—6 mal täglich 10 mg; um eine möglichst langdauernde Wirkung zu erzielen, wird die Anwendung von **Tabletten** oder **Suppositorien** empfohlen. Nachteilige Wirkungen sind auch bei diesen hohen Dosen nicht beobachtet worden. Allerdings kommt es zu einer allgemeinen Sedierung der Patientin, die bei Placenta praevia durchaus erwünscht ist (Berger und Neuweiler). Die Einhaltung der Bettruhe wird dadurch erleichtert. —

Ganz besonders ist zu beachten:
Niemals rektal untersuchen,
niemals vaginal untersuchen,
wohl aber **Portio und Scheide mit Spiegeln einstellen!** Diese

---
[1]) M. Berger und W. Neuweiler, Therap. Umschau, 20 (1963), 340—346.

Spiegeleinstellung

soll aber nicht sofort nach der Klinikeinlieferung vorgenommen werden. Zunächst läßt man die Frau und damit die Blutung ein paar Tage zur Ruhe kommen. Ich empfehle, die Spiegeleinstellung etwa 4—5 Tage nach der Einlieferung in die Klinik vorzunehmen, selbstverständlich auch dann, wenn die Blutung inzwischen **aufgehört** hat. Die Untersuchung wird mit **sterilen** Spiegeln auf dem gynäkologischen Stuhl ausgeführt. Dabei werden lediglich die sterilen Spiegel, **nicht aber die Finger,** in die Scheide eingeführt!

Fragestellung, die allein durch das **Auge** beantwortet wird: Wie weit ist der Mm? **Blutet es aus dem Mm oder aus einer anderen Stelle** (s. S. 487)? Sieht man im Mm Plazentagewebe? Ist also eine Placenta praevia die Ursache der Blutung? Kann man etwas über den Grad der Pl. pr. aussagen? Ein ganz besonders wichtiger Zweck dieser Untersuchung ist es, ein **Zervixkarzinom** auszuschließen.

II. Vorgehen bei stärkerer Blutung

Wird die Frau mit einer stärkeren Blutung eingeliefert oder kommt es während des Klinikaufenthaltes zu einer stärkeren Blutung, so muß **sofort vaginal** untersucht und anschließend **eingegriffen** werden. Eine vaginale Untersuchung wird auch dann notwendig, wenn trotz konservativer Maßnahmen eine leichtere Blutung über **längere Zeit** andauert.

Für diese vaginale Untersuchung muß gefordert werden:

1. Die Untersuchung darf **nur im Operationssaal** und in **vollständiger Operationsbereitschaft** vorgenommen werden.
2. Niemals darf die Untersuchung einer Frau mit Präviaverdacht begonnen werden, bevor nicht **alle Vorbereitungen zur sofortigen Durchführung** einer

Bluttransfusion

mit **gruppengleichem Blut** beendet sind! Die **Blutkonserve** muß **greifbar** bereit stehen! Die **Kreuzprobe** muß **durchgeführt** sein!
3. Alle Beteiligten müssen **äußerlich** und **innerlich** darauf eingestellt sein, **in wenigen Augenblicken mit der Schnittentbindung zu beginnen!**

Bei jeder inneren (vaginalen oder rektalen) Untersuchung einer Frau mit Präviaverdacht **muß** damit gerechnet werden, daß schlagartig eine massive **Stromblutung** auftritt. Diese Blutung verlangt ein **sofortiges** operatives Eingreifen, meist eine **Sektio** (s. unten). Daher müssen alle Vorbereitungen getroffen werden, um mit einer Sektio **sofort** beginnen zu können.

Vollständige Operationsbereitschaft heißt: Der **Operationstisch** muß aufgebaut sein. Der **Narkotiseur** muß alles vorbereitet haben, um mit der Narkose **sofort** beginnen zu können. Eine **i. v.-Tropfinfusion** muß **vor** Beginn der Untersuchung schon **laufen!** (Offene Vene wichtig für die meist erforderliche **Transfusion!**). Assistent und Operationsschwester stehen zur Operation bereit. — Der Untersucher (meist der Operateur) darf erst dann untersuchen, wenn er für die Ausführung einer **Operation vollständig** vorbereitet ist.

Zur vaginalen Untersuchung in Operationsbereitschaft

Zuerst Spiegeleinstellung. Danach wird mit leichtester Hand und so zart wie möglich **vaginal** untersucht.

Zwei Möglichkeiten:
1. Mm geöffnet, Zervikalkanal, soweit noch vorhanden, für mindestens 1—2 Finger bequem durchgängig,
2. Mm geschlossen oder fast geschlossen (selten).

ad 1. In 80—90% der Fälle von Blutungen bei Placenta praevia ist der äußere Mm nach meiner Erfahrung mehr oder weniger weit geöffnet und der noch stehende Teil des Halskanals auffallend leicht für den Finger durchgängig. Man kommt also ohne Schwierigkeiten an den inneren Mm heran. Es ist festzustellen: Größe des äußeren und des inneren Mm, ob eine Placenta praevia vorliegt oder nicht; wenn ja, welchen Grades. Eine der wichtigsten Fragen: Kommt man im Bereich des Mm an irgendeiner Stelle an die **Fruchtblase** heran oder nicht? Handelt es sich um eine **Placenta praevia,** so fühlt man im inneren Mm zwischen Finger und vorangehendem Teil das charakteristische **schwammartige** Plazentagewebe oder wenigstens ein nicht glattes, sondern **filziges** bis **rauhes** kissenartiges Gewebe. Es ist entweder im ganzen Umkreis der Öffnung oder nur in Form eines überhängenden Lappens zu fühlen.

‖‖‖ **Achtung! Häufiger Irrtum:** Verwechslung eines **Blutklumpens** mit der vorliegenden Plazenta! Das bedeutet die Verwechslung der Placenta praevia mit der vorzeitigen Lösung! Merke: Die mütterliche Oberfläche der Plazenta hat eine charakteristische **rauhe** Oberfläche, Blutkoagula fühlen sich ganz **glatt** an!

ad 2. Der Mm ist noch fast geschlossen oder nur wenig geöffnet. Bei diesem Befund **sollte darauf verzichtet werden, mit dem Finger in den Zervikalkanal** einzugehen!

> **Niemals darf man bei Placenta praevia-Verdacht einen halbwegs geschlossenen Muttermund mit dem Finger „aufbohren" wollen, nur um zu einer Diagnose zu kommen!**

In diesem Fall kommt man diagnostisch weiter, wenn man die **Umgebung** der Zervix, also den ganzen Bereich des unteren Uterinsegmentes, zart abtastet.

Für Placenta praevia spricht:
a) Die **Zervix** und ihre ganze **Umgebung** sind **weicher, sukkulenter** als gewöhnlich.
b) Man fühlt zwischen dem unteren Uterinsegment und dem vorangehenden Teil eine **weiche Masse** (Plazentagewebe!).
c) Hochstehender Kopf oder } sprechen für Placenta praevia.
   Schultereinstellung }

Gegen Placenta praevia spricht,
wenn der kindliche Schädel **rund herum deutlich** abgetastet werden kann.

Amnioskopie und Präviadiagnostik

Die Amnioskopie kann mit Vorteil für die Diagnostik der Placenta praevia benutzt werden, vorausgesetzt, daß es nicht zu stark blutet. Natürlich darf die Amnioskopie ebenfalls **nur in Operationsbereitschaft** (S. 492) ausgeführt werden. Mit der Amnioskopie wird der Grad der Placenta praevia festgestellt und geklärt, ob eine Blasensprengung möglich ist oder nicht.

Technik: Das Amnioskop wird nicht, wie üblich, ungefähr einen Zentimeter weit in den Uterus eingeführt, sondern höchstens **bis zum inneren Muttermund.** Von da ab wird das Rohr nach Entfernung des Obturators mit größter Vorsicht bis zum Erreichen von Plazentagewebe, von Blutkoagula oder des unteren Fruchtblasenpoles vorgeschoben. Das Amnioskop soll immer **leicht geneigt** bleiben, nur so kann austretendes Blut auch sofort abfließen. Falls Koagula vorliegen, müssen diese vorsichtig mit einem kleinen Tupfer weggewischt werden. Gelingt es nicht auf Anhieb Eihäute zu sehen, so wird der Muttermund zirkulär nach einem sichtbaren Blasenabschnitt abgesucht. Sobald auch nur ein kleiner Fruchtblasenausschnitt eingestellt ist, erfolgt eine punktförmige Inzision.

Der besonders Erfahrene mag versuchen, das Amnioskop auch dann einzuführen, wenn von einer Untersuchung mit dem Finger Abstand genommen werden soll (S. 493). Ist allerdings der Zervikalkanal so eng, daß man nicht einmal das dünnste Rohr (12 mm Durchm.) leicht einführen kann, dann ist es besser, auf die Amnioskopie zu verzichten. **Bei der Präviadiagnostik wird dringend vor jeder groben Manipulation gewarnt!**

Die Entscheidung darüber, wie man vorzugehen hat, bei welchem Vorgehen die Aussichten für Mutter und Kind die besten sind, hängt von der festzustellenden **Geburtssituation beim Einsetzen der behandlungsbedürftigen Blutung** ab, wobei es bei der Frage

Sektio oder keine Sektio?

im einzelnen stets auf die folgenden sechs Punkte ankommt:

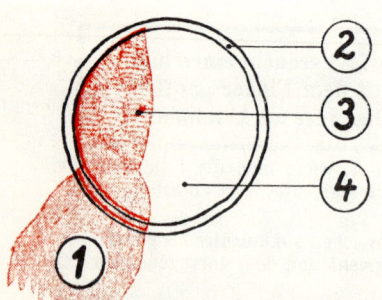

Abb. 393. Die entscheidenden Faktoren für die Behandlung der Placenta praevia, wenn behandlungsbedürftige Blutungen auftreten. Frage: Sektio oder keine Sektio?

1. **Blutung:** Sehr stark, stark, mäßig, gering?

2. **Muttermund:** Geschlossen, nur wenig eröffnet, 3—5 cm weit, noch weiter?

3. **Grad der Placenta praevia:** Pl. pr. marginalis, partialis, totalis?

4. **Fruchtblase:** Steht sie noch, ist sie gesprungen?

5. **Kind:** Lebt und ist lebensfähig; ist abgestorben; lebt, ist aber lebensschwach oder noch nicht lebensfähig.

Bei starker Blutung und wenig eröffnetem Mm wird man ohne Rücksicht auf den Umfang der vorliegenden Plazenta sofort die Sectio abdominalis ausführen, sofern das Kind lebt und lebensfähig ist und die Vorbedingungen für die abdominale Sektio (S. 574) erfüllt sind. Bei lebensbedrohlichen Blutungen der Mutter und wenig eröffnetem Muttermund wird auch bei nicht lebensfähigem oder totem Kind durch Sektio entbunden.

Bei der Pl. pr. totalis gibt es in der Klinik überhaupt keinen anderen Weg als die Sektio.

Vaginales Vorgehen = Blase sprengen!

Wenn die Blase steht und es sich um eine geringere oder mittelstarke Blutung bei einer Schädellage handelt, wenn der äußere Mm mindestens etwa 5 cm weit ist, und man im Bereich des Mm an die Blase herankommt (also bei Placenta praevia partialis und marginalis, niemals bei Placenta praevia totalis), so wird man vaginal vorzugehen versuchen:

In Operationsbereitschaft die Blase sprengen, den Kopf ins Becken hineindrücken, Wehenmittel geben (= Trias des Handelns) und eventuell den Vakuumextraktor (S. 193) ansetzen.

Durch den denkbar einfachen Eingriff des Blasesprengens und der Kopfeinleitung kann man häufig auch stärkere Blutungen sofort zum Stillstand und die Geburt außerdem gut in Gang bringen. Diese frappante Wirkung beruht darauf, daß der Kopf nach Ablassen des Vorwassers sofort tiefer rückt und den gelösten Plazentallappen gegen die Innenwand des unteren Uterinsegments andrückt. Man wird bei Placenta praevia dann vaginal entbinden, wenn dieser Weg möglich ist und das Risiko für Mutter und Kind dadurch nicht vergrößert wird. — Gelingt die Blasensprengung, so wartet man eine Zeitlang im Operationssaal und in Operationsbereitschaft die Wirkung der vaginalen Blutstillung ab. Steht die Blutung bei diesem Vorgehen nicht, so wird die Sektio ausgeführt.

Technik in drei Akten:

1. Blase sprengen, und zwar hier ausnahmslos vaginal. Denn bei Pl. pr. handelt es sich stets um einen **hochstehenden** Teil, es droht also stets der Vorfall der Nabelschnur, der nicht genügend sicher kontrolliert werden könnte, wenn man die Blase rektovaginal sprengen würde. Sehr wichtig ist folgendes: Die Blase darf man bei Pl. pr. **niemals durch Druck mit dem Finger** sprengen, sondern man muß dazu

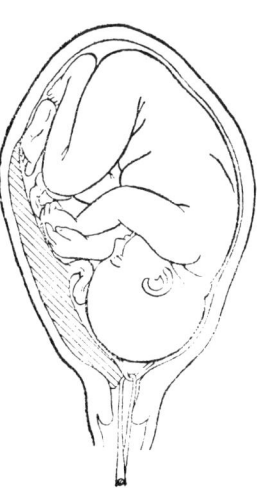

Abb. 393a. Blasensprengung bei Placenta praevia

495

stets ein **Instrument** (Kugelzange, Pinzette) benutzen. Durch den Finger würden mit Sicherheit weitere Anteile der Plazenta abgelöst werden.

2. **Kopf einleiten:** Während der Geburtshelfer die Blase sprengt, läßt er die Hebamme den Kopf von oben her mit beiden Händen kräftig ins Becken drücken. Bei fettleibigen Frauen kommt man mit dem **Kristellern** besser zum Ziel.

3. **Wehenmittel** verabreichen, wenn die Frau keine oder nicht genügende Wehen hat. Erst hierdurch kommt die notwendige vis a tergo (Kraft von hinten) zustande.

Die Beachtung dieser drei Punkte ist von größter Wichtigkeit!

In der **Klinik** gibt es heute zur Behandlung der **stärker blutenden** Placenta praevia nur **zwei** Möglichkeiten: Entweder **Blasensprengung** oder **Sektio!**

Wendungsverfahren oder Herunterholen eines Fußes (bei BEL) kommen heute in der **Klinik** als Behandlung der Pl. pr. wegen der hohen **kindlichen** Sterblichkeit nur noch in Frage bei totem oder nicht lebensfähigem Kind, also von m. VII—VIII abwärts. Die **Kopfschwartenzange** (S. 496 d) wird in der Klinik mehr und mehr durch den **Vakuumextraktor** (S. 193) ersetzt.

Zusammenfassung
der klinischen Placenta praevia-Therapie

Bei
allen **starken Blutungen (schweren Anämien)** und **geschlossenem** oder **wenig eröffnetem Mm** sowie bei **Pl. pr. totalis**

sofortige

Sektio

Die (abdominale) Sektio ist unter diesen Umständen das einzige Verfahren, mit dem die Gefahren für Mutter und Kind sicher und schnell beseitigt werden.

Bei
mäßigen (aber zum Abwarten zu starken) Blutungen bei Placenta praevia **marginalis** und **partialis** und einem mindestens etwa 5 cm weiten Mm, ferner auch bei nicht lebensfähigen, lebensschwachen oder toten Kindern (sofern der Zustand der Mutter nicht bedrohlich ist)

vaginale Blut- stillung

(Blasensprengung, Kopfeinleitung, Wehenmittel,

Spontangeburt oder Ansetzen des Vakuum-Extraktors (S. 193).

Unter Umständen (starke Blutungen, hochgradige Anämie) muß aber auch bei totem, lebensschwachem oder lebensunfähigem Kind die Sektio ausgeführt werden. Entscheidend ist dabei allein der Zustand der Mutter.

Die große Ausnahme: Behandlung in der Hauspraxis

Die Behandlung der Pl. pr. in der Hauspraxis ist in manchen Fällen, besonders in der ländlichen Praxis, nicht zu umgehen. Begründung: S. 489, Punkt 5. Da das Kind in der Hauspraxis bei Pl. pr. stets so gut wie verloren ist, kann das Ziel hier lediglich die Rettung der Frau aus der Verblutungsgefahr sein. Jede Rücksichtnahme auf das Kind fällt also fort. Die Kindersterblichkeit ist hier dementsprechend hoch.

Oberster Grundsatz für die Außenpraxis:

Es kommt einzig und allein auf die Rettung der Mutter an!
Das Kind muß uns hier gleichgültig sein.
Die Blutung muß gestillt werden!

Es gibt im Privathaus nur ein Mittel, aber mehrere Wege, dieses Ziel zu erreichen:

Das Mittel: Das Andrücken des abgelösten Plazentalappens mit dem Kopf oder dem Steiß gegen seine Unterlage = Tamponadeverfahren, wobei das Kind als Instrument benutzt wird.

Was ist also das Wesen der Tamponadeverfahren?

1. Sie bewirken nur die Blutstillung (und dies auch nur vorübergehend), sie wirken also symptomatisch, nicht kausal, d. h. es wird nicht die Blutungsursache (= die fortwährende Dehnung der Haftstelle der falsch sitzenden, sich ablösenden Plazenta), sondern die Blutung ausgeschaltet. (Die einzige kausale Behandlung der Pl. pr. ist die Sektio, weil damit die Ursache durch sofortige Geburtsbeendigung ausgeschaltet wird.)

2. Das Kind ist stets (mehr oder weniger) gefährdet.

Die Wege:

1. **Blase sprengen, Kopf ins Becken drücken und Wehenmittel geben.** (Einfachster und günstigster, aber nicht immer möglicher Weg), S. 495 und 496b.

2. **Wendung auf den Fuß bei Kopf- und Querlagen, meist als Zweifingerwendung nach Braxton Hicks** (da der Mm meist nicht vollständig eröffnet ist, S. 496b und 511) bzw. **Herunterholen eines Fußes** bei Beckenendlagen.

3. **Kopfschwartenzange** (Willet 1925, Gauß 1934), S. 496d.

4. **Vakuum-Extraktor** (Malmström), S. 193.

(5. **Intraovuläre Metreuryse**, gefährlich und unzweckmäßig, wird nicht mehr angewandt!)

Alle fünf Verfahren sind Tamponadeverfahren.

Für welches der Verfahren man sich zu entscheiden hat, ergibt sich erst nach genauer äußerer und vaginaler[1]) Untersuchung. Fragestellung: Wie groß ist der Mm? Welche Art von Pl. pr. (marginalis, partialis, totalis) liegt vor? **Hauptfrage: Steht die Blase noch? Wenn ja, kommt man an die Blase heran oder nicht? Wenn ja, dann**

ad 1. **Blasensprengung, Kopfeinleitung und Wehenmittel (= Trias des Handelns)**. Technik S. 495.

Die Blutung wird hier also mit dem Kopf gestillt. Man fragt sich nur, weshalb dieser so einfache und erfolgreiche Eingriff in der Praxis so selten angewandt wird. Antwort: **Weil der Praktiker einfach gar nicht daran denkt, daß man eine so schwierige und gefährliche geburtshilfliche Situation auf eine so einfache Weise behandeln kann.**

Also immer daran denken:

Bei Placenta praevia marginalis und partialis (Kopflagen!) sofortige Blutstillung allein durch Blasensprengung, Kopfeinleitung und Wehenmittel!

ad 2. **Kombinierte** oder **innere Wendung auf den Fuß** (meist als **Zweifingerwendung nach Braxton Hicks** [1860]) bei Kopf- und Querlagen. **Herabholen eines Fußes** bei Beckenendlagen.

Für die Hauspraxis zu empfehlendes Verfahren, wenn die Blase schon gesprungen ist oder die Blasensprengung nicht zum Ziel führt oder wenn man im Bereich des Mm an die Blase nicht herankommt. Das letztere ist der Fall, wenn eine Pl. pr. totalis vorliegt. Zweck: Tamponade durch den Steiß, das heißt Andrücken des abgelösten Plazentalappens mit dem heruntergeholten Steiß und Oberschenkel an die blutende Uteruswand. Technik: S. 511. — **Besonderheiten der Ausführung bei Pl. pr.:** Die Zweifingerwendung, die nicht leicht ist, wird hier noch durch die im Wege liegende Plazenta erschwert. Vor allem ganz besonders zart und vorsichtig mit den Fingern eingehen, da das untere Uterinsegment durch den falschen Sitz der Plazenta und die dadurch bedingte Vaskularisation außerordentlich zerreißlich ist. Welchen Fuß man herabholt, ist bei Pl. pr. gleichgültig, da man ja niemals extrahieren, sondern nur wenden und tamponieren darf. Man nimmt daher den Fuß, an den man am leichtesten herankommen kann. Nach Wendung den Fuß anschlingen, das Band über die untere Bettkante leiten und mit etwa einem Pfund belasten. **Niemals extrahieren!** Spontanausstoßung abwarten!

Wer nach Wendung auf den Fuß bzw. nach Herunterholen eines Fußes bei Placenta praevia extrahiert, bringt das Leben der Frau in höchste Gefahr! Daher noch einmal: Bei Placenta praevia niemals extrahieren!

---

[1]) Das **Verbot** der vaginalen Untersuchung (S. 488) gilt natürlich dann nicht mehr, wenn man sich zur **Hausentbindung** entschließen muß. Jetzt **muß** vaginal untersucht werden, weil man sich über alle Einzelheiten der Geburtssituation Klarheit verschaffen muß.

Niemals! Auch dann auf gar keinen Fall, wenn der **Mm vollständig** ist und die Ausführung der Extraktion noch so lockt. Man muß der Versuchung widerstehen, auch wenn man untätig dabeistehen muß, wie das Kind zugrunde geht, was in rund 50% der Fälle eintritt (Goecke 44,4%). Eloignez le stéthoscope! Legen Sie das Stethoskop beiseite! sagen die Franzosen. Die große Gefahr ist der mit Sicherheit auftretende **Zervixriß** und der anschließende Verblutungstod der Mutter:

Ein Zervixriß ist stets sehr gefährlich,
ein Zervixriß bei Placenta praevia ist ausgesprochen lebensbedrohend,
ein Zervixriß bei Placenta praevia in der Hauspraxis bedeutet den Tod der Mutter!

Niemals darf man einen Zervixriß riskieren!

Im Privathaus hat man nur die Wahl zwischen dem Leben der Mutter und dem des Kindes. Das Leben beider kann man mit großer Wahrscheinlichkeit nicht retten, wenn die Blasensprengung nicht durchführbar ist. Wendet man und tamponiert mit dem Steiß, so hört die Blutung mit Sicherheit sofort auf: die Mutter lebt!

Extrahiert man anschließend, so hat man wohl ein lebendes Kind. Aber der mit Sicherheit gesetzte lange Zervixriß muß der Mutter in der Hauspraxis den Tod durch Verblutung bringen.

Besonderheit bei **Placenta praevia totalis:** Wenn man hierbei die Wendung nach Braxton Hicks ausführen will, so muß man die dicke Masse der Plazenta mit dem Finger durchbohren, was dem Anfänger meiner Erfahrung nach nicht immer ohne weiteres gelingt. Auf keinen Fall darf man die Plazenta dabei absichtlich weiter ablösen, anstatt sie zu durchbohren, nur „um besser an die Eihäute heranzukommen". Das kann eine geradezu lebensbedrohliche Blutung zur Folge haben. Schon bei richtigem Vorgehen läßt sich nicht vermeiden, daß ein Teil der Plazenta noch weiter abgeschoben wird, weshalb die Blutung im ersten Beginn der Operation so gut wie immer deutlich stärker wird. Dadurch darf man sich aber auf keinen Fall stören lassen. Man arbeitet in größter Ruhe weiter, bis der Fuß gefaßt und heruntergeholt ist. Die Durchbohrung der Pl. pr. totalis bedeutet eine Zerreißung der Plazenta, wobei auch Plazentagefäße mit zerrissen werden. **Es fließt also in diesem Fall stets auch kindliches Blut.**

Die Prognose für das Kind ist stets mehr als schlecht, die Kinder **sind** größtenteils verloren. Das, was der Mutter das Leben gibt, die starke Kompression der Plazenta, bedeutet den Tod für das Kind (Aufhebung der **Sauerstoffzufuhr zum Kinde). Das Kind sitzt sich tot!**

Nachdem die Wendung (bei Kopflage) bzw. das Herabholen eines **Fußes (bei BEL)** beendet ist, sind sofort Wehenmittel zu geben:

> **Die symptomatischen Tamponadeverfahren bei der Praevia haben keinen Zweck, wenn nicht anschließend s o f o r t Wehenmittel gegeben werden!**

ad 3. Kopfschwartenzange (Willet 1925, Gauß 1934)

Wird angewandt nach Blasensprengung bei partiellen und marginalen Fällen, niemals bei Pl. pr. totalis. Sie ist auch ein Tamponadeverfahren. Es steht einem geübten Geburtshelfer nichts im Wege, dieses Verfahren auch in der H a u s p r a x i s anzuwenden.

Das Ansetzen der Zange, einer Art Faßzange, ist ziemlich einfach. Der Kopf wird von außen ins Becken hineingedrückt und fixiert gehalten. Unter Führung von Zeige- und Mittelfinger wird die Zange an der tiefsten Stelle des Kopfes in die Kopfschwarte eingesetzt und fest geschlossen. Dauerzug mit Gewichtsbelastung. Die gesetzten Wunden sind manchmal ziemlich erheblich, heilen aber meist gut. Ganz besonders geeignet erscheint diese Methode bei lebensunfähigen Frühgeburten. Die kleinen Köpfe schließen den BE nicht gut ab und werden durch den Zug der Kopfschwartenzange schnell und sicher in das Becken hineingebracht. — Großer **Nachteil:** Infektion der aufgerissenen Kopfschwarte durch die Scheidenbakterien.

Nach Ausführung jeder dieser Notoperationen empfehle ich **dringendst** die Einlieferung in eine Klinik, sofern möglich, wegen der **Gefahren in der Nachgeburtsperiode** (s. u.).

Nachgeburtsperiode bei Placenta praevia

Mit der Geburt des Kindes ist die Blutungsgefahr bei Pl. pr. noch nicht vorüber. In der Nachgeburtsperiode sind größere Blutungen geradezu charakteristisch. Die Nachgeburtsperiode ist daher sehr genau zu überwachen.

> **Bei der Praevia ist die Geburt des Kindes der B e g i n n einer n e u e n Gefahrenperiode: der Nachgeburtsperiode!**

Bei vaginaler Entbindung wird die Blutstillung durch Andrücken des abgelösten Plazentalappens erreicht. Ist das Kind geboren, so hört die Kompression auf. Der Lappen löst sich wieder von der Haftfläche ab, und es muß von neuem zu Blutungen kommen. Außerdem ist beim unteren Uterinsegment, also gerade der Stelle, aus der die Blutung bei Pl. pr. stammt, die durch Kontraktion der Gebärmutterwand bedingte Blutstillung am schwächsten. Deswegen besteht **auch nach Sektio** und vollständiger Entfernung der Plazenta erhebliche Blutungsgefahr.

Vorgehen: Sofort nach Geburt des Kindes 3 VE eines Wehenmittels l a n g - s a m intravenös spritzen. Lösungszeichen abwarten, wenn Blutung gering. Herausdrücken der Plazenta mit dem C r e d é schen Handgriff. Wegen der großen Infektionsgefahr geht man bei Pl. pr. nur **ungern** an eine **manuelle Lösung** heran. Bei starker Blutung und schlechtem Allgemeinzustand, ferner auch nach vorangegangenem großen Blutverlust, wenn die Frau keinen Tropfen mehr verlieren darf, kann man aber die manuelle Lösung nicht umgehen. Unter solchen Umständen nicht mehr abwarten, sondern die Plazenta nach Geburt des Kindes **sofort manuell lösen.** Eine **Transfusion** muß vorbereitet sein.

Vorzeitige Lösung der normal sitzenden Plazenta (VL)
(= Abruptio placentae = Ablatio placentae)

Definition: Teilweise oder vollständige **Ablösung** der **normal** (d. h. im Bereich des **Fundus** an der Vorder- oder Hinterwand) sitzenden Plazenta von ihrer Haftfläche **vor** der Geburt des Kindes (Abb. 394 a), und zwar entweder während der letzten Monate der Schwangerschaft oder unter der Geburt (meist in der Eröffnungszeit), wodurch es zu Blutungen aus mütterlichen und nicht selten auch aus kindlichen Gefäßen im Bereich der Haftfläche und damit zur Bildung eines retroplazentaren Hämatoms kommt.

Es ist wichtig, bei der Definition der VL zu betonen, daß es sich dabei um eine **normal** sitzende Plazenta handelt, im Gegensatz zur Placenta praevia, die sich auch vorzeitig löst, aber **falsch** sitzt und bei der der falsche Sitz die Ursache der vorzeitigen Lösung ist.

Ursachen: In einem hohen Prozentsatz der Fälle (50—70%) nicht zu klären. **Für den Rest (30—50%) kommen in Frage:**

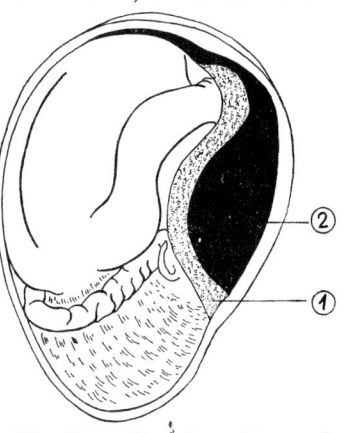

Abb. 394 a. Vorzeitige Lösung der Plazenta (nach R. Willson). 1 = Vollständig abgelöste Plazenta. 2 = Retroplazentares Hämatom

1. Schwangerschaftsintoxikationen = Endogene Faktoren, vor allem die **Präeklampsie** mit erhöhtem Blutdruck, Ödemen und Eiweiß im Urin, ferner chronische Nierenerkrankungen, hochgradige Hyperemesis. Die Folge davon sind toxische Vorgänge auf **neurokapillärem** Gebiet mit dem Endeffekt, daß **Kapillaren** und **kleine Gefäße** an der Plazentahaftstelle **zerreißen** oder ihre **Wand durchlässig** wird, wodurch es zu Blutungen zwischen Uteruswand und Plazentahaftstelle und damit zur VL kommt. „Das Drama spielt sich im Gebiet der Kapillaren ab" (Couvelaire).

2. Mechanische Ursachen = Exogene Faktoren vor allem **Traumen** (Fall auf den Unterleib, Stoß u. a.), ferner **zu kurze Nabelschnur** (→ Zerrung an der Plazenta) u. a. werden heute nur noch, abgesehen von Ausnahmefällen, als **auslösende** Momente angesehen.

Mechanisch bedingt sind aber zweifellos die Fälle von **zu starker Retraktion des Uterus nach schneller Herabsetzung des Uterus-Innendrucks:** nach Blasensprung bei Hydramnion sowie nach Geburt des ersten Zwillings. Folge: rasche Verkleinerung der Plazentahaftstelle, wodurch es leicht zur Ablösung eines Teils der Plazenta bzw. der zum zweiten Zwilling gehörenden Plazenta kommen kann.

Prognose: Die VL ist stets ein sehr gefährliches Ereignis, wenn es sich um Ablösung eines größeren Bezirks ($^1/_3$ und mehr) handelt. Die Mutter kann an innerer Blutung zugrunde gehen, wenn nicht rasch Hilfe kommt. Das Kind ist in schweren Fällen so gut wie immer verloren. **Ursachen: a) Sauerstoffmangel** (schon eine **Ablösung von $^1/_4$ der Plazentahaftfläche tötet das Kind**). **b) Verblutung** (S. 483).

Die Gefahr für die Mutter ist bei vorzeitiger Plazentalösung groß, für das Kind ist sie in schweren Fällen unabwendbar. Die kindliche Mortalität beträgt 70—90%!

Häufigkeit: Schwere Fälle mit den klassischen Symptomen (s. u.) sind selten ($2^0/_{00}$—$5^0/_{00}$). Leichte Fälle und solche, die ganz symptomlos verlaufen, die man also überhaupt erst nach der Geburt der Plazenta erkennt (s. u.), kommen in etwa $\frac{1}{2}$—1% vor.

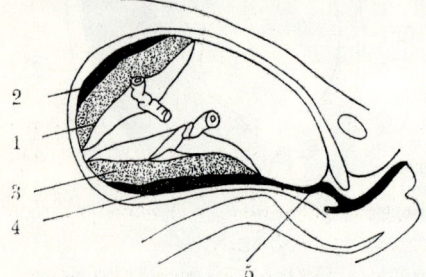

2

1

3

4

5

Abb. 394 b. Vorzeitige Lösung. Zentral abgelöste Plazenta (1) mit retroplazentarem Hämatom (2). Zentral und am Rande abgelöste Plazenta (3) mit retroplazentarem Hämatom (4) und Blutung nach außen (5)

Herkunft des Blutes: Die Blutung beginnt mit der Ablösung der Plazenta von ihrer Haftfläche. Das Blut stammt in der Hauptsache aus kleinen **mütterlichen** Gefäßen. In einem gewissen Prozentsatz findet man eine Beimengung **kindlichen** Blutes (S. 483). Je stärker die Blutung, um so größer ist die abgelöste Fläche.

Zwei mögliche Richtungen der Blutung:

1. Blutung nach innen: Das ausgeflossene Blut sammelt sich in dem Raum zwischen den abgelösten Bezirken der Plazenta und der Uterusinnenwand an. Bildung eines Blutergusses **hinter der Plazenta,** genauer zwischen Plazenta und Uterusinnenwand (Abb. 394 b$_2$) =

retroplazentares Hämatom.

Das ist der Fall, wenn die Ablösung mehr in der Mitte der Plazenta stattfindet.

2. Blutung nach innen und nach außen: Nur möglich, wenn nicht oder nicht nur zentrale Partien, sondern auch ein Teil des Plazentarandes abgelöst wurde. Das Blut bahnt sich einen Weg zwischen den Eihäuten und der Uterusinnenwand und fließt durch den Zervikalkanal und die Scheide nach außen (Abb. 394 b$_4$ und b$_5$). Blutungen nach außen kommen in etwa 80% der Fälle von VL vor, jedoch sind diese Blutungen meist nur gering.

> Bei der vorzeitigen Lösung ist die wahrnehmbare Blutung aus
> der Scheide niemals ein Maßstab für den gesamten Blutverlust.
> Die Blutung bei VL ist vor allem eine innere Blutung.

Typische Symptome eines schweren Falls von VL:

Die VL kann plötzlich ohne irgendein vorhergehendes klinisch faßbares
Zeichen auftreten. In etwa einem Drittel der Fälle gehen der VL die Zeichen
der Präeklampsie (S. 623) voraus.

1. Subjektive Symptome:

1. Allererstes Symptom ist sehr häufig der **Schmerz**. Die Patientinnen
   geben an, vor allen anderen Erscheinungen einen heftigen, ganz plötzlich
   auftretenden Schmerz im Unterleib verspürt zu haben. Der Schmerz wird
   oft als stichartig bezeichnet.
2. Anschließend werden die Patientinnen ziemlich schnell von einem **allgemeinen Unwohlsein**, verbunden mit Angstgefühl, Schwindel, Schwarzwerden vor den Augen, Atemnot, Ohnmacht, befallen. Manchmal wird
   auch über Völlegefühl und Spannung im Leib geklagt.
3. Die Schwangere fühlt oft keine **Kindsbewegungen** mehr.

2. Objektive Symptome bei schweren Fällen:

1. **Blutung.** Die Blutung aus der Scheide nach außen ist das am häufigsten
   gefundene Symptom[1]. Allerdings ist sie auch in den meisten schweren
   Fällen gering. Starke Blutungen nach außen sind bei VL überhaupt selten. In 20—30% der Fälle blutet die Frau gar nicht nach außen, sondern
   nur nach innen zwischen Uteruswand und Plazenta.
2. **Schock.** Auffallende **Blässe des Gesichts**, farblose Lippen, ausgeblutete
   Hände, schneller, leicht unterdrückbarer Puls, Blutdruckabfall. Besonders die oft beängstigend schnell auftretende und rasch zunehmende **Ge-
   sichtsblässe** weist schon von Anfang an auf die Schwere des Krankheitsbildes hin. Ursache ist sicher nicht nur die Anämie, es handelt sich vor
   allem um eine **Schockwirkung**. Sofort Schockbehandlung (S. 504), Hb bestimmen! **Blutgruppe** und **Rh-Faktor** sollten schon in der Schwangerenberatung bestimmt worden sein! Untersuchung auf Fibrinogenmangel
   (s. S. 502)!

> In den meisten schweren Fällen steht der geringe Blutverlust
> nach außen in einem krassen Gegensatz zu der hochgradigen
> **Blässe des Gesichts, die vor allem durch den Schock bedingt
> ist.**

---

[1] Lau, H., W. Sackreuther, H. G. Bach, W. Graeber u. R. Hundertmarck,
Gynaecologia 157 (1964), 143.

In rascher Folge stellen sich jetzt die weiteren Symptome ein:

3. **Der Uterus fühlt sich auffallend gespannt bis hart an** (l'utérus en bois, der „Holzuterus"), wie wenn er in einem Zustand der Dauerkontraktion wäre (auch wenn gar keine Wehen vorhanden sind). In Wirklichkeit ist die starke Spannung eine Folge des wachsenden Blutergusses zwischen Uteruswand und Plazenta.

4. **Der Uterus ist sehr druckempfindlich,** oft so stark, daß schon der Versuch, äußerlich zu untersuchen, aufgegeben werden muß. Manchmal ist schon leichte Berührung schmerzhaft. Ursache: Überdehnung des Perimetriums (Uterusserosa). Die Punkte 3 und 4 machen eine Verwechslung mit der **Uterusruptur** möglich.

5. **Die Kindsteile sind schlecht durchzuführlen.** In vorgeschrittenen Fällen ist es unmöglich, auch nur einen Teil des Kindes durchzutasten.

6. **Die Herztöne** sind entweder nur sehr leise und dabei stark beschleunigt oder verlangsamt oder — das ist bei schweren Fällen immer der Fall — überhaupt nicht mehr zu hören.

Alle diese Erscheinungen können völlig fehlen oder sind nur angedeutet vorhanden, wenn die Ablösung nur geringfügig ist. In solchen Fällen wird die VL erst nach Geburt der Nachgeburt erkannt: im Bereich der vorzeitig abgelösten Stelle ist die Plazenta napfförmig eingedellt. In der Delle stecken festhaftende, geronnene Blutklumpen. Diese leichten Fälle finden sich relativ häufig, schwere Fälle von VL sind selten.

> **Auch wer niemals eine schwere vorzeitige Lösung gesehen hat, muß sie erkennen, sofern er mit den klassischen Symptomen vertraut ist!**

Differentialdiagnose: Es gibt mittelschwere Fälle mit Blutungen nach außen, bei denen man an Blutungen aus anderer Ursache denken muß, in erster Linie an die **Placenta praevia** (bei Pl. pr. fehlt der Schmerz und die Spannung des Uterus), ferner auch an alle unter Placenta praevia (S. 487) angegebenen möglichen Blutungsursachen, sodann auch an die **Uterusruptur.**

Couvelaire-Syndrom (1911) = Apoplexia uteri

Bei schweren Fällen von VL kommt es nicht nur zur Bildung eines umgrenzten retroplazentaren Hämatoms, sondern gleichzeitig auch zu **Blutungen innerhalb der Muskelwand** des Uteruskörpers (= **Apoplexia uteroplacentaris**), die schwerste Veränderungen des Myometriums zur Folge haben. Es kommt zur Aufsplitterung der Muskelfasern und zur Degeneration von Muskelzellen. Die Blutung kann durch die Serosa hindurch in die freie Bauchhöhle dringen (Erscheinungen des **akuten Bauches**).

Das Corpus uteri zeigt beim Couvelaire-Syndrom im Bereich der Serosa eine charakteristische **dunkelblaurote** bis **schwärzliche Verfärbung,** die Couvelaire mit dem Aussehen eines stielgedrehten, hämorrhagisch infarzierten Ovarialkystoms verglich. Das Krankheitsbild geht mit einem **schweren Schockzustand** (mit Oligurie und Anurie) einher. Es wird heute angenommen, daß die Ursache dieses Syndroms eine

diffuse Gefäßwandschädigung mit einer (zunächst) lokal begrenzten (Uterus!) **Störung des Blutstillungsmechanismus** ist. Diese Störungen können aber auch über den Uterus hinaus die **übrigen Genitalorgane** erfassen (Blutungen in das lockere parametrane Beckenzellgewebe bis zum Nierenlager hinauf = **Apoplexia uteroparametrica**, uteropelvica). In ganz schweren Fällen können diese Gefäßwand- und Gerinnungsstörungen sogar **universell** auftreten, wobei es dann zu Blutungen in Schleimhäute, Leber, Nieren, Magen und andere Organe kommen kann.

Gerinnungsstörungen
(= Hämostasestörungen, Koagulopathien)
in der Geburtshilfe

Den Gerinnungsstörungen, die bei der VL und verschiedenen anderen Komplikationen in der Schwangerschaft und unter der Geburt vorkommen (S. 441), liegt das gleiche **zweiphasische** Geschehen zugrunde:

1. **Phase:** In der **terminalen Strombahn** (Gefäßstrecke: Arteriolen → Kapillaren → Venolen) kommt es zur **Gerinnselbildung:** Fibrinogen fällt zu Fibrin aus, wobei die korpuskulären Blutelemente in das Fasernetz des Fibrins eingeschlossen werden = Phase erhöhter Gerinnbarkeit, **disseminierte intravaskuläre Gerinnung** (DIG). Folge: Die kapilläre Durchströmung wird ungenügend, da die terminale Strombahn durch Gerinnsel mehr oder weniger verstopft ist. Diese Phase ist meist von kurzer Dauer. Wegen des Verbrauchs von Fibrinogen (→ Fibrin) und anderer Gerinnungsfaktoren bezeichnet man die 1. Phase auch als „**Verbrauchskoagulopathie**".

Die Verlegung der terminalen Strombahn bedeutet eine Störung bzw. die Aufhebung der Mikrozirkulation. Es kommt infolge Hypoxie und metabolischer Azidose zu funktionellen und schließlich zu anatomischen Gewebsschädigungen innerhalb zahlreicher innerer Organe (Niere, Leber, Lunge, Hirn, Milz u. a.) und bei längerer Dauer zu irreparablen Veränderungen (Gewebsnekrosen). In dieser Phase der Gerinnungsstörungen sind es also die **lebensbedrohenden Gewebsschädigungen innerer Organe** und nicht **Blutungen**, die das Krankheitsbild kennzeichnen. In schweren Fällen von VL können alle inneren Organe durch Hypoxie geschädigt sein. Klinisch steht die Nierenschädigung mit Oligurie-Anurie (akutes Nierenversagen → Schock) meist im Vordergrund.

Die allgemeine Folge der ungenügenden kapillären Durchströmung ist der **Schock.**

2. **Phase:** Phase der reparativen Gegenregulation = **Fibrinolytische Phase:** Der Organismus ist imstande, die Fibringerinnsel in der terminalen Strombahn durch gesteigerte fibrinolytische Aktivität wieder aufzulösen. Die verstopfte Gefäßstrecke Arteriolen → Kapillaren → Venolen wird wieder eröffnet, die Mikrozirkulation kommt wieder in Gang. Gewebsschäden können sich evtl. wieder zurückbilden. Dieser fibrinolytische Prozeß, der zunächst als Schutzmechanismus des Körpers aufzufassen ist, **kann über das Ziel hinausschießen**, so daß der größte Teil des vorhandenen Fibrins und auch des Fibrinogens zerstört wird. Der Fibrinogenspiegel sinkt mehr oder weniger hochgradig ab:

Fibrinolytisches Syndrom, Defibrinierungssyndrom. Durch den Mangel an Fibrinogen im zirkulierenden Blut der Mutter

= Hypo- bzw. Afibrinogenämie

kommt es dann infolge Ungerinnbarkeit des Blutes zu **pathologischen Blutungen** aus der Wundfläche des Uterus. Diese Blutungen sind nicht selten lebensbedrohlich.

Die Ursachen der Gerinnungsstörung bei der VL

sind nicht geklärt. Drei Möglichkeiten werden diskutiert (nach Kuhn und Graeff):

1. Infusion von „thromboplastischem Material" aus dem Cavum uteri in die mütterliche Zirkulation

Plazenta und Dezidua gehören zu den Geweben, die reich an gerinnungsaktiven Substanzen („Thromboplastin") sind. Bei der Ablösung der Plazenta von ihrer Haftstelle werden diese Substanzen frei und gelangen in die mütterliche Blutbahn, wo sie proteolytisch spaltend auf das Fibrinogenmolekül einwirken. Die entstehenden Fibrinmonomere (= Bausteine des Fibrins) fangen sich in der engen terminalen Strombahn.

2. Lokaler Verbrauch von Gerinnungsfaktoren im retroplazentaren Hämatom

Die Ungerinnbarkeit des mütterlichen Blutes wird dadurch erklärt, daß die Gerinnungsfaktoren im retroplazentaren Hämatom verbraucht werden. Die disseminierte intravaskuläre Gerinnung mit gesteigerter fibrinolytischer Aktivität wird durch diese Vorstellung nicht erklärt.

3. Die Gerinnungsstörung als Ursache des retroplazentaren Hämatoms

Es wird angenommen, daß die disseminierte intravaskuläre Gerinnung mit gesteigerter fibrinolytischer Aktivität der **primäre** Vorgang ist, der die vorzeitige Ablösung der Plazenta zur Folge hat.

Feststellung des Fibrinogenmangels

Es ist durchaus nicht so, daß es bei jeder VL zu einer Fibrinogenmangelblutung kommt. Bedrohliche Gerinnungsstörungen zeigen sich erst dann, wenn der **Fibrinogengehalt unter 100 mg%** absinkt. (Der Fibrinogengehalt des Blutplasmas beträgt in der Schwangerschaft 400—600 mg%).

Bei allen Patientinnen, die mit Verdacht auf VL eingeliefert werden, müssen daher **Gerinnungsbestimmungen** durchgeführt werden, um die Ungerinnbarkeit des Blutes so früh wie möglich zu erkennen. Genaue Laboratoriumsbestimmungen **dauern viel zu lange.** In der akuten Situation genügt der einfache **Clot observation test:** Einige Milliliter Blut (aus der Kubitalvene oder des aus der Scheide fließenden Blutes) in ein Reagenzglas bringen. Man beobachtet mit der Uhr, wann das Blut gerinnt (Normalzeit bei unbehandeltem Blut eines gesunden Menschen 6–15 min). Mit dem Test soll festgestellt werden

a) ob das Blut gerinnt oder nicht gerinnt. Gerinnt es nicht, so liegt eine **Afibrinogenämie** vor,

b) ob das Blut, nachdem es gerann, innerhalb etwa einer Stunde wieder aufgelöst wird. Ist dies der Fall, so liegt eine **gesteigerte fibrinolytische Aktivität** vor.

Eine andere gut geeignete **Schnellmethode** zum Nachweis von Fibrinogenmangelzuständen ist z. B. der **Hyland-FI-Test**[1]).

---

[1]) Der **Hyland-FI-Test** wird gebrauchsfertig geliefert von der Firma Travenol International GmbH., München 19, Nymphenburger Str. 156.

Der FI-Test ist genügend exakt und kann ám Bett der Patientin **innerhalb von 1—2 Minuten** ohne Hilfe einer Laborantin mit 1 Tropfen Fingerbeeren- oder Ohrläppchen-Blut ausgeführt werden. Normaler Fibrinogengehalt wird durch klare Flockungsreaktion (Agglutination) angezeigt. Bei bedrohlichen Situationen, also bei einem Fibrinogengehalt von 100 mg% und darunter, kommt **keine Agglutination** mehr zustande.

Behandlung der Vorzeitigen Lösung

Wie jeder Fall einer Blutung am Ende der Schwangerschaft und unter der Geburt, so gehört auch jede Blutung mit Verdacht auf VL in die **Klinik.**

I. Rein geburtshilfliche Behandlung

Ziel: Schnelle und zugleich schonende Entbindung. Geburtshilflich soll so vorgegangen werden, daß jeder Fall von VL möglichst innerhalb von 6 Stunden entbunden ist.

Dabei geht man davon aus, daß, je **länger** der Zustand dauert,

die **ablösende Fläche** sich **vergrößert,**
die **Blutung zunimmt,** die Frau in den **Schockzustand** kommt,
die **Hypofibrinogenämie** sich ausbildet oder sich verstärkt.

Die allererste und allerwichtigste geburtshilfliche Maßnahme ist die

Blasensprengung.

Sobald die Diagnose VL gestellt ist, wird zunächst einmal die Blase gesprengt, der Mm gedehnt und ein Oxytozin-Dauertropf (S. 191) angelegt. Evtl. Kopfschwartenzange oder Vakuumextraktor ansetzen.

Die vaginale Entbindung ist stets anzustreben!

Die Blasensprengung wird in jedem Fall
ohne Rücksicht auf den Kopfstand und
ohne Rücksicht auf die Mm-Größe
vorgenommen mit **zwei Ausnahmen,** das ist
1. die langausgezogene Zervix mit dem geschlossenen Mm und
2. der tetanisch kontrahierte Uterus = ,,Holzuterus".

Für die
Sektio
gibt es **vier Indikationen**

1. u. 2. Die beiden eben genannten Kontraindikationen für die Blasensprengung,
3., wenn nach Blasensprengung und Oxytozin-Dauertropf die Wehen im Verlauf von 2 Stunden nicht in Gang kommen, wenn also nicht erwartet werden kann, daß bei diesem Vorgehen die Zeitgrenze von 6 Stunden einzuhalten ist,
4., wenn das Kind lebt (selten) und die Hoffnung besteht, durch die Sektio das Kind lebend zu entwickeln, dann sollte die **Sektio sofort** ausgeführt werden.

Zur Sektio bei VL:

Die Sektio darf bei VL erst dann begonnen werden, wenn eine **genügend große Blutmenge greifbar** bereit steht und mit der **Transfusion begonnen** worden ist. Bei einer Frau mit VL, die im **Schock** ist, braucht man mit dem Beginn der Sektio nicht zu warten, bis die Frau aus dem Schock heraus ist, sondern mit der Sektio wird sofort dann begonnen, **wenn die Transfusion läuft**, gleichgültig ob die Frau im Schock ist oder nicht. Die VL ist in erster Linie eine **geburtshilfliche Blutung!** Deswegen kommt es als erstes darauf an, die **Blutung zu stillen** (bzw. Blut zuzuführen)!

Zur Frage der

Hysterektomie bei Vorzeitiger Lösung

Das Absetzen des Uterus bei der VL ist nur selten notwendig. Es gibt dafür

nur eine Indikation:

Das ist die schwere **Atonie** des Uterus.

Wenn der Uterus nach Geburt des Kindes atonisch ist und trotz Anwendung aller üblichen Mittel **atonisch bleibt,** dann muß er abgesetzt werden. Das gilt sowohl für die Entbindung durch Sektio also auch für die auf vaginalem Wege. Es sei besonders betont, daß die Verfärbung des Uterus beim **Couvelaire-Syndrom** (S. 500), auch wenn sie sehr ausgedehnt ist, durchaus noch keine Indikation zum Absetzen der Gebärmutter ist. Lediglich dann, wenn die Uterusmuskulatur von hineingepreßten Erythrozytenmassen so durchsetzt ist, daß sie sich nicht mehr kontrahieren kann, soll der Uterus abgesetzt werden.

Bei einem Fall von VL im Schockzustand steht die

II. Schockbehandlung

im Mittelpunkt der ganzen Behandlung. Die Erfahrung hat gelehrt, daß es zu den schweren Fällen von Gerinnungsstörung besonders dann kommt, wenn man die Schockbehandlung nicht energisch genug betreibt.

Leitsatz: Gebt dem Kreislauf Blut und dem Blut Sauerstoff, so früh wie möglich, so **schnell** wie möglich und **reichlich!**

Vorgehen:

Als erstes schnell Blut abnehmen zur **Blutgruppenbestimmung** und **Kreuzprobe.** Macht man diese Entnahme erst dann, wenn man schon Plasmaexpander gegeben hat, so ist diese Bestimmung wesentlich schwieriger! Das gilt allerdings nicht für Haemaccel. — Danach sofort **Dauertropf** und Venenkatheter (S. 631) anlegen.

Drei Haupt-Programmpunkte:

1. **Reichliche Mengen an Flüssigkeit.** Das Allerwichtigste bei der Schockbehandlung der VL ist der möglichst rasche Volumenersatz = **schnelle Auffüllung des Kreislaufs.** Zunächst 0 rh—negatives Blut[1]) oder Plasma-

---

[1]) Diese Konserve muß als **Universalspenderblut** gekennzeichnet sein, d. h. sie darf nur niedrige Anti-A und Anti-B-Titer und keine Hämolysine enthalten.

expander (Rheomacrodex, Haemaccel) in die Vene einlaufen lassen, und zwar so lange, bis genügend blutgruppengleiches, gekreuztes Blut bereit steht: Dann sofort **Bluttransfusion** mit diesem Blut. Es soll aber nicht nur das verlorengegangene Blut ersetzt werden, sondern das Blut soll im Überschuß gegeben werden! — Außerdem kann man auch noch Mittel zur Gefäßerweiterung (0,6—1,5 mg Hydergin) geben (vor allem zur besseren Durchblutung von Leber und Niere!).

Es soll möglichst nur **Frischblut** transfundiert werden, weil es **intakte Thrombozyten** enthält! Konservenblut soll nicht älter als eine Woche sein.

2. **Reichliche Mengen Antibiotika**, da alle Schockpatienten — auch die nicht fiebernden — infektionsgefährdet sind! (Einschwemmung von Keimen aus dem Darm in die Blutbahn).

3. **Reichlich Sauerstoff** gehört unbedingt zu jeder Schockbehandlung.

Mit **Kortikoiden** ist man heute bei der Schockbehandlung sehr zurückhaltend. Sie werden nur bei schweren Schockzuständen gegeben und erst dann, wenn man mit den oben genannten Maßnahmen nicht zum Ziel kommt. Die hormonale Auskoppelung des Schocks ist gewissermaßen der letzte Versuch, wenn alles andere nicht zum Ziel führt. Besonders zu empfehlen ist dann **Aldosteron.**

Weitere Maßnahmen
Über das Vorgehen bei
Störung der **Nierenfunktion**
(drohende Niereninsuffizienz)   s. S. 639, 640
Störung des **Säure-Basen-Haushalts**
Ventilationsstörungen

Kein Megaphen, weil es die peripheren Gefäße erweitert und den Blutdruck erniedrigt.

Für die **Dosierung** aller Maßnahmen ist allein ihre Wirkung ausschlaggebend: Ansteigen des Blutdrucks, Absinken der Pulsfrequenz, rosige Peripherie, Warmwerden des Gesichts. Entscheidend wichtig ist die **Harnmenge!** Daher Dauerkatheter einlegen!

Der **Schock** darf erst dann als **bekämpft** gelten, wenn **mindestens 30—40 ml Harn in der Stunde** gemessen werden!

III. Behandlung der Gerinnungsstörung

Bei den auf Gerinnungsstörung beruhenden Blutungen in der Geburtshilfe gelingt die Aufhebung der Gerinnungsstörung und damit die Stillung der Blutung am sichersten, wenn man von der **Fibrinolyse als Ursache des Fibrinogenmangels** ausgeht (S. 501).

1. Ersatz des zerstörten Fibrinogens

Die Zuführung von

3-6(-10) g Humanfibrinogen (Behring) als i.v. Infusion

ist nach heutiger Auffassung unbedingt notwendig. Human-Fibrinogen sollte heute in jeder geburtshilflichen Abteilung bereitgehalten werden.

Die Fibrinogen-Trockenampullen bedürfen einer Lösungszeit in physiologischer Kochsalzlösung von etwa 15 Minuten. Die Auflösung kann man beschleunigen, indem man die Trockenampullen in ein Wasserbad von 37° stellt. Fibrinogen läßt man schnell einlaufen.

2. Hemmung der Fibrinolyse

Trasylol, ein Proteinasen-Inhibitor (Bayer) **oder**
AMCHA (Aminomethylcyclohexancarbonsäure).

Präparate: **Anvitoff** (Knoll), **Ugurol** (Bayer). Die genannten Präparate stoppen die Fibrino- und Fibrinogenolyse und stillen dadurch die bedrohliche Blutung.

Während in der einen Armvene die Transfusion läuft, gibt man in den anderen Arm zunächst eine Injektion von

200 000 E. Trasylol i.v.,

um schnell einen möglichst hohen Initialspiegel zu erreichen. Anschließend an die Injektion folgt eine genügend hoch dosierte **Dauertropf-Infusion von Trasylol:** 100 000 E/Stunde übei mehrere Stunden, bis die Blutung sicher steht.

AMCHA-Präparate kann man zusätzlich zu Trasylol injizieren. Von **Anvitoff** bzw. **Ugurol** gibt man mehrmals am Tage i.v. Injektionen von 500 mg.

Kommt es bei einem Fall von VL zu starker Blutung und erlauben die Umstände keine Fibrinogenbestimmung und auch nicht (wie oft) den exakten Nachweis einer pathologischen fibrinolytischen Aktivität, so soll man das Programm **ohne Bestimmungen** ablaufen lassen. Starke Blutungen bei VL beruhen meist auf einer Fibrinolyse.

Da eine Hämostasestörung jederzeit plötzlich auftreten kann, müssen die folgenden Medikamente in genügender Menge in jedem **Kreißsaal griffbereit** stehen:

Trasylol: mindestens 10 Amp. zu je 100 000 E
AMCHA: mindestens 5 g
Humanfibrinogen: 10 g

Nachgeburtszeit

Genau wie bei der Placenta praevia ist auch bei der VL der Nachgeburtszeit größte Beachtung zu schenken.

3 Sofortmaßnahmen nach Geburt des Kindes
1. Manuelle Lösung der Plazenta
2. 1 ml Methergin i. v.
3. Feste Tamponade der Scheide für 24 Stunden.

506

Immer im Auge behalten: Die Entbundene ist bei VL noch mehrere Stunden nach Ausstoßung der Nachgeburt in Gefahr. Nicht eher weggehen, als bis man davon überzeugt ist, daß die Blutung endgültig steht!

Kombinierte = Innere Wendung aus Kopflage

= Wendung aus Kopflage mit inneren und äußeren Handgriffen

Definition: Drehung des Kindes durch äußere und innere Handgriffe zur Umwandlung einer Kopflage in die andere Art der Längslage, die Beckenendlage.

Indikation: Die kombinierte oder innere Wendung aus Kopflage ist indiziert, wenn die Geburt beendet werden muß, die Vorbedingungen für die Zangenoperation noch nicht erfüllt sind und eine Schnittentbindung aus irgendeinem Grunde (z. B. nicht erfüllte Vorbedingungen) nicht in Frage kommt.

Für jede kombinierte Wendung wurde schon oben ein wichtiger Grundsatz aufgestellt: **Das gewendete Kind hat nur dann gute Lebensaussichten, wenn es anschließend sogleich — nach einer Pause — extrahiert werden kann. Das ist aber nur möglich, wenn man mit der Wendung bis zur vollständigen Eröffnung des Muttermundes wartet.**

Man wartet also mit der Ausführung der Wendung möglichst so lange, bis der Mm vollständig ist. Ist das nicht möglich (schlechte HT), so kann man evtl. mit Inzisionen des Mm zum Ziel kommen. Das wird bei Mehrgebärenden, bei denen der Mm schon etwa handtellergroß ist, nicht besonders schwierig sein. Bei Erstgebärenden ist die Wendung und Extraktion wegen der unvorbereiteten Weichteile stets eine sehr schwere Operation, die der Erfahrene möglichst zu umgehen versucht.

Bezüglich der an die Wendung anzuschließenden Extraktion gibt es eine sehr wichtige **Ausnahme:**

> **Im Anschluß an die Wendung bei Placenta praevia darf niemals extrahiert werden, auch dann auf keinen Fall, wenn der Mm vollständig ist! Siehe hierzu S. 496b.**

Sogar bei Spontanausstoßung kommen bei Placenta praevia Zervixrisse vor. Deswegen empfiehlt es sich, nach Ausstoßung des Kindes stets den **Mm mit großen Spiegeln einzustellen.**

Vorbedingungen:

1. Der Mm muß mindestens für 2 Finger durchgängig sein.

Je größer der Mm, um so leichter die Wendung. Bei vollständigem Mm — aber auch nur dann — kann das Kind anschließend an die Wendung extrahiert werden. Ist der Mm nur für 2 Finger durchgängig, so wird die Wendung als **Zweifingerwendung** nach **Braxton Hicks** ausgeführt (S. 511).

2. Der Kopf muß beweglich über BE oder

beweglich im BE oder

jedenfalls noch so hoch stehen, daß man ihn in tiefer Narkose noch beweglich machen, d. h. ihn

aus dem kleinen Becken hinausschieben kann.

3. Das Kind muß drehfähig sein.

4. Das Becken darf nicht zu eng sein,

das heißt, es darf zwischen dem Kind und dem Becken kein solches Mißverhältnis bestehen, daß sich nach der Wendung die Extraktion des Kindes als nicht möglich erweist.

Unterste Grenze bei normal großem Kopf und engem Becken: **Vera = 8 cm.**

5. Das Kind muß leben.

Im Gegensatz zur Querlage (s.S.395) darf die Wendung bei Kopflage nur bei lebendem Kind ausgeführt werden. Bei **abgestorbenem** Kind wird der Schädel **perforiert,** weil die Perforation für die Mutter weitaus schonender ist als die Wendung aus Kopflage. Eine Ausnahme: Wendung bei Placenta praevia, die als lebensrettender Eingriff auch bei totem Kind ausgeführt werden muß. Die

Ausführung der kombinierten = inneren Wendung bei Kopflage

ist ganz ähnlich wie die kombinierte = innere Wendung aus Querlage (S. 394), nur daß das Kind hier nicht um 90°, sondern um 180° gedreht werden muß, weshalb die Wendung aus Kopflage wesentlich schwieriger ist.

Tiefe Narkose zur Ausschaltung der Bauchpresse!

Wahl der inneren Hand: Man geht stets mit der Hand ein, mit der man am bequemsten an die Füße herankommt:

> **Man führt stets die Hand in den Uterus ein, die den Füßen (also der Bauchseite) des Kindes entspricht,**

das heißt also:

bei **I.** oder **linker** Kopflage   die **linke** Hand (Abb. 395a),
bei **II.** oder **rechter** Kopflage   die **rechte** Hand (Abb. 395b).

Wahl des Fußes, auf den gewendet wird:

> **Bei Kopflage wendet man stets auf den vorderen Fuß oder auf beide Füße.**

Man wendet deswegen auf den **vorderen** Fuß, 1. weil die anschließend auszuführende Extraktion am vorliegenden **vorderen** Fuß technisch leichter ist,

2. weil der (stets tiefer stehende) vordere Fuß leichter zu erreichen ist, **3.** weil dadurch der Rücken nach vorn kommt und so die Möglichkeit des Anstemmens der vorderen Hüfte gegen die Symphyse wie auch das Verhaken des Kinns hinter der Symphyse verhindert wird.

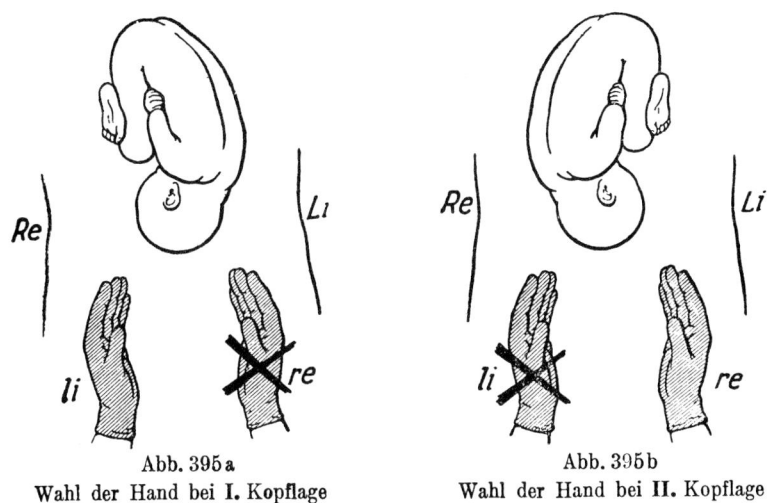

Abb. 395 a	Abb. 395 b
Wahl der Hand bei I. Kopflage	Wahl der Hand bei II. Kopflage

Es faßt also

bei **I.** Kopflage die **linke** Hand den **rechten** Fuß (Abb. 395 a),
bei **II.** Kopflage die **rechte** Hand den **linken** Fuß (Abb. 395 b).

Die Wendung wird ausgeführt in drei Tempi:

Tempo I = Beide Hände am Kopfende! (Abb. 396).

Äußere und innere Hand drängen den Kopf vom BE weg, so daß die innere Hand ganz in den Uterus eingeführt werden kann. Der Kopf wird auf eine Beckenschaufel gedrängt, und zwar auf diejenige, die dem Rücken des Kindes entspricht. Merke allgemein:

> **Jede Wendung ist mit
> ganz langsamen und ruhigen Bewegungen
> auszuführen!**

Dabei ist die Uteruswand möglichst wenig zu berühren! Grund: Gefahr der Auslösung von Wehen oder Ausbildung eines inneren Schnürringes (vgl. S. 399).

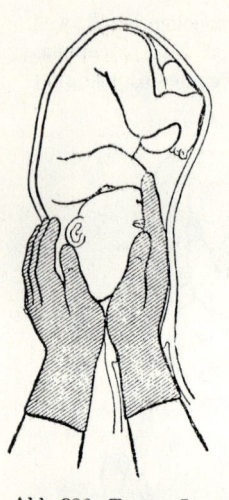 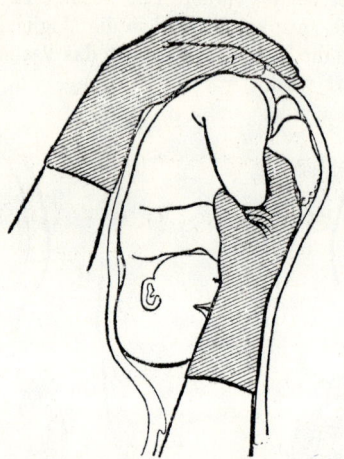 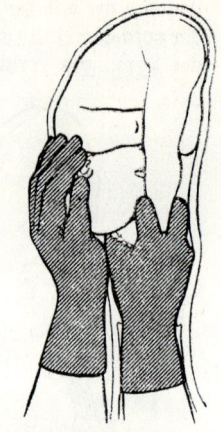

Abb. 396. Tempo I =
Beide Hände am
Kopfende

Abb. 397. Tempo II =
Beide Hände am
Steiß[1])

Abb. 398. Tempo III =
Äußere Hand am Kopf!
Innere Hand am Fuß!

Tempo II = Beide Hände am Steiß! (Abb. 397).

Die äußere Hand drückt den Steiß kräftig zum BE hin, der inneren Hand
entgegen. Die innere Hand hält sich stets am Kind, sie tastet sich an der vorderen Rumpfkante entlang zum Steiß und von da am vorderen Oberschenkel
herunter bis zum vorderen Fuß. Befolgt man diesen Rat, so wird man immer
sicher zum Ziel, nämlich zum vorderen Fuß kommen. Fassen des vorderen Fußes.

**‖‖ Vorsicht: Nicht eine Hand fassen! Genau abtasten, ob man Hand
oder Fuß gefaßt hat!** Wiederhole die **Merkmale auf S. 401/402!**

Cave Verwechslung von **Knie und Ellenbogen.** Knie: rund, mit beweglicher
Patella; Ellenbogen: spitz. Viel sicherer ist die Orientierung am Fuß bzw. an
der Hand.

Tempo III = Äußere Hand am Kopf! — Innere Hand am Fuß! (Abb. 398).

Nach diesen vorbereitenden Handgriffen kann nun die eigentliche Wendung
des Kindes ausgeführt werden.

Stets mit der äußeren Hand beginnen: sie stemmt sich von außen durch die
Bauchdecken hindurch gegen den Kopf und drängt ihn langsam von der Beckenschaufel weg funduswärts. Das muß gelingen! Erst wenn man fühlt, daß der

---

[1]) In der Abbildung hat die innere Hand schon das vordere Bein gefaßt.

Kopf dem Druck von außen langsam folgt, wird jetzt — **und niemals früher** — mit der inneren Hand am gefaßten Fuß gezogen und der Fuß herausgeleitet.

Die Wendung ist noch nicht beendet, wenn das Knie in der Vulva sichtbar ist, sondern erst dann, wenn man auch den Kopf im Fundus fühlt, oder, wie man auch sagen kann:

> Die Wendung ist beendet, wenn das Knie in der Vulva erscheint und darin bleibt.

Bleibt das Knie nicht in der Vulva, sondern zieht es sich wieder zurück, dann ist auch der Kopf noch nicht richtig im Fundus angekommen. Um ihn vollständig dahin zu bringen, werden dieselben beiden Hilfsmittel wie bei der kombinierten = inneren Wendung aus Querlage (s. S. 405) angewandt:

1. **Herabholen des zweiten Fußes,**
2. **Gedoppelter Handgriff der Justine Siegemundin.**

Wendet man auf den vorderen Fuß, so wird dadurch hergestellt

aus der I. Kopflage   eine II. unvollkommene Fußlage,
aus der II. Kopflage   eine I. unvollkommene Fußlage,

in beiden Fällen mit vorliegendem vorderem Fuß.

Zweifingerwendung nach Braxton Hicks

(= Wendung bei noch nicht vollständig erweitertem Mm = Vorzeitige Wendung)

Definition: Technische Unterart der „kombinierten = inneren Wendung aus Querlage" (S. 394) sowie der „kombinierten oder inneren Wendung aus Kopflage" (S. 506) für den Fall, daß der Mm **nicht für die ganze Hand** durchgängig ist; dadurch unterscheidend gekennzeichnet, daß hier nicht mit der ganzen Hand, sondern nur mit 2 Fingern im Inneren des Uterus gearbeitet wird.

Je größer der Mm, um so leichter geht die Wendung bzw. das Herunterholen eines Fußes. Ist der Mm nur für einen Finger durchgängig, so kann man trotzdem die „Zweifinger"-Wendung ausführen, indem man zuerst mit einem Finger eingeht, die Öffnung langsam weitet und den zweiten Finger vorsichtig nachschiebt. Alter Grundsatz: Ein für einen Finger durchgängiger Mm kann stets auch für den zweiten Finger durchgängig gemacht werden. Hat man zwei Finger im Uterus, dann muß es auch gelingen, an einen Fuß heranzukommen.

Indikationen:

1. **Bei Kopflagen:** Hier kommen alle Indikationen der kombinierten oder inneren Wendung bei Kopflage (S. 507) in Frage, bei denen man nicht bis zur vollständigen Eröffnung des Mm warten kann. Vgl. **Placenta praevia, S. 496 b.**

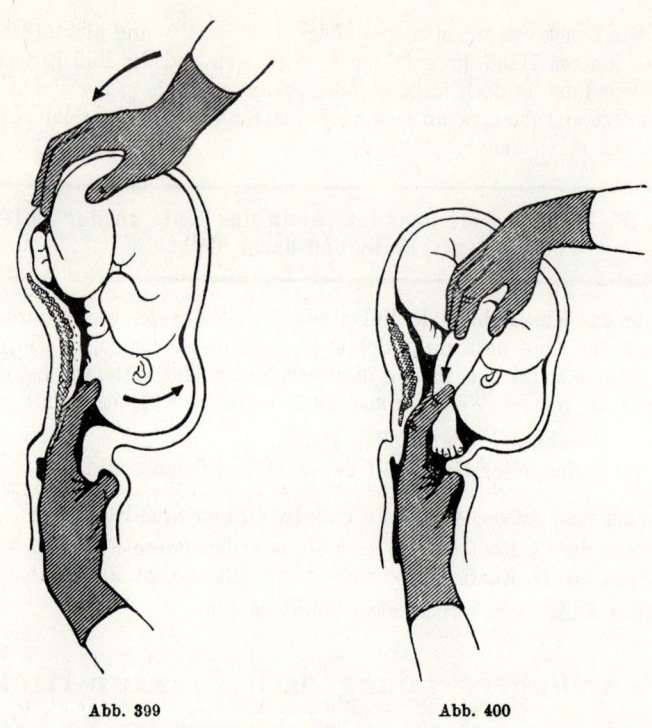

Abb. 399   Abb. 400

Abb. 399 u. 400. Zweifingerwendung nach Braxton Hicks bei Kopflage

2. Bei Querlagen: Diejenigen Querlagen, die ausnahmsweise bei nicht vollständigem Mm gewendet werden müssen (vgl. Anweisung auf S. 383)

Ausführung: In die Scheide mit der ganzen Hand, in den Uterus nur mit **Zeige- und Mittelfinger** eingehen. **Viel wichtiger als die beiden innen arbeitenden Finger ist hier die äußere Hand:** Sie drückt den Uterus zunächst kräftig beckenwärts, sonst können die inneren Finger überhaupt nicht an einen Fuß herankommen (Abb. 399). Den von den inneren Fingern gefaßten kleinen Teil genau abtasten: Verwechslung von Fuß mit Hand wäre hier besonders unangenehm (vgl. S. 402). — **Die eigentliche Wendung wird bei der Zweifingerwendung von der äußeren Hand praktisch allein ausgeführt.** Die inneren Finger haben ihre Aufgabe zunächst erfüllt, wenn sie einen Fuß gefaßt haben und ihn festhalten (Abb. 400). Die äußere Hand drängt nun den Kopf langsam funduswärts und führt damit die Wendung aus. Die inneren Finger, die den Fuß zunächst nur etwas angezogen hielten, leiten ihn jetzt vorsichtig heraus. **Niemals extrahieren!** Anschlingen des Fußes und Belastung (1—2 Pfund).

Verstärkte Blutungen in der Nachgeburtsperiode

Definition: Verstärkte Nachgeburtsblutung = jede während der Nachgeburtsperiode sowie 2—4 Stunden nach der Geburt auftretende Blutung über 500 ml. Der physiologische = normale Blutverlust in der Nachgeburtsperiode beträgt 200—300, höchstens 500 ml.

Ursache: Entweder

1. **Verstärkte Blutung aus der Haftstelle der Plazenta,** d. h. aus den großen, klaffenden uteroplazentaren Gefäßen der Haftstelle bei unvollständiger oder nach vollständiger Lösung der Plazenta = Nachgeburtsblutung im engeren Sinne.
2. **Rißblutung** (evtl. zugleich mit atonischer Blutung) s. S. 535, oder
3. **Blutung infolge Gerinnungsstörung** = **Hypo-** oder **Afibrinogenämie,** s. S. 532.

Wird man zu einer Nachgeburtsblutung gerufen, so ist die **erste und allerwichtigste Frage** die: **Blutet es, weil hier ein Riß,** damit ist in erster Linie ein Zervixriß gemeint, **oder weil eine verstärkte Blutung aus der Haftstelle,** meist eine **Atonie vorliegt?** Ist ein **Riß ausgeschlossen** (s. Differentialdiagnose), so ist die **zweitwichtigste Frage:** Ist die **Plazenta noch im Uterus oder ist sie bereits geboren?** Stets ist aber auch daran zu denken, daß eine **Afibrinogenämie** (S. 532) vorliegen kann. Je nach dem angetroffenen Zustand ist die Behandlung verschieden.

Differentialdiagnose zwischen verstärkter Blutung aus der Plazentahaftstelle (häufig!) und Rißblutung (selten!):

Verstärkte Blutung aus der Plazentahaftstelle bei unvollständiger oder nach vollständiger Lösung der Plazenta	**Rißblutung** = Blutung aus verletzten Weichteilen (**Zervix-,** Klitoris- und Labienriß, seltener Episiotomiewunde oder isolierter Scheidenriß, ganz selten blutender Dammriß)
1. Uterus **schlaff, weich, groß, oft** abnorm groß und hochstehend;	1. Uterus **hart, fest kontrahiert, klein;**
2. Die Blutung aus der Scheide setzt erst **einige Minuten nach der Geburt** des Kindes ein, da zunächst die Uterushöhle mehr oder weniger voll läuft. Erst danach beginnt es nach außen aus der Scheide zu bluten, und zwar fließt das Blut	2. Die Blutung aus der Scheide setzt **sofort** nach Geburt des Kindes ein: Es blutet kontinuierlich (nicht „im Schwall") aus der Scheide! Spekulumeinstellung: Riß suchen (s. unten und S. 535)!

nicht kontinuierlich, sondern wird
schubweise im „Schwall" aus der
Scheide ausgestoßen.

3. Ist der Uterus schlaff,

so wird er nach Massage oder nach
Wehenmitteln **nicht** oder **nur langsam hart.** In diesem Falle liegt mit
Sicherheit eine atonische Blutung aus
der Haftstelle der Plazenta vor,
wobei aber das gleichzeitige Bestehen
einer Rißblutung möglich ist.

so wird er nach Massage oder nach
Wehenmitteln **sofort hart,** während
die Blutung **nicht** aufhört.

Eine **Rißblutung** muß unter allen Umständen mit Sicherheit ausgeschlossen
werden. In jedem Verdachtsfalle genaue Kontrolle des Mm (S. 535).

Nicht selten blutet es aus der Plazentastelle **und** aus einem Riß!

Jede Blutung über 500 ml ($=^1/_2$ Liter) ist bedrohlich!
Bei Blutverlust **über 500 ml** ist **sofortige Bluttransfusion**
erforderlich! **Jede Blutung über 1000 ml ($=$ 1 Liter) bedeutet**
Lebensgefahr!

Diese Zahlen geben aber nur ganz grobe Anhaltspunkte. Blutverluste werden individuell sehr verschieden vertragen. Es gibt
Frauen, die bei einem Verlust von nicht einmal 1000 ml fast schon

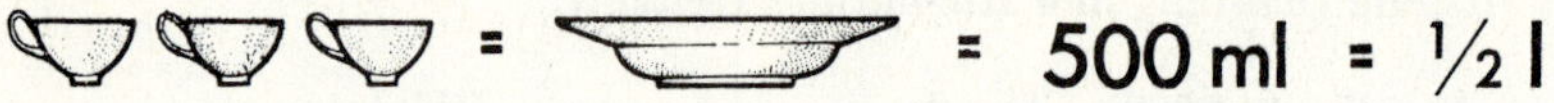

Abb. 401. Drei große Kaffeetassen = 1 tiefer Suppenteller = 500 ml = ½ Liter.

ad exitum kommen und andere, die weit über 1000 ml verlieren
und nur geringe Erscheinungen zeigen. Außerdem ist nicht nur die
absolute Menge, sondern auch das Tempo (Lüttge) der Blutung von Bedeutung.

Unter verstärkten Nachgeburtsblutungen **im engeren Sinne** verstehen wir
verstärkte Blutungen aus der Plazentahaftstelle im Gegensatz zu den Rißblutungen. In diesem Kapitel sprechen wir nur von den verstärkten Nachgeburtsblutungen im engeren Sinne. Die Rißblutungen sind auf S. 535 besprochen.

**Verstärkte Blutungen in der Plazentarperiode vor oder nach Aus-
stoßung der Plazenta stellen heute die häufigste mütterliche Todesursache dar.** Sie sind mit Recht von allen Geburtshelfern gefürchtet. Ein
höchst bedeutsamer Fortschritt in der Bekämpfung der verstärkten Nachgeburtsblutungen ist die Einführung der medikamentösen Prophylaxe.

Medikamentöse
Prophylaxe in der Nachgeburtsperiode

Darunter versteht man folgendes: In dem Augenblick, in dem der vorangehende Kopf durchschneidet oder die Schultern durchtreten bzw. der nachfolgende Kopf bei der Beckenendlage durchschneidet, wird ein Kontraktionsmittel, z. B. $^1/_2$—1 ml Methergin, intravenös gespritzt.

Ergebnis: Geringerer Blutverlust,

> fest kontrahierter Uterus für mehrere Stunden,
> schnellerer Ablauf der Nachgeburtsperiode.

Dabei unterscheidet man eine generelle und eine gezielte Prophylaxe.

Generelle Prophylaxe: Prophylaktische Verabreichung von Wehenmitteln ausnahmslos bei **jeder** Geburt.

Gezielte Prophylaxe: Prophylaktische Verabreichung von Wehenmitteln nur beim Vorliegen bestimmter **Indikationen.**

Die Meinungen über die generelle Prophylaxe sind nicht einheitlich, sie wird von vielen als unphysiologisch abgelehnt. Die gezielte Prophylaxe wird auch von den Gegnern der generellen Prophylaxe allgemein anerkannt und hat sich hervorragend bewährt.

Die **gezielte** prophylaktische Verabreichung von Wehenmitteln beim Durchschneiden des Kopfes ist immer dann angezeigt, wenn auf Grund der **Anamnese, des Befundes oder des Geburtsverlaufes mit einer atonischen Blutung in der Nachgeburtsperiode zu rechnen ist.** Eine Reihe wichtiger Beispiele ist in der folgenden Übersicht zusammengestellt.

Indikationen für die gezielte Prophylaxe in der Nachgeburtsperiode

I. Indikationen auf Grund der Anamnese:

Verstärkte Lösungsblutungen oder atonische Nachblutungen bei früheren Geburten

Vielgebärende

schnell aufeinanderfolgende Geburten

Übertragungen

vorausgegangene Sektio

gehäufte Aborte.

> Schwangere mit schweren
> **Nachgeburtsblutungen**
> in der Anamnese dürfen
> nur in der
> **Klinik**
> entbunden werden!

II. Indikationen auf Grund des Befundes und des Geburtsverlaufes:

der **zu schnell entleerte** Uterus: nach operativen Entbindungen, insbesondere nach Sektio, Zange und Wendungen mit Extraktionen; ferner auch nach Vakuumextraktion;

der **überdehnte** Uterus: Bei Zwillingen, Hydramnion, ganz besonders bei großen und schweren Kindern;

der **übermüdete** Uterus: Nach Verabreichung von zuviel Wehenmitteln, nach Überwindung eines Mißverhältnisses zwischen Kopf und Becken, nach langdauernder Geburt;

der **erschlaffte** Uterus: Nach langdauernden Narkosen, nach zu reichlich und zu kurz vor Beginn der Nachgeburtsperiode verabfolgten spasmolytischen Mitteln;

der **wehenschwache** Uterus: Nach primärer oder sekundärer Wehenschwäche, nach jeder Oxytozin-Dauertropfinfusion;

der **geschwulstig** veränderte Uterus: Bei Uterus myomatosus, Endometriose der Gebärmutter;

der **mißgebildete** Uterus: Uterus arcuatus, septus usw.

Die bei der **medikamentösen Prophylaxe** in der Nachgeburtsperiode verwendeten

Wehenmittel und ihre Applikationsart

1. **Methergin:** $^1/_2$—1 ml = 0,1—0,2 mg Methergin **intravenös.**
2. **Oxytozin:** Syntocinon oder Orasthin in Form der **intravenösen Dauertropfinfusion,** wenn dieser bereits unter der Geburt lief (s. unten).
3. **Methergin + Oxytozin** in geeigneter Kombination (z. B. Syntometrin) als **intramuskuläre** Injektion (S. 517).

zu 2) Medikamentöse Prophylaxe in der Nachgeburtsperiode mit der intravenösen

Oxytozin-Dauertropfinfusion

Wenn eine Oxytozin-Dauertropfinfusion unter der Geburt erforderlich war, dann wird dieser Dauertropf auch zur gezielten Prophylaxe in der Nachgeburtsperiode benutzt: Man braucht nur in dem Augenblick, in dem das Kind geboren ist, den Hahn des Dauertropfes aufzudrehen und etwa die 3fache der bisherigen Dosis zu geben, also etwa 50—60 Tropfen/Minute, und den Tropf so lange laufen zu lassen, bis die ganze Nachgeburtsperiode abgeschlossen ist, d. h. bis die Plazenta gelöst, ausgestoßen und für vollständig erklärt ist.

In jedem Falle, in dem eine **Oxytozin-Dauertropfinfusion** läuft, muß der Tropf **nach Geburt des Kindes** so lange **weiter laufen, bis auch die Nachgeburtsperiode vollständig abgeschlossen ist**

Es empfiehlt sich aber, die Kanüle des Wehentropfes auch noch über die Zeit der Nachgeburtsperiode hinaus liegen zu lassen, und zwar aus verschiedenen Gründen: Setzt z. B. nach vollständiger Ausstoßung der Plazenta plötzlich eine **starke atonische Nachblutung** ein, dann ist es sehr wichtig, sofort einen Zugang zum Kreislauf zu haben! Wie lange wird da manchmal gesucht, bis eine Vene gefunden ist, vor allem bei einem **Venenkollaps. Liegt aber die Kanüle schon in der Vene, dann spart man kostbare**

Minuten! Man kann sofort das notwendige Methergin (0,2 mg = 1 ml) intravenös injizieren, vorausgesetzt, daß die Nachgeburt vollständig war.

Weiterer Vorteil: Ist die Plazenta nicht vollständig und eine Nachtastung erforderlich, oder ist ein Dammriß zu nähen, so kann man das Narkotikum sofort durch die in der Vene liegende Kanüle injizieren.

zu 3) Medikamentöse Prophylaxe in der Nachgeburtsperiode durch

intramuskuläre Injektion von Syntometrin

Um die medikamentöse Prophylaxe in der Nachgeburtsperiode auch **intramuskulär** mit etwa dem gleichen Effekt wie bei der intravenösen Verabfolgung eines Wehenmittels zu erreichen, gibt man **Syntometrin.** Es enthält in 1 Ampulle (= 1 ml) 5 VE Syntocinon und 0,5 mg Methergin. Durch diese Kombination ist es möglich, auch bei **intramuskulärer** Injektion

einen **raschen** Wirkungseintritt (etwa $2^1/_2$ Minuten) und
eine **lange** Wirkungsdauer (mehrere Stunden)

zu erzielen. In kleineren Kliniken und in der Hauspraxis, in denen leider nicht immer ein Arzt zur Verfügung steht, um zum richtigen Zeitpunkt eine intravenöse Injektion zu machen, kann die Hebamme angewiesen werden, beim Durchschneiden des Kopfes, bei Entwicklung der Schultern oder unmittelbar nach Ausstoßen der Plazenta 1 ml Syntometrin i.m. zu injizieren.

> **Die Mehrzahl der lebensbedrohlichen Blutungen in der Nachgeburtsperiode wird vermieden, wenn man bei den oben angegebenen Indikationen eine gezielte Prophylaxe betreibt!**

Bei den

verstärkten Nachgeburtsblutungen

im engeren Sinne

= verstärkten Blutungen aus der Plazentahaftstelle

unterscheiden wir

I. Verstärkte Nachgeburtsblutungen **vor** Ausstoßung der Plazenta
II. Nachgeburtsblutungen **nach** Ausstoßung der Plazenta (S. 525)

I. Verstärkte Nachgeburtsblutungen **vor** Ausstoßung der Plazenta

= Verstärkte Lösungsblutungen

Wird die Plazenta aus irgendeinem Grunde nur zu einem Teil = **partiell** von ihrer Haftfläche abgelöst, so kommt es meist zu verstärkten Lösungsblutungen. Es blutet aus dem Teil der Haftfläche, von dem die Plazenta abgelöst wurde. Die

Ursachen für das Ausbleiben der Plazentalösung

sind entweder **funktionell** oder **pathologisch-anatomisch**, d. h. durch einen pathologischen Bau der Haftstelle bedingt.

A. Funktionelle Ursachen

1. **Hauptursache**: Es besteht eine mangelhafte Kontraktionsfähigkeit der Uterusmuskulatur = **Atonie** des Uterus. Daher kann man die verstärkten Lösungsblutungen auch als

Atonische Blutungen vor Ausstoßung der Plazenta

bezeichnen. Die aus **funktionellen** Gründen sich nicht lösende Plazenta wird als **Placenta adhaerens (Abb. 402)** bezeichnet.

2. **Die Plazenta bietet a) nach Sitz, b) nach Form und c) nach Größe keine ausreichende Angriffsfläche für die Nachgeburtswehen:**
zu a) „**Tubeneckenplazenta**" (Abb. 402). Die Plazenta sitzt in einer Tubenecke und ist daher den Nachgeburtswehen nicht genügend zugänglich.
zu b) z. B. die ganz niedrige und flache **Placenta membranacea** und die Plazenta, bei der die mittleren Partien verödet sind: **Placenta anularis** (Ring- oder Gürtelplazenta).
zu c) abnorm **kleine** Plazenten.

B. Anatomisch-pathologische Ursachen

Die wichtigste hierher gehörende Ursache ist die **Placenta accreta** oder **increta** (Abb. 403): Die Plazenta ist an ihrer Haftstelle **angewachsen**; außerordentlich selten, nach Stoeckel 1 : 6000! Fehlen der Spongiosa und Kompakta, also der ganzen

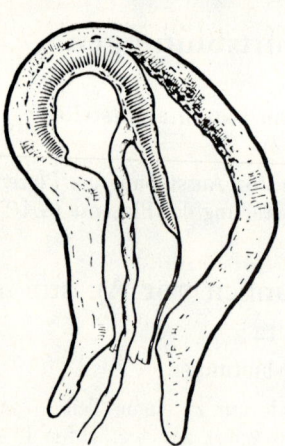

Abb. 402.
Placenta adhaerens; **häufig!**

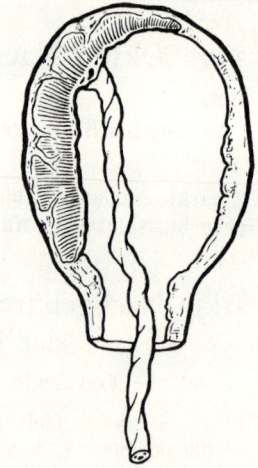

Abb. 403. Placenta accreta bzw.
increta (nach Willson); **sehr selten!**

Decidua basalis[1]), so daß die Chorionzotten unmittelbar mit der Muskulatur der Uteruswand fest verwachsen **(accreta)** oder in die Muskulatur hineingewachsen **(increta)** sind. Urs.: Funktionsminderwertigkeit des „Mutterbodens": Schädigungen der Uterusschleimhaut in früherer Zeit, insbesondere solche, die zu einer **Atrophie** des Endometriums führen: Endometritis, fieberhafte Fehlgeburt, fieberhaftes Wochenbett, zu energische Kürettage oder Ätzung, Narben z. B. nach Sektio. **Die echte Pl. accreta ist dadurch gekennzeichnet, daß sie sich überhaupt nicht löst.**

Behandlungsprogramm

Verstärkte Nachgeburts-

blutung vor Ausstoßung der Plazenta

= Verstärkte Lösungsblutung

1. **Wehenmittel intravenös:** 3 VE Syntocinon oder Orasthin i.v. oder 0,5—1 ml Methergin i.v., zugleich	Dazu möglichst gleich **Dauerkanüle** benutzen (= Plastikkanüle, z. B. Braunüle) und anschließend **Plasmaexpander** infundieren.

2. **Harnblase mit Katheter entleeren**
   Leichte Massage des Uterus: Reiben mit den Fingerspitzen
   Eisblase } Hebamme

Wenn Plazenta gelöst: Sofort mit dem Credéschen Handgriff exprimieren.

Wenn Plazenta nicht gelöst: **Vorbereitung zur manuellen Lösung** (Querbett, Desinfektion usw.), inzwischen

3. **Credéscher Handgriff ohne Narkose;**
   wenn erfolglos:

4. **Credéscher Handgriff in Narkose** = letzter Versuch von außen!
   Wenn erfolglos:

5. **Manuelle Lösung der Plazenta.**

Bluttransfusion
wenn
Blutverlust
500 ml übersteigt!

---

[1]) **Decidua basalis** = die zwischen Eibasis und Uterusmuskulatur gelegene Uterusschleimhaut im Schwangerschaftszustand, besteht aus einer lockeren, weitmaschigen Schicht **(Decidua spongiosa)** und einer kompakten Schicht **(Decidua compacta).**

Besprechung dieses Programmes

Bei einer atonischen Blutung vor Ausstoßung der Nachgeburt, die nicht sehr stark ist und die noch nicht lange anhält, soll man sich nicht sogleich auf die Frau stürzen, um sofort eine manuelle Lösung zu machen. Sondern man soll erst einmal die Punkte des Schemas der Reihe nach durchgehen und unter anderem auch den **Credéschen Handgriff** ohne und mit Narkose versuchen. Erst wenn das keinen Erfolg hat, entschließt man sich zur manuellen Lösung. — Andererseits darf man aber bei einer Blutung, die von vornherein einen **gefährlichen** Eindruck macht, nicht zögern, sämtliche Programmpunkte zu überspringen und sofort die manuelle Lösung ausführen (S. 523).

zu 1) Wehenmittel. Die weitaus häufigste Ursache der partiellen Ablösung der Plazenta ist die mangelnde Kontraktionsfähigkeit der Uterusmuskulatur, die **Atonie des Uterus.** Erste und wichtigste Aufgabe ist es somit, so schnell wie möglich **Wehenmittel** zu geben, um den Uterus zur Kontraktion zu bringen.

Möglichst **innerhalb von 20—30 Sekunden** sollte die Frau ein Wehenmittel **intravenös** injiziert bekommen. **Geht man so vor, dann stehen 80—90% aller Nachgeburtsblutungen schnell und endgültig!**

Welches Wehenmittel soll gegeben werden?

Ich bevorzuge das Oxyzotin, also das Syntocinon und das Orasthin, solange die Plazenta noch nicht ausgestoßen ist. Mit dem Methergin, das zwar eine weitaus längere Wirkungsdauer als das Oxytozin hat, verbaut man sich unter Umständen das weitere Vorgehen. Nach Methergin kann es zu starken partiellen Uteruskontraktionen im Bereich des inneren Muttermundes kommen. Dadurch kann eine eventuell notwendige manuelle Plazentalösung — besonders in der Hauspraxis — erschwert werden. Weiter besteht die Gefahr, daß die inzwischen gelöste Plazenta inkarzeriert wird (Abb. 406).

Am häufigsten ist ein größerer Blutverlust dadurch bedingt, daß das Wehenmittel zu spät injiziert wird, weil viel zuviel Zeit vergeht, bis der Arzt mit seiner Spritze ankommt.

Nach Verabfolgung der Wehenmittel sollte man die Kanüle liegenlassen und eine **Dauertropfinfusion** mit 500—1000 ml eines **Plasmaexpanders** (Haemaccel, Macrodex u. a.) anlegen, um einem Volumenmangelkollaps der Patientin vorzubeugen. Die Dauertropfinfusion garantiert einen **schnellen Zugang zum Kreislauf.** Sie kann bei drohendem Kollaps (frequenter Puls, Blutdruckabfall usw.) auch als Schnellinfusion im Strahl einlaufen. Wartet man erst ab, bis die Frau im Schock ist, gelingt es viel schwerer, eine Vene zu punktieren.

Wenn der **Blutverlust 500 ml übersteigt,** ist für gekreuztes, gruppen- und Rh-gleiches Blut zu sorgen. In schweren Fällen, bei drohendem Verblutungstod, ist die Transfusion mit gekreuztem Blut der Gruppe 0 rh erlaubt, das in jeder geburtshilflichen Klinik dauernd bereitstehen sollte.

zu 2) **Entleerung der Harnblase:** Eine volle Harnblase hemmt nicht nur die Eröffnungs- und Austreibungswehen, sondern auch die Nachgeburtswehen. Auch für die Nachgeburtsperiode gilt:

| **Volle Blase = Wehenbremse!** |

Eine volle Blase kann außerdem die gelöste Plazenta im Uteruskavum zurückhalten. Solange die Plazenta noch im Uterus ist, darf die Blase nur mit dem **Katheter** entleert werden, sofern die Frau nicht spontan Wasser lassen kann. Das „Ausdrücken" der Blase regt Wehen an, fördert die partielle Ablösung und damit die **Blutung.**

Leichte Massage des Uterus: Die Massage muß mit ganz leichter Hand ausgeführt werden, jedes derbe Pressen oder grobe Drücken ist ein Fehler. Neben leichten reibenden Bewegungen soll man den Fundus so massieren, wie man „den Kopf eines großen Hundes krault".

Sind die Lösungszeichen immer noch negativ, so wird jetzt mit den **Vorbereitungen zur manuellen Lösung** begonnen (Querbett, Desinfektion usw.). Vorbereitung des Arztes: 5 Minuten waschen mit Rapidosept, in sehr dringenden Fällen nur sterilen Kittel, kurze und lange sterile Handschuhe überziehen.

zu 3) und 4) Credéscher Handgriff (Abb. 404) ohne und in Narkose: (Ausführung S. 164). Der Credésche Handgriff ohne oder in Narkose muß mit ziemlicher Kraft ausgeübt werden, es soll aber auf keinen Fall gewalttätig gedrückt oder gequetscht werden. Übt man den Handgriff mit zu roher Kraft aus, so drohen zwei Gefahren: Erstens die Gefahr der **Uterusinversion,** insbesondere dann, wenn der Uterus vorher nicht zu kräftiger Kontraktion gebracht wurde. Das steht nicht nur in den Büchern, sondern das habe ich selbst erlebt.

Die andere Gefahr ist die, daß durch Druck und Quetschung des Muskelgewebes und der Dezidua Thromboplastin (also Thrombokinase) in den mütterlichen Kreislauf gelangt und daß es dadurch zu einer schweren **Gerinnungsstörung** kommt (S. 532).

Der Credésche Handgriff besonders der in Narkose, wenn die Frau tief schläft und die Bauchdecken völlig entspannt sind, ist auch heute noch ein wertvolles Mittel, um die adhärente Plazenta zu lösen. — Hat man auch mit dem Credéschen Handgriff keinen Erfolg, so bleibt nichts anderes übrig, als die

manuelle Lösung der Plazenta

auszuführen und die Plazenta danach herauszubefördern.

Ausführung in derselben Narkose unmittelbar im Anschluß an den erfolglosen Credéschen Handgriff in Narkose. (Vorbereitung s. o. unter 2).

Ausführung: Ich empfehle (dem Rechtshänder) stets, mit der **linken Hand** einzugehen und die **rechte** Hand als **äußere** Hand zu verwenden. Die **größere Kraft** wird von der **äußeren** Hand verlangt, die der inneren den Uterus hinschieben und hinhalten muß (Abb. 405).

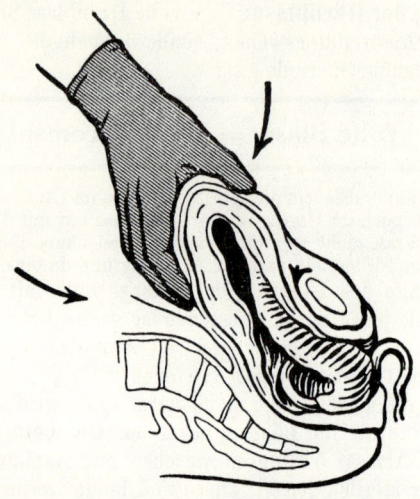

Abb. 404. Credéscher Handgriff (nach De Lee)

Stets beginnt die äußere (rechte) Hand: sie faßt über und hinter den Fundus und drückt den Uterus kräftig nach unten in das Becken hinein, und zwar möglichst so weit, daß der äußere Mm fast in der Vulva sichtbar wird. Jetzt erst, nicht früher, geht die innere (linke) Hand ein, und zwar möglichst ohne Berührung der Scheide unmittelbar in den äußeren Mm, indem die kurze Strecke: Vulva—Introitus—äußerer Muttermund durch große Bummsche Spiegel entfaltet und dadurch überbrückt wird. Die äußere Hand kann jetzt einen Augenblick den Uterus loslassen und die außen heraushängende Nabelschnur straff anziehen, so daß die innere Hand an der gespannten Schnur entlang sich schnell bis zum Sitz der Nachgeburt hochtasten kann. Aufsuchen des abgelösten Randes der Nachgeburt. Die innere Hand dringt jetzt flach zwischen Plazenta und Uteruswand ein. Auf die richtige Schicht achten! Die äußere Hand schiebt der inneren mit ziemlicher Kraft den noch festsitzenden Teil der Plazenta entgegen, den dann die innere Hand am besten mit der **Kleinfingerseite** langsam und vorsichtig (Cave Uterusperforation!) mit „**sägenden**" Bewegungen abschält. Die ganze Kraft muß von der äußeren Hand ausgehen. Die innere hat nur den richtigen „Spalt" zwischen Uteruswand und Plazenta zu suchen und die Plazenta gewissermaßen nur in Empfang zu nehmen. Auf Nichtbeachtung dieser Vorschrift beruhen die meisten Mißerfolge. Keine Plazentateile abreißen! **Nach Lösung der Plazenta geht die innere Hand noch nicht aus dem Uterus heraus.** Jetzt folgt erst die **Kontrolle der Haftfläche,** die ich in jedem Falle für notwendig halte. Zunächst wird die **abgelöste** Plazenta durch kräftigen Zug der äußeren Hand an der Nabelschnur aus Uterus und Scheide heraus-

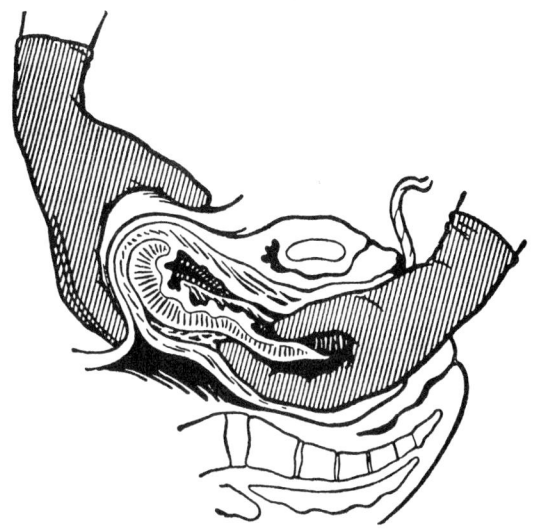

Abb. 405. Manuelle Plazentalösung

gezogen. **Die innere Hand, die ununterbrochen im Uterus bleibt,** kann sich jetzt frei bewegen und die Haftfläche noch einmal gründlich daraufhin abtasten, ob nicht doch noch ein Stück Plazenta zurückgeblieben ist.

Findet der Arzt bei seinem Eintreffen eine ausgeblutete Frau in lebensbedrohlichem Zustand vor, so muß er kurzentschlossen eine Reihe von Programmpunkten überspringen und vorgehen nach folgendem

---

Kurzprogramm

bei schweren Lösungsblutungen

1. Sofortige·manuelle Plazentalösung[1])
2. 1 ml Methergin intravenös (vorher, gleichzeitig oder sofort hinterher)
3. Bluttransfusion

Nichts schwächt die Widerstandskraft des Organismus gegenüber einer Infektion so sehr wie **starke Blutungen**; nichts hilft besser eine Infektion über-

---

[1]) Schnellvorbereitung: Steriler Kittel, sterile Handschuhe, darüber lange sterile Handschuhe.

winden als die Vermeidung eines großen Blutverlustes. Die manuelle Plazentalösung **vor** hohem Blutverlust ist daher viel weniger gefährlich als zu einem Zeitpunkt, an dem die Frau schon viel Blut verloren hat. Man warte deswegen bei Blutungen, die von vornherein stark und bedrohlich sind, nicht zu lange mit der manuellen Plazentalösung.

Die manuelle Plazentalösung galt früher mit Recht als eine außerordentlich gefährliche Operation, weil die Hand, die sich in die Spongiosaschicht der Dezidua hineinschiebt, vorher die keimhaltige Scheide passieren muß. Infektiöse Keime können auf diese Weise unmittelbar in die Gefäße der Plazentawunde und damit **in die Blutbahn der Mutter** hineingebracht werden. Heute ist die manuelle Plazentalösung erfahrungsgemäß nicht mehr so gefährlich wie früher, obwohl sie heute noch genauso wie vor 50 Jahren ausgeführt wird. Ob das nur daran liegt, daß wir heute nach jeder manuellen Lösung eine **prophylaktische Behandlung mit Antibiotika** empfehlen, ist fraglich. Jedenfalls sind wir heute eher als früher bereit, eine manuelle Lösung auszuführen. Da aber die manuelle Plazentalösung auch heute noch keine gefahrlose Operation ist, warne ich vor ihrer Ausführung ohne Indikation.

Schwierigkeiten bei der manuellen Lösung der Plazenta

Ungeübten macht die manuelle Plazentalösung manchmal Schwierigkeiten. Das liegt entweder daran, daß die Hände kraftmäßig falsch eingesetzt werden, oder daran, daß die innere Hand die Lösung in der falschen Schicht versucht. Werden alle Vorschriften beachtet und macht die Lösung dennoch Schwierigkeiten, so kann es sich um eine Placenta accreta oder increta (S.518) handeln. Die sehr seltene, echte **Placenta accreta** oder **increta** kann sich niemals spontan lösen. Die manuelle Lösung gelingt selbst unter Aufwendung von einiger Kraft **(Perforationsgefahr!)** nicht vollständig. Man erreicht wohl die Ablösung einiger Teile, andere dagegen sind derartig innig mit der Muskulatur verwachsen, daß man meist nicht weiter kommt. Bei diesen seltenen und schweren Fällen bleibt nichts anderes übrig, als den Uterus vaginal oder abdominal zu entfernen.

Krampf des inneren Muttermundes — Placenta incarcerata

Gelegentlich ist es bei der manuellen Lösung schwierig, in das Kavum hineinzukommen, weil ein Krampf des inneren Muttermundes den Eingang stark verengt. Man läßt dann am besten die Hand in der Scheide und wartet bei tiefer Narkose ab. Meist löst sich dann der Krampf nach einigen Minuten, und man findet dann die Plazenta nicht selten schon gelöst im Kavum liegen. Sie war „inkarzeriert"

= Placenta incarcerata (Abb. 406)

und konnte deswegen nicht ausgestoßen werden. Löst sich der Muttermundskrampf nicht in der Narkose, so muß die Plazenta mit Hilfe von Faßzangen gefaßt und langsam durch Nachfassen und gleichzeitigen Druck von oben herausbefördert werden (Abb. 406).

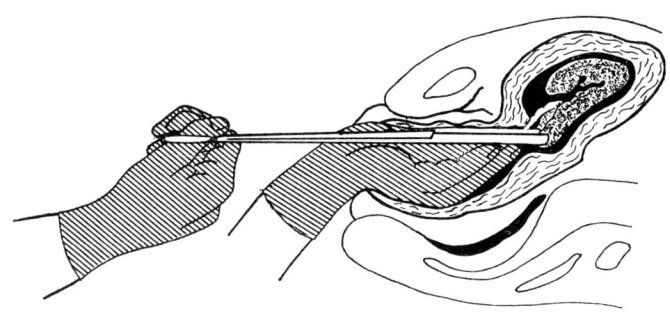

Abb. 406. Placenta incarcerata (nach S t o e c k e l)

II. Nachgeburtsblutung **nach** Ausstoßung der Plazenta
= Atonische Nachblutung

Sorgfältige Kontrolle der Plazenta und der Eihäute **unmittelbar** nach der Geburt: Defekt der Plazenta? Nebenplazenta? (S. 171 und 170). Danach ist zu unterscheiden:

II₁ Atonische Nachblutung bei unvollständiger Plazenta
II₂ Atonische Nachblutung bei vollständiger Plazenta

II₁ Atonische Nachblutung bei unvollständiger Plazenta

Ursache der Blutung: Im Uteruskavum zurückgebliebene Plazentareste oder Nebenplazenten. Es kommt zur atonischen Nachblutung, weil die unter dem zurückgebliebenen Plazentagewebe gelegene Uterusmuskulatur sich nicht genügend kontrahieren kann.

Jedes im Uterus zurückgebliebene Plazentastück von Bohnengröße an bedeutet Lebensgefahr, und zwar aus folgenden Gründen:

1. **Atonische Nachblutung** sofort nach Ausstoßung der defekten Plazenta. Das ist die Blutung, von der wir in diesem Abschnitt sprechen wollen. Zurückgebliebene Plazentareste führen allerdings **selten** zu atonischen Nachblutungen, wohl aber häufig zu

2. **Blutungen im Wochenbett.** Plazentareste sind die weitaus häufigste Ursache aller Blutungen im Wochenbett (S. 697). Derartige Blutungen können sehr stark sein.

3. **Infektion (Sepsis!) im Wochenbett** (S. 673), die von einer Infektion des Plazentapolypen (totes Gewebe!) ausgeht.

4. Umwandlung des Plazentastückes in ein **Chorionepitheliom** (= Krebs der Chorionepithelien).

525

Therapie: Sofortige Nachtastung!

> **Fehlt ein etwa bohnengroßes Stück im Plazentagewebe, oder finden sich abgerissene Gefäße am Rande der Plazenta oder in den Eihäuten, so muß unbedingt sofort nachgetastet werden!**

Genaueste Besichtigung der Plazenta und der Eihäute (S. 169). ist die wichtigste Voraussetzung für eine erfolgreiche Blutungsbekämpfung.

Abgerissene Gefäße in den Eihäuten und am Rande der Plazenta beweisen das Vorhandensein einer oder mehrerer **Nebenplazenten** (Placentae succenturiatae), die im Uterus zurückgeblieben sind. Nebenplazenten müssen **sofort** entfernt werden.

Insbesondere darf der Umstand, daß es **nicht blutet,** niemals eine Begründung dafür sein, eine indizierte Nachtastung zu unterlassen oder sie aufschieben zu wollen, bis es blutet.

> **Lieber einmal zu viel als einmal zu wenig nachtasten! Die Mortalität und Morbidität nach richtig ausgeführter Nachtastung sind heute fast Null**

Eine Nachtastung, die als notwendig erkannt worden ist, muß unter allen Umständen **sofort** ausgeführt werden, wobei das **SOFORT** mit allergrößtem Nachdruck betont werden muß. Es gibt gar keinen Grund, eine nach obigem Grundsatz (ein über bohnengroßes Stück fehlt, abgerissene Gefäße in den Eihäuten!) unbedingt notwendige Nachtastung aufzuschieben. Jedes Abwarten verschlechtert die Situation.

‖ **Eine notwendige Nachtastung stets sofort ausführen! Geht man nicht sofort aktiv an den Plazentarest heran, sondern erst mehrere oder viele Stunden später, so ist mit dem Auftreten einer Infektion in einer hohen Prozentzahl der Fälle zu rechnen!**

> **In jedem Falle, in dem die Plazenta nicht sicher vollständig ist, gilt sie als unvollständig, und es muß nachgetastet werden!**

Hat die soeben Entbundene **Fieber,** so bedeutet die Frage: Nachtasten oder nicht nachtasten die Wahl zwischen zwei Übeln. Ist das Fehlen eines mindestens bohnengroßen Plazentastückes **sicher,** so ist selbst bei bereits bestehendem Fieber das Abwarten das Gefährlichere. Also: **Beim sicheren Fehlen eines mindestens bohnengroßen Plazentastückes wird auch bei Vorhandensein von Fieber der Uterus ausgetastet und eine Antibiotikabehandlung angeschlossen** (S. 687).

526

Der Wichtigkeit halber fasse ich im folgenden noch einmal die

Indikationsstellung zur Nachtastung

zusammen.

Eine Nachtastung ist **sofort** auszuführen,

1. wenn ein Plazentadefekt von mindestens **Bohnengröße** vorhanden ist;
2. wenn **vielleicht** ein etwa bohnengroßes Stück fehlt;
3. wenn ein **Gefäß vom Plazentarand bis zum Eihautriß verläuft** und hier mit **offenem Lumen** endet (= Gefäß, das mit Sicherheit zu einer Nebenplazenta führte);
4. bei jeder sich **bedrohlich verstärkenden Nachgeburtsblutung** (atonischen Blutung).

Es muß aber gleicherweise auch dann nachgetastet werden,

5. wenn es **gar nicht blutet** und ein bohnengroßes Stück fehlt,
6. wenn **Fieber** vorhanden ist und **mit Sicherheit** ein mindestens **bohnengroßes** Plazentastück fehlt.

Sind nach der Geburt der Plazenta mehr als 5—6 Stunden vergangen, so würde ich nicht zur Nachtastung eingehen, wenn mich nicht eine starke Blutung dazu zwingt. — Die Morbidität solcher Fälle im Wochenbett ist erschreckend hoch.

Ausführung der Nachtastung: Vorgehen ähnlich wie bei der manuellen Lösung, S. 521. Macht die Entfernung mit dem Finger Schwierigkeiten, so empfehle ich die Ausschabung mit der großen Bummschen **Kürette** (Schlingenbreite $1^1/_2$—2 cm).

II$_2$ Atonische Nachblutung bei vollständiger Plazenta

Ursachen: Sie stimmen überein mit den Indikationen für die gezielte Prophylaxe (S. 515). Gar nicht selten erlebt man aber auch schwere atonische Nachblutungen bei Frauen, bei denen eine solche Blutung weder auf Grund der Anamnese noch des Befundes oder des Geburtsverlaufes zu erwarten war.

Besprechung des Programms auf S. 528:

zu 1) Wehenmittel. Daß bei einer atonischen Blutung als erstes und so schnell wie möglich Wehenmittel intravenös gegeben werden müssen, haben wir schon oben betont (S. 520), alle dort aufgestellten Forderungen gelten auch hier. **Möglichst innerhalb von 20—30 Sekunden sollte die atonisch blutende Frau 1 ml Methergin intravenös erhalten!** Bei schweren atonischen Blutungen gebe ich gern noch 1 ml **Neo-Gynergen** intramuskulär dazu. Neo-Gynergen ist eine Kombination aus Ergotamin und Ergobasin, es vereinigt die lang andauernde Wirkung des Ergotamins (Gynergen) von 12—24 Stunden mit der schnellen Wirkung des Ergobasins, also des Methergins (= Methylergobasin). Das **Syntometrin** soll nur bei ganz schweren atonischen Blutungen intravenös gegeben werden.

Behandlungsprogramm

Atonische Nachblutung
bei vollständiger Plazenta

1. Wehenmittel intravenös: | Dazu möglichst gleich **Dauer-**
1 ml Methergin i.v. (evtl. | **kanüle** benutzen (= Plastik-
+ 1 ml Neo-Gynergen i.m.), | kanüle, z. B. Braunüle) und
bei sehr starken Blutungen: | anschließend **Plasmaexpander**
1 ml Syntometrin i.v. | infundieren.

2. Uterus ausdrücken
Wehe anreiben, Eisblase } Hebamme
Harnblase entleeren

3. Uterus halten und überwachen lassen
Blutet es weiter: Spekulumeinstellung! Zervixriß? Gerinnungsstörung?

4. Ausräumen der Blutkoa-
gula, Nachtasten (stille
Ruptur?)
Evtl. Aortenkompression
Evtl. intrauterine Spülung

Bluttransfusion
wenn
Blutverlust
500 ml übersteigt!

5. Uteruskompression mit besonderen Handgriffen

6. Bei Verdacht auf Gerinnungsstörung s. Behandlung S. 505,
in der Hauspraxis S. 533.

Die häufigste Ursache für einen überdurchschnittlichen Blutverlust in der Nachgeburtsperiode ist das zu späte Injizieren von Wehenmitteln und die mangelhafte Überwachung des Uterus.

Über das Anlegen der **Dauerinfusion** bzw. Bluttransfusion s. S. 520.

zu 2) Ausdrücken des Uterus, Wehe anreiben! Wenn sich die Metherginwirkung voll auf den Uterusmuskel auswirken soll, dann muß der Uterus leer sein:

Nur ein **vollständig leerer** Uterus
kann sich **vollständig** zusammenziehen!

Daher muß zugleich mit der Injektion (oder kurz vorher) der Uterus kräftig mit dem Credéschen Handgriff **ausgedrückt** werden, um die Hauptmasse des Blutes, das sich im Uterus angesammelt hat, herauszudrücken. Anschließend wird durch nicht zu kräftiges **Reiben mit den Fingerspitzen** eine Wehe angeregt. Nicht kneten! Mit Kneten kann man keine Kontraktionen anregen.

zu 3) Halten des Uterus: Eine Hand umfaßt den Fundus uteri von oben her (Abb. 407): Daumen vorn, 4 Finger hinten und hält ihn fest. Voraussetzung für das Halten ist ein gut **kontrahierter** Uterus. Einen Uterus,

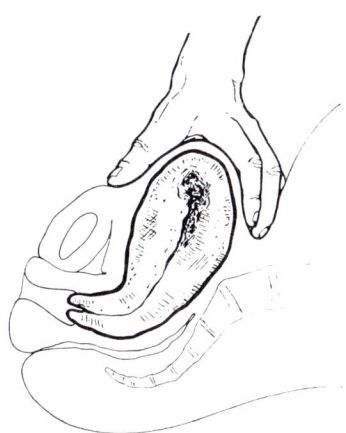

Abb. 407. Halten des Uterus

dessen Kontraktion nicht befriedigend ist, halten lassen zu wollen, ist unsinnig. Deswegen steht im Schema das Halten **hinter** dem Ausdrücken des Uterus und dem Anreiben einer Wehe. Beim Halten wird der Uterus so festgehalten, daß er nicht von neuem vollblutet und nicht wieder hochsteigt. Dabei wird der **Kontraktionszustand** des Uterus **dauernd überwacht.** Ich empfehle, den Tonus des Uterus durch ganz vorsichtige **Streich- und Reibebewegungen** mit den Fingern zu unterstützen und aufrechtzuerhalten. Sobald man fühlt, daß der Uterus wieder weich und schlaff werden will, wird aus dem Halten ein kräftiges Zusammendrücken der Vorder- und Hinterwand des Uterus im Fundusbereich und ein energisches Hineinstauchen des Uterus ins Becken vulvawärts, um ein erneutes Vollaufen mit Blut zu verhindern. Blutet es weiter, so ist jetzt angebracht eine

Kontrolle, ob nicht eine andere Blutungsursache vorliegt. Falls man nicht schon vorher einen **Zervixriß** (Spekulumeinstellung!) und eine **Gerinnungsstörung** (S. 532) als Blutungsursache ausgeschlossen hat, dann ist es jetzt höchste Zeit, es zu tun. Bei Blutungen in der Nachgeburtsperiode wird alles gar zu gern auf den Uterus geschoben und zuwenig daran gedacht, daß es auch noch andere Ursachen gibt.

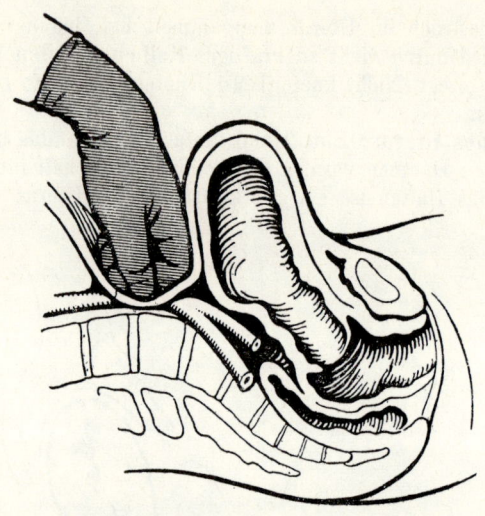

Abb. 408. Manuelle Aortenkompression

zu 4) Ausräumen der Blutkoagula aus dem Uterus und Nachtasten

Sind die Maßnahmen 1—3 durchgeführt und blutet es weiter, dann ist das Ausräumen und Nachtasten des Uteruskavums **unumgänglich notwendig** geworden. Es hat einen dreifachen Zweck:

1. Ausräumen der Massen von großen weichen Blutkoageln, die das Kavum ausfüllen und eine Kontraktion des Uterus verhindern.

2. Nachtasten, ob **Koagel an der Wand haften** oder doch ein **Plazentarest** (obwohl die Plazenta vollständig erschien) zurückgeblieben ist. Auch wandständige Koagel verhindern die maximale Kontraktion des Uterus und können somit eine Blutungsursache sein.

3. Nachtasten, ob eine **Uterusruptur** vorhanden ist.

Ausführung der manuellen Ausräumung: Man geht (nach entsprechender Desinfektion) mit der Hand in die Uterushöhle ein, entfernt die Blutklumpen und die etwa vorhandenen Eihautreste. Danach wird die ganze Höhle sorgfältig in allen Teilen ausgetastet, um einen Riß auszuschließen.

Für den Effekt ist es entscheidend wichtig, daß unmittelbar im Anschluß an die Ausräumung die Uteruskompression (s. Punkt 5) vorgenommen wird: Es muß dafür gesorgt werden, daß die Wände des Uterus für längere Zeit (in schweren Fällen 1—2 Stunden) aufeinandergepreßt werden, damit es nicht von neuem in das Kavum hineinblutet.

Weitere Maßnahmen bei der atonischen Nachblutung:

Aortenkompression (Abb. 408). Hat man es mit einer hochgradigen atonischen Blutung zu tun, bei der der Uterus trotz aller Maßnahmen immer wieder schlaff, weich und kugelig wird, also voll Blut läuft, dann sollte man sich — vor allem in der Hauspraxis — dieses einfachen Mittels erinnern und die Aorta mit der Faust gegen die Wirbelsäule 15—20 Minuten abdrücken lassen. Die weiteren Maßnahmen können dann doch mit etwas größerer Ruhe durchgeführt werden.

Manche Kliniker pflegen vor weiteren Maßnahmen eine **intrauterine Spülung** vorzunehmen. Heiße Spülungen wirken ebenso wie kalte wehenanregend.

Nachdem der Rumpf der Entbundenen **hochgelagert** (offene Tuben!) worden ist, wird die Uterushöhle mit etwa 1000 ml steriler heißer (etwa 50⁰) oder kalter 0,9%iger Kochsalzlösung mit einem Rücklaufkatheter (Abb. 409) gut durchgespült. Der Katheter darf nur mit herausfließender Lösung eingeführt werden (Luftembolie!).

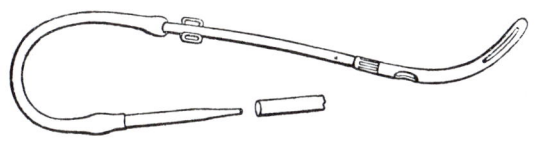

Abb. 409. Rücklaufkatheter

zu 5) **Uteruskompression durch besondere Handgriffe.** Es gibt mehrere Handgriffe, mit denen man den entleerten Uterus über längere Zeit leer halten kann. Ich empfehle besonders den

Hamiltonschen Handgriff

Ausführung: Die äußere Hand drückt das Korpus von den Bauchdecken aus kräftig gegen die innere Hand. Die innere Hand steckt in der Scheide, wird zur Faust geballt und so gehalten, daß die **Fingerknöchel** gegen die Vorderwand des Uterus gerichtet sind. Durch kräftigen Druck und Gegendruck der äußeren

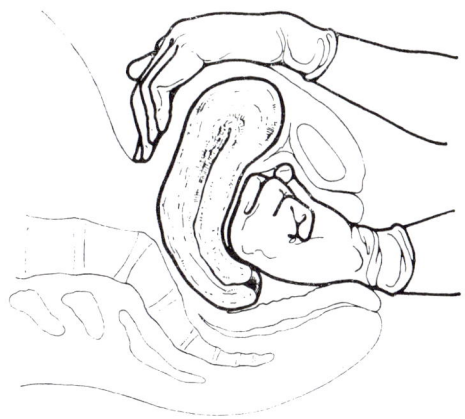

Abb. 410. Hamiltonscher Handgriff (sog. Punchingballhandgriff)

und der inneren Hand werden Vorder- und Hinterwand der Gebärmutter fest aufeinandergepreßt. Außerdem üben beide Hände gleichzeitig eine **leichte Massage des Uterus** aus, ohne dabei den Uterus aus dem festen Griff zu lassen. **Äußere Hand:** Die einzelnen Finger erteilen der Uterushinterwand leichte Schläge. **Innere Hand:** Die zur Faust geballte innere Hand wird in der Scheide langsam hin und her gedreht, so daß die Knöchel leicht an der Vorderwand massierend reiben. Auf diese Weise werden regelmäßige Nachwehen angeregt.

Der Effekt dieses Handgriffs besteht also darin, daß

1. es nicht mehr in den Uterus hineinbluten kann, weil
   a) Innenwand auf Innenwand liegt und
   b) die großen klaffenden utero-plazentaren Gefäße zugedrückt werden.
2. der Uterus durch leichte Massage von vorn und hinten zu Nachwehen angeregt wird, wobei die im Bereich der Haftfläche liegenden Muskelfasern die utero-plazentaren Gefäße durch Umschnürung zum Verschluß bringen.

Wenn der Hamiltonsche Handgriff genügend lange durchgeführt wird, führt er so gut wie immer zum Ziel. **Genügend lange heißt so lange, bis die komprimierenden Hände regelmäßige Nachwehen auftreten fühlen, was in schweren Fällen 1—2 Stunden dauern kann.** (Anschließend **Sandsackverband!**)

Ein anderer empfehlenswerter Handgriff ist der **Fritschsche Handgriff:** Die linke Hand ergreift mit einem großen Bauschen steriler Watte energisch die Schamlippen und drückt sie mit ganzer Kraft in die Vulva hinein. Die rechte Hand umfaßt den Uterus wie beim Credéschen Handgriff und preßt ihn so kräftig wie nur möglich gegen die linke Hand. Zweck: Verminderung des leeren Raumes in der Gebärmutter durch energische Kompression. Gleichzeitig Blutstillung durch Abknickung der Aa. uterinae.

Gerinnungsstörungen in der Nachgeburtsperiode
(Akutes hämorrhagisches Syndrom = Koagulopathien)

Wir glauben heute, daß bei mindestens 10—20% aller Nachgeburtsblutungen Gerinnungsstörungen eine Rolle spielen. Das Wesentliche dieser Gerinnungsstörungen ist die **Verminderung von Fibrinogen** im Blut. Daneben spielt auch der Mangel an Thrombozyten und der Ausfall bestimmter Gerinnungsfaktoren eine Rolle.

Die Fibrinogenverminderung kann dadurch zustande kommen (S. 501), daß das Fibrinogen in krankhafter Weise entweder verbraucht (Verbrauchstheorie) oder zerstört wird (Fibrinogenolyse, Fibrinolyse). In der Nachgeburtsperiode spielen beide Prozesse eine Rolle. Klinische Erfahrungen, insbesondere der therapeutische Erfolg der sogenannten **Fibrinolysehemmer (Trasylol, AMCHA,** S. 506), lassen die Meinung aufkommen, daß die Fibrinogenolyse bzw. die Fibrinolyse in der Nachgeburtsperiode im Vordergrund steht.

> **Nach der Geburt** besteht eine **verstärkte Tendenz** zur
> **Fibrinogenolyse** und **Fibrinolyse** und den dadurch bedingten
> **Gerinnungsstörungen.**

Fibrinolytische Prozesse kommen in der Nachgeburtsperiode dadurch zustande, daß die z. B. im Retroplazentarblut in großer Zahl vorhandenen Profibrinolysine (Plasminogen), also fibrinogen- und fibrinspaltende Enzyme, vor allem durch **Gewebsaktivatoren**, die sich massenhaft in der Uterusmuskulatur und in der Dezidua finden, aktiviert werden. Die Folge ist die proteolytische **Zerstörung** des Fibrinogen- bzw. Fibrinmoleküls im Blut, wodurch die Gerinnbarkeit des Blutes herabgesetzt und schließlich völlig aufgehoben wird. Intrauterine Eingriffe (manuelle Plazentalösung, Nachtastung usw.) scheinen die Aktivierung zu fördern.

Wir können in der Nachgeburtsperiode zwei verschiedene Gruppen von Gerinnungsstörungen unterscheiden.

Gruppe A. Schwere Gerinnungsstörung auf Grund einer hohen fibrinolytischen Aktivität: Das aus der Scheide fließende Blut gerinnt nicht (Fibrinogengehalt im Blut zwischen 50 mg/% und 0).

Die schwerste Form einer Gerinnungsstörung in der Nachgeburtsperiode liegt zweifellos immer dann vor, wenn das aus der Scheide fließende Blut nicht gerinnt. Damit ist dann erklärt, warum die Blutung trotz Anwendung aller herkömmlichen Mittel nicht steht. Klinisch können diese Fälle sowohl in typischer Weise als unstillbare **Sickerblutung** als auch als **profuse Blutung** auftreten. Diese ganz schweren, ausgesprochen lebensgefährlichen Fälle sind selten. Sie kommen in einer Klinik mit 3000 Geburten pro Jahr etwa 2—3mal vor. Behandlung wie bei der Vorzeitigen Lösung s. S. 505.

In der Hauspraxis sind Frauen mit dieser schwersten Gerinnungsstörung folgendermaßen zu behandeln:

**Verhalten des praktischen Arztes
bei
starker Blutung infolge Gerinnungsstörung**

Sofort **intravenös** injizieren
Trasylol: 2 Amp. zu je 100000 E = 200000 E

Schnellster Transport in die **Klinik!**

Gruppe B. Gerinnungsstörungen auf Grund einer fibrinolytischen Aktivität geringeren Grades: Das aus der Scheide fließende Blut gerinnt noch (Fibrinogengehalt noch um 200 mg%), **trotzdem liegt eine Gerinnungsstörung vor.**

Relativ häufig finden sich in der Nachgeburtsperiode leichtere Gerinnungsstörungen, d. h. Prozesse mit einem geringeren fibrinolytischen Aktivitätsgrad.

Auch sie sind klinisch dadurch gekennzeichnet, daß die Blutung trotz Anwendung aller herkömmlichen Maßnahmen nicht steht. Das Besondere an diesen Fällen ist aber, daß das **ausfließende** Blut **gerinnt** oder noch gerinnt, so daß derjenige, der mit diesen Fragen nicht vertraut ist, gar nicht an eine Gerinnungsstörung denkt. Diese Fälle, bei denen trotz gerinnenden Blutes eine erhebliche Fibrinogenolyse bzw. Fibrinolyse vorliegt, die nur mit Spezialuntersuchungsmethoden einer großen Klinik in ihren Ursachen aufgedeckt werden kann, wurden erst in neuerer Zeit erkannt.

Für die Praxis gilt folgendes: Der mit Gerinnungsstörungen nicht vertraute Arzt darf nicht nur dann eine Gerinnungsstörung in der Nachgeburtsperiode annehmen, wenn das aus der Scheide fließende Blut **nicht** gerinnt. Eine derartig schwere Gerinnungsstörung ist vielmehr selten. Sondern:

> **Auf eine Gerinnungsstörung in der Nachgeburtsperiode sind alle diejenigen Fälle verdächtig, bei denen es nach Anwendung der herkömmlichen Mittel und nach Ausschluß eines Risses weiterblutet, ferner alle Fälle, bei denen der Blutverlust 1000 ml übersteigt, und zwar auch dann, wenn das ausfließende Blut zunächst noch gerinnt!** Verabreicht man bei diesen Fällen Fibrinolysehemmer (S. 506), so kommt die Blutung in einem hohen Prozentsatz der Fälle zum Stehen, ein Beweis dafür, daß ein fibrinolytisches Geschehen ursächlich beteiligt war.

Daraus ergibt sich für den praktischen Arzt der wichtige therapeutische Grundsatz: In allen Fällen, in denen man mit den herkömmlichen Mitteln eine verstärkte Nachgeburtsblutung nicht stillen kann und eine Rißblutung ausgeschlossen ist, werden **Fibrinolysehemmer intravenös** gegeben. Man muß aber darauf hinweisen, daß es sich dabei um eine erste therapeutische Maßnahme eines Behandlungsprogramms handelt und daß die oft nach der ersten Injektion schon schlagartig einsetzende Blutstillung vorübergehend sein kann. Diese Frauen gehören zur weiteren Beobachtung und Behandlung (S. 505) in die **Klinik**.

In den letztgenannten Fällen (Gruppe B) liegen oft **lokale** fibrinolytische Prozesse an der Plazentahaftstelle im Uterus vor. Diese fibrinolytischen Prozesse können sich auf sehr verschiedene Weise auswirken. So kann z. B. die **Thrombusbildung** ganz **ausbleiben**. Ferner kann ein gebildeter Thrombus im Laufe des fibrinolytischen Geschehens wieder **aufgelöst** werden. Eine dritte Möglichkeit ist die, daß der gebildete Thrombus **nicht vollwertig** ist, daß sein Gerüst aus qualitativ minderwertigem Fibrin besteht. Ein solcher Thrombus, dessen Festigkeit stark herabgesetzt ist, kann ein Gefäß nicht fest verschließen.

Behandlung von Gerinnungsstörungen: S. 505.
Behandlung des Schocks: S. 504.

Rißblutung

Definition: In der Nachgeburtsperiode auftretende Blutung, die im Gegensatz zu einer Blutung aus der Plazentahaftstelle (S. 513) aus zerrissenen Weichteilen stammt.

Ursache der Rißblutung kann sein

ein **Zervixriß**: s. unten;

ein **isolierter Scheidenriß**: auch hieraus kann es ziemlich stark bluten;

ein **Dammriß** (S. 219): daß es aus diesem stark blutet, ist eine Ausnahme;

ein **Klitorisriß** (S. 223): wenn der Schwellkörper der Klitoris eingerissen ist, kann es zu ziemlich starken Blutungen kommen.

Wenn man von einer Rißblutung im Gegensatz zu einer Blutung aus der Plazentahaftstelle (S. 513) spricht, so denkt man in erster Linie an einen stark blutenden **Zervixriß**. **Blutungen bei gut kontrahiertem Uterus sind Rißblutungen** (sofern keine **Afibrinogenämie** [S. 532] besteht). **Scheide und Zervix mit breiten Plattenspiegeln einstellen und mit Kugelzangen kontrollieren!**

Zervixriß

Definition: Am äußeren Muttermund beginnender, seitlich nach aufwärts verlaufender Riß der zu einem weiten Rohr gewordenen Zervix; kann bis zum inneren Muttermund reichen und führt bei Zerreißung des zervikalen Astes der A. uterina zu starken Blutungen. Ferner kommt es häufig zur weiten und tiefen Eröffnung des Parametriums. Die Zervixrisse sind deswegen mit Recht gefürchtet.

Diagnose: Starke Blutung post partum bei gut **kontrahiertem** Uterus und Fehlen von Afibrinogenämie. Nicht selten besteht aber gleichzeitig auch noch eine Atonie.

Vorkommen: Die hoch hinaufreichenden gefährlichen Zervixrisse entstehen fast nur gewaltsam, das heißt bei **zu früh, falsch oder schlecht ausgeführten** operativen Entbindungen, insbesondere nach Wendung mit anschließender **Extraktion** bei nicht vollständig eröffnetem Mm und nach **Zangenentbindungen**; hierbei ebenfalls dann, wenn der Mm **nicht vollständig** eröffnet war. Daher: Niemals mit der Zange oder an einem Fuß extrahieren, wenn der Mm nicht mit Sicherheit v oll s tä n d i g eröffnet ist! Der Vorsichtige merkt sich ferner folgenden Rat:

Nach jeder Wendung mit Extraktion und nach jeder Zangenextraktion muß die Zervix mit breiten Plattenspiegeln eingestellt und ringsherum auf einen Riß hin besichtigt werden! Fassen der Mm-Lippen mit Kugelzangen oder Museuxschen Klemmen. Kräftig nach unten ziehen und den Rand des Mm **Zentimeter für Zentimeter** genau nach Einrissen absuchen! Gleichzeitig muß auch die Scheide auf einen **isolierten** Scheidenriß hin kontrolliert werden!

Charakteristisch ist auch der Zervixriß bei einem immer noch vorkommenden groben Fehler: der **Extraktion** des Kindes bei **Placenta praevia** nach Wendung auf den Fuß, was auch bei vollständig eröffnetem Mm strengstens verboten ist.

Sitz: Meist seitlich (in der Gegend der III oder IX), Verlauf longitudinal. Meist treten sie nur auf einer Seite, manchmal auch auf beiden Seiten auf.

Symptome: Es gibt nur ein Symptom: die **Blutung.** Gelegentlich zeigen aber auch lange, das heißt hoch hinaufreichende Zervixrisse nicht die geringste Blutung. Im Gegensatz dazu ist die Blutung stets sehr stark, wenn der zervikale Ast der Uterinarterie aufgerissen ist. Fehlt die Blutung, so werden Zervixrisse übersehen.

Spätfolgen: 1. Spätblutung im Wochenbett, wenn die Rißblutung nach konservativen Maßnahmen stand und nicht genäht wurde.

2. Aufsteigende Infektion im Wochenbett durch Einwanderung von Keimen in die Blutbahn, ins Parametrium und Parakolpium. Auch der kleinste Zervixriß kann die Eintrittspforte für die tödliche Sepsis im Wochenbett sein. Zumindest bildet sich eine parametrane Infiltration aus, mit der die Frau jahrelang zu tun haben kann.

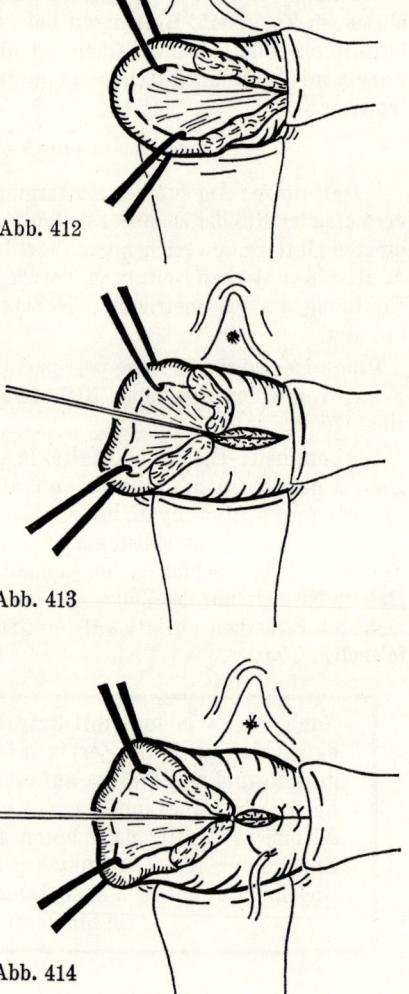

Abb. 412

Abb. 413

| Prophylaxe des Zervixrisses: Keine Extraktion am Beckenende und keine Zange bei nicht völlig eröffnetem Muttermund! Möglichst keine Muttermundsinzisionen in der Außenpraxis! Bei noch nicht vollständigem Mm nicht pressen lassen!

Abb. 414

Behandlung in der Klinik
Vor allem anderen ist zunächst einmal die Plazenta durch den Credé-schen Handgriff herauszudrücken.

Naht des Zervixrisses
Blutleer nähen, daher schnell nähen — aber trotzdem in Ruhe und ohne jede Überstürzung oder Hast.

Abb. 412. Naht des Zervixrisses (1): Äußerer Mm und Zervixriß werden kräftig vor die Vulva gezogen. Erste Naht an der Stelle, die man gerade bequem erreichen kann. — Abb. 413. Naht des Zervixrisses (2): Vorziehen des Risses am ersten Faden, bis der oberste Wundwinkel sichtbar wird. — Abb. 414. Jetzt Naht des Zervixrisses vom obersten Wundwinkel aus (3)

Während der ganzen Zeit der Zervixnaht die Aorta mit der Faust abdrücken!

Zwei: 2 Handgriffe — und der Riß liegt übersichtlich vor der Vulva!

1. **Uterus kräftig von oben her ins Becken hineindrücken lassen!**
2. Dann Einführen **breiter** (!) **Plattenspekula.** Der **äußere Muttermund** wird sofort sichtbar. Er wird mit **Collinklemmen** gefaßt und kräftig vor die Vulva gezogen (Abb. 412).

Damit liegt auch der längste Zervixriß schon in etwa $^3/_4$ seiner Länge frei und übersichtlich vor der Vulva. Man erkennt sofort und ohne jedes Tupfen, auf welcher Seite der Riß liegt (der Riß sitzt stets seitlich). Umsetzen der Collinklemmen an die Kanten des Risses. Zur besseren Übersicht wird die Zervix an den Klemmen nach der dem Riß entgegengesetzten Seite gezogen und ein zweiter Spiegel jetzt seitlich (auf der Rißseite) tief in die Scheide eingeführt (Abb. 412).

Zur Nahttechnik
Keine Zeit verlieren mit großen Vorbereitungen! Nach Einstellung des Risses braucht man jetzt nur noch Nadel, Nadelhalter, Katgut und Pinzette. Genäht wird mit kräftigen Katgutnähten und nicht zu großer Nadel. **Warnung vor einem Anfängerfehler: Die erste Naht nie gleich an der höchsten Stelle des Wundwinkels anbringen wollen.** Das geht nicht, jedenfalls nicht bei längeren Rissen. Keine Zeit mit solchen Experimenten verlieren! Sondern die erste Naht wird einfach an diejenige Stelle des Risses gelegt, die man gerade noch bequem erreichen kann, und zwar durchgreifend durch die ganze Dicke der Zervix hindurch (Abb. 413). Möglichst viel Gewebe fassen. Faden knüpfen und an ihm den noch höher gelegenen Rißteil vorziehen, bis der **oberste Wundwinkel** sichtbar wird (Abb. 413). **Dieser muß unter allen Umständen erreicht werden,** denn hier sitzt oft die **spritzende Arterie,** die **umstochen** werden muß. Jetzt Naht des Risses vom obersten Wundwinkel aus. **Immer**

runde, niemals scharfe Nadeln benutzen! Sonst Gefahr der Verletzung weiterer Gefäße!

||| Grundsätzlich legt man noch ein oder zwei Nähte durch das nicht gerissene Zervixgewebe oberhalb des obersten Wundwinkels in die Seitenkante des kräftig nach seitlich außen gezogenen Uterus.

Dazu muß das Scheidengewölbe mit einem langen Seitenspiegel nach oben und seitwärts geschoben werden. Dadurch erst wird die Blutung in vielen Fällen zum Stillstand kommen, da man auf diese Weise das ins Gewebe retrahierte Gefäß erfaßt. Gefährlich sind diese Nähte wegen der Ureternähe. Deswegen zieht man den Uterus maximal vor die Vulva auf die dem Riß entgegengesetzte Seite. Damit zieht man Uterus und Riß gewissermaßen unter dem Ureter weg. Im übrigen soll man sich beim Nähen möglichst wenig durch den Gedanken an den Ureter stören lassen. Auf die Blutstillung kommt es an, auf die Rettung der Frau vor dem akuten Verblutungstod! Alles andere ist in diesem Augenblick unwichtig.

> **Das Wichtigste bei der Zervixnaht ist nicht die sorgfältige Naht der Rißwunde, sondern das**
> **Umstechen**
> **des zerrissenen Astes der Uterinarterie.**

Geht der Riß über den inneren Mm hinaus, so muß **laparotomiert** werden.

Behandlung in der Außenpraxis

> **Jeder blutende Zervixriß gehört so schnell wie möglich in die Klinik!**

Als **Notbehelf** und für den **Transport** kommt in der Außenpraxis in **Frage**

1. Aortenkompression (S. 531), evtl. Uterus- und Scheidentamponade.

2. **Hamilton**scher oder **Fritsch**scher Handgriff (S. 531, 532).

Jegliche Injektion von Wehenmitteln ist natürlich sinnlos.

ad 1. Aortenkompression mit Uterus- und Scheidentamponade.

Vor allem anderen: **die Aorta kräftig mit der Faust gegen die Wirbelsäule abdrücken!** — Die Tamponade ist in ihrer Wirkung umstritten. Aber was kann der auf sich allein gestellte Praktiker schon anderes machen! Richtig ausgeführt, wird die Tamponade besonders in Verbindung mit der Aortenkompression bei nicht allzu großen Rissen helfen. Die Tamponade erfüllt nur dann ihren Zweck (nämlich die Kompression des spritzenden Gefäßes), wenn beide Hohlräume sorgfältig, langsam und so fest wie möglich mit Tamponadestreifen ausgestopft werden. Anschließend Kompressionsverband, am besten mit T-Binde. Unter allen Umständen muß der Arzt die Patientin auf dem Transport in die Klinik persönlich begleiten! Auf dem ganzen Wege zur Klinik muß die Aorta weiter komprimiert werden. Alle 15—20 Minuten wird die Kompression für einige Minuten unterbrochen.

Zum Schluß noch 2 Grundsätze:

Man soll niemals so operieren, daß man dabei einen Zervixriß riskiert!

Und der andere:

Man soll, wenn eben möglich, jeden Zervixriß in die Klinik überweisen!

Insertio velamentosa (I. v.)

Definition: Häutiger Ansatz der Nabelschnur. Die Nabelschnur setzt nicht unmittelbar an der Plazenta an, sondern endigt entfernt vom Rande der Plazenta zwischen den Eihäuten. An irgendeiner Stelle der Eihäute teilt sich die Nabelschnur auf, und ihre drei Gefäße (eine Vene, zwei Arterien) verlaufen frei zwischen Amnion und Chorion in mehrfachen Verzweigungen zur Plazenta.

Folgende Arten des Nabelschnuransatzes werden unterschieden:

Nabelschnur-ansatz an der Plazenta:	Bezeichnung:
in der Mitte	Insertio centralis (Abb. 416) ⎱
außerhalb der Mitte	Insertio lateralis (Abb. 417) ⎰ Normal
am Rande	Insertio marginalis (Abb. 418) ⎰
außerhalb, in den Eihäuten	Insertio velamentosa (Abb. 419). Regelwidrig und sehr gefährlich für das Kind!

Klinische Bedeutung erhält die I. v. erst dann, wenn die frei und ungeschützt zwischen den Eihäuten verlaufenden Nabelschnurgefäße in den Bereich des Mm kommen oder wenn sie von einem Teil des Kindes, meist dem vorangehenden Teil, gegen die Beckenwand abgequetscht werden. Die I. v. bringt also mit sich

1. **Verblutung des Kindes,** wenn beim Blasensprung ein größeres Gefäß aufgerissen wird; das Kind stirbt dann meist sehr schnell ab.

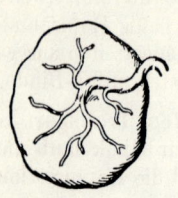 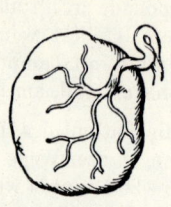 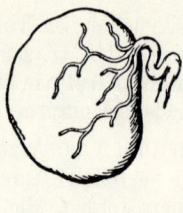 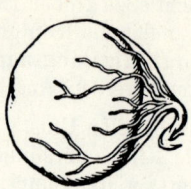

Abb. 416.	Abb. 417.	Abb. 418.	Abb. 419.
Insertio centralis	Insertio lateralis	Insertio marginalis	Insertio velamentosa

2. Erstickung des Kindes, wenn ein frei verlaufendes Gefäß komprimiert wird.

Zwei große Gefahren für das Kind:
1. Verblutung,
2. Erstickung.

Beide Ereignisse kommen aber relativ selten vor, obwohl die I. v. an der geborenen Plazenta gar nicht so selten zu beobachten ist.

Die Gefahren der I. v. betreffen also stets nur das **Kind,** in keiner Weise die **Mutter**; das aus der Scheide fließende Blut stammt nur aus dem kindlichen Kreislauf.

Die Insertio velamentosa
ist einer der seltenen Fälle, bei denen kindliche Herztöne,
die eben noch ausgezeichnet waren,

plötzlich
verschwinden können.
Dieses Ereignis kommt sonst so gut wie nie vor!

Diagnose: Nur in seltenen Fällen wird die I. v. vor dem Blasensprung diagnostiziert werden. Die Kennzeichen der I. v. sind:

Vor dem Blasensprung:

Das Fühlen von pulsierenden Gefäßen in den Eihäuten im Bereich des mehr oder weniger weit eröffneten Mm. — Dazu kommt

die **Verschlechterung der HT** (Beschleunigung — Verlangsamung), wenn der vorangehende Teil tiefer tritt und die frei in den Eihäuten verlaufenden Gefäße komprimiert werden.

Beim Blasensprung:

Plötzliches Auftreten einer **Blutung im Augenblick des Blasensprungs.**

540

Die zwei charakteristischen, beim Blasensprung gleichzeitig auftretenden Kennzeichen der Insertio velamentosa sind also:

1. **Blutung** und
2. **plötzliches Wegbleiben der HT.**

Differentialdiagnose:

Placenta praevia oder tiefer Sitz: Kommen gar nicht in Betracht. In diesen
Fällen besteht die **Blutung vor dem Blasensprung,** im Augenblick des
Blasensprungs hört sie oft schlagartig auf. Bei der I. v. beginnt sie **ja**
gerade mit dem Blasensprung.

Vorzeitige Lösung: Kommt auch nicht in Frage. Die VL tritt mit allen
Zeichen einer schweren inneren Blutung auf, bei der I. v. ist der **Allgemeinzustand der Mutter völlig unbeeinträchtigt,** aber es blutet stark nach
außen.

In Frage käme höchstens die seltene **Randsinusblutung** bei normal sitzen-
der Plazenta (S. 488).

Behandlung

Ziel: Es muß so **rasch** und so **schonend** wie möglich entbunden werden;
rasch, weil das Kind in größter Lebensgefahr ist, schonend, weil der Gesundheitszustand der Mutter in gar keiner Weise geschädigt oder in Gefahr ist und
jeder Eingriff nur des Kindes wegen erfolgt. Da das seltene Ereignis der Zerreißung eines Nabelschnurgefäßes fast immer dann erfolgt, wenn der Mm vollständig oder fast vollständig eröffnet ist, die Vorbedingungen für die **vaginale**
Entbindung somit also **erfüllt** bzw. erfüllbar sind, so wird man in den allermeisten Fällen von I. v.-Blutung die **Geburt vaginal beenden** können. Also:

Bei hochstehendem Kopf Wendung und Extraktion, bei tiefstehendem Kopf
Zange bzw. Vakuumextraktion.

**Bei nicht erfüllten Vorbedingungen für die vaginale Entbindung:
abdominale Schnittentbindung.**

Bemerkung: Voraussetzung dabei ist, daß das Kind **lebt** und **lebensfähig**
ist und die Operation in wenigen Minuten nach dem Einsetzen der Blutung
begonnen werden kann.

Hat man, was selten ist, die Diagnose **vor** dem Blasensprung gestellt und
sind die HT gut, so kann man **abwarten.** Das gefahrbringende Ereignis des
Blasensprungs muß möglichst so lange hinausgeschoben werden, bis der Mm
vollständig ist.

In der Außenpraxis ist das Kind nur zu retten, wenn die **Vorbedingungen**
für die vaginale Entbindung erfüllt (vollständiger Mm, kein Mißverhältnis)
sind.

||| Niemals eine Zange aus BE = Hohe Zange ausführen!

Bei unerfüllten Vorbedingungen (Mm nur wenig eröffnet) wird das Kind bei einer starken I.v.-Blutung außerhalb der Klinik nur selten zu retten sein, besonders wenn es sich um eine Erstgebärende handelt.

**Bei Insertio velamentosa keinen Eingriff,
der die Mutter gefährdet!**

Man halte sich bei allen Überlegungen immer vor Augen, daß das Kind bei I. v.-Blutung immer sehr schnell abstirbt.

Enges Becken

Die Erfahrung zeigt, daß eine häufige Ursache regelwidriger Geburten die Schwierigkeiten beim Durchtritt des Kopfes durch das Becken sind, kurz gesagt, das, was man als enges Becken bezeichnet.

Beim Nachweis des zu engen Beckens unterscheidet man die **anatomische** und die **funktionelle Diagnostik**.

Die Anatomische Diagnostik des engen Beckens
ergibt sich aus

der äußeren Beckenmessung, besser -schätzung (S. 25),
der Betastung mit dem Baummschen Handgriff (S. 24),
der Betrachtung der Michaelisschen Raute (S. 21),
der inneren Untersuchung und Austastung (S. 37)
und unter Umständen der Bestimmung der Conjugata diagonalis bzw.
Conj. vera durch vaginale Untersuchung (S. 37)
sowie (in besonderen Einzelfällen) der röntgenologischen Beckenmessung.

Die anatomische Diagnostik eines Beckens, also die Bestimmung von Form und Grad der Verengerung, kann im Gegensatz zur funktionellen jeder-zeit, also außerhalb wie innerhalb der Schwangerschaft und unter der Geburt, vorgenommen werden.

Funktionelle Diagnostik des engen Beckens
= indirekte Diagnostik

Darunter versteht man im Gegensatz zur „direkten", anatomischen (= „becken-messenden") Methode die **Diagnostik auf Grund der Beobachtung des Geburtsverlaufes**, also die Untersuchung, ob und in welcher Weise sich der

Kopf bei Weheneinwirkung in das Becken einpaßt. Funktionelle Diagnostik betreiben heißt unter der Geburt die Frage beantworten: **Geht dieser Kopf in dieses Becken hinein?**

Dabei kommt es durchaus nicht nur, wie der Anfänger glauben könnte, auf das **Becken** an, sondern ebensosehr auf den **Kopf** (seine **Größe, Einstellung, Haltung, Verformbarkeit**), sodann ganz besonders auch auf die Kraft der **Wehen.** Durch ein anatomisch verengtes Becken kann z. B. ein kleiner Kopf ohne Schwierigkeiten hindurchgehen, ebenso unter Umständen auch noch ein normal großer Kopf, wenn er sich unter der Wehenkraft gut anpaßt, sich gut modelliere oder, wie wir sagen, gut „konfigurieren" läßt. Daraus folgt also die wichtige Tatsache, daß das anatomisch verengte Becken kein funktionell zu enges Becken zu sein braucht. Auch muß es jedem klar sein, daß ein normal weites Becken für einen großen und harten, d. h. nicht einpassungsfähigen Kopf als „eng" bezeichnet werden muß. **Aus dieser Tatsache folgt ferner, daß ein funktionell „zu enges" Becken durchaus kein anatomisch „zu enges" Becken zu sein braucht.** Allgemein gilt:

Enges Becken
= jedes **Mißverhältnis zwischen Kopf und Becken!**

Für die Ausführung der funktionellen Diagnostik des engen Beckens sind zunächst **zwei Grundsätze** auszusprechen, die zu den wichtigsten und bedeutungsvollsten der ganzen Geburtshilfe gehören. Wir nennen sie

---

Die beiden diagnostischen Hauptsätze für das enge Becken

I. **Für Erstgebärende:** Steht bei einer Erstgebärenden der Kopf im Beginn der Geburt — dasselbe gilt auch für die letzten 2—3 Wochen vor der Geburt — noch hoch und beweglich über dem BE (anstatt, wie es sein sollte, schon tief im Becken) und läßt er sich auch nicht durch energischen Druck von oben tief in das Becken hineinschieben, so liegt ein enges Becken vor.

II. **Für Mehrgebärende:** Steht bei einer Mehrgebärenden nach vollständiger Eröffnung des Mm und nach Blasensprung der Kopf noch hoch und beweglich über dem BE und läßt er sich auch nicht durch energischen Druck von oben tief in das Becken hineinschieben, so liegt ein enges Becken vor.

Eigentlich ist mit diesen beiden einfachen Hauptsätzen schon alles gesagt, was man über die funktionelle Diagnostik des engen Beckens wissen muß. **Das Erkennen des engen Beckens unter der Geburt ist bei Beachtung dieser Grundsätze so einfach geworden, daß kein Arzt und keine Hebamme heute noch ein enges Becken unter der Geburt übersehen dürfen.**

Merke schon hier: Jedes enge Becken gehört in die Klinik!

Die praktische

Ausführung der funktionellen Diagnostik des engen Beckens

ist ebenso einfach und besteht in der Anwendung von drei Handgriffen, die wir mit Martius als die drei diagnostischen Haupthandgriffe bezeichnen.

1. Haupthandgriff = IV. Leopoldscher Handgriff:
> Über die große Bedeutung dieses Handgriffs ist schon (S. 56) gesprochen worden. Mit keinem anderen Handgriff kann man von außen so gut abtasten, wie tief der Kopf im Becken steht und wie er in ihm tiefer tritt.

2. Haupthandgriff = V. Leopoldscher Handgriff oder Zangemeisterscher Handgriff (Abb. 420) = Handgriff zur Feststellung, ob der „Kopf nach vorn überragt":

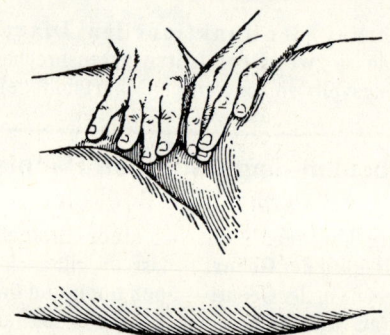

Abb. 420. V. Leopoldscher oder Zangemeisterscher Handgriff: In dem gezeigten Fall liegen **beide Hände gleich hoch,** es ist also ein deutliches **Mißverhältnis** zwischen Kopf und Becken vorhanden

> Man stellt sich z. B. rechts neben die horizontal gelagerte Frau und legt die eine Hand (=„Symphysenhand") flach auf die Symphyse, die andere Hand (=„Kopfhand") flach auf den oberhalb der Symphyse stehenden Kopf (Abb. 420). Dann ergeben sich drei Möglichkeiten:
>
> **1. Die Kopfhand liegt etwa fingerbreit tiefer als die Symphysenhand = kein Mißverhältnis, kein enges Becken** (Abb. 421).

544

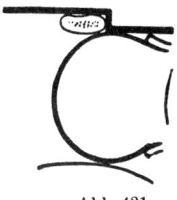 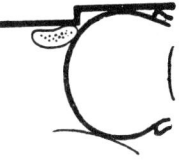

Abb. 421 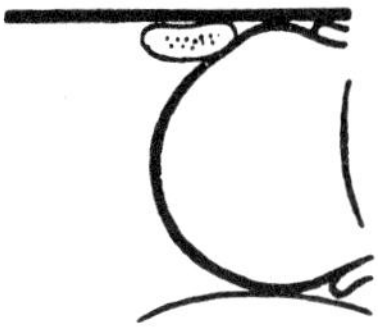   Abb. 422   Abb. 423

Abb. 421. Die Symphyse überragt den im BE fixierten Kopf, der Kopf paßt ins Becken, kein Mißverhältnis, kein enges Becken

Abb. 422. Kopf und Symphyse liegen in einer Ebene, der Kopf „schneidet ab": **Mißverhältnis mäßigen Grades.** Gute Wehen machen bei günstiger Einstellung Spontangeburt möglich bis wahrscheinlich

Abb. 423. Der Kopf überragt die Symphyse: **erhebliches bis hochgradiges Mißverhältnis.** Ungünstige Prognose

2. Beide Hände liegen gleich hoch (Abb. 422) = **Mißverhältnis, mäßig verengtes Becken,** bei guter Wehenkraft und günstiger Kopfeinstellung ist Spontangeburt wahrscheinlich. **Entscheidung ist erst nach Blasensprung möglich.** Mit einer Spontangeburt ist jedoch nicht zu rechnen, wenn sich dieser Befund bei guten Wehen nach Blasensprung nicht ändert.

3. Die Kopfhand überragt die Symphysenhand = der Kopf überragt die Symphyse = erhebliches bis hochgradiges Mißverhältnis (Abb. 423). Mit dem Eintritt des Kopfes in das Becken ist nicht zu rechnen. Das gilt auch schon, wenn der Kopf nur in geringem Grade überragt.

Der Kopf überragt die Symphyse,

1. wenn das Becken verengt ist oder
2. wenn der Kopf zu groß ist oder
3. wenn der Kopf falsch eingestellt ist oder eine falsche Haltung hat oder
4. wenn irgendein Umstand den Kopf nicht ins Becken eintreten läßt (Hydrozephalus, vorliegender Arm, Tumor des Beckens, Ovars oder Uterus).

3. Haupthandgriff = Kombinierter äußerlich-rektaler Handgriff:
Der linke Zeigefinger untersucht rektal, die rechte Hand geht von außen an den Kopf heran. Wenn die äußere Hand den Kopf hin- und herbewegt

> Funktionelle Diagnostik des „engen Beckens"
> heißt durch Untersuchungen während des Geburtsablaufs
> die Frage beantworten:
>
> Paßt sich dieser Kopf
> in dieses Becken ein?

und ihn zugleich dem inneren Finger entgegendrückt, so hat man einen unmittelbaren Eindruck von dem Höhenstand des Kopfes, seiner Größe, **Einpaßbarkeit ins Becken** usw.; die rektale Untersuchung ist möglichst zart und vorsichtig auszuführen, um einen vorzeitigen Blasensprung zu vermeiden.

Es gibt nicht nur eine funktionelle Diagnostik, es gibt auch eine, wie ich es nennen möchte,

funktionelle Anamnese,

die für die Prognose beim engen Becken von größter Bedeutung ist:

Verlauf früherer Geburten bei **Mehrgebärenden mit engem Becken!**

War bei früheren Geburten eine **Sektio** erforderlich?

Hat die Kreißende **schwere** Geburten, vielleicht mit **toten Kindern, durchgemacht?**

War einmal oder sogar mehrere Male eine **Perforation** erforderlich?

Oder hat die Kreißende **trotz** ihres engen Beckens **normal** entbunden?

Von der Beantwortung dieser Fragen hängt die Prognose bei Mehrgebärenden wesentlich mit ab.

Wie soll man sich in der **Außenpraxis** verhalten, wenn unter der Geburt ein enges Becken festgestellt wird?

1. Die Frau ist sofort einer Klinik zu überweisen:

> **Jedes enge Becken gehört ausnahmslos in die Klinik. Möglichst früh einweisen, d. h. vor Wehenbeginn, am besten 8—10 Tage vor dem Termin!**

Deswegen so früh, weil es beim engen Becken häufig zum vor- und frühzeitigen Blasensprung kommt (s. u.). Fällt dann als Folge die Nabelschnur oder ein Arm vor (Lebensgefahr für das Kind!), was durchaus nicht selten ist, dann kann der Frau **sofort klinische Hilfe** (die **allein das Kind retten** kann) zuteil werden.

2. **Niemals vaginal untersuchen!** Wie eine Geburt mit engem Becken verläuft, kann man vorher nie mit Sicherheit wissen. Sollte sich eine Sektio als notwendig erweisen, so wird durch das vaginale Untersuchen die Prognose völlig unnütz verschlechtert.

3. **Niemals die Blase sprengen!** Nabelschnurvorfall, Vorfall kleiner Teile und aufsteigende Infektion sind die sicheren Folgen. Beim engen Becken muß die Blase so lange wie möglich erhalten bleiben.

4. Niemals und unter gar keinen Umständen den Versuch einer hohen Zange machen!

Unterlassung der Klinikeinweisung, vaginale Untersuchung, Blasesprengen, Versuch einer hohen Zange, das sind die

> **vier Todsünden,**

die ein praktischer Arzt beim engen Becken begehen kann.

Die wichtigsten Formen des engen Beckens

Für die Praxis genügt es, wenn man sich zunächst mit den häufigsten und daher wichtigsten Formen vertraut macht, das sind die hier unter 1—6 genannten

Formen des engen Beckens

1. das allgemein (gleichmäßig) verengte Becken,
2. das platte oder geradverengte Becken,
3. das allgemein verengte, platte Becken,
4. das schräg verengte Becken,
5. das Trichterbecken,
6. das lange Becken (s. S. 576).

1. Allgemein (gleichmäßig) verengtes Becken

Definition: Wie der Name sagt, handelt es sich um ein enges Becken, das in **allen** Durchmessern aller Ebenen gleichmäßig verengt ist. Es unterscheidet sich vom normalen Becken gar nicht in der Form, sondern nur durch die kleineren Maße, es ist einfach eine verkleinerte Form des normalen Beckens, ein ,,Miniaturbecken'' (Bumm). Allerdings ist der Schambogen spitzwinklig anstatt normalerweise rechtwinklig.

> **Allgemein verengtes Becken = gleichmäßige Verkürzung aller Durchmesser in allen Ebenen.**

Zur Diagnostik:

Michaelissche Raute: Sie hat beim allgemein verengten Becken eine **schmale**, oben und unten **spitz** zulaufende Form.

Schambogenwinkel:

normales Becken	= Schambogen **rechtwinklig**
allgemein verengtes Becken	= Schambogen **spitzwinklig**.

Baummscher Handgriff: s. S. 24

Beckenmaße (Beispiele)	Sp.	Cr.	Tr.	Ext.
normales Becken	26	29	32	20
allgemein verengtes Becken	23	26	29	19

Drei Kennzeichen des allgemein verengten Beckens:
1. Gleichmäßige Verkürzung aller Durchmesser in allen Ebenen,
2. Schambogen: spitzwinklig,
3. Raute: schmal, oben und unten spitzwinklig zulaufend.

Vorkommen: Die Trägerinnen des allgemein verengten Beckens sind meist kleine, zierliche Frauen, jedoch kann man auch bei mittelgroßen, zarten Frauen diese Form des verengten Beckens beobachten. Häufig findet man, daß bei diesem Becken die Genitalorgane unterentwickelt sind, was unter der Geburt oft in einer **Wehenschwäche** zum Ausdruck kommt.

Formen:

a) gleichmäßig allgemein verengtes Becken,

b) infantiles Becken,

c) Zwergbecken, höchster Grad des allgemein verengten Beckens.

Geburtsmechanismus beim allgemein verengten Becken

Die Natur kennt zwei Mittel der Anpassung des Kopfes an die Raumbeschränkung des allgemein verengten Beckens.

1. Typische Haltung und Einstellung des Kopfes.

Der Eintritt in das allgemein verengte Becken wird dadurch erreicht, daß der Kopf schon im BE eine

höchstgradige Beugehaltung (Abb. 424)

annimmt. Diese extreme Beugehaltung bringt den Kopf in eine für das allgemein verengte Becken denkbar günstige „spitze" Einstellung, die sog. Roederersche Einstellung (Abb. 424). Da der Kopf sich schon im BE hochgradig beugt, wird die

kleine Fontanelle schon im BE zur Leitstelle,

ganz im Gegensatz zur normalen Geburt, bei der die kleine Fontanelle im BE links oder rechts seitlich steht und erst dann zur Leitstelle wird, wenn der Kopf in die Beckenhöhle eingetreten ist. Beim allgemein verengten Becken wird die kleine Fontanelle niemals seitlich, sondern bei **günstiger** Einstellung immer, auch schon im BE, in der Mitte, d. h. zentriert in der Führungslinie, getastet. Sie ist in allen Etagen des Geburtskanals die Leit-

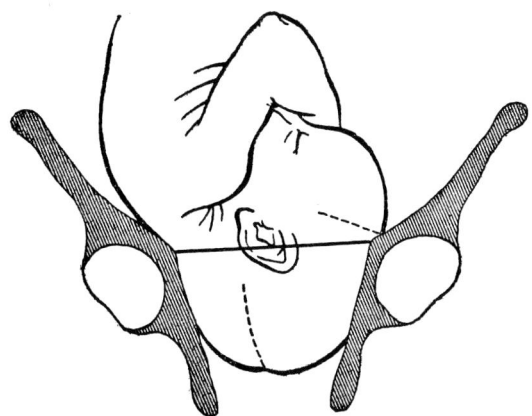

Abb. 424. Typische, günstige Haltung des Kopfes beim allgemein verengten Becken:
höchstgradige Beugehaltung = R o e d e r e r sche Einstellung

stelle, d. h. sie ist während der ganzen Geburt stets der tiefste Punkt des
Kopfes. Die Pfeilnaht steht dabei nicht im queren, sondern meist in einem
schrägen Durchmesser.

So wird der lang eingestellte Kopf durch die in allen Ebenen gleichmäßig
bestehenden Widerstände des verengten Beckenraumes mit vorangehendem,
tief gebeugtem Hinterhaupt langsam hindurchgeschoben. Nur auf diese Weise
ist es möglich, daß der Kopf alle Engen dieses Beckens stets mit seinem
kleinsten Umfang passiert. Die Einpassung des Kopfes mit einem möglichst
kleinen und zugleich runden Querschnitt ist deswegen die beste, weil sich
beim allgemein verengten Becken die Beckenräume der kreisrunden Form
nähern. Jede andere Einstellung des Kopfes als die durch maximale
Beugehaltung des Kopfes schon im BE bedingte „spitze" Einstellung
ist daher weniger günstig. So sind z. B. Streckhaltungen beim allgemein
verengten Becken ausgesprochen ungünstig.

2. Typische Verformung des Kopfes: Auswalzung in die Länge.

Durch ein in allen Maßen verkleinertes Becken kann nur ein Kopf hindurchgeschoben werden, der auch in allen entsprechenden Maßen verkleinert worden
ist. Da das allgemein verengte Becken im geraden, schrägen und queren
Durchmesser gleichermaßen verengt ist, muß ein normal großer Kopf, der in
dieses Becken eingepaßt werden soll, auch gleicherweise in allen diesen Durchmessern eine Verkürzung erfahren, d. h. er muß in allen seinen Durchmessern
zusammengepreßt werden außer in einem, dem **Höhendurchmesser.** Die
günstige Art der Anpassung durch Konfiguration des Kopfes besteht also in
einer Verkürzung aller Durchmesser auf Kosten des Höhendurchmessers, d. h.
also in einer **Auswalzung** des Kopfes, wobei die Scheitelbeine übereinander-

549

geschoben werden. Die Längsachse des Kopfes ist die einzige, die größer wird: Der Kopf wird dadurch in das allgemein verengte Becken eingepaßt, daß er **in die Länge gezogen wird.** Durch diese Auswalzung wird der Kopfeintritt ins Becken und der Kopfdurchtritt bis BB ermöglicht. Der Kopfaustritt im Bogen um die Symphyse herum wird dagegen durch diese Längenausziehung sehr erschwert. Es ergibt sich ein Effekt wie bei einem „zu langen Omnibus", der eine enge Kurve passieren muß.

Zusammenfassend kann man also kurz sagen:

> **Anpassungsmechanismus des Kopfes beim allgemein verengten Becken:**
> 1. **Typische Haltung und Einstellung (Abb. 424)**
>   = extreme **Beugehaltung,**
>   = „**spitze**" Einstellung (ergibt denkbar **kleinsten** und zugleich **runden** Querschnitt),
>   = **Roederer**sche Einstellung.
>
> 2. **Typische Verformung = Auswalzung des Kopfes in die Länge,** wobei die **Scheitelbeine übereinandergeschoben** werden
>   = **Verkürzung** aller Breitendurchmesser auf Kosten des Höhendurchmessers (bedeutet Verkleinerung des Querschnitts).

2. Plattes oder geradverengtes Becken

Definition: Ein typisches plattes bzw. platt-rachitisches Becken liegt vor, wenn die Verengerung einzig und allein in der Verkürzung **des geraden Durchmessers des Beckeneinganges,** also der Conjugata vera, besteht und **alle anderen Maße weiter als normal sind.**

> **Das platt-rachitische Becken ist also lediglich in einem einzigen Abschnitt des knöchernen Beckens verengt, nämlich dem Beckeneingang, und dieser wiederum nur in einem einzigen Maße, nämlich dem geraden Durchmesser.**

Damit ist schon das Wesentliche über das platt-rachitische Becken gesagt.

Formen:

a) platt-rachitisches Becken,
b) einfach plattes Becken,

c) **Wirbelgleitbecken = spondylolisthetisches Becken,** σπ ὁνδυλος Wirbel, ὀλίσθησις
das Ausgleiten, Kilian (1854), selten: Abrutschen des 5. Lendenwirbels vom
Kreuzbein (oder des 4. Lendenwirbels vom 5.) in den BE hinein, wodurch der BE
im geraden Durchmesser verengt wird. (Ätiologie: degenerative Knochenprozesse
oder Anlageanomalie.)

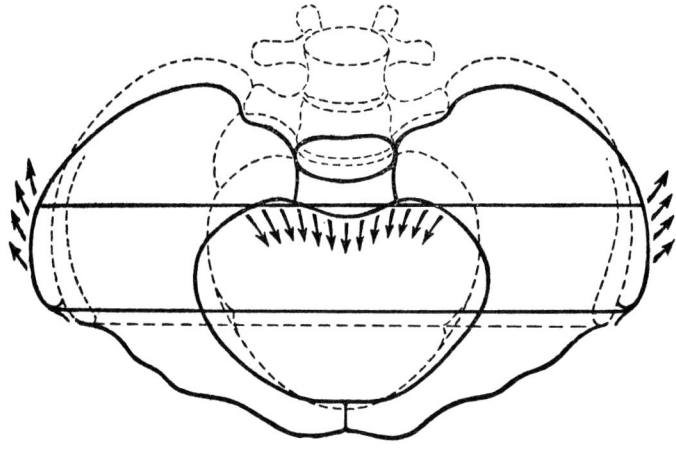

Abb. 425

Vergleich eines normalen Beckens (gestrichelt) mit einem platt-rachitischen (ausgezogen)

Bau des platt-rachitischen Beckens: In der Abb. 425 ist die Form des normalen Beckens (von oben gesehen) gestrichelt, die des platt-rachitischen Beckens ausgezogen gezeichnet. Durch den rachitischen Krankheitsprozeß ist das Kreuzbein eingesunken (siehe die Pfeile!). Infolgedessen springt das **Promontorium** mehr oder weniger weit in den freien Raum des kleinen Beckens vor (Abb. 426), wodurch als einziges Maß der gerade oder Längsdurchmesser des Beckeneingangs, die Conj. vera, verkürzt wird. Gleichzeitig kommt es zu einem weiten Auseinanderweichen der Darmbeinschaufeln und damit auch der Sitzbeinhöcker. Infolgedessen verläuft der **Schambogen** nicht rechtwinklig wie beim normalen Becken, sondern stumpfwinklig. Der Beckenausgang ist also im Gegensatz zum geradverengten Beckeneingang **auffallend weit.** Dazu kommt eine **Abflachung** des **Kreuzbeins** und eine recht- bis spitzwinklige **Abknickung** des **Steißbeins,** s. Abb. 426; beides ist rektal stets gut

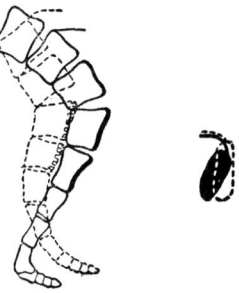

Abb. 426. Das Vorspringen des Promontoriums, wodurch als einziges Maß der gerade Durchmesser des Beckeneingangs verengt wird

551

zu fühlen. — Das platt-rachitische Becken ist die Folge einer Wachstums-störung (Rachitis) und somit eine Belastungsdeformität.

> **Fünf Kennzeichen des platt-rachitischen Beckens:**
> 1. **Beckeneingang: Verkürzung des geraden Durchmessers,**
> 2. **Beckenausgang: Auffallende Weite in allen Durchmessern,**
> 3. **Schambogen: Stumpfwinklig,**
> 4. **Raute: Drachenförmig abgeflacht,**
> 5. **Abflachung des Kreuzbeins und Abknickung des Steißbeins'**

Die Weite des Beckenausganges kommt im Geburtsverlauf beim platt-rachitischen Becken meist deutlich zum Ausdruck. Hat der Kopf sich einmal durch den Engpaß des Beckeneinganges hindurchgequält — was stets längere Zeit in Anspruch nimmt —, so verläuft die Geburt danach stets auffallend schnell, jedenfalls viel schneller als bei einem normal gebauten Becken. Nach lang-samer Überwindung des Beckeneinganges genügen oft schon wenige Wehen, und das Kind ist spontan geboren.

Die oben beschriebene Verschiebung der Beckenform beim platt-rachitischen Becken kommt in charakteristischer Weise auch in den **Beckenmaßen** zum Aus-druck. Das sind zwar nur äußerliche, aber doch sehr typische Kennzeichen dieser wichtigen Beckenanomalie.

	Sp.	Cr.	Tr.	Ext.
Beispiel eines **normalen** Beckens	26	29	32	20
Beispiel eines **platt-rachitischen** Beckens	26	26,5	31	17

Also:

> **Beim platt-rachitischen Becken ist die Differenz zwischen der Distantia spinarum und der Distantia cristarum stets kleiner als normal. Oft sind die beiden Maße gleich; manch-mal ist die Distantia spinarum sogar größer als die Distantia cristarum.**

Daß man das platt-rachitische Becken auch ohne Beckenzirkel mit dem **Baummschen** Handgriff abschätzen kann, wurde schon auf S. 24 beschrieben.

Auch auf die große Bedeutung der **Michaelisschen Raute** wurde schon hingewiesen (S. 21). Das obere Dreieck der Raute ist abgeflacht oder fehlt vollkommen.

Unterschiede gegenüber dem Bau des allgemein verengten Beckens:
Art der Verengerung:

platt-rachitisches Becken	Geradverengerung, und zwar nur im Beckeneingang
allgemein verengtes Becken	Verengerung **aller** 3 Dm in allen Ebenen

Michaelissche Raute:

| platt-rachitisches Becken | Raute hat Drachen- oder Windvogelform |
| allgemein verengtes Becken | Raute hat eine schmale, oben und unten spitz zulaufende Form |

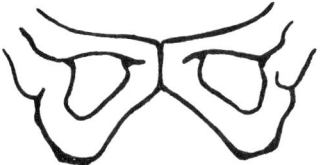

Abb. 427a. Rechtwinkliger Schambogenwinkel beim normalen Becken

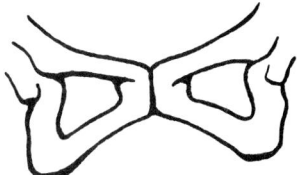

Abb. 427b. Weiter, stumpfer Schambogenwinkel beim platt-rachitischen Becken

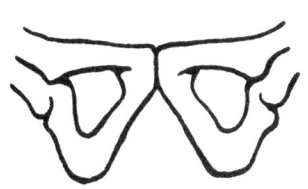

Abb. 427c. Enger, spitzer Schambogenwinkel beim allgemein verengten Becken

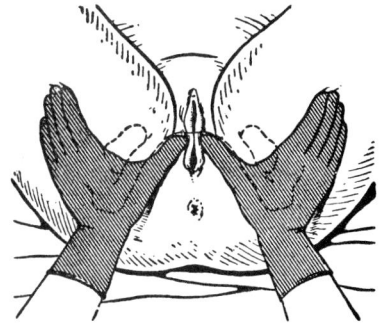

Abb. 427d. Das wichtige Abformen des Schambogenwinkels

Schambogenwinkel (Abb. 427a—c):

normales Becken	Schambogen rechtwinklig
platt-rachitisches Becken	Schambogen stumpfwinklig
allgemein verengtes Becken	Schambogen spitzwinklig

Beckenmaße (Beispiele):	Sp.	Cr.	Tr.	Ext.
normales Becken	26	29	32	20
platt-rachitisches Becken	26	27	31	18
allgemein verengtes Becken	22	25	28	19

Geburtsmechanismus beim platt-rachitischen Becken

Beim normalen Becken geht das Tiefertreten des Kopfes unter Beugung vor sich. Untersuchen wir also eine normale Geburt beim Eintritt des Kopfes in das Becken, so kommt man rektal zunächst an das Vorderhaupt, also an die

Gegend der Scheitelbeine, dann aber (beim Tiefertreten) bald an das Hinter-haupt und die **kleine Fontanelle**, die sich in das Becken hineinsenkt.

Ganz anders beim platt-rachitischen Becken:

**Anpassungsmechanismus
des Kopfes beim platt-rachitischen Becken:**

1. **Senkung der großen Fontanelle, also des Vorderhauptes,**
2. **Vorder- (oder Hinter-)scheitelbeineinstellung,**
3. **Umformung des Kopfes durch Übereinanderschieben der Scheitelbeine.**

---

1. Senkung der großen Fontanelle, also des Vorderhauptes

Zur Überwindung des Engpasses: Promontorium—Symphysenhinterwand **senkt** sich der Kopf so, daß jetzt das schmale **Vorderhaupt** in den Engpaß hineinkommt (Abb. 428 u. 429), der Kopf schiebt sich also mit seiner „Schmal-seite" durch die enge Stelle hindurch, während das breitere Hinterhaupt sich gut in einen der weiten Seitenteile des Beckenrahmens einpaßt. War schon

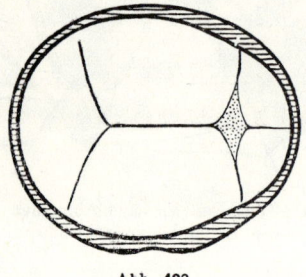 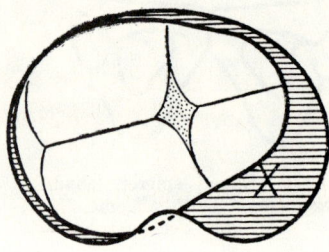

Abb. 428   Abb. 429

Abb. 428. Kopfeinstellung im BE des normalen Beckens vor der Beugung

Abb. 429. Kopfeinstellung im BE des platt-rachitischen Beckens. Große Fontanelle in der Führungslinie, also **kleiner** querer Durchmesser des Kopfes in den Engpaß hineingesenkt. Dadurch entsteht zwischen Stirn und hinterer Beckenwand ein gefährlicher freier Raum (×): Gefahr des Nabelschnurvorfalls bei frühzeitigem Blasensprung

vorher eine Beugehaltung vorhanden, so geht der Kopf jetzt also in eine **Streck-haltung** über, wodurch die eben beschriebene höchst zweckmäßige Einstellung zustande kommt. Der Effekt ist also der: An Stelle des breiten **biparietalen** Kopf-durchmessers (= 9½ cm, Abb. 430), der sonst den geraden Durchmesser passiert, kommt jetzt der weitaus schmalere **bitemporale** Durchmesser (= 8 cm!) in den Engpaß zu liegen. Bei einer nicht zu hochgradigen Verkürzung des geraden Durchmessers (Conj. vera bis 8 und 8½ cm) kann der BE schon allein durch dieses einfache Hineinsenken des schmalen Vorderhauptes in die Enge überwunden werden. Es spricht daher für eine nicht sehr hochgradige Verengerung, wenn man bei Untersuchung eines platt-rachitischen Beckens die **große Fontanelle tiefstehend** im BE findet, wobei die kleine Fontanelle in derselben Höhe oder **höher** steht.

2. Vorder- und Hinterscheitelbeineinstellung

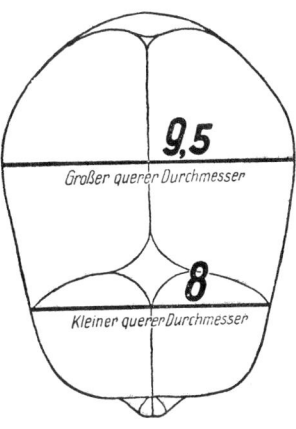

Abb. 430

Die beiden **queren** Durchmesser
des kindlichen Kopfes

Bei Untersuchung höhergradiger Verengerungen wird man immer fühlen, daß der Finger in der Führungslinie gar nicht an die Pfeilnaht, sondern an die Fläche eines **Scheitelbeins** kommt, dessen Wölbung man abtasten kann. Die quergestellte Pfeilnaht fühlt man dann meist dem **Kreuzbein**, manchmal aber auch der **Schamfuge genähert.** Die Pfeilnaht steht also nicht **synklitisch** (= in der Führungslinie), sondern **asynklitisch** (= außerhalb der Führungslinie), als führender Teil hat sich ein Scheitelbein eingestellt (Abb. 431 a und 431 b). Ist es das vordere, so sprechen wir von

Vorderscheitelbeineinstellung (Abb. 431 a und 432 c)
= **verstärkter vorderer Asynklitismus**
= **verstärkte Naegelesche Obliquität.**

Auch bei normaler Geburt findet man häufig die Pfeilnaht für kurze Zeit etwas mehr zum Kreuzbein verlaufend, also asynklitisch eingestellt (S. 114), was man als
physiologischen vorderen Asynklitismus (Abb. 432 b)
= **Naegelesche Obliquität**
bezeichnet.

Bei der **Vorderscheitelbeineinstellung** fühlt man nach Blasensprung und längerer Geburtsdauer auf dem
vorderen Scheitelbein fast stets eine große **Kopfgeschwulst,**
hinteren Scheitelbein häufig eine „löffel- oder rinnenförmige" **Impression** (S. 565).

In weitaus **selteneren** Fällen tastet man die querverlaufende Pfeilnaht der **Schamfuge** genähert, d. h. das hintere Scheitelbein hat sich in die Führungslinie eingestellt, ist zum führenden Teil geworden:

= **Hinterscheitelbeineinstellung** (Abb. 431 b und 432 e)
= **verstärkter hinterer Asynklitismus**
= **verstärkte Litzmannsche Obliquität.**

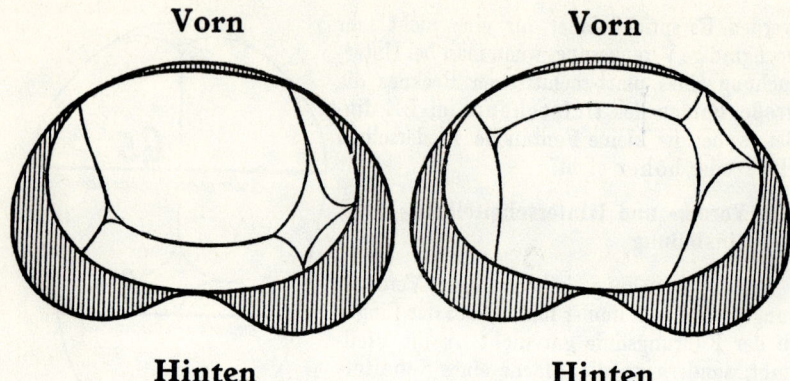

Vorn   Vorn

Hinten   Hinten

Abb. 431a. Vorderscheitelbeineinstellung   Abb. 431b. Hinterscheitelbeineinstellung

Auch die Hinterscheitelbeineinstellung kommt in leichter Form als physiologische Einstellung vor, und zwar während der Schwangerschaft und im Geburtsbeginn, besonders bei Erstgebärenden. Sie wird dann als

regelrechter hinterer Asynklitismus (Abb. 432d)
= Litzmannsche Obliquität

bezeichnet.

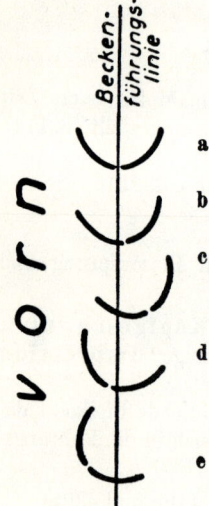

Man hat diesen Vorgang der Scheitelbeineinstellung, der eine Anpassung des Kopfes an die Beckenform darstellt, mit Recht als

„Knopflochmechanismus"

bezeichnet. Man kann auch sagen, daß der Kopf, um den lediglich im geraden Durchmesser verengten BE passieren zu können, gewissermaßen in zwei Hälften zerlegt wird, die, gegeneinander verschoben, den Engpaß des geraden Durchmessers im Beckeneingang leichter — die eine Kopfhälfte nach der anderen — passieren können, als wenn der Kopf mit seinem ganzen Umfang auf einmal durch den BE hindurchtreten muß.

3. Umformung des Kopfes

Die Scheitelbeine werden aber nicht nur schräg gestellt und in der Höhe gegeneinander verschoben, sondern es wird dabei das höher stehende Scheitelbein mehr oder weniger weit auf die Innenfläche des tiefer stehenden geschoben. Dadurch wird der quere Durchmesser des Kopfes in hohem Maße verkleinert, und

Abb. 432a—e.

556

zwar um so mehr, je leichter die Kopfknochen konfigurierbar sind und je stärker die Triebkraft der Wehen ist. Bei der häufigen Vorderscheitelbeineinstellung z. B. wird das hintere Scheitelbein, das stets höher steht, auf die Innenfläche des tiefer stehenden vorderen Scheitelbeins geschoben (Abb. 433). Den Niveauunterschied kann man oft als Stufe tasten. Bei einiger Übung kann man auch schon fühlen, ob die Scheitelbeine überhaupt die Neigung zeigen, sich übereinanderzuschieben. Merke:

**Übereinanderschieben der beiden Scheitelbeine
= Verkleinerung des queren Kopfdurchmessers!**

Durch den Grad des Übereinanderschiebens der beiden Scheitelbeine ist zugleich ein **tastbares Maß für die Konfiguration** gegeben. Je mehr sie sich übereinanderschieben, je mehr also die quergestellte Pfeilnaht promontoriumwärts wandert, um so mehr verkleinert sich der quere Durchmesser des Kopfes, um so größer ist die Aussicht, daß der Kopf die Enge durch Anpassung überwinden wird (Abb. 433).

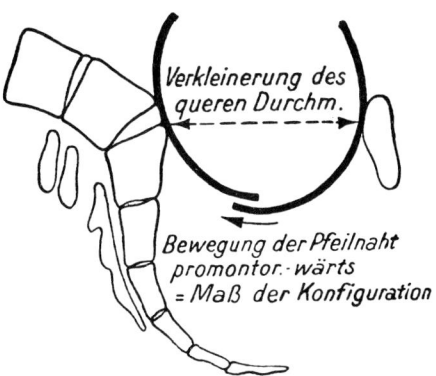

Abb. 433. Anpassung des Kopfes durch Vorderscheitelbeineinstellung und Übereinanderschieben der Scheitelbeine

Es ist aber von größter Wichtigkeit zu wissen, daß zwischen der häufigen Vorderscheitelbeineinstellung und der seltenen Hinterscheitelbeineinstellung ein großer Unterschied in bezug auf die Prognose der Geburt besteht.

Auch die **Hinterscheitelbeineinstellung** stellt einen Versuch der Natur zur Einpassung des verhältnismäßig großen Kopfes in den im geraden Durchmesser verengten BE dar, ein Versuch, der aber stets wirkungslos ist und zum **Geburtsstillstand** führt. Grund: Führt das vordere Scheitelbein (Abb 434 a), so sieht sein freier Rand zur Kreuzbeinhöhle, also nach hinten; es hat dadurch bei weiterer Vorwärtsbewegung nach unten und hinten volle Bewegungsfreiheit. Bei der Hinterscheitelbeineinstellung dagegen stößt der freie Rand des Scheitelbeins beim Tiefertreten gegen die Hinterwand der Symphyse und dann der Schambeine (Abb. 434b), wodurch jede Weiterbewegung

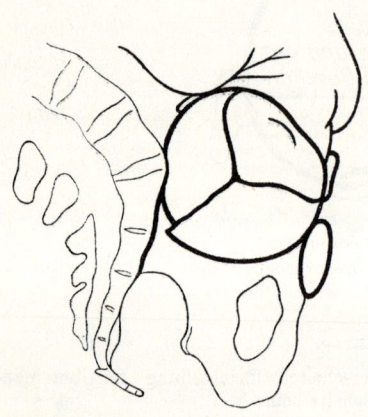
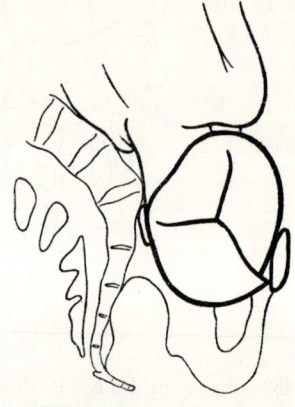

Abb. 434a. Vorderscheitelbeineinstellung   Abb. 434b. Geburtsstillstand bei Hinterscheitelbeineinstellung (nach Bumm)

unmöglich gemacht wird. Außerdem setzt sich die hintere Schulter des Kindes auf das Promontorium auf und bleibt dort hängen. Der Kopf weicht nach vorn ab und überragt die Symphyse. Also

Hinterscheitelbeineinstellung = gebärunfähige Lage.

(Es gibt insgesamt **fünf** geburtsunfähige Lagen; nach Häufigkeit geordnet:

1. Querlage,
2. Hinterscheitelbeineinstellung,
3. mentoposteriore Gesichtslage,
4. nasoposteriore Stirnlage,
5. bestehenbleibender hoher Geradstand.)

Unterschied im Geburtsverlauf gegenüber dem allgemein verengten Becken. Hat beim **platt-rachitischen Becken** der Kopf einmal den nur im geraden Durchmesser verengten Beckeneingang überwunden, so „fällt" der Kopf in das Becken hinein, und der weitere Verlauf geht wegen der Weite des Beckenausgangs meist ungewöhnlich schnell vor sich. Allerdings kommt es auch beim platten Becken gelegentlich zum **Geburtsstillstand auf BB.** Der vom Zwang des Engpasses im BE befreite, auf BB „fallende" Kopf kommt hier in der gleichen Haltung und Stellung an, die er beim „Durchzwängen" im BE hatte, nämlich mit **querstehender Pfeilnaht** und in leichter Streckhaltung. Liegt nun ein plattes Becken mit abgeflachter Kreuzbeinfläche vor, also **ohne Kreuzbeinhöhlung,** so fehlt dem Kopf der zur Ausführung der **2. Drehung** (über einen schrägen in den geraden Durchmesser) notwendige **Raum, es fehlt der Drehraum.** Aus einer sonst nur vorübergehend angenommenen Haltung und Stellung wird jetzt ein **typischer tiefer Querstand mit Geburtsstillstand auf BB.** Beim **allgemein verengten Becken** sind dagegen in allen Etagen des verengten Beckens ungefähr gleich große Widerstände zu überwinden. Auch nach Überwindung des Beckeneinganges dauert die Geburt daher immer noch eine verhältnismäßig sehr lange Zeit. Eine charakteristische Komplikation gerade des allgemein verengten Beckens ist daher die **sekundäre Wehenschwäche** (= Ermüdungswehenschwäche), die zum Teil aber auch mit dem zarten Bau der Trägerinnen dieser Becken und mit der hierbei häufig anzutreffenden Hypoplasie der Genitalorgane zusammenhängt.

Unterschied im Geburtsverlauf:

Platt-rachitisches Becken:
schwieriger Eintritt, dann rascher Durchtritt und schnelle Geburtsbeendigung. Gelegentlich aber tiefer Querstand mit **Geburtsstillstand.**

Allgemein verengtes Becken:
schwieriger Eintritt, schwieriger Durchtritt, schwieriger **Austritt** (spitzwinkliger Schambogen, lang ausgezogener Kopf).

---

3. Das allgemein verengte, platte Becken

Sowohl das allgemein verengte wie das platte Becken sind häufig, sie stellen überhaupt die häufigsten Formen der Verengerung dar. Deshalb sieht man auch nicht selten Kombinationen dieser beiden Becken, wobei einmal die eine, ein anderes Mal die andere Form überwiegt. Man sagt dann: „allgemein verengtes Becken, außerdem platt verengt" und „plattes Becken, außerdem allgemein verengt". Die Kopfeinstellung kann in jedem Falle nur mehr oder weniger ungünstig sein. Senkt sich das Vorderhaupt, so ist das günstig für das platte und ungünstig für das allgemein verengte Becken; beugt sich der Kopf stark, so gilt das Umgekehrte. In leichteren Fällen, die die Mehrzahl ausmachen, überwindet der Kopf durch Formanpassung, Ausgleichs- und Hilfsbewegungen die vorgefundene Form des Beckens.

4. Das schräg verengte Becken

Asymmetrie und Verengerung des Beckens, die sehr verschiedene Ursachen haben können: Koxitis (koxalgisches Becken), Skoliose oder Lordoskoliose (skoliotisch schräg verengtes Becken), Rachitis, Luxation. Besondere Form: Naegelesches Becken (1838): ankylotisch schräg verengtes Becken; Fehlen eines Kreuzbeinflügels (infolge fehlender Knochenkernanlage), Bildung einer Ankylose (Gelenkversteifung) des einen Iliosakralgelenks. Das Naegelesche Becken ist sehr selten.

5. Das Trichterbecken = das im BA verengte Becken

Die Trichterbecken stellen eine Gruppe von Becken dar, die, wie der Name schon sagt, lediglich im Beckenausgang verengt sind. Die Genese ist sehr verschieden. Es gibt sowohl angeborene als auch erworbene Trichterbecken. Zu den angeborenen gehören die der sog. **Viragines,** der Frauen von virilem Typus, zu den erworbenen z. B. die **kyphotischen** Trichterbecken. Hochgradige Trichterbecken sind sehr selten, geringgradigen begegnet man häufig.

Der **Geburtsverlauf** entspricht der Lage der räumlichen Verengerung:

leichter Eintritt und
schneller Durchtritt

des Kopfes durch das Becken. Die Schwierigkeiten beginnen, wenn der Kopf auf BB angekommen ist. Hier tritt gewöhnlich eine der drei folgenden Regelwidrigkeiten auf:

Ausbleiben der Rotation des Hinterhauptes,
Entwicklung einer Vorderhauptslage,
Entwicklung eines tiefen Querstandes.

Komplikationen
während des Geburtsverlaufs beim engen Becken

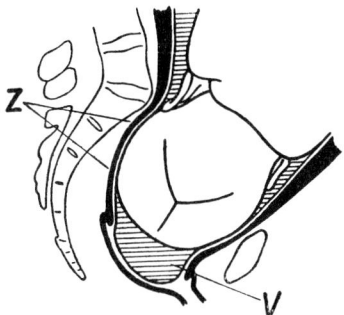

Abb. 435a. Ventilwirkung des Kopfes bei **normalem** Becken (nach Bumm) Z = Zervix V = Vorwasser

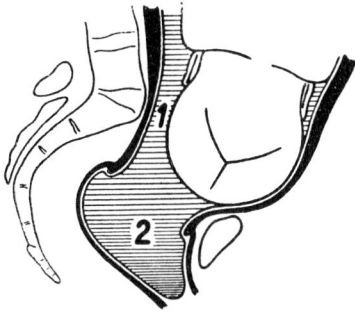

Abb. 435b. Beim **engen** Becken steht das Vorwasser (2) in freier Verbindung (1) mit dem Fruchtwasser in der Gebärmutterhöhle (nach Bumm). Der gefährliche freie Raum (1) wird hier bei **über** dem Becken stehenden Kopf demonstriert

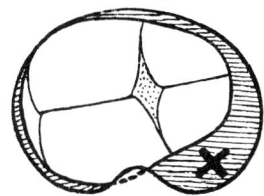

Abb. 435c. Der gefährliche freie Raum (×) besteht auch noch bei eintretendem Kopf

1. Der vor- oder frühzeitige Blasensprung

Beim normalen Becken schließt der Kopf das Becken dicht ab, er wirkt also als Kugelventil (Abb. 435a). Beim engen Becken besteht seitlich vom Kopf (Abb. 435b), z. B. beim platten Becken zwischen Stirn und hinterer Beckenwand (Abb. 435c), ein gefährlicher freier Raum. Das Vorwasser (in der Frucht- oder Eiblase vor dem Kopf), das im normalen Fall durch den Kopf vollkommen von der Hauptmasse des Fruchtwassers abgetrennt ist, steht jetzt in dauernder, freier Verbindung mit diesem. Mit jeder neuen Wehe wird eine größere Fruchtwassermenge am Kopf vorbei (435b) in die Fruchtblase hineingetrieben. Da der Wehendruck sich somit **unmittelbar** auf das Vorwasser und die Fruchtblase überträgt, wird diese zuerst prall vorgewölbt, dann wurstförmig ausgezogen und dadurch so überdehnt, daß es zum vor- oder frühzeitigen Blasensprung kommt. — Folge: Punkt 2 und 3 (s. u.).

> **Wurstförmige Ausziehung der Fruchtblase (Abb. 435b) ist stets ein Hinweis auf ein enges Becken!**

2. Nabelschnurvorfall

Ein besonders gefährlicher und gefürchteter Augenblick ist der Blasensprung. Die Nabelschnurschlinge, die schon vorher vorlag, wird jetzt mit dem herausströmenden Fruchtwasser mitgerissen und durch den freien Spalt in die Scheide und dann nach außen geschwemmt: Sie fällt heraus und liegt als Schlinge in der Scheide oder vor der Vulva.

> **Bei jedem engen Becken an die Möglichkeit des Nabelschnurvorfalls**
> **denken, solange der Kopf noch nicht tief und fest im Becken steht!**

Der Nabelschnurvorfall ist bei Kopflagen stets eine sehr unglückliche Komplikation. Die Schnur wird mit Sicherheit zwischen dem harten Kopf und der Beckenwand abgequetscht, und das Kind kommt sehr schnell in akute Lebensgefahr.

> **Schlechte HT nach Blasensprung bei engem Becken**
> **= Verdacht auf Nabelschnurvorfall!**

Über die Behandlung des Nabelschnurvorfalls s. S. 426.

3. Armvorfall.

Auch dieses für das enge Becken charakteristische Ereignis tritt meist beim Fruchtwasserabfluß auf. Über diese ernstliche Störung s. S. 437.

4. Wehenschwäche

a) weil der vorangehende Teil beim engen Becken gar nicht oder nur sehr langsam tiefer tritt und dadurch der **Druck auf die Zervikalganglien** fehlt.

b) Weil die Wand des unteren Uterinsegments zwischen Kopf und Becken mehr oder weniger fest eingeklemmt wird und dadurch die notwendige Ausziehung (S. 94) nur erschwert möglich ist.

c) Weil — bei bestehender **Rachitis** — häufig eine Schwäche sowohl der Uterusmuskulatur als auch der Bauchmuskulatur vorliegt.

> **Die Eröffnungsperiode verläuft beim engen Becken stets stark verzögert!**

5. Sehr verlangsamte Eröffnung der Weichteile (ergibt sich aus 4b).

6. Regelwidrigkeiten

der Lage: ＜ Querlage, Schräglage, Beckenendlage,

der Haltung: bes. Stirn- und Gesichtshaltung,

der Einstellung: z. B. Hoher Geradstand.

Diese Regelwidrigkeiten sind beim engen Becken um das 4—6 fache vermehrt!

7. **Lange Geburtsdauer,**

dadurch bedingt: Schädigungen der Mutter und des Kindes, siehe das folgende Kapitel.

Die beiden gefährlichsten Komplikationen sind aber

8. **Aufsteigende Infektion,**

also die fieberhafte Geburt, inf. vor- oder frühzeitigen Blasensprungs und der langen Geburtsdauer und

9. **Drohende Uterusruptur** (S. 598).

Schädigungen durch das enge Becken

A. Schädigungen der Mutter

Beim engen Becken wird der Kopf — genügende Wehenkraft vorausgesetzt — über lange Zeit (lange Geburtsdauer) mit erheblichem Druck erst auf und später in das Becken gedrückt. Zwischen dem Kopf und dem knöchernen Becken liegen stets Weichteile. Diese Weichteile sind es, die den Druck des Schädels aushalten müssen.

Die Weichteile, die hauptsächlich in Frage kommen, sind

1. die **vordere,** seltener die hintere **Muttermundslippe,**

2. der **Blasenhals** und die **Blase,**

3. das **untere Uterinsegment** (Uterusruptur!).

1. **Vordere und hintere Muttermundslippe:** Auftreten eines sog. Ödems der vorderen (Abb. 436), seltener der hinteren Mm-Lippe, sieht aus wie ein dicker, blauroter Tumor. Ist die Folge langdauernder Stauung, also Behinderung des venösen Rückflusses. Weitere Folge: Drucknekrose der Mm-Lippe mit Abtrennung und Ausstoßung der zugrunde gegangenen Partien.

2. **Der Blasenhals** wird bei starkem Druck des Schädels gegen den vorderen Beckenring abgequetscht (Abb. 436). Desgleichen kommt es häufig zu Gewebsquetschungen der **Blase** (blutiger Harn!).

Folgen:

a) Unmöglichkeit des spontanen Wasserlassens
Einführen des Katheters oft schwierig, manchmal unmöglich. Einen weichen Katheter kann man in schwierigen Fällen überhaupt nicht einführen, trotzdem soll man zunächst versuchen, mit einem Gummikatheter auszukommen. **Einen Glaskatheter darf man niemals einführen,** da er zerbrechen könnte. Bleibt als einziges Mittel nur der Metallkatheter übrig. Dieser muß ganz zart und mit leichtester Hand wie eine Sonde eingeführt werden. Sehr wichtig ist die richtige Richtung: Vor dem Eingehen hat man sich genau über den Stand des Kopfes in seiner Lagebeziehung zur Blase zu informieren, insbesondere zu überlegen, in welcher Richtung der Blasenhals verschoben ist. Der Katheter muß stets **steil hinter der Symphyse nach oben geführt werden, so daß er fast senkrecht steht.** Vor dem Eingehen schiebt man der Kreißenden ein Kissen unter das Gesäß oder läßt sie die Fäuste unter das Gesäß schieben. Beim Versuch des Eingehens ist jeder Aufwand von Kraft falsch und muß einen **falschen Weg** ergeben. Folge: Blutung und — falls der Katheter nicht einwandfrei steril war — paraurethraler Abszeß. **Bei jedem „Stop" ist der Katheter sofort**

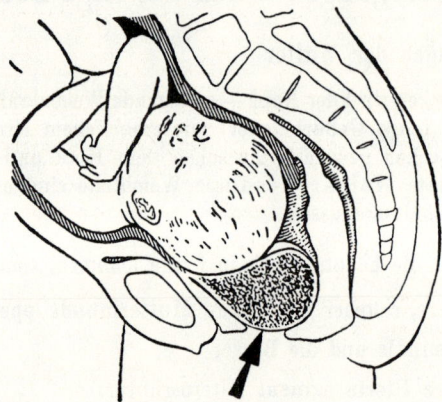

Abb. 436. Ödem der vorderen Muttermundslippe

zurückzuziehen und vorsichtig von neuem einzugehen. Kommt man so nicht zum Ziel, so geht man nach Vorbereitung (S. 209) mit einem Finger in die Scheide ein **und hebt den Kopf leicht an.** Die andere Hand versucht mit geringster Kraft den Katheter einzuführen, was jetzt immer gelingt.

b) Zunahme der meist schon vorhandenen **Wehenschwäche.** Die notwendige Folge einer hochgefüllten Blase, die man als einen großen gefüllten Sack oberhalb der Symphyse deutlich liegen sieht, ist die Wehenschwäche.

Volle Blase = Wehenbremse!

---

c) **Blasenscheidenfistel**: Bei langdauerndem Abquetschen des Blasenhalses führt die über lange Zeit bestehende starke Überfüllung der Blase zumindest zu einer sehr unangenehmen **Blasenlähmung im Wochenbett**, unter Umständen auch (infolge Drucknekrose) zum Auftreten von **Blasenscheiden- oder Blasenzervixfisteln.** Diese bei Spontangeburt zustande kommenden Fisteln machen sich stets erst **am Ende der ersten Woche** bemerkbar, diejenigen Fisteln, die durch perforierende Verletzungen mit einem Instrument entstanden sind, zeigen schon **sofort** nach der Geburt unwillkürlichen Harnabgang.

Unwillkürlicher Harnabgang im Wochenbett

sogleich nach der Geburt = Blasenfistel infolge **Verletzung** durch Instrument,

am Ende der ersten Woche = Blasenfistel infolge **Drucknekrose bei engem Becken.**

Die Fisteloperation wird am besten **nicht vor dem Ende des 4. Monats post partum** ausgeführt, da sonst in dem noch in Rückbildung begriffenen Genitale kein genügend belastungsfähiges Gewebe vorhanden ist.

Fisteloperation niemals vor dem Ende des 4. Monats post partum!

Merke: Gleichgültig, ob die Fistel spontan heilt oder operiert werden muß: **Eine Frau, bei der unter der Geburt eine Fistel entstanden ist, muß bei der nächsten Geburt grundsätzlich durch eine Sektio abdominalis entbunden werden.**

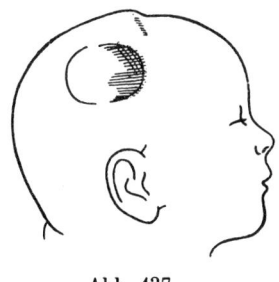

Abb. 437

B. Schädigungen des Kindes

1. Gehirnkompression, Tentoriumriß, Gehirnblutung

Unter **Tentoriumriß** versteht man das Einreißen der zwischen dem Klein- und Großhirn segelartig ausgespannten, gefäßreichen Hirnhaut. Kommt vor allem bei stärkeren Verformungen des Kopfes. Meist ist die dabei austretende Blutmenge so groß, daß das verlängerte Mark bedrängt und das dort liegende **Atemzentrum gelähmt** wird.

565

2. **Drucknekrosen** oder **hakenförmige Druckspuren** an der Kopfhaut,
3. **Knochenimpressionen** (löffel- oder rinnenförmige Eindrücke, Abb. 437)
] meist am hinten gelegenen Scheitelbein (Druck gegen das **Promontorium**).

Derartige Impressionen und Drucknekrosen kommen dadurch zustande, daß das hintere Scheitelbein am Promontorium hängenbleibt und der Kopfknochen dann gegen das Promontorium gedrückt, abgeflacht oder dellenförmig eingedrückt wird.

Grundsätze der Geburtsleitung beim engen Becken

Beim engen Becken gibt es nur eine Geburtsleitung in der **Klinik.** Jedes enge Becken gehört daher in die Klinik. Arzt und Hebamme müssen die beiden Hauptgrundsätze für die Erkennung des engen Beckens beherrschen (S. 543). Diese Sätze sind primitiv einfach.

Die erste Frage für die Geburtsleitung in der Klinik ist die folgende:

Ist das Mißverhältnis so hochgradig, daß ohne jedes Abwarten eine **Schnittentbindung** durchgeführt werden muß oder gehört dieser Fall in die Gruppe der Beckenverengungen, bei denen zunächst abgewartet werden muß.

Die Entscheidung hierüber ergibt sich aus dem Maß der
Conjugata vera (normale Länge = 11 cm).

Man unterscheidet

Verengung	Conj. vera		
1. Grades =	bis herab zu 9 cm	= geringgradige Verengung	} **Abwarten!**
2. Grades =	9—8 cm	= mittelgradige Verengung	
3. Grades =	8—6 cm	= hochgradige Verengung	} abdominale **Sektio**
4. Grades =	unter 6 cm		

Die verengten Becken 1. und 2. Grades machen zusammen 95%, die verengten Becken 3. und 4. Grades machen zusammen nur 5% aus.

‖ **Merke grundsätzlich: Bei allen Beckenverengungen 1. und 2. Grades wird zunächst abgewartet** (allerdings mit einer Einschränkung, siehe unten). **Bei allen Beckenverengungen 3. und 4. Grades, also Conj. vera 8—6 cm bzw. unter 6 cm, ist jegliches Abwarten zwecklos. In diesen Fällen ist die abdominale Schnittentbindung sofort, d. h. bei Wehenbeginn oder auch schon am wehenlosen Uterus, vorzunehmen (=primäre Sektio).**

> Die Grenze zwischen Abwartenkönnen und primär auszu-
> führender Schnittentbindung liegt also bei einer Conj. vera
> von 8 cm.
> Faustregel: Erreicht der rektal untersuchende Finger das Pro-
> montorium, so liegt ein enges Becken 3. oder 4. Grades vor!
> (s. auch Tabelle auf S. 575!)

Sprechen wir zunächst von den hochgradigen Beckenverengungen, also den

Verengungen 3. und 4. Grades,

die glücklicherweise nur 5% aller engen Becken ausmachen.

Verengung 3. Grades (Conj. vera 8—6 cm): Die vaginale Entbindung eines normal großen Kindes ist bei diesem Becken **nicht möglich**. Es ist daher zwecklos abzuwarten. Soll ein lebendes Kind geboren werden, so ist die abdominale **Schnittentbindung** auszuführen. Ist wegen unerfüllter Vorbedingungen die Schnittentbindung nicht möglich, so bleiben nur die **Perforation** und **Kraniotraxie**. Die Beckenverengungen 3. Grades werden als **relative Kaiserschnittbecken** bezeichnet, relativ deswegen, weil es außer der Sektio noch einen **anderen Ausweg** zur Befreiung der Mutter vom Kinde gibt, nämlich die zerstückelnden Operationen. Aus dem gleichen Grunde wird die Indikation zur Schnittentbindung bei diesem Becken als **relative Indikation** bezeichnet.

Verengung 4. Grades (Conj. vera = unter 6 cm): Bei diesem Becken ist die vaginale Entbindung selbst eines **perforierten Kindes nicht** bzw. nicht ohne Gefährdung der Mutter möglich. Die Schnittentbindung ist in diesem Fall aus **absoluter Indikation** (absolut = es gibt keine andere Möglichkeit!) notwendig. Dieses Becken wird daher als **absolutes Kaiserschnittbecken** bezeichnet.

Fast gar keine Schwierigkeiten in der Beurteilung und in der Geburtsleitung machen die Becken mit einer

Verengung 1. Grades.

Kinder mit normal großen Köpfen werden fast immer **spontan** geboren. Die Geburtsleitung ist also selbstverständlich eine **abwartende.** Natürlich gehören auch diese Frauen in die Klinik, da man auch bei ihnen einmal mit einer Komplikation überrascht werden kann.

Damit ist die Geburtsleitung bei Beckenverengungen 1., 3. und 4. Grades besprochen, und wir kommen zur Geburtsleitung bei Becken mit einer

Verengung 2. Grades.

Grundsätzlich ist bei dieser Verengung die Geburtsleitung zunächst eine abwartende, d. h. man ist bemüht, die Geburt vaginal durchzuführen.

Sehr wichtig ist, daß es von dieser Regel eine **Ausnahme** gibt: Finden sich neben der Verengung 2. Grades noch **bestimmte Komplikationen** wie ein (über)**großer, harter,** schlecht konfigurierbarer **Kopf** oder

Regelwidrigkeiten der Lage: Beckenendlage, Querlage,

         der Haltung: z. B. Stirnhaltung, Gesichtshaltung,

         der Einstellung: z. B. Hoher Geradstand, Hintere Scheitelbeineinstellung,

so wird **nicht abgewartet,** sondern es wird genau wie bei den Verengungen 3. und 4. Grades auch bei der Verengung 2. Grades sofort die **Sektio** ausgeführt. — Für alle übrigen Fälle dieser Gruppe, also diejenigen **ohne Komplikationen,** gilt die

abwartende Geburtsleitung,

die an die Kenntnisse und Erfahrungen, aber auch an die Geduld des Geburtshelfers hohe Ansprüche stellt.

Die **Voraussetzungen** der abwartenden Therapie sind 1. genaue Kenntnis des Geburtsmechanismus und 2. Beherrschung der rektalen (und vaginalen) Untersuchung. Das **Ziel:** Es kommt darauf an, durch geeignete Maßnahmen den Eintritt und Durchtritt des Kopfes durch den Engpaß des im ganzen oder nur in einem Durchmesser verengten Beckens zu unterstützen. Die

Mittel der abwartenden Behandlung:

1. Die **Lagerung**
2. die **Wehenmittel**

1. Die Lagerung

Vor allem ist darauf zu achten, daß Kreißende mit engem Becken so **frühzeitig wie möglich gelagert** werden. Bei jedem engen Becken besteht die Gefahr des vor- oder frühzeitigen Blasensprungs, **gefährlich** deswegen, weil es dadurch besonders leicht zum **Vorfall der Nabelschnur** oder eines Armes kommen kann. Durch möglichst frühzeitige Lagerung wirkt man dem Blasensprung am einfachsten entgegen.

> **Beim engen Becken muß alles getan werden, um die Frucht-
> blase möglichst lange zu erhalten!**

Daher ist auch unter allen Umständen vorzeitiges Pressen zu verbieten.

Lagerung beim allgemein verengten Becken

Es kommt darauf an, die spitze Einstellung des Hinterhauptes zu erzielen (S. 549), daher:

> **Beim allgemein verengten Becken muß der Wehendruck
> dauernd und ausschließlich auf das Hinterhaupt wirken,
> um das Eintreten und Tiefertreten des Kopfes zu erzielen.**

Nach der allgemeinen Lagerungsregel (s. S. 134) ist also die Kreißende
dauernd auf die Seite der kleinen Fontanelle

zu lagern. Nur so kann man es erreichen — genügend kräftige Wehen und
einen nicht zu harten und nicht zu großen Kopf vorausgesetzt — daß der
Kopf mit den günstigsten Durchmessern durch das Becken hindurchgeschoben
wird.

Lagerung beim platten Becken

Hierbei ist zu unterscheiden zwischen der Lagerung zum Eintreten des Kopfes
und der für den weiteren Geburtsverlauf, nachdem der Engpaß des BE überwunden ist.

Erste Lagerung = Lagerung zum Eintritt: Nach der allgemeinen
Lagerungsregel (S. 134) wird die Frau auf die Seite gelagert, und zwar auf
diejenige Seite, auf der der Teil des Kopfes liegt, der zunächst tiefer treten
soll. Zur Überwindung des geradverengten BE soll sich hier zunächst das
Vorderhaupt mit der großen Fontanelle senken. Also muß die Frau auf die
Seite der **großen** Fontanelle gelagert werden. Somit

> **Lagerung zur Überwindung des Beckeneingangs
> beim platt-rachitischen Becken:**
>
> bei linker Lage . . . . auf die **rechte** Seite,
> bei rechter Lage . . . . auf die **linke** Seite.
>
> **Bei platt-rachitischem Becken wird so lange auf
> die Seite der großen Fontanelle gelagert, bis der
> Kopf ganz in das Becken eingetreten ist!**

Zweite Lagerung = Lagerung zum Durchtritt: Die Raumenge ist überwunden, der Kopf ist jetzt im Becken. Würde man aber die Kreißende jetzt weiter auf dieselbe Seite wie bei der ersten Lagerung (s. o.) lagern, so würde man damit dem normalen Geburtsmechanismus geradezu entgegenwirken. Denn es würde sich jetzt die große Fontanelle weiter senken und so eine ausgesprochene **Deflexionslage** entstehen. Gerade das Gegenteil davon soll aber erreicht werden: Das **Hinterhaupt** mit der kleinen Fontanelle soll jetzt tiefer und nach vorn treten. Deshalb muß die Kreißende sofort nach Eintritt des Kopfes ins Becken **auf die Seite der kleinen Fontanelle,** also des Rückens, gelagert werden.

Zusammenfassung:

Lagerung beim platten Becken:

Erste Lagerung (Kopf noch nicht im Becken): auf die Seite der **großen** Fontanelle!

Zweite Lagerung (Kopf im Becken): auf die Seite der **kleinen** Fontanelle!

Lagerung bei Kopfschräglage

Nicht selten findet man beim engen Becken den noch hochstehenden Kopf auf eine Darmbeinschaufel abgewichen (**Kopfschräglage,** Abb. 438). Bei Erstgebärenden weist diese Komplikation geradezu auf ein enges Becken hin:

> **Abgewichener Kopf bei Erstgebärenden bedeutet fast immer ein enges Becken!**

Natürlich kann man in einem solchen Falle das eigentliche Mißverhältnis des Kopfes zum Becken, auf das es allein ankommt, solange nicht beurteilen, wie der Kopf abgewichen ist und noch nicht in Beziehung zum BE steht.

Bei jedem abgewichenen Kopf ist die Richtung der Gebärmutterachse eine ausgesprochen ungünstige. Die Wehen, ob schlecht oder gut, können den Kopf immer nur gegen die Beckenschaufel pressen. Der Kopf kann auf diese Weise überhaupt nicht ins Becken eintreten. **Es muß also die Wehenrichtung geändert werden!** Tritt keine Abhilfe ein, so wird sich die Wehenkraft sehr bald erschöpfen (= sekundäre Wehenschwäche), was eine unnötige Verzögerung der Geburt bedeuten würde. Andererseits ist zu be-

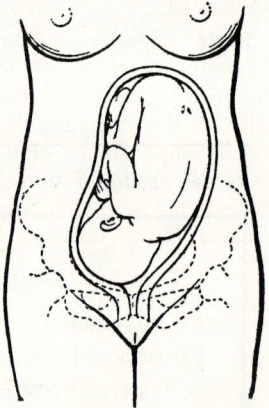

Abb. 438. Kopfschräglage: der Kopf ist auf die rechte Darmbeinschaufel abgewichen

denken, daß Kopfschieflagen besonders bei Mehrgebärenden leicht in Querlagen übergehen, wenn nicht rechtzeitig eine Korrektur vorgenommen wird.

Es kommt also darauf an, den Wehen eine andere Richtung zu geben, um den Kopf zunächst einmal auf das Becken zu bringen. Sobald man etwas von einem abgewichenen Kopf hört, muß der erste Gedanke immer der sein,die Frau richtig zu lagern, d. h. so zu lagern, daß der Kopf auf das Becken zentriert wird. Nach der allgemeinen Lagerungsregel gilt:

> **Bei abgewichener Schädellage (Beckenendlage) ist die Kreißende auf diejenige Seite zu lagern, nach der der vorliegende Teil abgewichen ist.**

Ist z. B. der Kopf auf die rechte Darmbeinschaufel abgewichen (Abb. 438), so wird die Frau auf die rechte Seite gelagert: der Fundus fällt der Schwere folgend nach rechts, der Kopf, der immer die dem Fundus entgegengesetzte Bewegung macht, wird nach links zum BE hin verschoben.

2. Die Wehenmittel

Die Wehen spielen beim Geburtsablauf des engen Beckens eine sehr große, sehr häufig sogar eine ausschlaggebende Rolle. Hat man einen Fall, bei dem man auf Grund der Untersuchung annehmen muß, daß der Kopf „eigentlich hineingehen müßte", dann liegt die letzte Entscheidung, ob es wirklich zu einem spontanen Eintritt ins Becken kommen wird oder nicht, jetzt vor allem anderen bei den Wehen. Bei einem groben Mißverhältnis zwischen Kopf und Becken können natürlich auch die besten Wehen das Hindernis nicht überwinden. Aber gerade bei den mittelgradigen Mißverhältnissen geben die Wehen oft allein den Ausschlag.

> **Bei keiner geburtshilflichen Anomalie spielen die Wehen eine derart wichtige Rolle wie beim engen Becken!**

Andererseits ist aber, wie schon oben auseinandergesetzt (S. 562), gerade beim engen Becken die Wehentätigkeit eine mangelhafte. Dem Anfänger mag es nun naheliegend erscheinen, diesen Mangel durch kräftige Gaben von Wehenmitteln auszugleichen. Gerade deswegen muß ganz besonders darauf hingewiesen werden, daß es unnatürlich, ja geradezu unsinnig ist, den Uterusmuskel beim erschwerten Kopfdurchtritt mit Wehenmitteln dauernd „auf Touren" halten zu wollen. Vor allem durch zu früh und zu massiv gegebene Wehenmittel würde der in das verengte Becken hineingedrückte Kopf die noch nicht eröffneten, also noch nicht zurückgezogenen, Weichteile an der Beckenwand festklemmen, würde sie dort bei schnell aufeinanderfolgenden, kräftigen Wehen praktisch dauernd festhalten, so daß die Weichteile gar nicht imstande wären, sich zurückzuziehen. Der Mm könnte sich also überhaupt nicht oder nur sehr erschwert öffnen. Unter Umständen könnte es sogar zu einem **Stillstand der Geburt** kommen.

|||| **Das gefürchtete Einklemmen der Weichteile beim engen Becken, insbesondere die Fixation des unteren Uterinsegments, kann man nur verhindern, wenn man sehr geduldig abwartet, der Geburt viel Zeit läßt und sie nicht gleich zu Anfang durch Wehenmittel antreibt.**

Haben die Wehen längere Zeit auf Kopf und Becken eingewirkt und tritt dann eine Ruhepause ein, so ist durchaus zu empfehlen, der Kreißenden durch eine Injektion von 0,02 g Pantopon oder 0,001 g Dilaudid oder 2 ccm Dolantin für einige Zeit völlige Ruhe zu geben. Diese Ruhepause stellt keinen Zeitverlust, sondern einen **Zeitgewinn** dar. Die Weichteile können sich jetzt über den Kopf zurückziehen. Bald danach setzen die Wehen langsam wieder ein und können dann, wenn es notwendig ist, feinfühlig mit **kleinsten** Gaben von HHL-Präparaten unterstützt werden.

|||| **Auch beim engen Becken lasse man nie außer acht, daß die Geburt ein natürlicher Vorgang ist und daß man dem Walten der Natur einen möglichst weiten Spielraum einräumen soll.**

Also: Beim engen Becken Wehenmittel nicht zu früh geben und nicht zu hoch dosieren!

Alle Maßnahmen der abwartenden Behandlung (Lagerung, Wehenregulation usw.) haben den Zweck, dem Kopf eine für die vorliegende Form des Beckens günstige Haltung und Einstellung zu geben, um ihn in das Becken hinein und durch das Becken hindurchdrücken zu lassen. Dabei spielt noch ein Faktor eine große, nicht selten entscheidende Rolle: die Verformbarkeit des Kopfes.

Beurteilung der Verformbarkeit des Kopfes:

Günstig	Ungünstig
ist ein Schädel, der	
klein, schmal und „weich" ist	groß, breit und hart ist

und bei dem man die **Pfeilnaht**

| als deutlichen **Spalt** fühlt, weil die Scheitelbeine in ziemlichem Abstand und dadurch leicht verschieblich nebeneinanderliegen. | kaum fühlen kann, weil die Scheitelbeine zu eng aneinanderliegen. **Diese Scheitelbeine lassen sich gar nicht oder nur wenig übereinanderschieben.** |

Die endgültige Beurteilung über die Eignung eines Kopfes zu seiner Einformung in das Becken ergibt sich unter der Geburt immer erst **nach dem Blasensprung.** Es ist ein für allemal festzuhalten:

Solange die Blase noch steht, kann der Kopf sich überhaupt nicht konfigurieren.

Die Blase ist beim engen Becken meist wurstförmig ausgezogen und enthält relativ viel Vorwasser. Infolgedessen findet man den Kopf beim engen Becken so gut wie immer frei beweglich, solange die Blase **steht**; er hat noch gar keine rechte Berührung mit dem Becken, es fehlt ihm daher jeglicher Zwang zu einer **Um- und Einformung**, eine **Konfiguration ist also noch gar nicht möglich.**

Die Frage, ob der Kopf durch das enge Becken hindurchgeht oder nicht, läßt sich also endgültig niemals vor dem Blasensprung, sondern immer erst längere Zeit nachher entscheiden!

Das gilt natürlich nicht für grobe Mißverhältnisse, die man schon vor dem Blasensprung erkennen muß. Vgl. die funktionelle Diagnostik, S. 542.

Wir kommen jetzt zu einer der schwierigsten Fragen in der Behandlung des engen Beckens. Wir haben gesehen: Bei einem engen Becken 3. und 4. Grades sowie 1. und 2. Grades mit Komplikationen wird **primär die Sektio** ausgeführt. Im Gegensatz dazu wird bei einem Becken 2. Grades ohne Komplikationen (und erst recht 1. Grades ohne Komplikationen) zunächst **abgewartet.** Man tut das in der Hoffnung, den **vaginalen** Entbindungsweg gehen zu können. Tritt der Kopf ins Becken ein, so hat die abwartende Behandlung Erfolg gehabt. Tritt der Kopf aber nicht ein, so muß noch jetzt die **Sektio** (= sekundäre Sektio) ausgeführt werden.

Die schwierige Frage ist nun die:
Wie lange Zeit soll man sich **abwartend** verhalten, wenn der Kopf trotz der konservativen Maßnahmen (S. 568) **nicht ins Becken eintritt?** Nach wie langer Zeit abwartender Geburtsbeobachtung darf oder muß man bei nicht eintretendem Kopf den Entschluß fassen, den zunächst versuchten **vaginalen Weg aufzugeben und die Sektio auszuführen?**

573

Aus der Erfahrung der klinischen Geburtshilfe ergibt sich folgende Regel über die

---

Wartezeit bei abwartender Behandlung, wenn der Kopf nicht ins Becken eintritt:

Sind nach Blasensprung und vollständiger Eröffnung des Muttermundes bei regelmäßigen Wehen 2—3 Stunden vergangen, ohne daß der Kopf ins Becken eingetreten ist, so wird die abwartende Behandlung aufgegeben und die Sektio ausgeführt.

Diese genannte Wartezeit gilt aber nur,

1. wenn es **Mutter und Kind gut geht,**
2. wenn **Einstellung und Haltung des Kopfes günstig** sind, wenn also beim allgemein verengten Becken sich der Kopf in tiefer Beugung (= Roederersche Einstellung) und beim platten Becken z. B. in vorderer Scheitelbeineinstellung findet (S. 548 u. 555). Stellt sich der Kopf **ungünstig** ein (z. B. in **Hinterscheitelbeineinstellung**), so hat **weiteres Abwarten gar keinen Zweck** mehr,
3. wenn keine Gewebsschädigungen der Mutter nachweisbar sind, die beim engen Becken zum **sofortigen** operativen Eingreifen zwingen:

   a) **Harnverhaltung durch Abquetschung des Blasenhalses,**

   b) **blutiger Harn infolge Gewebsquetschung der Blase,**

   c) **zunehmendes Ödem oder sogar Abquetschung der (vorderen) Muttermundslippe,**

   d) **Ausziehung des unteren Uterinsegments = Steigender Kontraktionsring,** besonders wenn er rasch in oder **über Nabelhöhe** ansteigt = drohende Uterusruptur.

Früher wurde die Sektio nur ausgeführt, wenn bestimmte **Vorbedingungen** erfüllt waren. Der Geburtskanal mußte keimfrei sein, die Frau durfte außerhalb der Klinik möglichst nicht vaginal untersucht worden sein. Hatte die Frau Fieber oder lag der Blasensprung länger als 2 Stunden zurück, so waren das früher strenge Gegenindikationen zur Ausführung der abdominalen Sektio. In dieser Beziehung hat sich im letzten Jahrzehnt vieles geändert. Die Chemotherapie, die modernen Narkoseverfahren, der Blutersatz, die Fortschritte in der Prophylaxe der Thrombo-Embolie haben die bekannten Gefahren des Kaiserschnitts erheblich vermindert. Heute operieren wir unter Antibiotikaschutz auch Fälle, bei denen man eine aszendierende Infektion annehmen muß (nach vaginalen Untersuchung außerhalb der Klinik, nach länger zurückliegendem Blasensprung, bei Temperatursteigerung, ja unter Umständen sogar bei Fieber). Allerdings sollte man auf die antibiotische Abschirmung solcher

Fälle nicht zu großes Vertrauen setzen (H. Martius). Auch heute noch ist die abdominale Sektio die gefährlichste entbindende Operation. Ihre Mortalität liegt zwischen 0,5—1%. Mit dieser relativ niedrigen Zahl hat die abdominale Sektio aber immer noch die höchste Mortalitätsziffer aller geburtshilflichen Operationen. — Die Gefahren, die jede Sektio mit sich bringt, werden um so geringer sein, je früher wir uns zur Ausführung der Operation entschließen, d. h. je weniger lange wir uns abwartend verhalten.

Der früher häufig gemachte Versucht einer hohen Zange spielt heute keine Rolle mehr.

Fassen wir die Grundsätze der Geburtsleitung beim engen Becken (in Anlehnung an Kraatz) kurz zusammen:

Grundsätze der Geburtsleitung beim engen Becken

Anweisungen für den praktischen Arzt:
Jedes enge Becken gehört in die Klinik!

Rechtzeitige Einweisung, d. h. 8—10 Tage vor Geburtstermin (S. 546), und möglichst **ohne vorherige vaginale Untersuchung!**

Auch geringgradige Veränderungen sowie „Verdacht" auf enges Becken sind einzuweisen!

Mittel zur Erkennung des engen Beckens in der Außenpraxis:

a) Beherrschung der beiden **Hauptsätze** für das enge Becken (S. 543),

b) Beherrschung der **3 Haupthandgriffe** (S. 544). Besonders wichtig der 5. Leopoldsche Handgriff, S. 544.

Therapieplan

Beckenverengerungen 1. und 2. Grades **ohne Komplikationen** Faustregel zur Unterscheidung der Beckenverengerungen 1. und 2. Grades von denen 3. und 4. Grades S. 567.	**Abwarten!**
Beckenverengerungen **1. und 2. Grades mit Komplikationen** (Querlage, Beckenendlage, Stirnlage usw.) Gradeinteilung s. S. 566 **3. Grades** **4. Grades**	**Primäre Sektio**

Mittel des Abwartens:

(**nur** bei Becken 1. und 2. Grades **ohne** Komplikationen)

1. Lagerung (S. 568),
2. unter Umständen Wehenmittel (in geringen Dosen und nie gleich zu Beginn) (S. 571),

Wie lange abwarten?

> Entscheidende Untersuchung, wenn **nach Blasensprung** und **vollständigem Mm** noch **2-3 Stunden** lang **regelmäßige** Wehen auf den Kopf eingewirkt haben.

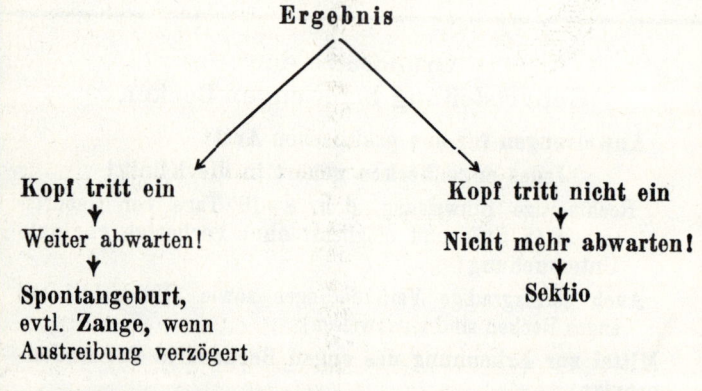

Ergebnis

Kopf tritt ein
↓
Weiter abwarten!
↓
Spontangeburt,
evtl. Zange, wenn
Austreibung verzögert

Kopf tritt nicht ein
↓
Nicht mehr abwarten!
↓
Sektio

Das Lange Becken (Kirchhoff) (LB)

Folgende Situation ist auf dem Kreißsaal nicht selten anzutreffen: Bei einer Kreißenden, bei der die äußeren Beckenmaße und die Form der Michaelisschen Raute keinen Hinweis auf ein enges Becken geben, wird unter der Geburt festgestellt, daß der normal große Kopf trotz guter Wehen nicht ins Becken hineingeht, daß also ein **Mißverhältnis zwischen Kopf und Becken** besteht.

> In allen Fällen, in denen unter der Geburt ein Mißverhältnis zwischen Kopf und Becken deutlich wird, ohne daß die Beckenmaße und die Raute vom Normalen abweichen, muß man an ein „Langes Becken" denken, bes. dann, wenn eine hintere Scheitelbeineinstellung oder ein hoher Geradstand festgestellt wird.

Der Begriff „Langes Becken" ist von H. Kirchhoff geprägt worden. Ihm verdanken wir die Erforschung dieses Beckens und die Herausarbeitung aller klinischen Gesichtspunkte. Die nachfolgenden Ausführungen halten sich an die Kirchhoffsche Monographie und an neue wissenschaftliche Erkenntnisse in der Erforschung des LB.

Ätiologie: Für das LB gibt es 2 ätiologische Faktoren, die meist gemeinsam, gelegentlich aber auch allein, beim Zustandekommen des LB ursächlich beteiligt sind.

1. ätiologischer Faktor = das „stehengebliebene" Becken

> **Langes Becken = Stehenbleiben des Beckens auf einer frühen, d. h. Neugeborenen-Entwicklungsstufe.**

Das neugeborene Kind besitzt ein Becken, das **alle Kennzeichen des LB** hat. (Wir werden sie später kennenlernen: fehlende Kreuzbeinhöhlung, hochstehendes Promontorium, steiler Beckeneingang.) Kirchhoff hat nun nachgewiesen, daß dieses für das Neugeborene physiologische Becken in der Entwicklung bis zur **Pubertät** erhalten bleibt und sich dann in einer relativ kurzen Zeit zum echten weiblichen Becken durch **Tiefertreten des Promontoriums** und Ausbildung der **Kreuzbeinhöhlung** umbildet. Also

> **Neugeborenenbecken = Langes Becken „en miniature".**

2. ätiologischer Faktor = der „Übergangswirbel"

> **Langes Becken = Normales Becken + „Übergangswirbel".**

Ein „Übergangswirbel" ist das Ergebnis einer **„Assimilation".** Unter Assimilation versteht man die anatomische und funktionelle Angleichung eines Wirbels an den benachbarten Wirbelsäulenabschnitt. Die „Übergangswirbel", die uns in der Geburtshilfe interessieren, sind die an der Grenze zwischen Kreuzbein und Lendenwirbelsäule.

In diesem Falle wird also der knöcherne Geburtsweg durch das Hinzutreten eines 6. Wirbels, eines „Übergangswirbels", zum Kreuzbein **verlängert**, und zwar je nach Stellung dieses Wirbels um 2—3 cm, wodurch es dann auch zu einem „Langen" Becken kommt.

Da die Verlängerung dieses Beckens durch Assimilation eines Wirbels zustande kommt, d. h. durch Hinzutreten eines angeglichenen Wirbels, wird dieses Lange Becken auch als **Assimilationsbecken** bezeichnet.

Das Lange Becken kann also sowohl durch Stehenbleiben auf einer frühen Entwicklungsstufe als auch — isoliert und in Kombination — durch Assimilation entstehen.

Vor allem ist es die noch zu besprechende Gruppe III (Kanalbecken), die auf Grund dieser beiden sich addierenden oder, besser gesagt, potenzierenden Faktoren zustande kommt (s. u.).

Es gibt verschiedene Formmöglichkeiten des Langen Beckens. Kirchhoff unterscheidet in der Hauptsache 3 Gruppen:

Einteilung des Langen Beckens (nach Kirchhoff)

Gruppe I: Übergangsbecken.

Gruppe II: Assimilationsbecken mit erhaltener Kreuzbeinform.

Gruppe III: Assimilationskanalbecken mit 6 Kreuzbeinwirbeln und fehlender Kreuzbeinhöhlung = Kanalbecken.

Gruppe I = Das Übergangsbecken (Abb. 444)

Das Übergangsbecken unterscheidet sich von einem normalen Becken lediglich durch das Vorhandensein eines **lumbosakralen Übergangswirbels.** Dieser Wirbel ist aber nicht — wie bei der Gruppe II — mit dem Kreuzbeinverband innig verbunden, sondern er nimmt eine „Interimsstellung" zwischen der Lumbal- und Sakralwirbelsäule ein (Abb. 444).

Nur wenn seine Achse mit der des 1. Kreuzbeinwirbels zusammenfällt, kommt es funktionell zu einer Verlängerung des knöchernen Geburtskanals. Damit ist ein **Hochstand des Promontoriums** verbunden (Abb. 444). Oft findet man diesen Übergangswirbel etwas nach hinten abgeknickt, wodurch es zur Bildung von 2 Promontorien kommt (Abb. 444): das **Promontorium I** wird durch den oberen Rand des Übergangswirbels, das **Promontorium II** durch die Oberkante des 1. Kreuzbeinwirbels gebildet = **Doppeltes Promontorium** (Abb. 444). Das Promontorium I steht gewöhnlich hoch, wodurch die Beckeneingangsebene sehr steil verläuft. Die Achse des Übergangswirbels in Abb. 444 fällt fast mit der des 1. Kreuzbeinwirbels zusammen. Der Übergangswirbel ist aber noch nicht voll sakralisiert, denn dann würde er zum 1. Kreuzbeinwirbel geworden sein und sein oberer ventraler Rand würde das einzige Promontorium bilden. Der dann zum 2. Kreuzbeinwirbel herabgesetzte eigentliche 1. Kreuzbeinwirbel würde kein II. Promontorium mehr bilden, sondern sich nur noch an der Bildung der Kreuzbeinhöhlung beteiligen.

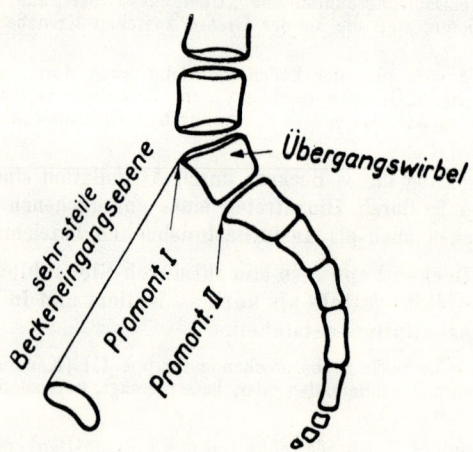

Abb. 444. Übergangsbecken (nach Kirchhoff)

Kennzeichen des Übergangsbeckens (Abb. 444)

1. **Verlängerung des knöchernen Geburtskanals mit Promontoriumhochstand und sehr steil verlaufender Beckeneingangsebene; gleichzeitig häufig**
2. **doppeltes Promontorium.**

Für das Übergangsbecken ist also kennzeichnend, daß nur der Beckeneingang pathologisch verändert ist, er ist ausgesprochen „deformiert". Der übrige Geburtsweg ist dagegen normal gestaltet. Je mehr die Längsachse des Übergangswirbels mit der des 1. Sakralwirbels zusammenfällt, je mehr also dieser Wirbel anatomisch und funktionell dem Kreuzbein zugehört, umsomehr nähert sich das Becken der Gruppe I dem Becken der

Gruppe II = Assimilationsbecken mit erhaltener Kreuzbeinform
(Abb. 445)

Zu dieser Gruppe gehören diejenigen Becken, bei denen der Übergangswirbel völlig in dem Kreuzbeinverband aufgegangen ist, das Becken aber im übrigen normal gebaut ist. Daraus ergeben sich folgende

Kennzeichen der Gruppe II = Assimilationsbecken mit erhaltener Kreuzbeinform (Abb. 445)

1. **Die einzige Anomalie besteht darin, daß der Übergangswirbel ganz in den Kreuzbeinverband übergegangen ist.**
2. **Dadurch wird** der Kreuzbeinwirbel, der eigentlich der erste Kreuzbeinwirbel ist, zum zweiten Kreuzbeinwirbel. — Das Becken zeigt im übrigen eine normale Gestalt, insbes. die normale Kreuzbeinhöhlung. Es ist nur auffallend lang. Daraus ergibt sich ein
3. **ungewöhnlicher Hochstand des einen Promontoriums, wodurch**
4. **die Beckeneingangsebene sehr steil gestellt wird.**
   Infolge der völligen Verschmelzung und Einfügung des Übergangswirbels in das Kreuzbein gibt es hier niemals

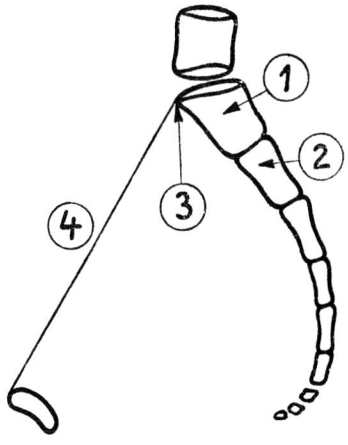

Abb. 445. Lernschema zum Assimilationsbecken mit erhaltener Kreuzbeinform (nach Kirchhoff)

ein 2. Promontorium, sondern immer nur ein Promontorium, und dieses bildet mit der Symphyse die engste Stelle des Beckens. Die sich bei diesem Becken ergebenden **sehr zahlreichen geburtshilflichen Komplikationen** kommen zum größten Teil auf das Konto des Punktes 4, nämlich der ungewöhnlich **steil verlaufenden Beckeneingangsebene.**

Gruppe III = Assimilationskanalbecken mit fehlender Kreuzbeinhöhlung = Kanalbecken (Abb. 446)

Wie schon gesagt (s. o.), kommt dieses Becken fast ausschließlich auf Grund zweier sich addierender oder besser sich potenzierender Faktoren zustande, nämlich dem Stehenbleiben auf einer frühen, d. h. embryonalen Entwicklungsstufe in Kombination mit der Assimilation eines Lendenwirbels zum Kreuzbein. Beim Kanalbecken ist das ganze Kreuzbein fast vollständig gestreckt. Die Kreuzbeinhöhlung und damit auch das „Knie", die „Kurve" des Geburtskanals, fehlen fast völlig. Der knöcherne Geburtsweg vom Beckeneingang bis zum Beckenboden ist dadurch zu einem gleichmäßig geformten Rohr, zu einem an allen Stellen gleichmäßig weiten „Kanal" geworden, daher der Name „Assimilations-Kanalbecken", kurz auch „Kanalbecken" genannt.

Kennzeichen des Kanalbeckens (Abb. 446)

1. Der Übergangswirbel ist auch hier ganz in den Kreuzbeinverband übergegangen.

2. **Die Kreuzbeinhöhlung fehlt. Der ganze Geburtsweg ist eine gerade verlaufende, gleichmäßig weite Röhre.**

3. **Auffallender Hochstand des Promontoriums.**
   Daraus ergibt sich:

4. Die BE-Ebene ist sehr steil gestellt, ferner
   Conj. vera länger als normal,
   häufig: längsovaler BE (s. unten).

5. Engste Stelle des Beckens ist nicht die Verbindung zwischen Promontorium und innerem Symphysenrand (Conj. vera I). Die engste Stelle liegt weit unterhalb des Promontoriums, es ist etwa die Verbindungslinie zwischen Symphyse und der Vereinigung des 2. und 3. Sakralwirbels (= Conj. vera II).
   Die engste Stelle liegt nicht selten (Conj. vera II) **unter dem Maß eines normalen Beckeneinganges, so daß zu den genannten Anomalien noch die der Beckenverengung im geraden Durchmesser hinzukommt.**

Geburtsmechanismus beim Langen Becken

Nach Kirchhoff sind es im wesentlichen 3 Momente, die den normalen Geburtsverlauf beim Langen Becken stören können und die beobachteten Regelwidrigkeiten erklären:

1. Störungsmoment: Verlängerung des knöchernen Beckens um 1 Wirbelkörper und — dadurch bedingt — Höhertreten des Promontoriums. Dieses 1. Störungsmoment betrifft nur den Beckeneingangsraum, in dem beim Langen Becken am häufigsten Geburtskomplikationen auf-

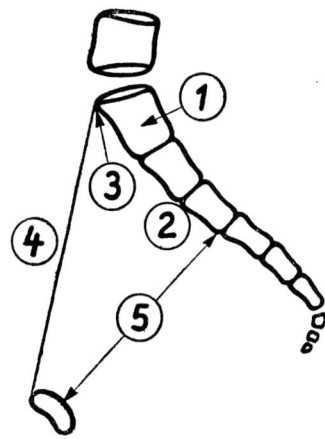

treten. Beim normalen Becken wird der Kopf durch einen besonderen Mechanismus vom Becken eingefangen: Der Kopf stößt mit einem Scheitelbein gegen das Promontorium und wird dadurch auf der einen Seite zurückgehalten. Die Halswirbelsäule kommt infolgedessen in eine leichte Lateralflexion mit bauchdeckenwärts gerichteter Konvexität, wodurch die Schädelachse senkrecht auf die Beckeneingangsebene eingestellt wird. Beim **Langen Becken** kann dieser Einfangmechanismus nicht funktionieren. Aus einem einfachen Grunde: Der Kopf hat gar keine Möglichkeit mehr, das Promontorium als Prellbock zu benutzen, um sich in das Becken

Abb. 446. Lernschema zum Kanalbecken (nach Kirchhoff)

hineinzukippen. Und zwar deswegen nicht, weil das Promontorium beim Langen Becken sehr hoch steht. Anders ausgedrückt: Zu einem Zeitpunkt, bevor der Einfangmechanismus einzusetzen und abzulaufen hat, steht das pathologisch hochstehende Promontorium schon viel zu hoch über dem (in normaler Höhe stehenden) Kopf (Abb. 447), um noch als Prellbock dienen zu können. Der Kopf wird mit seiner Hauptmasse schon unterhalb des Promontoriums beim Auftreten der ersten Eröffnungswehen gegen die Symphyse gepreßt. Diese dient ihm als Prellbock, hier wird der Kopf zum erstenmal abgebremst und reitet nun in klassischer hinterer Scheitelbeineinstellung auf der Symphyse (= Geburtsstillstand) (Abb. 447). Bei der äußeren Untersuchung hat man jetzt den deutlichen Eindruck eines Mißverhältnisses zwischen Kopf und Becken, allerdings ohne äußere Hinweise auf ein enges Becken. Gerade deswegen muß man an ein Langes Becken als Ursache denken. Die endgültige Entscheidung bringt allein das seitliche Röntgenbild.

Ist es dem Kopf doch gelungen, trotz des „deformierten" Beckeneinganges (= 1. Störungsmoment) in den Beckeneingangsraum einzutreten, so droht ihm das

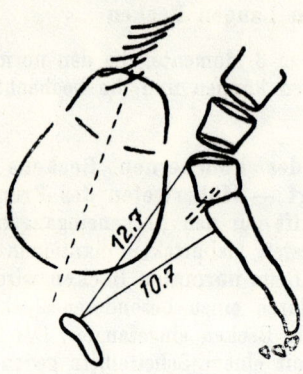

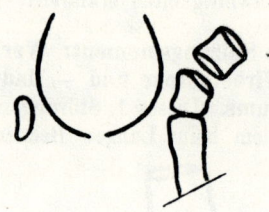

Abb. 448. 2. Störungsmoment:
Engste Stelle unterhalb der Conj.
vera (nach Kirchhoff)

Abb. 447. 1. Störungsmoment: Der
Kopf findet keinen Auffangmecha-
nismus (nach Kirchhoff)

2. **Störungsmoment: Bildung einer „engsten Stelle" unterhalb der
Conj. vera, häufig erkennbar als doppeltes Promontorium (Ursache ist
der assimilierte Wirbel, der eine Übergangsstellung und häufig ein geringes
Zurücktreten aufweist).**
Diese mögliche Schwierigkeit zeigt die Abb. 448.

3. **Störungsmoment: Kanalförmiger Verlauf des knöchernen Geburtsweges,** bedingt durch verminderte oder aufgehobene Kreuzbeinhöhlung.
Das Vorhandensein einer gut ausgebildeten Kreuzbeinhöhlung ist die
Voraussetzung dafür, daß der Kopf 1.) seine 2. Drehung, also die Drehung
vom queren über den schrägen in den geraden Durchmesser in Beckenmitte,
ausführen kann und daß er 2.) sich im Bogen um die Symphyse herum bewegen, also seine 3. Drehung machen kann. Fehlt die Kreuzbeinhöhlung,
so kann die 2. Drehung inf. Raummangels nicht ausgeführt werden: es fehlt
der zum Drehen in Beckenmitte notwendige Raum, es fehlt der „Drehraum". Der Kopf ist also gezwungen, den ganzen Geburtsweg vom BE bis
zum BB mit querstehender Pfeilnaht zurückzulegen (Abb. 449).

> **Meist wird der Kopf in diesem engen Kanal schon in Beckenmitte
> festgehalten,** so daß die Drehung des Kopfes vom queren über den
> schrägen Durchmesser in Beckenmitte ausbleibt, also ein
> typischer Querstand in Beckenmitte mit
> Geburtsstillstand
> gefunden wird.

Dies ist wohl dadurch zu erklären, daß durch das Ausbleiben der Kopfdrehung die
nachfolgende Schulter sich nicht in den queren Durchmesser im Beckeneingang
einstellt (Kirchhoff).

582

Zangenversuche führen beim Beckenmittenquerstand meist nicht zum Ziel.

Kommt der Kopf mit querstehender Pfeilnaht bis auf Beckenboden, dann ergibt sich bei diesem typischen „tiefen Querstand" der 2. Nachteil des Fehlens der Kreuzbeinhöhlung. Die normale Austrittsbewegung, also die Bewegung des Kopfes im Bogen um die Symphyse herum (= 3. Drehung), ist normalerweise eine reine Deflexionsbewegung. Ihre Ausführung setzt eine richtige Ausgangsstellung des Kopfes voraus, nämlich den Verlauf der Pfeilnaht im geraden Durchmesser. In unserem Falle steht aber der Kopf im queren Durchmesser. Dadurch ist die Entwicklung des Kopfes um die Symphyse herum (abgesehen von Ausnahmen) spontan nicht möglich. Es ist also nicht nur der „Drehraum", sondern auch der „Deflexionsraum", also das Knie des Geburtskanals, durch das Fehlen der Kreuzbeinhöhle deformiert.

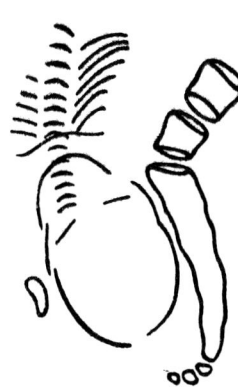

Abb. 449. 3. Störungsmoment: Der kanalförmige Geburtsweg muß vom kindlichen Kopf bis auf BB mit vollkommen querstehender Pfeilnaht passiert werden (nach Kirchhoff)

Auf Grund der schon oben beschriebenen Entwicklungsstörung (= Stehenbleiben des Beckens auf der Neugeborenenstufe) wird beim Langen Becken besonders häufig die Kombination mit einem längsovalen = anthropoiden Becken gefunden. (Nur durch Röntgensitzaufnahmen des Beckeneingangs feststellbar!). Hierdurch kann es zu weiteren Komplikationen in Form von Einstellungs-, Lage- und Haltungsregelwidrigkeiten, nämlich zu einer hinteren Hinterhauptslage und einem „hohem Geradstand" (S. 252) kommen.

Zur Klinik des langen Beckens

Es wurde schon mehrfach gesagt: An die Möglichkeit eines Langen Beckens ist besonders dann zu denken, wenn

1. der Kopf trotz guter Wehentätigkeit und trotz normalen Befundes beweglich über dem BE stehenbleibt und die äußeren Beckenmaße und die Raute kein enges Becken erkennen lassen. Dabei ist es meist so, daß

2. der Kopf die Symphyse überragt, was durch den 5. Leopoldschen Handgriff (= Zangemeisterscher Handgriff) leicht festgestellt werden kann.

> Überragen des Kopfes über die Symphyse bei normalen Beckenmaßen ist besonders verdächtig auf ein „Langes Becken"

3. Da der Kopf unter diesen Umständen auf der Symphyse reitet, kommt es zur klassischen „Hinteren Scheitelbeineinstellung": Bei rektaler oder vaginaler Untersuchung steht die Pfeilnaht ganz nahe an der Symphyse.

Gedächtnisregel:
1. Normale Beckenmaße
2. Kopf überragt die Symphyse
3. Innere Untersuchung:
   Hintere Scheitelbeineinstellung } = **Langes Becken**
   oder hoher Geradstand

Die praktische Bedeutung des Langen Beckens ergibt sich daraus, daß 40% aller „Mißverhältnisse", also aller „engen Becken", durch Lange Becken verursacht sind.

Die Diagnose kann allein durch eine **seitliche Röntgenaufnahme** gesichert werden.

Mit einer Spontangeburt ist nur in etwa 50% der Fälle von Langem Becken zu rechnen.

Symphysenschaden[1])

Vorbemerkung: Die Verbindungen des **Beckenringes** (Abb. 449a), also der Symphysenknorpel und die Iliosakral„gelenke", stellen eine **funktionelle Einheit** dar (Haslhofer). In der prägraviden Phase des Zyklus, besonders aber in der Schwangerschaft machen sie eine vorwiegend durch Östrogene bedingte **Auflockerung** durch, sie werden beweglicher = **Physiologische Beckenauflockerung.** — Trotz dieser physiologischen Weitstellung des mütterlichen Beckenringes kommt es gar nicht selten schon in der Schwangerschaft insbesondere aber unter der Geburt zu **Läsionen** dieser Becken„gelenke", insbesondere der Symphyse. Die Läsionen, die von Kamieth und Reinhardt als **Beckenringlockerung** (Abb. 449c) bezeichnet wurden, stellen, sofern sie einen gewissen Grad erreicht haben, ein **charakteristisches Krankheitsbild** dar. Den Geburtshelfer interessiert in erster Linie der **Symphysenschaden.**

Definition: Man unterscheidet heute die **Symphysenruptur** = Symphysenzerreißung (Abb. 449b$_3$) und den „**Symphysenschaden**" (Abb. 449 b$_{1 u. 2}$) im engeren Sinne andererseits.

Die **Symphysenruptur** wird fast immer durch ein schweres Geburtstrauma (schwere Zangenentbindung, enges Becken) verursacht. Sie ist der schwerste Grad einer Symphysenschädigung. Schwere Geburtstraumen sind heute sehr

---

[1]) Lit. Kirchhoff, H. u. H. Schmidt-Mathiesen in Schwalm-Döderlein „Klinik der Frauenheilkunde und Geburtshilfe", Munchen-Berlin 1964, 2. Band, S. 283.

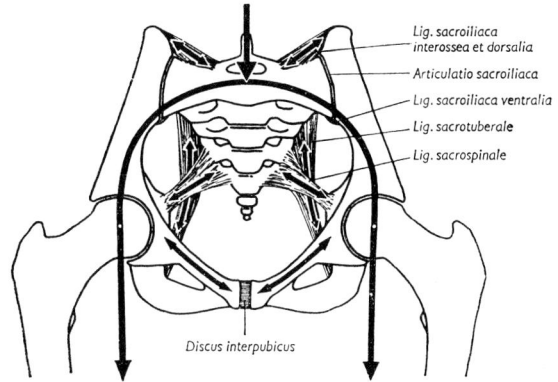

Abb. 449a. Das Becken als statische Konstruktion. Frontalschnitt in der Hüftgelenks-
ebene. Fortleitung der Rumpflast auf die Femurköpfe. Zug- und Druckbelastung der
Symphyse. Zugkräfte an den Bänden. Halbschematisch (aus Waldeyer, A.: Anatomie
des Menschen. Berlin 1962, W. de Gruyter)

selten. Dementsprechend sehen wir Symphysenrupturen nur sehr selten. Die
Symphysenruptur wird heute dem sehr viel häufigeren Symphysenschaden
geringeren Grades, kurz als „Symphysenschaden" bezeichnet, gegenübergestellt.
Der Symphysenschaden, der zwar auch traumatisch bedingt sein kann (Überdehnung, kleinere Einrisse u. a.), hat in den weitaus meisten Fällen eine
funktionelle Ursache.

**Ein Symphysenschaden kann sowohl schon in der Schwangerschaft, als
auch unter der Geburt oder erst im Wochenbett in Erscheinung treten.**

Der im Zusammenhang mit einer Geburt auftretende Symphysenschaden
findet sich auffallenderweise vorwiegend bei ganz **spontan** abgelaufenen
Geburten. Nur in 10% der Fälle konnte Kräubig[1] beim Symphysenschaden
gewisse Geburtsschwierigkeiten nachweisen. Somit sind 90% der Symphysenschäden **funktionell** bedingt. Die funktionellen Schäden der Symphyse bieten
mehr oder weniger dasselbe eindrucksvolle Krankheitsbild wie die traumatische Schädigung.

Die **Erklärung** des durch Funktionsstörung bedingten Symphysenschadens sowie
der Schäden nach glatt verlaufenen Spontangeburten ist schwierig. Nach heutiger Auffassung handelt es sich um einen Ursachenkomplex mit den Faktoren einer **pathologisch gesteigerten Auflockerung** der Symphyse und der Iliosakralfugen (Loeschke)
sowie **statischer Momente** und **Zusatzbelastungen:** Zwillinge, Hydramnion u. a.
(Putschar) evtl auf dem Boden einer **Hypoplasie** (A. Mayer) oder einer **Bindege-
websschwäche** (Kamieth und Reinhardt) oder einer besonderen **Disposition**

[1] Kräubig, H., Med. Klin. 57 (1962), 883.

(Finkbeiner, Kräubig). Traumatisch bedingte Symphysenschäden sind wie gesagt selten. Die heute geübten geburtshilflichen Operationen dürften kaum eine Rolle spielen. Als auslösende traumatische Momente werden genannt: Sturz in der Schwangerschaft, falsche Lagerung der Gebärenden in der Austreibungsperiode, z. B. starkes Spreizen der gebeugten Oberschenkel beim Pressen u. a.

Häufigkeit: Übereinstimmend wird angegeben, daß die Zahl der Symphysenschäden in den letzten Jahren zugenommen hat. Insbesondere wird über die Zunahme der spontan entstandenen Symphysenschäden berichtet.

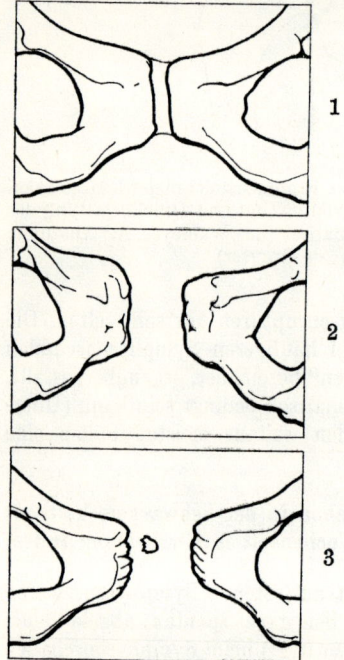

Abb. 449b. Drei Fälle mit **relativ gleicher Symptomatik** der Symphyse. Röntgenaufnahmen im Wochenbett. 1) Symphysenschaden bei schmalem Symphysenspalt; 2) Symphysenschaden bei weitem Symphysenspalt (Symphysenruptur?); 3) Sehr weiter Symphysenspalt, abgerissenes Knochenfragment? Offensichtlich Symphysenruptur. Bei 2) und 3) ist auch ein ungleicher Schambeinstand als Zeichen der Beckenringlockerung und Dislokation sichtbar. Fälle der Göttinger Frauenklinik, (schematisiert nach Kräubig, Med. Klin. 20 (1962), 883)

Symptome: Das häufigste Symptom ist die **auffallende Schmerzhaftigkeit der Symphysengegend,** über die meist unmittelbar im Anschluß an die Geburt oder in den allerersten Wochenbettstagen geklagt wird. Der Symphysenschmerz verstärkt sich bei Bewegungen, beim Aufstehen, sowie bes. bei schwerem Heben und Tragen. Die Schmerzen strahlen oft in die Oberschenkel und in das Kreuzbein aus.

Auch unklare **Unterleibsschmerzen,** die in die Oberschenkel oder ins Kreuzbein ausstrahlen, weisen auf einen **Symphysenschaden** hin.

Bei Druck auf die Symphysengegend wird an einer ganz umschriebenen Stelle ein Schmerz angegeben. Das gleiche gilt meist auch für die Iliosakralfugen. Oft geben die Patientinnen an, **sich im Bett nicht auf die Seite lagern zu können.** Von jeher wurde auch darauf hingewiesen, daß in ausgeprägten Fällen die Beine abduziert und nach außen rotiert liegen. In schweren Fällen treten **Gehbeschwerden** auf: Watschelgang bis zur völligen Gehunfähigkeit. Gar nicht selten sieht man eine Schwellung (Hämatom?) der Symphysengegend. Stets sollte **vaginal** untersucht werden. Ein **retrosymphysäres Hämatom** tastet man als kissenartige Verdickung hinter der Symphyse. Oft bestehen Temperatur und Fieber, auch ohne das ein vereitertes Hämatom dahinter steckt.

> Man denke immer daran, daß **Symphysenschäden** mit allen charakteristischen Symptomen auch schon in der **Schwangerschaft** vorkommen.

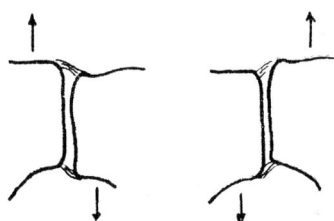

Abb. 449c. Beckenringlockerung. Ungleicher Symphysenstand beim Wechsel des Standbeins (unter Benutzung von Röntgenbildern von Kamieth u. Reinhardt, Fortschr. Röntgenstr. 83 (1955), 530, aus Kirchhoff u. Schmidt-Matthiesen, l. c.)

Über die Hälfte der von Kräubig untersuchten Fälle klagte in den letzten Wochen oder Monaten der **Schwangerschaft** über vermehrte Kreuzschmerzen, Schmerzen im Becken und im Symphysenbereich, die in die Oberschenkel ausstrahlten, sowie über Gangstörungen (Unsicherheit beim Gehen, Schwierigkeiten beim Treppensteigen). Erste Erscheinungen in der Schwangerschaft (auch schon in der Frühschwangerschaft), die auf einen Symphysenschaden hinweisen, sind Klagen über „Müdigkeit und Ziehen in den Gliedern".

Röntgenuntersuchung (Abb. 449b): Erweiterter Symphysenspalt und Dislokation der Schambeinäste (Stufenbildung, Abb. 449c) sind charakteristische Befunde. Jedoch spricht ein normaler oder sogar enger Schambeinstand durchaus nicht gegen die Diagnose Symphysenschaden. Verminderte und vergrößerte Weite des Symphysenspaltes repräsentieren wahrscheinlich verschiedene Stadien der Lockerung (Kirchhoff/Schmidt-Matthiesen). Hauptzweck des Röntgenbildes ist der Ausschluß entzündlicher oder destruierender Knochenprozesse.

Prognose: Im allgemeinen gut. Als Komplikationen kommen Gehstörungen vor, die sich aber auch in schweren Fällen meist weitgehend zurückbilden.

Therapie des Symphysenschadens

Körperliche Schonung, Fernhalten von Belastungen, keine Berufstätigkeit. Bei stärkeren Beschwerden eine feste **Leibbinde** mit seitlichen Stützpelotten, z. B. nach Kobes und Gölkel (Abb. 449 d). Die Göttinger Klinik empfiehlt,

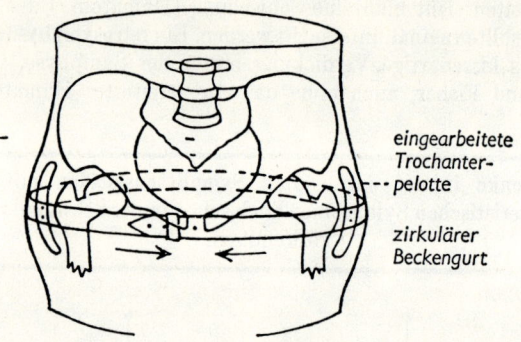

eingearbeitete
Trochanter-
pelotte

zirkulärer
Beckengurt

Abb. 449 d. Spezialleibbinde mit eingearbeiteten Trochanterpelotten (nach Kobes und Glökel, Zbl. Gynäk. 71 (1949), 786).

diesen Gürtel auch schon tragen zu lassen, wenn in der Schwangerschaft Beschwerden auftreten. — Winzeler und Bruegger empfehlen die Injektion von Hydrokortison in den Symphysenspalt, wonach die Beschwerden schlagartig aufhören sollen.

Bei nachgewiesener partieller oder totaler **Symphysenruptur:** Absolute Bettruhe, **Fixationsverband** um das Becken in Form eines Schlaufenverbandes (z. B. nach Naujoks), dessen Zügel mit Sandsäcken (5—6 kg) belastet werden. Dauer der Behandlung im Schlaufenverband etwa 2—3 Wochen, jedenfalls so lange, bis die Patientin beschwerdefrei ist.

Entsteht ein Begleithämatom, so ist eine **Eisblase** zu empfehlen, evtl. auch **Antibiotika.** Die Göttinger Frauenklinik läßt die Frauen nach Beendigung der klinischen Behandlung eine Zeitlang den Spezialgürtel nach **Abb. 449 d** tragen.

Hydrozephalus, Wasserkopf

Definition: Abnorme Vergrößerung des Schädels bis zu Mannskopfgröße, bedingt durch abnorme Ansammlung von Zerebrospinalflüssigkeit (bis zu mehreren Litern).

Zwei Formen:

Hydrocephalus internus: Gewöhnliche Art des Hydrozephalus, Ansammlung der Flüssigkeit in den mächtig erweiterten Hirnhöhlen.

Hydrocephalus externus: Ansammlung der Flüssigkeit an der Oberfläche des Gehirns zwischen den Hirnhäuten; sehr selten.

Häufigkeit: Auf etwa 1000 Geburten kommt ein Hydrozephalus.

Ätiologie: Bisher noch nicht geklärt. Eine Ursache ist sicher die Toxoplasmose. Die intrauterine Infektion führt beim Feten zu einer Enzephalo-Meningo-Myelitis. Daraus resultieren eine Reihe von Mißbildungen, darunter auch der Hydrozephalus. Gleichzeitiges Vorkommen anderer Mißbildungen (Klumpfüße, Spina bifida, Zystenniere) wird in etwa der Hälfte aller Fälle festgestellt.

Vorkommende Lagen: Der Hydrozephalus kommt vor
als Kopflage: in etwa $^2/_3$ der Fälle,
als BEL: in etwa $\frac{1}{3}$ der Fälle,
als Quer- und Schräglage: selten.

Geburtshilfliche Bedeutung und Prognose: Häufigste (rd. 20%) und zugleich gefährlichste aller fetalen Mißbildungen. Jeder große und mittelgroße Hydrozephalus bedeutet eine Geburtsunmöglichkeit: Es besteht ein ausgesprochenes Mißverhältnis zwischen Kopf und Becken, der Kopf kann trotz bester Wehen nicht in das Becken eintreten. Die notwendige Folge ist die übermäßige Ausziehung des unteren Uterinsegments und — wenn keine Hilfe (= Perforation) kommt — die Uterusruptur oder die Sepsis, also ausgesprochene Lebensgefahr für die kreißende Frau.

> **Die Uterusruptur bei Hydrozephalus**
> **kommt verhältnismäßig häufig vor!**

Untersuchungsbefund, Diagnose: Beim Hydrozephalus hängt das Schicksal der Mutter von zwei Dingen entscheidend ab:

1. von der rechtzeitigen Erkennung und

2. von der richtigen Behandlung.

Wegen der außerordentlich großen Gefahr für Leben und Gesundheit der Mutter muß gefordert werden:

‖‖ Der Hydrozephalus bei vorangehendem Kopf muß möglichst schon in der Schwangerschaft, spätestens zu Beginn der Geburt erkannt werden.

Einem aufmerksamen Untersucher entgeht ein größerer Hydrozephalus in den letzten 4—6 Wochen der Schwangerschaft nicht. Schon zu diesem Zeitpunkt fühlt man den abnorm großen Kopf, der die Symphyse überragt und der niemals eintreten kann (Abb. 450). In unklaren Fällen, besonders auch bei BEL, ist eine Röntgenaufnahme nicht zu umgehen.

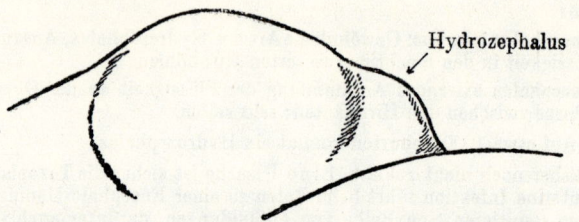

Abb. 450. Hydrozephalus bei äußerer Betrachtung

Diagnostik des Hydrozephalus
unter der Geburt

Drei Zeichen bei Kopflage:

1. **Betrachtung:** Oberhalb der Symphyse sieht man deutlich eine große, pralle, kugelförmige, tumorartige Vorwölbung, die man im ersten Augenblick für die übervolle Harnblase halten kann (Abb. 450).

2. **Betastung:** Die Untersuchung mit dem 3. und 4. Leopoldschen Handgriff läßt sofort erkennen, daß es sich dabei um den abnorm großen, dem BE aufgepreßten Schädel handelt.

3. **Geburtsverlauf:** Trotz guter Wehen und normalen Beckens tritt der Kopf nicht ein, sondern ist als tumorartige Vorwölbung oberhalb der Symphyse zu fühlen.

Ein trotz anhaltender kräftiger Wehen nicht ins Becken eintretender Kopf bedeutet ein unüberwindliches Geburtshindernis. Jedes unüberwindliche Geburtshindernis führt, wenn nicht bald Abhilfe geschaffen wird, mit Sicherheit zum Tode der Mutter entweder durch Uterusruptur oder durch Sepsis.

Die Diagnose des Hydrozephalus ist nicht schwer. Es kommt nur darauf an, im gegebenen Augenblick daran zu denken!

Ergibt die äußere Untersuchung Verdacht auf Hydrozephalus, so muß unter allen Umständen

sofort vaginal

untersucht werden!

590

Tastbefund bei der vaginalen Untersuchung

Vier charakteristische Kennzeichen:

1. Klaffende Nähte und abnorm weite Fontanellen (Abb. 451).
2. Dünne, nachgiebige, weiche Schädelknochen.
3. Pergamentknistern der Schädelknochen bei der Betastung.
4. Abnorme Beweglichkeit der Knochenränder in der Wehenpause oder (bei sehr großem Hydrozephalus): Gefühl einer prall gefüllten, fluktuierenden Zyste.

Dieses Gefühl hat man besonders dann, wenn die große Fontanelle im Bereich des Mm steht.

Es ist dann manchmal sogar bei noch wenig erweitertem Mm schwer zu entscheiden, ob man die große Fontanelle oder die Fruchtblase tastet. Bei abgestorbener Frucht kann man die ganz weichen und dünnen Schädelknochen in weiten Grenzen hin und her „schwappen" lassen.

Bei **Beckenendlagen** wird der Hydrozephalus oft übersehen, da der große Kopf in dem weiten Fundusteil der Gebärmutterhöhle sich dem Auge wie auch oft den tastenden Händen entzieht. Zu einer ziemlich plötzlichen Erkenntnis eines Hydrozephalus kommt man bei BEL meist erst dann, wenn der Rumpf geboren ist und die übliche Manualhilfe auffallende Schwierigkeiten macht, weil der Kopf stecken bleibt. In solchen Fällen hat man sofort mit dem Extraktionsversuch aufzuhören und mit der Hand auf den Bauch der Mutter zu fassen! Oberhalb der Symphyse fühlt man dann den großen Kopf, der fest auf dem Beckeneingang sitzt, und die Diagnose ist klar.

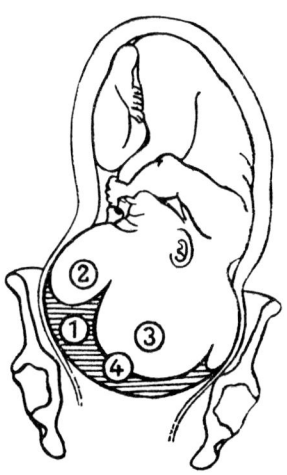

Abb. 451. Hydrozephalus

Differentialdiagnose: Verwechseln kann man den Hydrozephalus bei der inneren Untersuchung mit der **Fruchtblase** und mit dem **Steiß**, beides aber wohl nur im ersten Augenblick des Untersuchens oder bei wenig erweitertem Mm. Die langen, scharfen Knochenränder, die auch eine noch so klaffende Naht begrenzen, lassen wohl immer die richtige Diagnose stellen.

Eine Schädellage, bei der ein **normal** großer Kopf derartig über dem BE prominiert wie beim Hydrozephalus, gibt es nicht. Auch den überstehenden Kopf bei der **Hinterscheitelbeineinstellung** oder im Beginn der **Gesichtslagen- und Stirnlagengeburt** wird man durch Abtasten und Umfassen ohne große Schwierigkeiten als einen normal großen Kopf erkennen können.

Geburtsverlauf

Ein großer und mittelgroßer Hydrozephalus kann auch bei besten Wehen naturgemäß nicht oder nur mit einem kleinen Segment ins Becken eintreten. Infolge der Überdehnung des Uterus ist es zunächst oft so, daß die Wehen über mehrere Tage nicht recht in Gang kommen (= **primäre Wehenschwäche**). Sind dann die Wehen endlich kräftig, so sind sie **auffallend schmerzhaft**. Gleichzeitig ist auch die Bauchgegend oberhalb der Symphyse mehr oder weniger **druckschmerzhaft**: Das untere Uterinsegment ist stark über dem Hydrozephalus ausgezogen und wird sowohl in der Länge als auch in der Breite überspannt. Trotz bester Wehen kein Geburtsfortschritt. Wird nicht perforiert, so kommt es zur Ruptur oder zur Sepsis.

Für die **Uterusruptur bei Hydrozephalus** sind zwei Beobachtungen sehr bedeutsam:

1. Jeder Erfahrene weiß, daß gerade beim Hydrozephalus (aber auch unter anderen Umständen) die Ruptur sehr **plötzlich** eintreten kann, ohne daß vorher die Warnzeichen der **drohenden** Uterusruptur aufgetreten sind; ferner

2. daß gerade beim Hydrozephalus die Ruptur auch schon dann auftreten kann, wenn der **Muttermund noch lange nicht vollständig eröffnet** ist. (Erfahrungsgemäß tritt im allgemeinen eine Ruptur der Gebärmutter erst **nach** vollständiger Eröffnung des Mm auf.)

Bei der Ruptur beobachtet man sowohl **Längs-** als auch **Quer**risse, was man sich bei der Art der kugelförmigen Auftreibung und Überdehnung des unteren Uterinsegments gut erklären kann.

Für jeden Fall von Hydrozephalus gilt:

> ## Hydrozephalus = höchste Gefahr für die Mutter!

Prognostisch besteht ein beachtlicher Unterschied zwischen dem Hydrozephalus bei Kopflagen und dem bei Beckenendlagen: Hydrozephalus bei Kopflagen ist wesentlich gefährlicher als bei BEL. **Der vorangehende Hydrozephalus liegt schon in der Schwangerschaft im unteren Uterinsegment und überdehnt dieses. Die Gefahr der Uterusruptur ist schon mit dem Beginn der allerersten Eröffnungswehen vorhanden.** Da der Kopf bei einem großen Hydrozephalus sich nicht von der Stelle rühren kann, leistet beim vorangehenden Hydrozephalus jede Wehe von der ersten bis zur letzten eine völlig vergebliche Arbeit. Mit jeder Wehe erhöht sich die gefährliche Ausziehung des unteren Uterinsegments und bringt die Kreißende der Katastrophe näher. Dagegen läuft bei BEL die Geburt ohne Schwierigkeiten bis zur Geburt der Schultern ab. Der nachfolgende Kopf bleibt über dem BE hängen, und die Überdehnung des unteren Uterinsegments beginnt erst von diesem Augenblick an, also im allerletzten Abschnitt der Austreibungsperiode. Dazu kommt, daß bei BEL die Gefahr der Ruptur durch den Hydrozephalus auch schon deswegen nie so groß ist wie bei Schädellage, weil sie erst nach Ausstoßung des Rumpfes beginnt, also bei einem wesentlich kleineren Uterusinhalt. Die Frühdiagnose des Hydrozephalus ist also besonders wichtig bei vorangehendem Hydrozephalus, da hierbei die Gefahr der Ruptur schon in der Eröffnungsperiode vorhanden ist.

Komplikationen: Die wichtigsten Komplikationen ergeben sich aus der Überdehnung des Uterus, nämlich

1. die frühzeitige Wehenschwäche,
2. die atonische Nachblutung und
3. die Uterusruptur.

Behandlung

Es kommt darauf an, die Mutter so schnell wie möglich aus der ihr drohenden großen Gefahr zu befreien. Die einzig mögliche Behandlung ist das Ablassen des Liquors auf vaginalem Wege. Das geschieht durch **Perforation** des Schädels (S. 606) mit dem Perforatorium. Im Notfall nimmt man das erste beste spitze Instrument: eine Kornzange, Kocherklemme oder eine lange Papierschere, die ausgekocht hier dieselben Dienste tut wie ein Perforatorium. Ist die einzige Vorbedingung, der für 2 Finger durchgängige Mm (S. 607), nicht erfüllt, so punktiert man den Schädel mit langer Punktionskanüle durch den Mm hindurch und saugt die Flüssigkeit ab.

> **Rücksicht auf das Kind wird nicht genommen!**
> **Alle nicht geburtsfähigen Köpfe sind auch nicht lebensfähig!**

Mit dieser gerade beim Hydrozephalus denkbar leicht durchzuführenden Perforation ist eigentlich alles getan, worauf es ankommt: Das Hindernis ist weggeräumt, die Kreißende ist mit einem Schlage aus dem Gefahrenbereich heraus, die Geburt kann spontan ablaufen. In der Klinik wird man jedoch bei vollständigem Mm die **Extraktion** anschließen, da die Kreißende von der langen, vergeblichen Wehenarbeit erschöpft zu sein pflegt.

Am einfachsten extrahiert man den zu einem schlaffen Sack zusammengefallenen Hydrozephalus **mit der Hand,** indem man kräftig an den Knochenteilen zieht. Gelingt das auch nach Unterstützung durch kräftigen Druck von oben nicht, so faßt man den Kopf mit **Krallenzangen** oder der **Boerschen Knochenzange.** Man kann auch einen spitzen **Haken** fest in die Schädelbasis einsetzen und daran ziehen oder auch die Kraniotraxie mit dem **Kranioklasten** ausführen. Die dünnen, weichen Knochen des Hydrozephalus eignen sich allerdings für das Ansetzen des Kranioklasten nicht gut; die Blätter des Kranioklasten müssen das Gesicht oder die Hinterhauptschuppe **zwischen** sich fassen.

> Die größte Gefahr für die Hydrozephalus-Trägerin ist, abgesehen von der Uterusruptur, der unerfahrene und unfähige Geburtshelfer, der den überragenden Kopf nicht erkennt oder ihn mit der Zange ins Becken holen oder das Kind durch Wendung und Extraktion entwickeln will, anstatt das einzig Richtige zu tun: ihn schnellstens zu perforieren.

> **Beim Hydrozephalus stellt jeder Zangen- oder Wendungs-
> versuch einen schweren Fehler dar, den die Kreißende meist
> mit dem Leben bezahlen muß!**

Diesen übergroßen, breit über dem BE stehenden Kopf kann man mit der Zange überhaupt nicht fassen.

Beim Hydrozephalus zeigt sich mit eindrucksvoller Deutlichkeit die alte Tatsache, daß die geburtshilflichen Kenntnisse und Fähigkeiten eines Arztes über Leben und Tod einer Kreißenden entscheiden.
Bei der BEL perforiert man den **nachfolgenden Kopf** durch die Hinterhauptschuppe oder das Foramen occipitale magnum (S. 616).
Nach erfolgter Ausstoßung bzw. Extraktion ist anschließend sofort die **Plazenta manuell zu lösen,** da nach Geburt eines Hydrozephalus unter allen Umständen eine **Austastung der Gebärmutter** durchgeführt werden muß. Jeder Hydrozephalus, der ein Geburtshindernis darstellt, der also den Kopf nicht in den BE eintreten läßt, bringt die Gefahr einer Gebärmutterzerreißung mit sich. Erschwerend für die Beurteilung der Situation ist, daß gerade beim Hydrozephalus die Ruptur **ohne die Warnsignale der drohenden Ruptur** eintreten kann. Es ist auch bekannt genug, daß beim Hydrozephalus auch die **Ruptur** selbst ohne die klassischen Zeichen (S. 599) auftreten kann (sog. stille Ruptur). Insbesondere kann die eingetretene Ruptur auch deswegen für einige Zeit nicht bemerkt worden sein, weil sie an der narkotisierten Frau während der Manipulationen des Operateurs auftrat (vergeblicher Versuch der Manualhilfe). Aus allen diesen Gründen ist als Gesetz ein für alle Male festzuhalten:

> **Nach Entwicklung eines Hydrozephalus ist
> die Uterushöhle ausnahmslos auszutasten.**

Mortalität der Mütter: Nach v. Franqué 17%, nach Hammerschlag 20%, davon 13% durch Uterusruptur und 7% durch Sepsis.

Uterusruptur = Gebärmutterzerreißung

Häufigkeit: Etwa 1 Fall auf 1500 Geburten (K. H. Bruntsch).

Einteilung:

A. **nach dem Sitz des Risses:** Zerreißung im Bereich des Korpus, des unteren **Uterinsegments,** (Abb. 452, 453), der Zervix; auch das Abreißen der Zervix vom Scheidenrohr = **Kolp(ap)orrhexis,** Scheidenabriß, wird zur Uterusruptur gerechnet (Abb. 454). Die Rupturen im **unteren Uterinsegment,** dem dünnsten und am meisten ausgezogenen Teil des Uterus, werden als **klassische Rupturen** bezeichnet.

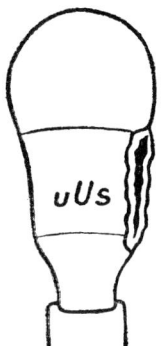 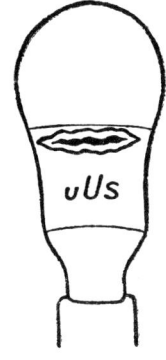 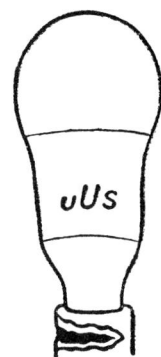

Abb. 452 und 453. Klassische Rupturen
im Bereich des unteren Uterinsegments (= uUs)

Abb. 454. Kolpaporrhexis

B. nach der Ursache: Zwei Hauptgruppen: I. Ruptur vorwiegend infolge **Überdehnung,** II. Ruptur vorwiegend infolge **Wandschädigung.** Bei jeder der zwei Gruppen spielen aber **beide** Faktoren, d. h. sowohl die Überdehnung als auch die Wandschädigung, eine Rolle.

I. Hauptgruppe: **Überdehnungsruptur** = Riß der Uteruswand vorwiegend infolge **Überdehnung.** Vorkommen:

1. bei einem **schwer oder gar nicht zu überwindenden Geburtshindernis = Austreibungshindernis:**

   a) **Enges Becken** = Mißverhältnis zwischen Kopf und Becken.

   b) **Geburtsunmögliche Lagen und Einstellungen des Kindes:**
      1. Querlage,
      2. Hinterscheitelbeineinstellung,
      3. mentoposteriore Gesichtslage,
      4. nasoposteriore Stirnlage,
      5. bestehenbleibender hoher Geradstand.

   c) **Mißbildungen des Kindes,** am häufigsten der **Hydrozephalus.**

   d) **Verlegung des Geburtskanals durch einen Tumor:** Ovarialtumor, Beckentumor.

   e) **Unnachgiebige Weichteile** (selten): Kollumkarzinom, Conglutinatio orificii externi (Verklebung der Eihäute mit der Zervixwand).

2. bei der **violenten Ruptur,** s. unten: C. 2.

3. bei **intravenöser Verabreichung von Wehenmitteln,** solange das Kind noch in utero ist (abgesehen vom Dauertropf, s. S. 190).

Vorkommen der Überdehnungsruptur bei einem nicht zu überwindenden Austreibungshindernis (B I 1 a-e): Ausschlaggebend für das Zustandekommen dieser Ruptur sind **vorausgegangene** Geburten. Das ergibt sich daraus, daß sie

> zu 94% bei Mehrgebärenden,
> zu 6% bei Erstgebärenden
> (Merz)

vorkommt, und zwar besonders dann, wenn ein **enges Becken** besteht (Überdehnung → Gewebsquetschung → Narbenbildung bei der 1. Entbindung, Zerreißung aber erst bei einer der späteren Entbindungen), die Kinder besonders **groß** sind oder die **Geburten rasch aufeinander folgten** (= „Ermüdungsfaktor").

Zustandekommen der Uterusruptur bei einem nicht zu überwindenden Austreibungshindernis (B I 1 a—e)

Die Arbeitsleistung der Muskulatur des Corpus uteri ist unter der Geburt in jedem Falle auf ein einziges Ziel gerichtet: **Austreibung des Kindes aus der Gebärmutterhöhle unter allen Umständen**, gleichgültig, ob die Widerstände im Geburtsweg normal, erhöht oder — und darauf kommt es hier an — unüberwindlich sind; gleichgültig, ob die Muskelkontraktionen der sinnvollen Austreibung des Kindes durch den normalen Geburtskanal dienen oder zur zerstörenden, sinnlosen Selbstzerreißung der Gebärmutter führen.

Je größer der Widerstand, um so größer wird die Arbeitsleistung und damit die Kontraktionskraft der Uterusmuskulatur. Mit der Zunahme des Widerstandes nimmt also die Kraft und die Zahl der Wehen zu. Ist der Widerstand unüberwindlich (z. B. großer Hydrozephalus, verschleppte Querlage), der normale Geburtsweg also verlegt, so ist eine normale Austreibung des Kindes nicht möglich. Bei unüberwindlichem Widerstand wird die Kraft der Wehen noch stärker, die Pausen zwischen den Wehen werden immer kürzer. Das Kind wird dabei zum größten Teil in das untere Uterinsegment hineingetrieben. Das untere Uterinsegment wird dadurch mehr und mehr ausgezogen, überdehnt. Die an sich dünne Wand dieses Dehnungsschlauches wird mit jeder neuen Wehe immer noch dünner. Schließlich kommt es zum Wehensturm, zu fast pausenlos auftretenden Krampfwehen und dann zum **Tetanus uteri** (heftigste Dauerkontraktionen ohne Pause). Die Grenze der Haltbarkeit des dünnen unteren Uterinsegments wird dabei verhältnismäßig bald erreicht und — bei einer der nächsten Wehen überschritten; es kommt zur Katastrophe der Gebärmutterzerreißung im unteren Uterinsegment. „Die ihm von der Natur aus gesetzte Pflicht der Fruchtausstoßung erfüllt der Uterus kompromißlos und unerbittlich, notfalls um den Preis des mütterlichen Lebens" (Antoine).

> **Jedes Geburtshindernis kann zur Ursache einer Ruptur werden.**

Will man die Ursachen der Uterusruptur bei einem Austreibungshindernis auf eine ganz kurze Formel bringen, so kann man sagen:

$$\begin{array}{c} \text{Unüberwindliches Geburtshindernis} \\ + \text{ Wehensturm} \\ \hline = \text{Uterusruptur} \end{array}$$

II. Hauptgruppe: **Narbenruptur** = Zerreißung der Gebärmutterwand im Bereich einer Narbe als Folge einer früher einmal (**Anamnese!**) gesetzten **Wandschädigung**, manchmal schon bei normaler Anspannung der Uterusmuskulatur in der Schwangerschaft, meist aber bei Dehnung unter der Geburt.

Vorkommen: Es handelt sich

a) entweder um das Aufplatzen schlecht geheilter Narben, insbes. nach **Sectio caesarea** (seit der Längsschnitt durch das Korpus bzw. durch das untere Uterinsegment durch den Querschnitt im unteren Uterinsegment ersetzt worden ist, ist diese Art der Ruptur sehr viel seltener geworden); ferner um Narben nach perforierenden Verletzungen der Uteruswand (nach **Interruptionen, Abortausräumungen**), insbes. nach **kriminellen Eingriffen**, ferner nach tiefen **Myomenukleationen**, plastischen Operationen am Uterus u. ä.

b) oder um das Aufplatzen narbiger Wandteile nach **entzündlich-destruktiven** Prozessen (z. B. nach schwerer Endo-Myometritis bei septischem Abort).

Die häufigsten aller Rupturen sind heute die Narbenrupturen.

Jede Frau mit einer solchen Narbe muß energisch darauf hingewiesen werden, daß sie im Falle einer Schwangerschaft unter allen Umständen in einer KLINIK (= in Operationsbereitschaft) entbunden werden muß.

C. nach den wirksam gewesenen Kräften:

1. **Spontanruptur:** Die Ruptur ist allein durch **Wehen**, also die natürlichen Geburtskräfte, bewirkt worden.

2. **Violente = traumatische Ruptur:** Die Ruptur wird nicht durch Wehenkräfte bewirkt, sondern der **Operateur** ist es, der bei Ausführung einer geburtshilflichen Operation den Riß setzt.

D. nach der Mitbeteiligung des Bauchfells:

1. **Inkomplette Uterusruptur** = Zerreißung der Uteruswand ohne Zerreißung des Bauchfells, also Riß auf einer Seite des unteren Uterinsegments ins Parametrium, evtl. auch ins Parakolpium. Hierbei also **keine Eröffnung der Bauchhöhle** (Abb. 456).

2. **Komplette Uterusruptur** = Zerreißung der gesamten Uteruswand, also auch des Bauchfells, mit **Eröffnung der Bauchhöhle** (Abb. 457).

An dieser Stelle muß vor allem der Anfänger nachdrücklichst auf eine sehr wichtige Tatsache hingewiesen werden, nämlich die, daß zwischen den Rupturen infolge eines Austreibungshindernisses und den sehr viel häufigeren Narbenrupturen ein entscheidender klinischer **Unterschied** besteht: Bei der

Ruptur infolge **Austreibungshindernis** treten längere Zeit (nicht selten viele Stunden) **vor** dem Ereignis der eigentlichen Ruptur **alarmierende Warnsignale** (= Zeichen der **drohenden** Uterusruptur) auf, die unübersehbar anzeigen, daß es bald zur Ruptur kommen wird.

> **Dagegen verlaufen die Narbenrupturen in sehr vielen Fällen ohne oder fast ohne derartige Warnsignale, bei ihnen kommt es oft ohne den geringsten klinischen Hinweis auf das Herannahen der Katastrophe ganz überraschend und unmittelbar zur Ruptur. —**

Es ist daher praktisch sehr wichtig, die Rupturen nach diesem Gesichtspunkt einzuteilen in

1. Rupturen **mit** vorhergehenden Warnsignalen und
2. Rupturen **ohne** diese alarmierenden Signale.

Rupturen mit vorhergehenden Warnsignalen
= Zeichen der **drohenden** Uterusruptur

Das sind diejenigen Überdehnungsrupturen, bei denen die Ruptur als Folge eines unüberwindlichen **Austreibungshindernisses** auftritt (S. 595, B I 1a, b, d, e; eine Ausnahme: Ruptur bei Hydrozephalus, s. S. 600).

Es kommt darauf an, diese Zeichen der drohenden Uterusruptur = schwebender Todesgefahr genau zu kennen, um auf den ersten Blick die Gefahr zu begreifen, in der die Kreißende sich befindet. **Auch von einem jungen Geburtshelfer muß man verlangen, daß er Zeichen lebensbedrohlicher Zustände genau kennt, und dazu gehören zu allererst**

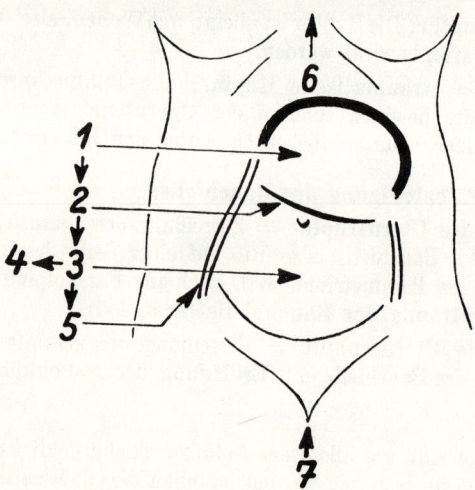

Abb. 455. Lernschema zur **drohenden** Uterusruptur beim Vorliegen eines **Austreibungshindernisses** (Erklärung der einzelnen Punkte in der nebenstehenden Übersicht)

Die Zeichen der drohenden Uterusruptur
beim Vorliegen eines Austreibungshindernisses (Abb. 455):

1. **Auffallende Zunahme der Wehentätigkeit bis zum Wehensturm: Fast pausenlos folgt eine Wehe auf die andere, so daß der Uterus schließlich dauernd kontrahiert ist** (Wehensturm, höchster Grad: Tetanus uteri = **Krampfwehen** = Dauerkontraktion = der Uterus ist **dauernd hart**). Der Uteruskörper ist dabei maximal retrahiert. Folgen: die Punkte 2—5 und 7.

2. **Erkennbarwerden und Hochsteigen des Retraktionsringes** (Bandl' Kontraktionsring, Bandl' Furche = obere Grenze des unteren Uterinsegments) **in Nabelhöhe und darüber.** Mit zunehmender Ausziehung des unteren Uterinsegments steigt der Kontraktionsring als eine meist etwas schräg verlaufende Furche in die Höhe. Die Ruptur steht unmittelbar bevor, wenn die Furche in kurzer Zeit bis oder über Nabelhöhe steigt. Bei Erstgebärenden tritt allerdings die Ruptur nicht so rasch ein wie bei Mehrgebärenden.

3. **Auffallende Druckempfindlichkeit und Spannung der Gegend zwischen Nabel und Symphyse** (= Überdehnung des unteren Uterinsegments), zuerst nur während der Wehen, später auch in der Wehenpause zu beobachten. Infolgedessen

4. **Wehenschmerzen, die unerträglich sind: „als ob innen etwas zerreißen wollte".**

5. **Drahtartige Spannung eines oder beider Ligamenta teretia (= Chordae uteroinguinales)** infolge Überdehnung. Dieses Zeichen kann man viel besser fühlen als sehen. — Bei der verschleppten Querlage ist das runde Mutterband stets auf der Seite stärker angespannt, auf der der Kopf liegt. Beim Darüberstreichen über die Kopfgegend besonders gut unter der Bauchdecke zu fühlen.

6. **Gesichtsausdruck:** gequält, ängstlich bis zur **Todesangst.** — Die Kreißende jammert, ist **sehr unruhig und blaß.** — **Puls:** beschleunigt, oft flatternd.

7. **Vaginale Untersuchung** (wenn nicht anders möglich, in Narkose): **Der vorangehende Teil (Kopf, Schulter) ist dem BE „federnd" aufgepreßt.** Der Kopf zeigt stets eine **sehr große Kopfgeschwulst.** — Ist der Muttermund noch nicht vollständig eröffnet, so tastet man die Muttermundränder infolge Einklemmung und Ödembildung als **dick-wulstige Kissen.**

Die Zeichen der drohenden Uterusruptur sind bei allen Zerreißungen der Gebärmutterwand infolge eines Austreibungshindernisses unübersehbar deutlich mit einer klassischen **Ausnahme:** Das ist die Uterusruptur bei **vorangehendem Hydrozephalus,** die meist ohne die erkennbaren Warnzeichen der drohenden Uterusruptur verläuft. (Bei vorangehendem großen Hydrozephalus ist das untere Uterinsegment bereits in der Schwangerschaft überdehnt. Die Gefahr der Ruptur ist schon beim Einsetzen der allerersten leichten Wehen vorhanden, s. S. 592.)

Vorgehen bei drohender Uterusruptur

Bei drohender Uterusruptur muß SOFORT in tiefster Narkose und so schonend wie möglich entbunden werden!

Kann aus irgendeinem Grunde nicht sofort entbunden werden, so müssen zumindest sofort die Krampfwehen ausgeschaltet werden. Das Mittel der Wahl hierzu: **0,02 g Morphin** und eventuell eine oberflächliche Narkose. Man muß sich aber darüber klar sein, daß man damit die drohende Zerreißung nur für kurze Zeit aufhalten kann.

Es muß, wie gesagt, sofort entbunden werden, und zwar so, daß das aufs höchste angespannte papierdünne untere Uterinsegment dabei nicht einreißt. Das kann nur durch ein Operationsverfahren erreicht werden, bei dem die bestehende Lage des Kindes auch nicht im mindesten verändert wird. Von vornherein ist also jedes Entbindungsverfahren ausgeschlossen, bei dem das engstens umklammerte Kind ausgedehntere Bewegungen machen müßte. Es ist daher dringendst vor allen gewagten Entbindungsversuchen zu warnen. Ob erfahren oder nicht erfahren: Liegen einmal die Zeichen der drohenden Uterusruptur vor, so hat jeder nur so zu operieren, daß das maximal überdehnte untere Uterinsegment auf keinen Fall auch nur noch um einen Millimeter mehr gedehnt wird.

Bei jeder drohenden Uterusruptur ist streng zu warnen vor allen gewagten Entbindungsversuchen!

Gröbste Kunstfehler sind

der **Zangenversuch** bei Unmöglichkeit des Kopfeintritts, insbesondere beim Hydrozephalus,

der **Wendungsversuch** bei Unmöglichkeit des Kopfeintritts,

der **Wendungsversuch** bei verschleppter Querlage.

Notwendige Folge: violente Uterusruptur = gewaltsame Zerreißung der Gebärmutter bei einer und als Folge einer **geburtshilflichen Operation,** wobei die Tatsache der dabei aufgetretenen Ruptur zugleich untrüglich beweist, daß diese Operation entweder falsch angesetzt oder falsch durchgeführt war.

Operatives Vorgehen in der Klinik

I. Totes Kind

Bei Schädellagen: Perforation des Kopfes (S. 606) und Herausziehen des Kindes mit dem Kranioklasten (= Kraniotraxie, S. 610).

Bei Querlagen: Da man das Kind bei drohender Uterusruptur auf keinen Fall wenden darf, kann man es auch nicht als Ganzes herausholen; das Kind muß in zwei oder mehr Teile zerlegt und jeder Teil einzeln nacheinander herausgeholt werden. Das Kind muß also durchschnitten werden. Das geschieht an der Stelle, an die man am besten heran kann. Das ist entweder (meistens) der Hals oder (seltener) der Rumpf:

Durchschneidung am Hals = **Dekapitation** (S. 407),
Durchschneidung am Rumpf = **Embryotomie** (S. 411),
mit Morcellement = **Dissectio fetus.**

Nach jedem der genannten Eingriffe ist eine **Kavumrevision** (= „Nachtastung") wegen der Gefahr der **violenten** Uterusruptur unumgänglich notwendig (s. S. 605).

II. Lebendes Kind

Abgesehen vom Hydrozephalus (Perforation!) oder einer Mißbildung wird die **Schnittentbindung** ausgeführt, die auch beim **toten** Kind zu verantworten ist (Umgehung der eingreifenden Zerstückelung, bessere Kontrolle des Uterus).

Operatives Vorgehen in der Hausgeburtshilfe

I. Totes Kind: Im Privathaus wird genauso vorgegangen wie in der Klinik.

Dabei ist zu betonen, daß das Ziel, nämlich die Abwendung einer akuten Lebensgefahr von der Mutter, schon mit der Perforation, also mit der Durchbohrung des Schädels und dem Abfluß des Gehirns, erreicht ist: Aus dem geburtsunmöglichen Zustand ist ein geburtsmöglicher geworden, die Gefahr der Uterusruptur ist beseitigt, weil der **Kopfeintritt jetzt möglich** ist. Jeder Erfahrene wird zwar anschließend die Geburt durch das Herausziehen des Kindes mit dem Kranioklasten (= Kraniotraxie) beenden. Es ist aber festzuhalten, daß es die Perforation ist, die die Mutter aus der Gefahr herausbringt, nicht die Kraniotraxie. Auch der Ungeübteste muß also unbedingt die Perforation ausführen können. Die Kraniotraxie gestaltet sich manchmal schwieriger. Wer die Technik nicht beherrscht, mag die Spontangeburt abwarten, die bei dem enthirnten Kopf meist glatt vonstatten geht.

II. Lebendes Kind: Der Forderung der Sofortentbindung entsprechend galt in der Außenpraxis bisher der Grundsatz, bei drohender Uterusruptur und lebendem Kind genauso vorzugehen wie bei totem Kind, nämlich das Kind zu zerstückeln.

Auf Grund eigener Erfahrungen, aber auch der Empfehlung der Schröder-schen Schule (Noack), möchte ich raten, bei drohender Uterusruptur und **lebendem** Kind von dem Grundsatz der Zerstückelung im Privathaus abzu-gehen. Unter günstigen Umständen kann man es durchaus wagen, die **Frau** in eine **Klinik** zu transportieren. „Günstige Umstände" heißt: Die Vorbedin-gungen für die Sektio müssen erfüllt sein, ein Krankenwagen muß sehr schnell beschafft werden können, und der Weg zur Klinik darf nicht zu weit sein. — Vor dem Abtransport erhält die Frau 20 mg Morphin und 50 mg Megaphen. In einer Reihe von Fällen wird es unterwegs zur Uterusruptur kommen. Trotzdem hat die Erfahrung gezeigt, daß auf diese Weise Mutter **und** Kind gerettet werden können.

Rupturen, die oft ohne vorhergehende alarmierende Warnsignale (d. h. ohne Zeichen der drohenden Uterusruptur, S. 599) auftreten

1. Narbenrupturen.

Wichtigste Gruppe! Narben im Uterus können schon bei normaler Wehentätig-keit reißen, ja (selten) sogar schon in der Schwangerschaft infolge der Anspan-nung der Gebärmuttermuskulatur. Daß dies ohne die Warnzeichen der drohen-den Ruptur vor sich geht, ist leicht zu erklären: Die klassischen Zeichen der dro-henden Ruptur (S. 599) kommen durch die **Behinderung der Austreibung** zu-stande, die bei den **Narbenrupturen** völlig **fehlt.**

2. Ruptur infolge **Hydrozephalus** (S. 594 und S. 600).

3. Ruptur infolge **intravenös verabreichter Wehenmittel** (S. 190).

4. Violente Uterusruptur (Kreißende in Narkose!).

Eingetretene Uterusruptur

Man unterscheidet:

Ruptura uteri incompleta (Abb. 456) = unvollständige Gebärmutterzerreißung: Zerreißung der Uteruswand **ohne** Zerreißung des Bauchfells. Solange das Bauchfell nicht mit einreißt, kommt es zur Bildung eines wachsenden „Tumors" meist auf einer Seite neben dem Uterus = **subperitoneales Hämatom,** indem die hier herausquellenden Blutmassen die Blätter des Lig. latum (= Plica lata ut.) entfalten und emporheben.

Ruptura uteri completa (Abb. 457) = vollständige Gebärmutterzerreißung: Zerreißung aller Schichten des überdehnten Abschnittes, einschließlich des Bauchfells. Klaffender Riß zwischen dem Cavum uteri und der freien Bauchhöhle. In den Bauchraum gelangen:

1. das **BLUT** der Aa. uterinae,
2. das infizierte Fruchtwasser = die **INFEKTION,**
3. evtl. das **Kind** und
4. die Plazenta.

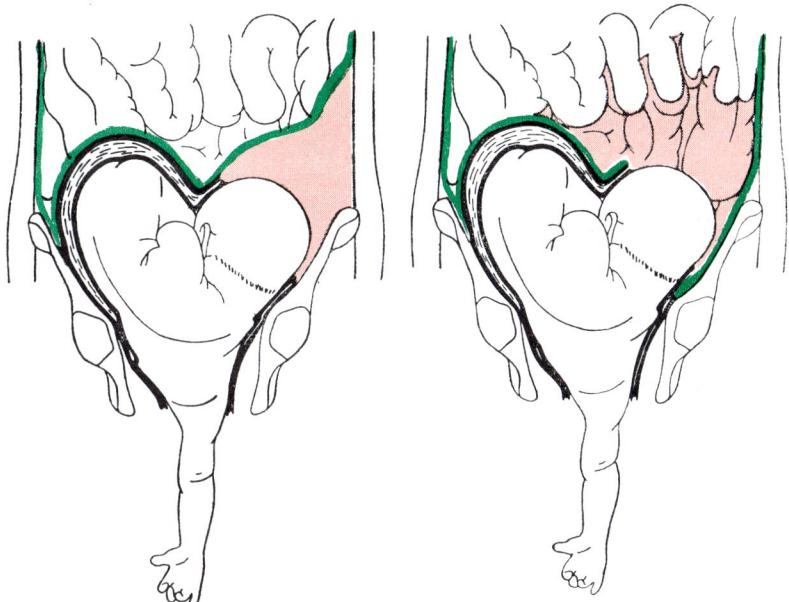

Abb. 456. Inkomplette Uterusruptur   Abb. 457. Komplette Uterusruptur

In den weitaus meisten Fällen tritt der Riß seitlich auf, wodurch die
A. uterina mit verletzt wird.

Die beiden

große Gefahren der Uterusruptur sind

1. die **Sofortgefahr** = die **Verblutung,**
2. die **Spätgefahr** = tödlich verlaufende **Peritonitis** durch das infizierte
   Fruchtwasser (eine komplette Ruptur voraus-
   gesetzt).

Die Zeichen der eingetretenen Uterusruptur

1. **Schlagartiges Aufhören der Wehen** = sicherstes Zeichen und
   deswegen besonders charakteristisch, weil die Wehen vorher
   auffallend häufig und ungewöhnlich kräftig waren.
2. **Rupturschmerz:** Die Frau schreit laut auf, sie hat das Gefühl,
   daß „etwas in ihrem Bauch gerissen" sei.
3. **Kollaps und Anämie** als Folge der schweren inneren Blutung:
   kleiner frequenter Puls, blasses, ausgesprochen verfallenes Aussehen, kalter Schweiß auf der Stirn, große Unruhe, zunehmende
   Atemnot, Lufthunger.

---

4. Bei der kompletten Ruptur kann das Kind in die freie Bauchhöhle eintreten, so daß man **dicht unter den Bauchdecken
Kindsteile** durchtasten kann. („Man kann dem Kind beinahe
durch die Bauchdecken die Hand geben!")
5. Meist **blutet** es aus der **Scheide.**
6. Vaginale Untersuchung: Der vorangehende Teil (Kopf, Schulter), der vorher dem BE fest aufgepreßt oder in den BE eingekeilt
war, ist jetzt **beweglich** und fast frei verschieblich geworden.

Das sind die klassischen Zeichen der **eingetretenen Ruptur.** Für den weniger
Erfahrenen ist es nun sehr wichtig zu wissen, daß eine große Anzahl von Rupturen mit weitaus geringeren, gelegentlich fast gar keinen, jedenfalls kaum auffallenden Zeichen einhergeht. Diese Rupturen werden als

Stille Rupturen

bezeichnet. In erster Linie sind es die **Narbenrupturen,** die als stille Rupturen
verlaufen, besonders dann, wenn es sich um **inkomplette** Rupturen handelt.
Von diesen Narbenrupturen hörten wir oben schon (S. 602), daß bei ihnen die
Zerreißung sehr plötzlich und **ohne Warnzeichen** der **drohenden** Ruptur eintreten kann. Wir müssen jetzt hinzufügen, daß bei denselben Narbenrupturen
auch der **Vorgang der Ruptur** selbst **ohne** (oder fast ohne) **Symptome** verlaufen kann und daß darüber hinaus auch die **eingetretene Ruptur** eine
ganze Zeitlang **ohne Symptome** bleiben kann: Die Wehentätigkeit hört
meist nicht schlagartig auf, sondern läßt ganz langsam nach, ein Schmerz wird
überhaupt nicht verspürt, eine Blutung nach außen tritt nicht auf, und oft erst
nach Stunden, wenn die Zeichen der inneren Blutung (verfallenes Aussehen,
kleiner, schneller Puls) deutlich sind, wird der Verdacht der Gebärmutterzerreißung ausgesprochen.

(Ein Fall: 30j. III. para [1. Entbindung: Sektio wegen Eklampsie], Spontangeburt
morgens 5 Uhr, Kollaps um 12 Uhr mittags auf der Wochenbettstation, inkomplette
Narbenruptur.)

‖‖ Der Akt der Ruptur kann sich zu Beginn auch der sorgfältigsten
Beobachtung entziehen.

Die v. Mikuliczsche Schule (K. H. Bruntsch, F. Lübke) weist darauf hin,
daß besonders bei den stillen Rupturen, also insbesondere den inkompletten
Narbenrupturen, häufig **Nachgeburtsstörungen** auftreten, und zwar durch
adhärente Plazenta oder **Nachblutung** nach Spontangeburt der Plazenta.
Es wird mit Recht die Forderung aufgestellt, bei länger dauernden Atonien, die
durch die üblichen Maßnahmen nur vorübergehend zu beherrschen sind, eine
Austastung des Uterus vorzunehmen.

Aber auch als **komplette** Rupturen verlaufen die **Narbenrupturen** meist
nicht so dramatisch wie die Rupturen infolge Austreibungswiderstandes. Im
Vordergrund stehen hier

604

Schmerzen und Kollaps

Der für die Kreißende überraschend auftretende Schmerz wird oft nicht sehr stark empfunden, bleibt meist aber über viele Stunden bestehen und nimmt dabei an Stärke zu. So gut wie immer bestehen **Druckschmerz** und starke **Abwehrspannung** im ganzen Bauchbereich. Nicht selten kann man auch Kindsteile durch die Bauchdecken durchtasten.

Der Kollaps ist die Folge der inneren Blutung. Merke:

Jeder plötzliche Kollaps unter der Geburt, sowohl in der Eröffnungs- als auch in der Austreibungsperiode, ist höchst verdächtig auf eine Narbenruptur.

Jeder gewissenhafte Arzt, der eine Ruptur nicht übersehen will, muß folgenden Rat befolgen:

Grundsätzlich immer nachtasten nach jedem Eingriff, bei dem mit Instrumenten oder Händen oberhalb des inneren Muttermundes gearbeitet wurde.

Es wird also immer nachgetastet nach jedem größeren geburtshilflichen Eingriff, insbesondere nach folgenden Operationen:

nach jeder (kombinierten = inneren) Wendung. (Die Rupturgefahr ist bei der Wendung am allergrößten. Die Wendung wird dadurch zur gefährlichsten Operation für die Mutter!),

nach jeder Zange, Dekapitation oder Embryotomie,

nach jeder manuellen Extraktion,

nach jeder Art der Manualhilfe, die Schwierigkeiten machte, besonders wenn der Kopf noch oberhalb des kleinen Beckens stand,

nach jeder Perforation, wenn der Kopf noch nicht tief im Becken stand (besonders wichtig bei Hydrozephalus!).

Die Unterlassung der Nachtastung unter den genannten Umständen ist ein typischer Fehler geburtshilflicher Anfänger. Nach jeder dieser Operationen ist auch die **Zervix** mit großen Spiegeln einzustellen und zu kontrollieren. Und darüber hinaus:

Grundsätzlich immer das Kavum austasten, wenn nur der geringste Verdacht auf die Möglichkeit einer Ruptur besteht, insbesondere dann, wenn eine Atonie in der Nachgeburtsperiode mit den üblichen Mitteln nicht zu beherrschen ist.

Vorgehen bei eingetretener Ruptur

Jede eingetretene Ruptur des Uterus bedeutet für die Frau den **Verblutungstod** oder **Tod durch Infektion** (Peritonitis, Sepsis), wenn sie nicht schleunigst in die **Klinik** transportiert wird, um dort **abdominal** entbunden zu werden.

Wird man spät gerufen, so soll man trotzdem auch bei einer Uterusruptur **niemals die Hoffnung aufgeben!** Das Wichtigste ist **schnellster Transport in die Klinik.** Jeder Erfahrene kennt Fälle, in denen die viele Stunden nach der Ruptur vorgenommene Laparotomie der Frau das Leben rettete.

Behandlung

Bei erfolgter Ruptur **niemals vaginal** vorgehen! **Nicht abwarten,** sondern ausnahmslos **sofort laparotomieren, auch in Fällen,** die **hoffnungslos** erscheinen! Die Situation des **Kindes,** ob es lebt oder tot ist, ob es noch im Uterus ist oder schon in der freien Bauchhöhle liegt, ist **völlig gleichgültig.** — Am besten macht man einen langen Unterbauch-Medianschnitt: Alles muß sehr, sehr schnell gehen! Schnelle Entfernung des Kindes und der Nachgeburt. Dann vor allem für **gute Übersicht** sorgen! Schnelle und sichere Blutstillung! Bei der **kompletten** Ruptur ist die Methode der Wahl (je nach Sitz des Risses) die supravaginale oder totale **Uterusexstirpation.** Es ist eine alte Erfahrung, daß die **Blutstillung** bei Rupturoperationen oft **schwierig** ist, besonders wenn es zur Bildung großer Hämatome gekommen ist. Nicht mit Umstechungen an der Uterina aufhalten, wenn man damit nicht zum Ziel kommt, sondern die **A.hypogastrica** der betr.Seite aufsuchen,abklemmen und mit Seide unterbinden!

Da man bei einer **inkompletten** Ruptur die Möglichkeit einer kompletten Ruptur nie ganz sicher ausschließen kann, so ist es auch in diesen Fällen besser, zu laparotomieren. Abgesehen von kleinen, nicht zerfetzten Uterusverletzungen ist es auch hier sicherer, den Uterus abzusetzen.

Bluttransfusionen vor, während und **nach der Operation!!!** Die Zeit der Operationsvorbereitung ausnutzen und die Transfusion **möglichst noch vor Operationsbeginn** in Gang bringen! — Daß die Patientin im **Schock** ist, ist, wie immer bei Blutungen, **kein Gegengrund** gegen sofortigen Operationsbeginn: **Rasche operative Blutstillung und reichliche Blutzufuhr durch Transfusionen entscheiden allein über Leben und Tod der Frau und sind zugleich die beste Schock-(= „Kollaps")therapie.**

Reichlich **Antibiotika** geben!

Zerstückelnde Operationen (II)
Perforation und Kraniotraxie

Perforation: Durchbohrung des kindlichen Schädels, damit das Gehirn austreten kann.

Zweck: Verkleinerung des kindlichen Schädels, des größten Teils des Kindskörpers, um ihm danach den Durchtritt durch den Geburtskanal zu erleichtern oder überhaupt möglich zu machen.

Kraniotraxie: Extraktion des Kindes am perforierten kindlichen Kopf.

Indikationen:
I. Perforation des toten Kindes
1. bei unüberwindlichem Mißverhältnis zwischen Kopf und Geburtskanal:
   a) enges Becken,
   b) abnorme Größe des Kopfes, insbes. bei Hydro-   also wegen
      zephalus,   drohender
   c) ungünstige Kopfeinstellung (Hinterscheitelbeineinstellung,   Uterus-
      Gesichtslagen mit nach hinten gerichtetem Kinn u. ä.),   ruptur!
   d) wegverlegende Tumoren.
2. zur Weichteilschonung:
   unnachgiebiger Beckenboden infolge Weichteilwiderstandes, narbige Zervix,
   narbiger Damm.
3. bei der Notwendigkeit einer schnellen Geburtsbeendigung
   (z. B. eklamptischer Anfall, Fieber über 39°, vorzeitige Lösung u. a.).

II. Perforation des lebenden Kindes
Kommt viel seltener vor. Es sind dies die Fälle, in denen das mütterliche Leben in Konkurrenz mit dem kindlichen Leben tritt, d. h.
in denen der einzige Weg zur Erhaltung des Lebens der Mutter die
Opferung des Kindes ist. In der Klinik wird nur in sehr seltenen Fällen
die Perforation am lebenden Kind ausgeführt. Die häufigste Indikation ist
der sicher festgestellte Hydrozephalus, sodann schwere Infektion der Mutter
(Tympania uteri) bei engem Becken nach längerem Geburtsverlauf außerhalb der Klinik, was eigentlich gar nicht mehr vorkommen sollte. In nicht
oder nur gering infizierten Fällen kann in der Klinik die Perforation durch
die Sektio unter Antibiotikaschutz ersetzt und das Kind gerettet werden.
Über das Vorgehen in der Hauspraxis s. S. 601.
Der erfahrene Geburtshelfer, der sich nach gewissenhafter Prüfung aller Umstände zur Perforation eines lebenden Kindes entschließen muß, hat juristisch
nichts zu befürchten, ,,wenn es sich um eine gegenwärtige, nicht anders abwend-
bare Gefahr für die Schwangere handelt und der Wille der Schwangeren der
Perforation nicht entgegensteht" (Ebermayer).

Vorbedingungen für die Perforation

1. Der Muttermund muß gut für zwei Finger durchgängig sein.
   Gelegentlich hört man die Meinung, eine Perforation verlange einen vollständig
   eröffneten Muttermund. Das ist falsch. Nicht die Ausführung der Perforation, wohl
   aber die der Kraniotraxie verlangt einen weiter geöffneten Muttermund. Daß der Mm
   nicht vollständig eröffnet ist, kann also niemals eine Gegenindikation der Perforation sein.
2. Das Becken darf nicht absolut verengt sein, d. h. die Conjugata vera darf
   nicht unter 6 cm sein, da sonst die Entwicklung auch eines zerstückelten Kindes
   nicht möglich ist (S. 567). Derartige Becken sind aber sehr selten.
   Daß das Kind tot ist, ist keine Vorbedingung (s. o.).

Ausführung der Perforation in 4 Tempi

Tempo 1: Kopf von außen gut fixieren lassen

Das Allerwichtigste bei der Perforation ist, daß der Kopf von außen gut fixiert wird. Den Kopf von außen nicht kräftig in das Becken hineindrücken zu lassen, ist ein denkbar **grober Fehler.** Durch die Fixation wird verhindert, daß der Kopf beim Eindrücken des Perforatoriums zurückweicht, besonders aber daß das Perforatorium beim Anstechen des Kopfes ausrutscht und z. B. in die Blase fährt. Die Fixation des Kopfes ist so wichtig, daß man mit einiger Über- treibung sagen kann: Nicht derjenige perforiert den Schädel, der von unten ein spitzes Instrument in den Schädel hineinstößt, sondern derjenige, der den Schädel von oben kräftig in das Becken hineindrückt, bis die Perforation ganz beendet ist. Nach richtiger Anleitung ist jede Hebamme imstande, den Kopf von oben so zu fixieren, daß er von unten gefahrlos angebohrt werden kann.

Den Kopf von außen nicht gut fixieren zu lassen, ist bei der Perforation ein grober Fehler.

Tempo 2: Einführen der linken Hand zum Aufsuchen der zu perforierenden Stelle

Bei hochstehendem Kopf ist dieser schwer zu erreichen. Die linke Hand muß dann ziemlich hoch eindringen, um an den Kopf heranzukommen. Ab- tasten von Pfeilnaht und Fontanellen. Ich empfehle, die Perforation in einer

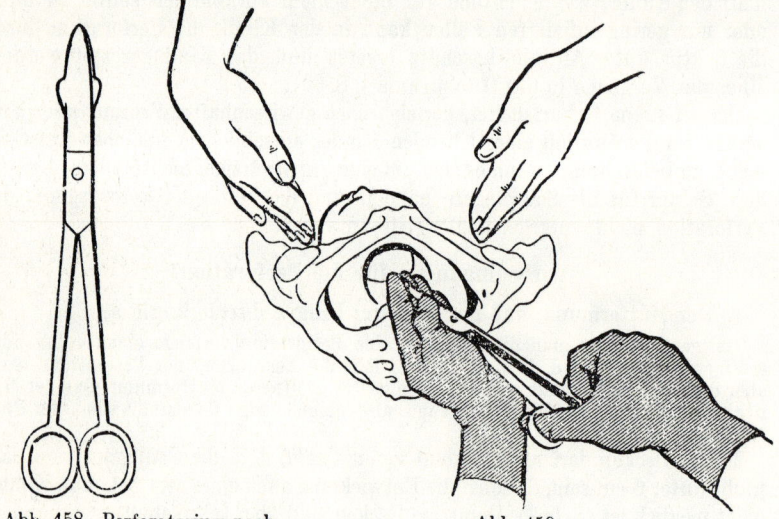

Abb. 458. Perforatorium nach Smellie (= Schneide innen)

Abb. 459. Perforation des Kopfes (I) (nach Stoeckel)

Naht oder in einer Fontanelle vorzunehmen. Wenn irgend möglich, führe man die ganze Operation unter Leitung des Auges aus (Einstellung mit großen Bummschen Spiegeln).

Tempo 3: Perforation des Kopfes

Am besten benutzt man dazu das scherenförmige **Perforatorium** von Smellie (Schneide innen) (Abb. 458) oder das von Naegele (Schneide außen). Das Perforatorium wird fest in die rechte Hand genommen, während die linke Hand sich zum Schutz des Gewebes rinnenförmig um das Instrument legt. Sehr vorsichtiges und **ganz langsames** Einführen des Perforatoriums mit stark **gesenktem Griff** unter dem Schutze der linken Hand in die Scheide, Ansetzen der Spitze des Instrumentes auf die Kopfhaut über der Stelle, die man perforieren will. Die Achse des Perforatoriums muß **senkrecht zum Kopf** stehen (Abb. 459). **Von diesem Augenblick an ist die energische Fixation des Schädels von außen oben von größter Wichtigkeit.** Jetzt wird die Spitze des Perforatoriums vorsichtig und mit betonter Langsamkeit in die Kopfschwarte hineingesenkt. Dazu ist ein gewisser Druck mit gehemmter Kraft notwendig. Ist das geschehen, so hat man deutlich das Gefühl, daß die Spitze des Instrumentes sich **in der Galea gefangen hat.** Sie kann jetzt nicht mehr zur Blase oder zum Mastdarm ausweichen. Und erst jetzt, wenn dieses Gefühl einwandfrei vorhanden ist, darf

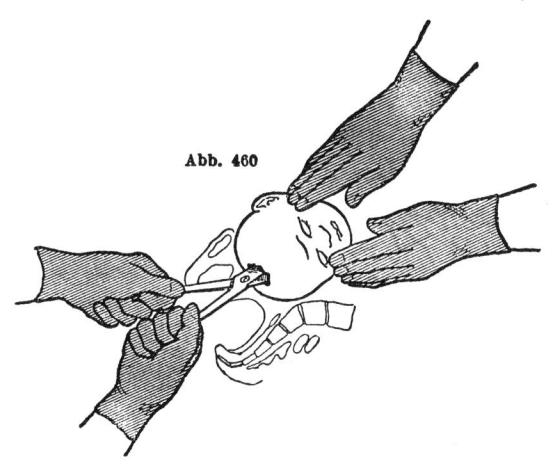
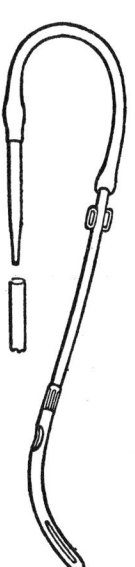

Abb. 460

Abb. 460. Perforation des Kopfes (II)
Abb. 461. Rücklaufkatheter nach Bozeman-Fritsch

Abb. 461

man mit einem kräftigen, anschwellenden Druck bei gleichzeitiger kurzer Drehung des Instruments die aufgesuchte Stelle des kindlichen Schädels durchbohren. Dabei ist immer darauf zu achten, daß das Perforatorium senkrecht zum Kopf gehalten wird, so lange, bis das Instrument tief im Schädel sitzt und nicht mehr abrutschen kann. Jetzt die linke Hand aus der Scheide herausnehmen, mit beiden Händen die Griffe fassen, spreizen und wieder schließen (Abb. 460). Drehen des Instrumentes um 90°, nochmaliges Spreizen und Schließen des Perforatoriums. Damit ist die Perforation beendet. Das Instrument wird geschlossen und herausgezogen.

Tempo 4: Loslösen und Zerwühlen der Gehirnmasse mit einer Kornzange, Ausspülen!

Mit dem Rücklaufkatheter nach Bozeman-Fritsch (Abb. 461) kann das Abfließen des Gehirns durch Ausspülen mit abgekochtem Wasser beschleunigt werden.

Ist der Schädel richtig perforiert und ist das Gehirn abgeflossen, so ist die Operation beendet und ihr Ziel erreicht, nämlich die Abwendung einer akuten Gefahr für die Mutter. Das sei weniger erfahrenen Ärzten noch einmal eindringlich gesagt: **Die Perforation ist es, die die Mutter aus der Gefahr befreit, nicht die Kraniotraxie.** Zwar schließt man gewöhnlich die Kraniotraxie an die Perforation an, aber das Entscheidende, das allein die Rettung des mütterlichen Lebens ausmacht, ist die Perforation.

Es muß zugegeben werden, daß die Kraniotraxie ein wesentlich schwierigerer Eingriff ist. Deswegen empfehle ich dem Ungeübten, allerdings nur diesem, an die Perforation, die er unter allen Umständen ausführen können muß, die Kraniotraxie nicht anzuschließen, sondern die Spontangeburt abzuwarten. Bei einigermaßen guten Wehen wird der enthirnte und zusammengedrückte Kopf im allgemeinen schnell geboren.

Die

Kraniotraxie = Kompression und Extraktion des perforierten Schädels mit dem Kranioklasten = Kranioklasie

Vorbedingungen:
1. Der Muttermund muß mindestens kleinhandtellergroß sein.
2. Die Conj. vera des Beckens darf nicht unter 6 cm sein.

Ausführung:
Am einfachsten mit dem **Kranioklasten** von **Braun**, der aus zwei Teilen besteht (Abb. 462):

einem **massiven** Teil mit rauh geriffelter Oberfläche = **inneres Blatt**
und einem **gefensterten**, glatten Teil = **äußeres Blatt.**
Entscheidend wichtig sind die Worte Stoeckels:

> Bei der Kraniotraxie ist die Hauptregel, daß sie s e h r l a n g s a m ,
> ohne alle Hast
> und mit großer Ruhe
> durchgeführt wird.

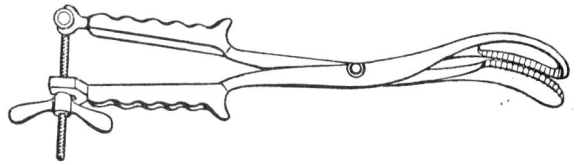

Abb. 462. Kranioklast nach Braun

Vor dem Einführen des Instrumentes mache man sich noch einmal klar, wie die beiden Enden der Blätter ineinandergreifen (Abb. 462). Sodann orientiere man sich genau, auf welcher Seite das Gesicht bzw. das Hinterhaupt liegt, denn: wer das **Abgleiten** oder **Abreißen** des Kranioklasten vermeiden will, merke sich die alte Regel:

> **Am sichersten liegt der Kranioklast dann, wenn die Blätter das Gesicht oder die Hinterhauptschuppe zwischen sich fassen.**

Zu vermeiden sind besonders die **Scheitelbeine,** die leicht ausreißen. Am günstigsten ist es, die Blätter über das **Gesicht** fassen zu lassen. Die einzelnen Gesichtsknochen setzen dem Ausreißen den größten Widerstand entgegen; sie lockern sich zwar alle ein wenig, reißen aber nicht so leicht aus. Jedenfalls ist die Festigkeit der Hinterhauptschuppe geringer.

Ausführung der Kraniotraxie in 6 Tempi

Tempo 1: Einführen des inneren Blattes. Zuerst wird stets das innere, massive Blatt eingeführt (Abb. 463). Das Blatt wird durch die Perforationsöffnung so tief wie möglich in den Kopf hineingeschoben, und zwar gleich schon in die Richtung des Schädelteils, der gefaßt werden soll. Hierbei ist, genau wie bei der Perforation, das **Fixieren des Kopfes** von oben mit beiden Händen die Hauptsache.

Tempo 2: Einführen des äußeren, gefensterten Blattes (Abb. 464). Dazu müssen die Hände, die den Kopf von oben fixieren, ihn **loslassen,** sonst kann man das zweite Blatt nicht richtig und nicht genügend hoch einführen. Das Blatt muß soweit wie nur möglich über das Gesicht herübergeschoben werden. Die 2. (= innere) Hand deckt das Blatt und leitet seine Spitze zum Gesicht hin. — Während des Tempo 2 muß eine Hilfsperson das innere Blatt halten, sonst fällt es heraus.

Tempo 3: Zusammenlegen der Blätter im Schloß. Jetzt werden die Blätter zunächst lose im Schloß zusammengelegt, die Flügelschraube angelegt und vorerst locker angezogen. Je weiter danach die beiden Handgriffe auseinanderstehen, um so mehr ist gefaßt, um so besser liegt also der **Kraniotraktor**. Das „Zusammenlegen im Schloß" ist nicht wie bei der Zange gleichbedeutend mit dem Schließen des Instruments. Das eigentliche Schließen erfolgt beim Kranioklasten erst durch das feste Zusammenschrauben (Tempo 5).

Tempo 4: Nachtasten. Diesen wichtigen Akt darf man niemals vergessen. Man muß sich sorgfältig davon überzeugen, daß das innere Blatt so tief wie möglich im Schädel liegt und das **äußere Blatt nicht etwa einen Teil des Muttermundes oder der Scheide mitgefaßt hat.**

Merke also: das Nachtasten erfolgt
  bei der Zange **nach** dem Schließen,
  beim Kranioklasten **vor** dem Schließen.

Tempo 5: Schließen = Zusammenschrauben. Mit Hilfe der Schraube und Flügelmutter wird der Kranioklast mit **größter, äußerster Kraft** so fest **wie möglich** zusammengeschraubt (Abb. 465), damit er nicht abgleiten kann.

Nach dem Zusammenschrauben taste ich der Sicherheit halber noch einmal nach.

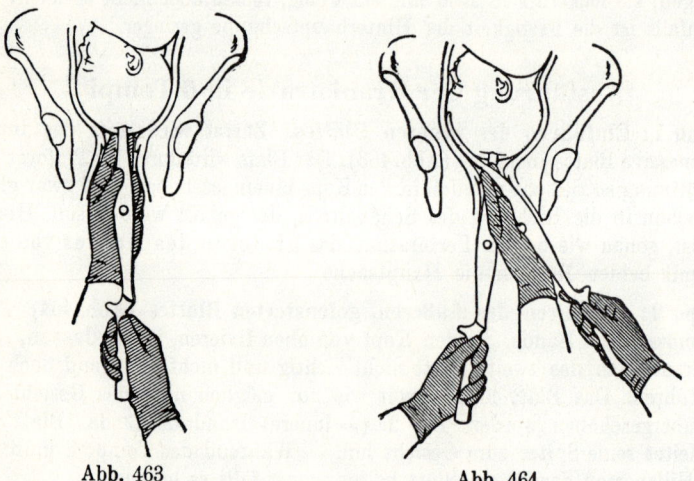

Abb. 463.   Abb. 464

Abb. 463. **Kraniotraxie** (Tempo 1): Einführen des inneren, massiven Blattes, so hoch wie möglich, Kopf von oben gut fixieren lassen!

Abb. 464. **Kraniotraxie** (Tempo 2): Einführen des äußeren Blattes. Möglichst weit über das **Gesicht** herüberschieben! Bei diesem Akt den Kopf nicht fixieren, sondern **loslassen!**

Tempo 6: Ziehen (Abb. 466): Jetzt **langsam, ganz langsam** ziehen! **Zug-richtung** entsprechend der Beckenachse:

> erst steil nach abwärts,
> danach mehr zur Horizontalen hin,
> dann mehr und mehr nach aufwärts,
> schließlich steil senkrecht nach oben ziehen.

> Einfacher:
> **Immer in die Richtung ziehen,**
> **in die die Griffe des Kranioklasten zeigen!**

Nochmals: Sehr langsam und vorsichtig ziehen! **Keinerlei Verletzungen setzen!** Auf keinen Fall den Damm einreißen lassen! Dammschutz! **Möglichst keine Episiotomie machen!** Das ist ja gerade der Sinn dieser Operation: **das tote Kind zu entwickeln, ohne der Mutter auch nur im geringsten zu schaden!**

Der Mm braucht für die Ausführung der Kraniotraxie (lt. Vorbedingungen) nur

kleinhandtellergroß

zu sein. Es kann also bei unvorsichtigem Vorgehen leicht zum Einreißen der Zervix kommen, was unter allen Umständen vermieden werden muß, also:

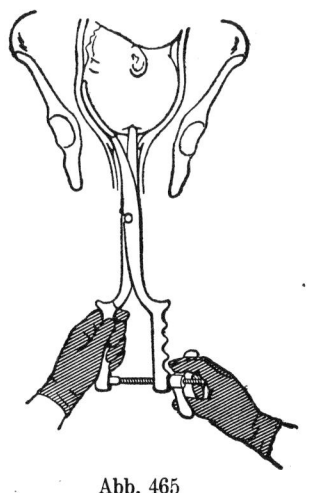 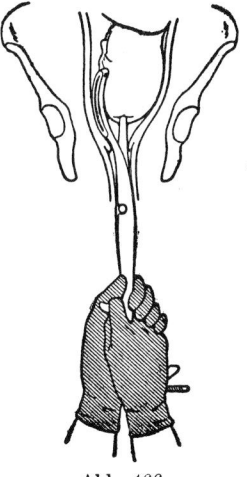

Abb. 465   Abb. 466

Abb. 465. **Kraniotraxie** (Tempo 5): Verschrauben der beiden Blätter so fest wie nur eben möglich

Abb. 466. **Kraniotraxie** (Tempo 6): Nach nochmaligem Nachtasten **langsam** ziehen, und zwar in der Richtung, in die die Griffe des Kranioklasten zeigen

> **Je kleiner der Mm, um so langsamer muß gezogen werden.**

Nach jedem Zug geht eine Hand zur Kontrolle in die Scheide. Fühlt man, daß die Muttermundsränder zu stark angespannt sind, so darf man auf keinen Fall einfach weiterziehen! **Abwarten**, Kopf eine Zeitlang in derselben Stellung stehenlassen, ehe man weiter extrahiert. Auf scharfe Knochenkanten und -splitter **achten!** Mit den Fingern decken oder mit der Boerschen Knochenzange (Abb. 467) abtragen.

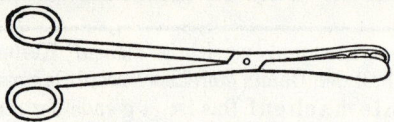

Abb. 467. Boersche Knochenzange

Bei mazerierten Kindern gelingt es oft nicht, den Kranioklasten anzulegen, bzw. der Knochen reißt aus. In diesem Falle legt man 2—3 kräftige Faßzangen (am besten **Collinsche Klemmen**) an den Schädel und extrahiert damit. Auch die **Boersche Knochenzange** eignet sich gut zum Fassen und Extrahieren.

Zum Untertauchen des perforierten Kindes ist ein **Eimer mit Wasser** bereitzuhalten (Sicherung des Kindstodes).

Nach der Extraktion **sorgfältige Austastung der Uterushöhle und Besichtigung** (große Spiegel, gute Beleuchtung) von Damm, Scheide und **Muttermundrand. Kathetern!**

Entwicklung der Schultern großer Kinder bei der Kraniotraxie

1. Handtuch-Handgriff nach A. Döderlein: Bei großen Kindern macht die Extraktion des Rumpfes oft Schwierigkeiten. Auch bei sehr starkem Zug des Kopfes senkrecht nach unten gelingt es manchmal nicht, die Schultern zu entwickeln. In solchen Fällen empfiehlt es sich, ein zusammengefaltetes Handtuch fest um den Hals des Kindes zu knoten und daran einen Assistenten kräftig nach abwärts ziehen zu lassen (Abb. 468). Gelingt die Entwicklung der vorderen Schulter auch damit nicht, so muß die

2. Kleidotomie = Durchschneidung des (vorderen) Schlüsselbeines ausgeführt werden. Der Kopf wird dazu kräftig nach abwärts gezogen und mit der **Sieboldschen Schere** (Abb. 469) ein Loch von etwa 1—2 cm Länge in die Haut des Halses (in der Nähe des Schlüsselbeines) eingeschnitten. Die Schere wird geschlossen eingeführt und subkutan bis an die Klavikula heran vorgeschoben.

614

Durchschneiden des Schlüsselbeins mit der Schere. Die linke Hand liegt dabei dauernd zwischen Scheidenwand und Schlüsselbein zum Schutz der mütterlichen Weichteile.

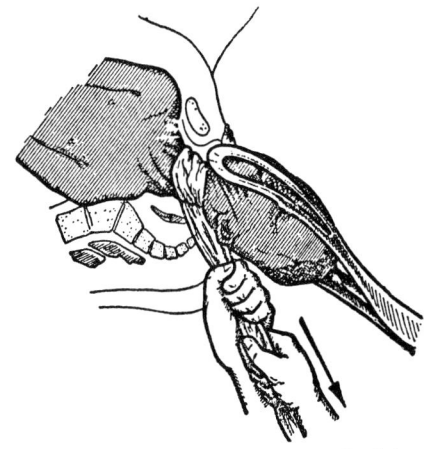

Abb. 468. Handtuch-Handgriff nach A. Döderlein

3. Abschneiden des Kopfes: Macht die Kleidotomie Schwierigkeiten oder kommt man mit ihr nicht zum Ziel, so **schneidet man** kurzentschlossen **den Kopf ab** (A. Döderlein, Hammerschlag u. a.) **und holt den hinteren Arm herunter.** Nach Abschneiden des Kopfes kommt man auch bei sehr großem Kind erstaunlich leicht an den hinteren Arm heran. Es folgt die **Extraktion am hinteren Arm.** Dieser Weg gelingt **ausnahmslos.**

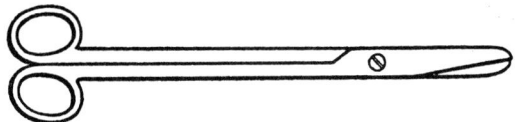

Abb. 469. Sieboldsche Schere

Perforation des nachfolgenden Kopfes (Abb. 470)

Bleibt bei Beckenendlage der nachfolgende Kopf aus irgendeinem Grund (enges Becken, Hydrozephalus u. a.) über dem BE hängen, so geht das Kind zugrunde, wenn der Wiegand-Martin-v. Winckelsche Handgriff (S. 354) nicht bald zum Ziel führt. Bei einem Kopf, der nicht ins Becken eintreten kann, ist die Perforation am nachfolgenden Kopf vorzunehmen, ein wegen der dicken Weichteile des Halses technisch manchmal gar nicht so einfacher Eingriff.

Es gibt zwei Möglichkeiten, je nachdem ob das **Hinterhaupt** oder das **Kinn** **hinter der Symphyse** steht.

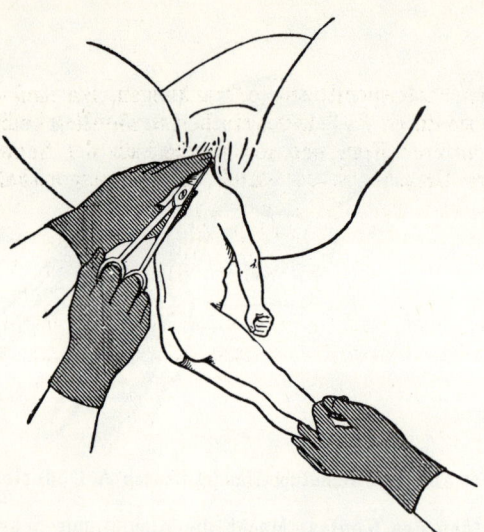

Abb. 470. Perforation des nachfolgenden Kopfes

1. Hinterhaupt hinter der Symphyse: Das Kind an den Füßen energisch nach abwärts ziehen. Dann sucht man sich den **hinteren Rand** des **M. sternocleidomastoideus** auf. Von diesem hinteren Rand aus stößt man das Perforatorium in schräger Richtung durch die Weichteile gegen die Schädelbasis vor. Dann zieht man das Perforatorium zunächst zurück und geht mit dem **Finger** in den so geschaffenen Weichteilkanal ein. Der Finger wird gegen die Stelle vorgeschoben, an der die Wirbelsäule gegen die Schädelbasis stößt. Es kommt darauf an, genau den **Spalt zwischen Atlas und Schädelbasis** herauszutasten. In diesen Spalt muß das Perforatorium mit gehemmter Kraft eingestoßen werden. Dabei wird eine membranöse Bandverbindung (Membranae atlanto-occipitales posteriores) durchstoßen. Nach einigen hebelnden Bewegungen mit dem Perforatorium liegt das **Foramen occipitale** frei. Das Gehirn kann frei austreten. Durch Rührbewegungen mit einer eingeführten Kornzange kann man das Abfließen des Gehirns beschleunigen. Dann folgt die **Extraktion** des zusammengefallenen Kopfes am Rumpf.

2. Das Kinn steht hinter der Symphyse: In diesem Falle durchstößt man die Schädelbasis vom **Mundboden** aus. Zum Mundboden gelangt man, indem man das Perforatorium vorn am Hals ansetzt und in die Weichteile **zwischen den Unterkieferästen** in Richtung auf den Mundboden ein- und damit die Schädelbasis durchstößt.

Erkrankungen der Mutter in der Schwangerschaft

1. Gestosen[1])

sind schwangerschaftsspezifische Erkrankungen. Sie sind dadurch gekennzeichnet, daß sie durch die Schwangerschaft **ursächlich** bedingt sind und nur bei der schwangeren Frau und nicht außerhalb der Schwangerschaft vorkommen. Ihre Ursache ist der durch die Schwangerschaftsbelastung entgleiste Stoffwechsel, nicht ein besonderer „Giftstoff", wie man früher annahm. Trotzdem hat sich neben der neueren Bezeichnung „Gestose" auch die der „Schwangerschaftstoxikose[2])" (= Schwangerschaftsvergiftung) im Sprachgebrauch erhalten.

Man unterscheidet **Früh- und Spätgestosen.** Die wichtigste Frühgestose ist die **Hyperemesis** gravidarum, Spätgestosen sind die **Präeklampsie** und **Eklampsie.**

Frühgestosen
Emesis und Hyperemesis gravidarum

Emesis gravidarum

Die allgemein bekannte Übelkeit mit Brechreiz und Erbrechen der Schwangeren beginnt meist in der 5.—6.—12. Schwangerschaftswoche und dauert in der Regel nicht länger als 3—4 Monate.

Am meisten leiden darunter	Erstgebärende,
	Schwangere mit **Zwillingen,**
	Schwangere mit **Blasenmole,**
	Schwangere mit **Chorionepitheliom.**

Beginn morgens bei nüchternem Magen mit **Übelkeit** (Nausea) und **Erbrechen** (Vomitus matutinus, „morning sickness"). Eine wesentliche Beeinträchtigung der Schwangeren findet nicht statt. Der Gewichtsverlust ist meist gering. — Von der harmlosen Emesis führen Übergänge zu der manchmal lebensbedrohenden

---

[1]) Gestatio = das Tragen = die Schwangerschaft
[2]) τοξικόν „zum Bogen gehörig", übertragen: (Pfeil-) Gift.

Hyperemesis gravidarum

Das Erbrechen tritt heftiger und häufiger auf, bis zu 5—10mal am Tage, zu jeder Zeit, unabhängig davon, ob der Magen leer ist oder nicht

Brennender Durst (Wasserverlust)

Austrocknung des Körpers = Exsikkose (welke Haut, trockene Zunge, langes Bestehenbleiben abgehobener Hautfalten)

Übelriechender Atem (= Foetor ex ore)

Rasche **Gewichtsabnahme**

Verschlechterung des Allgemeinzustandes

Temperatursteigerung

Ikterus (erhebliche Störung des Leberstoffwechsels)

Hirnerscheinungen (Benommenheit, Delirien usw.)

} **Klassische Symptome der Hyperemesis gravidarum**

Laborbefunde:

Harn: Eiweiß, Azeton, Urobilinogen und Porphyrin im Harn vermehrt, Zylinder (= Intoxikation).

Serum: Bilirubin in schweren Fällen bis auf etwa 2 mg% vermehrt! Bedrohliches Zeichen!

Die Hyperemesis kann bei nicht genügender oder falscher Behandlung zu irreparablen Schädigungen der parenchymatösen Organe, zu Stoffwechselstörungen und schließlich unter völligem Kräfteverfall (mit Temperaturanstieg und Delirien) sogar zum **Tode** führen.

Ätiologie: Noch nicht eindeutig geklärt.

Ältere Anschauung: Ausgelöst wird das Erbrechen durch Stoffwechselprodukte, die von der jungen Frucht in den mütterlichen Organismus übertreten und dort toxisch wirken.

Neuere Auffassung: Die Hyperemesis wird durch eine **endokrine Fehlsteuerung** hervorgerufen. Die Hormonforschung der letzten Jahre hat ergeben, daß bei Frauen, die an Schwangerschaftserbrechen leiden, die aus der Nebennierenrinde (NNR) stammenden Kortikosteroide im Harn vermindert ausgeschieden werden (Staemmler, 1953). Damit wäre das Schwangerschaftserbrechen eine **Unterfunktion der NNR,** ähnlich wie bei der Addison'schen Krankheit. (Beachte auch die ähnlichen Symptome: Adynamie, Hypotonie, Veränderungen im Elektrolytstoffwechsel.) Elert weist darauf hin, daß diese Auffassung (Schwangerschaftserbrechen = Versagen der NNR-Funktion) jedoch nicht bewiesen sei. Es ist wahrscheinlicher, daß die NNR-Unterfunktion eine Folge des toxischen Schwangerschaftserbrechens ist. Dafür spricht, daß durch Injektion von ACTH die Kortikoidausscheidung bei Hyperemesiskranken ansteigt.

Psychische Faktoren können den Zustand mildern oder verschlimmern.

Wunschneurose: Wunsch nach Befreiung von der als unerwünscht empfundenen Schwangerschaft, **Ablehnungsneurose;** oder

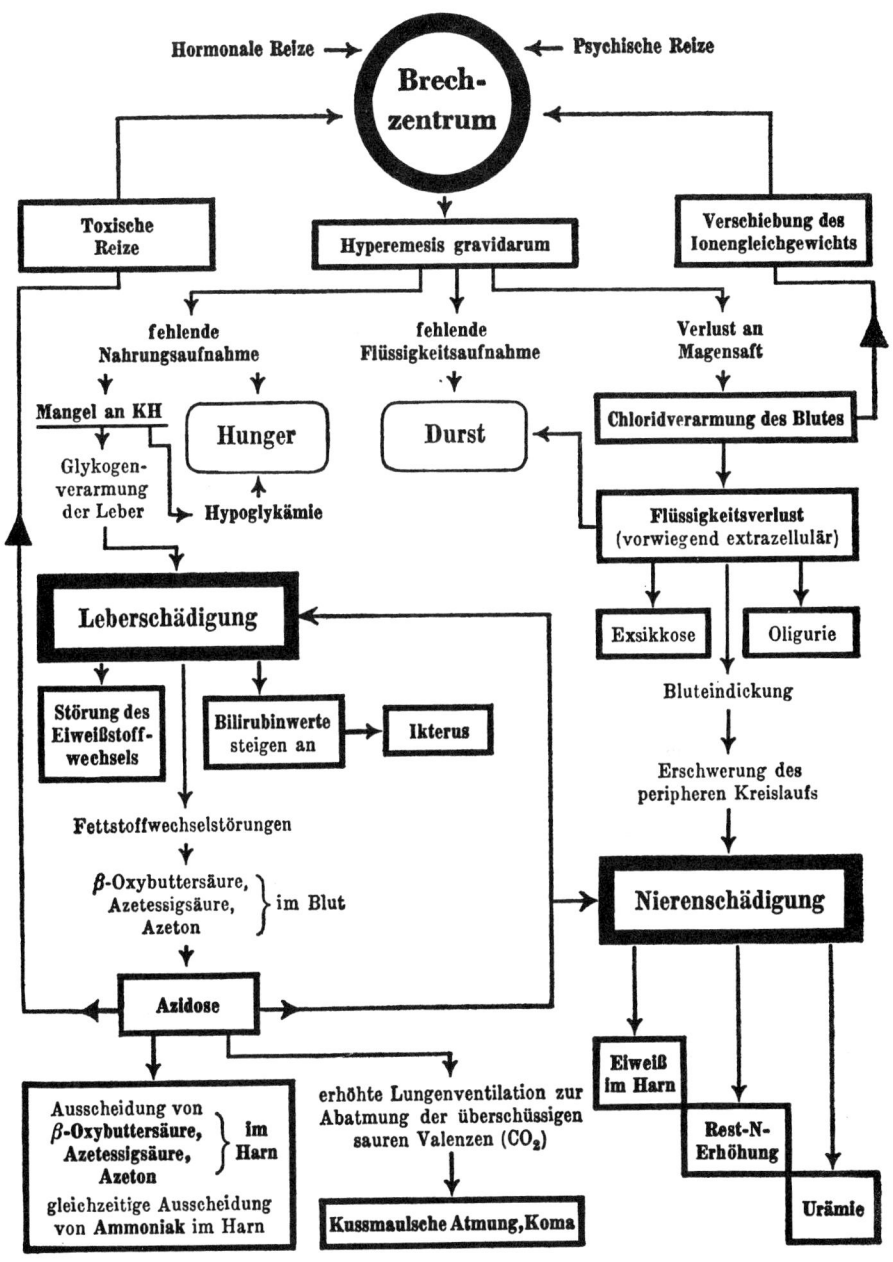

Abb. 471: Schema der wichtigsten biochemischen Vorgänge bei der Hyperemesis gravidarum

Angstneurose: Angst vor dem bevorstehenden Geburtsschmerz, Furcht vor der sozialen Zukunft von Mutter und Kind.

Differentialdiagnostisch kommt eine **Hepatitis** in der Schwangerschaft in Frage. Auch die Hepatitis beginnt vielfach mit **Brechreiz** und **Erbrechen.** Die Leberproben bei Hepatitis ergeben dieselben Resultate wie bei Leberschädigung durch Hyperemesis.

Eine Übersicht über die wichtigsten biochemischen Vorgänge bei der Hyperemesis gravidarum gibt das Schema auf S. 619.

Therapie der Emesis

Das leichte, morgendliche Erbrechen (= Vomitus matutinus) bedarf keiner besonderen Behandlung; folgendes ist zu beachten:

Allgemeines: Fernhalten von psychischen Belastungen jeder Art. Ruhe, Schonung. Wenn möglich: Milieuwechsel. Jeden Tag 2mal 1—2 Stunden im Freien mit mäßiger Bewegung aufhalten. Oft ist aber auch einige Tage Bettruhe angebracht. Psychotherapie.

Diät: 1. Frühstück (kalten Tee, kalte [eisgekühlte] Milch), trockenes Brot, Keks, **im Bett einnehmen.** Tagsüber alle 2—3 Stunden etwas zu sich nehmen **(häufige, kleine Mahlzeiten!). Obstsäfte, Milch:** eisgekühlte Milch, eisgekühlter Kakao; Milch, in die Kindermehl, feines Gersten- oder Hafermehl verkocht ist; Haferschleim (1 Liter Wasser + 30 g Haferflocken; erlaubter Zusatz: 400 g Reisschleim mit 20 g Reis); später mit Butter und Eidotter im Schleim verquirlt. **Eiweiß:** leicht verdauliches Eiweiß in Form von **Buttermilch und Quark.** — Lockeres Rührei mit Schnee; rohes gequirltes Ei im Glas, Ei weich gekocht, Kartoffelbrei. — **Fleisch:** Schabefleisch, püriert (durch Haarsieb); Kalbfleisch (Soufflé). Gehacktes Hühnerfleisch. Reichlich **Traubenzucker!**

Achtung: Vermeidung von Speisen, gegen die Widerwillen besteht!

Mittel gegen Brechreiz: Mit **Psyquil** 5—10 mg intravenös oder 10—20 mg intramuskulär, läßt sich ein rascher Effekt erzielen, anschließend peroral 2—3 mal tgl. 1 Dragee zu 10 mg. Ferner: **Peremesin forte** (1 mal abends 1 Supp.), **Bonamine** (1 mal abends 1—2 Tabl. oder Supp.), **Vomex A** (2—3 mal tgl. 1 Supp. zu 100 mg). Neuerdings wird auch **Librium** empfohlen[1]. Ein Zusammenhang zwischen der Einnahme der genannten Mittel und der Entstehung von Mißbildungen wird heute abgelehnt. Allerdings ist **grundsätzlich zu raten, bei der Verschreibung von Arzneimitteln an Schwangere sehr zurückhaltend zu sein.** Ganz allgemein hat sich gezeigt, daß bei den Müttern, die ein mißgebildetes Kind hatten, ein hoher Arzneimittelverbrauch festgestellt werden konnte.

---

[1] Elsner-Mackay, P., Geburtsh. u. Frauenheilk. 22 (1962), 1252.

Am schnellsten kommt man zum Ziel durch kombinierte Verabreichung von

1. **Phenothiazinen** (= Beruhigung und Ruhigstellung durch Blockierung des Vegetativums),
2. **Desoxykortikosteron** (= kausales Mittel, beseitigt die zugrunde liegenden Stoffwechselstörungen) und
3. **Vitamin B 6** (= zentrale Bedeutung für den Stoffwechsel in der Schwangerschaft).

1. **Phenothiazine**

a) **Megaphen**: 3—4mal tägl. 20—25 Tropfen, besser 3—4mal tägl. 1 Supp. zu 25 mg oder 2—3mal 50 mg i. m. b) **Nipodal** (einschleichend und individuell dosieren!). Tagesdosis 10—30 mg (Dragees zu je 10 mg, besser Supp. zu je 25 mg). c) **Protactyl** (Asche), antiemetischer Effekt stärker als bei Megaphen, Blutdruck wird aber weit weniger beeinflußt; 1mal tägl. 50—100 mg i. v., später 1—4 Dragees 3—4mal tägl. per os.

2. **Desoxykortikosteron: Cortiron-Tabl.** (Schering): Tägl. 1—3 mal 1 Tabl. bukkal. Therapie nach Aufhören des Erbrechens noch einige Tage fortsetzen; wenn damit kein Erfolg: **Cortiron-Depot** (Schering) 2 Amp. zu je 50 mg i. m., in dreiwöchigen Abständen wiederholen.

3. **Vitamin B 6** (= Pyridoxin): **Benadon** (Hoffmann La Roche) oder **Hexobion** (Merck) tägl. 2—3 Supp. zu 100 mg, Amp. 100 mg, i. m. oder i. v., Gesamtmenge etwa 600mg, dann 3—5mal tägl. 1 Tabl. zu je 40 mg. Auch Vitamin B_1 (Bedeutung für den KH-Stoffwechsel) in Kombination mit B_{12} hat sich bewährt: **Neurotrat** (Nordmark), 3mal tägl. 1—2 Bohnen.

Therapie der Hyperemesis

Die wirksamste Maßnahme in der Behandlung der Hyperemesis besteht in der Einweisung in eine **Klinik**! Strengste **Bettruhe**! Isolierung der Patientin in einem **Einzelzimmer**! Möglichst keine **Nierenschale**, die zum Brechen auffordert. — Keine **Briefe**! Kein **Telefon**! **Besuchsverbot** für mehrere Tage!

> Der Organismus der Hyperemesiskranken braucht in erster Linie
> **Flüssigkeit,**
> **Kochsalz**
> u. **Kohlehydrate** (Traubenzucker).

Bei allen schweren Fällen wird **sofort** eine intravenöse **Dauertropfinfusion** von 500—1000 ml 5%iger Glukoselösung, dazu 500—1000 ml physiologische Kochsalzlösung angelegt.

In den Tropf kommen ferner hinein:

50—100 mg **Megaphen,**
20 E **ACTH** (z. B. ACTH „Schering"),
4 Ampullen **Thiomedon** (Aminosäure zu
5 ml),
200 mg Vit. B_1 (z. B. Benerva),
200 mg Vit. B_6 (z. B. Benadon),
150 Gamma Vit. B_{12} (z. B. Vicotrat, Heyl),
2000 mg Vit. C (z. B. Cebion, Redoxon).

1—2—3 **Tage** lang jeden
Tag eine Infusion von 1000—
2000 ml.
Einlaufzeit **5—8 Stunden**
für 1000 ml.
Kontrollmaßnahmen: tägliche **Blutdruck**messungen
(Hypotonie!), tägliches
Wiegen und Messen der
Harnmenge.

Dazu täglich 2 mal 100 mg Vit. B_6 als Supp. Ist die Megaphenwirkung zu
gering, so gibt man zusätzlich 2 mal tägl. 0,03 g **Luminal** i. m. Bei Besserung
heruntergehen mit den Dosen für ACTH und Vitamine; Megaphen in Drageeform verabreichen.

Kommt es trotz der ACTH-Zufuhr nicht schnell und deutlich zu einer
Besserung, so ist anzunehmen, daß nicht ein Mangel des adrenokortikotropen
HVL-Hormons ACTH, sondern der **Rindenhormone (Kortikosterone),**
also eine NNR-Insuffizienz, vorliegt. Derartige Patientinnen reagieren gut
auf die Zufuhr von Glukokortikoiden, z. B. **Prednisolon** (Scherisolon solubile, Schering) 2 mal tägl. 1 Ampulle zu 25 mg, später oral (Scherisolon-Tabl.).
— Fruchtschädigungen sind bei dieser Dosierung nicht zu erwarten.

Diät: Zunächst 1—3 Tage keine Nahrungszufuhr per os. Dann Versuch
mit oralen Gaben eisgekühlter Milch oder **Tee;** wenn vertragen, Diät wie bei
Emesis (s. o.). Leberschutztherapie (S-haltige Aminosäuren, 10—12 Injektionen von 1,0—5,0 ml), **Prohepar** (täglich um 1 ml bis auf 5,0 ml steigern)
unverdünnt intraglutäal (nach Testung auf Überempfindlichkeit am 1. Tag).

Trotz der außerordentlich günstigen Erfolge mit der oben aufgeführten
Behandlung wird sich in vereinzelten Fällen die Interruptio nicht vermeiden
lassen.

Indikationen zur Schwangerschaftsunterbrechung
bei Hyperemesis gravidarum

Tritt trotz intensiver Behandlung eines der folgenden Zeichen auf, so ist
die Krankheit ausgesprochen lebensbedrohend geworden.

1. Verschlechterung des Allgemeinzustandes und Ikterus: Verfallenes
Aussehen, Kräfteverfall, Foetor ex ore, trockene Zunge, Gewichtsabnahme
(Gewichtsverlust von 5—15 kg inf. Flüssigkeitsverlust), Verminderung der
Diurese. Der **Ikterus** ist stets ein bedrohliches Zeichen (Lebensgefahr: toxische
Leberdegeneration inf. fehlender Kohlehydratzufuhr und gleichzeitig bestehender Schwangerschaft). Bestimmung des **Bilirubingehaltes** im **Serum:**
Anstieg des Bilirubins auf etwa 2 mg% und mehr = **bedrohliches Zeichen.**

2. Zeichen einer beginnenden **Urämie**, ferner **Eiweiß** und **Zylinder** im **Harn** bedeuten Vorliegen einer ausgesprochenen Intoxikation (eine alte Nierenerkrankung muß natürlich ausgeschlossen werden).

3. **Retinablutungen** (sehr schlechtes Zeichen!).

4. **Hirnerscheinungen**: Benommenheit, Delirien, Halluzinationen, Sopor, Krämpfe sind entweder Zeichen einer schweren Leberdegeneration oder einer Cerebropathia toxica gravidarum. Sofortige Unterbrechung der Schwangerschaft unumgänglich.

Merke ferner:

Puls: Pulsbeschleunigung ist nicht so bedeutsam wie ein (sehr) kleiner und unregelmäßiger Puls.

Temperatursteigerung auf 38° = bedenklich,
(ohne infektiöse Ursache) auf 39° = Vorliegen einer ausgesprochenen Intoxikation.

Ist die Indikation zur Unterbrechung als gegeben anzusehen, so ist die Unterbrechung sofort auszuführen. **Jedes weitere Abwarten ist höchst gefährlich.**

Ptyalismus gravidarum (= Hypersalivation)

Vermehrter Speichelfluß in der Schwangerschaft (meist 2.—4. Monat) wird dann zu einem unangenehmen Leiden, wenn sich dauernd große Speichelmengen im Munde ansammeln. Das Leiden hängt wahrscheinlich mit einer verstärkten Parasympathikuswirkung zusammen.

Behandlung: Mundspülungen mit Adstringentien (mit Zusatz von Tct. Myrrhae u. a.), Belladonnapräparate oder Atosil (3 mal tgl. 1—2 Tabl.), Prostigmin (1 mal tgl. ½ Tabl.).

Die Spätgestose (= EPH-Gestose)

Die Eklampsie und ihr Vorstadium, die Präeklampsie, sind als schwerste Form einer Gestose aufzufassen, die im letzten Drittel der Schwangerschaft, besonders aber unter der Geburt, weniger häufig im Wochenbett, auftreten und deshalb auch als **Spätgestose**, neuerdings auch als **EPH**[1])-**Gestose** bezeichnet werden.

1. Die Präeklampsie

Im Vordergrund stehen im wesentlichen drei Symptome, die gemeinsam oder aber auch getrennt voneinander das Krankheitsbild beherrschen:

1. **Hypertonie** ⎫	**Symptomentrias**
2. **Proteinurie** ⎬ =	der
3. **Ödeme** ⎭	**Präeklampsie**

---

[1]) E = (edema) Ödem, P = Proteinurie, H = Hypertonie.

1. Hypertonie. Bei etwa 95% aller Spätgestosen ist der Blutdruck erhöht. Die Blutdruckerhöhung ist in einem hohen Prozentsatz das erste Symptom der Spätgestose.

> **Blutdruckwerte über 135/85 mm Hg sind als pathologisch anzusehen.**

Der Hochdruck ist das allerwichtigste Symptom der Spätgestosen. Besonders wichtig ist der **diastolische** Druck, weil er der **direkte Gradmesser** zumindest **einer Ursache** der präeklamptischen und eklamptischen Erscheinungen ist, nämlich des **Arteriolenspasmus** (s. u.).

2. Proteinurie. Bei der Nichtschwangeren sind im Urin nur ganz geringe Spuren von Eiweiß vorhanden. Durch die bei **jeder** normalen Schwangerschaft erhöhte Durchlässigkeit der Kapillaren (d. h. auch der Glomerulusschlingen) werden Eiweißkörper in den Primärharn abgesondert, und zwar sind immer die Eiweißkörper mit dem **niedrigsten Molekulargewicht** anteilmäßig am stärksten vertreten, also vorwiegend die **Albumine.** Sie können die Kapillarwände der Glomeruli leichter passieren als die höher molekularen Globuline. Ein **Eiweißgehalt unter 0,5 g im 24-Stunden-Harn** einer Schwangeren ist noch als **physiologisch** anzusehen.

Eine Vermehrung der Eiweißausscheidung im 24-Stunden-Harn **über 0,5 g** gilt als **pathologisch** und ist Ausdruck einer gesteigerten **Permeabilität der Kapillaren.**

Die Tubulusepithelien vermögen bis zu einem gewissen Grade Eiweiß aus dem Primärfiltrat zu resorbieren und abzutransportieren. Bei der pathologischen Proteinurie der Gestosen jedoch können die Tubulusepithelien die anfallende Eiweißmenge nicht bewältigen und müssen einen Teil der **Proteine speichern,** was früher fälschlicherweise als Degeneration dieser Epithelien angesehen wurde.

Die Ursache der Proteinurie ist also primär nicht eine Störung der Tubulusresorption, sondern die allgemeine, **stark erhöhte Durchlässigkeit der Kapillaren** (Friedberg).

3. Ödeme. Vermehrte Wasserretention im Gewebe (= Zunahme der extrazellulären Flüssigkeit) und dadurch bedingte Schwellung der Unter- und Oberschenkel, der Füße, des Gesichts, der Finger, der Schamlippen und des Unterbauches.

Wann sind Ödeme in der Schwangerschaft als pathologisch anzusehen?

1. Wenn **Beinödeme auch bei strenger Bettruhe** bestehen bleiben,
2. wenn **Ödeme generalisiert** auftreten.

Ödeme entstehen meist langsam. Erst wenn mehrere Liter Flüssigkeit im Gewebe gespeichert sind, werden sie fühlbar und sichtbar. Ödeme sind bei der Präklampsie häufiger als bei der Eklampsie.

||| Nur bei häufiger und regelmäßiger Schwangerenuntersuchung lassen sich pathologische Ödeme frühzeitig erkennen und der Behandlung zuführen!

Die Mittel dazu sind regelmäßiges Wiegen (S. 69) und — was man bei keiner Schwangerenuntersuchung vergessen darf — das Eindrücken der Haut oberhalb der Knöchel am Vorderrand der Tibia.

Nach neueren Untersuchungen amerikanischer Wissenschaftler (Dieckmann, Evans) sind **500 g pro Woche als höchstzulässige Gewichtzunahme in den letzten 3 Monaten der Schwangerschaft** anzusehen. Eine größere Gewichtzunahme ist pathologisch und bedeutet **latente Ödeme.** Bei ³/₄ aller Präeklampsien fanden sich Werte über 600 g. Unter 500 g Gewichtzunahme pro Woche wurde nur selten bei einer Gestose beobachtet. Die Gewichtzunahme in der Gravidität soll 10—11 kg nicht überschreiten!

Verstärken sich die Zeichen der Präeklampsie, vor allem steigt der Blutdruck an, so muß mit einem eklamptischen Anfall gerechnet werden.

2. Die Eklampsie

Vorboten der Eklampsie = Drohende Eklampsie

= Alarmierende Zeichen kurz vor dem Anfall:

> **1. Starke Kopfschmerzen**
> **2. Augensymptome**
> **3. Magensymptome**

|||| **Starke Kopfschmerzen,** gedunsenes Gesicht, Schwindelgefühl, allgemeine Unruhe, Benommenheit.

Augensymptome: Flimmern vor den Augen, undeutliches Sehen (die Patientin kann vorgehaltene Finger nicht mehr zählen!), Nebligsehen, Doppeltsehen, Fundus hypertonicus.

Magensymptome: Brechreiz, Übelkeit, Magenschmerzen, Erbrechen.

Symptome des eklamptischen Anfalls

Aus den **Vorsymptomen** heraus und so gut wie niemals ohne ein präeklamptisches Zeichen tritt der eklamptische Anfall auf. Er ist für Mutter **und** Kind **außerordentlich gefährlich** und mit einer hohen Mortalität belastet.

Eklamptischer Anfall = Tonisch-klonische Krämpfe
in tiefer Bewußtlosigkeit

Nach allgemeiner Unruhe, fibrillären Zuckungen der Gesichtsmuskeln, Zitterbewegungen der Hände, Arme und Füße, Weitwerden der Pupillen treten zunächst **tonische Krämpfe** auf: Zusammenballen der Hände, Aufeinanderbeißen der Zähne (Vorsicht, Zungenbiß!), Atemstillstand, blaue Verfärbung des Gesichts. Die tonischen Krämpfe gehen dann plötzlich in **klonische Zuckungen** über, die den ganzen Körper erfassen: Die Krampfende schlägt mit Armen und Beinen um sich, Krämpfe der Nackenmuskulatur werfen den Kopf nach hinten, Krämpfe der Rückenmuskulatur spannen die Wirbelsäule wie einen Bogen. Die Patientin hat Schaum vor dem Munde (erhöhte Speichelsekretion). Nach etwa einer Minute löst sich der Krampfzustand mit einem tiefen, schnarchenden Atemzug, die Patientin bleibt jedoch meist noch einige Zeit bewußtlos. Die Reflexe sind im Anfall erloschen, der Blutdruck ist maximal erhöht (drahtharter Puls).

Der eklamptische Anfall wird durch Spasmen der Hirngefäße ausgelöst.

Die **Amaurose,** die bei der schweren Toxikose auftreten kann, ist eine zentrale Amaurose und kann zu irreversiblen Schädigungen führen.

Die **Mortalität steigt mit jedem Anfall,** und es ist die Aufgabe des Geburtshelfers, **jeden weiteren Anfall zu verhüten.**

Die Eklampsie kann jedoch in besonderen Fällen auch ohne Anfall verlaufen, wenn die **Schädigung der Leber** im Vordergrund steht („Eclampsia sine eclampsia"). In ihrem Verlauf kommt es zu einem Leberkoma mit tiefer komatöser Atmung, Ikterus, Bilirubinämie und -urie. Die Prognose dieser Eklampsieform ist **besonders schlecht.**

Differentialdiagnostisch muß bei der Eklampsie an Epilepsie, Tetanie, echte Urämie, Meningitis, Coma diabeticum u. a. gedacht werden.

Pathogenese der Spätgestosen

Die Ursache der Präeklampsie und Eklampsie ist trotz intensiver Forschung noch ungeklärt.

Von den zahlreichen Theorien über die Ursachen der Spätgestose steht heute die der **Minderdurchblutung oder Mangeldurchblutung des Uterus und der Plazenta** (plazentare Ischämie) im Mittelpunkt der Diskussion.

Experimentelle Untersuchungen bei verschiedenen Tiergattungen haben gezeigt: Drosselt man z. B. beim schwangeren Kaninchen die Blutzufuhr zum Uterus ab, so steigt in kurzer Zeit der Blutdruck erheblich an. Ferner kommt es zur Proteinurie und Oligurie. Die Plazenta bildet bei Minderdurchblutung Substanzen, die den Blutdruck zum Hochdruck steigern (sog. pressorische Substanzen wie Plazentin u. a.). In neuerer Zeit ist es gelungen, diese Substanzen aus der Plazenta, der Dezidua und dem Fruchtwasser zu gewinnen.— Als Ursachen der plazentaren Ischämie nehmen M. Berger und Mitarb. eine übermäßige Spannung der Uteruswand („Spannungstoxämie") oder vaskuläre Faktoren („vaskuläre Toxämie") an.

Es gibt eine Reihe von **klinischen Erfahrungen,** die dafür sprechen, daß die Minderdurchblutung der Plazenta eine oder die Ursache der Spätgestose ist:

1. Eine übermäßige uterine Spannung = Überdehnung der Uteruswand und damit wahrscheinlich eine Minderdurchblutung der Plazenta findet sich bei **Blasenmole,**
   Hydramnion,
   Hydrops fetus und
   Zwillingsschwangerschaft.
Bei jedem dieser 4 Zustände treten Präeklampsien und Eklampsien häufiger auf als statistisch zu erwarten wäre.

2. Eine verminderte Durchblutung der Plazenta ist wahrscheinlich auch anzunehmen

bei **Erstgebärenden,** besonders bei **jungen Erstgebärenden.**

In den ersten 20 Wochen der Schwangerschaft ist bei Erstgebärenden das Wachstum der Uterusmuskulatur und die Ausbildung der uterinen Gefäße ungenügend (endogen bedingtes hypoplastisches uterines Gefäßsystem, Gillespie), was sich in der Spätschwangerschaft ungünstig auf die Durchblutung des Uterus und der Plazenta auswirkt und möglicherweise die Ursache der Spätgestose ist. Jedenfalls ist das weitaus häufigere Vorkommen der Spätgestosen bei Erstgebärenden im Vergleich zu Mehrgebärenden (85 : 15) eine der ältesten klinischen Erfahrungen. Dazu kommt, daß bei sehr jungen Erstgebärenden (unter 16 Jahren) die Eklampsiefrequenz 3–4 mal höher liegt als beim Durchschnitt der Erstgebärenden (Hochuli).

3. Eine Durchblutungsverminderung von Uterus und Plazenta ist auch anzunehmen

bei **Frauen, die mit präexistenten Erkrankungen,** wie **chronischen hypertensiven Gefäß- und Nierenerkrankungen,** sowie **Diabetes mellitus**

in die Schwangerschaft hineingehen. Diese Zustände finden wir vor allem bei Mehrgebärenden, also bei älteren Frauen. Bei dieser Gruppe treten Pfropfgestosen gehäuft auf.

Die Mangeldurchblutung der Plazenta bei der Präeklampsie konnte mit Hilfe von **Isotopen** nachgewiesen werden. (Brown, Morris, Johnson). —

Eine weitere viel beachtete Tatsache ist die, daß solche Frauen bevorzugt an Spätgestosen erkranken, die durch eine **erblich bedingte** Neigung zur **Hypertonie** prädisponiert sind. Es ist durch anamnestische Erhebungen sichergestellt, daß Spätgestosen in manchen Familien gehäuft auftreten.

Im Zentrum des ganzen Krankheitsgeschehens der Präeklampsie und Eklampsie steht die **generalisierte Vasokonstriktion der Arteriolen,** der sog. „**Gefäßspasmus**". Wie er zustandekommt, ist bis heute nicht geklärt. Die Frage, ob es durch plazentare Minderdurchblutung zu Arteriolenspasmen kommt oder ob die Arteriolenspasmen die Ursache der Minderdurchblutung von Uterus und Plazenta sind, ist heute noch nicht zu beantworten.

Arteriolenspasmus bedeutet Verengung des Gefäßvolumens, also Verminderung der Blutzufuhr und damit **Mangelernährung** (Mangel an O_2). Die Reaktion des Körpers auf den generalisierten Spasmus der Arteriolen ist zunächst die **Blutdrucksteigerung.** Sie stellt einen Ausgleichsversuch des Körpers dar. Die Höhe des **diastolischen** Blutdrucks ist ein Gradmesser für die Stärke des Arteriolenspasmus.

Stärkere Grade des generalisierten Arteriolenspasmus wirken sich **lokal** an lebenswichtigen Organen wie Gehirn, Plazenta, Niere und Leber durch erhebliche funktionelle Störungen und schließlich morphologische Schäden (Gewebsischämie → Nekrosen) aus. Je nachdem, welche Organe besonders betroffen sind, treten neben den drei Kardinalsymptomen (S. 629) zahlreiche und sehr verschiedenartige weitere Krankheitszeichen auf (Abb. 471a), die besonders das Krankheitsbild der schweren Präeklampsie im Übergang zur Eklampsie kennzeichnen.

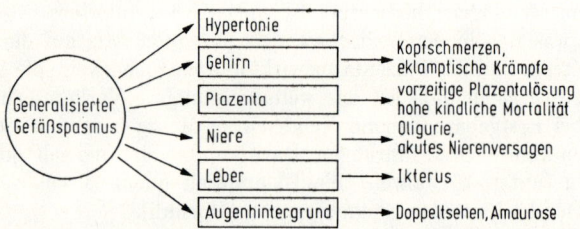

Abb. 471a. Der Einfluß generalisierter Gefäßspasmen auf verschiedene Organe und die Entwicklung typischer Eklampsiesymptome (aus Friedberg, Niere und Schwangerschaftstoxikose, CIBA, Basel 1963)

> Die **Arteriolenspasmen** sind die Ursachen aller wesentlichen Symptome, weil sie die Ursache der **Mangeldurchblutung** und damit der **schlechten Sauerstoffversorgung** der Organgewebe, der sog. **Gewebshypoxie,** sind.

‖ **Therapeutisch kommt es nicht darauf an, den Blutdruck herabzudrücken, sondern darauf, seine Ursachen, nämlich die Arteriolenspasmen, aufzuheben.** Der Blutdruckabfall ist lediglich der Indikator des Therapieerfolges.

Einteilung der Spätgestosen

Die sowohl international als auch bisher in Deutschland gebräuchlichen Einteilungen gehen auf die im Jahre 1949 vom „American Committee on Maternal Welfare" gegebenen Richtlinien zurück. Die Einteilung auf S. 627, eine Modifikation von H. Kyank, entspricht diesen Richtlinien. Eine neue Einteilung, die von den Symptomen ausgeht, schlägt die „Organisation Gestose" (Rippmann, Basel) vor (EPH-Gestosen).

626

Einteilung der Spätgestosen (EPH-Gestosen)

A. Essentielle Spätgestosen = schwangerschaftsbedingte Spätgestosen = essentielle EPH-Gestosen

I. ohne Krämpfe = Präeklampsie

1. **leichte Form,** eines oder mehrere der folgenden Symptome:
   a) Beinödeme trotz Bettruhe,
   b) RR 140—160/90—100 mm Hg,
   c) Proteinurie über 0,5 g/l im 24-Std.-Harn.

2. **schwere Form,** wenn eines der folgenden Symptome erreicht wird:
   a) RR systolisch **160** mm Hg bzw. diastolisch **110** mm Hg und mehr,
   b) Proteinurie **3 g/l** im 24-Std.-Harn und mehr oder 5 g/l in Einzelproben,
   c) Oligurie (unter 400 ml/24 h),
   d) Zerebrale oder visuelle Störungen,
   e) Epigastrische Beschwerden, Nausea und Erbrechen,
   f) Lungenödem oder Zyanose.

II. mit Krämpfen oder Koma = Eklampsie (vorwiegend bei Präeklampsie, seltener bei Pfropfgestosen).

B. Präexistente hypertensive Gefäß- oder Nierenerkrankungen

I. ohne Pfropfgestose: Chronische Hypertonie **vor** Eintritt der Schwangerschaft oder **vor** der 20. (24.) Schwangerschaftswoche oder noch 6 Wochen p. p. nachweisbar.

II. mit Pfropfgestose: (Auf)pfropfung von **Spätgestosesymptomen** auf einen schon **vor der Schwangerschaft bestehenden** (= präexistenten) **Hochdruck:** Verschlechterung einer chronischen essentiellen oder renalen Hypertonie um systolisch 30 mm Hg oder diastolisch 15 mm Hg und mehr und/oder Hinzutreten einer Proteinurie oder generalisierter Ödeme oder beider sowie anderer Präeklampsiesymptome.

Alle schwangeren Frauen mit präexistenten Leiden sind Anwärterinnen auf Pfropfgestosen!

EPH-Gestosen

1. **Monosymptomatische EPH-Gestose**
   a) Ödeme (E), b) Proteinurie (P), c) Hypertonie (H)
2. **Polysymptomatische EPH-Gestose**
   = Kombination von 2 oder allen 3 Symptomen
3. **Drohende Eklampsie** = Eclampsia imminens (Abk. EI)
   Alle schwersten Fälle von EPH-Gestosen mit rascher Verschlechterung des Allgemeinzustandes, der Symptome (Blutdruckanstieg), mit zerebralen, motorischen, neurologischen, ophthalmoskopischen und gastrointestinalen Symptomen mit Koma **ohne Krämpfe.**
4. **Eklampsie** = **Eklamptischer Anfall** (Eclampsia convulsiva) (Abk. EC).

Solange diese Einteilung, die durch eine pathogenetische Klassifizierung ergänzt wird, nicht eingeführt und nicht international anerkannt ist, halten wir uns an die Einteilung auf S. 627.

Die Hälfte aller Spätgestosen sind Aufpfropfgestosen! (Dieckmann, Kyank.)

Das allerwichtigste Mittel zur frühen Erfassung der Anwärterinnen auf Aufpfropfgestosen ist die sehr sorgfältige Erhebung der **Anamnese in der Schwangerenberatung** zwecks Erfassung präexistenter Leiden. Das wird aber dadurch erschwert, daß die Frauen von ihrem Leiden entweder gar nichts wissen oder es aus irgendeinem Grunde — meist weil sie es nicht für wichtig genug halten — nicht angeben. Man muß also mit gezielten Fragen eindringlich mit den Frauen sprechen.

Müttersterblichkeit:

> Eklampsie . . . . rd. 5%
> Präeklampsie . . . . rd. 0,5%

Von großer Bedeutung ist die **Zahl der Anfälle.** Bei einem Anfall beträgt die Mortalität 4,8%, bei **mehr als fünf Anfällen über 38%** (Kraatz).

Über die Gefährdung des Kindes s. S. 635.

Häufigkeit der Eklampsie: Etwa 0,7% aller Geburten. Verhältnis von Erst- zu Mehrgebärenden = 3 : 1. Häufig sind Toxikosen bei Zwillingsschwangerschaften.

Prognose: Kann nur mit großer Vorsicht gestellt werden, stets **ernst** für **Mutter** und **Kind.** Jede Präeklampsie kann zum Anfall führen, jeder Anfall kann der letzte sein. **Die Prognose hängt ab von 3 Faktoren:**

1. von der **Urinausscheidung.** Die Flüssigkeitsein- und -ausfuhr ist daher bei jeder Eklampsie zu messen. Prognostisch ungünstig: Brauner Harn (Methämoglobin), Sinken der Harnmenge, insbes. Anurie;
2. von der **Zahl und der Art der Anfälle.** Das Auftreten häufiger und schwerer Anfälle ist bedenklich. Prognose bes. ernst, wenn das Koma sehr tief und langandauernd ist;
3. von der **Geburtsdauer** (hat nach Wimhöfer den geringsten Einfluß).

628

Behandlung der leichten Präeklampsie
(= der leichten EPH-Gestose)

Fälle von leichter Präeklampsie, die längere Zeit, d. h. mehrere Wochen oder Monate, vor dem Entbindungstermin erfaßt werden, kann man **zunächst ambulant** behandeln. Bedingung für die ambulante Behandlung ist, daß Blutdruck, Gewicht und Eiweißausscheidung im Urin in kurzen Abständen kontrolliert werden.

Entscheidend wichtig ist es, die **Patientin auf die ernste Bedeutung dieser ersten Zeichen** hinzuweisen und sie anzuhalten, alle **Verordnungen genau zu befolgen**, sich **mindestens zweimal wöchentlich vorzustellen** und **jede Verschlechterung** (Zunahme der Ödeme, Kopfschmerzen usw.) **sofort zu melden**.

Normalisieren sich die Symptome nicht innerhalb von etwa 10 Tagen, so ist jetzt die **stationäre Behandlung** unbedingt erforderlich. Bessern sie sich, so ist fortlaufende Beobachtung, evtl. auch eine prophylaktische Gabe eines Diuretikums, z. B. 1 mal tägl. 1 Tabl. Esidrix, notwendig.

Die **stationäre Behandlung muß gefordert** werden bei
1. erfolgloser ambulanter Behandlung
2. Erfassung auch leichter Fälle kurz vor dem Entbindungstermin
3. schwerer Präeklampsie und drohendem eklamptischem Anfall

Allgemeines: Ein außerordentlich wirksames Mittel ist die **Bettruhe,** sie sollte bei der Gruppe der leichten Präeklampsiefälle **zumindest vorübergehend** eingehalten werden. Durch Bettruhe werden die Plazenta- und die Nierendurchblutung sowie die Glomerulumfiltration gesteigert (Friedberg). Orthostatisch bedingte Ödeme werden vermieden.

Diät: Arm an Kalorien (1500—2000) und Kochsalz, reich an Eiweiß, Vitaminen und Kalium (Hüter).

Von großer Bedeutung ist die **ausreichende Eiweißzufuhr.**

Eine schwangere Frau benötigt etwa 100 g Eiweiß/Tag. Bei Proteinurie muß die Eiweißzufuhr gesteigert werden. Zu empfehlen sind vor allem Milchprodukte, insbesondere Quark (ungesalzen), ferner Fisch, Fleisch, Eier. Ungenügende Eiweißzufuhr wirkt sich auch nachteilig auf das Kind aus.

Eingeschränkt werden sollte bei den heutigen Ernährungsgewohnheiten die **Fettzufuhr. Flüssigkeitsbeschränkung** wird heute bei kochsalzarmer Diät nicht mehr für so wichtig gehalten. Man empfehle aber der Patientin, nicht zu trinken, wenn sie keinen Durst hat. Empfehlenswert sind Obst-, Saft- und Reistage.

Bettruhe und Diät genügen erfahrungsgemäß, um bei der Mehrzahl der Fälle die Gestose-Symptome innerhalb weniger Tage zu bessern oder zu beseitigen. Wenn die Symptome mit Bettruhe und Diät allein nicht abklingen, beginnt man mit der **medikamentösen Behandlung.**

629

Stehen abnormer Gewichtsanstieg und Ödeme im Vordergrund, während der Blutdruck nur wenig erhöht ist, so empfiehlt es sich, zunächst nur **diurese-fördernde Mittel** zu geben.

> Sobald die **Ödeme ausgeschwemmt** sind, **normalisiert sich häufig der Blutdruck** ohne zusätzliche blutdrucksenkende Mittel.

Folgende Medikamente kommen zur Anwendung

1. Diuretika

Bei der leichten Präeklampsie verwendet man nur

Benzothiadiazin-Derivate und Analoga ("Saluretika")

Wirkung: Bei oraler Verabreichung in Milligrammdosen wird eine starke Diuresewirkung erzielt, die Rückresorption von Na und Chlorid im proximalen Tubulusabschnitt gehemmt und Na und Chlorid gepaart ausgeschieden. Es wird zwar auch die Rückresorption von K gehemmt, was sich aber praktisch nicht auswirkt, wenn die unten angegebene Dosierung eingehalten wird. — Alle Vertreter dieser Gruppe haben auch eine leichte **antihypertonische Wirkung** (wahrscheinlich als Folge der vermehrten Na-Ausscheidung).

Präparate: (möglichst **morgens** bis **mittags** verabreichen!)
Esidrix: 1—3 mal tgl. 1 Tabl. zu 25 mg
Hygroton: 3mal pro **Woche** ½—1(—2) Tabl. zu 100 mg; besonders zu empfehlen,
Navidrex: 1—2 mal tägl. 1 Tabl. zu 0,5 mg
    da die diuretische Wirkung über 1—2 Tage anhält
Lasix: 1mal tgl. 1 Tabl. zu 40 mg, nach Mobilisierung der Ödeme 1 Tabl. (40 mg) jeden 2. Tag. Substanz mit der stärksten und schnellsten Wirkung, kann auch i. v. gegeben werden (1 Amp. enthält 20 mg in 2 ml)

Normalisiert sich nach Ausschwemmung der Ödeme der Blutdruck nicht, so werden zusätzlich

2. Antihypertonika

gegeben. Es kommen die folgenden zwei Gruppen in Frage:

1. Rauwolfia-Alkaloide, Reinalkaloid Reserpin (Präparat z. B. Serpasil).

Reserpin ist ein zentral angreifendes blutdrucksenkendes Mittel mit beruhigendem, entspannendem und psychisch dämpfendem Effekt. Es ist in den angegebenen Dosen gut verträglich und kann längere Zeit gegeben werden, ohne daß es in seiner Wirkung nachläßt. Serpasil kann oral, i.m. und i.v. verabreicht werden.

Handelsformen: Tabletten zu 0,25 mg, Tropfen (1 ml mit 0,5 mg = 30 Tropfen), Ampullen zu 1 ml mit 1 mg und 1 ml mit 2,5 mg.

2. Hydralazine (Präparat z. B. Nepresol).

Sie haben eine **starke** und **langanhaltende** blutdrucksenkende Wirkung infolge direkter Erweiterung der peripheren Blutgefäße (Verbesserung der Nierendurchblutung!), wahrscheinlich auch durch Beeinflussung zentralnervöser Zentren. Nepresol kann oral, i.v. und i.m. verabreicht werden.

630

Handelsformen: Tabl. zu 25 mg. Ampullen sind nicht im Handel, sie können bei der Fa. Ciba angefordert werden (kostenfrei).

Nebenerscheinungen: Kopfschmerzen, Herzklopfen, Tachykardie, Schwindelgefühl, Nausea, Erbrechen, Parästhesien in den Extremitäten.

Man verordnet zunächst das relativ schwach wirksame

Serpasil in kleinen Dosen 0,25—0,5 mg tägl. (= 1—2 Tabl. oder 15—30 Tropfen)· Oft kommt man damit aus, sonst Steigerung auf 1,0—1,5 mg (= 4—6 Tabl.) tägl· Als Erhaltungsdosis genügen 0,25—0,5 mg (1—2 Tabl. oder 15—30 Tropfen) täglich· Um die Zahl der Tabletten zu verringern, kann man Serpasil i. m. geben: 1mal tägl. 1 ml (1 mg).

Läßt sich der Blutdruck mit Serpasil allein nicht beeinflussen, geht man über auf **Nepresol,** und zwar zunächst auf das Kombinationspräparat

Adelphan (1 Tabl. = 0,1 mg Serpasil + 10 mg Nepresol): 3mal 1 bis 3mal 4 Tabl. tägl. oder, wenn eine wesentlich stärkere Wirkung notwendig ist,

Nepresol: 2—3 mal tägl. 1 Tabl. zu 25 mg.

Sobald der Blutdruck unter 140/90 mm Hg absinkt, wird mit der Dosierung heruntergegangen.

3. Sedativa

Sie sind bei leichten Gestosefällen nur erforderlich, um der Frau, die sich hierbei gewöhnlich wohlfühlt, das Einhalten der Bettruhe zu erleichtern.

Valium: bis 3mal 2 Tabl. zu 5—10 mg tägl.

Luminaletten: bis 3 mal 2 Tabl. tägl.

Lassen sich die Gestosesymptome durch die ambulante Therapie nicht innerhalb von 10 Tagen bessern, so ist sofortige **Klinikeinweisung** nicht mehr zu umgehen.

Behandlung der schweren Präeklampsie (schwere EPH-Gestose) und der drohenden Eklampsie

Ziele:

1. Verhinderung des eklamptischen Anfalls durch zentrale Dämpfung

2. Blutdrucksenkung

3. Ausschwemmen der Ödeme, Inganghalten der Diurese, Steigerung der Diurese bei verminderter Harnausscheidung

Die medikamentöse Behandlung der schweren Präeklampsie, der drohenden Eklampsie und der Eklampsie (S. 637) erfolgt hauptsächlich durch **i.v.** Injektionen. Es empfiehlt sich, möglichst schon zu Beginn der Behandlung eine Infusion anzulegen. Dazu benutzt man eine Plastikkanüle (z. B. die Braunüle) oder (besser) einen **Venenkatheter.** Die Anwendung eines Venenkatheters (Kavakatheter, Vena-cava-Katheter) gilt heute als Methode der Wahl bei akut-schweren Fällen, deren Behandlung sich über mehrere Tage hinzieht. Vorteile des Kavakatheters: jederzeit kann der **zentrale Venendruck** gemessen werden. Ferner: die infundierten Lösungen werden sofort mit einer größeren Blutmenge vermischt, so daß die Intimareizung wegfällt.

Zentraler Venendruck (ZVD): Durchschnittswert: 4,5 (3—6) cm H_2O. Niedrigere Werte bedeuten eine **Hypovolämie,** höhere Werte weisen auf eine Überfüllung des extraarteriellen Schenkels hin (Hypervolämie), sie können aber auch durch eine rechtsseitige Herzinsuffizienz bedingt sein. Der zentrale Venendruck ist wichtig für die Beurteilung der Flüssigkeitszufuhr (S. 635).

1. Zentrale Dämpfung = Antikonvulsive Therapie

Magnorbin: sterile wäßrige Lösung von ascorbinsaurem Magnesium. Zufuhr von Magnesiumionen dämpft die perzeptiven, motorischen und vegetativen Funktionen des ZNS und senkt den Tonus der glatten und der quergestreiften Muskulatur. Magnesiumascorbat wirkt **stark krampflösend,** leicht blutdrucksenkend, verbessert die Hirndurchblutung und die Sauerstoffausnutzung.

Handelsformen: Ampullen zu 5 ml (10%ige Lösung), Inhalt 0,5 g Magnorbin; Ampullen zu 5 ml (20%ige Lösung), Inhalt 1,0 g Magnorbin.

Magnorbin kann i.v. und i.m. verabreicht werden. Bei i.v. Anwendung ist **sehr langsam** zu spritzen (5—8 min), da sonst ein unangenehmes Wärmegefühl auftritt.

Dosierung von Magnorbin:

Alle 1—2 Tage 0,5—1 g (5—10 ml der 10%igen oder 5 ml der 20%igen Lösung) i.m. oder **langsam** i.v., falls erforderlich über einen längeren Zeitraum,

bei schweren Fällen, insbes. bei **drohendem eklamptischem Anfall:** langsam 2—4 g (10—20%ig) i.v.

oder: als „Dämpfungstropf" (S. 638), wie er beim eklamptischen Anfall angelegt wird.

Merke: Bei **Oligurie** darf kein Magnorbin gegeben werden, da es bei Nichtausscheidung (ebenso auch bei **Überdosierung**) zu toxischen Erscheinungen kommen kann: s. dazu S. 638.

Als zentraldämpfend ist weiter

Valium (ein Diazepam-Präparat) zu nennen. Es wirkt sedativ und stark antikonvulsiv (Angriffspunkt im ZNS, vorwiegend im limbischen System). Es kann anstelle des Magnorbins eingesetzt werden.

Dosierung: Bei schwerer Präklampsie gibt man zunächst 10—20 mg **sehr langsam** (!) i. v. (1 Amp. zu 2 ml enthält 10 mg Valium), bei drohendem eklamptischem Anfall 30(—40) mg **Valium sehr langsam** (!) **i. v.** (nach Leinzinger, Linz). Entsprechend der Wirkung kann man in Abständen von 3—4 Stunden weitere Injektionen von 20(—40) mg i.v. bis zu insgesamt 120 mg/24 Stunden verabreichen. **Valium darf mit keinem anderen Medikament zusammen in einer Spritze bzw. Infusion gegeben werden!**
Später kommt man mit i.m. Injektionen und eventuell mit Tabletten aus: 3 mal 1—2 Tabl. (je 5 mg).

Bei **besonders unruhigen Patientinnen,** bei denen die genannten zentral dämpfenden Medikamente keine ausreichende Wirkung haben, gibt man mit gutem Erfolg **Distraneurin,** am besten in Form einer exakt dosierten Infusion (Einzelheiten S. 638).

2. Blutdrucksenkung = Hypotensive Therapie

Als Präparat kommt nur das Nepresol (S. 630) in Frage.
Nepresol kann

‖‖‖ in **Einzeldosen i.v.** (auch in den Infusionsschlauch) oder
in **Infusionslösungen** (auch mit anderen Medikamenten zusammen)
verabreicht werden.

Nepresol: Einzeldosen von 1,25 mg bis höchstens 2,5 mg i.v., ganz langsam
unter dauernder Blutdruckkontrolle injizieren (s. unten).

> Bei Verabreichung von **Nepresol** ist **ständige Kontrolle des Blut-
> drucks** notwendig!

‖‖‖ Steigt der Blutdruck, droht der Anfall,
fällt der Blutdruck, droht der „Kollaps".

Der Blutdruck sollte **langsam** und nicht wesentlich unter 140/90 mm Hg
gesenkt werden!

Gefahren des zu raschen Blutdruckabfalls:
„Kollaps"gefahr für die Mutter; Minderdurchblutung von Gehirn, Niere
usw.; Minderdurchblutung der Plazenta = Gefährdung des Feten.

Bemerkungen zur i.v.-Verabreichung von Nepresol

Um einen schonenden allmählichen Blutdruckabfall zu erreichen, empfiehlt es sich,
Nepresol in fraktionierten Dosen zu verabreichen.

Zubereitung der Nepresol-Lösung für eine Tropfinfusion: Der Inhalt einer Nepresol-
Trockenampulle[1]) wird in 2 ml des beigefügten Lösungsmittels gelöst und in einer
20 ml-Spritze in 18 ml 5% Glukose- oder Laevulose-Lösung verdünnt. 1 ml dieser
Lösung enthält 1,25 mg Nepresol.

Die so vorbereitete Nepresol-Lösung wird dann durch den Schlauch einer laufenden
Infusion folgendermaßen gegeben:

Man spritzt zu Anfang einmal 1—2 ml dieser Mischung = 1,25—2,5 mg Nepresol ganz
langsam i.v., danach, **unter dauernder Blutdruckkontrolle,** in Abständen von 5–10 min
mehrere Male je 1,25 mg Nepresol i.v., **bis der Blutdruck deutlich absinkt** und sich
auf einen neuen Wert einstellt. Dann wird zunächst 15—20 min abgewartet, ob der
Blutdruck noch weiter absinkt. Ist das nicht der Fall, werden weitere Dosen von
1,25 mg Nepresol langsam i.v. gespritzt.

‖‖‖ Dabei gilt folgender **Grundsatz: Die Blutdrucksenkung darf nicht mehr
als 20%** innerhalb einer Stunde betragen (z. B. von 200/120 mm Hg auf
160/95 mm Hg im Maximum).

Ferner: Unter den Wert von **140/90 mm Hg** (oder etwas weniger) soll der
Blutdruck nicht gesenkt werden.

**3. Ausschwemmen der Ödeme, Inganghalten der Diurese, Steigerung der
Diurese bei verminderter Harnausscheidung**

Ziel der Behandlung ist die Ausschwemmung des im interstitiellen Gewebe
eingelagerten Wassers (Ödeme).

---

[1]) Diese in der Schweiz eingeführte Applikationsform befindet sich in Deutschland
nicht im Handel. Eine Bezugsmöglichkeit besteht jedoch über internationale Apo-
theken oder über einen Spezialitäten-Importeur, z. B. Firma Walter Krebs, 605 Offen-
bach/Main, Frankfurter Straße 118, sowie über Vertretungen der Firma Ciba-Geigy
AG.

Die Ödemflüssigkeit ist „Plasmawasser", das aus den Gefäßen in das interstitielle Gewebe eingeströmt ist. Infolgedessen ist das Plasmawasser **innerhalb der Gefäße** (im zirkulierenden Blut) mehr oder weniger hochgradig vermindert, das Blut ist „entwässert", „eingedickt", es besteht eine **Hypovolämie** (Blutvolumenmangel). Folge der Hypovolämie: Hohe Hb-Werte, hohe Hämatokritwerte (evtl. über 50%, in der normalen Schwangerschaft etwa 33—35%) = Hämokonzentration. Weitere Folge: **Abnahme der Urinmenge** mit der Gefahr des **akuten Nierenversagens** (Oligurie → Anurie) und des **Schocks**.

Die Behandlung hat das Ziel, das Wasser aus dem interstitiellen Gewebe in die Gefäßbahn zurückströmen zu lassen und die Urinausscheidung in Gang zu halten bzw. wieder in Gang zu bringen. Die Methode der Wahl ist die Verabreichung **osmotischer Diuretika** (Mannit- oder Sorbitlösungen). Sie erhöhen den osmotischen Druck in der Gefäßbahn, wodurch es zum Rückfluß des Gewebswassers in die Gefäße kommt. Die entscheidende Wirkung der osmotischen Diuretika besteht darin, daß sie die Rückresorption von Wasser aus den Tubuli verhindern: Die Urinmenge nimmt zu, die NaCl-Konzentration im Harn nimmt ab, außerdem wird die Niere stärker durchblutet.

Bei allen schweren Fällen von Präeklampsie und Eklampsie ist zusätzlich eine forcierte Diurese mit Hilfe **osmotischer Diuretika** (intravenöse Infusion von Mannit- oder Sorbitlösungen) unumgänglich notwendig.

Osmodiuretika sind besonders geeignet, Organödeme (Hirnödem, Lungenödem) schnell zu entwässern und zur Ausscheidung zu bringen. Mannit (Sorbit) ist ein ausgezeichnetes Mittel, um das Nierenversagen, das jeder Eklampsie droht, zu verhindern.

Präparate: Mannit, Mannitol, Sorbit, Osmofundin.

Die Wirkung der osmotischen Diuretika kann wesentlich unterstützt werden durch Gaben von

Rheomacrodex (10%ig, NaCl-frei), ein niedermolekulares Dextranpräparat, das einen ausgezeichneten Volumeffekt hat, d. h. es bewirkt eine Plasmaexpansion, bringt dadurch die Mikrozirkulation in Gang und sorgt für eine stärkere Durchblutung der Nieren. Da niedermolekulare Dextrane relativ schnell ausgeschieden werden, ist die Wirkung von Rheomacrodex nur kurz.

Diuresetropf

200 ml Mannit-(10%ig) (oder Sorbit-)lösung 300 ml Rheomacrodex (10%ig, NaCl-frei)

Abb. 472a
Die Tropfenzahl/min
ist so einzustellen, daß
mindestens 40 ml Harn/Stunde
ausgeschieden werden

Ganz allgemein gilt:

Um eine Hyperhydration (Lebensgefahr!) zu vermeiden, muß sich die Menge der zugeführten Flüssigkeit bzw. des Volumenexpanders nach der **Harnausscheidung** und nach der Höhe des **zentralen Venendruckes** richten.

Faustregel:

Die **Urinausscheidung** soll 30 ml/Stunde
nicht unterschreiten,
der **zentrale Venendruck** 6—8 cm Wassersäule
nicht überschreiten

Warnung: Besteht schon eine **Oligurie**, so ist vor der Verabfolgung von Mannit (nicht von Sorbit) der **Mannit-Test** auszuführen.

Es werden etwa 50 ml einer 20%igen Mannitlösung innerhalb von 15 min i.v. infundiert. Steigt danach die Harnausscheidung um mindestens 40 ml in der nächsten Stunde, so wird Mannit weiter verabreicht und zwar bis zu 500 ml in 24 Stunden. (Tropfgeschwindigkeit: s. o. „Diuresetropf".) — Ergibt der Test eine Urinmenge unter 30 ml/Stunde, so wird **nicht** weiter infundiert.

Sprechen die Nieren auf Mannit an, so ist damit bewiesen, daß ein akutes Nierenversagen noch verhindert werden kann.

Ferner gilt: Die Behandlung mit Mannit ist **kontraindiziert,** wenn eine **Anurie** oder eine schwere **kardiale Dekompensation** vorliegt.

Kommt die Diurese mit der oben angegebenen Behandlung nicht in Gang, muß die Patientin dem nächsten **Dialysezentrum** überwiesen werden.

Überwachung des Feten bei Präeklampsie

Es ist eine seit langem bekannte Erfahrung, daß das Leben des Kindes in hohem Maße gefährdet ist, wenn die Mutter an Präeklampsie erkrankt.

Die **perinatale Mortalität** des Feten in utero beträgt bei
Präeklampsie und Eklampsie etwa **20%**.

Ursache ist vor allem die **schlechte intrauterine Versorgung des Feten:** beim präeklamptischen Zustand der Mutter kommt es infolge Mangeldurchblutung des Uterus und damit der Plazenta zu einer **mangelhaften Sauerstoffversorgung** des Feten, die solange anhält, wie der präeklamptische Zustand der Mutter besteht. Es ist von größter Bedeutung, daß wir seit einigen Jahren in der Lage sind, durch den Einsatz neuer Verfahren die Gefahrenzustände des Kindes in utero zu erkennen und zu überwachen.

Dabei ist zu unterscheiden zwischen der Überwachung des Feten
in der Spätschwangerschaft und
unter der Geburt

635

A. Überwachung in der Spätschwangerschaft

1. Optische Fruchtwasserdiagnostik

   a) Amniozentese = Fruchtwasserpunktion (S. 809)
   b) Amnioskopie, s. S. 781

Der Einsatz von a) und b) ist erst von der 32. Schwangerschaftswoche an sinnvoll, da frühestens von diesem Zeitpunkt an aus einem pathologischen Fruchtwasserbefund Konsequenzen gezogen werden können (vorher sind die Überlebenschancen des Kindes wegen des hohen Unreifegrades zu gering).

Saling empfiehlt, bei Fällen von Präeklampsie mit der Amnioskopie am Ende der 36. Schwangerschaftswoche, in allen **schweren** Fällen schon Ende der 32. Woche zu beginnen.

Ist die Durchführung der Amnioskopie ausnahmsweise nicht möglich, wird die Amniozentese ausgeführt.

Die Amnioskopie muß **jeden 2. Tag durchgeführt** werden.

Wird **grünverfärbtes** oder klares Fruchtwasser mit **Mekoniumflocken** festgestellt, so muß unverzüglich die **Fruchtblase eröffnet** und die **Geburt eingeleitet** werden (S. 199).

Indikationen für den Beginn mit der Amnioskopie
oder Amniozentese

Blutdruck von 140/90 mm Hg und darüber
Poteinurie von 0,5 g $^0/_{00}$ nach Esbach und mehr
Gewichtszunahme von 500 g/Woche und darüber
Mittelgradige oder schwere Ödeme

---

2. Kephalometrie

Mit der Kephalometrie, die heute praktisch nur noch mit dem Ultraschallverfahren ausgeführt wird, läßt sich die Größe des kindlichen Kopfes in utero messen und damit bei normaler Entwicklung das Schwangerschaftsalter bestimmen (S. 856). Durch wiederholte Messungen ist es möglich, das intrauterine Schädelwachstum zu verfolgen. Zu frühzeitige Geburtseinleitungen lassen sich auf diese Weise vermeiden; besonders wichtig bei der Präeklampsie, da hierbei die Zuwachsrate des Feten infolge Plazentarinsuffizienz häufig vermindert ist („Mangelgeburt").

3. Kardiotokographie

mit oder ohne Belastung s. S. 797

4. Bestimmung der Östrogene

s. S. 802.

B. Überwachung unter der Geburt

1. Fetalblutanalyse (Mikroblutuntersuchungen, MBU, S. 787)

a) bei alterierten kindlichen HT
b) bei mekoniumhaltigem Fruchtwasser } **Indikationen**
c) bei Blutdruckerhöhung unter der Geburt

2. Kardiotokographie
s. S. 797.

Behandlung der Eklampsie = des eklamptischen Anfalls in der Klinik

(Über das Verhalten des **praktischen Arztes**, der zu einer Eklamptischen gerufen wird, s. S. 641.)

Ziele der Behandlung

1. **Unterbrechung des Krampfanfalls und Verhinderung weiterer Krampfanfälle** = erste und wichtigste Maßnahme
2. **Für genügende O₂-Zufuhr sorgen: Atemwege freimachen und Beatmung**

Während der **Krampfanfälle atmet die Patientin überhaupt nicht, im Koma atmet sie ungenügend.** Dies hat zur Folge

{ **generalisierte Hypoxie bzw. Anoxie**
respiratorische Azidose
metabolische Azidose
Zunahme des Hochdrucks }

weitere Gefahren:

die 3 häufigsten **Todesursachen bei Eklampsie**

{ **Hirnblutung**
Herzstillstand
Regurgitation
u. Aspiration
von Mageninhalt }

3. Blutdrucksenkung

4. Steigerung der Harnausscheidung — Diuretische Maßnahmen

Zu 1. Unterbrechung des Krampfanfalls und Verhinderung weiterer Krampfanfälle

Bei einer Eklamptischen im Anfall (oder kurz vor oder kurz nach einem Anfall) geht man in der Klinik folgendermaßen vor:

Magnorbin (Wirkung S. 632): langsam 2–4 g (10—20 ml 20%ig, 2–4 Ampullen) i.v.

Handelsformen: 1 Amp. zu 5 ml (10%ig) = 0,5 g
1 Amp. zu 5 ml (20%ig) = 1,0 g

Inzwischen ist die Infusionslösung zur **zentralen Dämpfung** = „**Dämpfungstropf**", Abb. 472b, vorbereitet, der jetzt in jedem Fall angelegt wird.

637

Dämpfungstropf

Abb. 472b
> 25 ml **Magnorbin** (20%ig)
> 500 ml Mannit (10%ig)

Tropfgeschwindigkeit: etwa 13 Tropfen/min. Laufzeit etwa 13 Stunden.

Es gibt eine einfache Formel zur Berechnung der Tropfgeschwindigkeit. Geht man davon aus, daß 20 Tropfen 1 ml entspricht, so gilt:

$$\frac{\text{Infusionsmenge (in ml)}}{3 \times \text{Infusionsdauer (in Stunden)}} = \frac{\text{Tropfenzahl}}{\text{min (Normalgerät)}}$$

Reicht die Wirkung des Dämpfungstropfes nicht aus, so gibt man **zusätzlich noch 1 g Magnorbin langsam i.v.**

(1 Amp. zu 5 ml der 20%igen Lösung) in etwa 1-stündigem Abstand, bis die zentrale Dämpfung erreicht ist).

‖ Achtung! Magnesiumverbindungen haben **toxische Wirkungen** (Hemmung des ZNS und der motorischen Endplatte, Atemstörungen, Verschwinden der Reflexe). Die Reflexe (z. B. der **Patellarreflex**) müssen stündlich geprüft werden! Die **Atemfrequenz** darf nicht unter 14/min absinken. Die **Urinausscheidung** muß mindestens 30 ml/std. betragen.— Überdosierungserscheinungen werden durch **Kalziumgaben** prompt behoben!

Bei einer **sehr unruhigen Eklampsiepatientin** mit **besonders hoher Anfallsbereitschaft versucht man**

Distraneurin in 0,8%iger Lösung,

das den eklamptischen Zustand häufig, aber durchaus nicht immer **schlagartig kupiert.**

Distraneurin ist Chlorethiazol, ein Thiazolderivat. Es kann bei exakter Dosierung (s. unten) als i.v. Dauerinfusion gegeben werden. Chlorethiazol wirkt leicht blutdrucksenkend. Hohe Überdosierungen können zu Atemdepressionen führen (künstliche Beatmung).

Distraneurintropf

Abb. 472 c.
Distraneurintropf (i.v.-Infusion)
> 500 ml 0,8%ige
> **Distraneurin-**
> lösung

Dosierung (nach B. Scholz, Rostock) 100 ml im Strahl einlaufen lassen, wonach die Patientin in einen ruhigen Schlaf fällt. Danach Tropfenfolge: erste

638

halbe Stunde 60 Tr/min, in der folgenden $^3/_4$ Stunde 40 Tr/min, danach 15—20 Tr/min (Erhaltungsdosis, die nach Bedarf erhöht werden kann). Die Distraneurinbehandlung kann über 1—2 Tage fortgesetzt werden.

||| **Dem Distraneurintropf dürfen keine anderen Medikamente zugesetzt werden!**

In besonders schweren Fällen, in denen es mit der medikamentös-sedierenden Behandlung nicht gelingt, die Krampfanfälle zu kupieren, sollte man einen Anästhesisten zuziehen und die

Muskelrelaxierung

der Krampfenden mit Intubation und kontrollierter Langzeitbeatmung durchführen (Hegarty, Lawin, R. Hofmann und Opderbecke). Die hypotensive Therapie, die Mannitverabreichung und die Korrektur der metabolischen Azidose gehen dabei weiter. Die **Schnittentbindung** wird im Interesse des Kindes frühzeitig ausgeführt (S. 640b), und zwar sobald der Krampfzustand überwunden ist.

Zusätzliche Maßnahmen

Bei der Infusionsbehandlung der Eklampsie muß die **Flüssigkeitsein- und ausfuhr exakt** gemessen werden!

Dauerkatheter einführen! Zur vollen Erfassung der ausgeschiedenen Harnmenge ist der Dauerkatheter unumgänglich notwendig. Seine Nachteile müssen dabei in Kauf genommen werden.

Grundsätzlich hat sich die zugeführte Menge an Flüssigkeit an der ausgeführten Flüssigkeitsmenge zu orientieren. Dazu legt man am besten einen sog.

Bilanzbogen

an, auf dem die stündlichen Ausfuhr- und Einfuhrmengen eingetragen werden.

Merke:

Oligurie: Harnausscheidung unter 16 ml/Stunde

Anurie: Harnausscheidung unter 4 ml/Stunde

Bestehen massive Ödeme, muß die Flüssigkeitszufuhr zu Anfang eingeschränkt werden.

Für genügende O$_2$-Zufuhr sorgen: Freimachen und Freihalten der Atemwege

Die ungenügende Beatmung mit allen ihren nachteiligen Folgen (S. 637) ist bei der eklamptischen Patientin hauptsächlich bedingt durch

die **Krampfanfälle** (Atemstillstand, Erstickungsgefahr),

die therapeutisch angestrebte **zentrale Dämpfung** und

den **komatösen Zustand** mit ausgiebiger Schleimbildung.

Nach den Maßnahmen zur zentralen Dämpfung ist es bei jedem eklamptischen Anfall das Nächstdringliche, für ausreichende Sauerstoffzufuhr zu sorgen:

639

Die Atemwege der bewußtlosen Eklamptischen müssen so schnell wie möglich freigemacht und danach freigehalten werden. Dieses Ziel erreicht man am einfachsten, indem man einen **Nasenkatheter** (= „Nasensonde") von einem Nasenloch aus einschiebt. Durch den Katheter werden die oberen Luftwege vom Nasenloch über Pharynx, Hypopharynx bis zur Stimmritze frei, was in den meisten Fällen ausreicht.

Als **Nasenkatheter** kann man dünne Gummikatheter oder Einmalsonden aus Kunststoff (Charrière 8 oder 12) benutzen. Der Katheter wird durch ein Nasenloch eingeführt und dann langsam unter drehenden Bewegungen bis zum weichen Gaumen vorgeschoben, so daß die Katheterspitze hinter dem Zäpfchen liegt (nicht tiefer! Die Länge des eingeführten Katheterteils entspricht der Entfernung Nasenspitze—Ohrläppchen). Gewöhnlich braucht der Katheter nur einige Stunden zu liegen. Benötigt man ihn länger, sollte alle 6—8 Stunden das Nasenloch gewechselt werden (sonst Läsionsgefahr).

Nach Einführen der Nasensonde kann man der Patientin vorübergehend Sauerstoff zur Korrektur der sich anbahnenden (oder schon vorhandenen) respiratorischen Azidose zuführen (leichte Hyperventilation).

Anschließend **„Bronchialtoilette":** Sorgfältiges **Absaugen des Schleimes** aus Mund, Rachen und Bronchien (Vorsicht, Fingerbiß!) mit Hilfe eines Trachealkatheters. Diese Maßnahme gehört zu den Routinemaßnahmen und muß mehrmals täglich wiederholt werden. Auch **Beatmungsinhalation** (mehrmals täglich) mit bronchodilatatorischen Aerosolen ist zu empfehlen (Vorbeugung vor Lungenkomplikationen).

Bei hochgradiger Atemnot, wenn ein Anfall dem anderen in kurzen Abständen folgt, ist die Methode der Wahl zur Freimachung der Luftwege die **Relaxation** der Patientin mit **endotrachealer Intubation und künstlicher Beatmung**.

Die Tracheotomie dürfte heute nur noch sehr selten notwendig werden.

Blutdrucksenkung
Steigerung der Harnausscheidung $\Big\}$ s. hierzu die Seiten 633—635.
 — Diuretische Maßnahmen

Ernährung der Eklamptischen

Während der Phase des Komas, das gewöhnlich 2 Tage (aber auch länger) dauert, sollte man die Patientin nicht ganz ohne Nahrungszufuhr lassen. Es genügen 1000—1200 kcal, die parenteral zugeführt werden müssen. Die Infusionslösungen sollen hochprozentige Zuckerlösungen, Eiweiß und Elektrolyte enthalten.

Als **Ernährungstropf** empfehle ich folgende Zusammensetzung:

500 ml Lävulose (10%ig) + 25 g Lävulose DTI
  Tropfgeschwindigkeit: 80 Tropfen/min
  Tropfdauer etwa 2 Stunden

Eiweiß führt man am einfachsten als **Humanalbumin** zu, z. B. in Form des Human-Albumin Behringwerke.

Handelsformen: Ampullen zu 1 mal 10 ml und Infusionslösungen zu 1 mal 50 ml. Man infundiert am Tag 2—3 mal 10—50 ml im Abstand von 4—6 Stunden.

Elektrolyte. Fehlende Elektrolyte müssen exakt ersetzt werden. Maßgeblich sind die im Serum und Harn gefundenen Elektrolytwerte.

Ist das Krampfstadium durchbrochen, wird auf orale Sondenernährung (salzarm, reich an Fermenten) übergegangen.

Allgemeine Maßnahmen und Laboruntersuchungen

Lagerung in möglichst ruhigem, abgedunkeltem Zimmer. Geräusche jeder Art sind möglichst zu vermeiden. Ich habe es erlebt, daß eine etwas geräuschvoll abgesetzte Flasche einen Anfall auslöste, desgleichen eine leichte Erschütterung des Bettes. Bereitlegen eines **Mayo-Tubus** oder eines **Gummikeils** zur Vermeidung von Zungenbissen.

Augenhintergrund untersuchen lassen.

Laufende **Blutdruckkontrolle.**

Genaue **Bilanzierung des Wasserhaushalts** (Bilanzbogen, S. 639).

Serum- und Harnelektrolyte müssen täglich, unter Umständen mehrmals täglich, bestimmt werden. Das Defizit muß durch entsprechende Zusätze zu den Infusionen ersetzt werden.

Häufige **Kontrolle des Venendrucks** (S. 635). Es muß sowohl die gefährliche Volumenüberdosierung als auch die Exsikkose vermieden werden.

Häufig sind zu bestimmen: Hämatokrit (= Indikator für die Schwere des Krankheitsbildes), Harnstoff-N und Kreatinin im Serum. Ferner ist Überwachung der BSG und des ganzen Blutbildes notwendig.

Laufende **Kreislaufüberwachung,** evtl. Herzstützung durch Glykoside. Eventuell Antibiotikagaben, um Lungenkomplikationen vorzubeugen.

Liegt eine **metabolische Azidose** vor, so wird sie mit Tromethamin i.v. (THAM, Tris, Pehanorm) behandelt.

Na-haltige Puffer (Natriumkarbonat) sind kontraindiziert.

Die Eklampsie ist heute eine **seltene** Krankheit. Der Geburtshelfer, der sich nicht speziell mit den Fragen der Therapie befaßt, sollte rechtzeitig den **Anästhesisten, Internisten** und **Nephrologen** zuziehen, um die Therapie festzulegen.

Geburtshilflich aktives Vorgehen bei Präeklampsie, drohender Eklampsie und Eklampsie in der Spätschwangerschaft und unter der Geburt:

A. In der Spätschwangerschaft

Die Therapie bei der **Präeklampsie** ist so lange wie möglich konservativ. Die Schwangere wird der Risikovorsorge (= Intensivüberwachung, S. 831) zugeführt. Die Indikationen für die **stationäre Aufnahme** finden sich auf S. 629. Eine Schwangerschaftsbeendigung ist nur bei mütterlicher oder kindlicher Indikation (s. S. 641) indiziert. Voraussetzung für aktives Vorgehen ist die ausreichende Reife des Feten (s. nächsten Absatz).

Für das klinische Vorgehen bei **drohender Eklampsie oder Eklampsie** ist das kindliche Gewicht, das mit Hilfe der intrauterinen **Kephalometrie** (S. 856) abgeschätzt werden kann, entscheidend. Beträgt das Gewicht des Kindes weniger als 1800--2000 g (das entspricht einem Schwangerschaftsalter von **32–35 Wochen**), so sind die Überlebenschancen des Kindes bei Schwangerschaftsbeendigung zu diesem Termin wegen der Unreife zu gering. Es muß daher konservativ vorgegangen werden (S. 631). Beträgt das Gewicht mehr als 1800–2000 g, ist eine Geburtseinleitung zu erwägen. Entscheidend wichtig ist, daß die Kreißende der Intensivüberwachung unterliegt (Fetalblutanalyse, S. 787, apparative Herzschlagregistrierung, S. 796).

Die alte Regel, im eklamptischen Anfall keine Sektio durchzuführen, sondern damit bis 24(–72) Stunden nach Abklingen des Anfalls zu warten, ist heute überholt. **Wenn man so lange wartet, ist das Kind meist tot. Heute** geht man folgendermaßen vor: **Nach kurzer konservativer Behandlung, sobald man die Patientin unter Kontrolle hat** (Krampfzustand überwunden, Blutdruck gesenkt, Stoffwechselverhältnisse normalisiert), **wird entbunden.** Man versucht zunächst den **vaginalen** Weg (Oxytocin-Infusion nach vorheriger Dilatation der Zervix und Blasensprengung). Spricht die Frau auf den Einleitungsversuch nicht bald an, wird die **Sektio** ausgeführt.

B. Unter der Geburt

Treten bei der Kreißenden **präeklamptische** Symptome auf, so muß eine **Intensivüberwachung** (Fetalblutanalyse, apparative Herzschlagregistrierung) durchgeführt werden. Die Therapie ist zunächst konservativ (S. 631).

Beim Auftreten einer fetalen Azidose wird je nach Stand der Geburt die Sektio oder eine vaginal-operative Entbindung (Vakuumextraktion, Zange) durchgeführt. Auch während der Geburt wird heute die **Sektio** frühzeitig ausgeführt, s. unter A.

	Indikationen zur vorzeitigen Schwangerschafts- und Geburts-beendigung bei Spätgestosen (verändert nach Jung)	
wenn therapieresistent	**mütterliche Indikationen** Rest-N über 70 mg% Harnsäure über 10 mg% Kreatinin über 2,5 mg% Hyperkaliämie über 20 mg% Hypoproteinämie (unter 5 g%, wichtiger als er- höhte Eiweißausscheidung) Anurie vorzeitige Plazentalösung Lungenödem Amaurose	**kindliche Indikationen** **a) in der Spätschwangerschaft** Fruchtwasserveränderung (Amnioskopie, Amniozentese) pathologische Harnöstrogen- ausscheidung **b) unter der Geburt** fetale Azidose Alterationen der kindlichen Herztöne (apparative Herz- schlagregistrierung, wenn keine Fetalblutanalyse möglich)

Was soll der praktische Arzt tun, wenn er zu einer Eklamptischen gerufen wird?

Das Wichtigste: Jeder Fall von Eklampsie ist sofort einer Klinik zu überweisen!

Bevor der Krankenwagen kommt, sind folgende Maßnahmen zu ergreifen:

1. Gummikeil oder umwickelten **Löffelstiel** zwischen die Zähne schieben, um Zungenbisse zu vermeiden! — Atemwege frei halten! Seitenlagerung!

2. Magnorbin: 2–4 g (10–20 ml der 20%igen Lösung) wenn möglich i.v. (langsam), sonst i.m. (1 Ampulle der 20%ig. Lösg. enthält 5 ml) oder **Valium:** 30(–40) mg wenn möglich i.v. (langsam), sonst i.m. (1 Ampulle zu 2 ml enthält 10 mg Valium) oder **Somnifen:** (zunächst 0,0005 g Atropin langsam i.v.!), dann 2 ml (= 1 Ampulle) langsam i.v., dazu gleichzeitig 2 ml i.m.

3. Steht der **Kopf auf BB** oder schon im **BA,** so beende man kurz entschlossen die Geburt durch **Zangenextraktion.** So wird die Zeit bis zum Eintreffen des Krankenwagens am besten ausgenutzt.

4. Bei plötzlichem **Tod der Mutter:** Sectio in mortua so schnell wie möglich mit irgendeinem Messer.

UNTER ALLEN UMSTÄNDEN HAT DER ARZT DIE PATIENTIN AUF DEM TRANSPORT IN DIE KLINIK ZU BEGLEITEN!

Über Organschäden nach Spätgestosen

Die essentiellen Spätgestosen hinterlassen wahrscheinlich weder am Gefäßsystem noch am hepatorenalen System bleibende Organschäden. Pfropfgestosen nach präexistenten Erkrankungen sind prognostisch weniger günstig (Döderlein und Schmidt). In Clearanceuntersuchungen hat Steine (Kyank) festgestellt, daß die gefundenen pathologischen Veränderungen bei den essentiellen Spätgestosen fast ausschließlich vorübergehender Natur sind im Gegensatz zu den Pfropfgestosen, bei denen er den Tubulusapparat in stärkerem Maße beteiligt fand. Daß bei Pfropfgestosen schwere irreparable Schädigungen am Glomerulusapparat bestehen bleiben können, hat Dieckmann auf Grund von Nierenbiopsien nachweisen können.

2. Andere Erkrankungen in der Schwangerschaft

Herzkrankheiten

Man muß wissen, daß auch herzgesunde Schwangere nicht selten über Störungen der Herztätigkeit klagen: Anfälle von Herzjagen, Herzrhythmusstörungen, akzidentelle Herzgeräusche, Atemnot u. a. Es handelt sich dabei um vegetativ-nervöse Störungen als Folge der normalen Schwangerschaftsveränderungen, wobei der Zwerchfellhochstand und die Herzverlagerung in der Spätschwangerschaft besonders bedeutungsvoll sind. Diese Erscheinungen müssen mit Hilfe des Internisten von den Symptomen organischer Herzkrankheiten abgegrenzt werden.

Häufigkeit der Herzerkrankungen in der Schwangerschaft: etwa 1—2%. Es handelt sich dabei in 90% um rheumatische Klappenfehler, in 5% um angeborene Herzfehler und in 5% um Herzmuskelerkrankungen. Bei den rheumatisch bedingten Herzfehlern steht die Mitralstenose an erster Stelle (65%). Wird die Mitralstenose gewissenhaft vom Geburtshelfer und Internisten betreut, so ist ihre Prognose heute nicht mehr ungünstig. Bei operablen Herzfehlern sollte wenn möglich frühzeitig operiert werden. Auch während des 4.—7. Schwangerschaftsmonats kann die Valvulotomie noch durchgeführt werden (Jacobi[1])).

Die Beurteilung Herzkranker in der Schwangerschaft ist in erster Linie die Aufgabe des Internisten. Maßgebend für die Prognose ist weniger die Art der Herzerkrankung. Ausschlaggebend sind die Leistungsfähigkeit und die Beschwerden der Frau vor und im Beginn der Schwangerschaft. Für die Beurteilung des funktionellen Zustandes hat sich die Einteilung der New York Heart Association in 4 Klassen bewährt:

Klasse 1: Herzkranke, die vor der Schwangerschaft über keine Beschwerden klagten und normal leistungsfähig waren.

Klasse 2: Herzkranke, deren körperliche Leistungsfähigkeit vor der Schwangerschaft leicht bis mäßig eingeschränkt war.

---

[1]) Jacobi, Z., Geburtsh. u. Frauenheilk. 21 (1961), 310.

Klasse 3: Herzkranke, deren Leistungsfähigkeit vor der Schwangerschaft deutlich verringert war. Zeichen der Dekompensation traten schon bei geringfügigen körperlichen Anstrengungen auf.

Klasse 4: Herzkranke, die schon vor der Schwangerschaft völlig leistungsunfähig waren (kardiale Insuffizienzerscheinungen schon in Ruhe).

Die Sterblichkeit der Mütter in den Klassen 1 und 2 ist heute nicht höher als die gesunder Mütter, die der Klasse 3 beträgt dagegen 5% und die der Klasse 4 sogar 20—40%(!). Die perinatale Kindersterblichkeit ist besonders in den Klassen 3 und 4 erhöht (30—50%!).

Geburtsleitung: Selbstverständlich müssen alle Schwangeren mit einer Herzerkrankung in der **Klinik** entbunden werden. Sie müssen spätestens 2—3 Wochen vor dem Termin aufgenommen werden. Enge Zusammenarbeit mit dem Internisten ist dringend erforderlich. Angestrebt wird die vaginale Entbindung. Sie ist nach Ansicht der meisten Autoren trotz der größeren Anstrengung für die Kreißende eine geringere Belastung für Herz und Kreislauf. Die **Schnittentbindung** wird heute auch bei herzkranken Schwangeren nur aus **geburtshilflichen** Indikationen ausgeführt. **Eröffnungsperiode:** Schmerzstillende Mittel und Spasmolytika. Wehenmittel sollen möglichst vermieden werden. **Austreibungsperiode:** Die Patientin soll nicht mitpressen, Vakuumextraktion oder Zangenentbindung. **Nachgeburtsperiode:** Starker Blutverlust muß vermieden werden. **Wochenbett:** Erhöhte Aufmerksamkeit erforderlich, da erfahrungsgemäß in den ersten Tagen die Gefahr des Herzversagens (Lungenödem, Lebensgefahr!) besteht. — Schon bei geringer Temperatursteigerung ist wegen der Gefahr des Aufflackerns einer Endokarditis die Verabreichung von Penicillin zu empfehlen.

Lungentuberkulose

Die weitaus meisten Tbk-Kranken sind von den Gesundheitsämtern erfaßt. Die Beobachtung dieser Kranken ist damit weitgehend gesichert. Trotzdem muß in jeder Schwangerenberatung nach Tbk-Symptomen (anhaltender Husten, Pleuritis usw.) gefahndet werden und zwar so früh wie möglich.

Die Tbk stellt heute, abgesehen von Ausnahmen, **keine Indikation zur Unterbrechung** der Schwangerschaft dar. Die Interruptio wirkt sich in den meisten Fällen ungünstiger auf die Tbk-Erkrankung aus als das Austragen der Schwangerschaft. Eine Interruptio ist nur in folgenden Fällen angezeigt (nach Helbing): Zusammentreffen von Tbk und Diabetes, häufige Schwangerschaften und nicht stabilisierte Tbk, Schübe einer Tbk bei früheren Schwangerschaften, bei exsudativer Lungen-Tbk u. a.

Wird die tbk Schwangere mit den heute zur Verfügung stehenden Mitteln (Heilstättenkuren, Chemotherapie, Lungenchirurgie) konsequent behandelt, dann hat die Schwangerschaft heute im allgemeinen keinen nachteiligen Einfluß auf das tbk Krankheitsgeschehen. Das gilt sowohl für die aktive als auch die inaktive Tbk.

Jede Schwangere mit einer **aktiven Tbk** muß während der ganzen Schwangerschaft, der Geburt und einiger Monate danach in einer **Heilstätte** behandelt werden (Allgemeinbehandlung, Chemotherapie, evtl. auch Kollaps- und Resektionstherapie, die auch in der Schwangerschaft durchführbar sind).

Jede Schwangere mit **inaktiver Tbk** soll eine Sicherheitskur mit INH und PAS durchführen, am besten in Form des „Entbindungsheilverfahrens". Sicherheitskuren sind unumgänglich notwendig bei solchen Schwangeren, die in den letzten Jahren vor der Schwangerschaft eine feuchte Rippenfellentzündung durchgemacht haben oder bei denen eine Resektionsbehandlung nicht länger als 2—3 Jahre zurückliegt. Es hat sich aber gezeigt, daß auch bei den Tuberkulösen, die als inaktiv angesehen wurden, in 5—15% aller Fälle eine Reaktivierung der Tbk auftrat (Jentgens und Mattern). Da eine sichere Unterscheidung von aktiven und nicht aktiven Fällen schwierig ist, wird heute empfohlen, auch bei allen inaktiven Patientinnen ein Entbindungsheilverfahren durchzuführen. Dazu wird die Schwangere für 3 Monate vor und 3 Monate nach der Entbindung in eine Heilstätte eingewiesen. Die Erfahrung hat gezeigt, daß die angewandten Chemotherapeutika das Kind nicht schädigen.

Für die **Geburtsleitung** gelten in etwa die gleichen Richtlinien wie für die herzkranke Schwangere (s. o.).

Wochenbett: Ist die Mutter aktiv tuberkulös, so muß das Neugeborene sofort nach der Geburt von ihr getrennt werden, da die Kinder so gut wie immer gesund geboren werden (Plazentaübergang selten). Selbstverständlich darf das Kind nicht von der Mutter gestillt werden. Aber auch bei nicht aktiver Tbk rate ich nicht zum Stillen, da es sich für die Mutter (Schwächung, Gefahr der Reaktivierung der Tbk) und das Kind (mögliche Infektionsgefahr) nachteilig auswirken kann.

Schutzimpfung: Es ist dringend zu raten, jedes Tbk-gefährdete Kind mit abgeschwächten Tuberkelbazillen (**Bacillus Calmette-Guérin**) etwa am 8. Lebenstag zu impfen = **BCG-Impfung.** Dieser Impfstoff wird aber erst in 6—8 Wochen wirksam. Daher muß das Neugeborene während dieser ganzen Zeit jeglichen Kontakt mit Tbk-Kranken vermeiden. Am besten Isolierung in der Kinderklinik. Erst wenn die Wirksamkeit der Schutzimpfung durch Test festgestellt ist, darf das Kind zu seiner Mutter entlassen werden (vgl. S. 672).

Pyelonephritis gravidarum (Pg)

Symptome. 1. Akute Form: Wenn eine Schwangere plötzlich hoch fiebert (nicht selten mit Schüttelfrost) und über Schmerzen in der Nierengegend klagt (meist rechts), dann denkt man in allererster Linie an eine Pg. Der Verdacht wird zur Sicherheit, wenn sich im Harn massenhaft Bakterien und Leukozyten finden.

2. Schleichende Form: Im Gegensatz zu diesen klassischen Zeichen wird in neuerer Zeit auch eine **sub-** und **afebril** verlaufende Form der Pg beschrieben

(Lit. bei Kremling[1])). Das einzige subjektive Symptom bei diesen Fällen kann ein Lendenschmerz sein. **Es ist also mit Nachdruck darauf hinzuweisen, daß ein Lendenschmerz in der Schwangerschaft auf keinen Fall bagatellisiert werden darf.** Der Lendenschmerz ist eine Aufforderung zur Untersuchung der Nieren und ableitenden Harnwege (Untersuchung des Harns auf Eiweiß und Zucker, Sediment, Urinkultur, Chromozystoskopie, Konzentrationsversuch, Rest N-Bestimmung, Elektrolyte. Wiederholen wenn negativ, da Befunde zunächst fehlen können). — Ferner: Differentialblutbild und BSG.

Zeitpunkt des Auftretens: Bei 30% der Patientinnen in den ersten 4 Schwangerschaftsmonaten, bei 70% in späteren Monaten (Villinger).

Ätiologie: Allgemein wird gelehrt, daß die Pg ihre Ursache in drei Veränderungen hat, die alle durch die **Schwangerschaft** bedingt sind:

1. Der Tonus des Nierenbeckens und der Harnleiter wird herabgesetzt (Gestagenwirkung). Folge: Weitstellung der abführenden Harnwege (wird neuerdings bezweifelt, Kremling, l. c.).

2. Der Tonus des Magen-Darmtraktes ist ebenfalls herabgesetzt (Schwangerschaftsobstipation).

3. Der vergrößerte Uterus drückt auf den rechten Harnleiter.

Lokalisation: In etwa zwei Drittel aller Fälle tritt die Pg **rechtsseitig auf.** Begründung: leichte Rechtstorsion des Uterus, Niere, Nierenbecken und Harnleiter rechts sind durch zahlreichere Lymphbahnen mit dem Dickdarm verbunden als links. Der linke Ureter soll durch das Sigmoid etwas geschützt sein.

Infektionserreger und Infektion: In 80% der Fälle sind die Erreger Kolibakterien. Die Infektion kann erfolgen

a) **deszendierend:** Hämatogen über die Leber oder lymphogene Überwanderung vom Dickdarm aus,

b) **aszendierend.**

Differentialdiagnose: Cholezystitis, Appendizitis, Pankreatitis, Pneumonie, Ileus.

Gefahren: Entstehung einer **Aufpfropfgestose** (S. 628) in 50% der Fälle. — Spätfolgen der Pg: Chronische Pg und deren Folgen (Schrumpfniere) werden mit 30% angegeben.

Die Nierenfunktion muß deshalb bei akuter und schleichend verlaufender Pyelonephritis gravidarum über längere Zeit kontrolliert werden!

Schädigung des Feten: Diaplazentare Koliinfektion, toxische Schädigung oder Schädigung durch die Aufpfropfgestose (Plazentainsuffizienz, Hypoxämie). — Frühgeburt durch vorzeitigen Wehenbeginn als Folge des Fiebers.

---

[1]) Kremling, H., Mediz. Klin. 59 (1964), 761.

Therapie der Pyelonephritis gravidarum

Klinikaufnahme, Antibiotika (Chloramphenicol 2 mal tgl. 1 g bis zum Resultat der Erregerbestimmung). **Strenge Bettruhe** bis 3—5 Tage nach der Entfieberung. Dabei soll die Patientin auf die gesunde Seite gelagert werden. Feuchtwarme Umschläge. Nierenschonkost. Sehr wichtig ist die **Darmentleerung** (Kamilleneinläufe, milde Abführmittel) — Reichliche Flüssigkeitszufuhr. Da nach Rückgang der Beschwerden die Krankheit oft noch nicht ausgeheilt ist (Kremling), muß eine **Langzeitbehandlung** mit reduzierten Dosen von Antibiotika durchgeführt werden:

Langzeitbehandlung:
Zweimal tgl. 1 Dragee Chloramphenicol zu 0,25 g

Die Pg neigt zu **Rezidiven** während derselben und auch bei späteren Schwangerschaften. **Rezidivprophylaxe:** Schwangere, in deren Anamnese sich **Nephritiden** finden (nach Anginen, Scharlach u. a.) müssen eingehend **klinisch** untersucht und eventuell behandelt werden.

Das normale Wochenbett

Wochenbett oder Puerperium nennen wir die Zeit nach der Geburt, in der sich die durch Schwangerschaft und Geburt am Körper der Frau entstandenen Veränderungen wieder zurückbilden.

Das Wochenbett beginnt mit der Geburt der Plazenta. Der Wiederherstellungs- und Heilungsprozeß nimmt etwa 6—8 Wochen in Anspruch. Untrennbar verbunden mit diesen Vorgängen sind zwei weitere: Die Brustdrüse nimmt ihre Tätigkeit auf und die Eierstöcke treten wieder in ihre Funktion. Das Wochenbett ist somit durch vier nebeneinander laufende Vorgänge gekennzeichnet:

I. Rückbildungsvorgänge

II. Wundheilungsvorgänge

III. Ingangkommen und Aufrechterhaltung der Laktation

IV. Wiederaufnahme der Ovarialtätigkeit.

I. Rückbildungsvorgänge

Rückbildung = Involution

Die mütterlichen Organe, die in der Schwangerschaft und während der Geburt Veränderungen durchgemacht haben, werden auf ihre ursprüngliche Lage, Größe, Form und Beschaffenheit zurückgebildet. Allerdings entspricht der endgültige Rückbildungszustand durchaus nicht in jeder anatomischen und funktionellen Hinsicht den Verhältnissen vor der Schwangerschaft.

An welchen Organen spielt sich die Rückbildung ab?

1. Am Genitaltrakt und zwar am eindrucksvollsten am **Uterus.**

2. In der Umgebung des Genitaltraktes: Beckenboden, Bauchdecken, Beckengürtel, Blase, Darm.

3. Außerhalb des Genitaltraktes

   a) Tonuszunahme der Bauchmuskulatur und

   b) Rückbildung der Wassereinlagerung

   c) Alle Organe des weiblichen Organismus, deren Leistung auf die Schwangerschaft eingestellt war, stellen sich im Wochenbett wieder auf den nicht schwangeren Zustand ein.

647

Welche Vorgänge sind es, die die Rückbildungsvorgänge am Uterus auslösen und in Gang halten?

Es sind z w e i Veränderungen, die

nach Ausstoßung der Plazenta

wirksam werden:

1. Die Hormonversorgung des Uterus wird schlagartig so gut wie völlig ausgeschaltet. Während der Schwangerschaft und der Entbindung haben die Plazentahormone die Funktion des Uterusmuskels optimal reguliert. Jetzt wirken praktisch überhaupt keine Hormone mehr auf den Uterus ein.

2. Die Blutversorgung der Uterusmuskulatur wird zu einem großen Teil ausgeschaltet. Die hierzu nötigen Kräfte sind **Kontraktionen** des Uterus im Wochenbett, die **Wochenbettwehen.**

Bei der Ausstoßung der Plazenta fallen die folgenden Plazentahormone völlig fort:

a) Das Choriongonadotropin (HCG),
b) die Gestagene und
c) die Östrogene.

Das HCG kann allerdings noch über Tage, Wochen und Monate post partum in Mengen ausgeschieden werden, die eine positive Schwangerschaftsreaktion auslösen können (J. Zander).

Bei den

Wochenbettwehen

haben wir **drei Arten** zu unterscheiden:

1. Die Dauerkontraktion = „Tonische Retraktion"
2. Spontane rhythmische Kontraktionen = Nachwehen
3. Reizwehen (z. B. die Stillwehen).

1. Die Dauerkontraktion: Betastet man in den ersten Tagen des Wochenbettes den Uterus mit der Hand durch die Bauchdecken hindurch, so macht man eine auffallende Feststellung: Der Uterus fühlt sich **dauernd ziemlich hart oder „gespannt"** an. Ursache ist die Dauerkontraktion der Uterusmuskulatur, die in den ersten 4—6 Stunden nach der Ausstoßung der Plazenta einsetzt und im Verlauf der ersten 4—5 Tage des Wochenbettes langsam nachläßt. Gleichzeitig mit dieser Dauerkontraktion treten

2. Spontane rhythmische Kontraktionen = Nachwehen auf. Sie werden auf die Dauerkontraktion gewissermaßen aufgesetzt, „superponiert". Die Nachwehen beginnen wenige Stunden nach der Geburt und **hören am zweiten bis**

dritten Tag des Wochenbettes wieder auf. Sie treten zunächst in kürzeren und dann in immer länger werdenden Abständen auf. Die Erstgebärende empfindet sie kaum. Bei der Mehrgebärenden sind die Nachwehen, die vom Rücken nach vorn ziehen, meist mit sehr unangenehmen Schmerzen verbunden. Die Nachwehen fördern die Verkürzung der Muskelfasern.

Mit dem Aufhören der Nachwehen am 2.—3. Wochenbettag ist die **spontane rhythmische** Wehentätigkeit im Wochenbett beendet. Im weiteren Verlauf des Wochenbettes treten nur dann noch rhythmische Wehen auf, wenn bestimmte **Reize** gesetzt werden (Stillen, Massage, Wehenmittel). Diese Wehen bezeichnet man daher als

3. Reizwehen

Reizwehen treten vor allem dann auf, wenn das Kind an die Brust gelegt wird und saugt. Diese Reizwehen bezeichnet man als

Laktations- oder Stillwehen.

Der Saugreiz an der Brustwarze führt zu einer vermehrten Ausschüttung des wehenerregenden **Oxytozins** aus dem HHL.

Was bewirken die Wochenbettwehen?

1. Wichtigste Wirkung: **Ausschaltung eines erheblichen Teils der Blutversorgung des** Uterusmuskels. Folge: **Uterusischämie**[1]) = **Kontraktionsischämie:** Ausgangspunkt für das Verständnis der Rückbildungsvorgänge am Uterus. Folge: **Degeneration und Autolyse der überflüssigen Muskelfasern** (Abbau **als** Folge der schlechten Ernährung).

2. **Blutstillung der Gebärmutterwunde:** Da sich in der Gebärmutterwand Gefäße und Muskelfasern kreuzen, führen die Muskelkontraktionen sowohl zu einer Abklemmung als auch zu einer Abknickung eines großen Teiles der Gefäße, sog. „lebende Ligatur" (Pinard) = Einleitung der Blutstillung. Der endgültige Verschluß zumindest der großen uteroplazentaren Gefäße erfolgt durch Thrombosierung.

3. Ausstoßung des Wundsekretes= **Lochien.**

Ergebnis: Die Gewichtsverminderung und Verkleinerung der Gebärmutter im Wochenbett ist in erster Linie die Folge der Rückbildung ihrer großen Muskelmasse (Abb. 473).

---

[1]) In der älteren Literatur wird von „Kontraktionsanämie" gesprochen. Im klinischen Sprachgebrauch wird der Ausdruck Anämie aber mehr für die Verminderung der Erythrozyten im Blut gebraucht. Ich halte den Ausdruck Ischämie für die hier zu beschreibende Wirkung für geeigneter, da man unter Ischämie eine Herabsetzung der Gewebsdurchblutung versteht.

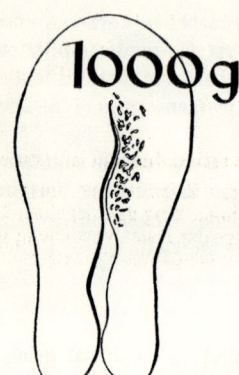
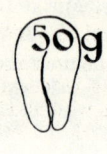

Abb. 473. Gewichtsverminderung und Verkleinerung der Gebärmutter im Wochenbett

Das **Gewicht des Uterus** beträgt
unmittelbar nach der Geburt: etwa   1000 Gramm
nach Abschluß der Rückbildung: etwa 50—70 Gramm!
(6—8 Wochen nach der Geburt)

Lage und Haltung der Gebärmutter im Wochenbett

Untersucht man den Uterus kurz nach der Geburt, so findet man ihn meist
in **spitzwinkliger Anteflexion** (Abb. 474 u. 475) liegen: Die schwere Muskelmasse

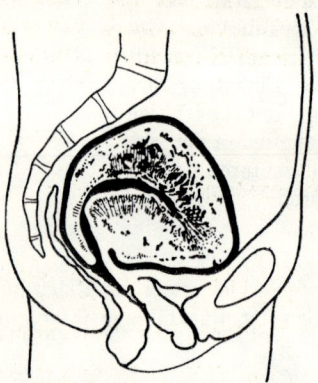

Abb. 474. Situs des puerperalen
Uterus am 5. Wochenbettstag
(nach Reist).

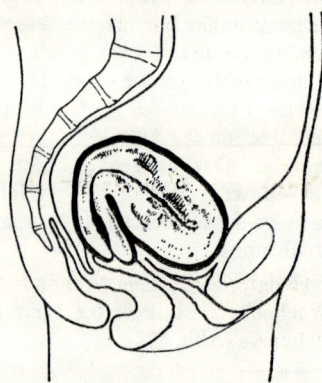

Abb. 475. Situs des puerperalen
Uterus am 12. Wochenbettstag
(Hyperanteflexionsstellung.
(nach Reist).

des Korpus ist gegen den schlaffen, faltigen Sack der Zervix ganz nach vorn übergekippt. Der Uterus ist in den ersten Tagen des Wochenbetts infolge der Schlaffheit des gesamten, stark gedehnten Haftapparates in weiten Grenzen beweglich. So darf es durchaus nicht überraschen, einige Tage später den vorher spitzwinklig anteflektiert liegenden Uterus, der inzwischen kleiner geworden ist, für kurze Zeit **retroflektiert** oder **retrovertiert** liegend zu finden.

Manchmal bleibt die Abknickung nach hinten auch längere Zeit bestehen, um dann erst sehr allmählich wieder in die normale Anteflexio-versio-haltung überzugehen. Die vorübergehende Abknickung nach hinten wird als eine Folge der Dorsalverziehung der rückwärtigen Uteruswand bei der Kontraktion des Zervixbandapparates angesehen (R. Bayer[1]).

Der Verschluß des Halskanals

geht auffallend rasch vor sich:

2. Wochenbettag	Die Zervix beginnt sich herauszubilden.
3. Wochenbettag	Die Portio ist schon zum großen Teil formiert und der Zervikalkanal weitgehend verengt.
8.—10. Wochenbettag	**Innerer Muttermund:** Verschlossen, bzw. nur noch so weit geöffnet, daß der Sekretabfluß gewährleistet ist. **Äußerer Muttermund:** Fingerkuppe kann noch eingelegt werden, der Finger kann jedoch nicht weiter in den Halskanal nach oben dringen.

Diese schnelle Rückentwicklung erklärt sich aus der besonderen Art, in der die Neuformung der Zervix vor sich geht: In der Wand des Halskanals, besonders im Isthmusbereich, finden sich **schwellkörperähnliche Venenpolster.** Ihr Inhalt wird unter der Geburt herausgepreßt. Post partum können sich die Venen rasch wieder mit Blut füllen.

Nach der endgültigen Rückentwicklung zeigt die Portio eine mehr plumpe, zapfenartige Form. Der äußere Muttermund, der vor der ersten Geburt grübchenförmig war, formiert sich im Verlauf von etwa 4—5 Wochen zu einem queren Spalt. Erst jetzt kann man eigentlich von einem „**Muttermund**" und von „**Muttermundslippen**" sprechen, einem wahrscheinlichen Zeichen einer durchgemachten Schwangerschaft.

Stand des Uterusfundus in den ersten Wochenbettagen

(Abb. 476)

Unmittelbar nach Ausstoßung der Plazenta	etwa **in der Mitte zwischen Nabel und Symphyse**
Nach 24 Stunden	etwa in **Nabelhöhe** oder etwas darunter

(Ursachen: Nachlassen der Uteruskontraktion und Straffung des Beckenbodens im Verlauf des ersten Wochenbettstages)

In den nächsten 10 Tagen	täglich 1 Querfinger tiefer

---

[1] Arch. Gynäk.: 195 (1960), 138.

| am 5. Wochenbettag | etwa in der **Mitte** zwischen Nabel und Symphyse |
| am 10. Wochenbettag | etwa in Symphysenhöhe oder 1—2 Querfinger darüber |

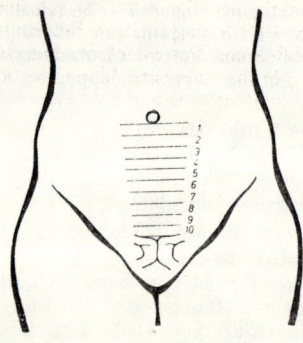

Abb. 476. Stand des Uterusfundus in den ersten Wochenbettagen

Am Ende der 2. Woche kann man den Uterus von den Bauchdecken aus nicht mehr fühlen.

II. Wundheilungsvorgänge im Wochenbett

Bei den Wunden des Genitaltraktes, die unter der Geburt entstanden sind, haben wir zu unterscheiden:

1. die Uterusinnenfläche: Die Innenfläche des puerperalen Uterus stellt in ihrer ganzen Ausdehnung eine einzige große Wundfläche dar = große **Höhlenwunde** im Uterusinneren (s. unten).

2. Die Verletzungen des Durchtrittsschlauches, also die kleinen Einrisse, Abschürfungen und Quetschungen am äußeren Muttermund, an der Scheide und am Damm.

Solche oberflächlichen Verletzungen finden sich nach jeder normalen Geburt. Sie heilen schnell durch Verklebung oder durch Granulation. Aber auch die Dammrisse und die Episiotomiewunden gehören hierher. Richtig versorgt und behandelt heilen auch diese Wunden auffallend schnell und so gut wie immer primär.

Zu 1) Heilung der großen physiologischen Wundfläche in der Uterushöhle
(Abb. 477)

Das Verständnis für die Entstehung und Heilung der Uteruswundfläche ist klinisch praktisch sehr wichtig. Die große Höhlenwunde entsteht dadurch, daß die an der Innenfläche der Uterushöhle anhaftende Plazenta und die Eihäute sich ablösen. Diese Ablösung erfolgt in der tiefen Spongiosaschicht, d. h. nahe am Uterusmuskel. Nach der

652

Ablösung liegt auf der ganzen Uterusinnenfläche die Dezidua frei (Abb. 477,₂). Unterbrochen wird diese große Wundfläche nur durch die Drüsen, die wie Inseln im Stroma der spongiösen Deziduaschicht stehen geblieben sind (Abb. 477,₆). Sieht man von diesen kleinen Epithelinseln ab, dann ist diese ganze Fläche ihres schützenden Epithels beraubt, sie ist eine **Wundfläche.**

Den Teil der Wundfläche, an dem die Plazenta gesessen hat, die Plazentahaftstelle, kann man leicht mit bloßem Auge erkennen. Sie ist in den ersten Tagen des Wochenbettes noch etwa handtellergroß. Im Gegensatz zu der ziemlich glatten Umgebung sieht ihre Fläche rauh, uneben und leicht höckrig aus. Das rührt her von den an der Haftstelle noch hängenden Gewebsresten, den Gefäßstümpfen, den Resten der Haftzotten und Plazentasepten und den stehengebliebenen Deziduafetzen. Aus einem Teil der Gefäße sehen knopfförmig hervorragende Thromben heraus. Wie schon gesagt, erfolgt der endgültige Verschluß der großen uteroplazentaren Gefäße durch Thromben.

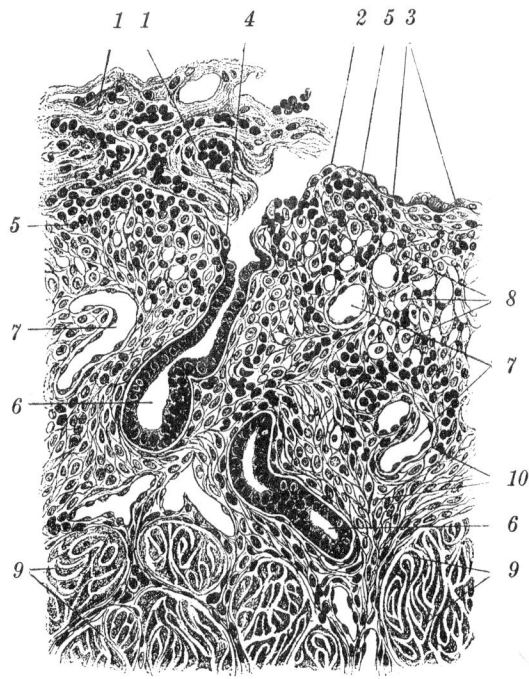

Abb. 477. Schnitt durch die sich regenerierende Mucosa uteri am 6. Tage des Wochenbettes. **1.** Oberste nekrotische Schicht der Dezidua, mit Leukozyten durchsetzt und in Abstoßung begriffen. 2. Entblößte Oberfläche der Dezidua. 3. Epitheldecke, sich neubildend. 4. Epithel aus einer Drüse emporwuchernd. 5. Leukozytenwall, bildet die Demarkationslinie gegen die nekrotische Oberflächenschicht. 6. Drüsenendstücke der Dezidua. 7. Kapillargefäße. 8. Zerfallende und sich zurückbildende Deziduazellen in einem Netzwerk von Bindegewebsfasern. 9. Muskularis. 10. Tiefste Schicht der Dezidua mit Spindelzellen (nach Bumm)

Diese abgerissenen Gewebsreste, die sich in weit geringerem Maße auch im Bereich der abgelösten Eihaut finden, bleiben nicht genügend ernährt. Sie werden nekrotisch und halten die Wundheilung auf. Die eigentliche Heilung der großen Flächenwunde kann erst dann beginnen, wenn diese

Überreste abgeräumt

sind, d. h., wenn eine

Säuberung der Wunde

erfolgt ist. Dieses Abräumen geschieht durch

Einwanderung von Leukozyten.

Die Leukozyten werden in großen Mengen durch das Blut an die Wunde herangeführt. Sie sammeln sich unterhalb und innerhalb der abzuräumenden nekrotischen Gewebsteile zu Infiltraten (Abb. 477, 5 u. 1). Die Gewebstrümmer werden fermentativ angegriffen und zum größten Teil verflüssigt (s. Lochien, S. 654). Der stehenbleibende Teil bildet den Grundstock für das neue Endometrium. Die Leukozyten haben aber noch eine andere wichtige Aufgabe. Sie bilden zusammen mit Massen von Fibrin den

Wundschutzwall = Leukozytenwall,

der sich bis tief in die bindegewebigen Septen der Uterusmuskulatur hinein erstreckt.

Dieser Schutzwall besitzt antibakterielle und antitoxische Kräfte. Sie sind es, die den ganzen Wundbereich gegen den Angriff von Bakterien abriegeln.

Der Schutzwall ist die **erste und wichtigste Schutzvorrichtung des Uterus zur Abwehr von Keimen.**

Die **zweite** Schutzvorrichtung ist die **Dauerkontraktion** (S. 648) der Uterusmuskulatur. Sie verkleinert die Wundfläche und wirkt dadurch mit beim Verschluß der Gefäße und Saftspalten, den Eintrittspforten für Bakterien.

Zwei Schutzvorrichtungen des puerperalen Uterus zur Keim-
abwehr:

1. Der **Wundschutzwall,**
2. Die **Dauerkontraktion der Uterusmuskulatur.**

Ohne diese beiden Schutzvorrichtungen wäre die große Höhlenwunde im Uterusinnern eine offene Eintrittspforte für krankmachende Keime. Die

Wundheilung = Epithelisierung

und damit die Regeneration des Endometriums geht von den Epithelinseln, also von den Drüsenresten (Abb. 477, 4) aus, die bei Ablösung der Plazenta und Eihäute stehengeblieben sind. Von diesen Inseln aus wächst das Epithel über die epithelentblößten Stromaflächen (= Wunde). Die Wundheilung ist beendet, wenn das ganze Stroma wieder mit Epithel bedeckt ist. Das ist etwa in der 4.—6. Wochenbettwoche der Fall.

Die Lochien = Der Wochenfluß

sind das Sekret der großen Wunde in der Gebärmutterhöhle. Die Beschaffenheit der Lochien im Verlauf des Wochenbettes ergibt sich aus der folgenden Übersicht:

Farbe der Lochien = Spiegel der Gebärmutterwunde

Zeit	Farbe (Konsistenz)	Bezeichnung	Gebärmutterwunde
1.–3.–6. Tag	rein blutig	Lochia rubra, cruenta	Blutstillung noch unvollkommen
Ende der 1. Woche	braunrot, bräunlich (dünnflüssig)	↓ Lochia fusca	Zunehmende Gefäßdrosselung in der Uteruswand, Verschluß der utero-plazentaren Gefäßöffnungen durch Thromben. Lochienmenge geringer, Zumischung von Serum, Lymphe und Leukozyten
Ende der 2. Woche	schmutzig-gelb (rahmig)	↓ Lochia flava	Abstoßung von nekrotischem, meist verflüssigtem Zellmaterial aller Art
Ende der 3. Woche	grauweiß (wässerig-serös)	↓ Lochia alba	Zunehmende Wundepithelisierung, Lochienmenge wesentlich geringer
Nach 4—6 Wochen	Versiegen der Lochien		Wundheilung abgeschlossen

Abweichungen von diesen Angaben sind häufig. Insbesondere kann man auch bei gesunden Wöchnerinnen mehr oder weniger blutige Lochien weit über den 10. Tag Wochenbettag hinaus beobachten.

Über den Keimgehalt der Lochien

Wir wissen seit langem (A. Döderlein, 1887), daß das Lochialsekret in der Uterushöhle bei gesunden, nicht fiebernden Wöchnerinnen nach normal verlaufenen Geburten keimfrei ist. Neuere Untersuchungen (Thomsen und Fromm[1]) haben die Feststellung von A. Döderlein bestätigt.

> **Die Uterushöhle ist im Wochenbett normalerweise keimfrei.**

Im Gegensatz dazu wurde die Uterushöhle nach vaginalen geburtshilflichen Eingriffen (bes. nach manuellen Plazentalösungen) stets keimhaltig gefunden. Eine ein- bis dreimalige vaginale Untersuchung, sofern sie sachgemäß ausgeführt wird, hat keinen Einfluß auf die Vermehrung der Keime (Thomsen u. Fromm).

---

[1] Arch. Gynäk. 177 (1950), 111—148.

In der Zervix und in der Scheide treffen die Lochien mit den ursprünglichen Genitalkeimen (Streptokokken, Staphylokokken, Kolibakterien und anderen pyogenen Keimen) zusammen. Die Lochien werden mit diesen Keimen massenhaft besiedelt. Die Keime vermehren sich vom 2.—3. Wochenbettage an reichlich in den Lochien (E. Philipp).

Merke:

> Die aus dem **inneren Muttermund** ausfließenden Lochien
> sind normalerweise **keimfrei**,
> die aus **Zervix und Scheide** ausfließenden **Lochien**
> sind **hochinfektiös!**

III. Laktation[1])

Das Ingangkommen und die Aufrechterhaltung der Laktation ist ein komplizierter und komplexer Vorgang, der noch nicht in allen Einzelheiten geklärt ist. Der größte Teil unserer Erkenntnisse beruht auf Tierexperimenten. Nach Anselmino und Hoffmann unterscheidet man 4 Phasen:

1. **Mammogenese** = Entwicklung und Aufbau der Milchdrüse zum funktionsfähigen Organ, *Puberät*
2. **Laktogenese** = Auslösung der Milchsekretion in den Drüsenzellen,
3. **Galaktopoese** = Aufrechterhaltung der bestehenden Laktation,
4. **Galaktokinese** = Entleerung der Milch.

1. Mammogenese. = Entwicklung und Aufbau der Milchdrüse zum funktionsfähigen Organ.

Nach allgemeiner Ansicht wird das Wachstum des Brustdrüsenkörpers durch die Steroidhormone des Eierstocks, Östrogene und Progesteron, angeregt und gesteuert. Dabei bewirken die Östrogene die Proliferation der Milchgänge, Progesteron und Östrogene gemeinsam die Aussprossung der Drüsenalveolen und die Proliferation des milchbildenden Alveolarepithels.

In der **Schwangerschaft** erfolgt die Vorbereitung der Milchdrüse auf ihre Funktion, die Milcherzeugung. Das geschieht durch die gleichen Steroidhormone, die jetzt in weitaus größeren Mengen erst vom Corpus luteum verum und danach von der Plazenta erzeugt werden. **Die Sekretion von Milch wird während der Schwangerschaft bis zur Beendigung der Geburt noch gehemmt** (durch Östrogene oder durch besonderen plazentaren Hemmstoff?). Beim Ausdrücken der Brust lassen sich lediglich einige Tropfen **Kolostrum = Vormilch** gewinnen.

2. Laktogenese = Milchbildung = Auslösung der Milchsekretion in den Drüsenzellen unmittelbar nach der Ausstoßung der Plazenta.

Mit dem Fortfall der Plazenta hört die Produktion der in der Schwangerschaft gebildeten Steroidhormone schlagartig auf, da die Ovarien ihre Tätigkeit erst nach und nach wieder aufnehmen. Gleichzeitig tritt das im HVL gebildete **Prolaktin** auf (Syn.: LTH, Luteotrop(h)es Hormon, Luteotrophin, Galaktin, Mammotrophin). Es wird in kleinen Mengen auch außerhalb der Schwangerschaft gebildet. **Prolaktin ist dasjenige**

---

[1]) Lit.: H. E. Voss, Dtsch. med. Wschr. 83 (1958), 288 u. 328; G. A. Hauser u. B. Grüninger, Praxis 49 (1960), 109.

HVL-Hormon, das am voll ausgebildeten Drüsenepithel die Milchsekretion auslöst. Für diese Aktion ist die Hypophyse mit Sicherheit notwendig (Agalaktie nach Hypophysektomie, Little und Mitarbeiter; ferner: Agalaktie beim Sheehan-Syndrom, s. Prakt. Gynäkol.). Die Wirkung des Prolaktins zeigt sich klinisch etwa am 3. Wochenbettag, wenn die Milch einschießt.

3. Galaktopoese = Aufrechterhaltung der bestehenden Laktation im Wochenbett. Die Laktogenese ist durch rein **endokrine** Faktoren bedingt, bei der Galaktopoese kommen jetzt noch **mechanische** und **neurale** Faktoren hinzu. Von größter Bedeutung ist der **Saugakt** an der Brustwarze. Durch ihn wird ein nervaler Reflex über die Hypophyse ausgelöst **(Saugreflex).** Dieser bewirkt

a) das Inganghalten der Prolaktinproduktion,
b) eine vermehrte Oxytozinausschüttung aus dem HHL.

Durch den Saugreiz wird das Drüsenepithel zu einer dauernden Milchsekretion angehalten und andererseits die eigentliche

4. Galaktokinese = Entleerung der Milch, nämlich der „milk-ejecting effect" ausgelöst, d. h. die Milch wird durch Muskelkontraktion ausgepreßt: Das Oxytozin regt die Kontraktion der Myoepithelien in der Alveolarwand sowie die der feineren Milchgänge an (Ch. Hollenbach[1]).

Ein Nebeneffekt des Oxytozins besteht darin, daß es den Uterus **während des Stillens zu Wehen anregt:** Der Saugreiz an der Brustwarze führt zu einer **vermehrten Ausschüttung** des wehenanregenden Oxytozins aus dem HHL.

> **Das Stillen fördert also die Rückbildung des Uterus.**

Es muß der Mutter klar gemacht werden, daß das Stillen nicht nur ein großer Vorteil für ihr Kind, sondern auch für sie selbst ist.

Bei Frauen, die lange stillen, kann die Rückentwicklung über das Ziel hinausschießen: Der Uterus wird kleiner, als er vor der Schwangerschaft war

= **Laktationshyperinvolution.**

Sobald der Zyklus wieder in Gang kommt, wird die Hyperinvolution ausgeglichen.

Von entscheidender Bedeutung für die Aufrechterhaltung der Milchsekretion ist der **Saugreiz** an der Brustwarze und die **Entleerung der Brust:**

Merke:

Wegfall des Saugreizes } führen zur **Atrophie** der Drüsen und damit zum
Nichtentleeren der Brust } **Aufhören der Milchsekretion.**

Zusammensetzung der Milch

	% Milch-zucker	% Eiweiß	% Salze	Kalorien
Kolostrum (Abb. 478)	4	3—9	0,4	1100—1500
Reife Frauenmilch (Abb. 479)	7	1—2	0,2	etwa 700
Kuhmilch	4	3—3,5	0,7	etwa 650

[1] Zbl. Gynäk. 80 (1958), 1760. — Zbl. Gynäk. 81 (1959), 1979.

Das **Kolostrum** ist also im Vergleich zur reifen **Frauenmilch arm an Zucker, reich an Eiweiß,** Salzen und **Kalorien.**

Das Kolostrum (Abb. 478) ist mikroskopisch durch seine „**Kolostrumkörperchen**" gekennzeichnet, das sind Leukozyten, die mit größeren und kleineren Fetttröpfchen beladen sind. Kolostrum wird etwa bis zum 4. Tage gebildet. Sein hoher Nährwert (Eiweiß, Mineralien!) sorgt dafür, daß die Gewichtsverluste des Neugeborenen in den ersten Tagen gering sind (im wesentlichen Wasserverlust).

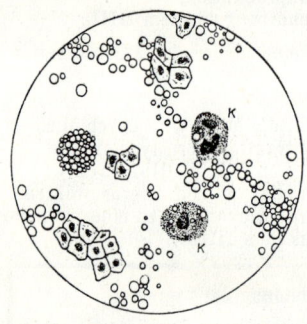 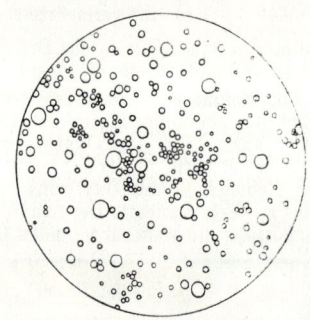

Abb. 478. Kolostrum = Vormilch (Mikropräparat) K = Kolostrumkörperchen

Abb. 479. Fertige Frauenmilch mit größeren und kleineren Fetttröpfchen (Mikropräparat)

Der Vergleich zwischen der **Frauenmilch,** der optimalen Säuglingsnahrung, und der **Kuhmilch** zeigt, daß die Frauenmilch einen höheren Gehalt an **Milchzucker,** die Kuhmilch einen höheren Gehalt an **Eiweiß** und **Salzen** hat. Der Fett- und Kaloriengehalt ist bei beiden Milchsorten ungefähr gleich.

IV. Die Wiederaufnahme der Ovarialfunktion

Während der Schwangerschaft wird die Ausscheidung von gonadotropen Hormonen aus dem HVL durch die Steroidhormone (Östrogene und Progesteron) zunächst des Corpus luteum graviditatis des Eierstocks und später durch die Steroidhormone der Plazenta abgebremst. Infolgedessen fallen während der Schwangerschaft Follikelreifung und Ovulation aus. Nach der Ausstoßung der Plazenta werden vorübergehend nur kleinste Mengen von Steroidhormonen gebildet („relative Steroidverarmung"), da die Ovarien die Hormonbildung noch nicht sogleich wieder aufnehmen. **Somit wird nach Fortfall der Plazenta die Bildung von gonadotropen Hormonen im HVL nicht mehr abgebremst.** Es werden wieder gonadotrope Hormone gebildet, **wodurch die Ovarialfunktion nach und nach in Gang kommt.**

Das **erste Auftreten** des **Zyklus** nach der **Geburt** ist davon abhängig, wann die **Wechselbeziehungen** zwischen dem **HVL-Zwischenhirnsystem** und den **Ovarien** wieder aufgenommen werden.

Bei den **stillenden** Frauen kann man, was das Auftreten der ersten Blutung angeht, **drei Gruppen** unterscheiden:

1. Gruppe: Bei den meisten stillenden Frauen kommt es erst gegen **Ende der Stillzeit** oder erst **nach dem Abstillen** zum ersten Auftreten von Zyklen. Das Ausbleiben der Regelblutung während der Stillzeit bezeichnet man als

Laktationsamenorrhoe.

2. Gruppe: Bei einem kleineren Teil der stillenden Frauen tritt etwa 6—8 Wochen post partum **einmal** eine Blutung auf, wodurch die Laktationsamenorrhoe gewissermaßen unterbrochen wird. Diese Blutung verläuft meist ganz wie eine Regelblutung und wird von den Frauen auch als Regelblutung angesehen. Wie wir noch sehen werden, handelt es sich dabei aber nicht um eine echte Menstruationsblutung.

3. Gruppe: Viel seltener kommt es vor, daß bei stillenden Frauen nach einer Laktationsamenorrhoe von 6—8 Wochen **regelmäßig alle 4 Wochen** Blutungen auftreten.

Ganz allgemein gilt, daß es sich bei der **ersten** oder **den ersten** Blutungen post partum, ganz gleich, wann sie zeitlich auftreten, meist **nicht** um **echte Menstruationsblutungen** handelt, also nicht um Blutungen aus einem sekretorisch transformierten Endometrium nach Ovulation und Corpus luteum-Bildung. Diese ersten Blutungen, die die Frauen zwar für echte Regelblutungen halten, sind so gut wie immer **anovulatorische Blutungen**[1]), d. h. Blutungen ohne vorhergegangenen Eisprung.

Bei den ersten Zyklen nach der Geburt verhält es sich ähnlich wie bei den ersten Zyklen der jungen Mädchen in der Pubertät. Der erste bzw. die ersten heranreifenden Follikel erreichen noch nicht die volle Ovulationsreife, es kommt **nicht** zu einer Ovulation. Dementsprechend wird das Endometrium nur proliferiert oder überproliferiert (Limburg, Dubrauszky[2]), jedoch nicht sekretorisch transformiert. Aus dieser Schleimhaut blutet es, wenn die Östrogenkonzentration im Blut nicht mehr ausreicht, um die im Endometrium entstandene Hyperplasie weiter aufrecht zu erhalten (relativer Östrogenmangel). Es liegt somit eine östrogene Abbruchblutung oder wie man auch sagen kann, eine **anovulatorische Blutung** und keine echte Menstruationsblutung vor (s. Prakt. Gynäk.).

Wann die erste **Ovulation** und damit die erste **echte** Menstruation nach einer Geburt stattfindet, ist also individuell sehr verschieden und hängt von mannigfachen Faktoren ab, insbesondere von der **Dauer der Stilltätigkeit,** nicht zuletzt auch von dem **Gesundheitszustand der Frau.**

Bei **nicht stillenden Frauen** tritt die erste Blutung meist in der **5.—6. Woche post partum** auf. Auch hier gibt es große individuelle Unterschiede.

---

[1]) Wilbrand, U.; Napp, J. H. u. Plotz, J.: Dtsch. med. Wschr. 81 (1956), 66.
[2]) Dubrauszky, V.: Arch. Gynäk. 178 (1950), 174. — Limburg, H.: Geburtsh. u. Frauenhk., 8 (1948), 352.

Stillen und Empfängnis: Obwohl die erste oder die ersten Periodenblutungen meist ohne Eisprung vor sich gehen, und obwohl Frauen, die stillen, ihre erste Ovulation später haben als Frauen, die nicht stillen, kann es auch während der Stillzeit zur Bildung eines befruchtungsfähigen Eies kommen. **Das Stillen ist somit kein sicherer Schutz vor einer neuen Schwangerschaft.** Allerdings ist es ziemlich sicher, daß eine Empfängnis bis zum Ende der 6. Woche nicht möglich ist (J. Zander[1])).

Klinik des Wochenbettes

Die Wochenbettvisite wird besonders von jungen Assistenten oft etwas oberflächlich „erledigt". Das ist nicht richtig und rächt sich eines Tages. Bei jeder Wochenbettvisite ist nach bestimmten Dingen zu fragen und es sind bestimmte Dinge zu tun.

Fragen: Gut geschlafen? (Bei sehr störenden **Nachwehen:** Optalidon, Novalgin, Dolomo u. a.) **Schmerzen?** (Kopfschmerzen in der **Stirn**gegend weisen spezifisch auf Lochialstauung, Schmerzen in der **Mitte** des Unterleibs auf Endometritis und Metritis, Schmerzen an den **Seiten** des Unterbauchs auf eine Adnexitis hin). Wasser gelassen? Blähungen abgegangen? — Unterhaltung über das Stillen.

Kurve betrachten: Puls? Temperatur? Uterusstand und Lochien müssen ebenfalls in den ersten 10 Tagen (= Klinisches Wochenbett) in die Kurve eingetragen werden.

> **Beim Wochenbett geht es in erster Linie um die Frage, ob die große Gebärmutterwunde einen normalen Heilungsablauf zeigt oder nicht.**

Der Puls im Wochenbett

Der Puls ist der prognostisch wichtigste Hinweis auf alle nur möglichen Störungen, die im Wochenbett auftreten können. Die **Pulsfrequenz** beträgt im Wochenbett normalerweise **70—80 Schläge/min.** Ausgesprochen bradykarde Pulse sind selten.

Merke:

Eine Temperaturerhöhung bei langsamem Puls hat eine weitaus geringere Bedeutung als eine Temperaturerhöhung bei frequentem Puls!

Temperatur im Wochenbett

Die **normale Temperatur** im Wochenbett beträgt, axillar gemessen,
36,5—37,0°.

Ab **37,1—37,9°** sprechen wir auch im Wochenbett von **subfebrilen Temperaturen, ab 38°** von **Fieber** im Wochenbett.

[1]) Zander, J.: In Labhardt, A.: Klinik der inneren Sekretion, Springer-Verlag, 1957.

An diese Einteilung sollte man sich korrekt halten. Sieht man von dem Tag der Geburt und dem 1.(–2.) Wochenbettag ab, so gilt:

> ## Über 80% aller Wöchnerinnen haben normale Temperaturen.

Subfebrile Temperaturen sind zu Beginn meist nicht eindeutig zu beurteilen, sie sind aber stets verdächtig auf eine **Endometritis** (S. 677), ohne daß man diese Diagnose sogleich aussprechen darf. **Auf keinen Fall sind subfebrile Temperaturen im Wochenbett als völlig normal anzusehen.** Sehr wahrscheinlich können sie zwar auch durch Resorption von blandem Eiweiß, d. h. den Abbaustoffen, die beim Zerfall von Muskelfasern entstehen, hervorgerufen werden. **Mann kann und darf aber subfebrile Temperaturen im Wochenbett nicht einfach auf die Wunde beziehen,** denn dann müßte jede Wöchnerin subfebrile Temperaturen haben und das ist durchaus nicht der Fall (s. o.). Da man aber nicht sicher trennen kann, bei welcher Wöchnerin eine beginnende Endometritis vorliegt und bei welcher nicht, sollte man Wöchnerinnen mit subfebrilen Temperaturen jenseits des 2. Tages mit Kontraktionsmitteln behandeln, ihnen z. B. 2—3 mal tgl. 15 Tropfen Neogynergen geben und sie gewissermaßen als „**Risikofälle**" ansehen, bes. dann, wenn die **Lochien übelriechend** sind und, wie so oft, die **Uterusrückbildung verzögert** ist.

‖‖‖ **Goldene Regel:** Wöchnerinnen mit **subfebrilen** Temperaturen über den 2. Tag hinaus sollten präventiv mit **Kontraktionsmitteln** behandelt werden!

Temperaturen von 38° und darüber sind ein deutlicher Hinweis auf Regelwidrigkeiten. Selbstverständlich ist in erster Linie an **Puerperalfieber** (S. 673) zu denken, jedoch bedeutet nicht jedes Fieber im Wochenbett Puerperalfieber.

Merke: Fieber (ohne Schüttelfrost) in den ersten 2 Tagen post partum ist oft durch **extragenitale** Infektionen bedingt, z. B. durch eine Zystitis, Pyelonephritis, Bronchitis, Angina u. a.

Fieber vom 3.—4. Tag an hat als Ursache meist einen genitalen Prozeß, nach Häufigkeit: Endometritis (mit oder ohne Lochialstauung), Adnexitis, Parametritis, Puerperalsepsis.

Merke:

‖‖‖ **Der dritte Wochenbettstag ist oft ein kritischer Tag** (Stoeckel), denn eine Infektion die unter der Geburt erfolgt ist, macht am 3. Tag danach Fieber. Wurde sie früher gesetzt, so tritt das Fieber entsprechend früher ein.

Temperatursteigerungen im Wochenbett treten meist erst am **Spätnach-mittag** oder am Abend auf. Die Temperatur muß daher nicht nur morgens, sondern auch zwischen 5 und 7 Uhr nachmittags gemessen werden.

Kontrolle des Fundusstandes

Das eindrucksvollste Zeichen der Rückbildung im Wochenbett ist das Tieferrücken des Uterus von Tag zu Tag. Allerdings gibt es erhebliche indivi-duelle Unterschiede. Der eine Uterus rückt langsamer, der andere schneller tiefer.

Stand des Fundus in den ersten Wochenbettagen:
Siehe die wichtige Tabelle auf S. 651/652!

Bei der Beurteilung des Fundusstandes sind zu beachten:
Größe des Kindes! Zwillinge? Hydramnion? (Überdehnung des Uterusmuskels!)
Lange Geburtsdauer? (Übermüdung des Uterusmuskels!)
Erstgebärende — Mehrgebärende?
Sektio? Bei Isthmusschnitt beobachtet man oft eine auffallend langsame Involution, auch nach anderen geburtshilflichen Operationen ist die Rückbildung oft verlang-samt.
Plazenta- oder Eihautreste? Endometritis?
Retroflexio uteri? (Lochialstauung!)
Unfähigkeit zu stillen? (Stillen fördert die Rückbildung, S. 657).

Häufigste Gründe für einen auffallend hohen Fundusstand:

1. **Volle Blase!** Die volle Blase hebt den Uterus hoch = vorgetäuschter Hochstand (Abb. 480 u. 481). Blase entleeren!
2. **Schlechte Rückbildung = Mala involutio.**

Der Fundusstand darf nur bei entleerter Blase bestimmt werden!

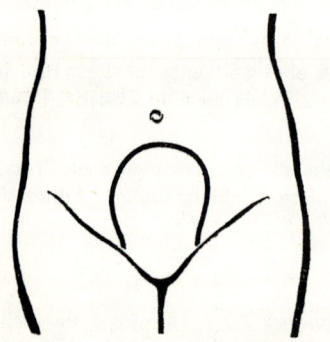 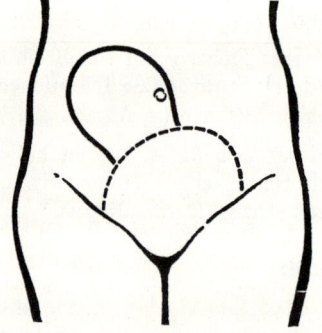

Abb. 480. Uterusstand im Wochenbett (2. Tag) bei leerer Blase

Abb. 481. Vorgetäuschter Hochstand des Uterus im Wochenbett bei voller Blase

Lochienkontrolle

Aussehen und Geruch der mit Lochien (Wochenfluß) getränkten Vorlagen geben Auskunft über den Stand der Wundheilung.

Farbe der Lochien, ⎱ Siehe **wichtige Tabelle auf S. 655.**
Menge der Lochien ⎰

Die Vorlage von der Nacht muß aufgehoben werden, bis der Arzt sie bei der Morgenvisite besichtigt hat.
Die mit Wochenfluß beschmierten und durchtränkten Vorlagen müssen mit größter Vorsicht behandelt werden:

Wochenfluß = infektiöses Wundsekret!
Weder von der Wöchnerin noch vom Arzt oder der Schwester oder Hebamme dürfen Vorlagen mit den Fingern angefaßt werden!

Es droht

der **Wöchnerin**	die **Mastitis,**
dem **Kinde**	die **Nabelinfektion,**
der **Schwester** oder Hebamme	das **Panaritium.**

Wochenbettvorlagen sind stets hoch infektiös! Für jede Wöchnerin muß eine Vorlagenpinzette vorhanden sein, die in einem Glas mit Desinfektionsflüssigkeit zu stehen hat. Beim Vorlegen, Wegnehmen, Vorzeigen und Sammeln sind die Vorlagen ausnahmslos **mit der Pinzette anzufassen!** Ärzte, Hebammen und Schwestern dürfen nicht müde werden, den Wöchnerinnen jeden Tag von neuem diesen Grundsatz einzuprägen.
Die Vorlagen müssen mindestens **viermal** am Tage gewechselt werden. Gebrauchte Vorlagen kommen direkt in den Abfalleimer und werden schnellstens verbrannt. Niemals dürfen sie im Nachtgeschirr oder im Zimmer herumliegen.

Die sorgfältige
> Beobachtung des **Pulses** und der **Temperatur,**
> die Kontrolle des **Uterusstandes** und der **Lochien**

sind im Wochenbett deswegen so außerordentlich wichtig, weil man die Gebärmutterwunde nicht, wie z. B. eine äußerliche Wunde, direkt betrachten und beurteilen kann. Sicherste Zeichen für normale Wundheilung sind normaler Verlauf von Puls und Temperatur, sowie normale Lochien und normaler Fundusstand.

Harnentleerung im Frühwochenbett

(Frühwochenbett = erste 10—14 Tage des Wochenbettes): Wöchnerinnen erzeugen sehr viel Harn. In den ersten Tagen nach der Geburt setzt eine „Harnflut" ein. Das Wasser, das in der Schwangerschaft reichlich in die Gewebe eingelagert wurde, wird durch die Nieren jetzt wieder ausgeschieden (= „Entödemisierung" der Wöchnerin)

= vermehrte Harnbildung im Frühwochenbett

(täglich 2—4 l, bei Schwangerschaftshydrops bis zu 6 l täglich, Zangemeister).

Andererseits ist in den ersten Tagen des Wochenbettes die Harnentleerung erfahrungsgemäß immer erschwert. Diese Tatsache darf aber nicht dazu führen, daß die Wöchnerinnen schon am ersten Wochenbettstage dauernd gedrängt werden, Wasser zu lassen. Tut man das, dann geht es nämlich überhaupt nicht. Zum ersten Wasserlassen soll man der Wöchnerin ruhig 24 Stunden nach der Geburt Zeit lassen. Erst wenn innerhalb dieser Zeit die Blase nicht entleert werden konnte, darf man von **Harnverhaltung im Wochenbett** (Ischuria puerperalis) sprechen. Jetzt muß etwas gegen diese Störung unternommen werden.

Zu den wichtigsten Aufgaben der Wochenbettpflege
gehört die **Überwachung der regelmäßigen Blasenentleerung!**

Ursachen der Harnverhaltung im Wochenbett

a) Die Hauptursachen sind die **intra partum** entstandenen **Läsionen** an der Harnröhre und Blase. Sie entstehen dadurch, daß der ins Becken tretende Kopf diese Organe mit hohem Druck gegen die knöcherne Beckenwand quetscht. Es kommt zur Schleimhautschwellung (Ödem) des Blasenhalses und zu Blutextravasaten in der Blasenwand.

b) Reflektorischer Sphinkterkrampf: Er tritt auf, wenn die Frauen dauernd bedrängt werden, nun endlich Wasser zu lassen und wenn Harn mit Dammriß- oder Episiotomiewunden in Berührung kommt.

c) Schwangerschafts- und Wochenbetthypotonie: Der Tonus der Blasenwand ist von der Schwangerschaft her noch erheblich vermindert.

d) Viele Frauen können **in Rückenlage** kein Wasser lassen.

Gefahren der Harnverhaltung: Restharnbildung, Zystitis. Sogar Rupturen sind beschrieben worden. **Allgemeine Maßnahmen:** Man muß zunächst alles versuchen, um die Wöchnerin zum **spontanen Wasserlassen** zu bringen! Mit heißem Wasser gefülltes Steckbecken unterschieben, Thermophor auf die Blasengegend, Berieseln der Vulva mit warmer Kochsalzlösung, warme Sitzbäder, Leitungswasser laufen lassen, ganz sanftes Ausdrücken der Blase durch die Hand des Arztes.

Wichtigste Maßnahme: Die Wöchnerin früh aufstehen lassen und zur Toilette führen!

Medikamentöse Maßnahmen: Doryl (2 mal täglich 1 ml i. m.), falls ohne Wirkung an Sphinkterspasmus denken und z. B. **Buscopan** (2 mal täglich 1 Ampulle i. m.) geben. Ferner zu empfehlen **D. H. E.** = Dihydroergotamin (3 mal täglich 15 Tropfen) oder **Strychnin** z. B. in Form des **Movellan** (3 mal täglich je 2 Dragees). — Für gute Rückbildung des Uterus sorgen (**Methergin,** 3 mal täglich 10—20 Tropfen), da sie die Blasenentleerung erleichtert:

Uteruskontraktion hat Blasenkontraktion zur Folge!

Wenn alle Maßnahmen versucht wurden und nicht zum Ziele führten, steht

an letzter, allerletzter Stelle das Katheterisieren!

An allerletzter Stelle deswegen, weil dabei auch bei peinlichster Beobachtung der Vorschriften Keime in die Blase verschleppt werden!

Fast alle Zystitiden werden ankatheterisiert!

Zeigt es sich, daß öfteres Katheterisieren notwendig ist, dann ist es besser, für 2–3 Tage einen **Dauerkatheter** einzulegen.

Mastdarmentleerung

Die Stuhlverstopfung im Wochenbett ist bis zu einem gewissen Grade als physiologisch anzusehen.

Ursachen: Der Tonus des Darmes ist von der Schwangerschaft her noch vermindert, der Darm ist „weitergestellt", Bauchdecken und Beckenboden sind erschlafft, der Darm ist infolge der Uterusentleerung verlagert.

Die Wochenbettsobstipation ist die Fortsetzung der Schwangerschaftsobstipation (Stoeckel)

Spätestens am 3. Tag soll der erste Stuhlgang erfolgen. Danach ist mindestens jeden zweiten Tag für Stuhlgang zu sorgen.

Abführmittel im Wochenbett: Zum Ingangbringen des Stuhlganges gibt man am 2. Wochenbettstage abends z. B. **Dulcolax** (2—3 Dragees) oder **Agarol** (1—2 Eßlöffel) evtl. auch Istizin. Wenn am 3. Tag noch kein Erfolg: Rizinusöl in Kapseln oder Darmeinlauf.

‖‖ **Drastika** und **abführende Salzlösungen** (Karlsbader Salz) können im Wochenbett nicht angewandt werden, da sie Wasser entziehen und dadurch die Milchsekretion herabsetzen.

Ist der Stuhlgang einmal in Gang gebracht, so genügen zum Inganghalten meist 1—2 Dragees Dulcolax oder kleine Seifenwassereinläufe.

Gymnastik im Wochenbett

Die Gymnastik im Wochenbett hat sehr große Bedeutung: Straffung der Bauch- und Beckenbodenmuskulatur, Anregung des Kreislaufes, Vorbeugung vor Vorfall- und Senkungsbeschwerden und Kreuz- und Rückenschmerzen. **Grundsätze:** An den ersten beiden Tagen keine Gymnastik. Die Wöchnerin braucht zunächst **Ruhe**, nicht nur wegen der eben überstandenen Anstrengungen, sondern auch wegen der großen frischen Gebärmutterwunde. **Beginn bei der gesunden Wöchnerin am 3. Wochenbettag = 1. Übungstag.** Bei Wöchnerinnen mit Dammwunden und solchen mit Fieber verschiebt man die Gymnastik und läßt zunächst außer **Atemübungen** nur **Massagen** des **Rückens** und der **Extremitäten** ausführen.

Man unterscheidet

1. Übungen zur Anregung der **Blutzirkulation** in den Gliedmaßen,
2. **Atemübungen,**
3. Übungen für die **Beckenbodenmuskulatur,**
4. Übungen für die **Bauchmuskulatur,**
5. Übungen für die **Rückenmuskulatur.**

Übungsbeispiel (Kombination der Methoden nach Schröder und Martius).

1. Tag = 3. Wochenbettag:

Anregung der Blutzirkulation in den Extremitäten:
Hände rasch und scharf beugen und strecken. Hände kreisen. Faust öffnen und schließen. Arme beugen und strecken. Mit angebeugten Armen im Schultergelenk kreisen.

Atemübungen (Bauchatmung = gründliche Ventilation und Kreislaufanregung):
Hände unter dem Kopf verschränken, Bauch vorwölben und einatmen, Kopf von der Unterlage abheben und ausatmen.

2. Tag. Zehen einkrallen und strecken. Füße beugen und strecken. Füße kreisen. Füße gegeneinander kippen.

3. Tag. Wie oben, dazu Übung für die **Beckenbodenmuskulatur:** After mehrmals kräftig schließen.

4. Tag. Wie oben, dazu Knie einzeln anziehen und strecken. Beide Knie anziehen und strecken.

5. Tag. Übung für die **Bauchmuskulatur** (im Liegen):
Oberkörper bis zur Sitzhaltung heben, zuerst mit Unterstützung der Arme, später mit vorgestreckten Armen oder mit unter dem Kopf verschränkten Händen.

6. Tag. Übung für die **Rückenmuskulatur** (im Liegen):
Beine beugen und heben. Heben und Senken des unteren Rumpfes bei im Knie gebeugten Beinen. Dabei Wirbelsäule allmählich abrollen lassen.

7. Tag. Wiederholung des Vorigen. Sodann: Beine spreizen und schließen. Beine im hohen Bogen von einer Bettkante zur anderen legen.

Im späteren Wochenbett sollen noch folgende Übungen angeschlossen werden:
Die gestreckten Beine wechselseitig heben und senken.
Die gestreckten Beine gleichzeitig heben und senken.
Mit gestreckten Beinen kreisen.

Die Gymnastik hat nur Sinn, wenn sie über die 8—10 Kliniktage hinaus **regelmäßig** jeden Morgen mindestens in den ersten 3—4 Wochen nach der Entbindung ausgeführt wird. **Das muß der Wöchnerin sehr nachdrücklich klargemacht werden.** Aus diesem Grunde muß auch dafür gesorgt werden, daß die Wöchnerin die wichtigsten Punkte des Programms allein auszuführen lernt.

Aufstehen im Wochenbett — Frühaufstehen

Das Frühaufstehen wurde schon 1878 von O. Küstner und besonders von B. Krönig empfohlen. Es konnte sich in Deutschland aber erst nach dem zweiten Weltkriege allgemein durchsetzen. Heute sind die

Vorteile des Frühaufstehens

allgemein anerkannt: Es ist eine wenn auch nicht sichere Prophylaxe gegen die Thrombose und Embolie, und es beschleunigt die Rückbildungsvorgänge; die Lochialstauungen sind seltener, das Wasserlassen geht leichter, die Darmtätigkeit, der Kreislauf und der Stoffwechsel werden angeregt. Darüber hinaus fördert das Frühaufstehen das Wohlbefinden, hebt die Stimmung und hat keine Nachteile. Zur Thromboembolie-Prophylaxe 2 × 1 Kapsel Venostasin retard tgl.

Etwa **5—8 Stunden** nach der Entbindung steht die Wöchnerin das erste Mal kurz auf, während ihr Bett in Ordnung gebracht wird.

Etwa **24 Stunden** nach der Entbindung geht die Wöchnerin das erste Mal (in Begleitung einer Schwester) auf die Toilette.

Viele Geburtshelfer lassen die Wöchnerin auch nach Dammnähten und nach Sektio in gleicher Weise aufstehen. Die meisten warten allerdings damit bis zum 5. oder 6. Tag, an dem die Fäden gezogen werden.

Ausgeschlossen vom Frühaufstehen sind

Fälle von Eklampsie

fieberhaften Zuständen ⎫
tiefer Venenentzündung ⎪ **Längere**
Symphysenschäden   ⎬ **Bettruhe**
schlechtem Allgemeinzustand ⎭ **erforderlich!**

Wöchnerinnen mit **subfebrilen** Temperaturen sollte man nur zur Toilette aufstehen lassen und im übrigen liegen lassen!

Entlassung aus der Klinik

am 6.—7.—10. Wochenbettstage

I. Entlassungsuntersuchung

1. Untersuchung der **Brüste** (stets zuerst!). Betrachtung der Warzen (Schrunden?) und der ganzen Brust (Rötung, Schwellung?), danach Betastung der Brust (Schmerzen? Umschriebener Schmerz an irgendeiner Stelle?).

2. Bestimmung des **Fundusstandes** (S. 652) durch **äußere** Untersuchung.

3. Betrachtung von Vulva und Damm bei den Wöchnerinnen mit **Nähten** nach Episiotomien und Dammrissen.

Eine **vaginale** Untersuchung wird nicht bei der routinemäßigen Entlassungsuntersuchung sondern bei der Nachuntersuchung 6 Wochen später vorgenommen.

II. Nachdrückliche Beratung und Belehrung:

1. Blutungen: Bei der stillenden Frau kommt die erste Blutung nicht vor der 6. bis 8. **Woche** (s. S. 659), jede Blutung **vorher** ist keine „Regel", sondern eine **regelwidrige** Blutung und muß dem Arzt sofort gemeldet werden.

2. Brüste: Die Wöchnerin ist vom Arzt ganz besonders darauf hinzuweisen, daß sie bei **allergeringsten Schmerzen** an der Brust, bei **leichtester** Schwellung oder (und) **geringster Rötung**, besonders bei **Temperaturanstieg** (aber auch ohne diesen!!) sofort einen **Arzt aufsuchen** muß! Nicht erst Hausmittel versuchen! Kostbarste Zeit geht dadurch verloren.

> Die **Brustentzündung** im Wochenbett (S. 701) ist eine **sehr angreifende, langwierige und gefährliche** Erkrankung, wenn nicht **sofort, richtig** und **energisch** gehandelt wird!

3. Jede Temperatursteigerung über 38° ist zu melden!

4. Baden: Zunächst nur abbrausen! Wannenbäder sind erst von der 4. Woche an erlaubt. Vorher keine Bäder wegen der möglichen Gefahr der **Brustinfektion** durch das Badewasser.

5. Geschlechtsverkehr ab 6 Wochen post partum.

6. Nachuntersuchung, wenn das Kind 6 Wochen alt ist.

7. Gespräch über das **Kind** und das **Stillen** (S. 669).

668

Das Stillen

Die Brusternährung ist für das Gedeihen der Kinder von ausschlaggebender Bedeutung. Sie ist mit allen Mitteln zu fördern. Voraussetzung für das Stillen ist die **Stillfähigkeit** der Mutter, die in 80—90% vorhanden ist, wenn man die weitverbreiteten Bedenken und die fehlende Bereitschaft beseitigt. Geburtshelfer, Säuglingsschwestern und Hebammen können viel zur **Förderung des Stillwillens** beitragen. Die beste Gelegenheit für die Stillpropaganda ist die Zeit des **Anlegens.** Der Mutter ist immer wieder nachdrücklichst folgendes zu sagen:

Die Sterblichkeit der Brustkinder ist erheblich viel niedriger als die der Flaschenkinder. Brustkinder sind gegenüber allen Krankheiten viel widerstandsfähiger als künstlich ernährte Kinder.

> Die Brustmilch der eigenen Mutter ist die natürliche und damit beste Ernährung für ein Neugeborenes. Sie hat eine Zusammensetzung an Eiweiß, Fett, Kohlehydraten und Salzen, die auch mit der teuersten künstlichen Ernährung nicht erreicht werden kann.

Händedesinfektion der Mutter vor dem Stillen: Vor jedem Anlegen müssen die Hände **mindestens 10 Minuten** mit der **Bürste** in einer Desinfektionslösung gewaschen werden! Nicht nur in der Klinik, sondern auch zu Hause! Fingernägel ganz kurz halten! Niemals mit dem Wochenfluß in Berührung kommen. Niemals die Gegend unterhalb des Nabels berühren! Nie an die unteren Partien des Hemdes kommen! Niemals eine Vorlage berühren! Niemals darf das, was „braun ist an der Brust", also die Warze und der Warzenhof, mit den Fingern berührt werden.

Stilltechnik: Vorbedingungen für eine richtige Stilltechnik ist eine gute Anleitung durch Schwester, Hebamme oder Arzt. Vor und nach jedem Anlegen werden die Brustwarzen und Umgebung mit abgekochtem Wasser gründlich gereinigt. Beim Halten des Kindes sollen es Mutter und Kind bequem haben (im Liegen oder Sitzen mit Unterstützung, sonst Rückenschmerzen). Besonders die Stillversuche in den ersten Tagen erfordern Geduld, bis der Säugling den ganzen Warzenhof mit dem Mund erfaßt und kräftig saugt. Für freie Nasenatmung des Kindes sorgen!

Kind nicht zu lange anlegen! Das Kind soll nicht länger als **12 bis 15 Minuten** an der Brust liegenbleiben. Kind während des Stillens nicht mit der Warze im Munde einschlafen lassen! In 12 bis 15 Minuten bekommt das Kind 98% der Milchmenge. Es ist sinnlos, das Kind wegen des Restes weitere 10 Minuten saugen zu lassen. **Auf diese Weise entstehen mit Sicherheit Schrunden an der Warze!**

> **Verhütung von Schrunden = Verhütung der Mastitis!**

Der Rest **muß** mit einer Handpumpe, nicht elektrisch, vorsichtig **ganz** entleert werden! Sonst kommt es mit Sicherheit zur Milchstauung! Nicht die Brust mit der Hand ausdrücken lassen!

Warzenpflege: Zur Verhütung bzw. Behandlung von Rhagaden empfiehlt es sich, die Warzen in den ersten 10 Tagen des Wochenbettes prophylaktisch mit Puder oder (und) Salbe zu behandeln.

Die einen bevorzugen Puder, die anderen Salbe, wieder andere geben Puder am Tage und nachts Salbe. Bei puderempfindlicher Haut, besonders bei blonden Frauen, nur Salbenbehandlung.

Puderbehandlung: Gantrisin-Bepanthenpuder, Talkum-Zinkoxyd-Puder, Aluminiumhydroxydpuder.

Salbenbehandlung: Bepanthensalbe, Hirudoidsalbe, Mova-Balsam, Fissan-Brustwarzensalbe, Gantrisin-Bepanthen-Gel. u. a. Von antibiotikahaltigen Salben wird heute allgemein abgeraten. Besonders bewährt hat sich mir die folgende Zusammenstellung:

Brustwarzensalbe (100,0)

Rp.	Zinci oxydati	5,0
	Anaesthesin-Ersatz	10,0
	(nach D. A. B. VI)	
	Olei olivarum	10,0
	Unguenti mollis	55,0
	Aquae Hamamelidis	10,0
	Balsami peruviani	10,0

M. f. ungt.   D. S. zur Behandlung von Rhagaden.

Bestreichen der Brust mit der Salbe einmal abends, bei empfindlichen Brüsten (Blondinen) nach jedem Anlegen. Darauf kommt ein steriles Mulläpchen.

Vor dem Stillen ist die Salbe vorsichtig mit einer Alkohol-Glyzerin-Lösung (aa) abzutupfen.

> Keine **feuchten** Verbände auf die Rhagaden (bewirken Mazeration).

Schrunden nicht anatmen! Gefahr der Mastitis! Zumindest bei Erkältung und in Grippezeiten hat die Mutter beim Stillen und Betreuen des Säuglings einen Mundschutz zu tragen.

Bei tiefen, sehr schmerzhaften Schrunden setzt man das Kind für 1 bis zwei Tage von der erkrankten Brust ab und läßt zu den Stillzeiten die Milch abpumpen.

Erstes Anlegen noch im KRS

Das ~~erste Anlegen des Neugeborenen an die Brust der Mutter geschieht am 2. Lebenstage.~~ Das Kind wird **täglich 5 mal** angelegt, jeweils im Abstand von **4** Stunden. Erstes Anlegen früh um **6** Uhr, danach um **10, 14, 18** Uhr, letztes abends um **22** Uhr. Nachtpause für Mutter und Kind = **8** Stunden. Diese

5 Mahlzeiten am Tage

sowie die Anlegezeiten sind aus erzieherischen Gründen streng einzuhalten. — Bei untergewichtigen und trinkschwachen Kindern kann die Zahl der Mahlzeiten auf 6 oder 7 am Tage mit einem Abstand von 3 Stunden erhöht werden.

Formel zur Berechnung der an der Brust zu trinkenden Milchmenge:
Zahl der Lebenstage minus 1 mal 50 bis 70
z. B. beträgt die ausreichende Milchmenge am 6. Tage =
6—1 = 5 mal 50 bis 70 = 250 bis 350 g.

Tagestrinkmengen

1. Lebenstag:	6. Lebenstag: 250—350 g
2. Lebenstag: 50—70 g	7. Lebenstag: 300—420 g
3. Lebenstag: 100—140 g	8. Lebenstag: 350—490 g
4. Lebenstag: 150—210 g	9. Lebenstag: 400—560 g
5. Lebenstag: 200—280 g	10. Lebenstag: 450—630 g

Dauer der einzelnen Stillmahlzeit: 10 bis höchstens 15 Minuten. Längeres Anlegen an der Brust führt zum Wundwerden und zur Rhagadenbildung der Brustwarzen (Mastitisgefahr!). Das Kind wird jeweils nur an eine Brust angelegt. **Gewicht der Neugeborenen:** Regelmäßige Gewichtsabnahme in den ersten 3—5 Tagen, daher „**Physiologische Gewichtsabnahme**". Ursache: Flüssigkeitsverlust durch Urin- und Stuhlentleerung, sowie durch Atmung und Abdunstung. Die Gewichtsabnahme soll nicht mehr als $1/10$ des Geburtsgewichts ausmachen. Anstieg der Gewichtskurve etwa ab 5. Tag. Das Geburtsgewicht wird zwischen dem 10. und 14. Tag wieder erreicht.

In einigen Fällen wird das Trinken erschwert (**Stillschwierigkeiten**) oder unmöglich gemacht (**Stillhindernisse**).

Stillschwierigkeiten

1. von seiten der Mutter: Flach- und Hohlwarzen, Rhagaden, Mastitis, schwer fließende Brüste, Hypogalaktie (Unergiebigkeit der Brüste, quantitativ ungenügende Milchsekretion tritt bisweilen konstitutionell auf, ist aber wesentlich häufiger durch fehlende Bereitschaft zum Stillen oder unsachgemäße Stilltechnik bedingt).

Es ist fraglich, ob es sicher wirkende Mittel zur Hebung der Milchproduktion gibt. Manche empfehlen **Agnolyt** (Madaus), 3 mal tgl. 15 Tropfen. Bei schwerfließenden Brüsten und auch bei Milchstauung wird das **Syntocinon Nasenspray** (Sandoz) zur Anwendung empfohlen (Syntocinon=synthetisches Oxytozin, s. S. 187): 5 Minuten vor dem Stillen oder Abpumpen wird Syntocinon in die Nasenhöhle gesprüht.

> **Der beste Reiz zur Milchbildung ist die völlige Entleerung der Brust mit der Milchpumpe nach jeder Mahlzeit!**

2. von seiten des Kindes: Saug- oder Trinkschwäche, Schnupfen, angeborene Mißbildungen (Hasenscharte, Wolfsrachen, Lippen-, Kiefer- und Gaumenspalten).

Stillhindernisse

a) von seiten der Mutter: Die Erkrankung der Mutter an **Tuberkulose** ist ein **absolutes Stillhindernis,** und zwar sowohl die offene als auch die geschlossene

(s. unten). Abstillen! Strenge räumliche Trennung von Mutter und Kind bis das Kind den wirkungsvollen und unbedingt notwendigen **BCG-Schutz** hat = etwa **6—8 Wochen.** Geht man nicht so vor, dann drohen dem **Kind in einem für Tuberkulose besonders anfälligen Stadium zwei große Gefahren:**

1. **Infektion durch die infizierte Milch,** die auch ohne tuberkulöse Erkrankung der Brustdrüse in 20% der Fälle Tuberkelbakterien enthält (Khondouchina)

2. **Gefahr der Tröpfcheninfektion.**

‖ **Man muß auch stets bedenken, daß die Schwangerschaft eine geschlossene Tuberkulose unbemerkt aktivieren kann!**

Die Grundsätze für das Anlegen des Kindes bei der **Lues** finden sich auf S. 730.

Bei **schweren, konsumierenden Krankheiten** der Mutter (Sepsis, Eklampsie, dekompensierter Herzfehler, Nieren- und Lebererkrankungen u. a.) ist das Kind von der Brust abzusetzen. Bezgl. **Mastitis** s. S. 708.

Bei **serologischen Unverträglichkeiten** (Rh-, ABO-System u. a.) soll in den ersten 8 Tagen nicht angelegt werden, da die Antikörper sich in dieser Zeit auch in der Milch finden.

b) von seiten des Kindes: Stillhindernisse können die sekundäre Trinkschwäche der Frühgeborenen und die schon oben unter b) genannten Mißbildungen sein.

Dauer des Stillens: Die Mutter soll ihr Kind mindestens 3 Monate aber nicht länger als 9 Monate stillen.

(6) wegen Schadstoffgehalt

Abstillen

Primäres Abstillen: Hemmung der Laktation bevor sie eingesetzt hat.

Sekundäres Abstillen: Unterdrückung einer bestehenden Laktation.

Feuchte Brustumschläge, Brüste hochbinden, wenig trinken lassen, keine Suppen, kein Obst, kräftig abführen. Medikamentös: Östrogene, z. B. Progynon B ol. 2—4 Tage lang 1 mal tgl. 10 mg (2 Ampullen) i. m. oder Cyren B forte an 3—5 aufeinanderfolgenden Tagen je 5 mg (2 Ampullen). Zusätzlich kann man ein Saluretikum verabreichen, z. B. Lasix: 1 mal tgl. 1 Tabl. zu 40 mg. *2 × 1 Pravidel Tbl.*

In neuerer Zeit hat Scholz empfohlen, anstelle von Östrogenen eine Kombination von **Östrogenen und Androgenen** zu geben[1]): Einmalige Injektion von 12 mg Östradiolvalerianat und 270 mg Testosteronönanthat (= 3 Ampullen Primodian-Depot).

Bei dieser Behandlungsform sind die bisher üblichen zusätzlichen Maßnahmen wie Flüssigkeitsbeschränkung und Gabe von Diuretika nicht mehr erforderlich. Entscheidend für den Erfolg oder Mißerfolg des primären Abstillens ist der Zeitfaktor:

---

[1]) Scholz, H.: Geburtsh. u. Frauenheilk. 21 (1961), 565.

Nur wenn das Hormonpräparat schon in der Austreibungsperiode gegeben wird, kommt es bei der überwiegenden Mehrzahl der Fälle nicht zum „Einschießen" der Milch.

Beim sekundären Abstillen kommt es bei allen Fällen, beim primären Abstillen nur ausnahmsweise, zu einer **schmerzhaften Stauung in den Brustdrüsen,** die nach ein bis zwei Tagen vollständig abklingt. Zur Linderung der Beschwerden wird in diesen Tagen das Auflegen von Eisblasen — sonst keine weitere Zusatzbehandlung — empfohlen. **Fehlgeburten** höherer Schwangerschaftsmonate (Mens IV—VI) sollten primär abgestillt werden, da es bei etwa 75% zu einem schmerzhaften Einschießen der Milch kommt.

Puerperalfieber

= Kindbett- oder Wochenbettfieber

Unter Puerperalfieber verstehen wir jeden fieberhaften Krankheitsprozeß im Wochenbett, der durch **Eindringen von pathogenen Bakterien in eine der Geburtswunden** entstanden ist.

Die Geburtswunden:

a) **Uteruskörper:** Die größte, gefährlichste und daher wichtigste Geburtswunde ist die Höhlenwunde des Uterus (S. 652) mit ihren weiten Blutgefäßen und Lymphräumen besonders an der Plazentahaftstelle.

b) **Weichteilschlauch:** Verletzungen des unteren Uterinsegments, des Zervikalkanals, der Scheide und der Vulva. Nicht eine einzige Geburt läuft ab, ohne daß kleine und kleinste Verletzungen an diesen Stellen entstehen. Scheiden-, Dammriß- und Episiotomiewunden bedeuten Rieseneintrittspforten für Bakterien.

In vielen Fällen wird der puerperale infektiöse Prozeß schon im Bereich dieser Wunden „abgeriegelt", also lokalisiert. In anderen Fällen wandern die pathogenen Keime von der infizierten Wunde aus auf verschiedenen Wegen in den Körper hinein.

Über die Ausbreitung der puerperalen Infektion

Kommt es zur Infektion einer Geburtswunde, z. B. des Endometriums, so gibt es zwei Möglichkeiten:

I. Möglichkeit: Die Infektion **bleibt auf die Geburtswunde beschränkt,** die Infektion breitet sich nicht weiter aus = **Lokal begrenzte Infektion im Wochenbett** (S. 676).

II. Möglichkeit: Die Infektion bleibt nicht auf eine der Geburtswunden beschränkt. Von der befallenen Wunde, meist der **Plazentahaftstelle,** wandern

die Bakterien auf verschiedenen Wegen weiter in den Organismus. Je nach dem Wege, den die fortschreitende Infektion dabei nimmt, unterscheidet man

Drei Wege der puerperalen Infektion:

1. Schleimhautweg: (S. 679)

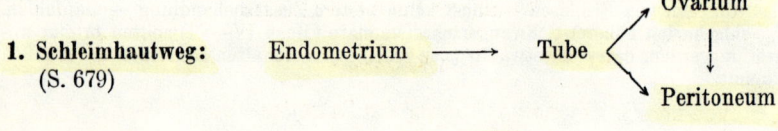

2. Lymphweg: (S. 681)

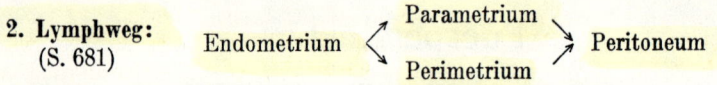

3. Blutweg: Allgemeininfektion = **Puerperale Sepsis**
(S. 683) = bösartige, schwere Form des Puerperalfiebers.

Die Frage, ob ein fieberhafter Prozeß im Wochenbett als Puerperalfieber zu bezeichnen ist oder nicht, hängt also keineswegs etwa von dem Schweregrad des Zustandes ab. Von Puerperalfieber muß immer dann gesprochen werden, wenn es sich um eine Infektion handelt, die von den **Geburtswunden** ausgeht. Alle anderen durch Infektion im Wochenbett auftretenden Krankheitsprozesse extragenitalen Ursprungs, z. B. die Mastitis puerperalis, die Zystitis, die Pyelonephritis sowie interkurrente Krankheiten wie Pneumonie, Angina usw. fallen unter die Rubrik „Fieber im Wochenbett" und dürfen nicht als „Puerperalfieber" bezeichnet werden.

Erreger des Puerperalfiebers: Streptokokken (bei weitem am häufigsten), Staphylokokken, Bacterium coli, Gonokokken und viele andere. Hinzu kommen Anaerobier, die totes Gewebe zersetzen, sog. Saprophyten („Fäulniserreger", Ergebnis: „putride" Infektion). Die Erfahrung hat gezeigt, daß es sich bei der puerperalen Infektion fast immer um eine Mischinfektion handelt.

Über die Herkunft der Keime im Wochenbett

Für die Praxis ist am wichtigsten die Unterscheidung zwischen der exogenen und der endogenen Infektion.

1. Exogene Infektion = Fremdinfektion = Infektion mit **exogenen** Keimen. Das heißt: Die Keime am Handschuh des Geburtshelfers oder der Hebamme oder an Instrumenten sind es, die bei einer vaginalen Untersuchung oder einem Eingriff unter der Geburt oder im Wochenbett in die Geburtswege der Frau gebracht werden.

Abhilfe: Beachtung der Noninfektion, der Desinfektionsvorschriften und der Sterilität der Instrumente!

2. Endogene Infektion = Infektion mit **endogenen** Keimen = Infektion mit Keimen der **Frau** selbst, d. h. mit Keimen, die bereits an der Vulva, in der Scheide oder an anderen Teilen des Körpers der Frau vorhanden sind. Hierbei gibt es

2 Möglichkeiten:

a) Spontaninfektion = Spontan aszendierende Infektion: Die endogenen Keime der Frau dringen ohne Berührung der Kreißenden oder Wöchnerin in die oberen zunächst keimfreien Abschnitte des Geburtskanals ein.

674

b) Artefizielle endogene Infektion: Die endogenen Keime der Frau werden durch einwandfrei sterilisierte Handschuhe oder Instrumente in die Gebärmutterhöhle verschleppt (vaginale Untersuchung, Austastung der Gebärmutterhöhle, geburtshilfliche Operationen mit Instrumenten).

Der

Verlauf der Puerperalinfektion

hängt ab von

3 Faktoren:

1. Von der **Angriffskraft (Virulenz)** der Bakterien.

2. Von der **allgemeinen Abwehrkraft** des befallenen Organismus: Langdauernde Geburten (= über 18 Std.!), hoher Blutverlust und operative Eingriffe erhöhen die Infektionsgefahr erheblich, weil sie eine Erschöpfung der Wöchnerin und eine Herabsetzung der allgemeinen Abwehrkraft zur Folge haben.

3. Von dem **Zeitpunkt der Infektion:** Kommt es bei einer spontan ablaufenden Geburt nach dem Blasensprung zu einer Aszension von infektiösen Keimen aus der Scheide, so darf man annehmen, daß es gewöhnlich **etwa 3 Tage** dauert (vom Zeitpunkt des Blasensprungs ab gerechnet), bis das Cavum uteri mit diesen Keimen besiedelt ist. Der Organismus hat also unter diesen Umständen im Wochenbett 3 Tage Zeit, um seine durch die Geburt verminderte Abwehrkraft gegen eine Infektion wieder zu verstärken. Wird dagegen die Infektion unter der Geburt **direkt auf die vom schützenden Epithel entblößte Uterusschleimhaut, insbesondere die Plazentahaftstelle** gebracht, z. B. bei einer Austastung der Gebärmutterhöhle mit nicht einwandfrei sterilen Handschuhen, so trifft die Infektion zweifellos auf einen Körper von verminderter Abwehrkraft.

Geschichtliches

Solange Kinder geboren werden, solange gibt es mit großer Wahrscheinlichkeit auch schon Kindbettfieber. Viele der ältesten Schriftsteller (Hippokrates, Galen u. a.) erwähnen es. Als mörderische Seuche trat das Kindbettfieber aber erst seit Errichtung der Gebärhäuser und der Unterrichtung von Studenten am Gebärbett auf. Die ältesten Berichte über das Auftreten des Kindbettfiebers als schwerste Endemie stammen aus dem Hôtel Dieu in Paris, dem ältesten Gebärhaus der Welt.

Der Mann, dem das unsterbliche Verdienst gebührt, das Wesen des Kindbettfiebers richtig erkannt und damit den Weg zu seiner Verhütung gewiesen zu haben, ist Ignaz Philip Semmelweis (1. 7. 1818 bis 13. 8. 1865). Semmelweis lehrte und bewies als erster, daß das Kindbettfieber, wie wir es heute ausdrücken, durch Infektion übertragen wird. Er forderte auch schon die Isolierung infizierter Wöchnerinnen. Die von Semmelweis angegebenen Chlorwaschungen der Hände und Instrumente hatten eine Verminderung der Müttersterblichkeit von 11,4 auf 1,27% zur Folge. Bei den damaligen Autoritäten (Scanzoni, von Siebold, Simson u. a.), an die er sich mit „Offenen Briefen" (1861) wandte, fand er allerdings fast nur Ablehnung. — Hauptschrift: „Die Ätiologie, der Begriff und die Prophylaxis des Kindbettfiebers" (1861). Erst nachdem die bakteriologischen Untersuchungen von Lister und Pasteur die Richtigkeit der Semmelweisschen Lehre bewiesen, wurde ihr die gebührende Anerkennung in der ganzen Welt zuteil. Bei der Einweihung des Semmelweis-Denkmals in Budapest im Jahre 1906 sprach W. Stoeckel u. a. diese Worte: „Kein Weib, das geboren hat, und kein Weib, das ein Kind unter seinem Herzen trägt, sollte hier vorüberschreiten, ohne diesem Mann einen Blick der Dankbarkeit zu schenken, der wie kein anderer dazu beigetragen hat, den Tod von ihrem Schmerzenslager abzuwehren. Und keiner von uns, deren Lebensaufgabe darin besteht, der gebärenden Frau zu helfen, wird hier stehen, ohne sich vor dem Genius zu beugen, der die Hand schirmend über unsere Arbeit hält."

Klinik des Puerperalfiebers

I. Lokal begrenzte Infektionen im Wochenbett

(Die Infektion bleibt auf die Geburtswunden beschränkt)

1. Die Infektion der Wunden des Dammes und der Scheide

Infizierte Wunden an diesen Stellen bekommt man heute verhältnismäßig selten zu sehen. Sowohl die kleinen Einrisse als auch die genähten Dammrisse und Episiotomiewunden pflegen nach wenigen Tagen reaktionslos zu verkleben und abzuheilen.

Man muß ein Auge für das erste Zeichen haben, das die Infektion einer Geburtswunde, z. B. eines genähten Dammrisses anzeigt: Es ist die ödematöse **Schwellung** und **Rötung** der Wundränder. Bald kommt Eiter aus den Stichkanälen, die Fäden, die jetzt unter starker Spannung stehen, schneiden ein und durch: Die Naht geht auf, und die Wunde klafft. Die Wundflächen zeigen einen typischen schmierigen, grünlich-schmutzig-grauen Belag. Die Wunde ist zu einem „belegten" Geschwür, dem

Puerperalgeschwür

geworden.

Symptome: Bei größeren Puerperalgeschwüren kann die Vulva ödematös anschwellen, wodurch erhebliche Schmerzen entstehen. Bei Verhaltung des Wundsekretes kommt es zu Temperaturerhöhung und Fieber, gelegentlich auch zu einem Schüttelfrost. Beruhigend wirkt, daß der Puls kaum verändert ist.

Prognose: Die Puerperalulzera haben praktisch nur eine geringe Bedeutung. Ich habe in über 30jähriger geburtshilflicher Tätigkeit nicht einmal erlebt, daß von diesen Prozessen eine Allgemeininfektion, also eine Puerperalsepsis (S. 683) ausging.

Therapie: Hat man noch Hoffnung die Entzündung zurückzubringen, so sind zunächst feuchte Vorlagen mit Kamillen- oder Rivanollösung zu empfehlen. Schneiden die Fäden stark ein und gehen sie nicht spontan auf, so bleibt nichts anderes übrig, als sie zu entfernen. Das Sekret kann abfließen, die Beschwerden gehen schlagartig zurück. Alle zwei Tage ein warmes Kamillensitzbad wird als sehr wohltuend empfunden. Nach Reinigung der Wunde wird unter Salbenbehandlung (z. B. Bepanthensalbe) die Sekundärheilung abgewartet. Bei großen klaffenden Damm- und Scheidenwunden ist die Sekundärnaht zu empfehlen.

2. Infektion der Uterushöhle
= Endometritis puerperalis

(= Weitaus häufigste Form des Wochenbettfiebers)

Als Erreger müssen an erster Stelle Fäulniskeime (Saprophyten) oder saprophytär lebende Strepto- und Staphylokokkenstämme (Philipp) genannt werden.

Sie sitzen in den weitaus überwiegenden leichten Fällen von Endometritis puerperalis auf und in den toten Gewebsresten, vor allem den stehengebliebenen Deziduafetzen oder evtl. vorhandenen Eihautfetzen. In anderen weniger häufigen Fällen handelt es sich um virulente Keime, die aktiv in das lebende Gewebe, also in die wunde Schleimhaut eindringen. In allen leichteren Fällen stoppt der Leukozytenwall die Angreifer ab. Hornung hat schon vor über 40 Jahren gezeigt, daß der Schutzwall, der sich der Invasion der Keime entgegenstellt, nur ausnahmsweise unmittelbar unter der Dezidua liegt. Vor den angreifenden virulenten Bakterien wird er tiefer ins Gewebe zurückverlegt und verläuft vorwiegend in den oberen Muskelschichten. Die „Endometritis" puerperalis ist dann meist eine Endomyometritis puerperalis.

Symptome: Sie sind verschieden, je nach der Schwere der Infektion. Das Allgemeinbefinden ist meist nur wenig gestört. Zu den ersten klinischen Zeichen gehören subfebrile Temperaturen.

Goldene Regel: Bei Wöchnerinnen mit subfebrilen Temperaturen soll man stets eine Endometritis annehmen und sie entsprechend behandeln (s. unten).

Länger anhaltendes Fieber gehört nicht zum Krankheitsbild der leichteren Form der Endometritis. Meist sieht man nur eine plötzlich auftretende Fieberzacke (38—39°) am 3. oder 4. Wochenbettstag, das sog. „Eintagsfieber". Die Lochien werden durch die Keime zersetzt und sind daher über eine Reihe von Tagen übelriechend („stinkende Lochien"). Der Uterus zeigt meist das Bild der Subinvolutio uteri, der schlechten Rückbildung: Er ist relativ groß und weich, der Fundus steht höher als es dem Wochenbettstag entspricht. Betastet man den Uterus von den Bauchdecken aus, so gibt die Frau häufig einen Druckschmerz an den Uteruskanten an = „Kantenschmerz". Nicht selten bestehen leichte Blutungen (S. 697): Es sind meist schwache Blutungen, die mit Unterbrechungen auftreten.

Bei dieser leichten Form der Endometritis findet sich häufig eine Stauung des Wochenbettflusses, meist zwischen dem 4. und 7. Wochenbettstage

= Lochialstauung = Lochiometra.

Die Stauung kommt mechanisch dadurch zustande, daß der innere Muttermund durch Blutklumpen oder zurückgebliebene Eihautfetzen verlegt wird. Man muß aber auch daran denken, daß der Gebärmutterhals durch eine volle Blase, das gefüllte Rektum oder eine Retroflexio uteri abgeknickt sein kann. Hauptkennzeichen: Es werden zu wenig und dabei sehr übelriechende oder gar keine Lochien ausgeschieden. Die Wöchnerinnen klagen dann über einen charakteristischen **Stirnkopfschmerz** und etwas gestörtes Allgemeinbefinden.

Fassen wir noch einmal zusammen die

Symptome der Endometritis puerperalis

1. **Subfebrile Temperaturen,**
2. **Übelriechende Lochien,** oft Lochialstauung,
3. **Subinvolutio uteri** (großer, weicher Uterus), Uterus druckschmerzhaft, bes. „**Kantenschmerz**“,
4. Nicht selten leichte **Blutungen.**

Therapie der Endometritis puerperalis

Es hat sich in der klinischen Praxis sehr bewährt, bei jedem Fall von subfebriler Temperatur im Wochenbett jenseits des 2. Wochenbettstages sofort **Kontraktionsmittel** (3 mal 15 Tropfen Neogynergen) zu verabfolgen. Der Uterus wird gut kontrahiert gehalten und die Infektion, sofern sie vorliegt, wird an der Ausbreitung gehindert. Weiter ist es wichtig, für guten Stuhlgang und Blasenentleerung zu sorgen. — **Hormontherapie:** Vielfach werden Östrogene empfohlen, z. B. Östradiolbenzoat (Progynon B oleosum, jeden 2. Tag 5 mg i. m., 3 bis 5 mal). Östrogene bewirken eine rasche Neuproliferation des Endometriums und wirken blutstillend. Die Milchleistung läßt vorübergehend nach.

Bei gleichzeitiger **Lochialstauung:** Feucht-warme Umschläge auf den Unterleib, dazu ein Spasmolytikum, um den Halskanal weit zu stellen (Buscopan-, Spasmo-Cibalgin-comp.-Supp. u. a.), anschließend Kontraktionsmittel (z. B. Methergin), um den Inhalt des Uterus herauszudrücken. Bei **Retroflexio uteri** läßt man die Wöchnerinnen sich dabei für einige Zeit **auf den Bauch legen.**

Wöchnerinnen mit Endometritis sollen **nicht aufstehen** und herumgehen, bevor die Temperatur wieder abgeklungen ist. Man soll sie als „**Risikofälle**“ ansehen und sie möglichst wenig belasten. Solange die Temperatur noch subfebril ist, erlaube man ihnen nur zur Toilette zu gehen. Geht man nicht so vor, so wird man erleben, daß ein Teil dieser Patientinnen nach 2–3 Tagen Fieber von 38° und darüber bekommt.

Was die Prognose der Endometritis puerperalis angeht, so sollte man sich trotz des meist gutartigen Verlaufes immer den alten Erfahrungssatz vor Augen halten:

Jede lokal begrenzte Wochenbettinfektion kann eine Etappe auf dem Wege zur Puerperalsepsis sein!

Handelt es sich bei den Erregern um hochvirulente Keime, so kann uns die Endometritis auch als ein schweres Krankheitsbild mit septischen Temperaturen entgegentreten, das wir wegen seiner Gefährlichkeit als

septische Endometritis

bezeichnen. Auch dieses Krankheitsbild begann als lokal begrenzte Wochenbettinfektion. Das Auftreten septischer Temperaturen und das schwerkranke Aussehen der Patientin zeigt aber, daß hochvirulente Keime den Schutzwall durchbrochen haben und sich — wie wir später noch besprechen werden (S. 684) — ein bakterieller Gefäßherd, ein sog. „Sepsisherd" gebildet hat. Von ihm gelangen Bakterien dauernd oder schubweise in die Blutbahn. Jetzt ist die Wundinfektion nicht mehr auf die Eintrittswunde, das Endometrium, beschränkt (Gruppe I, S. 676), jetzt liegt eine **Allgemeininfektion,** eine **Puerperalsepsis** (Gruppe II, 3, S. 683), die schwerste Form des Wochenbettfiebers vor.

II,1 Ausbreitung der Infektion auf dem Schleimhautweg

Übersicht (Abb. 482)

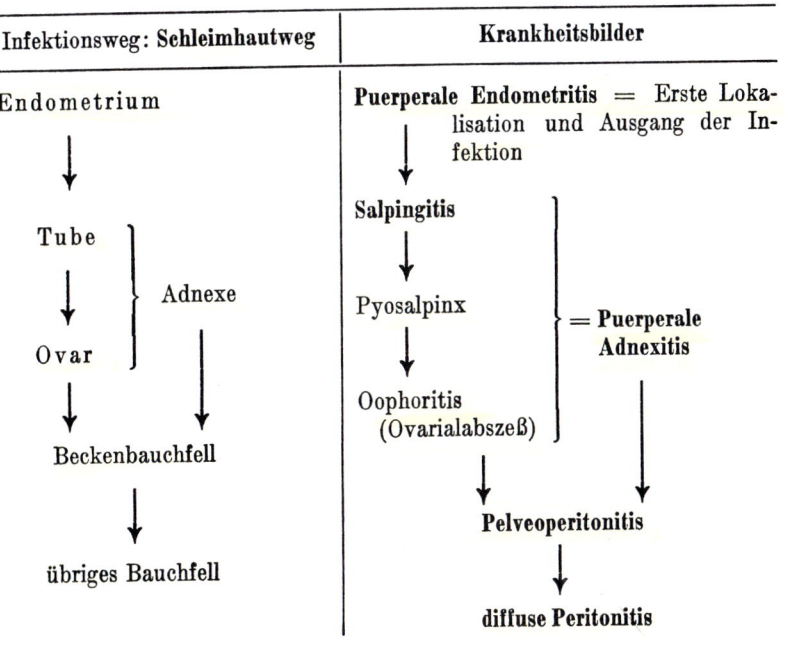

Infektionsweg: Schleimhautweg	Krankheitsbilder
Endometrium	Puerperale Endometritis = Erste Lokalisation und Ausgang der Infektion
Tube ↓ Ovar } Adnexe ↓ Beckenbauchfell ↓ übriges Bauchfell	Salpingitis ↓ Pyosalpinx ↓ Oophoritis (Ovarialabszeß) } = Puerperale Adnexitis ↓ Pelveoperitonitis ↓ diffuse Peritonitis

Puerperale Adnexitis

Es ist nicht gerade selten, daß die krankmachenden Keime, die an der Uterusschleimhaut eine Endometritis hervorgerufen haben, in eine oder in beide Tuben aufsteigen. Die Erscheinungen, die die aszendierenden virulenten Keime machen können, sind sehr verschieden.

Die leichteste Form ist die, bei der nur die innerste Schicht der Tube, die Tubenschleimhaut, entzündlich ergriffen ist, die

Endosalpingitis[1]).

Bei stärker werdender Eiterung kann es leicht zur Zerstörung des Schleimhautepithels und zu Faltenverklebungen kommen. Greift die Entzündung auf die Muskularis und die Serosa der Tube über, so schwillt das Tubenrohr an und wird allmählich starr. Das Fimbrienende verklebt meist, und das mit pathogenen Keimen beladene Sekret kann nicht in die Bauchhöhle abfließen: Eine **natürliche Schutzmaßnahme,** die die Entstehung einer **Peritonitis verhindert.** Der fortschreitenden Infektion ist damit zunächst ein Halt geboten. Da das uterine Tubenende meist auch entzündlich verschlossen wird, staut sich das Sekret in der Tube zu einem mit Eiter gefüllten Tubensack

= Pyosalpinx puerperalis[1]).

Bei massiver Infektion mit hochvirulenten Keimen fließt der Eiter mit den pathogenen Keimen durch das Tubenrohr auf das Bauchfell, ehe es zum Verschluß des abdominalen Tubenendes gekommen ist. Eine **lokal begrenzte** Bauchfellentzündung, eine

Beckenbauchfellentzündung = Pelveoperitonitis]

ist die Folge. Zur Entwicklung einer **diffusen** Peritonitis kommt es unter diesen Umständen nur sehr selten. Eine Pelveoperitonitis kann aber auch dadurch entstehen, daß die pathogenen Keime einer Pyosalpinx die Tubenwand durchwandern, oder daß eine Pyosalpinx platzt. Bei schweren und langdauernden Prozessen greift die Entzündung in seltenen Fällen auch auf das mit der Tube meist breit verklebte Ovar über. Es kommt zu einer Oophoritis und evtl. zu einem

Ovarialabszeß[1]).

Ein Ovarialabszeß verschlechtert die Prognose erheblich: Er kann platzen, und es kommt dann zu einer **diffusen Peritonitis.** Allerdings entwickelt sich ein Ovarialabszeß im Wochenbett nur selten. Und daß ein Ovarialabszeß im Wochenbett platzt, ist noch seltener.

Symptome: Den Übergang einer Endometritis puerperalis auf die Tuben kann man kaum übersehen. Die Patientin klagt plötzlich über ziehende und stechende Schmerzen meist zunächst auf einer Seite. Beim vorsichtigen Abtasten des Unterbauches ergibt sich eine ausgesprochene Druckempfindlichkeit. Nicht selten wird das Aufsteigen der Infektion in die Tube von einem plötzlichen Fieberanstieg begleitet. Das Allgemeinbefinden ist bei leichten Adnexreizungen nur wenig beeinträchtigt, doch kann es gelegentlich auch hierbei zu leichter Beckenbauchfellreizung (Übelkeit, Brechreiz) kommen. Eine schwere Form der Adnexitis puerperalis liegt vor, wenn sich ein Adnextumor ausbildet, also eine Pysoalpinx oder sogar ein Ovarialabszeß (selten). Das Beckenbauchfell ist hierbei stets beteiligt. Im **akuten** Stadium **stärkste Schmerzen im ganzen Unterbauch,** jede Berührung des Bauches tut weh. Die vaginale Untersuchung ist zunächst nicht durchführbar, sondern ist erst nach 1 bis 2 Tagen Bettruhe möglich. Brechreiz, Erbrechen, Nachlassen der Darmperistaltik, verhaltene Winde, Meteorismus, auf-

---

[1]) s. Praktische Gynäkologie

getriebener Leib sind peritoneale Symptome. In solchen Fällen sind Einzelheiten erst nach 1 bis 2 Tagen durchzutasten. Abwarten! Keine Narkoseuntersuchung!

> **Narkoseuntersuchung kann den Tod bedeuten!**
> **Gefahr der Perforation**
> einer Pyosalpinx oder eines Ovarialabszesses
> **= diffuse Peritonitis = Höchste Lebensgefahr!**

Prognose: Stets mit **Vorsicht** zu stellen. Hängt davon ab, ob die Tuben allein ergriffen sind und der Prozeß sich hier lokalisiert oder ob das Beckenbauchfell (= Pelveoperitonitis) oder gar das übrige Peritoneum (= diffuse Peritonitis, stets höchste Lebensgefahr!!) mit ergriffen werden oder nicht.

Therapie der akuten puerperalen Adnexentzündung

Strengste Bettruhe, Eisblase (Harnblasengegend gut abdecken, Gefahr der Zystitis!) oder kalte feuchte Umschläge. Im akuten Stadium keine Wärme, keine Kurzwellen, keine Bäder! Stuhlgang regeln, reizlose Kost. Sobald auch nur geringe peritoneale Erscheinungen auftreten, ist **Klinikaufnahme** unbedingt notwendig. Bei peritonealen Erscheinungen vorübergehend Nahrungsverbot zur Herabsetzung der Darmperistaltik.

Medikamentös sofort **Aquacillin comp.:** 2 mal tägl. 400000 I. E. i. m. Spricht Aquacillin nicht an, empfehle ich das Breitspektrum-Penicillin **Binotal:** 3 mal tägl. 2—4 Kapseln (je 0,25 g) oder 2—3 mal tägl. 1 Flasche (je 0,5 g) i. v. oder i. m. Dazu **Kortikosteroide,** s. S. 690. Bei Verdacht auf Übergang in Puerperalsepsis s. die **Chemotherapie** S. 687.

II,2. Ausbreitung der Infektion auf dem Lymphweg

(Saftspalten, Lymphgefäße)

= Myometritis ⟶ Parametritis puerperalis

Gelegentlich gelingt es den Keimen, die den Schutzwall des Endometriums durchbrochen haben, in die reich verzweigten Lymphgefäße der Muskelwand und darüber hinaus in das Parametrium einzudringen. Es entstehen

zwei Krankheitsbilder:

1. die **Myometritis puerperalis,**
2. die **Parametritis puerperalis.**

Myometritis puerperalis

Das umschrieben befallene Muskelgewebe zeigt ein akut entzündliches Ödem und verfällt nach und nach der Nekrose. Durch Einschmelzung der mit Eiter gefüllten Lymphwege und der nekrotischen Muskelpartien kommt es zu kleineren und größeren **Abszeßbildungen** in der Muskelwand, den

puerperalen Uterusabszessen.

Selten wird ein umschriebener größerer Abschnitt der Uteruswand von seiner Umgebung losgetrennt und als Sequester durch die Scheide nach außen ausgestoßen. Man nennt diesen Prozeß

Metritis dissecans.

Ich habe es nur einmal erlebt, daß bei einer Metritis puerperalis ein etwa daumendickes und langes, nekrotisches Stück der Muskelwand ausgestoßen wurde.

Parametritis puerperalis

Dringen pathogene Keime von einem infizierten Wandteil des Uterus (unterer Korpusabschnitt, Zervixwand) oder des oberen Scheidenteils in das Parametrium, so kommt es zu einer Parametritis (puerperalis). Wir verstehen darunter die **phlegmonöse** Entzündung des **extraperitoneal** zwischen den Blättern der breiten Mutterbänder gelegenen lockeren Bindegewebes. Die im Bereich des entzündeten parametranen Gewebes verlaufenden Venen werden infiziert und thrombosiert.

Besonders disponiert für parametrane Phlegmonen sind Frauen mit Zervixrissen, Drucknekrosen an der Zervix oder im Scheidengewölbe.

Für den

Verlauf der parametranen Entzündung

ergeben sich folgende Möglichkeiten: Das Exsudat kann

1. resorbiert oder
2. eitrig eingeschmolzen werden;
3. kann es sich phlegmonös auf die verschiedenen zusammenhängenden Bindegewebsräume ausdehnen;
4. kann das entzündete Gewebe gangränös verjauchen.

Zu **1. Resorption:** Das Exsudat wird abgegrenzt und resorbiert = der weitaus häufigste Ausgang einer Parametritis. Die Möglichkeit der Resorption besteht solange, wie noch keine Einschmelzung erfolgt ist.

Zu **2. Einschmelzung = Abszedierung:** Wird nicht rechtzeitig inzidiert, so kommt es zum Durchbruch entweder in ein Hohlorgan (meist in das Rektum, weniger häufig in die Scheide, selten in die Blase) oder durch die Haut, meist oberhalb des Leistenbandes. Die Einschmelzung, der nach der Resorption zweitgünstigste Ausgang der Parametritis, ist selten im Vergleich zur Resorption.

Zu **3. Das Exsudat breitet sich** auf die verschiedenen Bindegewebsräume **aus** und zwar

nach oben zur seitlichen Bauchwand, wobei es als teigige Anschwellung dicht **oberhalb des Leistenbandes** erscheint;

nach vorn zur Blase (Blasenbeschwerden!) oder sogar prävesikal ins Cavum Retzii (Spatium praevesicale), wo es dann an der vorderen Bauchwand als derber Tumor (,,Plastron abdominal") sichtbar werden kann (selten);

nach hinten zum Mastdarm hin (Tenesmen, Durchfälle!);

nach unten (selten) entlang der Vasa iliaca durch die Lacuna vasorum, wo es an der Innenseite des Oberschenkels als phlegmonöse Entzündung auftritt;

nach retroperitoneal: Über das parametrane Beckenbindegewebe hinaus kann die phlegmonöse Entzündung in das lockere retroperitoneale Bindegewebe weiterkriechen, in das der Ureter eingebettet ist und das von der Blase bis zur Niere reicht (selten).

Bei der Wochenbettparametritis finden wir das Exsudat weitaus am häufigsten **seitlich** vom Uterus bzw. der Zervix entwickelt, wobei besonders das vordere Blatt des breiten Mutterbandes abgehoben und nach oben verdrängt wird. Das Exsudat erreicht die Bauchwand in Höhe des Lig. inguinale Pouparti. Ist das Exsudat einseitig ausgebildet, so wird der Uterus samt der Blase nach der anderen Seite hin verdrängt.

Symptome: Wenn bei einer Wöchnerin die Temperatur ansteigt, sollte man u. a. immer auch an die Ausbildung eines parametranen Exsudates denken, besonders wenn über **ausstrahlende Schmerzen in ein Bein** geklagt wird. Die Vermutung bestätigt sich, wenn man bei der vaginalen Untersuchung ein druckschmerzhaftes Infiltrat im Parametrium tastet. Die untrüglichen

> **Kennzeichen des parametranen Exsudats**
> sind die folgenden:
> Es reicht **eng an die Beckenwand** heran.
> Es ist nicht beweglich, sondern **völlig unverschieblich.**
> Es hat meist einen charakteristischen **keilartigen** Tastbefund.

Diese Zeichen muß man sich insbesondere zum Ausschluß der **intra**peritoneal gelegenen Pyosalpinx und des Pyovars merken.

Je nach dem Sitz des parametranen Exsudats werden Schmerzen und Druck **seitlich** vom Uterus mit **Ausstrahlung in ein Bein,** ferner besonders **Druck auf Blase** und **Mastdarm** angegeben, der sich kurz vor dem Durchbruch zu starkem Harndrang bzw. Darmtenesmen und Durchfall steigert. Gelegentlich treten **peritoneale Reizsymptome** (Übelkeit, Erbrechen, aufgetriebener Leib usw.) auf. Der klinische Verlauf ist verschieden. Meist ist er schleichend. In manchen Fällen ist er aber auch stürmisch und geht mit hohen Temperaturen und Schüttelfrösten einher. Temperaturabfall nach 1 bis 3 Wochen, manchmal aber auch sehr viel später.

Therapie der Parametritis puerperalis

Zunächst Behandlung wie bei Adnexentzündung (S. 681). Nach erfolgter Einschmelzung ist der Abszeß rechtzeitig und breit zu eröffnen, wonach schlagartig Besserung eintritt. Eine typische Stelle, an der der parametrane Abszeß dem Durchbruch entgegenreift, ist die Gegend oberhalb des Leistenbandes. Auch der Anfänger hat nichts zu befürchten, wenn er den sich mächtig vorwölbenden Abszeß kräftig mit dem Messer spaltet.

II,3. Ausbreitung der Infektion auf dem Blutweg

= Puerperalsepsis

= sog. echtes, schweres oder bösartiges Kindbettfieber
= Kindbettfieber in engerem Sinne

Die neueren Erkenntnisse für diejenigen Krankheitsprozesse im Wochenbett, die auf dem Blutwege zustandekommen, verdanken wir H. Schottmüller und seiner Schule. Den Begriff Puerperalsepsis definiere ich nach ihm, Willi Schultz[1]) und Höring (1955) folgendermaßen:

Definition der Puerperalsepsis

Eine **Puerperalsepsis** liegt dann vor, wenn sich in Verbindung mit **Fehl-, Früh-** oder **rechtzeitiger Geburt** ein

Gefäßherd = Sepsisherd

innerhalb des Körpers gebildet hat, von dem aus **konstant** oder **kurzfristig-periodisch** pathogene Keime in den **Blutkreislauf** gelangen, und zwar derart, daß die klinischen **Folgen dieses Geschehens** — und **nicht** etwa diejenigen des **örtlichen** Prozesses **am Herd** — das Krankheitsbild auf die Dauer beherrschen.

Früher unterschied man **Sepsis** und **Pyämie.** Unter **Sepsis** verstand man eine ständige Bakteriämie, d. h. eine dauernde Keimabgabe in das strömende Blut hinein. Klinisch: Mehr oder minder ausgesprochene Kontinua der Fieberkurve ohne oder mit nur wenigen Schüttelfrösten. Der Begriff **Pyämie** war für das schubweise Auftreten von Keimen im Blut vorbehalten, was klinisch jedesmal durch Auftreten eines Schüttelfrostes in Erscheinung tritt. Bei der Pyämie wurde schon immer ein „Sepsisherd" als bakterieller Ausgangsherd angenommen, bei der Sepsis dagegen nicht. Da nach Schottmüller auch jeder Sepsis im alten Sinn ein Sepsisherd zugrunde liegt, hat man diese Unterteilung aufgegeben, zumal sie klinisch auch kaum durchführbar ist. **Heute sprechen wir nur noch von Sepsis,** also von otogener, anginöser und hier von puerperaler Sepsis, wobei für die Puerperalsepsis diejenige Definition gilt, die wir oben gegeben haben.

Nach Schottmüller und Bingold unterscheidet man bei jeder

Sepsis

1. die Eintrittspforte,
2. den primären Sepsisherd,
3. den sekundären Sepsisherd = die metastatische Keimabsiedelung.

Für die Puerperalsepsis gilt:

1. Eintrittspforte

Eintrittspforte kann jede Geburtswunde sein. Die weitaus häufigste Eintrittspforte ist die Plazentahaftstelle.

---

[1]) Schultz, W.: Zeitschr. f. Geburtsh. u. Gynäk. 129 (1948), 22.

2. Primärer Sepsisherd

Nach Schottmüller findet sich bei der Puerperalsepsis der primäre Sepsisherd so gut wie immer in der Nähe der Eintrittspforte der Bakterien, also im Bereich der Uteruswand. In den weitaus meisten Fällen ist der primäre Sepsisherd eine **Thrombophlebitis** und zwar die Thrombophlebitis einer größeren Vene oder eines ganzen Venengebiets im Abflußbereich des Uterus.

Unteres Abflußgebiet: Zahlreiche VV.uterinae ——→ Vena hypogastrica
Oberes Abflußgebiet: Zahlreiche Venen ——→ Vena ovarica.

Dieser entzündete Gefäßherd, der primäre Sepsisherd, kommt folgendermaßen zustande: Liegt eine Entzündung des Endo- und Myometriums mit hochvirulenten Bakterien vor, so besteht stets die Gefahr, daß auch die in dem entzündeten Gebiet verlaufenden Venen angegriffen werden. In den entzündeten Venen kommt es zur **Thrombose,** wenn diese nicht schon vorher bestand. Die Bakterien dringen in die Thromben ein und infizieren sie. Die mit hochvirulenten Bakterien beladenen Thromben, wir bezeichnen sie jetzt als **septische Thromben,** setzen sich in die peripheren Uterusvenen fort. Die Gesamtheit dieser entzündeten Venen mit ihren infizierten Thromben stellen den

primären bakteriellen Gefäßherd = primären Sepsisherd

dar. Eine „Sepsis", in unserem Falle eine Puerperalsepsis, kommt dann zustande, wenn dieser primäre **Sepsisherd,** also die **Thrombophlebitis, Anschluß an die Blutbahn** bekommt.

Von den infizierten Pfröpfen wird der bakterienhaltige Eiter mit oder ohne kleinste Partikel des Thrombengewebes dauernd oder in Schüben an das strömende Blut abgegeben = bakterielle Embolie

= der bakterielle Gefäßherd = primäre Sepsisherd in Funktion.

Diese Keime sind es, die die schwere Allgemeininfektion auslösen und unterhalten, die wir als **Puerperalsepsis** bezeichnen.

Die **Lymphangitis als primärer Sepsisherd** ist im Vergleich zum thrombophlebitischen Sepsisherd sicher selten. Sie ist wenig durch einwandfreie pathologisch-anatomische Befunde zu belegen (W. Schultz). Am ehesten kann man sich diese Pathogenese bei einem ausgedehnten phlegmonösen Prozeß, z. B. einer Parametritis vorstellen. Dabei besteht die Möglichkeit, daß aus den entzündeten Lymphbahnen und Lymphknoten pathogene Keime durch den **Ductus thoracicus** in die Blutbahn eingeschwemmt werden (Walthard).

3. Sekundäre Sepsisherde = Metastatische Keimabsiedelungen

Wenn von einem primären bakteriellen Gefäßherd immer wieder und wieder pathogene Keime in die Blutbahn eingeschwemmt werden, so führt das zur Entstehung von

metastatischen Keimabsiedelungen.

Von jeder Keimabsiedelung können unabhängig vom primären Sepsisherd ebenfalls Bakterien in die Blutbahn eingeschwemmt werden. Damit werden metastatische Keimabsiedelungen zu **sekundären Sepsisherden.** Bei der Puerperalsepsis kommt es am häufigsten zu metastatischen Absiedelungen

1. in den **Lungen:** Lungenabszesse und Lungengangrän, nicht selten mit Emphysembildung,
2. auf den **Herzklappen:** Endocarditis ulcerosa (septica).

Einen Bakterienherd an der Herzklappe findet man besonders bei solchen Frauen, die eine rheumatische Klappenerkrankung durchgemacht haben. Wegen seiner Lage im **strömenden** Blut ist dieser sekundäre Sepsisherd von allergrößter Bedeutung. Auf der entzündeten Klappe finden sich ganze Rasen von Bakterien. Von hier werden, ganz abgesehen vom primären Bakterienherd, dauernd große Mengen von pathogenen Keimen in die Blutbahn abgegeben. Keine der anderen metastatischen Absiedelungen kann sich in gleichem Maße gefährlich auswirken.

Bei rd. **20%** aller Fälle von **Puerperalsepsis** findet man einen **Bakterienherd am Endokard = Endocarditis septica**

Damit wird die Puerperalsepsis mit dem Bakterienherd auf dem Endokard, also die **Endocarditis septica,** zur **zweitwichtigsten Form der Puerperalsepsis.** Sie hat eine ganz besonders schlechte Prognose. Außerdem besteht noch eine besondere Gefahr: Vom Endokard können sich **größere** Bakterienbröckel losreißen und große Extremitäten**arterien** völlig verschließen, wodurch es zur **Gangrän** des betreffenden Gliedes kommen muß.

Metastatische Keimabsiedelungen kommen ferner bevorzugt an folgenden Organen vor:

Eingeweide: Metastatische Abszesse in Niere, Milz, Leber;
Gelenke: Metastatische Arthritiden;
Muskulatur: Metastatische Myositiden;
Knochenmark: Metastatische Osteomyelitis;
Auge: Metastasen in der Retina und Chorioidea, Panophthalmie (Abszeßbildung mit Zerstörung des ganzen Auges;
Haut: Metastatische Exantheme, petechiale Blutungen, Abszesse in der Haut;
Nervensystem: Gehirn (Hirnabszesse, eitrige Meningitis).

Symptome der Puerperalsepsis

1. Hohes Fieber (39—40° und mehr)

a) meist in Form eines hohen **remittierenden** Fiebers mit täglich 1—2 und mehr **Schüttelfrösten** über mehrere Wochen (früher als pyämischer Fiebertyp bezeichnet) oder

686

b) in Form einer mehr oder weniger als **Kontinua** verlaufenden Fieberkurve (seltener) ohne oder mit nur gelegentlichen Schüttelfrösten (früher als septischer Fiebertyp i. e. S. bezeichnet).

c) **Uncharakteristischer Verlauf** der Fieberkurve. Intermittierendes und remittierendes Fieber (a) kann in eine Kontinua (b) übergehen.

In sehr seltenen Fällen ist der Angriff der dauernd in die Blutbahn eindringenden Keime so massiv, daß die Abwehrkräfte rasch erlahmen und die Frau in 2—3 Tagen, an denen die Kurve hohe Fieberzacken zeigt, ad exitum kommt

$$=: \text{foudroyante Sepsis.}$$

2. Allgemeinerscheinungen: Schwer kranker Gesichtsausdruck, stark beschleunigter, kleiner weicher Puls. Bei 38—41° schwankt der Puls zwischen 130—160 Schlägen/min. Schwankt er bei Temperaturen zwischen 39° und 40° dauernd zwischen 100—120 Schlägen/min., so soll man auch bei langer Krankheitsdauer die Hoffnung nicht aufgeben (Philipp).

> Die **Qualität des Pulses** ist das
> **wichtigste** Kriterium für den Zustand der
> Puerperalfieberkranken.

Die Zunge wird trocken und rissig, die Atmung ist beschleunigt, in schweren Fällen ist sie fliegend. Die Frauen sind auffallend unruhig und werfen sich im Bett hin und her. Ihre Wangen sind gerötet, die Augen haben einen eigenartigen Glanz. Läßt die Herzkraft nach oder kommt es zum Kreislaufkollaps, so nimmt die Kurzatmigkeit zu und die Frauen sehen blaß und zyanotisch aus. Bei jedem **Schüttelfrost**, dem Zeichen des Bakterieneinbruchs in die Blutbahn, besteht ein schweres Krankheitsgefühl. In schweren Fällen wechseln Benommenheit und delirante Zustände ab mit Euphorie, d. h. mit gehobener Stimmung und dem Gefühl subjektiven Wohlbefindens. **Die Euphorie darf den Unerfahrenen nicht über die Schwere der Krankheit hinwegtäuschen!**

Blutbild: Die Erythrozyten gehen unter der Einwirkung der ins Blut eingedrungenen Bakterien massenhaft zugrunde (hämolysierende Streptokokken!). Das Hämoglobin sinkt auf 30% und darunter. Es besteht je nach Schwere des Falles eine zunehmende hochgradige Anämie, ferner stets eine Leukozytose und starke Linksverschiebung.

Therapie der Puerperalsepsis

Chemotherapie

Die Chemotherapie ist heute die wirkungsvollste Methode der Sepsistherapie. Chemotherapeutika anwenden heißt, die Erreger, also die Urheber der Infektion, gezielt angreifen. Jede Chemotherapie bei septischen Krankheitszuständen muß grundsätzlich **zwei Forderungen** erfüllen, nämlich die der

Bakterizidie und die der
Atoxizität.

Bakterizidie bedeutet, daß die in der Blutbahn kreisenden Keime nicht nur in ihrem Wachstum gehemmt (Bakteriostase) sondern **abgetötet, also völlig** vernichtet werden. Das ist heute bei Anwendung der unten genannten Antibiotika in hohen Dosen durchaus möglich. Hohe Dosen bringen die Gefahr toxischer Wirkungen im Organismus mit sich. Sie wären aber bei Sepsiskranken mit ihren schon durch die Krankheit schwer belasteten Stoffwechselfunktionen besonders nachteilig. Daher die Forderung der Bakterizidie **und Atoxizität.**

Im Sinne dieser Forderungen sind die Penicilline — Penicillin G (= das „klassische" oder „gewöhnliche" Penicillin, Bayer, Höchst u. a.) ebenso wie die halbsynthetischen Penicilline — **ideale Therapeutika** („Renaissance" des Penicillins). Alle Penicilline besitzen nämlich nicht nur **bakterizide** Wirkung, sondern sind praktisch auch **atoxisch.**

**Damit sind die Penicilline allen anderen Antibiotika
an Wirksamkeit überlegen.**

Die klassischen **Breitspektrum-Antibiotika,** d. h. die Tetracyclingruppe, das Chloramphenicol u. a. wirken nur **bakteriostatisch** (wachstumshemmend), nicht **bakterizid.** Bakterizide Effekte sind bei den Breitspektrum-Antibiotika, wenn sie hoch genug dosiert werden, zwar in vitro möglich. Beim Patienten würden diese hohen Dosierungen aber **toxische Wirkungen** hervorrufen.

Praktisches Vorgehen:

1. Vor Verabreichung eines Antibiotikums wird Blut entnommen, um den Erreger zu züchten und seine Empfindlichkeit gegen die einschlägigen Antibiotika zu testen.

2. Bis zum Vorliegen des Testergebnisses beginnt man sofort die aussichtsreichste Behandlung:

Als **erstes** Antibiotikum stets
Penicillin G
parenteral in hohen Dosen!
Dosierung: Alle 4 Stunden 5—10 Mega I. E.
(1 Mega = 1 000 000),
also pro Tag (= 24 Stunden) 30—60 Mega I. E.

Das Penicillin wird gegeben entweder als

i. v. **Injektion** oder als
Kurzinfusion innerhalb von 5—10 Minuten.

Die erforderliche Penicillinmenge wird gelöst in Aqua redest. steril., 5%iger Traubenzuckerlösung oder Elektrolytlösung (Ringer-Laktat)! Die intravenöse Injektion und die Kurzinfusion ermöglichen im Gegensatz zur Dauertropfinfusion eine besonders starke Anflutung. Die dabei entstehende hohe Serumkonzentration führt infolge des Konzentrationsgefälles auch im **Gewebe** zu beträchtlicher Penicillin-Anreicherung (etwa 20—30% des Serumspiegels). Ob diese Therapie klinisch Erfolg hat, zeigt sich meist in ein bis zwei Tagen. Inzwischen liegt auch das **Testergebnis** vor.

3. Endgültige Wahl des Antibiotikums auf Grund des bakteriologischen Testes.

Jetzt sind folgende Möglichkeiten zu diskutieren: Auf Grund der verabreichten hohen Penicillindosen sind alle **grampositiven** Erreger und die **gramnegativen Kokken** im Blut vernichtet. Die übrigbleibenden, auf Penicillin G nicht ansprechenden gramnegativen Erreger, falls sie vorhanden waren, ergeben sich aus der Testung und können jetzt mit dem dafür geeigneten Antibiotikum spezifisch behandelt werden. In dieser Situation können sich sowohl die klassischen Breitspektrum-Antibiotika anbieten als auch das Breitspektrum-Penicillin Ampicillin aus der Reihe der halbsynthetischen Penicilline. Ampicillin (Binotal) bietet die eingangs erwähnten Vorteile aller Penicilline und schließt in sein Wirkungsspektrum neben grampositiven auch gramnegative Erreger ein. Der große Vorteil des Ampicillin (Binotal) ist im Vergleich zu den klassischen Breitspektrum-Antibiotika seine bakterizide Wirkung und seine Ungiftigkeit. **Gerade die Bakterizidie gibt dem Ampicillin bei septischen Zuständen die Sicherheit seiner Wirkung.** Das Ampicillin ist säurefest und bei **oraler** Verabreichung voll wirksam. Bei **septischen** Zuständen sollte man allerdings zur Beschleunigung des Wirkungseintritts die Behandlung mit den parenteralen Gaben (i. v. oder i. m.) beginnen. Für septische Allgemeininfektionen beträgt die

**Durchschnittliche Tagesdosis von Ampicillin (Binotal)
3—4 g und mehr**

Handelsformen des Binotal:
Flaschen mit 0,5 g Binotal + Ampullen Aqua redest. steril. Glas mit 18 Kapseln zu 0,25 g.

Ein besonderes Problem stellen die **Penicillin G-resistenten Staphylokokken** dar. Sie zerstören das Antibiotikum durch Produktion der Penicillinase.

Es ist wichtig zu wissen, daß es unter den halbsynthetischen Penicillinen zahlreiche penicillinasefeste Verbindungen gibt. Die wichtigsten sind das Oxacillin, das Dicloxacillin und das Methicillin!

Dosierung von Oxacillin (Präparate **Stapenor** u. **Cryptocillin**) durchschnittliche Tagesdosis 3—4 g und mehr.

Handelsformen:

Stapenor: 6 Flaschen mit 0,5 g; 6 Ampullen mit 5 ml Aqua redest. steril.; 12 Kapseln zu 0,25 g.

Cryptocillin: 25 Kapseln zu 0,25 g.

In **schweren** Fällen **beginnt** man die Behandlung stets **parenteral** (i. m., i. v.).

Dosierung von Dicloxacillin s. S. 705

Dosierung von Methicillin (Präparat **Cinopenil**)

Durchschnittliche Tagesdosis 4—6 g und mehr i. m., in schweren Fällen i. v. (1 g in 50 ml physiologischer Kochsalzlösung lösen, Injektionszeit für 1 g 10 Minuten!).

2. Allgemeine Therapie

Die massive Chemotherapie gegen den Erreger muß durch eine Reihe weiterer therapeutischer Maßnahmen ergänzt werden.

1. Dauertropfinfusion von Salzlösungen zur Normalisierung und Stabilisierung des Elektrolythaushaltes. Der Elektrolythaushalt muß dauernd überwacht werden.

2. Bluttransfusionen, Plasmatransfusionen.

3. Hohe Dosen von Kortikosteroiden z. B. Solu-Decortin oder Urbason solubile mindestens 40 mg i. v. bis zu 100—200 mg täglich i. v.; Zweck: Ausgleich des Defizits in der endokrinen Steuerung, antientzündliche Therapie. Cave: Tbk. und Ulkus.

4. Lytische Mischung zur zentralen Dämpfung: Coctail lytique (Megaphen — Atosil — Dolantin spez.) = Neurohormonale Blockade.

5. Kühlung der Patientin mit Eisbeuteln auf Normaltemperatur.

6. Vasopressorische Mittel: Kritiklose Anwendung von Cardiazol, Sympatol, Coramin u. a. kann sich schädlich auswirken. Kommt es trotz ausreichender Infusionsbehandlung zu einem Blutdruckabfall, so gibt man am besten Nor-Adrenalin, z. B. Arterenol (Hoechst) subkutan oder i. m.: 0,3—0,5 ml. Dauertropfinfusion: Durchschnittlich 1 ml der Lösung 1:1000 im Verlauf von 3 Stunden bei einem Körpergewicht von 60 kg.

7. Eventuell hohe Dosen von Antikoagulantien, um einer Thrombusbildung entgegenzuwirken.

8. Von größter Bedeutung ist eine gewissenhafte, erfahrene und liebevolle **pflegerische Betreuung** durch verantwortungsbewußte Schwestern.

Puerperale (diffuse) Peritonitis

Zu einer Entzündung des Bauchfells im Wochenbett kommt es immer dann, wenn infizierende Keime auf das Bauchfell gelangen. Dafür gibt es in der Hauptsache die folgenden Möglichkeiten:

1. Infektion auf dem **Schleimhautweg** (Tubenweg)

   a) Keimhaltiger Eiter fließt aus dem abdominalen Tubenende heraus.
   b) Die Keime eines Adnextumors durchwandern die Tubenwand.
   c) Platzen einer Pyosalpinx oder eines Pyovars.

2. Infektion auf dem **Lymphweg**

   Bei der „septischen" Endometritis (S. 679) besteht die Gefahr, daß pathogene Keime auf den zahlreichen Lymphspalten zwischen den Muskelfasern der Uteruswand bis zur Serosa wandern und durch die Serosa hindurch auf das Peritoneum vordringen (Durchwanderungsperitonitis). Bakterien, die eine solche Invasionskraft besitzen, erzeugen nicht nur eine **Pelveoperitonitis,** sondern es kommt zu einer schweren **diffusen** Peritonitis mit denkbar schlechter Prognose.

3. Infektion auf dem **Blutweg**

   Bei der eben beschriebenen schweren Durchwanderungsperitonitis über die Lymphspalten kommt es so gut wie immer auch zur Entzündung von Venen, zur Thrombophlebitis, und die hochvirulenten Keime — fast immer hämolysierende Streptokokken, — können über die Blutbahn auf das Bauchfell gelangen. In diesem Fall ist die

   puerperale Peritonitis eine Teilerscheinung der puerperalen
   Allgemeininfektion (Sigwart).

Diese Peritonitis, die dadurch entsteht, daß im Wochenbett hochvirulente Keime aktiv auf dem Lymph- oder Blutwege in die Bauchhöhle einbrechen, gehört zu den **schwersten Formen der Peritonitis,** die es überhaupt gibt, und die wir am allermeisten fürchten müssen. Glücklicherweise ist die diffuse Peritonitis im Wochenbett selten.

Die diffuse **Peritonitis im Wochenbett ist ein höchst gefährliches, sehr oft hoffnungsloses Krankheitsbild.** Ihre **Mortalität** ist **erschreckend hoch,** sie ist noch weit höher als die der chirurgischen Peritonitis.

Die Prognose, die immer schlecht ist, hängt in hohem Maße von der Virulenz und der Art der Keime ab.

Symptome der diffusen (puerperalen) Peritonitis

Das allererste und auffallendste Symptom jeder Peritonitis ist die **außergewöhnliche Schmerzhaftigkeit des ganzen Bauches,** die Empfindlichkeit gegen jede Berührung und Erschütterung, der Druck- und Loslaßschmerz. Es kommt anschließend schnell zu einer unwillkürlichen, reflektorischen Abwehrspannung der vorderen und seitlichen Bauchmuskeln = **Défense musculaire** = **Bauchdeckenspannung,** die sich zum **brettharten Abdomen** steigern kann. (Durch die Anspannung der Muskulatur werden Verschiebungen der Serosa verhindert.) Sobald Serosa der Darmschlingen infiziert und entzündet wird (meist zunächst im unteren Teil der Bauchhöhle), kommt es zur Lähmung dieser Schlingen (= **paralytischer Ileus,** toxisch bedingte Funktionslähmung). Folge: Verhaltung von Stuhl und Winden, Totenstille im Bauch, auch mit dem Stethoskop sind keine Darmgeräusche mehr zu hören. Weitere Folge: Gärung des gestauten Darminhalts im paralytischen Darm, führt zu **Meteorismus** → **aufgetriebener Leib,** Antiperistaltik der von der Infektion noch nicht erfaßten Darmschlingen im oberen Bauchraum, zu Aufstoßen (Singultus), Brechreiz und Erbrechen.

Aus persönlicher Erfahrung möchte ich hinzufügen, daß bei der **puerperalen** Peritonitis diffusa im Anfang nicht selten **Durchfälle** bei leichtem Meteorismus bestehen.

Allgemeinsymptome: Schneller, weicher Puls, Temperatur (oft nicht hoch), schweres subjektives Krankheitsgefühl, kalter Schweiß auf der Stirn, spitze, kalte Nase, ängstlicher, schwerkranker Gesichtsausdruck (Facies hippocratica), Zunge trocken, borkig und rissig.

> Die **Therapie der diffusen puerperalen Peritonitis** ist ausnahmslos in jedem Fall die **Laparotomie,** und zwar **so früh wie möglich!**

Dabei soll der Eingriff so klein wie möglich gehalten werden. Aussaugen und Austupfen der Bauchhöhle. Große Spülung mit physiologischer Kochsalzlösung. Antibiotikalösung in die Bauchhöhle, Drainage, Dauertropf. **Chemotherapie:** S. 687—690. Bluttransfusionen, Serumelektrolyte überwachen, Kaliumchloridgaben, um das Kaliumdefizit auszugleichen. **Darmperistaltik** in Gang bringen: Prostigmin, Hypophysin, Bepanthen-Mestinon. — Vorübergehend **Müller-Abbot-Sonde** zur Dauerabsaugung des Mageninhaltes.

Besondere Formen der puerperalen Infektion
Gonorrhoe im Wochenbett

Es ist eine alte ärztliche Erfahrung, daß eine Gonorrhoe, die **jahrelang latent** war, durch die Schwangerschaft aktiviert werden kann. Im Wochenbett aszendieren dann die Gonokokken in das Uteruskavum. Damit besteht die Gefahr des Aufsteigens in die Tuben.

Die neueren Erkenntnisse über die Gonorrhoe im Wochenbett verdanken wir im wesentlichen den Untersuchungen von K. Thomsen[1]).

1. Die Zahl der Gonokokkenbefunde im Wochenbett ist überraschend hoch.

Unter 230 Wöchnerinnen wurden 7 Gonorrhoen (also über 3%) durch mikroskopische Untersuchungen der Uteruslochien aufgedeckt. Alle 7 Frauen zeigten während der Schwangerschaft keine Symptome, die auf eine Gonorrhoe hinwiesen. Daraus ergibt sich:

---

[1]) Zbl. Gynäk. 72 (1950), 682; Arch. Gynäk. 184 (1953), 124.

> **Latente Gonokokkeninfektionen sind häufiger
> als man bisher allgemein annahm.**

Das Wiederauftreten einer Gonorrhoe im Wochenbett hat seine Ursache in der Aktivierung der in der Tiefe der Zervixdrüsen subepithelial sitzenden Gonokokkenherde durch die Schwangerschaftsveränderungen.

2. Die Aszension der Gonokokken beginnt wahrscheinlich sogleich nach der Geburt. Die Gonokokken zeigen im Wochenbett eine ausgesprochene Tendenz, in das Uteruskavum zu aszendieren. Es gilt als sicher, daß die Gonokokken in den ersten 3 Tagen des Wochenbettes bis in das Cavum uteri aufsteigen. Hier vermehren sie sich schnell. **Das Lochialsekret stellt für Gonokokken einen günstigen Nährboden dar** (Thomsen). Diese Feststellung steht im Gegensatz zu der Erfahrung, daß die Uteruslochien anderen Keimen gegenüber eine abtötende oder keimschädigende Kraft besitzen.

3. Es hat sich gezeigt, daß im Lochialsekret der puerperalen Uterushöhle häufig auch dann Gonokokken zu finden sind, wenn in den Abstrichen aus der Zervix und der Urethra keine Gonokokken nachzuweisen sind. Liegt ein begründeter Verdacht auf eine Gonorrhoe im Wochenbett vor, z. B. eine gonorrhoische Blennorrhoe des Kindes, und mißlingt der Gonokokkennachweis aus der Zervix und Urethra, so ist die Untersuchung der Uterus-Lochien angezeigt. Dazu ist die Entnahme mit dem Döderleinschen Glasröhrchen völlig ausreichend, da es auf sterile Gewinnung nicht ankommt. Gefahr der Keimverschleppung besteht nicht, wenn das Röhrchen nicht weiter als 1—2 cm über den inneren Muttermund hinaus vorgeschoben wird.

4. Die erhobenen Befunde beweisen die Wichtigkeit der Augenprophylaxe des Neugeborenen. (Unmittelbar nach der Geburt 1 Tropfen einer 1%igen Argentum nitricum-Lösung in jedes Auge einträufeln!)

Die isolierte Gonorrhoe des Uteruskavums macht gewöhnlich keine wahrnehmbaren, subjektiven Symptome. Erst wenn die Gonokokken in die Tube aufsteigen und es zu einer Salpingitis kommt, treten Schmerzen und Fieber auf. Die Aszension in die Tuben erfolgt nach allgemeiner Erfahrung frühestens in der zweiten Woche des Wochenbettes, meist aber später bei der Aufnahme der Arbeit oder bei der ersten Regel post partum.

> **Fieberanstieg in der zweiten Wochenbettwoche,**
> meist begleitet von **starken Schmerzen** in den **Adnexgegenden,**
> oft auch von heftigen **Beckenbauchfellerscheinungen,** ist ein
> Hinweis auf eine **gonorrhoische** Infektion.

Die Aszension in die Tuben verläuft allerdings nicht immer unter auffallend heftigen Symptomen.

Therapie der Gonorrhoe im Wochenbett

6—7 Tage lang einmal tgl. eine i. m. Injektion von 1 000 000 I. E. Depot-Penicillin (= bestes Mittel zur Abtötung der Gonokokken). Hatte die Behandlung Erfolg, so kann nach 2—3 Tagen mit der Provokation[1]) begonnen werden. War die Behandlung nicht erfolgreich oder besteht eine Überempfindlichkeit gegen Penicillin, so gibt man **Chloramphenicol, z. B.** 2—3 Tage je 1,0 Leukomycin i. v. (nicht schmerzhaft) oder i. m. (schmerzhaft!). Auch Terramycin ist in solchen Fällen geeignet (4 mal tgl. 250 mg per os, 5 Tage lang). Im akuten Stadium ist Klinikaufnahme notwendig.

Die puerperale Gasbrandinfektion

Erreger: Häufigster Erreger ist das **Clostridium perfringens** (Welch-Fränkel, früher als Fränkelscher Gasbrandbazillus bezeichnet), gefährlichster Erreger: Cl. histolyticum, findet sich vor allem bei kriminellen Aborten.

Prognose: Sie hängt entscheidend davon ab, ob die Erreger nur in den Uterusinhalt, z. B. in Plazentareste eingedrungen sind oder ob die Infektion schon auf die Muskelwand übergegriffen hat. **Sobald die Erreger in die Muskelwand eindringen, ist die Prognose schlecht,** da jetzt eine verheerende Wirkung einsetzt: **Es treten alle Formen der schwersten puerperalen Infektion von der Metritis bis zur puerperalen Peritonitis und Sepsis auf.**

$$\text{Gasbrand-Metritis} \Big\langle \begin{array}{l} \text{Gasbrand-Peritonitis} \\ \text{Gasbrand-Sepsis} \end{array}$$

Pathogenese: Die Gasbrandinfektion verlangt einen geeigneten Nährboden. Die günstigsten Bedingungen bietet gequetschtes, zerrissenes, mit Blut durchsetztes Gewebe. Dieses findet sich nicht selten beim **kriminellen Abort,** aber auch bei **langdauernden Spontangeburten** und **operativ beendeten Geburten.** Nach normalen Geburten tritt eine Gasbrandinfektion im Wochenbett sehr selten auf.

Pathologische Anatomie und Symptome: Die Gasbranderreger erzeugen in großen Mengen gewebseinschmelzende **Enzyme** (Hyaluronidase) und **Toxine,** insbes. **Hämotoxine.** Die über die Lymphwege aktiv in die Muskelwand des Uterus eindringenden Gasbranderreger bringen umschriebene Partien der Muskelsubstanz zur Nekrose und Verflüssigung. In der Muskelwand bilden sich zahlreiche kleine Gangränhöhlen, die mit Gas gefüllt sein können. Bei der bimanuellen Untersuchung fühlt man dann in einem **weichen** Uterus das **typische Gasknistern** = „Schneeballknirschen". — Gasentwicklung tritt aber durchaus nicht in jedem Fall einer Infektion mit Gasbranderregern auf.

Besonders charakteristisch ist die Wirkung der von den Gasbranderregern erzeugten **Hämotoxine:** Sie bringen einen großen Teil der roten Blutkörperchen zum raschen Zerfall (Hämolyse). Das Hb kann in kurzer Zeit auf 20 und 10% herabsinken. Das freigesetzte Hb wird in Methämoglobin, Hämatin und Sulfohämoglobin umgewandelt, wodurch das Blutserum eine braungelbe bis burgunderrote Farbe annimmt. Als weitere

---

[1]) s. Praktische Gynäkologie.

Folge der Hämolyse wird die Haut ikterisch oder bräunlich bis kupferrot verfärbt. Der Harn nimmt eine rotgelbe bis rotbraune oder schwärzliche Farbe an.

Verfärbung des Serums, der Haut und des Harns beim Gasbrand wird als Nürnbergersche Symptomentrias bezeichnet.

Andere Toxine wirken schädigend oder zerstörend auf das Parenchym von **Niere** (Oligurie, Ansteigen des Rest-N bis auf 400 mg% und des Blutdrucks, rasch eintretende Anurie), **Leber** (Leberfunktionsproben$+++$), **Myokard** (Kreislaufschwäche) und lebenswichtige Nervenzentren. — Häufiges Erbrechen, blutige Durchfälle oder Teerstühle. Flüssigkeitsverarmung! Tritt **Anurie** ein (nach Szendi[1]) oft schon nach 2 Tagen), so ist das Schicksal der Patientin hoffnungslos. Eine der häufigsten Komplikationen der puerperalen Gasbrandinfektion ist die diffuse **Peritonitis.** Nekrose und Zerfall von Teilen der Uteruswand und der Serosa machen den leichten Übertritt der Gasbranderreger in die Bauchhöhle verständlich. — Zur **Gasbrand-Sepsis** kommt es entweder über den Lymphweg (ausgehend von einer Lymphangitis, s. bei Dietel[2])) oder, seltener, von einem thrombophlebitischen Gefäßherd aus.

Diagnose: Wichtige Verdachtsmomente sind das Auftreten der Nürnbergerschen Symptomentrias u. evtl. des Gasknisterns. Klärung der Diagnose durch Blutkultur und Erregernachweis aus dem Lochialsekret oder Bauchpunktat. Wichtig ist dabei folgendes: Weder der positive Erregernachweis noch die klinischen Zeichen der Hämolyse sind ein sicherer Beweis dafür, daß die Erreger schon in die Uterusmuskulatur eingedrungen sind. (Prognostisch und therapeutisch wichtig!) Wesentlich ist daher stets der **klinische Gesamteindruck:** Schwer krank aussehende, unruhige Patientin, starke Dyspnoe, Zyanose, frequenter Puls, Ikterus, hochgradige Anämie (Hb-Sturz!), dickflüssiger, schwarzbrauner Urin, Fieber. Schnelle Verschlechterung des Allgemeinzustandes. Eventuell Zeichen einer Peritonitis.

Merke: Gasbrandinfektionen finden sich am häufigsten bei **kriminellen Aborten!**

Nach normal verlaufenen Geburten sind sie sehr selten.

Differentialdiagnose: Bei Abortgasbrand kommt differentialdiagnostisch allein der Seifenabort (S. 458) in Frage. Die klinischen Bilder sind in schweren Fällen praktisch gleich. Jedoch entwickelt sich beim Seifenabort das schwere Krankheitsbild in allerkürzester Zeit, während nach der Infektion mit Gasbranderregern meist 2—3 Tage vergehen, ehe es zu klinischen Erscheinungen kommt.

Therapie der puerperalen Gasbrandinfektion

Die Behandlung ist von vornherein wenig aussichtsreich, weil sie bei dem stürmischen Verlauf der Gasbrandinfektion meist zu spät kommt.

---

[1]) Zbl. Gynäk. 80 (1958), 983.
[2]) Geburtsh. u. Frauenheilk. 10 (1950) 418.

1. Chirurgische Behandlung: Ausschaltung des Infektionsherdes, also Uterusexstirpation. Praktisch ist es oft so, daß ein operativer Eingriff wegen des schlechten Allgemeinzustandes nicht durchgeführt werden kann. Ob man heute bei der Antibiotikatherapie des Gasbrandes auf die chirurgische Behandlung verzichten kann, ist eine Frage, die weder aus eigner Erfahrung noch aus dem Schrifttum sicher beantwortet werden kann. Bis jetzt steht die chirurgische Behandlung immer noch an erster Stelle.

2. Serumtherapie: Polyvalentes Gasbrandserum (Behring-Werke) in hohen Dosen zur Neutralisierung der Toxine.

3. Chemotherapie und Allgemeinbehandlung: S. 687—690.

Puerperale Tetanusinfektion

Die Infektion puerperaler Wunden mit dem Tetanuserreger ist sehr selten.

Erreger: Clostridium tetani (anaerob), kommt ubiquitär im Erdboden und Exkrementen von Mensch und Tier vor. Das spezifische Toxin wird ausschließlich im ZNS gebunden. Durchschnittliche Inkubationszeit 12—30 Tage. Beim puerperalen Tetanus soll die Inkubationszeit kürzer sein: durchschnittlich 9 Tage.

Diagnose: Das Krankheitsbild des puerperalen Tetanus entspricht genau dem des traumatischen. Beginn mit Kopfschmerzen, Mattigkeit, Gliederschmerzen.

Die drei **ersten verdächtigen Symptome** sind:

1. Nicht schlucken können,
2. Trismus = Kiefersperre,
3. Nackensteifigkeit.

Im weiteren Verlauf tonische Krampfzustände: Opisthotonus, Risus sardonicus und generalisierte tonisch-klonische Zuckungen, s. Lehrbücher der Chirurgie.

Therapie des puerperalen Tetanus

1. Exstirpation des Uterus und der Adnexe = Entfernung des Bakterienherdes. Von den meisten empfohlen, von einigen Autoren abgelehnt.

2. Serumtherapie: Sehr hohe Dosen von Antitoxin! (Die hier gemachten medikamentösen Angaben sind der Arbeit von P. Gerster und S. Moeschlin, Dtsch. med. Wschr. 83 (1961), 890, entnommen). Vorher Hautprobe mit 0,02 ml, wenn keine Reaktion, 100000—200000 I. E. Antitoxin i. m. und i. v. zu gleichen Teilen als Initialdosis. Sodann innerhalb von 3 Tagen 3000000—5000000 I. E. Danach kein Serum mehr.

3. Chemotherapie: S. 687—690.

4. Aktive Impfung: Mit 1—2 ml Anatoxin i. m., aber nicht in den gleichen örtlichen Bezirk wie das Antitoxin.

5. Tracheotomie: Prophylaktisch in allen Fällen, in denen deutliche Krämpfe auftreten.

6. Chlorpromazin: Beim Auftreten von Krämpfen in **regelmäßigen** 2—8 stündlichen Intervallen 25 oder 50 mg Largactil oder Megaphen i. m. Wenn zu wenig wirksam (schwere Krämpfe).

7. Sedierung durch Mischinjektion: Chlorpromazin (Largactil, Megaphen) 1 ml = 25 mg, Promethazin (Phenergan), 1 ml = 25 mg, Pethidin (Dolosal) 1 ml = 50 mg und Aqua dest. 1 ml. Davon alle 3 Stunden 1 ml i. m. Evtl. Kurarisierung. Das Auftreten schwerer Krämpfe kann man heute in der Mehrzahl der Fälle mit Chlorpromazin allein vermeiden.

Blutungen im Wochenbett

Eine Einteilung der Blutungen im Wochenbett nach den Ursachen muß von anatomischen und histologischen Befunden ausgehen, wenn sie befriedigen soll. Eine solche Einteilung ist in neuerer Zeit u. a. von Limburg und von Bachmeyer und Stoll aufgestellt worden.

Die beiden letztgenannten Autoren haben in 343 Fällen von Blutungen im Wochenbett Gewebe für die histologische Untersuchung entnommen und verarbeitet. In zwei Drittel dieser Fälle fanden sich **Rückstände von Schwangerschaftsprodukten** (Plazentareste, Eihäute, choriale Wanderzellen im Myometrium und Deziduareste) oder die Zeichen einer **puerperalen Endometritis.** Diese Ergebnisse erklären ohne weiteres die Ursache von Blutungen im Wochenbett. Das restliche Drittel zeigte keines dieser Merkmale. Bei diesen Fällen war also kein unmittelbarer kausaler Zusammenhang zwischen dem histologischen Ergebnis des Abradats und der aufgetretenen Wochenbettsblutung festzustellen. In der Literatur werden diese Fälle vielfach als „**funktionelle Blutungen**" im Wochenbett bezeichnet. Blutungen aus geburtshilflichen Rißwunden im Wochenbett wurden von den genannten Autoren nicht berücksichtigt.

In bezug auf die Ursachen der Blutung im Wochenbett kann man

4 Hauptgruppen

unterscheiden:

1. Im Uterus zurückgebliebene
   Plazentareste bzw. -polypen ⎫
                                 ⎬ verursachen zwei **Drittel** aller
2. Endometritis puerperalis   ⎭ Blutungen im Wochenbett.

3. sog. funktionelle Ursachen   =   Ein Drittel aller Blutungen
                                       im Wochenbett.

4. **Blutungen aus geburtshilflichen Rißwunden** im Wochenbett (selten).

‖‖‖ Beim Auftreten von Blutungen im Wochenbett ist also zuerst an einen im Uterus zurückgebliebenen Plazentarest bzw. Plazentarpolypen und an eine Endometritis puerperalis zu denken!

1. Plazentarest und Plazentarpolyp

Ein Plazentarest ist ein Stück Plazenta, das nach unvollständiger Ausstoßung der Plazenta in der Uterushöhle zurückgeblieben ist.

Ein Plazentarpolyp (Abb. 483) ist ein Plazentarest, um den sich geronnenes Blut in vielfacher Schicht wie ein fester Mantel herumgelegt hat. Größere Polypen regen Austreibungswehen an. Dabei wird der untere Pol in den Halskanal hineingetrieben. Der Halskanal wird eröffnet, und man kann dann den unteren Pol des Polypen mit dem Finger tasten.

Nach Einsetzen von Spekula kann man ihn nicht selten auch sehen.

Das Vorhandensein eines **Plazentarestes** bzw. **-polypen** hat stets zwei **Folgen**:

    1. **Blutungen**
    2. **Infektion**

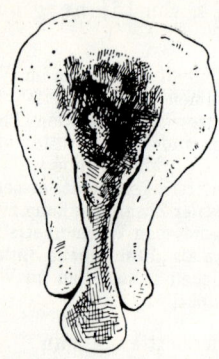

Abb. 483. Plazentarpolyp = Plazentarest, um den sich geronnenes Blut in vielfacher Schicht wie ein fester Mantel herumgelegt hat

Zu 1. Blutungen: Sie kommen dadurch zustande, daß die Uteruswand gerade an der Stelle, an der der teils gelöste, teils noch nicht gelöste Plazentarest sitzt, sich **nicht maximal kontrahieren** kann. Daher werden die hier eröffneten Gefäße nicht verschlossen. Kennzeichnend für die

Blutung bei einem zurückgebliebenen Plazentastück

im Wochenbett ist:

1. Sie beginnt meist **am Ende der ersten** oder im **Verlauf der zweiten Woche**,
2. sie kommt meist unverhofft und ist von vornherein **sehr stark**, nicht selten **bedrohlich**,
3. Wehenmittel stillen die Blutung nur vorübergehend oder gar nicht.

‖‖ Starke Blutungen im **Wochenbett** werden **fast stets** durch einen **Plazentarest** hervorgerufen.

Zu 2. Infektion: Bei hoher Virulenz der Keime kommt es nicht nur zur Infektion des Plazentarestes (totes Gewebe!) und des umgebenden Endometriums sondern auch der darunter liegenden Muskelsubstanz. Es kommt also zu einer zunächst umschriebenen **Endo-Myometritis**. Auch die **Gefäßthromben** in diesem Bereich werden infektiös zersetzt.

698

Therapie

Die Therapie kann nur in der Entfernung des Plazentarestes bestehen.

Dieser Eingriff war früher einer der gefährlichsten in der Geburtshilfe. Bei der Ablösung des infizierten Plazentastückes wurden pathogene Keime in die Blutbahn „hineinmassiert". Die Folge war früher häufig eine Sepsis, die in einem erschreckend hohen Prozentsatz tödlich verlief (Mortalität 30—40%!). Der Plazentarest war der „Schrecken der Geburtshelfer". Mit der Einführung der Antibiotika ist diese Gefahr auf ein Minimum gesunken. Philipp berichtet über 38 Fälle, in denen ein Plazentarpolyp entfernt wurde. Todesfälle an Infektionen wurden nicht beobachtet, obwohl hochvirulente Streptokokken nachgewiesen wurden. Eine Frau starb an Lungenembolie.

Heute wird bei Verdacht auf Plazentarest folgendermaßen vorgegangen:

1. Es wird unter Antibiotikaschutz von vaginal aus untersucht und die Gebärmutterhöhle mit dem Finger ausgetastet. Der erste, fast sichere Hinweis auf das Vorhandensein eines Plazentarestes ist der nicht geschlossene, sondern mehr oder weniger weit geöffnete Halskanal. Oft ist der Plazentarest schon im äußeren Muttermund oder im Halskanal zu tasten.

2. Der Plazentarest bzw. -polyp wird

unter Antibiotikaschutz

entfernt, und zwar digital oder mit einer großen, breiten Kürette. Dabei gelten folgende Grundsätze:

a) Besteht kein Fieber, so entleert man den Uterus sofort.

Zu der Frage, ob man den Plazentarest oder -polypen mit dem Finger oder mit der Kürette entfernen soll, gebe ich persönlich folgenden Rat: Es gibt kaum Fälle, in denen sich das Plazentastück nicht sehr leicht mit dem Finger ablösen läßt. Die Benutzung einer Kürette empfehle ich nur dann, wenn das Kavum nach Entfernung des Plazentastückes sich nicht glatt anfühlt.

b) Besteht Fieber, so wartet man zunächst unter Antibiotikaschutz das Absinken des Fiebers ab. Frühestens 3 bis 4 Tage danach wird der Uterus dann ausgeräumt.

c) Besteht Fieber und ist die Blutung sehr stark, so ist die sofortige Entfernung des Polypen das kleinere Übel.

Die Ausräumung der Gebärmutterhöhle bringt die Blutung so gut wie immer zum Stehen. Die Kürettage des puerperalen Uterus muß wegen der großen Perforationsgefahr betont langsam und sehr vorsichtig ausgeführt werden.

> Jeder Plazentarest macht eine Endo-Myometritis. In keinem Zustand in der Geburtshilfe ist die Uteruswand leichter perforierbar als bei einer Endo-Myometritis.

Jeder Plazentarest muß ausnahmslos **histologisch untersucht** werden, besonders auch deswegen, weil differentialdiagnostisch ein Chorionepitheliom (S. 466) in Frage kommt.

Man muß immer wieder und mit Nachdruck darauf hinweisen, daß die beste **Prophylaxe** die sorgfältigste Kontrolle der Plazenta unmittelbar nach der Geburt ist. Vorgehen s. S. 170.

Gelegentlich machen **Deziduareste** dieselben Erscheinungen wie Plazentareste.

2. Puerperale Endometritis

Sie ist die zweithäufigste Ursache der Blutungen im Wochenbett. Im Vergleich zum Plazentarest ist sie relativ harmlos.

Blutungstyp: Die Blutung tritt meist schon in den **ersten** Wochenbettagen auf. Ihre Stärke schwankt, sie ist aber vorwiegend eine **schwache Blutung.** Sie kann über viele Tage **ohne Pause** anhalten, sie kann aber auch für Stunden und Tage unterbrochen sein. Das Krankheitsbild der Endometritis und seine Therapie sind auf S. 677 beschrieben.

3. Funktionelle Blutungen im Wochenbett

Unter dieser Bezeichnung fassen wir diejenigen Fälle zusammen, in denen weder Rückstände von Plazentaresten, noch eine puerperale Endometritis bzw. eine Rißwunde vorliegen. Hierher gehören:

a) **Blutungen als Folge einer glandulären Hyperplasie,** wie sie im Verlauf der ersten anovulatorischen Zyklen im Wochenbett vorkommen (S. 659).

b) **Wandveränderungen der Gefäße.** Es handelt sich im wesentlichen um eine hyaline Degeneration der Gefäßwände, wonach ein beim Selbststillungsmechanismus der Blutungen sonst beobachtetes Phänomen, das manschettenartige Einrollen der Gefäßwand, wegfällt (Bachmeyer u. Stoll).

4. Blutungen im Wochenbett aus Rißwunden

Es kommt in seltenen Fällen vor, daß Rißwunden unter der Geburt bzw. im Anschluß an die Geburt nicht erkannt werden. Meist deswegen nicht, weil aus irgendeinem Grunde eine äußere oder innere Blutung nicht deutlich in Erscheinung trat. Die Hauptrolle spielen dabei nicht erkannte Zervixrisse und die stille Uterusruptur (S. 604).

Mastitis puerperalis

Brustentzündung im Wochenbett

Die Mastitis puerperalis ist eine häufige Erkrankung der stillenden Wöchnerin. Nicht stillende Wöchnerinnen werden selten befallen.

Erreger: In über 90% der Fälle wird die Mastitis puerperalis durch den **Staphylococcus aureus haemolyticus** hervorgerufen.

Infektionswege der Keime zur Warze (Abb. 484)

Der Hauptweg bei der Übertragung der Staphylokokken ist der vom Nasen-Rachenraum des Pflegepersonals und der Mutter über den Nasen-Rachenraum des Kindes auf die mütterliche Brustwarze (Knörr u. Wallner, Muth 1956).

Die Mastitis wird also vor allem beim **Stillen** übertragen. Sie ist eine „Stillmastitis". Die Infektion durch die Lochien, also die Schmierinfektion, spielt bei der Mastitis puerperalis eine untergeordnete Rolle. Früher schrieb man diesem Infektionsweg eine große Bedeutung zu. Heute weiß man, daß im Lochialsekret nur in etwa 2% hämolysierende Staphylokokken vorhanden sind (Roemer, Knörr u. a.).

> In rund **90%** aller Fälle ist die **Brustwarze** der Mutter nach dem **Stillen** mit Staphylokokken besiedelt.

Infektionswege innerhalb der Brust (Abb. 485 u. 486)

Innerhalb der Brust sind 2 **Infektionswege** zu unterscheiden. Die Keime können eindringen

1. in das Bindegewebe (= Interstitium) zwischen den Drüsen
   = **interstitielle Mastitis** (Abb. 485)
   = extrakanalikuläre Mastitis.

Voraussetzung für diesen Weg der Infektion sind kleinste **Gewebsdefekte** (Schrunden, Rhagaden, Fissuren) **der Brustwarze.** Von diesen kleinsten Verletzungen der Warze aus dringen die Keime auf dem **Lymphwege** in die Tiefe des **Bindegewebes** zwischen den Drüsen. Hier kommt es zu einer sich diffus ausbreitenden = phlegmonösen Entzündung.

> Die **interstitielle,** d. h. lymphogene Mastitis ist die **häufigste** Form der Mastitis puerperalis.

Kriecht die lymphogene Entzündung dicht unter der Warzenhaut entlang, so entsteht der **subareoläre Abszeß** (Abb. 485).

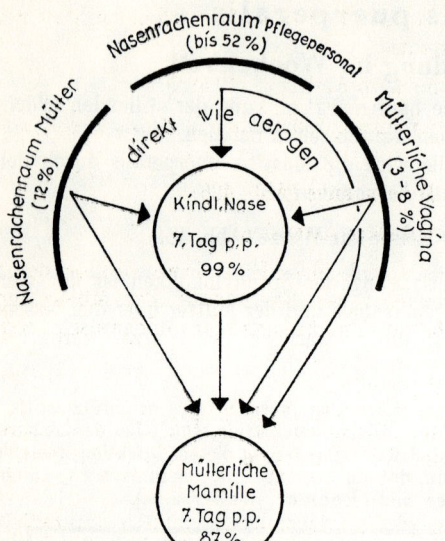

Abb. 484. Übertragung des Staphylococcus aureus haemolyticus (nach H. Muth in Geburtsh. u. Frauenheilk. 16 (1956), 275.

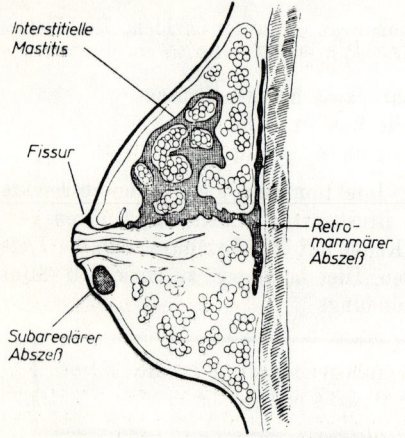

Abb. 485. Interstitielle eitrige Mastitis (Verbreitung der Infektion im Bindegewebe, ausgehend von Fissuren)

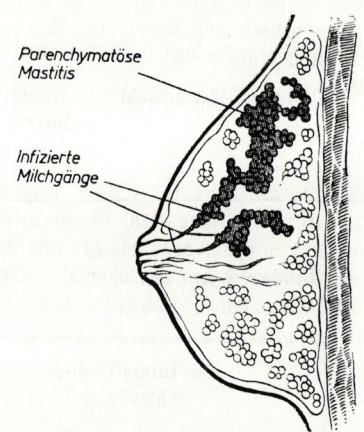

Abb. 486. Intrakanalikuläre = parenchymatöse Mastitis (Verbreitung der Infektion über die offenen Milchgänge in die Drüsenlappen)

Schiebt sich die Phlegmone durch das ganze Brustgewebe hindurch bis auf die Pektoralisfaszie, so kommt es zum

sub- oder retromammären Abszeß (Abb. 485).

Es gibt noch einen anderen Infektionsweg innerhalb der Brust. Die Keime können auch eindringen

2. in die offenen Milchgänge = Drüsengänge (Abb. 486)

= intrakanalikuläre Aszension.

Jede der 15 bis 20 Einzeldrüsen = Parenchym der Brust, hat einen besonderen Ausführungsgang. Es kommt zunächst zur Entzündung der Milchgänge (**= Galaktophoritis**) und danach zur Entzündung der Milchdrüsen, also des Parenchyms

= parenchymatöse Mastitis.

Da die Milch ein ausgezeichneter Nährboden für Keime ist, wird durch ungenügendes Entleeren der Brust das Wachstum der Keime begünstigt (Milchstauung vermeiden!).

Ob ein lymphogen-interstitieller oder ein intrakanlikulärer Infektionsweg vorliegt ist praktisch ziemlich gleichgültig, denn bei jeder fortschreitenden Mastitis geht die eine Form in die andere über. Für die Therapie ist es auch ohne Bedeutung, welche der beiden Formen im Vordergrund steht.

Befallen wird in den meisten Fällen immer erst eine Brust und zwar bevorzugt ein **äußerer** Quadrant.

Symptome der Mastitis puerperalis

Die drei **ersten** Symptome der Mastitis sind

1. Schmerzen,	**Symptomentrias**
2. Fieber,	im Beginn der
3. Rötung der erkrankten Brust	**Mastitis puerperalis**

ad 1. Schmerzen an einer umschriebenen Stelle einer Brust werden meist als allererstes und zunächst einziges Symptom geklagt. Dabei ist der Schmerz im Beginn meist nur angedeutet. Er wird oft nicht genügend beachtet oder falsch gedeutet.

Bei der Entlassung am 8. Tag des klinischen Wochenbettes gab eine Patientin (Ärztin) nachmittags gegen 4 Uhr an, daß der Büstenhalter an der linken Brust etwas drücke. Ein ausgesprochener Druckschmerz an der Brust und Temperatursteigerung bestanden noch nicht, auch nicht die Spur einer Rötung. Am Abend gegen 21 Uhr wurde die Patientin mit 39° Temperatur, Schmerzen und einer leichten Hautrötung an der linken Brust wieder aufgenommen.

ad 2. Fieber. Es tritt meist nach dem Schmerzbeginn auf, gar nicht selten ist das Fieber auch das erste und zunächst einzige Symptom.

Plötzlich auftretendes Fieber oder auch (seltener) langsam ansteigende Temperatur am Ende der ersten Woche und im Verlauf der zweiten Woche des Wochenbettes lassen den Erfahrenen zu allererst an eine beginnende Mastitis auch dann denken, wenn an der Brust noch keinerlei Veränderung festzustellen ist.

ad 3. Rötung. Das dritte Initialsymptom, die Rötung, tritt oft erst 12—14 Stunden nach Schmerzbeginn und Temperaturanstieg auf. Ein Quadrant einer Brust (am häufigsten der obere äußere, Noack, danach der untere äußere) zeigt eine Hautrötung und ist wärmer als die Umgebung. Bei der Betastung ist er meist auffallend schmerzhaft.

Die Rötung ist oft verbunden mit einer Lymphangitis: Bläulich-rote Lymphgefäße ziehen über den geröteten Quadranten zu den angeschwollenen Lymphknoten in der Achselhöhle.

Das Allerwichtigste, was jeder Arzt von der Mastitis puerperalis wissen muß: Erfaßt man die Mastitis in der eben beschriebenen Frühphase und beginnt sofort konsequent mit der Behandlung (s. unten), so gelingt es in den weitaus meisten Fällen, die Entzündung zurückzubringen und die Infiltration und damit die Abszedierung zu vermeiden.

Andernfalls bildet sich im Verlauf von 2—3 Tagen an der geröteten, schmerzhaften Stelle ein nicht deutlich abgrenzbares derbes Infiltrat von Kirsch- bis Walnuß- oder Kleinapfelgröße. Die Brust erscheint jetzt deutlich größer. Die Betastung des Infiltrates ist außerordentlich schmerzhaft. Der infiltrierte Bezirk wird nach verschieden langer Zeit (mehrere Tage, eine Woche oder sogar mehrere Wochen) eingeschmolzen zu einem fluktuierenden Abszeß.

Therapie der Mastitis puerperalis

1. Die antibiotische Behandlung.
2. Die resorptive Behandlung mit physikalischen Mitteln.
3. Die chirurgische Behandlung.

1. Antibiotische Behandlung

Die antibiotische Behandlung ist in letzter Zeit zu Unrecht in Mißkredit geraten. Es gelingt, den mastitischen Prozeß ausschließlich mit der Chemotherapie zu beherrschen, wenn 1. die Behandlung früh genug einsetzt, d. h. bevor es zu einer nennenswerten Infiltration gekommen ist und man sich 2. der neuen halbsynthetischen Penicilline bedient, falls es sich wie meist um resistente Staphylokokken handelt.

Die in der Klinik aquirierten Staphylokokkenstämme (das gilt für die Mehrzahl der Mastitisfälle) sind oft gegen das Penicillin G, also das „gewöhnliche", besser „klassische" Penicillin nur vermindert empfindlich oder gar resistent.

Man muß daher, wenn man sich trotzdem für Penicillin G entscheidet, **hohe Dosen** geben, z. B. **4—6 mal täglich 5 Mega I. E.** intravenös (1 Mega = 1 Million), also insgesamt 20—30 Millionen I. E. intravenös an einem Tage.

Bei allen Klinikfällen ist aber grundsätzlich sehr zu empfehlen, von vornherein eines derjenigen neueren Penicillin-Derivate zu verabreichen, die **von der Penicillinase nicht angegriffen** werden. Von diesen sind die Präparate aus der

Oxacillin-Reihe = vollpenicillinasefeste Penicilline

am besten geeignet, weil man sie nicht nur parenteral geben, sondern auch oral einnehmen kann.

Die breitesten Erfahrungen liegen mit Oxacillin vor.

Dosierung von Oxacillin (Präparate: **Stapenor/Cryptocillin**): 3mal täglich 1g = 3g, d. h. bei oraler Verabreichung: 4mal tgl. 3 Kapseln zu 0,25 g, bei intravenöser Injektion: 3mal tgl. 2 Flaschen zu 0,5 g. (Der Inhalt der Flasche ergibt nach Auflösen mit dem beigegebenen Aqua redest. steril. (5 ml) eine 10%ige Lösung zur intravenösen und intramuskulären Injektion.)

Das neu entwickelte **Dicloxacillin** erlaubt auf Grund seiner noch besseren Ausnutzung, vor allem bei oraler Gabe, eine niedrigere Dosierung.

Dosierung von Dicloxacillin (Präparat: **Dichlor-Stapenor/Stampen**): 4mal täglich 0,5 g = 2 g, d. h. bei oraler Verabreichung: 4mal tgl. 2 Kapseln zu 0,25 g (etwa 1 Stunde vor den Mahlzeiten), bei intravenöser Injektion: 4mal tgl. 1 Flasche zu 0,5 g (Auflösung wie beim Oxacillin).

Ist bei diesen Gaben die klinische Wirkung unsicher, so kann man die angegebenen Dosen noch steigern. Vorher muß man sich aber durch Betrachtung und Betastung der Brust davon überzeugen, daß sich inzwischen nicht schon ein Infiltrat ausgebildet hat!

Alle Penicilline haben den großen Vorteil, bei normaler Dosis **bakterizid** zu wirken und einwandfrei verträglich zu sein, selbst bei beträchtlicher Erhöhung der Dosis (s. S. 688). Die klassischen **Breitspektrum-Antibiotika**, d. h. die Tetracyclingruppe, das Chloramphenicol u. a. wirken nur bakteriostatisch, nicht bakterizid (S. 688). Aus diesem Grunde spielen Breitspektrum-Antibiotika bei der Behandlung der M. p. heute eine untergeordnete Rolle.

2. Resorptive Therapie mit physikalischen Mitteln

Leitsatz: Ruhigstellung der Brust und Kälteanwendung!

Indikation: Die resorptive Behandlung hat nur dann Zweck, wenn es sich um eine eben beginnende Brustentzündung bis zu ganz leichter Infiltration handelt, also um ein **eindeutiges Frühstadium.**

Vorgehen: Befallene Brust hochbinden und zwar so, daß sie sich bei Bewegung der Patientin nicht mitbewegt. Kalte Alkoholumschläge, Eisblase, gut

abführen, wenig trinken lassen, keine Suppen, kein Obst (= 98% Flüssigkeit!).
Ein ausgezeichnetes und bestens bewährtes Mittel ist die

Röntgenbestrahlung (Kirchhoff, Kepp, D. Hofmann und Clemens):
2 mal 50 bis 80 r an zwei aufeinanderfolgenden Tagen.

Kommt aber eine Patientin mit einer Mastitis zur Behandlung, bei der die
Infiltration weit ausgedehnt oder die Einschmelzung schon begonnen hat,
dann besteht keine Hoffnung mehr auf Resorption des Entzündungsherdes.
Jetzt ist konsequent und energisch die Förderung der Einschmelzung zu
betreiben, was am schnellsten durch

Wärmebehandlung

erreicht wird: Feuchtwarme Umschläge, Kataplasmen mit Leinsamen, Kurzwellen, Mikrowellen bis der ganze Prozeß eingeschmolzen ist und überall
deutliche Fluktuation zeigt.

Einschmelzend wirkt auch **Röntgenbestrahlung** mit 100—150 r an mehreren aufeinanderfolgenden Tagen.

3. Chirurgische Behandlung
= Inzision des Abszesses

Dringende Warnung:

> **Niemals inzidieren, bevor nicht das ganze Infiltrat
> eingeschmolzen ist und schwappend fluktuiert!**

Genauso falsch ist es aber, wenn mit der Inzision **zu lange gewartet wird,**
da es dadurch zur Einschmelzung weiterer Gewebsanteile kommen muß.

Schnittführung bei der Inzision

1. Radiäre Inzision (Abb. 487). Die einfache Inzision wird stets radiär
ausgeführt.

Bei querer Inzision kommt es zur Durchtrennung und Verletzung der Milchgänge
(Gefahr der Verödung des Parenchyms, Entstehung von Milchgangfisteln und Milch-
zysten). **Die Länge des Schnittes wird allein durch die Größe des Abszesses bestimmt.** Nur
bei ganz kleinen oberflächlichen Abszessen kommt man mit einer **Stichinzision** aus.
Kosmetische Gesichtspunkte sind zu berücksichtigen, sie sind aber nicht ausschlaggebend. Der Schnitt soll nicht in den Warzenhof hineingehen. Vom gesunden Gewebe
soll möglichst wenig geopfert werden.

2. Bardenheuersche Inzision = Hochklappen der Brust (Abb. 488).

Technik: Je nach Größe des Abszesses wird ein etwa 5—10 cm langer Bogenschnitt
am unteren Rand der Mamma genau in der Falte gemacht. Spreizen der Wunde mit der
Kornzange, Herstellen einer möglichst glatten Wundhöhle mit dem Finger. Auch
Abszesse in den oberen Quadranten lassen sich mühelos erreichen. Gummilaschen mit
einer Naht an der Umrandung des Schnittes fixieren.

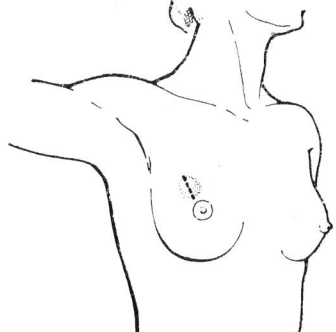 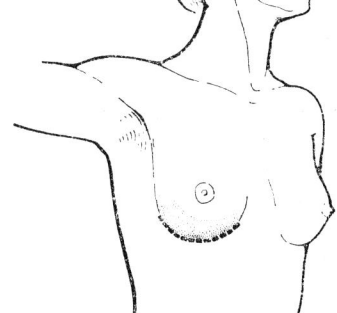

Abb. 487. Radiäre Inzision eines masti-   Abb. 488. Bardenheuersche Inzision =
tischen Abzesses   Hochklappen der Brust

Die **Bardenheuersche Inzision** ist angezeigt:
1. bei allen ausgedehnten Vereiterungen,
2. bei allen größeren Einzelabszessen, die im unteren äußeren oder inneren Quadranten liegen.
3. bei retromammären Abszessen.

Vorteile: Bester Abfluß, unauffällige Narbe, Wegfall weiterer Inzisionen, wenn der Bogenschnitt richtig angelegt wurde.

‖‖ Jeder größere Abszeß verlangt am tiefsten Punkt der Höhle eine Gegeninzision! Drainieren mit Gummilasche! Laschen bzw. Drains erst dann entfernen, wenn die Sekretion fast ganz aufgehört hat.

Mit der Inzision allein ist es aber nicht getan:

Man muß anschließend klare Wundverhältnisse schaffen,

d. h. man muß mutig mit dem Finger in die Abszeßhöhle eingehen und diese gründlich in ihrer ganzen Ausdehnung ausräumen. Dabei müssen noch stehende Gewebsbrücken durchtrennt und die Abszeßhöhle allseitig nach weichen Wandstellen abgetastet werden: Findet sich noch ein weiterer Abszeß, so wird er mit dem Finger von innen her eröffnet und ebenfalls ausgeräumt. Gegeninzision und Gummilasche durch beide Abszesse hindurch!

Die **3 größten Fehler** bei der Behandlung des **mastitischen**
Abszesses:
1. Inzision, wenn noch nicht alles eingeschmolzen ist,
2. **zu kleine Schnitte** bei großen Abszessen!
3. **Unterlassen von Gegeninzisionen,** wo sie notwendig sind!

Inzidierte Mastitisabszesse haben ausgesprochene Neigung zu **Rezidiven.**
Wer Rezidive vermeiden will, sollte sich vor diesen Fehlern hüten.

Über das   **Abstillen bei Mastitis**

gehen die Meinungen auseinander. In leichten Fällen (mastitische Reizung)
weiterstillen lassen. Kommt es zur **Infiltration,** so empfiehlt es sich, abzustillen.
Die absolute Ruhigstellung der Brust ist jetzt das wichtigste. Beim **Abszedieren**
verbietet sich das Stillen von selbst, da in einzelnen Fällen tödliche Erkrankungen der Kinder durch eitrige Milch beschrieben worden sind. **Wichtiger
Grundsatz:** Wird wegen Mastitis abgestillt, so darf auch an der gesunden
Brust nicht mehr angelegt werden.

Technik des Abstillens: s. S. 672.

Die
Prophylaxe der Mastitis puerperalis

ist entscheidend wichtig. Sie muß auf **zwei Ziele** gerichtet sein:

1. auf die **Verhütung von Schrunden und Rhagaden.** Einzelheiten s. S. 669.
2. auf die **Bekämpfung des bakteriellen Hospitalismus** (= Durchseuchung
   der Klinik mit pathogenen Keimen), indem man sich bemüht, die An-
   staltshygiene zu heben.

An allgemeinen Abwehrmaßnahmen gegen die Staphylokokkendurchseuchung der
Klinik wird gefordert (N o a c k): Einrichtung von kleinen Pflegeeinheiten (1 Pflegeein-
heit = 4—8 Wöchnerinnenbetten mit den dazugehörigen Kinderbetten), mit jeweils
eigenem Personal. Strenge räumliche und personelle Trennung von den Nachbar-
pflegeeinheiten, so daß Infekte von einer Einheit nicht auf die andere übertragen werden können. Laufende Kontrolle des Nasen-Rachenraumes des Pflegepersonals! Entfernung bzw. Sanierung von Keimträgern!
Ferner: Scheuerdesinfektion, Luftentkeimung mit Ultraviolettlicht (UV-Licht
stundenlang in den Säuglingszimmern eingeschaltet lassen!), Sterilisierung von Säug-
lingswäsche, Nabelbinden und Tupfern.
Im speziellen kommt es darauf an, den oben (S. 701) dargestellten Infektionsweg
der Staphylokokken zu blockieren.

Beckenvenenthrombose (BVTh)

Definition und Folgen: Unter dieser Diagnose werden vorwiegend blande,
d. h. nichtentzündliche, teilweise oder vollständige thrombotische Verschlüsse
sowohl der V. ilica int. und ihrer Zuflußgebiete, als auch solche der V. ilica ext.
verstanden. Trombosen im Bereich der V. ilica int. sind bei der klinischen
Untersuchung nur schwer zu bestimmen und stellen daher nicht selten die
Quelle schubweise verlaufender **Lungenembolien** dar (pulmonale Hypertonie,
Cor matrum in der Schwangerschaft, Lungenembolie „aus heiterem Himmel"
im Wochenbett). Thrombosen der V. ilica ext. führen schnell zu **deszendieren-**

dem Thrombuswachstum in die V. femoralis und sind an dem **Ödem** der betroffenen Extremität und an dem typischen **Druckschmerz** im Verlauf der großen Beingefäße leicht zu erkennen. Beide Formen neigen zur Aszension in die V. cava caudalis. Die in die Thrombose einbezogenen Venenklappen werden innerhalb weniger Tage irreversibel geschädigt, so daß die konservativ „ausgeheilte", d. h. organisierte BVTh in der Regel zu Thrombosespätfolgen („postthrombotisches Syndrom") führt.

Es handelt sich dabei um ein vielschichtiges Erscheinungsbild chronisch venöser Insuffizienz, das von Fall zu Fall je nach Verlauf der Organisation der BVTh, ihrer Rezidivneigung und der Leistungsfähigkeit des venösen Umgehungskreislaufes verschiedene, auch gradweise unterscheidbare Zeichen in den Vordergrund treten läßt: Ödem, Stauungsflecken, sekundäres Lymphödem mit Induration, sekundäre Varikosis, trophische Störungen (Ulcera cruris).

Ätiologie und Pathogenese

1. **Einschwemmung von thromboplastinhaltigem Material in die mütterliche Blutbahn:** Aus Plazenta und Dezidua bei der normalen Plazentalösung, besonders aber bei mit Plazentatrauma verlaufender Nachgeburtsperiode, auch durch Übertritt geringer Mengen von Fruchtwasser in die mütterlichen Kreislauf im Verlauf der Schwangerschaft oder unter der Geburt. Folge: Einleitung der „viskösen Metamorphose" (Lüscher) der Thrombozyten.

2. **Eine Verlangsamung des venösen Rückstromes** aus den Beinen tritt bereits während der normalen Frühschwangerschaft auf (Goodrich und Wood) und kann nach der Geburt durch Bettruhe pathogenetische Bedeutung erlangen.

3. **Die Veränderung der Venenwand** tritt als ätiologisches Moment für die BVTh im Wochenbett zurück. Degenerative Venenwandveränderungen kommen jedoch bei der Schwangerschaftsvarikosis, die sich oft auch auf den Beckenvenenplexus erstreckt, vor.

Klinik

1. **Häufigkeit:**
   2% (bei 15986 Geburten) (Ludwig). Tiefe Wochenbettthrombosen unter 10839 Geburten 1,7% (Strobel). Gesamtmorbidität thromboembolischer Komplikationen im Zusammenhang mit der Schwangerschaft, der Geburt und dem Wochenbett unter 134701 Fällen: 1 bis 10%, darunter 82 Embolietodesfälle (0,5%/₀₀) (Stamm).

2. **Symptomatologie:**
   a) **Richtungweisende Vorgeschichte** (Thrombosen in der Anamnese, Übergewichtigkeit, Gestosen, Varikosis, Plazentatrauma, operative Entbindung, Symphysenläsion, Anämie).

b) Allgemeine Zeichen: Ansteigende Pulsfrequenz (Mahler'sches Zeichen) oft in Form des „Kletterpulses", Temperaturerhöhung (Michaelissches Zeichen), oft nur subfebril.

Die Erhöhung der Blutkörperchensenkungsgeschwindigkeit und der Serumtransaminasen ist im Wochenbett vieldeutig.

c) Lokale Zeichen: Unsymmetrischer Druckschmerz der Parametrien, Füllung der Hämorrhoidalvenen, evtl. Hämorrhoidalvenenthrombose, Füllung des Umgehungskreislaufes (V. epigastrica superficialis), Spontan- und Druckschmerz in der Leistengegend und im Verlauf der großen Beingefäße bis zum Adduktorenkanal, Stauungsödem der betroffenen Extremität, Glanzhaut, evtl. Lividität. Spontanschmerzen im Bein beim Husten, beim Aufblasen einer Blutdruckmanschette um den Oberschenkel (Lowenberg'sches Zeichen).

Therapie der Beckenvenenthrombose

Es ist falsch, sich bei der Diagnose BVTh auf Bettruhe, Beinhochlagerung und feuchte Umschläge zu beschränken. Phenylbutazon genügt nicht, die Spätfolgen der BVTh oder eine Lungenembolie mit Sicherheit zu vermeiden. Die moderne Behandlung der BVTh besteht in der **Antikoagulantien-** oder **thrombolytischen Therapie.**

1. Antikoagulantienbehandlung

Heparin, täglich 40 000 bis 60 000 Einh. i. v., am besten zunächst als **Dauertropfinfusion** über einen Venenkatheter in der V. cubitalis. Anschließend **Cumarine.** Die subkutane Heparinnachbehandlung mit 20 bis 40 000 Einh. Depot-Heparin (Marx) hat sich bewährt. **Überwachung für Heparin** (und Heparinoide): Plasmathrombinzeit (PTZ), vertretbar ist die Verlängerung der PTZ auf das Dreifache des Ausgangswertes. **Überwachung für Cumarin-Nachbehandlung:** Prothrombinzeit (Quick). **Antidot gegen Heparin:** Protaminsulfat 1% bzw. 5% (gegen Depot-Heparin). **Antidote gegen Cumarin:** Vitamin K_1, prompte Substitution mit ACC 76.

2. Thrombolytische Behandlung[1]

ist erfolgversprechend vor allem im Hinblick auf die Rettung von Venenklappen, was mit der antithrombotischen Heparintherapie nur ausnahmsweise gelingt. Erste Erfahrungen mit Streptokinase liegen vor (Ludwig). Präparate: Streptase (Behring), Kabikinase (Kabi). Erforderlich ist die Berechnung der Initialdosis mit dem Streptokinase-Resistenz-Test. Sie fällt

---

[1] Einzelheiten bei H. Ludwig: Neue Wege zur Therapie thromboembolischer Komplikationen in der Frauenklinik. Geburtsh. und Frauenheilk. 25 (1965) im Druck.

je nach Höhe des vorbestehenden Antistreptokinase-Titers verschieden hoch aus und liegt im Mittel bei 250 000 Christensen-Einh. Die Infusion dieser Initialdosis soll den vorbestehenden Antistreptokinase-Titer überspielen, erst dann beginnt die eigentliche Thrombolyse durch Eindringen der Streptokinase (Plasminogen-Aktivator) in den Thrombus. Die Lyse-Behandlung soll kontinuierlich fortgesetzt werden, bis klinische Zeichen einer Besserung eintreten (zwischen 2. und 4. Behandlungstag zu erwarten). Eine Verlängerung der Behandlung über den 5. Tag hinaus erscheint wenig sinnvoll. Eine Antikoagulantiennachbehandlung mit Heparin und/oder Cumarinen muß folgen, um ein Thrombose-Rezidiv zu vermeiden.

Die **Überwachung der Thrombolyse** mit Streptokinase richtet sich auf die Vermeidung unerwünschter proteolytischer Begleitphänomene (Fibrinogenolyse, Zerstörung der Faktoren V, II, VII, VIII und X). Ausreichend ist die Plasmathrombinzeit (PTZ) und eine einfache Fibrinogenbestimmung (nach Clauss oder Hitzefibrin nach Schulz). Bei Überschreitung der PTZ über das Dreifache des Ausgangswertes oder bei Unterschreitung des Fibrinogens unter 100 mg% genügt oft die Unterbrechung der Dauertropfinfusion für einige Stunden. Die **Erhaltungsdosis** wird mit Hilfe der Überwachungsmaßnahmen reguliert. Sie liegt zwischen der halben und der doppelten Initialdosis, verteilt auf 24 Stunden. **Antidote:** Epsilon-Aminocapronsäure (2 bis 4 g halbstündlich), Trasylol (25 000 K. I. Einh. halbstündlich) oder die Kombination von beiden.

Beckenvenenthrombose in der Schwangerschaft

Für die Behandlung der BVTh in der Schwangerschaft gilt grundsätzlich dasselbe. Heparin und Streptokinase stellen die Mittel der Wahl dar. **Heparinoide** oder **Cumarine** sollten jedoch in der Schwangerschaft **nicht** gegeben werden, da die Gefahr von **fetalen Blutungen** bzw. **fetalen Leberschäden** infolge Übertritts noch wirksamer Dosen durch die Plazenta besteht. Einer Lyse-Behandlung mit Streptokinase wegen BVTh in der Schwangerschaft muß die Nachbehandlung mit Heparin über ein bis zwei Wochen folgen.

Das Kind

Mit dem Ergehen des Kindes kurz nach der Geburt haben sich die Geburtshelfer schon seit Generationen beschäftigt.

Dagegen hat sich unser Wissen über die möglichen Erkrankungen der Frucht vor der Geburt erst in den letzten 20 Jahren auf Grund einer Vielzahl von Erkenntnissen entwickelt. Am Anfang dieses Abschnittes stehen die Untersuchungen von Gregg über die Röteln-Embryopathie (1941) und die im gleichen Jahr erfolgte Klärung des Morbus haemolyticus neonatorum durch Levine und Mitarbeiter. Im Jahre 1952 faßte Thalhammer die vorgeburtlichen Erkrankungen des Kindes unter dem Begriff der „pränatalen Erkrankungen" zusammen. Heute hat die Literatur über diese Lebensphase des Kindes auf einigen Gebieten, z. B. auf dem der Toxoplasmose schon einen derartigen Umfang angenommen, daß das Schrifttum nur noch schwer zu übersehen ist.

Die zwischen den beiden Abschnitten liegende Lebensphase während der Geburt ist erst in neuester Zeit Gegenstand intensiver Forschung und klinischer Betrachtung geworden. Die bisherigen sehr beachtlichen Ergebnisse und Erkenntnisse sind vor allem mit den Namen Saling, G. Martius, Wulf, Kubli, Oehlert, Hüter u. a. verbunden.

So hat sich in den letzten Jahren für die Betrachtung der frühesten und frühen Phasen der Biologie und Pathologie des Kindes die Dreiteilung in Forschung, Literatur und Lehre bewährt: Das Kind vor, unter und nach der Geburt. Sie entspricht sowohl dem Standpunkt des Geburtshelfers und des Pädiaters als auch dem des Pathologen. In ein Lehrbuch wurde sie erstmals von H. Martius übernommen.

Das Kind vor der Geburt: Pränatale Erkrankungen

Unter pränatalen Erkrankungen (Thalhammer) verstehen wir solche, deren **Ursache zeitlich vor dem Geburtstermin liegt**. In wissenschaftlichen Diskussionen ist man bestrebt, die pränatalen Erkrankungen nach dem **Zeitpunkt des Beginns der Entwicklung** zu unterscheiden.

Wenn auch durchaus nicht bei allen Entwicklungsstörungen genügend sichere Aussagen über den Zeitpunkt ihres Beginns gemacht werden können, so ist es aus praktischen Gründen doch von Vorteil, bei den pränatalen Erkrankungen zumindest zwischen **Embryopathien** und **Fetopathien** zu unterscheiden. Auf die Entwicklungsstörungen vor der Konzeption (Genopathien und Gametopathien) sowie auf die Blastopathien können wir im Rahmen dieses Buches nicht eingehen.

Begriff	Pränatale Erkrankung	
Genopathie	infolge Schädigung der Gene oder Chromosomen	Entwicklungsstörung **vor** der Konzeption
Gametopathie	infolge Schädigung der unbefruchteten Keimzellen (Ei- oder Samenzellen)	
Blastopathie	infolge Schädigung der intrauterinen Entwicklung des Keimlings innerhalb der ersten **14 Tage post conceptionem**	Entwicklungsstörung **nach** der Konzeption = **Kyemopathieen**[1]) = Oberbegriff für alle intrauterinen Erkrankungen der Frucht
Embryopathie	infolge Schädigung des Keimlings von seiner in der **Mitte des 1.** Monats erfolgenden Differenzierung in einen Embryoblasten und Trophoblasten bis zum Abschluß der **Organogenese** gegen **Ende des 3.** Monats (Goerttler, 1957)	
Fetopathie	infolge Schädigung der Frucht vom Beginn **des 4.** Monats an bis zur Geburt des Kindes	

Embryopathien

Die Zahl der Möglichkeiten, die zu einer Schädigung des Embryos und damit zu einer Embryopathie führen können, ist groß. Die wichtigsten sind in der Abb. 489 zusammengestellt. Die Auswirkung der Schädigung auf den Embryo

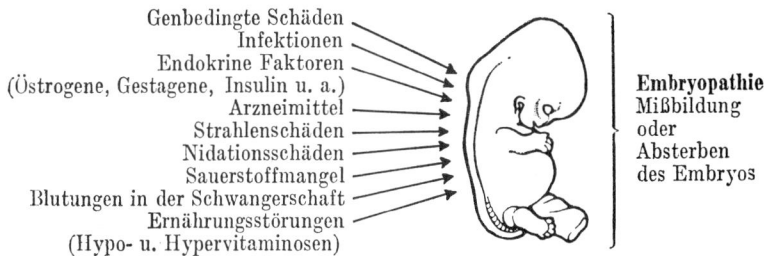

Genbedingte Schäden
Infektionen
Endokrine Faktoren
(Östrogene, Gestagene, Insulin u. a.)
Arzneimittel
Strahlenschäden
Nidationsschäden
Sauerstoffmangel
Blutungen in der Schwangerschaft
Ernährungsstörungen
(Hypo- u. Hypervitaminosen)

Embryopathie
Mißbildung
oder
Absterben
des Embryos

Abb. 489. Zusammenstellung der wichtigsten Schäden die zu einer Embryopathie führen können

---

[1]) kyema gr. (A. W. Meyer, USA, 1919) Leibesfrucht, Keimling von der Konzeption bis zur Geburt, Oberbegriff für befruchtete Eizelle, Embryo und Fet.

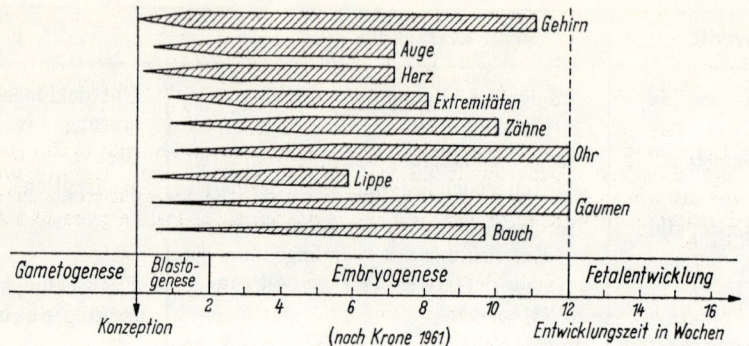

Abb. 490. Zeitliche Entstehung von Mißbildungen. Aus der schematischen Darstellung (nach Bourquin u. H. A. Krone) läßt sich ablesen, welche Organe durch eine zu einem bestimmten Zeitpunkt einwirkende Noxe in ihrer Entwicklung gestört werden können

ist abhängig vom **Zeitpunkt** („Determinationszeit") und der **Intensität** der Einwirkung, weniger von der Art der auslösenden Ursache. Jede Schädigung der Frucht in der Embryonalzeit bedeutet eine **Störung der Organogenese** (Abb. 490). Je nach dem Grade der Schädigung kommt es entweder zur Ausbildung einer oder mehrerer **Mißbildungen** oder der Embryo **stirbt ab** (Fehlgeburt).

Mißbildungen

Unter Mißbildungen versteht man nur solche Formabweichungen, die während der ersten 3 Embryonalmonate, der sog. **organogenetischen Differenzierungsphase,** zustande kommen. Später gesetzte Schäden führen nicht mehr zu Mißbildungen sondern allenfalls zu Wachstumsstörungen und Differenzierungshemmungen (Essbach). — Für die kausale Entstehung von Mißbildungen gibt es **drei Möglichkeiten:**

1. **Genbedingte Mißbildungen** = erbbedingte Mißbildungen.
2. **Umweltbedingte Mißbildungen:** Wirkung exogener = peristatischer Faktoren.
3. **Mißbildungen, die durch Zusammenwirken genbedingter und umweltbedingter Faktoren entstehen.**

Noch vor 20 Jahren nahm man an, daß Mißbildungen so gut wie immer genbedingt sind. Erst die Beobachtung von Gregg, daß nach einer Infektionskrankheit, nämlich nach Röteln in der Frühschwangerschaft Fruchtschäden auftreten können (S. 719), ließ die Bedeutung der exogenen Faktoren in den Vordergrund treten. In der Folge kam es vielfach zur Überschätzung exogener Faktoren.

714

Die Unterscheidung zwischen gen- und umweltbedingten Mißbildungen ist sehr schwierig und in den meisten Fällen nicht möglich. Das ist leicht verständlich. Man braucht nur zu bedenken, daß die Faktoren, die in der Hauptsache für exogen bedingte Mißbildungen verantwortlich gemacht werden wie z. B. Sauerstoffmangel, ionisierende Strahlen u. a. genau so in der Lage sind, Genschäden hervorzurufen. Nach neuen Erkenntnissen in der Mißbildungsforschung bestehen zwischen Gen- und Umweltwirkung enge Wechselbeziehungen. Nach H. A. Krone gibt es eine genbedingte Empfindlichkeitsschwelle für peristatische Störungen und Imholz und Kloos nehmen an, daß eine genetische Minusvariante mit geringer Penetranz durch die Peristase im Sinne eines Auslöserphänomens erst zur Manifestation gebracht werden kann.

Die wichtigsten Schäden, die zu einer Embryopathie und damit zu einer Mißbildung oder zum Absterben der Frucht in den frühen Monaten der Schwangerschaft führen können, sind in Abb. 489 zusammengestellt.

Schädigungen durch Arzneimittel

Daß Arzneimittel, die eine Schwangere im ersten Drittel der Schwangerschaft einnimmt, zu Mißbildungen des Kindes führen können, wurde der Ärzteschaft und auch der Bevölkerung ganz besonders klar, als man in den Jahren 1960—62 den gehäuften Mißbildungen nach Thalidomideinnahme (Schlafmittel Contergan) gegenüberstand[1]). Bei den Fruchtschädigungen nach Thalidomideinnahme handelt es sich in der Hauptsache um

schwere Extremitätenmißbildungen = Dysmelien

(melos gr. Glied). Man spricht von dem

Dysmelie-Syndrom,

das auch als **Wiedemann-Syndrom** oder **Thalidomid-Embryopathie** bezeichnet wird. Pathognomisch für das Dysmelie-Syndrom sind die **Amelien** und **Phoko-melien** (phóke gr. Seehund) (Abb. 491), bei denen an der oberen wie an der unteren Extremität mitunter nur einzelne Finger- bzw. Zehenstrahlen voll ausgebildet sind und in kleinen häutigen Säckchen am Stamm hängen. Pathognomisch ist auch das **Fehlen der Humeri** oder **Femora** bald total, bald partiell proximal, ferner die **Radius-** und **Tibiaapla-sien** und die **Aplasien des Daumen-** bzw. **Großzehen-**

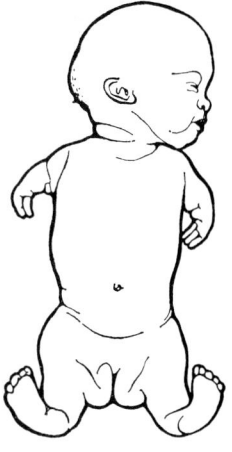

Abb. 491. Phokomelie

---

[1]) Weicker, H.: Bachmann, K. D., Pfeiffer, R. A. und Gleiss, J.: Dtsch. med. Wschr. 87 (1962), 1597. — Jurczok, F. und Schollmeyer, R.: Geburtsh. u. Frauenheilk. 22 (1962), 400. — Mildenstein, F., v. Massenbach, W. u. Rüther, K.: Geburtsh. u. Frauenheilk. 24 (1964), 1.

715

strahls. An der ursächlichen Bedeutung des Thalidomids für die Entstehung dieser Mißbildungen besteht heute kein Zweifel mehr.

Die Thalidomidkatastrophe, der 7—10000 Kinder zum Opfer fielen (Weicker), führte zu einem starken Mißtrauen gegenüber jedem Medikamentengebrauch in der Schwangerschaft. So gerieten Meclizin (Bonamine, Peremesin), Preludin u. a. in den Verdacht, teratogene Substanzen zu sein, ein Verdacht, der widerlegt werden konnte. Besondere Beachtung fand in diesem Zusammenhang eine Arbeit von Noack[1]), der darauf hinweist, daß die Hyperemesis gravidarum, bei der Meclizin mit Erfolg verwendet wird, durch Störungen des Stoffwechsels der Mutter selbst in erhöhtem Maße zu Mißbildungen führt. Es sei deshalb nicht zu verantworten, den Müttern Medikamente vorzuenthalten, die sich jetzt als völlig harmlos herausgestellt hätten und dadurch Mißbildungen zu provozieren. — Erwiesen ist die virilisierende Wirkung **oraler Gestagene** (Methyltestosteron, Äthinyl-Nortestosteron) und der **Androgene,** wenn sie in hohen Dosen verabfolgt werden (Mey, Simmer). Zur Behandlung des drohenden Abortes dürfen orale Gestagene nicht verwandt werden.

Strahlenschäden

Schäden durch ionisierende Strahlen: Röntgen-, Radium-, Elektronenstrahlen u. a.

Vom geburtshilflichen Standpunkt aus ist zu unterscheiden zwischen
1. Fruchtschädigung und
2. Genschädigung = Schädigung des Erbgutes.

1. Fruchtschädigung:

> **Embryonales und fetales Gewebe sind die strahlenempfindlichsten Gewebe, die es überhaupt gibt!**

Am größten ist die Gefährdung während der **Embryonalzeit.** Anwendung ionisierender Strahlen während dieser Zeit kann zu **Mißbildungen** führen. — Nach A. Stewart[2]) und Mitarbeitern sollen Kinder, deren Mütter in der **Fetalzeit** (im letzten Drittel der Schwangerschaft) röntgenologisch untersucht wurden, vermehrt an Leukämie und malignen Tumoren erkranken. Diese Frage ist aber noch nicht eindeutig geklärt.

2. Genschädigung: Sie beruht auf der Schädigung der besonders strahlenempfindlichen Keimdrüsen (Gonaden) bzw. der Ei- und Samenzellen. Die Gefahr besteht darin, daß die Bestrahlung Genmutationen hervorruft. Jede Genschädigung, auch die kleinste, bleibt am Gen fixiert und addiert sich zu allen vorher einmal gesetzten Schäden. Eine genetische Toleranzdosis gibt es nicht. Daraus ergibt sich die Gefahr der Schädigung späterer Generationen.

Aus alledem folgt, daß man mit Röntgenuntersuchungen im allgemeinen und bei Schwangeren im besonderen so zurückhaltend wie möglich sein muß.

---

[1]) Noack, H.: Zbl. Gynäk. 85 (1963), 938.
[2]) Stewart, A., Webb, J. u. Hewitt, D.: Brit. med. J. (1958), 1495.

Röntgenstrahlen = „Keimgift"!

Jede nicht unbedingt notwendige röntgendiagnostische Maßnahme ist in der Schwangerschaft zu unterlassen! Das ist jedem erfahrenen Geburtshelfer bekannt. Auch in großen geburtshilflichen Kliniken stellen röntgenologische Untersuchungen in der Schwangerschaft heute eine Ausnahme dar.

Für die geburtshilfliche Röntgendiagnostik gilt: Sie darf nur dann angewandt werden, wenn sie lebenswichtig ist!

Nidationsstörungen = Eibettstörungen

Die Beschaffenheit des Eibettes ist für die Entwicklung der Frucht entscheidend wichtig. Die ungenügende biologische Qualität des Eibettes kann bedingt sein

1. durch einen unphysiologischen Aufbau des Endometriums. Ursachen: Zyklusstörungen als Folge einer Ovarialinsuffizienz (G. Martius u. Mitarbeiter[1]), vorausgegangene Aborte, zu intensiv ausgeführte Abrasionen, fieberhafte Wochenbetterkrankungen. Krone[2] fand unter 274 Mißbildungen in 60% der Fälle vorausgehende Aborte, Abrasionen und Abtreibungsversuche. Auch Knörr[3] hat auf Nidationsstörungen des Eies und deren Auswirkungen auf die Frucht wiederholt hingewiesen;

2. durch einen ektopischen Sitz der Schwangerschaft, wenn das befruchtete Ei nicht in seinem physiologischen Eibett in der Gebärmutterschleimhaut, sondern sich außerhalb implantiert;

3. durch Anomalien der Plazenta und der Nabelschnur. Über Wechselbeziehungen zwischen Bauform und Plazenta, Ort der Nabelschnurinsertion und Anomalien im Plazentakreislauf hat Thomas[4] berichtet. Abweichungen von der normalen Insertionsstelle der Nabelschnur auf der Plazenta weisen auf eine ungenügende Ausbildung des Eibettes hin. Krone[5] fand, daß z. B. die Insertio velamentosa bei mißgebildeten Kindern mehr als viermal so häufig zu finden ist als bei gesunden Kindern. Ursache der Mißbildungen in diesen Fällen ist nicht die Plazentaanomalie sondern die sich daraus ergebende Beeinträchtigung des Stoffwechsels.

Sauerstoffmangel

Die O_2-Embryopathie ist im Tierexperiment bewiesen. Beim Menschen ist der Sauerstoffmangel bisher nur ein vermuteter Schaden. So nimmt man an, daß Mißbildungen verschiedener Art, insbes. **Herzvitien** die Folge von O_2-Mangel sein können. Ferner besteht die Ansicht, daß Mißbildungen, die nach

Blutungen in der Frühschwangerschaft

---

[1] Martius, G., H. Natalis, B. F. Vonnegut, Cesta-Säule (1960).
[2] Krone, H. A.: Münch. med. Wschr. 100 (1958), 1417.
[3] Knörr, K.: 64. Tag dt. Ges. Inn. Med., Wiesbaden 1958.
[4] Thomas, J.: Zbl. Gynäk. 82 (1960), 1417.
[5] Krone, H. A.: Dtsch. med. Wschr. 88 (1963), 567.

auftreten, durch eine verminderte Sauerstoffzufuhr zur Frucht bedingt sind. Je früher die Blutungen auftreten, desto größer ist die Möglichkeit, daß multiple Mißbildungen entstehen[1]).

Infektionen der Mutter,

die dem Kinde in der Embryonalperiode gefährlich werden können, sind in der Hauptsache durch Toxoplasmen und durch eine Reihe von Viren bedingt.

Embryopathia toxoplasmotica

(s. a. Fetopathia, toxoplasmotica, S. 722)

Von den pränatalen Infektionen der Frucht ist in den letzten Jahren keine so lebhaft diskutiert worden wie die Toxoplasmose. Das ist einmal dadurch bedingt, daß die Toxoplasmose bei der Frucht und beim Neugeborenen die weitaus häufigste Infektion ist. Andererseits bestehen aber gerade bei dieser Krankheit von jeher sehr divergierende Ansichten über wichtigste grundlegende Fragen. Auch durch zahlreiche Forschungen der letzten Jahre konnte nicht endgültig geklärt werden, welche verschiedenen Folgen die mütterliche Infektion für die Frucht haben kann. Dazu kommt eine ausgesprochene Unsicherheit in Bezug auf die Diagnostik und die Prognose dieser Erkrankung.

Bis vor kurzem nahm man an, daß eine Schwangerschaft — abgesehen von Ausnahmen — nur jenseits der 20. Schwangerschaftswoche durch Toxoplasmen beeinflußt werden könnte. Der histologische Nachweis von Toxoplasmen im Abortmaterial des 2.—4. Monats, ferner im Menstrualblut nach Fehlgeburten in frühen Monaten spricht für die schon 1957 von Hellbrügge und von Thalhammer geäußerte Meinung, daß Toxoplasmen den Embryo zum Absterben bringen können.

Wir wissen heute, daß sich **Toxoplasma-Zysten**[2]) und **-Pseudozysten**[2]) häufig im Endometrium (Werner) und auch im Myometrium (Remington) finden. Sie enthalten wie die Zysten im Gehirn und im Auge hunderte und tausende von potentiell **virulenten Erregern**. Im Endometrium finden sich die Zysten und Pseudozysten hauptsächlich in der **Basalis**, die bei der Menstruation nicht abgebaut wird. Sie können sich über Jahre dort halten. Man nimmt an, daß **im Verlauf der frühen Schwangerschaft die im Endometrium sitzenden Zysten und Pseudozysten durch die tryptische Aktivität des Trophoblasten gesprengt werden können.** Die Toxoplasmen werden ausgestreut und breiten sich in dem lockeren Gewebe des Trophoblasten aus. Sie sollen auf Grund tierexperimenteller Untersuchungen von diesem aus direkt oder auch über den frühen Kreislauf **in den Embryo eindringen** (Werner, Langer[3]). Wie oft das geschieht,

---

[1]) Knörr, K.: Geburtsh. u. Frauenheilk. 18 (1958), 414.

[2]) **Zysten:** Dauerform bei der latenten Infektion, die mehrere tausend Toxoplasmen enthalten kann. **Pseudozyste** = Terminalkolonie (neuerdings als **„Proliferationsstadien"** (Piekarski) bezeichnet) nennt man die befallene Zelle, in der sich die Toxoplasmen durch Zweiteilung vermehren; sie enthält bis zu 100 Toxoplasmen.

[3]) Langer, H.: Intrauterine Toxoplasma-Infektion, Stuttgart 1963.

kann heute noch nicht gesagt werden. — Eine echte Endometritis als Folge der Erregereinwirkung ist bisher nicht nachgewiesen worden. In der Regel ist die Toxoplasmose nicht mit einer Endometritis verbunden, ganz abgesehen davon, daß die Diagnose schwierig ist. Sowohl von gynäkologischer als auch von pathologischer Seite steht man der „Endometritis toxoplasmotica" sehr kritisch, wenn nicht skeptisch gegenüber. Man nimmt an, daß die in das Gewebe des Embryos eindringenden Toxoplasmen entweder zu

1. Mißbildungen oder zum
2. Absterben der Frucht

führen.

ad 1. Mißbildungen: Auf diese Weise kann z. B. ein Anenzephalus entstehen, der eine sehr frühe Determinationsperiode hat. Über die Häufigkeit der Entstehung von Mißbildungen im Zusammenhang mit Toxoplasmose gehen die Meinungen auseinander. Es wird überwiegend angenommen, daß der frühe Befall der Frucht mit Toxoplasmen nur **selten zu einer Mißbildung,** dagegen häufiger zum Absterben der Frucht und damit zur Fehlgeburt führt.

ad 2. Absterben der Frucht: Nach neuerer Auffassung sind Toxoplasmen die Ursache eines Teiles der „ungeklärten" gehäuften **Fehlgeburten.**

Bei ausgestoßenen Früchten sind in zahlreichen Fällen Toxoplasmen in Leber, Milz, Gehirn, in der Plazenta und im Fruchtwasser nachgewiesen worden. Ferner hat man Toxoplasmen im Abradat und im Menstrualblut von Frauen gefunden, die mehrere Aborte durchgemacht haben. Ein beweisendes pathologisch-anatomisches Substrat kann man bei diesen Fällen nicht finden, da die Frucht in der Embryonal- und wahrscheinlich auch noch in der frühen Fetalperiode zu Gewebsreaktionen nicht imstande ist. Man hat z. B. junge Früchte gefunden, deren Leber und Milz mit Toxoplasmen überschwemmt waren, deren Gewebe aber nicht die geringste faßbare **histologische** Veränderung zeigten.

Die Frage, wie oft Aborte durch Toxoplasmen verursacht werden, ist z. Z. noch nicht sicher zu beantworten. Möglicherweise ist die Zahl größer als man annimmt.

Spätinfektionen der Frucht führen zur **Fetopathia toxoplasmotica,** s. S. 722.

Embryopathia rubeolica = Rötelnembryopathie

Die Rötelnembryopathie ist die am längsten bekannte infektionsbedingte Embryopathie. Der australische Augenarzt Gregg berichtete erstmals im Jahre 1941 über sie. Erkrankt eine Schwangere **in den ersten 3 Monaten** der Schwangerschaft an **Röteln,** so besteht die Gefahr, daß das im mütterlichen Blute massenhaft vorhandene Rötelnvirus den Schutzwall des Chorionepithels durchbricht und in das kindliche Blut übertritt. Das Rötelnvirus ruft am Embryo ganz bestimmte **Organdefekte** hervor, die zu folgenden charakteristischen **Mißbildungen** führen:

Auge: **Linsentrübung** und **Mikrophthalmie** (→ **Blindheit**),
Ohr: **Innenohrtaubheit** (→ **Taubstummheit**),
Kopf: **Mikrozephalie,** auch Hydrozephalie (→ geistige Zurückgebliebenheit, **Debilität**),
Herz: **Angeborene Herzfehler,**
Zähne: **Milchzahndefekte.**

Digitio-okuläres Sydrom: Die Eigenart mancher dieser Kinder mit Cataracta rubeolica congenita, mit ihren Fingern über die Augen zu wischen.

> Die **Wahrscheinlichkeit,** daß bei Rötelnerkrankung der Mutter im ersten Schwangerschaftsdrittel die **Frucht geschädigt wird,** beträgt nach heutigen Erfahrungen etwa **10—20%**[1])

Außer zu Mißbildungen kann es zu Fehl- und Totgeburten kommen. Die gleichen embryonalen Fehlbildungen, wie sie durch das Rötelnvirus hervorgerufen werden, können auch durch andere Viruserkrankungen der Mutter zustande kommen und zwar durch

Mumps,
Hepatitis epidemica,
Masern,
Windpocken,
Virusgrippe,
Poliomyelitis.

Eine wichtige Erkenntnis ist die, daß bei allen Virus-Embryopathien die Art der Schädigung am Embryo **nicht von der Art des Virus,** sondern vom **Zeitpunkt der mütterlichen Infektion** abhängt.

Bourquin stellte ein Schema für die Entstehung der einzelnen Mißbildungen auf, einen sog. „Horaire embryopathique"; (Embryopathischer Stundenplan). Eine kurze Übersicht gibt die folgende Tabelle:

Virusinfektion während der Schwangerschaftswochen	Mißbildungen des Embryos
5	Cataracta congenita
5—7	Herzfehler
5—7, 9—12	Innenohrschäden
8—9	Milchzahndefekte

Abhängigkeit der Mißbildung des Embryos vom Zeitpunkt der Infektion (nach F l a m m)

[1]) Weicker, H.: Med. Klin. 58 (1963), 2032. — Froewis, J.: Bibl. microbiol. Fasc. 1, p. 484 (Karger, Basel/New York 1960).

Es ist völlig also gleichgültig, welches Virus die Infektion am Embryo setzt (Flamm). Die Art der resultierenden Schädigung, also die Mißbildung, ist allein abhängig von der **Phase,** in der sich die Organentwicklung des Embryo zum **Zeitpunkt der Schädigung** befindet.

> **Nach neuesten Erfahrungen können Rötelninfektionen auch im 2. Schwangerschaftsdrittel zu Mißbildungen und Totgeburten und auch im 3. Drittel noch zu Totgeburten führen.**

Bei Rötelnerkrankungen gibt es keine Therapie. Daher ist die **Prophylaxe** entscheidend wichtig. Die

Drei Gebote der Rötelnprophylaxe

1. Fernhalten der Schwangeren während der ganzen Schwangerschaft von jeder Möglichkeit einer Rötelninfektion = Dringendstes Gebot!

2. Rechtzeitige Gammaglobulin-Prophylaxe

Hatte die Schwangere Kontakt mit einer a**n** Röteln erkrankten Person, so wird Blut für den Hämagglutinations-Hemmungstest abgenommen und ohne das Ergebnis abzuwarten **sofort Gammaglobulin** gespritzt. Die Injektion erfolgt jeweils tief i. m. zur halben Portion in jede Glutäalseite. **Dosierung nach Gewicht:** bis 70 kg 35 ml i. m.; Gewicht darüber: 0,5 ml pro kg Körpergewicht.

Die Behandlung der Mutter muß **innerhalb von 48 Stunden,** spätestens jedoch bis zum 5. Tag nach dem Kontakt erfolgen.

Nach Auftreten der Virämie (Exanthem!) hat eine Gammaglobulin-Injektion keinen Sinn mehr.

3. Impfung mit Rötelnimpfstoff (= in ihrer Virulenz abgeschwächte, lebende Viren = aktive Immunisierung) Präparat: z. B. Cendehill Stamm Rötelnimpfstoff.

Über den optimalen Zeitpunkt der Rötelnimpfung besteht noch keine Einigkeit.

Es wird vorgeschlagen, **alle Mädchen vor der Pubertät aktiv zu immunisieren.** Über die Dauer der Schutzwirkung ist noch nichts Endgültiges bekannt. Da nicht sicher ist, ob der Impfschutz genügend lange vorhält, um während der geschlechtsreifen Zeit noch ein wirksamer Schutz zu sein, ist diese Maßnahme fragwürdig. — **Besser wäre es, junge Frauen, die noch keine Röteln durchgemacht haben (= seronegativ), vor der Schwangerschaft zu impfen.** Daher sollte zur **Schwangerschaftsvorbereitung** („geplante Elternschaft") auch ein **Antikörpertest auf Rötelnantikörper** gehören.

Wenn eine Frau schwanger ist, darf sie auf keinen Fall mehr geimpft werden! Bei geimpften Frauen, die einen Abort hatten, wurden Viren im Körper des Embryos festgestellt.

Embryopathia diabetica

Die Frucht ist während der Organogenese sehr empfindlich gegenüber Stoffwechselstörungen.

Besonders Zuckermangelzustände (Büchner) infolge schlechter Stoffwechseleinstellung diabetischer Mütter (Katsch) können die Embryonalentwicklung empfindlich stören. Die signifikant höher liegende Zahl der **Mißbildungen** von 7—18% aller Schwangerschaften diabetischer Mütter ist seit langem bekannt. In der Hauptsache handelt es sich dabei um Mißbildungen am Herzen.— Zu **Fehlgeburten** kommt es außerdem in 10—30% der Fälle (Froewis u. Plattner, Kade u. Dietel). In zahlreichen Fällen konnte man bei den Müttern mißgebildeter Kinder auch zur Zeit der **Konzeption** Zuckermangelzustände nachweisen. Nach G. Martius u. Mitarb. sind die Schädigungen in der Embryonalzeit z. T. durch die bei Diabetikerinnen nicht selten vorhandene Ovarialinsuffizienz zu erklären: Nidationsstörungen infolge eines regelwidrig aufgebauten Endometriums; ferner: Bei Diabetikerinnen findet man nicht selten einen hypoplastischen Uterus.

Es muß mit Nachdruck darauf hingewiesen werden, daß die Zahl dieser Fruchtschädigungen in der frühen Schwangerschaft der Diabetikerin durch eine intensive Schwangerenüberwachung vermindert werden kann.

> Es kommt darauf an, die **schwangere Diabetikerin** internistisch und geburtshilflich **so früh wie möglich zu erfassen** und vor allem für **regelmäßige Stoffwechselkontrollen** zu sorgen.

Jede Diabetikerin muß auf diesen wichtigen Punkt hingewiesen werden, **bevor sie schwanger ist!** Sie muß wissen, daß sie sich schon beim geringsten Verdacht auf eine Schwangerschaft sofort in eine Schwangerenfürsorge begeben muß. Mißbildungen, bes. am Gehirn, Herzen und Auge werden schon in den allerersten Wochen ausgelöst (s. S. 714, Abb. 490). Schon die **Planung einer Schwangerschaft** sollte mit dem behandelnden Internisten besprochen werden.

Fetopathien

Fetopathia toxoplasmotica,
konnatale Toxoplasmose

Von den auf die in utero wachsende Frucht übertragbaren Krankheiten interessiert zur Zeit besonders die Toxoplasmose. Daß es sich bei der Toxoplasmose um ein problematisches, sehr umstrittenes Krankheitsbild handelt, wurde schon auf S. 718 ausgeführt. Sehr vieles ist bei diesem Krankheitsgeschehen noch unklar.

Erreger: Toxoplasma gondii (toxon gr. Bogen, wegen seiner bogenförmigen Gestalt, Gundi oder Gondi das afrikanische Nagetier, bei dem das T. g. zuerst entdeckt wurde). Das T. g. gehört zu den Protozoen.

 Es steht heute fest, daß die konnatale Toxoplasmose die weitaus häufigste und daher wichtigste der durch Infektion bedingten Fetopathien ist. Die konnatale Lues spielt im Vergleich dazu eine untergeordnete Rolle.

Übertragung auf die Schwangere: Meist durch infiziertes rohes Fleisch, rohe Eier und andere infizierte Lebensmittel.

Schwangere sollen **kein rohes Fleisch** (Schabefleisch, Gehacktes, Tartar-Beefsteak und **keine rohen Eier** essen!

Die unter den Haustieren (Hunden, Katzen, Vögeln, Kaninchen usw.) genau so stark wie beim Menschen verbreitete **latente** Toxoplasmose (Zysten!) scheint nach neuerer Auffassung ungefährlich zu sein. Die Ausscheidungen **latent in-fizierter Tiere** ebensowie die latent infizierter Menschen enthalten normaler-weise keine Toxoplasmen. Im Gegensatz dazu zeigt die Erfahrung, daß **akut kranke Tiere, z. B. Hunde mit „Staupe",** höchst **infektiös** sind. Man nimmt heute an, daß **60—80% aller Frauen im gebärfähigen Alter eine latente Toxoplasmose aufweisen.** Präzise Angaben auf Grund umfangreicher Routineuntersuchungen macht Kräubig: Die

15- bis 20-jährigen Frauen sind zu 50%,

21- bis 30-jährige etwa zu 63%,

31- bis 40-jährige zu 80% infiziert.

Übertragung auf den Feten: Diaplazentar. Während man bisher annahm, daß die Übertragung meist erst **nach** dem 4. Monat der Schwangerschaft statt-findet, gilt heute die frühe Infektion als gesichert. Demnach gibt es sowohl eine **Embryopathia** (S. 718) als auch eine **Fetopathia toxoplasmotica.** Die In-fektion mit Toxoplasmen kann führen

1. zu Mißbildungen und Aborten (s. S. 719) Embryopathia toxoplasmotica,

2. zu Frühgeburten (Paul) und Totgeburten und

3. zu ausgetragenen lebenden oder toten Kindern.

Bei den lebendgeborenen ausgetragenen Kindern hat man

zwei sehr verschiedene Gruppen von Kindern

genau zu unterscheiden:

1. Gruppe: Das Kind wird mit den klassischen Zeichen der konnatalen Toxoplasmose geboren

1. **Hydrozephalus,**
2. (Augenspiegel): **Chorioretinitis** im Augenhintergrund,
3. (Röntgenbild): **Verkalkungen im Gehirn** (können auch fehlen); ferner können auch **Ikterus** und **Vergrößerung von Leber und Milz** bestehen.

Im Verlauf der ersten Wochen treten bei dieser 1. Gruppe noch die Zeichen der 2. Gruppe hinzu.

2. Gruppe der lebendgeborenen ausgetragenen Kinder = sog. latente konnatale Toxoplasmose

Die Kinder sehen bei der Geburt völlig gesund aus. Sie sind lediglich durch einen über längere Zeit (1—2 Jahre) anhaltenden **hohen serologischen Titer** gekennzeichnet.

Erst im Verlauf von Wochen und Monaten bis zu 2 Jahren treten typische Erscheinungen auf: Meist zeigt sich eine Vorwölbung der großen Fontanelle (= leichter Hydrozephalus), Krampfneigung, Nystagmus, Rigidität der Extremitäten, Athetosen, Trinkfaulheit. Auch eine erst nach Monaten deutlich werdende **retardierte Entwicklung** (verspätetes erstes Greifen, erstes Sitzen, erstes Stehen usw.) kann ein Zeichen einer konnatalen Toxoplasmose sein.

Allerdings steht der Beweis noch dafür aus, daß diese Kinder mit den anhaltend hohen Titern später wirklich diese genannten Symptome zeigen. Jedenfalls muß ein Kind, daß nach einem halben Jahr noch einen hohen Titer zeigt, als **infiziert** gelten: Es müssen Toxoplasmen im Körper des Kindes vorhanden sein. Das heißt aber nach den bisherigen Erfahrungen nicht unbedingt, daß diese Kinder auch Krankheitserscheinungen haben müssen. Diese Kinder müssen aber beobachtet und behandelt werden. Ein endgültiges Urteil über diese Gruppe steht noch aus (Kräubig).

Symptome der Schwangeren: (= Symptome der erworbenen im Gegensatz zur konnatalen Toxoplasmose): Die Toxoplasmose der Schwangeren ist **höchst selten manifest,** d. h. durch deutlich in Erscheinung tretende Symptome einer akuten Toxoplasmose gekennzeichnet. Bei den Schwangeren handelt es sich in den weitaus meisten Fällen um eine

latente Toxoplasmose

(= ruhende Zysten), die praktisch **symptomlos** ist. Daher wird die Toxoplasmose der Schwangeren nicht erkannt und auch nicht behandelt.

Die bei der **akuten** und **subakuten** Toxoplasmose hauptsächlich auftretenden Symptome sind die folgenden: **Lymphadenitis,** vorwiegend am Halse (Lymphknoten am M. sternocleidomastoideus abtasten), aber auch alle anderen Lymphknoten (Leisten-, Achselgegend) können befallen sein. **Anhaltende heftige Kopfschmerzen,** die auf Tabletten nicht ansprechen, uncharakteristisches **Fieber,** meist nicht sehr hoch, **Angina,** die oft als harmlose Monozytenangina verkannt wird (Mohr) und **grippeähnliche** Symptome. Eine Meningo-Enzephalitis findet man **nur** bei schweren Fällen.

Über den Wandel der Auffassungen in den Beziehungen zwischen Toxoplasmose und Schwangerschaft

Früher nahm man folgendes an:

1. Nur diejenige Schwangere kann ihr Kind infizieren, die **während** der Schwangerschaft **erstmalig** mit Toxoplasmen infiziert wird.
2. Man nahm ferner an: Ist die Frucht während **einer** Schwangerschaft infiziert worden, dann werden die Früchte weiterer Schwangerschaften **nicht mehr infiziert:** Aus diesem Grunde hielt man die Prognose weiterer Schwangerschaften bei einer Frau, die einmal ein toxoplasmotisches Kind geboren hat, für absolut günstig.
3. Außerdem sollte die Infektion des Kindes **nur in der 2. Hälfte** der Schwangerschaft möglich sein.

Heute besteht demgegenüber die folgende Auffassung:

ad 1. Als weitaus häufiger gilt, daß Frauen, die Kinder mit konnataler Toxoplasmose zur Welt bringen, sich **vor** ihrer Schwangerschaft infiziert haben, also lediglich an einer latenten Toxoplasmose leiden. **Frauen, die toxoplasmotische Kinder gebären, zeigen während ihrer Schwangerschaft nur sehr selten klinische Symptome,** die auf eine **akute** Toxoplasmose hinweisen. Durch den Reiz der Schwangerschaft werden auf Grund einer früher durchgemachten Toxoplasmose die an vielen Stellen des Körpers zurückgebliebenen latenten Erregerherde (Zysten, Pseudozysten) zum Aufplatzen gebracht und die **Erreger freigesetzt** (Werner, Langer[1]). Viele dieser Frauen haben einen konstant niedrigen Titer im Sabin-Feldman-Test bei häufig negativer Komplementbindungsreaktion (s. unten).

ad 2. **Daß bei mehreren Schwangerschaften die Früchte nacheinander infiziert** werden, gilt nicht als selten, sondern häufig: Es besteht nach wie vor die Meinung, daß eine Frau, die einmal ein ausgetragenes (lebendes oder totes) toxoplasmosekrankes Kind zur Welt gebracht hat, nicht noch ein zweites Mal ein krankes Kind austragen kann. (Bisher ist in der Weltliteratur nicht ein einziger pathologisch-anatomisch gesicherter Fall dieser Art bekannt geworden.)

---

[1] Langer, H.: Intrauterine Toxoplasma-Infektion, Stuttgart 1963.

Andererseits ist es eine bekannte Erfahrungstatsache, daß Frauen mit einem toxoplasmotischen Kind überraschenderweise immer wieder gesunde Kinder zur Welt bringen. Als nicht gerade selten gilt aber nach Auffassung einer Reihe von Autoren die Kombination eines toxoplasmotisch kranken Kindes mit **Aborten.** Dabei gibt es alle Möglichkeiten; zum Beispiel: 1. Kind gesund, 2. Kind konnatale Toxoplasmose, weitere Kinder sind gesund; oder: 1. Kind konnatale Toxoplasmose, danach folgen mehrere Aborte; oder: 1. Kind konnatale Toxoplasmose, danach Aborte, danach gesunde Kinder.

ad 3. **Es ist bewiesen, daß die Frucht zu jedem Zeitpunkt der Schwangerschaft gefährdet ist:** Man ist heute der Meinung, daß Fehl- und Frühgeburten viel häufiger durch Toxoplasmen verursacht werden als früher angenommen wurde.

Diagnose der Fetopathia toxoplasmotica

Die **Seroreaktionen** sind **unzuverlässig,** sie lassen die Gefährdung des Feten in der Regel nicht, jedenfalls nicht mit Sicherheit erkennen. Eine prophylaktische Behandlung allein auf Grund positiver Seroreaktionen läßt sich nicht durchführen. Die **prophylaktische Behandlung während der Schwangerschaft** ist problematisch, da die Gefährdung der Frucht nicht genügend feststellbar ist. Sind der Sabin-Feldman-Test (SFT) und die Komplementreaktion (KBR) in der Schwangerschaft positiv, so ist das noch keine Indikation für eine Behandlung, da diese Reaktionen in der Schwangerschaft häufig positiv sind, ohne daß die Kinder erkrankt sind. Sind die Reaktionen negativ, so hat das auch keine Bedeutung, da trotz negativer Reaktionen die Kinder krank sein können. Thomascheck[1]) hat bei seinen Untersuchungen festgestellt, daß bei steigenden Titern in der Schwangerschaft 10% dieser Kinder bei Nachuntersuchungen Anzeichen einer Toxoplasmose boten.

Therapie der Toxoplasmose

Die Behandlung krankgeborener **Kinder** hat sehr schlechte Resultate, da die bei der Geburt z. B. im Gehirn vorhandenen Zerstörungen nicht mehr reversibel sind. **Nicht schwangere Frauen mit latenter** Toxoplasmose behandeln zu wollen ist zwecklos. Man kommt an die Toxoplasmen nicht heran, da es kein Mittel gibt, die Zystenwand aufzulösen.

Prophylaktische Behandlung während der Schwangerschaft, besser: Präventivbehandlung (Kirchhoff und Kräubig): In der Schwangerschaft kommt eine Behandlung praktisch nur bei solchen Frauen in Frage,

    a) die schon **ein an Toxoplasmose erkranktes Kind geboren** haben;

---

[1]) Thomascheck, G., Schmidtke, L. u. Genz, H.: Zschr. Geburtsh. 156 (1961), 182.

b) die **wiederholt Fehl-, Früh- oder Totgeburten** durchgemacht haben, wenn eine andere Ursache nicht aufzufinden ist. La n g e r[1]) fügt hinzu: .... und wenn die konstanten, niedrigen Titer im SFT darauf hinweisen, daß sich im Organismus dieser Frau Toxoplasma-Zysten befinden müssen;

c) die **selbst während der Schwangerschaft an Toxoplasmose erkrankt** sind und bei denen die Toxoplasmose durch **Erregernachweis** (Lymphknoten) gesichert ist;

d) die mit einem **an Toxoplasmose akut erkrankten Tier Kontakt** gehabt haben.

In allen diesen Fällen (a—d) ist es **gleichgültig** ob der SFT oder die KBR positiv oder negativ ist.

Zur Behandlung wird meist die Kombination eines **Sulfonamids** (Madribon, Supronal, Durenat) mit **Daraprim** oder einem **Antibiotikum** empfohlen, z. B. (nach Kräubig):

Supronal-Stoß 4 g pro Tag, Gesamtdosis 40—48 g oder z. B. Durenat-Tabletten: 2—1—1,

zusätzlich pro Tag 1 Tabl. Daraprim über 4 Wochen (Gesamtdosis 600—700 mg).

Daraprim sollte man **Schwangeren** in den ersten 3 Monaten **nicht** geben, da es zumindest theoretisch **teratogen** wirken kann (Folsäure-Antagonist). Überdosierungen von Daraprim können bei Erwachsenen zu **aplastischer Anämie** führen. Es ist daher notwendig, je einmal vor, während und nach der Behandlung mit Daraprim die Erythrozyten, Leukozyten und Thrombozyten zu kontrollieren. Bei der oben angegebenen Medikation wurden keine nachteiligen Folgen für das hämatopoetische System gesehen.

Fetopathia luetica (s. luica), konnatale Lues

Infektion des Fetus durch die Spirochaeta pallida (Treponema pallidum): Die Übertragung der Syphilis auf den Feten kann nur durch die Mutter und zwar auf dem Wege über die Plazenta erfolgen:

Ohne syphilitische Mutter kein syphilitisches Kind!

Die Syphilisspirochäten gelangen aus dem Blut der Mutter durch das ungeschädigte Chorionepithel über die Umbilikalvene in die Blutbahn des Feten und überschwemmen im schwersten Falle den ganzen fetalen Organismus (= Spirochätensepsis).

> **Die Infektion des Feten mit der Spirochaeta pallida erfolgt** (abgesehen von Ausnahmen) **frühestens im 5. Schwangerschaftsmonat.**

---

[1]) Münch. med. Wschr. 105 (1963), 1347.

Das Chorionepithel der Plazenta setzt dem Angriff der Spirochäten einen erheblichen Widerstand entgegen. Um ihn zu überwinden, ist nach allgemeiner Erfahrung in der frühen Schwangerschaft ein Zeitraum von etwa 4 Monaten notwendig.

Aborte in den ersten 3 Schwangerschaftsmonaten beruhen also nicht auf einer Lues.

Abhängigkeit der Infektion des Feten vom Zeitpunkt der Infektion der Mutter

Ist die infizierte Mutter rechtzeitig behandelt worden, so muß das Kind gesund sein.

Bei der nicht behandelten Mutter ist stets mit einem kranken Kind zu rechnen. Grundsätzlich gilt: Die **Schwere der Fetopathia luetica** hängt im allgemeinen von der **Zeit ab, die zwischen der Infektion der Mutter und der des Kindes** liegt. Je weiter die Infektion der Mutter zurückliegt, desto geringer ist die Gefahr des schwersten Krankheitsbildes, nämlich der Spirochätensepsis und der Ausstoßung eines faultoten Kindes.

Noch im Jahre 1952 beruhten **10—20% aller Totgeburten auf einer luetischen Infektion** der Frucht (Kräubig[1]). Heute beträgt diese Zahl etwa 1%[2]).

Man kann praktisch folgende Möglichkeiten unterscheiden, wobei wir immer annehmen, daß die infizierte Mutter nicht behandelt wurde.

1. Liegt die Infektion 2—3 Jahre und länger zurück, so wird das Kind entweder anscheinend gesund oder gesund geboren. Im ersteren Falle treten die Erscheinungen erst später auf (s. unten).

2. Handelt es sich um eine frische Infektion der Mutter kurz vor oder im Beginn der Schwangerschaft, so wird der Fet mit Spirochäten überschwemmt.

Bei Infektion der Mutter kurz vor oder im Beginn der Schwanger-schaft, wird der Fet so gut wie immer schwer infiziert.

---

3. Erfolgt die Infektion der Mutter in den **letzten 6 Wochen vor der Geburt,** so ist in diesem Fall ein **gesundes Kind** zu erwarten, da in der kurzen Zeit von 6 Wochen die Spirochäten die Plazenta gewöhnlich nicht durchwandern.

Zeichen der fetalen Lues

Die infolge einer Infektion mit Syphilisspirochäten in utero abgestorbenen Feten werden meist als mazerierte Früchte im **6.—8. Monat** ausgestoßen.

Typische Zeichen: Während die Haut meist frei bleibt, sind alle inneren Organe mit Spirochäten überschwemmt = **Viszerale Lues.** Am häufigsten

---

[1]) Kräubig, H., Geburtsh. u. Frauenheilk. 12 (1952), 158.
[2]) Nach H. Kräubig, persönliche Mitteilung.

befallen sind Leber und Lunge. Leber: **Feuersteinleber:** Infolge interstitieller Bindegewebswucherung ist die Leber vergrößert, verhärtet und zeigt eine erhöhte Transparenz. Lunge: Meist **Pneumonia alba:** Diffuse Pneumonie. Ferner: **Osteochondritis syphilitica:** Die normalerweise gerade Grenzlinie zwischen Epi- und Diaphyse der Röhrenknochen und der Rippen ist verbreitert und gezackt.

Die **Plazenta** zeigt bei der Spirochätensepsis meist typische Veränderungen, die von Hörmann (1954) ausführlich beschrieben wurden: Schädigung des Gefäßendothels, ödematöse Durchtränkung der Zotten, Verödung der Gefäße, Hypertrophie des Zottenbindegewebes. Die Plazenta ist infolge der Bindegewebswucherung **groß** und **schwer,** sie sieht auffallend **blaß** aus. Da bei der Lues stets zuerst die Frucht und danach erst die Plazenta erkrankt, treten die Veränderungen der Plazenta immer erst später als die des Feten auf. Aus diesem Grunde spricht das Fehlen von Plazentaveränderungen nicht gegen eine Luesinfektion des Feten.

Zeichen der Neugeborenenlues

Man muß zwei Gruppen unterscheiden (Philipp, Pfaundler):

1. Gruppe: Die Neugeborenen sehen gesund aus, obwohl sie krank sind. Die ersten luetischen Erscheinungen treten **nach Wochen bis Monaten** auf. Dies ist die weitaus größte Gruppe.

2. Gruppe: Ein weitaus kleinerer Teil der luetisch infizierten Kinder weist **sofort bei der Geburt** oder in den ersten Lebenstagen charakteristische Symptome auf:

Die vier häufigsten Zeichen der Lues connata

1. (am weitaus häufigsten): Der **syphilitische Schnupfen,** Rhinitis (Coryza) syphilitica,
2. Schwellung von Leber und Milz,
3. Anämie (dabei häufig Erythroblastose),
4. Pemphigus syphiliticus.

---

ad 1) Syphilitischer Schnupfen, Rhinitis syphilitica: Zunächst liegt nur eine trockene Schwellung der Nasenschleimhaut infolge spezifischer Infiltration vor. Erste typische Zeichen sind die **schniefende Atmung** bei jedem Atemzug (als Folge der Schwellung). Das Trinken an der Brust macht dem Kind Schwierigkeiten. Einige Tage später tritt dann ein zuerst **serös-eitriger,** später ein oft **eitrig-blutiger Nasenfluß** auf, der massenhaft Spirochäten enthält (Infektionsgefahr!). In der 2. Woche kommt es zur Ausbildung von Infiltrationen und sekundär entzündeten Exchoriationen um Nase und Mund (blutig-eitrige Borken und Rhagaden).

ad 4) Pemphigus syphiliticus, syphilitischer Schälblasenausschlag: Besonders an den Fußsohlen, aber auch an den Handtellern und Beugeflächen der Finger und Zehen finden sich linsen- bis kirschgroße Blasen, die Massen von Lues-Spirochäten enthalten (Infektionsgefahr!).

Bekämpfung der Lues connata

Entscheidend wichtig ist die frühzeitige Erkennung und Behandlung der Lues in der Schwangerschaft.

Ausnahmslos muß jede Frau bei der ersten Schwangerenuntersuchung auf Syphilis untersucht werden!

Dazu werden ausgeführt die Wassermannsche Reaktion (KBR) und zwei Nebenreaktionen, z. B. die Klärungsreaktion II nach Meinicke und die Kardiolipin-Flockungsreaktion.

Therapie der Mutter

Das Mittel der Wahl ist Penicillin. Man gibt jeden 2. Tag 1 Mega E. Depot-Penicillin (z. B. Megacillin). Bei Lues I und früher Lues II genügen insgesamt 12 Mega E. Manche Autoren geben im Abstand von je 4 Wochen noch 1—2 Kuren. Bei später Lues II oder Lues latens sind mindestens 2 Kuren mit je 12 Mega E. im Abstand von 4—6 Wochen notwendig.

Während der **Schwangerschaft** verabreicht man bei florider Lues **1—2 Kuren zu je 12 Mega E.** Nach dieser Behandlung ist **mit größter Wahrscheinlichkeit ein gesundes Kind** zu erwarten.

Sicherheitskur in der Schwangerschaft: Eine Frau, die früher eine Syphilis gehabt hat und ausreichend behandelt wurde, benötigt während der Schwangerschaft eigentlich keine erneute Behandlung, es sei denn, daß sie sich neu infiziert hat. Wer trotzdem auf eine Sicherheitskur nicht verzichten will, kommt mit oralem Penicillin (z. B. Baycillin) aus.

Lues III. Zunächst Sol. kalii jodati 30/300 DS 3 mal tägl. 1 Eßlöffel. Gesamtdosis 150 g Jodkali. Drei Wochen nach Beginn der Kur mit Jodkali Penicillin (2—3 Kuren zu je 12 Mega E.) zunächst 3 Tage lang 200000 E., dann jeden 2. Tag 1 Mega E. Kardiovaskuläre Lues: Mit Jodkali und Wismut (2 mal wöchentl. 1 ml Bismogenol, insgesamt 15 Injektionen) anfangen, erst dann vorsichtig Penicillin geben.

Soll das Kind der syphilitischen Mutter angelegt oder nicht angelegt werden?

Es gelten heute die folgenden **Grundsätze:**

1. Ist das Kind mit Zeichen der konnatalen Lues geboren worden, dann soll es an der Brust seiner Mutter gestillt werden. Denn Zeichen der konnatalen

Lues beim Neugeborenen sind der sichere Beweis dafür, daß die Mutter syphilitisch krank und gegen eine Ansteckung immun ist. Die luetischen Symptome beweisen ferner, daß die Mutter entweder gar nicht oder nicht erfolgreich behandelt wurde. Das gilt selbstverständlich auch dann, wenn die Mutter keine Erscheinungen aufweist und ihre Wa. R. negativ ist. Mutter und Kind haben dieselbe Krankheit, ein Stillhindernis liegt somit nicht vor.

2. Heute sind die meisten syphilitisch infizierten Mütter rechtzeitig, richtig und erfolgreich behandelt. Eine so behandelte Mutter hat ein gesundes Kind zu erwarten. Das Kind einer behandelten Mutter wird, sofern es erscheinungsfrei ist, grundsätzlich an der Brust seiner Mutter gestillt.

> **Die Übertragung der Syphilis auf den Feten ist nur dann möglich, wenn die Mutter syphilitisch krank oder nicht richtig behandelt ist.**

3. Es gibt eine einzige **Kontraindikation gegen das Stillen bei Lues:** Wurde die Mutter erst in den letzten Wochen der Schwangerschaft infiziert und ist der Säugling **erscheinungsfrei,** so darf er **nicht** an die Mutter angelegt werden. Denn das Kind kann in diesem Falle von einer Ansteckung verschont geblieben sein, es kann also **gesund** sein. Da die **Milch** der Mutter möglicherweise Spirochäten enthält, könnte sich das Kind beim Anlegen an die Brust der Mutter infizieren. Aus diesem Grunde muß in diesem Falle die Muttermilch abgepumpt und **abgekocht** werden. (Bei 80° werden die Syphilisspirochäten zerstört.)

 Dem Kinde die abgekochte Muttermilch mit der Flasche zu geben ist immer noch besser als jede künstliche Ernährung.

Therapie des luetischen Neugeborenen

Das Kind ist immer dann zu behandeln, wenn es **Zeichen einer Lues** aufweist. Wenn es **erscheinungsfrei** ist, so muß es behandelt werden, wenn die Mutter an einer unbehandelten oder nicht erfolgreich behandelten Lues leidet, aus Sicherheitsgründen auch dann, wenn die Mutter weniger als 6 Wochen vor dem Geburtstermin infiziert wurde.

Bei **unklaren Fällen** empfiehlt sich der sichere (aber teuere) **Nelson-Test.** Die Wassermannsche Reaktion ist beim Neugeborenen in der ersten Zeit nicht eindeutig zu bewerten. Die dem positiven Ausfall zugrunde liegenden Antikörper können von der Mutter stammen und diaplazentar auf das Kind übergegangen sein.

Das Kind erhält zur Behandlung insgesamt 600 000 I. E. Penicillin G pro kg Körpergewicht, also rund 1 800 000 bis 2 000 000 I. E.

Um die **Herxheimersche Reaktion** (akute Fieberschübe, Verstärkung oder Auftreten vorher nicht sichtbarer syphilitischer Exantheme) zu vermeiden, schleicht man sich folgendermaßen ein:

1. Tag 50 000 I. E. i. m.	Ab 5. Tag täglich 200 000 I. E. i. m. bis
2. Tag 100 000 I. E. i. m.	600 000 I. E./kg erreicht sind. Dazu be-
3. Tag 150 000 I. E. i. m.	nötigt man einschließlich des Einschleichens
4. Tag 200 000 I. E. i. m.	etwa 10—14 Tage.

Fetopathia listerica, Konnatale Listeriose

Erreger: Listeria monocytogenes, ein grampositives Stäbchen.

Übertragung auf die Schwangere entweder durch den Genuß von roher Milch, Butter, Quark usw., von **infiziertem Fleisch** oder durch direkten Kontakt mit **infizierten Tieren** (sämtliche Haustiere, Geflügel) Voraussetzung für die Infektion des Feten ist eine **Parasitämie** der Mutter.

Übertragung auf den Feten: Diaplazentar, meist erst nach dem 5. Monat, selten früher (Aborte).

Symptome bei der Schwangeren **uncharakteristisch,** daher **oft übersehen:** Verlauf wie ein fieberhafter **grippe**ähnlicher Infekt, oder wie eine fieberhafte **Angina** oder (am häufigsten) wie eine **Pyelitis** mit Schüttelfrost und Druckschmerzen in den Nierenlagern. Schwerste Verlaufsform: **Meningitis.**

> **Verdacht auf Listeriose muß man bei jedem fieberhaften Infekt einer Schwangeren haben!**

Wahrscheinlich kommt es aber in der Schwangerschaft häufig auch zu einem **stummen Infektionsmodus** der Mutter, der für das Kind meist deletär verläuft (K.W. Schultze[1]).

Geburtsverlauf: Häufig wird ein **Nachlassen der Kindsbewegungen** bemerkt, meist treten **vorzeitig Wehen** auf, die zur vorzeitigen Geburt eines intrauterin abgestorbenen oder eines lebend geborenen, schwer asphyktischen Kindes oder auch eines anscheinend gesunden Kindes führen, das innerhalb von 4 Tagen stirbt.

Hinweisende Zeichen beim Neugeborenen: Zyanose, Dyspnoe, Erbrechen, Krämpfe (Meningitis), Enzephalitis, Lebensschwäche.

Diagnostik: Die Mekonium-Untersuchung im Ausstrichpräparat (Gramfärbung) ist einfach und ziemlich sicher, das Ergebnis muß aber stets bakteriologisch gesichert werden: Mit dem Watteträger eines Diphtherieröhrchens in den Darm des Kindes fahren und zur bakteriologischen Untersuchung einsenden.

Die serologische Untersuchung ist nicht befriedigend und kann nur ein indirektes Hilfsmittel sein (Potel). Beim Listerien-Widal sind Titer ab 1:320 als verdächtig anzusehen (Seeliger).

Insbesondere muß man bei **toten Frühgeburten,** wenn sie im Zusammenhang mit unklaren pyelitisähnlichen Infekten der Mutter auftreten, an **Listeriose** denken und das Kind sezieren lassen. **Typischer Sektionsbefund:** Zahlreiche linsen- bis hirsekorngroße Knötchen in fast allen kindlichen Organen, daher auch der Name:

Granulomatosis infantiseptica (Reiss, Potel u. Krebs, 1950) = **Neugeborenen-Listeriose.**

Therapie: Günstige Erfolge werden von einer kombinierten Behandlung mit **Antibiotika** und **Sulfonamiden** berichtet. Kräubig[2] empfiehlt Tetracycline, z. B. Hostacyclin oder Terramycin (oral oder parenteral) pro Tag 1 g über 8—10 Tage und anschließend aus Sicherheitsgründen Supronal (Gesamtdosis 36—40 g).

---

[1] Schultze, K. W.: Zbl. Gynäk. 84 (1962), 368.
[2] Kräubig, H. u. Ristedt, T.: Geburtsh. u. Frauenheilk. 24 (1964), 195.

Über die prophylaktische Behandlung gehen die Meinungen auseinander. Nach Potel ist sie nur schwer möglich. Nach seiner Auffassung ist die Listeriose eine „schicksalhafte" Erkrankung, weil sie trotz weiter Verbreitung des Erregers von dispositionellen und konstitutionellen Faktoren abhängig und daher relativ selten ist. Kräubig vertritt auf Grund seiner Erfahrung die Auffassung, daß serologisch verdächtige Ergebnisse bei unklarem Fieber, insbesondere bei Pyelitiden in der Schwangerschaft eine prophylaktische Behandlung zu rechtfertigen scheinen. —

Es sei darauf hingewiesen, daß Schwangere eine besondere Disposition für eine Listerien-Infektion besitzen[1])[2]).

Konnatale Zytomegalie = Konnatale Speicheldrüsenviruskrankheit

Seltene Form einer diaplazentar übertragenen Virusembryopathie[3]) und -fetopathie. Der Erreger, das sog. Speicheldrüsenvirus, findet sich in den Speicheldrüsen (daher der Name), in Pankreas, Nieren, Leber, Milz und anderen Organen. In den Epithelzellen dieser Organe finden sich große helle Zellen mit sog. Einschlußkörperchen. Das Virus wird von der Mutter auf die Frucht übertragen und macht beim Kind schwere Krankheitserscheinungen, wobei unter anderem das Bild einer Erythroblastose (Ikterus, Hepatosplenomegalie) nachgeahmt werden kann. In der Regel sterben die Kinder.

Morbus haemolyticus neonatorum (Mhn)

= Fetopathia serologica (Philipp)

(Vgl. auch S. 70—72)

Unter Mhn versteht man die Hämolyseerkrankung der Neugeborenen, die durch Unverträglichkeit der Blutgruppen und Blutfaktoren zwischen Mutter und Kind hervorgerufen wird. Der Mhn entsteht intrauterin und ist eine der gefährlichsten Fetopathien. Der Mhn wird

am häufigsten bei Rh-Unverträglichkeit,
weniger häufig bei **ABO**-Blutgruppenunverträglichkeit

beobachtet. Sensibilisierungen (s. u.) in den anderen Blutfaktorensystemen sind sehr viel seltener.

Allgemeines: Unter Blutgruppen und Blutfaktoren versteht man erbbare Erythrozyteneigenschaften, die sich serologisch mit Hilfe spezifischer Antikörper als **Antigene** feststellen lassen (Holländer). Diese Eigenschaften finden sich nicht nur an den Erythrozyten, sondern auch an fast allen anderen Körperzellen des Menschen. Allerdings kommen die A- und B-Blutgruppensubstanzen nicht nur bei Menschen und bei einigen Affen, wie z. B. der Rh-Faktor, sondern auch bei niederen Tieren und Pflanzen vor.

Unter besonderen Umständen können die Blutgruppen bzw. -faktoren ihre **antigene Wirkung** entfalten, d. h. sie können die Bildung spezifischer Antikörper verursachen. Von besonderer Bedeutung in diesem Zusammenhang ist

---

[1]) Hahnefeld, H. u. Hahnefeld, E.: Arch. Exp. Veterinärmed. 13 (1959), 897.
[2]) Miller, J. K. u. M.: Am. J. Obst. & Gynec. 85 (1963), 883.
[3]) Oehme, J.: Münch. med. Wschr. 103 (1961), 143.

die **Entstehung spezifischer Antikörper** durch Übertragung gruppen- bzw. faktorenungleichen Blutes: Gelangen die antigentragenden Erythrozyten eines Menschen in den Körper eines anderen Menschen, der **nicht** die gleichen Blutgruppen bzw. Blutfaktoren besitzt, so kann dieser zur **Bildung spezifischer Antikörper angeregt** werden. Man nennt diesen Vorgang **Sensibilisierung.**

Zusammenfassung: Sensibilisierungen sind demnach möglich durch **Bluttransfusionen, intramuskuläre Blutinjektionen,** Gewebstransplantationen, am häufigsten jedoch durch eine **Schwangerschaft,** wobei es gleichgültig ist, ob es sich um eine ausgetragene Schwangerschaft oder um eine Fehl-, Früh- oder Totgeburt handelt. Im Gegensatz zu den Blutfaktorensystemen kann im ABO-Blutgruppensystem eine Sensibilisierung auch durch **Impfungen** und **Seruminjektionen** erfolgen, was relativ häufig der Fall ist.

Diese Tatsache erklärt sich folgendermaßen: Man nimmt heute an, daß die sog. natürlich vorkommenden oder „regulären" Antikörper des ABO-Systems (Anti-A, Anti-B) durch die A- bzw. B-Substanzen der Darmbakterien verursacht werden. Darüber hinaus kann es im ABO-System zur Bildung von **Immunantikörpern durch die parenterale Zufuhr** von Impfstoffen oder pharmazeutischen Präparaten kommen, die aus tierischen Seren oder Geweben hergestellt werden und die A- und B-blutgruppenähnliche Substanzen enthalten.

Ätiologie und Pathogenese des Morbus haemolyticus neonatorum

I. Unverträglichkeit im Rh-System

Man muß streng unterscheiden zwischen unverträglicher Konstellation der Blutgruppen bzw. Blutfaktoren zwischen Mutter und Kind (sog. heterospezifische Schwangerschaft) und nachgewiesener Unverträglichkeit (sog. Inkompatibilität), die an den Nachweis der Antikörper gebunden ist. Eine **unverträgliche Konstellation im Rh-System** liegt in etwa 15% aller Ehen in Deutschland vor. Man versteht darunter:

Mutter		Vater
rh		Rh
	Kind	
	Rh	

Von diesen 15% haben etwa 5% der Mütter **Antikörper.** Der Nachweis von Antikörpern ist jedoch nicht gleichbedeutend mit dem Auftreten eines Mhn (S. 71).

Zum Verständnis der **Pathogenese des Mhn** gehen wir am besten von einem Fall aus: Nehmen wir an, die intrauterine Frucht einer Schwangeren besitzt den vom Vater ererbten Blutfaktor **Rh-positiv (= D)**, die Mutter besitzt diese Eigenschaft jedoch nicht. Sie ist **rh-negativ (= d)**. Gelangen nun kindliche Blutkörperchen über die Plazenta (per rhexin oder per diapedesin) in den mütterlichen Kreislauf (Abb. 492), so kann die Mutter gegen das kindliche Rh-Antigen **sensibilisiert** werden, d. h. sie kann zur **Bildung spezifischer Rh-Antikörper angeregt** werden. Diese spezifischen Antikörper gehen ihrerseits **diaplazentar auf das Kind über** und treten mit der kindlichen Rh-Eigenschaft in Reaktion **(Antigen-Antikörper-Reaktion,** Abb. 492). Die Antigen-Antikörper-Reaktion kann sich nahezu an allen Zellen des Organismus abspielen. **An den Erythrozyten führt sie zu der gefürchteten Hämolyse des kindlichen Blutes** mit all ihren Folgen (S. 737), wobei der **Schweregrad** der kindlichen Erkrankung vom Grad **der Sensibilisierung** der Mutter abhängt (S. 71).

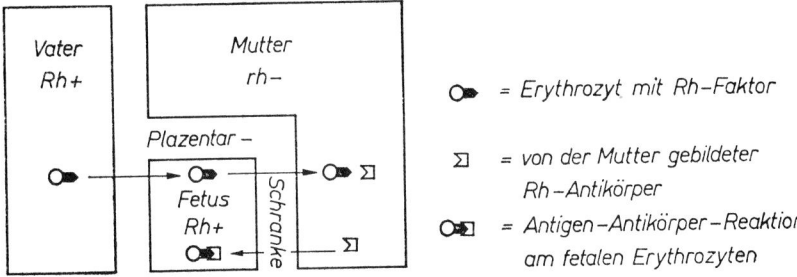

Abb. 492: Schema des Entstehungsmechanismus der Unverträglichkeit im Rh-System zwischen Mutter und Kind. Der Fetus besitzt den vom Vater ererbten Blutfaktor Rh-positiv, die Mutter besitzt diesen Faktor nicht, sie ist rh-negativ. Treten Erythrozyten des Feten über die Plazenta in den mütterlichen Kreislauf über, so kann der mütterliche Organismus gegen den kindlichen Rh-Faktor, der als Antigen wirken kann, spezifische Antikörper bilden, die ihrerseits diaplazentar auf den Fetus übergehen und zu einer Antigen-Antikörper-Reaktion führen (Hämolyse).

II. Unverträglichkeit im AB0-System

Eine ABO-unverträgliche Konstellation liegt in etwa 24% aller Ehen vor. Man versteht darunter:

Mutter	0	A	B
Kind	A oder B	B oder AB	A oder AB

Erfahrungsgemäß sind jedoch am häufigsten die **Kinder von 0-Müttern gefährdet,** und zwar am häufigsten die Kinder der Blutgruppe **A,** weniger häufig die Kinder der Blutgruppe B.

Während Immunantikörper im ABO-System relativ häufig beobachtet werden (S. 734), tritt ein **schwerer** Mhn des Kindes im Vergleich zur Rh-Unverträglichkeit nicht so häufig auf. Ein Mhn aufgrund einer **Rh-Unverträglichkeit** kommt etwa **fünfmal so häufig** vor wie ein Mhn infolge **ABO-Blutgruppenunverträglichkeit**. Dagegen werden **leichtere** Unverträglichkeitserscheinungen des Kindes im ABO-System nicht selten beobachtet, wie z. B. ein **Icterus praecox** (S. 737, 761) oder ein etwas verstärkter **Icterus neonatorum** (S. 738, 761), die sich spontan zurückbilden können und dann keiner Behandlung bedürfen.

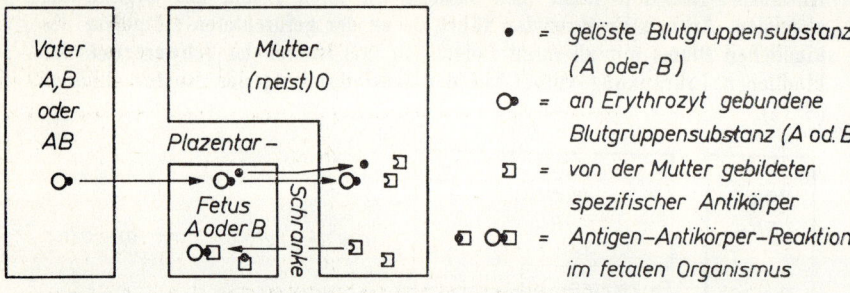

Abb. 493. Schema des Entstehungsmechanismus der Unverträglichkeit im ABO-Blutgruppen-System zwischen Mutter und Kind. Der Fetus besitzt die vom Vater ererbte Blutgruppe A (oder B), die Mutter hat (meist) die Blutgruppe 0. Tritt gelöste oder an Erythrozyten gebundene Blutgruppensubstanz des Feten über die Plazenta in den mütterlichen Kreislauf über, so kann der mütterliche Organismus gegen die kindliche Blutgruppensubstanz spezifische Antikörper bilden, die ihrerseits diaplazentar auf den Fetus übergehen und zu einer Antigen-Antikörper-Reaktion führen können (Hämolyse).

Der **pathogenetische Mechanismus** für die Entstehung des Mhn bei **ABO-Unverträglichkeit** ist ähnlich wie bei Rh-Unverträglichkeit. Gehen wir am besten wieder von einem Fall aus. Treten fetale Erythrozyten der Blutgruppe A (oder B) und (oder) gelöste Blutgruppensubstanzen diaplazentar in den mütterlichen Kreislauf über (Abb. 493), so kann die Mutter, insbesondere wenn sie die Blutgruppe 0 besitzt, spezifische Antikörper (= sog. **Isoimmunantikörper,** iso = der gleichen Gattung angehörend) bilden. Diese Isoimmunantikörper sind Ausdruck einer Sensibilisierung der Mutter gegen die kindlichen A- (oder B-)Eigenschaften der Erythrozyten. Sie weichen in ihren Eigenschaften und der Titerhöhe erheblich von den sog. regulären oder natürlich vorkommenden Antikörpern des ABO-Systems ab (S. 734). Die Isoimmunantikörper treten wie die Rh-Antikörper diaplazentar in den Fetalkreislauf über (Abb. 493), wo sie durch eine Antigen-Antikörper-Reaktion (S. 735) ebenfalls eine Schädigung des Kindes, d. h. einen Mhn, hervorrufen können.

Da eine Sensibilisierung der Mutter im ABO-System häufig schon vor der ersten Schwangerschaft besteht (durch Impfungen oder Seruminjektionen, S. 734), ist es geradezu **typisch, daß bei Unverträglichkeit im ABO-System schon**

das erste Kind erkrankt. Dieser durch Sensibilisierung im ABO-System entstandene Mhn verläuft jedoch im allgemeinen **leichter** als der durch Sensibilisierung im Rh-System verursachte Mhn. Auch entwickeln sich die **klinischen Zeichen** meist **langsamer.** Man führt dies auf einen besonderen **Schutzmechanismus** zurück, der im Rh-System fehlt.

Symptomatik des Morbus haemolyticus neonatorum

Der Schweregrad des Mhn kann sich sowohl in verschiedenen **klinischen Formen** als auch im **zeitlichen Auftreten** der Symptome äußern und ist abhängig vom **Grad der Sensibilisierung der Mutter.** Man unterscheidet klinisch

---

3 Schweregrade des Mhn:

1. Anaemia neonatorum,
2. Icterus gravis neonatorum,
3. Hydrops universalis congenitus.

---

1. Die Anaemia neonatorum = 1. Schweregrad des Mhn

entsteht durch die Hämolyse der kindlichen Erythrozyten und äußert sich als Blässe der Haut. Die Anämie kann

a) bereits **bei der Geburt** bestehen,
b) in den **ersten Lebenstagen** auftreten oder
c) sich sogar erst **nach 2 bis 8 Wochen** entwickeln.

Das Hämoglobin kann u. U. bis zu 30% absinken. Die Anämie bedingt eine verstärkte Erythropoese, wodurch es besonders bei den schwereren Formen des Mhn zum Auftreten von Erythroblasten im strömenden Blut kommt

= Erythroblastose

(ein Begriff, der früher zur Bezeichnung des ganzen Krankheitsbildes benutzt wurde).

Die Hämolyse führt ferner zum Freiwerden von Hämoglobin, das in Bilirubin umgewandelt wird und einen besonders starken Ikterus hervorrufen kann

= 2. Icterus gravis neonatorum = 2. Schweregrad des Mhn

Der Ikterus kann

a) bereits **bei der Geburt** vorhanden sein oder
b) sich innerhalb der **ersten 3 bis 4 Lebenstage** entwickeln

= Icterus praecox neonatorum.

Bei Kindern, die schon ikterisch geboren werden, findet man bereits im Nabelschnurblut Bilirubinwerte bis zu 15 mg%. Als **physiologische Grenze** gelten **4 mg%** Bilirubin im Nabelschnurblut. In der Regel geht diese Form des Ikterus mit den Zeichen einer schweren Anämie, mit Retikulozytose, Erythroblastose, Leukozytose und Vergrößerung von Leber und Milz einher

$$= \text{Hepato-Spleno-Megalie}$$

(u. a. bleiben die extramedullären Blutbildungsstätten in Leber und Milz bestehen).

In der Hauptsache ist es der Anstieg des Bilirubins im Serum **über 15 mg%**

$$= \text{Hyperbilirubinämie,}$$

die dem Kind sehr rasch gefährlich werden kann. Solange die Plazenta vorhanden ist, also vor der Geburt, wird das überschüssige Bilirubin über die Plazenta abtransportiert. Nach der Geburt kommt es sehr rasch zu einem Anstieg des Bilirubins im Serum, da der erhöhte Anfall an indirektem Bilirubin durch die funktionell noch unreife Leber des Neugeborenen (Glukuronyl-Transferase-Mangel) nicht zur Genüge in die ausscheidungsfähige Form (Bilirubin-Glukuronid-Bindung) übergeführt und somit eliminiert werden kann (S. 761). In der Folge wird der Körper mit dem **zytotoxisch** wirkenden **indirekten Bilirubin** überschwemmt. Wenn der Bilirubinspiegel im Serum die zulässige Höchstgrenze überschreitet, besteht die Gefahr des Übertritts ins Gehirn. Wird die Blut-Liquor-Schranke überschritten, so kommt es u. a. zu einer schweren Schädigung der Nervenkerne des Stammhirns (Stammganglien) durch Bilirubineinlagerung

$$= \text{Kernikterus} = \text{Bilirubinenzephalopathie.}$$

Überschreiten der Blut-Liquor-Schranke bedeutet

Kernikterus!

Als **Frühzeichen des Kernikterus** gilt das „Phänomen der untergehenden Sonne", eine Verdrehung der Augäpfel nach unten bei Lagewechsel des Kindes. Es folgen Somnolenz, unmotiviertes schrilles Schreien, Nackensteifigkeit, Rigidität der Extremitäten und Krämpfe. Meist kommt es dann zum **Koma** und **Exitus letalis**. Bei den Überlebenden kommt es in der Regel zu bleibenden zerebralen Schäden mit Imbezillität, spastischen Lähmungen usw. (**Little-Syndrom,** Athétose double).

Das Überschreiten der Blut-Liquor-Schranke ist nicht nur abhängig von der **Höhe des Serumbilirubinspiegels,** sondern auch von dem **Reifegrad des Neugeborenen** und der **Art der vorliegenden Blutgruppen- und -faktorenunverträglichkeit.** Bei einem untergewichtigen Neugeborenen tritt der Kernikterus bei niedrigerem Bilirubinspiegel ein als bei einem reifen Kind. **Bei der Rh-bedingten Unverträglichkeit kann erfahrungsgemäß schon ein sehr viel niedrigerer Bilirubinspiegel bedrohlich werden als bei der ABO-Unverträglichkeit.**

Zur schwersten Form des Mhn

= 3. Hydrops universalis fetus (Abb. 494)

= 3. Schweregrad des Mhn

kommt es, wenn als Folge der Antigen-Antikörper-Reaktion ein Permeabilitätsschaden der Kapillaren auftritt und **Plasma ins Gewebe**

= Ödeme

und in die **serösen Körperhöhlen** übertritt.

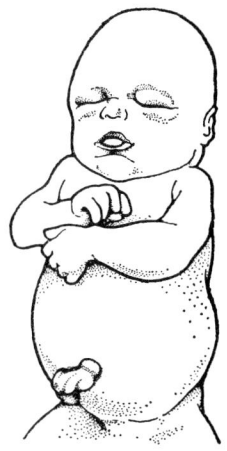

Abb. 494. Hydrops universalis fetus

Diese Kinder kommen stark verunstaltet zur Welt. Manchmal ist der **Hydrops** aber äußerlich nicht feststellbar, nämlich dann, wenn die Ödeme fehlen und nur Flüssigkeitsansammlung in den serösen Körperhöhlen vorhanden ist. Der Hydrops ist immer verbunden mit einer schweren Anämie und einer hochgradigen Erythroblastose. Solche Kinder sterben nach wenigen Stunden, wenn sie nicht bereits als hydropische mazerierte Totgeburten mit oder ohne Leberzirrhose zur Welt kommen.

Diagnostik des Morbus haemolyticus neonatorum

I. Die Diagnostik des Mhn infolge Unverträglichkeit im Rh-System

beginnt bereits in der Schwangerenberatung (S. 70).

Zwei wichtige Grundsätze:

1. Jede Schwangere mit **Antikörpern** muß in einer

   Klinik entbunden werden,

   und zwar in einer Klinik, die entweder selbst austauscht oder mit einem Austauschzentrum in Verbindung steht;

2. In jedem Fall, in dem ein **schwer geschädigtes Kind zu erwarten** ist, also bei einer **auf Mhn verdächtigen Anamnese** (Austauschtransfusionen bei früheren Kindern, post partum verstorbene

Kinder, Totgeburten), bei Hinweis auf Grund **spektroskopischer** und anderer **Untersuchungen des Fruchtwassers (Amniozentese, S. 808)** hat die

Klinikeinweisung mehrere Wochen vor dem Termin

zu erfolgen, um die Schwangerschaft vorzeitig beenden zu können. (Einzelheiten s. S. 809—811).

Da Leben und Gesundheit eines an Mhn erkrankten Kindes wesentlich vom Zeitpunkt des Therapiebeginns abhängen, ist die **Früherkennung** entscheidend wichtig.

Praktisches Vorgehen:

Wie verhält sich der Geburtshelfer während und nach der Geburt eines Kindes, dessen Mutter Antikörper hat?

1. **Blutentnahme unter der Geburt am vorangehenden Teil zur Bestimmung des Rh-Faktors,** der Blutgruppe, des Coombs-Testes und des Serumbilirubingehaltes.

> **Die Kenntnis der kindlichen Blutgruppe erleichtert die Organisation von rasch durchzuführenden Austauschtransfusionen, was bei schwer erkrankten Kindern von lebensentscheidender Bedeutung sein kann. Man kann die Spender schon vor der Geburt des Kindes bestellen.**

2. **Sofort abnabeln,** damit das antikörperhaltige Reserveblut nicht übergeht.

3. **Langlassen des Nabelschnurstumpfes** (3—4 cm) für eine evtl. Austauschtransfusion, die am besten durch Katheterismus der Nabelvene vorgenommen wird.

4. **Mit dem Nabelschnurblut müssen folgende Untersuchungen durchgeführt werden, sofern noch nicht unter der Geburt geschehen:**

   a) Bestimmung der **Blutgruppe** und **Blutfaktoren** und des
   b) **direkten Coombs-Testes** (erfaßt die an die kindlichen Erythrozyten gebundenen Antikörper),
   c) Nachweis von **freien mütterlichen Antikörpern** im kindlichen Serum mit Feststellung ihrer Natur (unter Verwendung des indirekten Coombs-Testes und eines Enzymtestes),
   d) ein ganzes **Blutbild** (rotes und weißes mit Zählung der Erythroblasten, suspekt mehr als 10 Erythroblasten auf 100 Leukozyten, mit Hb-Bestimmung, verdächtig Hb unter 100%, Retikulozytenzählung, verdächtig über 50⁰/₀₀),
   e) Bestimmung des **Bilirubingehaltes** (obere Grenze 4 mg%).

5. **Das Kind muß sorgfältig körperlich untersucht und auch in den nächsten Stunden genau beobachtet werden.** Insbesondere muß sofort nach der Geburt festgestellt werden, ob das Kind **blaß** ist, ob eine **Milz-** oder **Lebervergrößerung** vorliegt und ob ein **Ikterus** vorhanden ist. Aus der häufigen Kontrolle der klinischen, serologischen und hämatologischen Befunde (Zunahme des Ikterus bzw. Anstieg des Bilirubin-Spiegels, Abfall des Hb-Gehaltes unter 90%, Anstieg der Erythroblastenzahl, Zunahme der Leber- und Milzschwellung) muß die Indikation zur Durchführung der

Austauschtransfusion abgeleitet werden. Besonders zu beachten ist der Gesamteindruck des Kindes. Der positive Coombstest allein gilt nicht als absolute Indikation für die Austauschtransfusion.

Möglichst früh, möglichst noch innerhalb der ersten 12 Stunden, muß entschieden werden, ob das Kind eine Austauschtransfusion benötigt oder nicht. **Nimmt der Ikterus im Laufe der ersten 12—24 Stunden stark zu** oder ist eine **Milz- oder Leberschwellung** als einziges Symptom vorhanden, so sollte auch dann, wenn das Kind einen frischen Allgemeineindruck macht und auch, wenn das Hb **nicht** absinkt, trotzdem eine **Austauschtransfusion** vorgenommen werden.

Denn nach unseren Erfahrungen wird innerhalb der nächsten 24 bis 48 Stunden die klinische Symptomatologie so massiv, daß doch noch eine Austauschtransfusion durchgeführt werden muß. Aber auch dann, wenn die **Titerhöhe der freien Antikörper** im mütterlichen Serum **sehr hoch** ist, sollte man eine Austauschtransfusion durchführen, auch dann, wenn das Kind in den ersten 12 Stunden nur geringe klinische Erscheinungen hat.

5. **Benachrichtigung von zwei Spendern,** deren Blut für die Austauschtransfusion verwendet werden kann **(rh — negatives, gruppengleiches Blut).**

6. **Kreuzprobe** zwischen dem Nabelschnurblut und dem Spenderblut, sowie zwischen dem Serum der Mutter und den Spendererythrozyten, die nicht allein von den AK des Kindes, sondern auch von den mütterlichen AK nicht agglutiniert werden dürfen. Die Kreuzprobe zwischen Nabelschnurblut und Spenderblut ist häufig positiv, weil das frische Serum des Spenders Komplement enthält, wodurch es zu einer Agglutination der Erythrozyten kommt, sofern diese mit Antikörpern beladen sind.

II. Diagnostik des Mhn infolge Unverträglichkeit im ABO-System

Wie schon gesagt (S. 736), erlaubt der Nachweis von Isoimmunantikörpern in der Schwangerschaft keine Rückschlüsse auf die Prognose. Und umgekehrt versagen bei tatsächlich erkrankten Neugeborenen — besonders zu einem frühen Zeitpunkt — häufig die serologischen Nachweismethoden. K. Fischer fand nur bei etwa 10% der erkrankten Kinder einen positiven direkten Coombstest.

Praktisches Vorgehen:

Entscheidend wichtig ist die sorgfältige Beobachtung der Neugeborenen in den ersten Lebenstagen, insbesondere der Kinder von 0-Müttern (S. 738).
Entwickelt das Neugeborene einen stärkeren Ikterus oder einen Icterus praecox (S. 737, 761), und stellt man eine ABO-Blutgruppendifferenz fest, in der Regel 0/A- oder seltener eine 0/B-Konstellation, dann muß man an einen Mhn denken und den Bilirubinspiegel im Serum ein- bis zweimal täglich kontrollieren. Erreicht der Bilirubinspiegel bei reifen Neugeborenen 20 mg%, so muß eine Austauschtransfusion durchgeführt werden.

Therapie des Morbus haemolyticus neonatorum

Eine kausale Behandlung des Mhn gibt es bis heute noch nicht. Die Therapie der Wahl ist die Austauschtransfusion sofort nach Geburt des Kindes. Über die Indikation zur Entbindung s. S. 810, 811.

Bezüglich der **intrauterinen Bluttransfusion** an den Feten s. S. 812.

Die Prophylaxe der Rhesus-Sensibilisierung mit Anti-D-Immunglobulin

In der BRD erkranken jährlich etwa 3000—5000 Kinder an einem Mhn. Die Häufigkeit und Schwere der Krankheit läßt sich wesentlich dadurch herabsetzen, daß man die Sensibilisierung der rh-negativen Mutter durch den Rh-Faktor (D) verhindert.

In den weitaus meisten Fällen kommt die erste Sensibilisierung der rh-negativen Mutter dadurch zustande, daß fetale Rh-positive Erythrozyten während der Geburt (besonders in der Austreibungsperiode und bei der Plazentalösung) in den Kreislauf der Mutter eingeschwemmt werden (fetomaternelle Mikrotransfusion). Die übergetretenen Rh-positiven Erythrozyten können bei der rh-negativen Mutter die Bildung von inkompletten **Rh-Antikörpern** bewirken (= Sensibilisierung). Die Rh-Antikörper bleiben im Blutkreislauf der Mutter. Bei der nächsten Schwangerschaft können sie von der Mutter auf das Kind übergehen, und bei ihm das Krankheitsbild des Mhn verursachen, sofern das Kind Rh-positiv ist.

Einen wichtigen Hinweis auf die Möglichkeit, eine Sensibilisierung zu verhindern, ergab eine Beobachtung von P. Levine (1943): Eine Sensibilisierung im Rh-System kommt seltener zustande, wenn die rh-negative Mutter mit ihrem Rh-positiven Kind **im ABO-System nicht übereinstimmt.** Beispiel: B rh-negative Mütter werden nach Geburt eines A Rh-positiven Kindes signifikant seltener sensibilisiert als statistisch zu erwarten ist. Der Grund ist wahrscheinlich der, daß die in den mütterlichen Kreislauf übergetretenen kindlichen Erythrozyten durch die Isoagglutinine Anti-A und bzw. Anti-B zerstört werden, bevor es zu einer Antikörperbildung kommen kann. — Eine entscheidend wichtige Beobachtung war die, daß rh-negative Frauen dann keine

742

Antikörper bilden, wenn man ihnen nach der Injektion von Rh-positiven Erythrozyten Gammaglobulin i. m. injiziert, das **Anti-D-Antikörper** in hochkonzentrierter Form enthielt.

Der Erfolg dieses Verfahrens wird durch den Nachweis gesichert, daß
1. die Antikörperbildung bei der behandelten Mutter ausbleibt und
2. die Rh-positiven Kinder aus nachfolgenden Geburten gesund sind.

Das benutzte Anti-D-Globulin ist eine sterile Lösung der Gammaglobulinfraktion aus dem Serum von Blutspendern mit **hohem Rh-Antikörpergehalt.**

Die Verabreichung von Anti-D-Globulin ist angezeigt

a) bei noch nicht sensibilisierten Müttern nach der Geburt
b) nach jedem Abort und jeder Interruptio ab 12. Schwangerschaftswoche

wenn infolge einer Rh-unverträglichen Konstellation (Mutter rh-neg., Kind Rh-pos.) eine Sensibilisierung zu erwarten ist.

Dosierung: Je größer die Menge der eingeschwemmten fetalen Erythrozyten ist, um so größer ist das Risiko einer Sensibilierung der Mutter. In fast 99,5% der Fälle liegt die Einschwemmung unter 5 ml, Einschwemmungen über 10 ml sind sehr selten. Verabreicht man eine Dosis von

250—300 Mikrogramm = 2,5—3 ml Anti-D-Immunglobulin i. m. = optimale Standarddosis

so sind damit 99,5% aller Patientinnen vor einer Anti- Rh-Antikörperbildung geschützt (J. S c h n e i d e r 1971), wenn diese Dosis so früh wie möglich, **am besten sofort nach der Geburt** bzw. dem **Abort, spätestens innerhalb von 72 Stunden** post partum bzw. abortum i. m. verabreicht wird.

Die fetalen Erythrozyten, deren Lebensdauer im mütterlichen Organismus normalerweise etwa 80 Tage beträgt, werden bei ausreichender Zufuhr eines spezifischen Antikörpers so rasch (in 3—12 Stunden) abgebaut, daß es nicht zu einer Sensibilisierung kommen kann.

Die soeben genannte Dosis von 2,5–3 ml, die heute als **Sicherheitsdosis** generell empfohlen wird, gewährt auch **ohne Testung**[1]) der fetalen Erythrozyten einen sicheren Schutz.

---

[1]) Die **Färbemethode** von K l e i h a u e r und B e t k e, mit der man die Einschwemmung bzw. die Eliminierung der fetalen Erythrozyten feststellen kann, ist für die meisten geburtshilflichen Abteilungen zu umständlich und für den Routinebetrieb auch nicht erforderlich.

Kontraindikationen: Die Anti-D-Prophylaxe ist kontraindiziert bei allen Rh-positiven Frauen sowie bei rh-negativen Frauen in der Schwangerschaft.

Die Fetopathia diabetica
und die schwangere Diabetikerin

Das Schicksal des diabetischen Feten hängt in allererster Linie von der Sorgfalt ab, mit der die Stoffwechselschwankungen der diabetischen Mutter im Verlauf der Schwangerschaft abgefangen und ausgeglichen werden.

Vor der Insulinära war die Diabetikerin in der Regel unfruchtbar. Seit der Einführung der Insulintherapie ist die Häufigkeit der Sterilität der Diabetikerin von 95% auf 2% gesunken. Wir haben es also heute in der Schwangerenfürsorge viel häufiger als früher mit Diabetikerinnen zu tun. Heute rechnet man, daß sich unter 500 bis 1000 Schwangeren eine Diabetikerin befindet (Siegeler).

Gesunken ist auch die früher außerordentlich hohe **Mortalität der Mütter.** In der Vorinsulinära, in der eine Schwangerschaft bei einer Diabetikerin eine Seltenheit war, starb jede zweite schwangere Diabetikerin im Koma, die Sterblichkeit betrug rd. 50%! Heute beträgt sie nur noch 0,4—2%. Die Schwangerschaft bedeutet aber auch heute noch eine Gefahr für die Mutter, nämlich dann, wenn sie nicht intensiv betreut wird. Weitaus größer ist aber die Gefahr für das Kind, dessen Mortalität trotz der Insulintherapie auch heute noch sehr hoch ist:

Heutige Mortalität
der **Mutter 0,4— 2%** (früher rd. 50%)
des **Kindes 10—20%**

Die Ursachen der hohen **kindlichen** Verluste sind

1. Verschlechterung der Stoffwechsellage der schwangeren Diabetikerin,
2. Gehäuftes Auftreten von geburtshilflichen Schwangerschaftskomplikationen (S. 745),
3. Besonderheiten der embryonalen und fetalen Entwicklung der Frucht (S. 746).

Gefährdung von Mutter und Fet durch Verschlechterung der Stoffwechsellage

In der Mehrzahl der Fälle führt die Schwangerschaft bei der Diabetikerin zu einer deutlichen **Verschlechterung ihrer Stoffwechsellage**, nämlich:

Die **Kohlehydrattoleranz** nimmt im allgemeinen ab,
der **Insulinbedarf** nimmt entsprechend zu,

es besteht eine Neigung zur **Azidose** und zum **Koma**, aber auch, im Gegensatz dazu, gelegentlich eine Neigung zur **Hypoglykämie** und zum hypoglykämischen **Schock**.

744

Besonders kennzeichnend ist, daß der Stoffwechsel der schwangeren Diabetikerin ausgesprochen labil ist, und zwar machen Kohlehydrattoleranz, Insulinbedarf, Neigung zu Azidose bzw. zu Hypoglykämie

charakteristische Schwankungen im Verlauf der Schwangerschaft[1])
durch:

Frühschwangerschaft: Bei der Mehrzahl der Frauen gestaltet sich der Stoffwechsel labil oder verschlechtert sich. Bei etwa $1/4$ der Frauen bleibt er unverändert.

Mitte der Schwangerschaft: Bei sachgemäßer Betreuung in der Schwangerenfürsorge stabilisiert sich der Stoffwechsel. Es tritt eine Toleranzverbesserung
für durchschnittlich 2—3 Monate ein.

Letztes Drittel der Schwangerschaft: Durch die schnell fortschreitende Ent-
wicklung des Kindes wird der Stoffwechsel wieder stärker belastet (Worm).
Die Folge ist eine **Toleranzverschlechterung** und eine auffällige Neigung zu
Azidose, Präkoma oder Koma etwa von **der 28. Woche an.** Ausgleich durch eine
Erhöhung der Insulindosis um durchschnittlich 75% (Pedersen).
Gelegentliche Besserung der Stoffwechsellage in den letzten Schwangerschafts-
wochen führt man heute auf den verstärkten Zuckerverbrauch des Feten zu-
rück. Unter diesen Umständen ist der Insulinbedarf vermindert.

Als **Ursache der Stoffwechselverschlechterung** wird die hormonelle Umstellung
in der Schwangerschaft (verstärkte Einwirkung von HVL, NNR und Plazenta
auf das Pankreas-Inselsystem) und die Mehrbelastung durch das Kind angesehen.

Als Folge der hormonalen Umstellung kann ein „Prädiabetes" zu einem
manifesten Diabetes werden, S. 72.

Gehäuftes Auftreten
von geburtshilflichen Schwangerschaftskomplikationen

Die wichtigsten sind die folgenden:

Hydramnion. Mögliche Folgen
- ⟶ vorzeitiger Blasensprung
- ⟶ Frühgeburt
- ⟶ Nabelschnurvorfall
- ⟶ Wehenschwäche
- ⟶ Lageanomalien des Kindes
- ⟶ starke Nachgeburtsblutung

Beim Auftreten eines **Hydramnions** muß in **35% der Fälle** mit
einem **intrauterinen Fruchttod** gerechnet werden (Mestwerdt)

---

[1]) Lit. bei Siegeler, H.-J.: Med. Welt (1961), 265 und Med. Welt (1964), 1688.

Die Gefahr der Entstehung eines Hydramnions ist um so geringer, je besser der Stoffwechsel ausgeglichen wird.

Die schwangere Diabetikerin hat eine ausgesprochene Neigung zur Wasser-retention, daher kommt es häufig zu

Ödemen, Hydrops, sowie auch zu **Früh-** und **Spätgestosen.**

Infolge verminderter Infektionsabwehr sieht man bei schwangeren Diabeti-kerinnen

Pyelitis und Pyelonephritis (S. 644)

fünfmal so häufig wie bei stoffwechselgesunden Schwangeren (Worm).

Besonderheiten der embryonalen und fetalen Entwicklung des Kindes der schwangeren Diabetikerin

Die Gefahren, die der schwangeren Diabetikerin drohen, können durch inten-sive Schwangerenfürsorge bis auf ein Minimum vermindert werden. Heute braucht keine Diabetikerin mehr zu sterben, weil sie schwanger ist. Ganz anders steht es mit den Lebensaussichten der Kinder diabetischer Mütter:

Trotz aller Bemühungen sind die Lebensaussichten der Kinder diabe-tischer Mütter **weitaus schlechter** als die der Kinder stoffwechselgesunder Frauen.

Intrauterine Gefahren für die Frucht

Drohende Gefahren in der Embryonalzeit }
1. Entstehung von **Mißbildungen**
2. **Absterben** der Frucht (Fehlgeburt)
Embryopathia diabe-tica, S. 721

Drohende Gefahren in der Fetalzeit
1. **Riesenwuchs**
2. **Intrauteriner Fruchttod**
3. **Leberinsuffizienz** bei anscheinend gesund geborenen Kindern (bisher ungeklärt)
= Fetopathia diabe-tica (s. unten)

Fetopathia diabetica

(Vgl. Embryopathia diabetica S. 721)

1. Riesenwuchs, Riesenkinder

In 80% der Fälle werden von diabetischen Müttern übergroße und über-schwere Kinder, die charakteristischen „Riesenkinder" geboren. Sie haben ein Gewicht von mehr als 4½—5 kg. Es sind Kinder von 7 kg und mehr beschrieben worden (Worm). — Die Beschleunigung des Wachstums setzt erst im 7. Schwangerschaftsmonat ein. Jüngere Feten weisen im Vergleich zu Kindern gesunder Mütter keinen Unterschied in Bezug auf Größe und Gewicht auf.

Die **Ursache der Entstehung dieser Riesenkinder** ist nicht endgültig geklärt. Der Ansicht, daß Riesenkinder allein durch Kohlehydratmast (Überfütterung der Kinder infolge Hyperglykämie, „diaplazentare Glukose-Dauerinfusion", Thalhammer 1959) entstehen, widersprechen zahlreiche Beobachtungen. Zum Beispiel bringen auch solche Mütter Riesenkinder zur Welt, die sich zur Zeit der Schwangerschaft noch in der **prädiabetischen Phase** befinden, die also noch normale Blutzuckerwerte haben und bei denen der manifeste Diabetes erst nach Monaten oder Jahren auftritt[1].

Der Riesenwuchs der Kinder diabetischer Mütter wird heute auf vermehrte Ausschüttung von **Wachstumshormon** (Katsch) und auf genetische Faktoren zurückgeführt (Jackson, Pirat, Siegeler).

Merke: Riesenkinder können auch von **gesund erscheinenden Müttern** geboren werden und sind dann der erste Hinweis darauf, daß diese Frauen sich in der **prädiabetischen Phase** befinden. Diese Phase kann dem Manifestwerden des Diabetes lange Zeit vorangehen. Mütter von Riesenkindern müssen daher **öfter ärztlich kontrolliert** werden, um ein eventuell späteres Auftreten des Diabetes nicht zu übersehen.

Man muß wissen, daß sich die Riesenkinder trotz ihrer Übergröße und ihres Übergewichtes wie **unreife Frühgeborene** verhalten. Es besteht eine „trügerische Reife" bei einem „Fetus dysmaturus" (Mestwerdt)[2]. Die funktionell unreifen Kinder sind sehr anfällig, neigen zu Krämpfen, Dyspnoe, Zyanose, Hyperbilirubinämie und starkem Gewichtssturz. Eine besonders große Gefahr sind die **hyalinen Membranen** in den Bronchien. Sie stellen eine häufige Todesursache dar (Mestwerdt).

Die Neugeborenen diabetischer Mütter sind wie **Frühgeburten** zu behandeln. Sie gehören sofort in die Betreuung eines erfahrenen **Pädiaters.**

2. Intrauteriner Fruchttod

Ein hoher Prozentsatz von Kindern diabetischer Mütter stirbt in den letzten Wochen, insbesondere von der 35. Woche an, intrauterin ab, wenn nicht vorzeitig eingegriffen wird.

Der intrauterine Fruchttod wird besonders nach niedrigen Zuckerwerten, also bei **Hypoglykämie** der Mutter beobachtet.

---

[1] Lit. bei G. Oehlert u. H. Weiland: Z. Geburtsh. 160 (1963), 217.
[2] Mestwerdt, G.: Geburtsh. u. Frauenheilk. 20 (1960), 595.

Richtlinien für die Schwangerenfürsorge der Diabetikerin
(s. a. S. 72)

Von entscheidender Bedeutung ist die **enge und kollegiale** Zusammenarbeit zwischen dem Geburtshelfer und dem Internisten. Dem Internisten fällt dabei die Aufgabe zu, den Stoffwechsel optimal einzustellen und **während der ganzen Schwangerschaft** laufend zu überwachen. Nur dann, wenn der Stoffwechsel elastisch den Besonderheiten der Schwangerschaft angepaßt wird, kann die **Diabetikerin** vor unliebsamen Zwischenfällen (Hyper- und Hypoglykämie) bewahrt,

das **intrauterine Leben des Kindes** geschützt und

die **perinatale Sterblichkeit** der Kinder herabgesetzt werden.

Die Betreuung muß so früh wie möglich einsetzen, da die häufig schon in der Frühschwangerschaft auftretende Stoffwechselverschlechterung zu Mißbildungen oder zum Absterben der jungen Frucht führen kann, s. **Embryopathia diabetica, S. 721.**

‖‖ Es hat sich als zweckmäßig erwiesen, die Diabetikerin für die **erste eingehende Untersuchung,** insbesondere zur optimalen Einstellung der Stoffwechselführung für 1—2 Wochen in die **Klinik** einzuweisen[1]).

Dabei muß auch nach diabetischen Gefäßveränderungen am Augenhintergrund und in den Nieren gesucht werden. Da es während der Schwangerschaft bekanntlich öfter zur Aktivierung einer **Lungen-Tbk** kommt, die nicht selten **mit einem Diabetes verbunden** ist, muß eine Lungen-Tbk röntgenologisch ausgeschlossen werden.

Allgemein wird heute angestrebt, den **Stoffwechsel straff zu führen,** d. h. den Blutzucker insbesondere in der zweiten Hälfte der Schwangerschaft im **normoglykämischen** Bereich zu halten. Eine Überinsulinierung muß aber unter allen Umständen vermieden werden.

Die oralen Antidiabetika sind in der Schwangerschaft ungeeignet (A. Lass).

‖‖ Der Fet ist sowohl gegenüber **azidotischen** als auch gegenüber **hypoglykämischen** Situationen **sehr empfindlich** (Siegeler). Stoffwechseldekompensationen können den **intrauterinen Tod** des Feten zur Folge haben.

Die **Stoffwechselkontrollen** umfassen Laboratoriumskontrollen, die Diätfestsetzung und die Abstimmung der Insulindosierung. Die Kontrollen müssen laufend und häufig erfolgen und zwar

in der **1. Hälfte** der Schwangerschaft   **alle 2 Wochen**
in der **2. Hälfte** der Schwangerschaft   **jede Woche.**

Die ungenügende oder fehlende Schwangerschaftsüberwachung ist die Hauptursache der hohen Mortalität der Kinder diabetischer Mütter[2]).

---

[1]) Kade, K. H. u. H. Dietel: Dtsch. med. Wschr. 77 (1952), 673.
[2]) Siegeler, H. J.: Med. Welt (1964), 1688.

Im 7. Monat, dem Zeitraum häufiger Toleranzverschiebungen, sollte grundsätzlich auch in unkomplizierten Fällen eine kurze stationäre Aufnahme erfolgen, um die Insulineinstellung und die Kostform zu überprüfen. Darüber hinaus ist grundsätzlich dann die sofortige Klinikaufnahme zu fordern, wenn irgendwelche Störungen, also vor allem Spuren von Azeton im Harn, Ödeme, zu starker Leibesumfang, Gewichtszunahme von mehr als 500 g pro Woche auftreten (Siegeler). Unumgänglich ist die klinische Einweisung auch dann, wenn eine fieberhafte Infektion auftritt, z. B. eine Pyelitis bzw. eine Pyelonephritis. Das ist viel zu wenig bekannt und gilt nicht nur für die Diabetikerin — für diese allerdings ganz besonders — sondern auch für jede stoffwechselgesunde Schwangere. Bei allen Krankheiten in der Schwangerschaft, die mit Fieber einhergehen, kann es zum intrauterinen Absterben der Frucht oder zum vorzeitigen Wehenbeginn kommen. Bei der Diabetikerin kommt noch die Gefahr der Stoffwechseldekompensation mit den Gefahren für Mutter und Kind hinzu. —

> In der 33.—35. Schwangerschaftswoche wird jede Diabetikerin endgültig in die Klinik aufgenommen, um sie für die klinische Entbindung vorzubereiten.

Während des Klinikaufenthaltes wird

a) der Stoffwechsel optimal eingestellt. Dabei erfolgt stets eine Umstellung von Depotinsulin auf Alt-Insulin, mit dem man Störungen des Stoffwechselgleichgewichts im Verlauf der Entbindung besser ausgleichen kann:

b) die Schwangere jeden Tag von neuem routinemäßig untersucht. Dabei kommt es besonders auf die Erkennung und Behandlung der bei der Diabetikerin gehäuft auftretenden Schwangerschaftskomplikationen an (S. 745). Insbesondere ist auf die Entstehung von Ödemen und des Hydramnions (S. 745, 746) zu achten: Körpergewicht, Palpation, Umfangsmessungen.

Eine Unterbrechung der Schwangerschaft wegen Diabetes mellitus ist heute nur sehr selten notwendig. Sie kommt in Frage bei schweren therapieresistenten Azidosen und beim zusätzlichen Vorliegen diabetischer Organschäden (Glomerulosklerose mit Rest-N-Steigerung, Retinitis proliferans) oder bei schweren Begleiterkrankungen z. B. einer aktiven Lungen-Tbk.

Entbindung der Diabetikerin

1. Zeitpunkt der Entbindung:

> Die Entbindung der Diabetikerin wird im Interesse des Kindes (Gefahr des intrauterinen Fruchttodes in den letzten Wochen, S. 747) grundsätzlich vorzeitig ausgeführt. Als günstigster Termin hat sich die 36.—38. Woche erwiesen[1]).

---

[1]) Lit. bei Mestwerdt, G.: Arch. Gynäk. 195 (1961), 334.

Wartet man **länger,** so nimmt das Risiko des intrauterinen Fruchttodes zu, entbindet man **früher,** so besteht die Gefahr, daß das Neugeborene infolge Unreife abstirbt.

2. **Zweckmäßigste Art der Entbindung:** Sie ist umstritten. Mestwerdt, Kirchhoff, Hartl u. a. führen den Kaiserschnitt nicht grundsätzlich aus, wenden ihn aber freigiebig bei bestimmten Indikationen an. Die wichtigsten

Indikationen zur Sektio bei Diabetikerinnen:

Gleichzeitig bestehende **Spätgestose,**

zu erwartende Geburtserschwerung durch ein **Riesenkind,**

drohende **Stoffwechselentgleisung** der Mutter am Ende der Schwangerschaft mit Schock- oder Komagefahr,

alte **Erstgebärende** und Frauen, die bereits **Totgeburten** durchgemacht haben,

sich **verschlechternde Gefäßkomplikationen** wie Glomerulosklerose und Retinopathie.

Dietel, Siegeler u. a. empfehlen nachdrücklich die **primäre prophylaktische Sektio** bei allen **Erstgebärenden** sowie bei **Mehr**gebärenden, die noch **keine lebenden** Kinder haben. Ganz im Gegensatz dazu leitet Worm seit einigen Jahren die Geburt durch **Blasensprengung** und **Wehenmittel** 3 Wochen vor dem Termin ein. Die Ergebnisse dieses sehr verschiedenen Vorgehens weichen nicht erheblich voneinander ab.

Das Kind unter der Geburt

Intrauterine Hypoxie und Azidose

Die klassische Form der intrauterinen Störung des Feten ist dadurch bedingt, daß es aus irgendeinem Grunde in seinem Blut und Gewebe zu O_2-Mangel und CO_2-Überladung kommt. Ist die Störung hochgradig, so „erstickt" der Fet, er wird im wahren Sinne des Wortes „asphyktisch" (=pulslos), es liegt eine

intrauterine Asphyxie

vor. Da es sich dabei primär um Störungen der O_2-Zufuhr zum Blut und zum Gewebe und der CO_2-Abgabe aus dem Blut und dem Gewebe handelt, so sprechen wir von einer

(primären) respiratorischen Störung.

Die Ursachen intrauteriner Störungen sind sehr zahlreich. Wulf[1] unterscheidet **mütterliche, plazentare** und **fetale** Faktoren.

---

[1] Wulf, H.: Arch. Gynäk. 198 (1963), 40.

I. Mütterliche Ursachen: Unzureichendes Sauerstoffangebot z. B. bei Anämie, Lungenerkrankungen, Herzfehlern u. a., unzureichender Sauerstofftransport zur Plazenta z. B. bei Blutungskollaps, Herzinsuffizienz, Hypertonie, zu hohem Grundtonus der Gebärmutter, zu schnell aufeinanderfolgenden Wehen, Gestosen.

II. Plazentare Ursachen: Ungenügender Gasaustausch infolge plazentarer Durchblutungsstörungen z. B. bei Gestosen, Übertragung, vorzeitiger Lösung, Placenta praevia u. a.

III. Fetale Ursachen: Z. B. Nabelschnurkomplikationen (Umschlingung, Knoten, Vorfall), Anämie (z. B. der posthämorrhagische Schock, S. 759), Hyperthermie bei hochfieberhaften Erkrankungen der Mutter u. a.

Kommt es aus irgendeinem Grunde beim Feten zu einem Sauerstoffmangel, so wird der für ihn notwendige Bedarf an Energie nicht mehr gedeckt. Er muß sich die fehlende Energiemenge anderweitig beschaffen. Dazu stellt der Fet seinen Stoffwechsel auf eine andere Energiequelle um, und zwar auf die **anaerobe Glykolyse.** Auf diese Weise versucht der Fet seinen Energiebedarf zu decken. O_2-Mangel löst also eine anaerobe Glykolyse aus. Die anaerobe Glykolyse ist somit eine Reaktion auf die primär aufgetretene respiratorische Störung.

Allerdings hat diese Art der Energiebeschaffung einen großen Nachteil. Als Endprodukt der anaeroben Glykolyse entsteht **viel Milchsäure,** es kommt zu einem Ansteigen **saurer** Stoffwechselprodukte im Blut, zu einer **metabolischen Azidose.** Da die Azidose als Folge des O_2-Mangels, also sekundär auftritt, bezeichnet man sie als

sekundäre metabolische Azidose.

Gelingt es dem Feten, die Gefahr des O_2-Mangels bis zu einem gewissen Grade durch diese anaerobe Glykolyse zu überbrücken, so drohen ihm seitens der rasch zunehmenden metabolischen Azidose wieder Gefahren wie Elektolytverschiebungen zwischen dem intra- und dem extrazellulären Raum, eine Depression des Kreislaufes und schließlich Hemmung auch der anaeroben Glykolyse. Klinisch läßt sich die **Erhöhung der H-Ionenkonzentration** durch pH-Messung leicht nachweisen.

Ist keine Energiegewinnung mehr möglich, so muß die Zelle absterben.

Klinische Besonderheiten der **primären respiratorischen Störung** sind:

1. Sie kann, das liegt in der Natur der Störung begründet (z. B. Nabelschnurkomplikation), **rasch fortschreiten.**

2. Sie führt meist zu einer **frühen** und **deutlichen Reaktion der Herztöne des Kindes.**

   Für die Früherkennung ist es daher wichtig, kurz nach dem Auftreten einer fetalen Bradykardie (Herztöne unter 120 Schläge pro Minute) oder einer Tachykardie (Herztöne über 160 Schläge pro Minute) **Mikroblutuntersuchungen am Feten** vorzunehmen (s. S. 767).

Die Forschung der letzten Jahre hat nun gezeigt, daß es auch **primäre Überladungen mit organischen Säuren** gibt, die zu einer intrauterinen Störung führen können. Es kommt also von vornherein zu einem Milchsäureanstieg im Blut des Feten, und zwar **ohne daß gleichzeitig ein O_2-Mangel zu beobachten ist**. Wir sprechen dann von einer

primären metabolischen Azidose.

Die Erkenntnis dieser Genese intrauteriner Störungen ist neu. Die eigentliche Ursache ist noch unbekannt. Der Fet wird durch die zunächst isoliert auftretende Azidose genau so gefährdet, **als wenn von Anfang an auch ein O_2-Mangel vorläge**.

Zu einer **Hypoxie** kann es in diesen Fällen dann **sekundär** kommen, wenn infolge des Affinitätsabfalles der Erythrozyten durch die Azidose nicht mehr genügend Sauerstoff transportiert wird.

Die **primäre metabolische Azidose** weist folgende **klinische Besonderheiten** auf:

1. Sie verläuft meistens **schleichend**, die Progression ist langsam, mit **Ausnahme der Austreibungsperiode**! Hier kann eine **rasche Verschlechterung** auftreten, daher ist eine sorgfältige Überwachung des Kindes in diesem Geburtsabschnitt erforderlich.

2. Sie kommt **häufig** nach **vorausgegangener Toxikose** der Mutter und bei **Übertragungen** vor. Möglicherweise spielt hier die sogenannte „**Plazentainsuffizienz**" eine Rolle.

   Während man als Ursachen einer Plazentainsuffizienz bisher mehr morphologische Ursachen zugrunde gelegt hat (Infarkte, Reifestörungen), scheinen heute mehr und mehr funktionelle Faktoren (Zirkulations-, Diffusions- und Stoffwechselstörungen) in den Vordergrund der Betrachtung zu treten.

3. Die primäre metabolische Azidose führt zumeist erst **spät zu einer Alteration der kindlichen Herztöne**.

4. Ein **Frühzeichen** ist der **Mekoniumabgang**. Deshalb muß bei jedem Mekoniumabgang durch pH-Messungen am Feten (s. S. 771, 773) geklärt werden, ob Anzeichen einer Azidose vorliegen oder nicht.

Da jeder O_2-Mangel auch zu einer Azidose führt, andererseits aber Azidosen primär ohne O_2-Mangel auftreten können, ist es allgemein richtiger, anstatt von einer intrauterinen Asphyxie (O_2-Mangel + Azidose) von einer **intrauterinen Azidose** zu sprechen.

Welcher Faktor, der O_2-Mangel oder die Azidose, gefährlicher ist, läßt sich nicht eindeutig beantworten. Diese Frage hat auch keine praktische Bedeutung, da ein O_2-Mangel nie isoliert vorkommt.

Es gibt heute Möglichkeiten, eine **intrauterine Gefährdung** des Kindes unter der Geburt **rechtzeitig zu erkennen,** und zwar mit Hilfe der **Mikroblutuntersuchungen am Feten** (Saling 1961, s. auch S. 767). Um alle gefährdeten Kinder zu erfassen, genügt es, auf die klinisch bekannten Verdachtszeichen wie **Mekoniumabgang und Herztonalteration** zu achten. In der Spätschwangerschaft wird

Mekoniumabgang durch die **Amnioskopie** (s. S. 196) und unter der Geburt durch den Abgang von grünem Fruchtwasser festgestellt.

Die Tatsache, daß ein O_2-Mangel in kürzester Zeit zu einer Azidose führt, andererseits aber bei respiratorischen Störungen immer auch eine CO_2-Überladung einhergeht, ist von großer klinischer Bedeutung. Man kann damit **alle wichtigen intrauterinen Störungen** durch die **einfache Blut-pH-Messung** am Feten sehr früh erkennen. Weiterhin ist es möglich, das **Ausmaß** und die **Tendenz des Fortschreitens** einer solchen Störung zu beurteilen. In Zukunft wird sich die **Leitung der Geburt aus fetaler Sicht** im wesentlichen **nach den Blutbefunden** richten. Durch diesen neugefundenen direkten Zugang zum Feten ist eine **sichere Zustandsdiagnostik** möglich.

Schematische Forderungen, wie eine jede Geburt muß z. B. nach 12 Stunden beendet werden, um das Kind zu schützen, erübrigen sich, wenn man Mikroblutuntersuchungen durchführt. Eine Geburt muß **rechtzeitig** beendet werden, das heißt, ein Geburtsvorgang ist zu unterbrechen, sobald konkrete Anzeichen vorliegen, daß der Mutter oder dem Kind eine Gefahr droht. Befolgt man dagegen blindlings schematische Forderungen, so läuft man Gefahr, in manchen Fällen dem Kinde mehr zu schaden als zu nützen, z. B. durch eine Zangen- oder Vakuum-Extraktion, ohne daß ein solcher Eingriff nötig gewesen wäre.

Geburtsverletzungen

Zu Geburtsverletzungen kommt es hauptsächlich bei schwierigen geburtshilflichen Operationen oder bei fehlerhafter operativer Technik. Gelegentlich sehen wir derartige Verletzungen aber auch bei Spontangeburten.

Häufigkeit: 5—6%.

Die wichtigsten Geburtsverletzungen:

1. **Blutungen**
   Intrakranielle Blutung
   Kephalhämatom
2. **Knochenverletzungen**
3. **Entbindungslähmungen**
4. **Haut- und Weichteilverletzungen**

---

1. Blutungen

Intrakranielle Blutung: Sie sind die **wichtigsten** und **häufigsten** aller Geburtsverletzungen. Man unterscheidet die folgenden Formen:

a) die Blutungen aus einem **Tentoriumriß** (S. 565),

b) das „**Konvexhämatom**" als Folge einer Verletzung der Falx cerebri oder der Pia mater-Venen; das Hämatom umgibt eine ganze Großhirnhemisphäre,

c) die **intrazerebralen** Blutungen (selten, meist tödlich).

Ursachen: Es ist heute gesichert, daß ein großer Teil der intrakraniellen Blutungen nicht durch ein Trauma verursacht wird, sondern daß ursprünglich die Blutungsbereitschaft (**hämorrhagische Diathese**) sowohl des reifen als auch besonders des frühreifen Kindes dabei eine entscheidende Rolle spielt. Sie ist bedingt durch einen verminderten Gehalt an Prothrombin, Fibrinogen, Faktor VII, IX und X, sowie des Plättchenfaktors 3. Dazu kommt die leichtere Zerreißlichkeit der Kapillaren.

Diagnose: Bei ausgedehnter intrakranieller Blutung sterben die Kinder bald nach der Geburt oder kommen schon tot zur Welt. Überlebende Kinder zeigen typische Symptome: **Spannung der kleinen Fontanelle!** Die Kinder sind unruhig, gähnen häufig und neigen zum Krampfen (spontan oder nach Erschütterung). Oft Singultus, Erbrechen und zentral bedingte Fazialis- und Augenmuskellähmung. Typisch ist auch ein plötzliches lautes Aufschreien.

Therapie: Ruhigstellung des Kindes, in schweren Fällen auch nicht anlegen! Sedierung: 3 mal tgl. 1 Luminalette aufgelöst in Milch oder Tee, Megaphen (2—3 mg pro kg Körpergewicht), Vitamin K_1 (Konakion).

Kephalhämatom: S. 146.

2. Knochenverletzungen

Schädel: Schädelimpressionen, löffel- oder rinnenförmige Dellen im Schläfen- oder Scheitelbein (Abb. 495), entstehen gelegentlich beim engen Becken (S. 565).

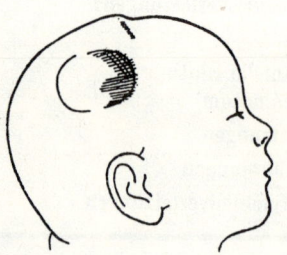

Abb. 495. Löffelförmige Knochenimpression

Extremitäten:

Schlüsselbeinfraktur = Häufigste Knochenverletzung unter der Geburt!

Die Schlüsselbeinfraktur kommt meist bei der Entwicklung der vorderen Schulter zustande. Sie ist meist eine Grünholzfraktur und daher häufig **völlig symptomlos.** Sie wird deswegen **leicht übersehen.** Tastet man die Klavikula ab, so fühlt man durchaus nicht immer das **Krepitieren** und die **Dislokation der** Knochenenden. Prognose gut. Behandlung meist nicht notwendig. Bei stärkerer Dislokation legt man einen ,,Tornisterverband" (Philipp) an: Annäherung der Schulterblätter, wodurch das Schlüsselbein gestreckt wird.

Oberarmfraktur: Meist Folge schlechter Technik bei Entwicklung der Bekkenendlage oder bei ungeschickter Entwicklung des Sektiokindes. Prognóse stets gut. Therapie: Meist genügt es, den Arm anzuwinkeln und zu fixieren.

Oberschenkelfraktur: Kommt bei ungeschicktem Manipulieren in der Hüftbeuge beim Herunterholen eines hochgeschlagenen Beines und auch spontan vor. Prognose gut, jedoch empfiehlt sich die Zuziehung eines Orthopäden.

3. Entbindungslähmungen

Die beiden wichtigsten Entbindungslähmungen sind

die **Fazialislähmung** und

die **Armplexuslähmung.**

1. Fazialislähmung: Sie entsteht fast immer durch Druck des Zangenlöffels meist auf den **unteren** Ast des Nerven.

Diagnose der Fazialislähmung (Abb. 496)

Unterer Ast betroffen:

Der **Mundwinkel hängt** auf der betroffenen Seite **herab.**
Der **Mund** wird beim Schreien zur **gesunden** Seite hin verzogen.

Oberer und **mittlerer** Ast betroffen:

Auf der betroffenen Seite bleibt das **Auge leicht geöffnet** (= Lagophthalmus), die **Stirn** kann **nicht gerunzelt** werden.

Prognose gut, sofern die Lähmung peripher und nicht zentral (intrakranielle Blutung!) bedingt ist. Therapie meist nicht nötig.

Armplexuslähmung = Lähmung des Plexus brachialis

entsteht durch Druck oder Zerrung des Plexus. Man unterscheidet:

a) **Obere Armplexuslähmung = Typ Erb — Duchenne** (Abb. 497). Teillähmung des Plexus brachialis im Bereich von C5 und C6 (= **Häufigste Geburts-**

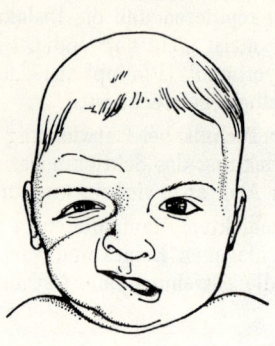

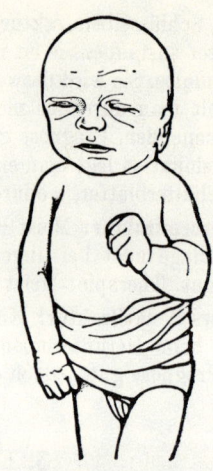

Abb. 496. Fazialislähmung links   Abb. 497. Obere Armplexuslähmung
(Typ Erb-Duchenne)

lähmung), wobei der Deltoideus, Bizeps, Brachialis und Supinator zuweilen auch der M. infraspinatus, selten der Subskapularis befallen sind.

Symptome: Die Schulter ist nach vorn herabgesunken, der Arm hängt neben dem Thorax schlaff herab, der Unterarm ist in Pronationsstellung (Handinnenfläche sieht nach rückwärts). Hand und Finger sind frei beweglich. Viel seltener ist die

b) **Untere Plexuslähmung = Klumpkesche Lähmung:** Sie wird durch eine Schädigung von C7, C8 und Th 1 hervorgerufen. Gelähmt sind die Finger und die Hand. Infolge Mitläsion sympathischer Fasern kommt es nicht selten zu einem gleichseitigen Hornerschen Symptomenkomplex (Miosis, Enophthalmus) mit Ptosis und Tonusminderung im Augapfel.

4. Haut- und Weichteilverletzungen

Am häufigsten sieht man die sog. „Zangenmarken" = Druckmarken an der Kopfhaut infolge Zangendruck, ferner Druckmarken am Kopf, die durch Knochenvorsprünge (Promontorium, Symphyse) beim engen Becken entstanden sind.

Angeborene Anämien

Es ist noch gar nicht so lange her, daß man bei Blutungen in der Spätschwangerschaft, also vor allem bei Blutungen infolge Placenta praevia und vorzeitiger Lösung in erster Linie an die Gefahr für die Mutter dachte. Erst in neuerer Zeit gelang es nachzuweisen, daß ein Teil des vaginal ausfließenden Blutes vom **Kind** stammt. Das war möglich, nachdem die Methoden zur Erkennung fetaler Erythrozyten und zum Nachweis fetalen Hämoglobins (HbF) entwickelt worden waren (Kleinbauer, Braun und Betke, Kepp und Oehlert, Hickl). Heute wird in zunehmendem Maße die Bedeutung der Blutungen in der Schwangerschaft für die perinatale Sterblichkeit des Kindes untersucht. **Angeborene Anämien** sind solche, mit denen das Kind geboren wird. In diesem Sinne werden sie auch als **Neugeborenenanämien** bezeichnet. Es sind also Anämien, die durch Schädigung im intrauterinen Leben, und zwar meist im letzten Drittel der Schwangerschaft entstehen. Die beiden wichtigsten Ursachen der angeborenen Anämien sind

    1. die **Hämolyse** und

    2. der **Blutverlust** infolge **Hämorrhagie.**

1. Die Hämolyse als Ursache der angeborenen Anämien

Als wichtigste **Ursachen** sind hier zu nennen:

a) Blutgruppenunverträglichkeit (Morbus haemolyticus neonatorum), S. 733,

b) Infektiöse Erkrankungen der Mutter:

    Lues, S. 727,

    Toxoplasmose, S. 722,

    Zytomegalie, S. 733,

c) Pharmaka: Medikamente, mit denen die Mutter behandelt wurde (Sulfonamide, Chloramphenicol, Phenazetin u. a.).

2. Die Blutung (Hämorrhagie) als Ursache der angeborenen Anämien

    = Posthämorrhagische Neugeborenenanämie

    = Posthämorrhagischer Schock

    = Neugeborenenschock

Die wichtigsten **Ursachen** sind in der Abb. 498 zusammengestellt.

Bemerkungen zu den posthämorrhagischen Blutungen

Die Neigung zu Blutungen des Kindes im intrauterinen Leben ist relativ groß. Wir wissen heute, daß sie bedingt ist durch einen verminderten Plasmagehalt an Prothrombin und Fibrinogen, Faktor VII, IX und X sowie Plättchenfaktor 3. Dazu kommt die erhöhte Brüchigkeit der Kapillaren.

---

[1] Lit. Oehlert, G.: Geburtsh. u. Frauenheilk. 23 (1963), 685. — Hickl, E.-J.: Gynaecologia 157 (1964), 351.

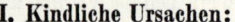

```
                    ┌─────────────────────────────┐
                    │    I. Kindliche Ursachen:   │
                    │ 1. Blutungen in die Körper- │
                    │    höhlen des Kindes         │
                    │ 2. Transitorische Anämie nach│
                    │    Lehndorff                 │
                    └─────────────────────────────┘
                                   │
                                   ▼
                    ┌─────────────────────────────┐
                    │    Posthämorrhagische        │
                    │    Neugeborenenanämie        │
                    └─────────────────────────────┘
```

II. Nabelschnur-Ursachen	III. Plazentare Ursachen
1. Gefäßzerreißung bei Insertio velamentosa, Vasa aberrantia, Nebenplazenta, Nabelschnurzerreißung	1. Placenta praevia
2. Feto-fetale Transfusion bei Mehrlingen	2. Vorzeitige Lösung der normal sitzenden Plazenta
	3. Fetomaternale Transfusion
	4. Blutung in die Zottengefäße
	a) Kollapsanämie
	b) Blutverlust vor Abnabeln
	c) Kaiserschnittanämie

Abb. 498. Übersicht über die wichtigsten Ursachen der posthämorrhagischen Neugeborenenanämie (nach E.-J. Hickl, 1964)

Jedem Geburtshelfer sind die z. T. sehr hohen kindlichen Verluste bei Blutungen in der Spätschwangerschaft bekannt. Aus der Literatur (s. bei Hickl) ergeben sich folgende Zahlen:

Ursache	Perinatale Sterblichkeit der Kinder infolge Verblutung
Placenta praevia	10—17%
Vorzeitige Lösung der richtig sitzenden Plazenta	20—50%
Nabelschnurzerreißung	58—83%

Bemerkungen zu I, 2: Transitorische Anämie nach Lehndorff, s. Wien. med. Wschr. 112 (1962), 533.

Zu III, 3: Fetomaternale Transfusion: Hierunter versteht man den diaplazentaren Übertritt fetalen Blutes in den mütterlichen Kreislauf, wobei für das Kind ein Blutverlust entsteht[1]). Nach der Ansicht von Bickenbach und G. Martius kann dies sowohl durch einen Übertritt per rhexin als auch per diapedisin erfolgen.

Zu III, 4a Kollapsanämie (Hörmann): Störung des Zottenkreislaufes, s. Arch. Gynäk. 191 (1958), H. 3.

Die oft hohen Blutverluste des Kindes bei Placenta praevia sind es gewesen, die Fr. Novak (1953) veranlaßten, den Begriff

Posthämorrhagischer Schock des Neugeborenen

mit den drei Kardinalsymptomen

Blässe,

fehlende Atmung und

Bradykardie

zu prägen. Der posthämorrhagische Schock kann bei allen in der Abb. 498 aufgezählten Zuständen vorkommen. Er macht eine **sofortige Bluttransfusion** des Kindes unmittelbar nach der Geburt notwendig. Je nach Schwere des Schockzustandes und der Höhe des Blutverlustes empfiehlt Oehlert 20—30 ml Blut pro kg Körpergewicht in die Nabelvene zu transfundieren.

Von welchem Hb-Wert ab spricht man von einer Neugeborenenanämie?

Am Ende der intrauterinen Entwicklungszeit besitzt das Neugeborene im Nabelschnurvenenblut einen durchschnittlichen Hb-Gehalt von etwa 16,0 g% und 4,5 Millionen Erythrozyten/mm³ (Oehlert).

> **Untere Grenze des Normalbereiches = 15 g% = 90% Hb des Normalwertes. Hb-Werte, die darunter liegen, sind pathologisch**

Dabei ist zu beachten, daß diese Zahlen nur für die unmittelbare Neugeborenenperiode gelten. Bereits am Ende der 1. Lebenswoche gehen die Hb-Werte zurück (Oehlert).

---

[1]) Oehlert, G., Mohrmann. I. E. und Michel, K. F.: Zbl. Gynäk. 82 (1960), 1544.

Das Kind nach der Geburt
Das Neugeborene

Neugeborenes = Kind in den ersten 10—14 Lebenstagen
(Säugling = Kind im ersten Lebensjahr.)
Dabei ist es gleichgültig, ob das Kind zu früh (S. 763) oder zur rechten Zeit geboren wurde.

In der Neugeborenenperiode ist das Kind besonders **gefährdet.** Die Neugeborenen bedürfen daher ganz besonders aufmerksamer Beobachtung und Pflege.

**Ungefähr 50% aller Todesfälle im Säuglingsalter
ereignen sich während der Neugeborenenzeit!**

Weshalb ist das Neugeborene gefährdet?

Das Neugeborene ist deswegen gefährdet, weil es sich notwendigerweise ganz **plötzlich der Außenwelt anpassen muß**: Wird die Nabelschnur durchtrennt, so ist das intrauterine Leben des Kindes beendet. Seine parenterale Ernährung und plazentare Atmung hören damit schlagartig auf. Das extrauterine Leben beginnt. Die wichtigsten Organe des Neugeborenen (Lungen, Leber, Nieren, Magen-Darm, ZNS, Haut) sind aber noch **funktionell unreif.** Trotzdem müssen sie von einer Minute zur anderen alle Funktionen der Plazenta übernehmen. Daraus und aus dem plötzlichen Übergang vom intrauterinen zum extrauterinen Leben ergeben sich eine Reihe von **physiologischen Besonderheiten,** die die Neugeborenenperiode in charakteristischer Weise kennzeichnen.

Welches sind die physiologischen Besonderheiten der Neugeborenenperiode?

1. **Physiologische Gewichtsabnahme:** Sie darf in den ersten 3—5 Tagen bis zu 10% des Geburtsgewichts betragen.
2. **Temperaturschwankungen** infolge der noch nicht voll funktionsfähigen Wärmeregulation.
3. **Atemstörungen:** Oberflächliche und bisweilen unregelmäßige Atmung bis zur endgültigen Ausreifung des Atemzentrums und Ausbildung der Lungenfunktion.
4. **Physiologischer Ikterus,** der auf einer funktionellen Lebensunreife beruht, s. unten, Ikterus.
5. **Ödembereitschaft** und **Neigung zur Azidose** infolge der noch herabgesetzten Leistungsfähigkeit der Nieren.
6. Allmähliche **Gewöhnung des Magen-Darmtraktes** an die **orale** Nahrungsaufnahme (Fassungsvermögen, Verdauungsfermente, Resorption).
7. **Umstellung des Herz- und Kreislaufsystems** auf die Erwachsenenverhältnisse.

Alle diese Besonderheiten wirken sich für das Neugeborene als belastende Faktoren aus. Sie disponieren für bestimmte

Erkrankungen des Neugeborenen,

die auch als **Anpassungsstörungen** bezeichnet werden. Sie müssen als pathologische Verlaufsformen der physiologischen Besonderheiten des Neugeborenen aufgefaßt werden. Die Anpassungsstörungen treten um so mehr hervor, je unreifer das Neugeborene ist. Im folgenden gehen wir auf einige wichtige Formen ein.

Ikterus

Zunächst noch einige Worte zum

I. Icterus neonatorum simplex = physiologischer Ikterus der Neugeborenen.
Die physiologische Gelbsucht tritt bei etwa 70% (50—90%) aller Neugeborenen als Gelbfärbung der Haut in den ersten 3—5 Lebenstagen auf und bildet sich dann spontan zurück.

Ursachen: Die funktionelle Lebensunreife in der Neugeborenenperiode; das hauptsächlich vom Leberparenchym gebildete Enzym Glukuronyltransferase steht noch nicht in genügender Menge zur Verfügung, so daß das aus dem Hämoglobin stammende indirekte Bilirubin nicht in die wasserlösliche, ausscheidbare Bilirubinglukuronidbindung (= direktes Bilirubin) umgewandelt werden kann **(hepatogene Theorie)**[1]).

2. Eine untergeordnete Rolle spielt dagegen nach neuerer Ansicht der Abbau der Erythrozyten bei gesunden Neugeborenen **(hämatogene Theorie)**. Der Bilirubinspiegel im Serum überschreitet physiologischerweise Maximalwerte von **15 mg%** nicht (Schellong 1962).

II. Icterus neonatorum gravis: Anstieg des Bilirubinspiegels bei Neugeborenen **über 15 mg% (= Hyperbilirubinämie).**
Ursachen:

1. **Morbus haemolyticus neonatorum:** Hämolytischer Ikterus bei Unverträglichkeit im Rh-System, im ABO-System oder — viel seltener — in anderen Blutfaktoren zwischen Mutter und Kind. Beim Morbus haemolyticus neonatorum beobachtet man häufig einen **Icterus praecox** = Serumbilirubin am 1. Lebenstag bereits mindestens 10 mg%.
Die Folge des erhöhten Serumbilirubinspiegels ist die allmähliche Überschwemmung des ganzen Körpers mit dem zytotoxisch wirkenden indirekten Bilirubin. Es besteht die Gefahr seines Übertritts in das Parenchym von Organen, wodurch es zu **irreversiblen** Zellschädigungen kommt. Besonders gefürchtet ist das Überschreiten der Blut-Liquor-Schranke und das Eindringen des indirekten Bilirubins in die Ganglienzellen des ZNS = **Kernikterus** = Bilirubinenzephalopathie (s. S. 738).
Dabei ist zu beachten, daß bei der Rh-Unverträglichkeit die Blut-Liquor-Schranke wesentlich früher überschritten wird als bei Unverträglichkeit im ABO-System.

---

[1]) Döring, G. K.: Dtsch. med. Wschr. 89 (1964), 293.

Sofern keine Rh-Unverträglichkeit vorliegt, gilt (S. 741, 742):

Der Anstieg des Serumbilirubinspiegels auf 20 mg% beim reifen Neugeborenen gilt als Indikation zur Austauschtransfusion.

---

2. Ikterus bei Neugeboreneninfektionen infolge infektiös-toxischer Leberschäden (bei Sepsis, Hepatitis epidemica, Lues connata, Listeriose, Toxoplasmose, Zytomegalie).

3. Ikterus bei Gallengangsmißbildungen (Gallengangsatresie): Hierbei ist der **Icterus prolongatus,** d. h. der über 2—3 Wochen stärker werdende Ikterus charakteristisch.

4. Ikterus infolge starker Unreife der Leberfunktion, meist bei Frühgeborenen.

5. Seltenere Ursachen: Angeborene hämolytische Erkrankungen, Hypothyreose, Medikamentenüberdosierung.

Morbus haemorrhagicus neonatorum = Melaena neonatorum

Der M.haemorrh.n. ist die hämorrhagische Diathese der Neugeborenen. Sie ist der Ausdruck einer **Anpassungsstörung der Blutgerinnung.** Infolge der Leberunreife besteht ein Mangel an Gerinnungsfaktoren, insbes. an Prothrombin, Faktor V und Faktor VIII, der durch Vitamin K-Mangel noch verstärkt wird. Begünstigend auf die Blutungsneigung wirkt außerdem die Gefäßwandschwäche im Neugeborenenalter, bes. bei Frühgeborenen. **Klinisch** zeigen sich lebensbedrohliche äußere und innere Blutungen (Haut, Magen: Blut- und Hämatinerbrechen, Darm: Melaena, Darmblutung mit Teerstühlen, Niere: Hämaturie, Nabelblutungen, intrakranielle Blutungen).

Therapie: Konakion (Vitamin K_1), 2 mal tägl. 0,2 ml i. m. oder 3—5 Tropfen per os; Bluttransfusionen; in schweren Fällen 25 mg ACC 76 (Behringwerke) i. v., dessen Erfolg für einen Mangel an Faktor V, VI, VII und IX spricht (Peiper).

Neugeborenen-Tetanie oder -spasmophilie

Schwankungen im Ca-Phosphat-Spiegel des Blutes von Neugeborenen können durch funktionelle Niereninsuffizienz oder durch Epithelkörpercheninsuffizienz (Blutungen?) ausgelöst werden (Hypokalzämie, Hyperphosphatämie). Hierdurch kann es zu einer neuromuskulären Labilität mit Krampfbereitschaft einschließlich der Atemmuskulatur bis zu manifesten **Krämpfen** (selten als typische Karpopedalspasmen = Hand- und Fußkrämpfen) und apnoischen Anfällen kommen.

Therapie: Kalziumgaben, in schweren Fällen außerdem kleine Dosen von AT 10 für einige Tage.

Dyspepsie

Die Dyspepsie ist eine akute Ernährungsstörung im Säuglingsalter mit fließendem Übergang in die schwere Verlaufsform der Toxikose.

Ursachen: Am häufigsten sind infektiöse Ursachen. Wichtigste **Erreger:** Escheria coli, Staphylokokken, Pyozeaneus, Proteus, Salmonella u. a. Bei den parenteralen Infekten handelt es sich in der Hauptsache um virusbedingte Infekte der oberen Luftwege.

Klinik.

Prodromalzeichen: Appetitlosigkeit, Nahrungsverweigerung, allgemeine Unruhe, Gewichtsstillstand, Spucken.

Symptome:

1. **Durchfall:** Die Stühle werden häufiger (öfter als 5 mal täglich), dünner (bis wässerigspritzend), verändern ihre Farbe (grünlich), stinken (Gärungsstühle sauer, Fäulnisstühle sind seltener) und zeigen pathologische Beimengungen (Schleim, seltener Blut).

2. **Erbrechen:** Kann schon frühzeitig beginnen, nimmt allmählich an Häufigkeit und Schwere zu, so daß es zu Reizblutbeimengungen kommen kann (Hämatinerbrechen). Mit zunehmendem Durchfall und Erbrechen treten bald

3. **Zeichen des Wasserverlustes auf** (Exsikkose): Heisere Stimme beim Schreien (häufig das erste Zeichen der Wasserverarmung!), Abnahme des Hautturgors, Einsinken der großen Fontanelle, hochgestellter Urin, Eindicken des Blutes. Infolge des Durchfalls und Erbrechens kommt es mit dem Wasserverlust auch zu

4. **Mineralstörungen:** Mit Verschiebung des Säure-Basen-Haushalts: Der Körper verliert mit dem alkalischen Stuhl überwiegend basische Valenzen (Na+, K+) und mit sauren Erbrochenen überwiegend saure Valenzen (Cl⁻ aber auch K+). Da die Durchfälle im Vordergrund stehen, besteht eine Neigung zur Azidose.

Frühgeburt, Frühgeborenes

Ein frühgeborenes Kind ist ein lebendes Neugeborenes, dessen Geburtsgewicht 2 500 g oder weniger beträgt. Die Körperlänge (etwa 35 cm in der 28. und 47 cm am Schluß der 37. Schwangerschaftswoche) unterliegt größeren Schwankungen als das Gewicht und wird daher gewöhnlich nicht zur Definition herangezogen.

Man unterscheidet bei den Frühgeborenen

1. **Prämature = unterreife Neugeborene.** Geburtsgewicht: **1251—2500 g.**

2. **Immature = unreife Neugeborene.** Geburtsgewicht von **1250 g und weniger.**

Die **Häufigkeit der** Frühgeburten: Zwischen 5—12%, durchschnittlich 7% der Lebendgeborenen. Die Häufigkeit ist abhängig von sozialen Verhältnissen, Unehelichkeit, Kinderwunsch u. a.

Ursachen der Frühgeburt: In etwa 50% der Fälle unbekannt. Außer einer familiären Anlage zu habituellen Frühgeburten und evtl. einer Spätabtreibung kommen in Betracht:

Erkrankungen der Mutter: Schwere Infektionen wie Tbk., Syphilis, Toxoplasmose, Gestosen, hormonale Störungen wie Diabetes mellitus, Hyperthyreose, hypophysäre Insuffizienz u. a. sowie schwere körperliche und seelische Traumen (schwere Arbeit, Unfälle).

Erkrankungen des Kindes: Schwere pränatale Erkrankungen, besonders Fetopathien; ferner auch Zwillings- und Mehrlingsgeburten.

Die

Sterblichkeit der Frühgeborenen

ist abhängig vom Geburtsgewicht, dem Geburtsverlauf und den Pflegebedingungen. Sie beträgt 20—60%, das heißt:

Die Sterblichkeit der Frühgeborenen ist etwa 10 mal so hoch wie die der ausgereiften Neugeborenen.

Die **Reifezeichen** (S. 155) sind nicht oder nur unvollständig vorhanden. Das körperliche und funktionelle Verhalten der Frühgeborenen ist durch die anatomische und funktionelle Unreife der Organe gekennzeichnet.

Hierbei stehen im Vordergrund:

1. Unreife des **ZNS,** besonders des **Atemzentrums:** Gefahr von apnoischen Zuständen.
2. Unreife der **Zell- und Gefäßwände:** Erhöhte Permeabilität und Gefahr von Blutungen (Hirn-, Lungenblutung u. a.).
3. Unreife der physiologischen **Neugeborenenreflexe** (Saug- und Schluckreflex).
4. Unreife der **Leber:** Unfähigkeit zur Bilirubinglukuronidbildung, Gefahr der Hyperbilirubinämie (S. 761).
5. Unreife der **Haut:** (Fehlen des Fettpolsters) und des **Wärmezentrums:** Mangelhafte Wärmeregulierung.
6. Ungenügende **Vitamin-, Mineral-** und **Antikörper-Depots,** sowie Unreife des **RES:** Gefahr der mangelnden Widerstandskraft gegen Erkrankungen.

Jedes frühgeborene Kind ist sofort in eine Kinderklinik zu verlegen!

Geburtsleitung bei der Frühgeburt

Leitsatz: Die Leitung der Frühgeburt muß ganz auf die **Schonung des unterreifen bzw. unreifen Kindes** abgestellt sein.

Ziel: Herabsetzung der perinatalen Sterblichkeit der Frühgeborenen.

Grundsätze

1. **Vermeidung einer langen Geburtsdauer** (über 15 Stunden).

Mittel dazu:

a) Wehenmittel sollten in der Eröffnungsperiode **möglichst nicht** gegeben werden. Eine leichte Wehenunterstützung bewirken **Traubenzucker-Infusionen** mit Vitaminzusatz, z. B. Infusion von 1000 ml 5%iger Traubenzuckerlösung mit Zusatz von Vitamin B und 1—2000 mg Vitamin C. Sind Wehenmittel nicht zu umgehen, so gibt man die HHL-Präparate am besten in Form der sog. **verdünnten Reihe**: 3 VE auf 10 ml physiologischer Kochsalzlösung, jeweils 1 ml i. m. bis zu 10 Einzelinjektionen (Steinhoff und Kühne). Sauerstoff-Inhalationen der Mutter werden im Interesse des Kindes nicht mehr empfohlen (S. 768).

b) Relaxantien: Als ausgezeichnetes Relaxans hat sich **Valium** bewährt. Gibt man bei regelmäßigen und guten Wehen und bei einem für mindestens 2 Finger durchgängigen Muttermund (Husslein) 1—2 mal 20 mg Valium in Tabletten im Abstand von 1—2 Stunden, so geht der Mm rasch auf. Ferner: Buscopan, Avacan, Pelerol, Ponospasin, u. a. als Supposotorien.

Bei Frühgeburten kein Dolantin und keine Opiate! Gefahr der Atemdepression!

2. Vermeidung einer zu rasch ablaufenden Geburt.

Leider ist die Sedation des kreißenden Uterus ein bisher ungelöstes Problem (Navratil). Wenn die Geburt einmal in Gang gekommen ist und regelmäßige, kräftige Wehen bestehen, dann kann man das Fortschreiten des Geburtsverlaufs auch durch Valium nicht mehr aufhalten, auch nicht in sehr hoher Dosierung. Valium wirkt jetzt vielmehr geburtsfördernd (s. o.).

Sind die Wehen noch unregelmäßig und nicht zu kräftig, so läßt sich eine Sedierung des Uterus mit **Valium,** am besten in Kombination mit **Proluton-Depot** i. m. erreichen. Die Kombination mit Proluton-Depot wird heute nicht nur bei der drohenden Fehlgeburt, sondern auch bei den leichten vorzeitigen Wehen der beginnenden Frühgeburt allgemein empfohlen. Siehe hierzu das

Schema der
Behandlung vorzeitiger Wehen: S. 452.

Auch mit **Adrenalin** kann man leichte Wehen zu Beginn der Geburt zum Abklingen bringen. Dosierung: S. 453.

Da man mit der vorzeitigen Blasensprengung eine Beschleunigung der Geburt hervorrufen kann, gilt für die Frühgeburt der Grundsatz:

||| **Bei Frühgeburten niemals die Blase sprengen, bevor der Mm vollständig ist!**

Man muß vielmehr alles tun, um die Blase möglichst lange stehend zu erhalten: Umhergehen verbieten! Von den ersten Wehen an strenge Bettruhe! Wehenmittel vermeiden, wenn es eben geht! Gerade bei der Frühgeburt ist es wichtig, daß sich die Fruchtblase als „hydraulischer Stoßdämpfer" (G. Martius) auswirkt.

3. Vermeidung einer langwierigen Austreibungsphase.

Mittel dazu:

a) **Frühzeitig eine Episiotomie anlegen** und zwar bei Erstgebärenden ausnahmslos, bei Mehrgebärenden, wenn der Damm narbig ist. Man beherzige das Wort von Noack:

Dammschnitte und Dammrisse lassen sich immer nähen,
Tentoriumrisse nicht!

---

b) **Grundsätzlich Spiegelentbindung** (S. 774)!

c) Dauert die Austreibungsperiode länger als 1 Stunde, so ist die Geburt durch **Zange** zu beenden. Dieses Vorgehen hat in Deutschland bisher keine allgemeine Anerkennung gefunden, während in den USA seit Jahrzehnten praktisch jede Frühgeburt durch Zange entbunden wird. Das Ergebnis ist eine ganz ausgezeichnete Statistik.

Vor Anwendung des **Vakuumextraktors** wird bei Frühgeburten **gewarnt** (größere Gefahr des Tentoriumrisses, größere Zerreißlichkeit der Gefäße bei Frühgeborenen!).

d) Möglichst **auf Narkosemittel verzichten!** Speziell **keine Barbiturate** geben: Erhöhte Asphyxieneigung der Frühgeborenen. Lokalanästhesie bevorzugen.

4. Vermeidung von zu großem Wärmeverlust.

Der Wärmeverlust des frühgeborenen Kindes muß unter allen Umständen so klein wie möglich gehalten werden (schlechte Wärmeregulierung der Frühgeborenen!). Die Geburt muß auf angewärmten Unterlagen erfolgen. Vorwärmen der Windeln und des Bettes (aber nicht über 38°).

Jedes frühgeborene Kind ist so schnell wie möglich in einer **Transportkouveuse** (Dräger-Werk) in eine Kinderklinik zu verlegen, sofern keine eigene Frühgeburtenabteilung besteht.

5. Frage der Schnittentbindung.

Bezüglich der Schnittentbindung gehen die Meinungen auseinander. Bickenbach empfiehlt, bei absehbaren Gefahren die kindliche Indikation zur Sektio bei vorzeitiger Entbindung weiter zu stellen als bei Geburten mit normaler Tragzeit. G. Martius, Hoffmeister und Paegel weisen darauf hin, daß die Sektio-Mortalität Frühgeborener höher ist als die von ausgetragenen Kindern.

Propädeutik und Klinik der perinatalen Diagnostik

Die hypoxisch-azidotische Gefährdung des Feten vor und unter der Geburt

Von Jürg Bretscher, Zürich

Die nachfolgenden Ausführungen sind ganz auf die **klinischen** Bedürfnisse ausgerichtet und sind abgestimmt auf die **pränatale Diagnostik** (S. 780 bis 801).

= **pathophysiologische Grundlagen der Amnioskopie, Mikroblutuntersuchung und apparativen Herzfrequenzregistrierung**

(Die Grundlagen der Rh-Diagnostik und der Östriolbestimmung finden sich S. 733 bzw. S. 802).

1. Die Azidose (Abb. 1)

Notwendige Begriffe:

Azidose: Vermehrung der **Wasserstoff-Ionen** in Blut und Gewebe bei gleichzeitiger Verminderung der **Puffersubstanzen = Störung der Säure-Basen-Homöostase.**

Hypoxämie: Verminderung des **O_2-Gehaltes** (Sättigung = $SO_2\%$ und Spannung = PO_2 mm Hg) im **Blut** führt zur:

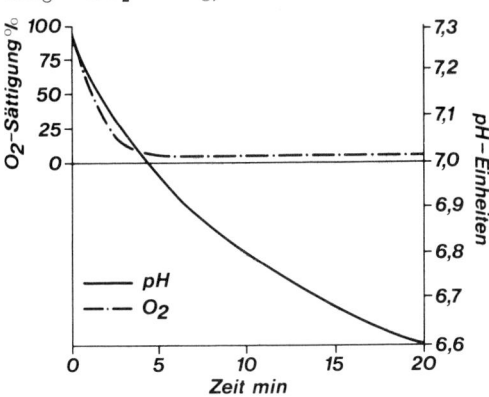

Abb. 1. **Sauerstoffsättigung und pH** im Blut von neugeborenen Hunden **bei Apnoe** (nach James, S. L., 1960).

767

Hypoxie: Verminderung des O_2-Gehaltes im **Gewebe.**

Hyperkapnie: Vermehrung von **Kohlensäure** (CO_2-Spannung) in Blut und Gewebe, **nicht als Folge der Hypoxie,** sondern als **Folge der gleichen Ursache,** welche zu Hypoxie führte, nämlich der **Austauschsperre.**

Die Abb. 1 zeigt das Verhalten von O_2-Sättigung und H-Ionenkonzentration im Blut von Hundefeten, welche anläßlich von Schnittentbindungen apnoisch gehalten wurden.

1. Innerhalb weniger Minuten sinkt SO_2 beinahe zum Nullwert ab.
2. Gleichzeitig nimmt die H-Ionenkonzentration zu (pH-Wert sinkt ab).

Bedeutung für die Klinik:

> **Im Gefolge jeder Hypoxämie bildet sich eine Azidose aus.**

3. **Obschon SO_2 nicht mehr weiter abfällt,** nimmt die **H-Ionenkonzentration kontinuierlich zu:** pH sinkt zu Werten ab, bei denen der Erwachsenen-Organismus schon abgestorben ist.

Dies kann gar nicht mehr in vollem Umfange einer weiteren Produktion von Kohlensäure zugeschrieben werden.

Denn: Wenn keine O_2-Versorgung mehr erfolgt, steht auch kein molekularer Sauerstoff zur Bildung von CO_2 zur Verfügung (S. 772).

Folgerung aus Punkt 3:

Bei jeder **fortschreitenden Azidose** muß die Produktion einer **andern Säure** als der Kohlensäure eine große Rolle spielen.
Es handelt sich namentlich um Milchsäure.

> Bis zum Absterben toleriert der fetale Organismus weit tiefere pH-Werte als der Erwachsenenorganismus.

Neue Begriffe:

Flüchtige Säure: sie ist mit einem flüchtigen Bestandteil gebildet = Gas = CO_2.

Nichtflüchtige Säure: sie wird mit einem nicht gasförmigen, organischen Bestandteil gebildet.

Respiratorisch bedingte Azidose: Azidose ist Folge von **Zunahme der H-Ionen,** welche von der **Kohlensäure** stammen.

Metabolisch bedingte Azidose: Azidose ist Folge von **Zunahme der H-Ionen,** welche von der **Milchsäure** stammen.

Die reine respiratorisch bedingte Azidose spielt in der Klinik nie die Rolle, wie in der Pathophysiologie des Erwachsenen. Die Abb. 1 und klinisch-experimentelle Studien zeigen, daß sich **beim Feten sehr früh eine metabolische Komponente einstellt.**

Die kurzdauernde **primär-respiratorische Azidose** geht in eine **gemischte** und **rasch** in eine **vorwiegend metabolisch** bedingte **Azidose** über.

2. Die Pufferung (Abb. 2)

Wir haben von der großen Bedeutung der metabolischen Azidose gesprochen. Ein Neugeborenes mit schwerer, intrauterin erworbener Azidose wird bezüglich seiner pH- und Laktatwerte untersucht. Im Laufe der Beobachtungszeit

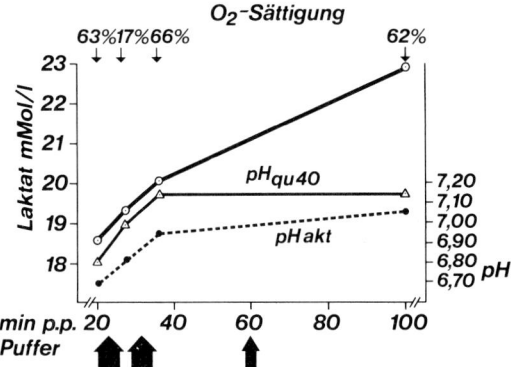

Abb. 2. Die Therapie einer schweren metabolischen Azidose beim Neugeborenen mit **Pufferinjektionen** über einen Nabelvenenkatheter (aus Bretscher, J., 1970).

wird SO_2 mit einer Ausnahme konstant gehalten durch künstliche Beatmung. Durch einen Nabelvenenkatheter wird ein Medikament zugeführt:

1. **Schwere Azidose zu Behandlungsbeginn** (neben dem unbeeinflußten pH-Wert = pHakt ist auch pHqu40 dargestellt, der die metabolische Komponente der Azidose gut abschätzen läßt, vgl. S. 794).

2. Die schwere Azidose ist vorwiegend **metabolisch** bedingt: Laktat ist mit 18,5 mMol/1 fünf mal höher als bei lebensfrischen Neugeborenen.

3. **Obschon nun Laktat** als Ausdruck der Milchsäure weiterhin enorm **ansteigt,** erfolgt **kein Absinken der pH-Werte!**

Das zugeführte Medikament (schwarze Pfeile) war **Na-Bikarbonat**. Dieses therapeutische Beispiel führt uns zum Begriff der **Puffersubstanz**, welche bei der intrauterinen Regelung der pH-Homeostase und der Bekämpfung der Azidose eine **hervorragende Rolle** spielt.

Neue Begriffe:

Säuren: sind **H-Ionen-Donatoren** = sie geben in wässerigen Lösungen H-Ionen ab = sie **dissoziieren**:

$$HX \rightleftharpoons H^+ + X^- \quad \text{(schwache Säure)}$$

$$HY \rightleftharpoons H^+ + Y^- \quad \text{(starke Säure)}$$

Die großen Buchstaben bezeichnen gegenüber den kleinen das mengenmäßige Übergewicht der Verbindung oder ihrer Bestandteile.

Der Fetus sucht auf zwei Arten mit dem Anfall von H-Ionen (aus Kohlen- und Milchsäure) fertig zu werden:

---

1. Durch **Elimination** von Säurebestandteilen
2. Durch **Pufferung**

Puffer: sind **H-Ionen-Akzeptoren. Durch sie werden H-Ionen in eine chemische Verbindung gezwungen, die weniger dissoziiert, als die Säure, welche die H-Ionen geliefert hat.**

Solche Puffer sind die **Salze schwacher Säuren** und **Proteine**, die sich (unter gewissen Bedingungen) wie solche Salze verhalten:

Im Plasma: hauptsächlich **Bikarbonat**.

Im Erythrozyten: hauptsächlich **Hämoglobin**.

Konkretes Beispiel:

$$\text{dissoziiert} \atop \text{nicht diss.} \quad \frac{H^+ Lakt^-}{\text{Milchsäure}} + \frac{Na^+ HCO_3^-}{NaHCO_3} \rightarrow \frac{Na^+ Lakt^-}{\text{Na-Laktat}} + \frac{H^+ HCO_3^-}{H_2CO_3}$$

$$\downarrow$$

$$H_2O + CO_2$$

3. Die Elimination von Säureresten (Abb. 3 und 4)

1. Zwischen **mütterlicher** und **fetaler** Blutbahn besteht unter **physiologischen Verhältnissen** ein **freier Austausch** von **Atemgasen** (O_2 und CO_2). Er folgt dem Diffusionsgesetz:

$$\text{Diff. rate} = \text{Konst.} \cdot \frac{\text{Plaz. oberfl. (Konz. gefälle Mutter-Fetus)}}{\text{Dicke der Austauschmembran}}$$

Die Regulation = Aufrechterhaltung des Säure-Basenhaushaltes erfolgt also auch durch:

Elimination des **gasförmigen** Restes der Kohlensäure, des CO_2

---

2. Nach der Geburt werden **nicht-flüchtige Säurereste** vorwiegend durch die Nieren eliminiert. Wenn wir von ihrer geringen Ausscheidung durch Miktion in das Fruchtwasserreservoir absehen, gilt für den Feten:

Auch die Elimination **metabolischer** Säurereste muß bei starkem Ansteigen durch die Plazenta erfolgen.

Grundsätzlich gilt:

---

pH-Feinregulation: Puffer
pH-Grobregulation: Elimination von Säureresten

Aber: Unter physiologischen Bedingungen besteht gar keine Notwendigkeit für den Feten, nicht-flüchtige Säurereste zu eliminieren,

denn: der Abbau des Laktates geschieht ungestört über den
Zitronensäurezyklus

Physiologische Bedingungen heißt **Normoxie.**

Überschießende = im Sinne der metabolischen Azidose gefährliche Laktatbildung findet beim Feten erst bei Hypoxie statt.

Die **Erklärung** liegt in Abb. 3 vor.

Bei dem **Zusammenbruch der Zellfunktion** zufolge **Energiemangels** handelt es sich um die Folge eines Circulus vitiosus: **der O$_2$-Mangel steht am Beginn** und nicht am Ende des Geschehens (Abb. 4).

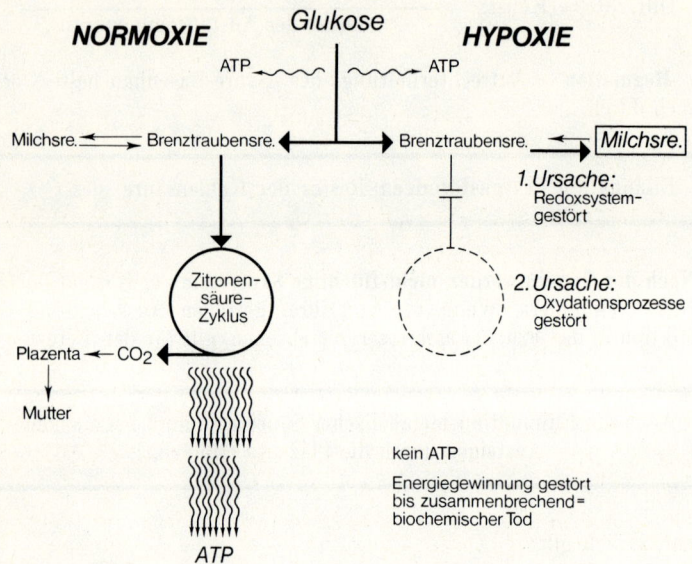

Abb. 3. Der **Abbau von Glukose bei aeroben und anaeroben Bedingungen,** gleichzeitig eine schematische Darstellung der Ursachen einer metabolischen Azidose und der Energieverarmung.

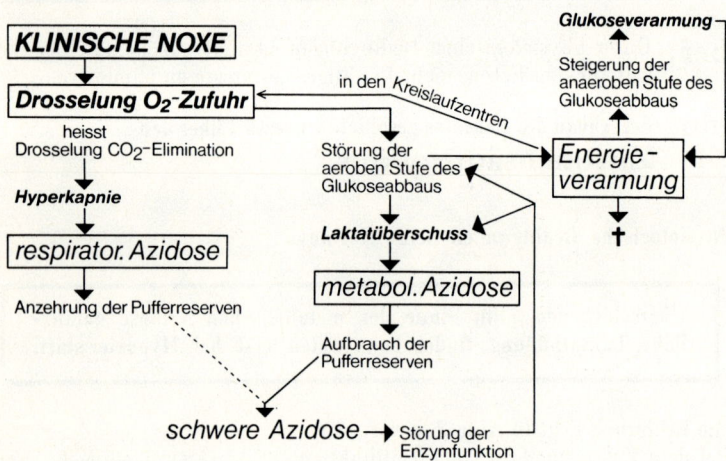

Abb. 4. **Azidose und Energieverarmung** als Folge des gedrosselten Gasaustausches (vgl. dazu Abb. 3).

Die zu Hypoxie/Azidose führenden Ursachen

Wir unterscheiden

vor — in — nach

der Plazenta liegende Ursachen

Dies bedeutet, daß die Ursache

im mütterlichen Organismus, in der Plazenta
namentlich im Uterus selber

in den Nabelschnurgefäßen
oder **im fetalen Organismus**

liegen kann.

Werden große Untersuchungen über die kindliche Mortalität sorgfältig durchgeführt, wird klar, daß sehr oft **mehr als nur eine klinische Diagnose als Todesursache** in Frage kommen = **kombinierte Diagnosen.**

Beispiel: Die kombinierte Diagnose: Nabelschnurumschlingung und Gestose führt häufiger zu tödlichen Bedrohungen als eine der beiden Diagnosen allein.

Nicht nur die klinischen Diagnosen, sondern auch die pathogenetischen Momente greifen ineinander über, was besonders bei dem Begriff der **Plazentarinsuffizienz** deutlich wird. Das ganze Problem weist hin auf:

die funktionelle Einheit

Mutter — Plazenta — Kind

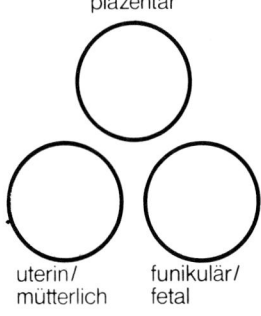

plazentär

uterin/ funikulär/
mütterlich fetal

monogenetisches Denken:
seltener berechtigt

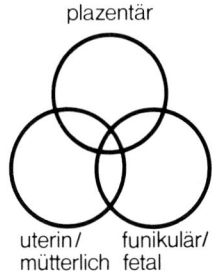

plazentär

uterin/ funikulär/
mütterlich fetal

polygenetisches Denken:
häufiger berechtigt

Aus klinisch-didaktischen Gründen ist aber an einer Dreiteilung festzuhalten.

Vor der Plazenta liegende Ursachen (Mutter, Uterus):

Mütterliche chronische Anämie
Mütterliche Lungen- oder Herzkrankheiten
Kreislaufkollaps
Mütterliche akute Anämie — Blutungskollaps
(Placenta praevia, vorzeitige Lösung bei normaler Plazentainsertion)
Wehenanomalie (= Dystokie) im Sinne von:
    Dauerkontraktion (Tetanus uteri)
    zu starke Wehe (Hypersystolie = übermäßige intrauterine Drucksteigerung)
    zu häufige Wehen (Polysystolie, mehr als 10 Wehen pro 30 min)
    erhöhter Grundtonus

Kommentar: Die Dystokien erscheinen oft im Gefolge der vorzeitigen Lösung, einerseits wird der intramurale Blutfluß im Uterus gestört, andererseits dabei die funktionelle Plazentaroberfläche verkleinert. Dies führt somit auch zu einer insuffizienten Plazentaleistung = **Plazentarinsuffizienz im weiteren Sinne** (Grenzen zu den plazentaren Ursachen verwischt).

In der Plazenta liegende Ursachen

= Plazentarinsuffizienz im engeren Sinne.

Sie bezeichnet eine, den Anforderungen des fetalen Organismus **nicht genügende Leistung bezüglich des feto-maternalen Austausches von Stoffen.**

Die Plazentarinsuffizienz im engeren Sinne ist ohne die Kenntnisse der pathophysiologischen Grundlagen der Austauschfunktionen nicht verständlich. Das genaue Studium dieses Kapitels (S. 838 bis S. 850) ist notwendig.

Eine insuffiziente Plazenta weist eine verminderte Austauschfunktion für alle Stoffe auf, welche überhaupt austauschfähig sind (Molekulargewicht, S. 839). Doch hat für die Klinik der Plazentarinsuffizienz die Hervorhebung von zwei Stoffgruppen Bedeutung:

    1. Atemgase,
    2. Bau- und Energiestoffe für den Feten

es kann entsprechend unterschieden werden:

> 1. eine respiratorische Insuffizienz
> 2. eine nutritive Insuffizienz.

Das Studium der S. 838 bis S. 843 zeigt aber deutlich:

Respiratorische und nutritive Insuffizienz sind pathogenetisch miteinander verkoppelt.

Wesentliches Kriterium: die Insuffizienz ist auch noch post partum aufgrund **morphologisch faßbarer Änderungen** sichtbar: durch makroskopische und mikroskopische Beurteilung der Plazenta.

Makroskopisch: Größe, Gewicht der Plazenta. Rote = hämorrhagische und weiße Infarkte.

Mikroskopisch: Rote und weiße Infarkte, zunehmende Dicke der Basalmembran der fetalen Kapillare, Atrophie der fetalen Kapillaren oder ganzer Zotten (Abb. 37 S. 842), Fibrinoideinlagerungen.

Hauptsächliche Krankheiten, die mit Plazentarinsuffizienz i. e. Sinne einhergehen: **EPH-Syndrom, Übertragung, Diabetes, Rhesus-Inkompatibilität.**

Nach der Plazenta liegende Ursachen:
Behinderung der umbilikalen Strombahn
bei Nabelschnurumschlingung, -knoten, -vorfall. Druck des Köpfchens auf Abgangsstelle bei Placenta velamentosa.
Okkulte Nabelschnurkomplikationen (vorübergehend) bei Druck eines Kindsteiles auf eine Nabelschnurschlinge.

Kommentar: Auch bei Nabelschnurkomplikationen kann man von **Plazentarinsuffizienz im weiteren Sinne sprechen** und zwar von einer akuten Form, weil der Blutdurchfluß in den Zottenkapillaren eingeschränkt wird.

Fetale Anämie   **Mehrlinge**   **Riesenkinder**

Kommentar: Die Anämie hat Bedeutung bei schweren Formen der Rh-Inkompatibilität (Hämolyse), seltener als Blutungsanämie bei der Plazentarrandblutung, wie sie bei vorzeitiger Lösung der Plazenta entstehen kann, wenn die Deziduavenen eingerissen werden, die mit dem intervillösen Raum in Verbindung stehen, oder beim transplazentaren Vorgehen bei vorne liegender Placenta praevia bei Schnittentbindungen.

Bei großen Kindern und Mehrlingen kann ein Mißverhältnis zwischen Sauerstoffbedarf und der — für Einling oder Fetus mit normaler Körperoberfläche genügenden — Plazenta vorliegen. Man könnte von einer **Sonderform der Plazentarinsuffizienz** im weiteren Sinne, nämlich der **relativen Insuffizienz,** sprechen.

4. Klinisch wichtige Regulations- und Kompensationsmechanismen bei Hypoxie/Azidose

Abgekürzt sei wiederholt (S. 767 bis 772):

Pufferaktion und Elimination sind Garanten einer Homeostase des Säure-Basenhaushaltes.
Elimination geschieht diaplazentär und ist gleichbedeutend mit O_2-Versorgung von der mütterlichen Seite her.
Bei Abweichungen im Gas-Stoffwechsel reguliert der Erwachsene, bzw. das extrauterin lebende Kind mit Änderungen der Lungengrößen und des Kreislaufes:

Der Fetus kann nur mit Kreislaufänderungen regulieren.

Damit kommen wir zur Frage der Kreislaufphänomene, die den klinisch faßbaren Warnzeichen zugrunde liegen.

1. Die Sauerstoff-Sparschaltung und der Mekoniumabgang (Abb. 5)

Ursache ist:

Hyperperistaltik

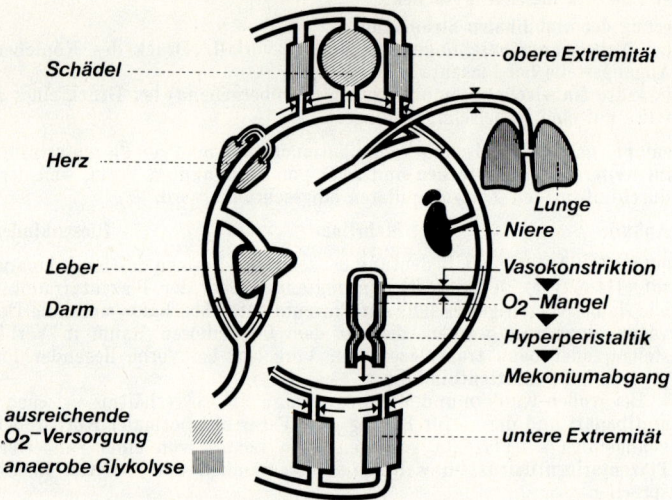

Abb. 5. Die fetale O_2-Sparschaltung (nach Saling, E., 1966).

Sie tritt auf bei **Hypoxämie** im Versorgungsgebiet des **Darmes**.

Auslösende Ursache ist eine **allgemeine Hypoxämie**, die vorerst nur leicht sein kann:

Bei Hypoxämie reagiert der Kreislauf im Sinne einer Zentralisation: weniger wichtige Organe und Organbezirke werden durch Vasokonstriktion aus dem Kreislauf „ausgeschaltet": **Vitale Organe (Herz, Gehirn) werden somit besser und länger mit O_2 versorgt**

=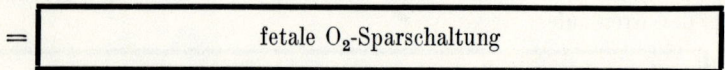

fetale O_2-Sparschaltung

Diese Regulation muß **schon bei leichter Hypoxämie** ablaufen, weil Produkte der in gedrosselten Bezirken in Gang kommenden anaeroben Glykolyse selbst bei lebensfrischen Neugeborenen nachweisbar sein können (S. 823).

2. Die fetale Tachykardie

Mutter: Sympatikotonus
überwiegt

Fetus:

Hypoxämie
Steigerung des Herzminutenvolumens
durch Tachykardie
= **Kompensationstachykardie**
wird nutzlos, wenn in der Plazenta
keine genügende Oxygenierung erfolgen kann.

HT ↑

Mutter: Febris

Die **Kompensationstachykardie** wird zur **Dysregulation** bei allen Formen
der **Plazentarinsuffizienz**.
Dann nimmt die Hypoxämie sogar zu: raschere Kreislaufzeit = **ungenügende Oxygenierung.**

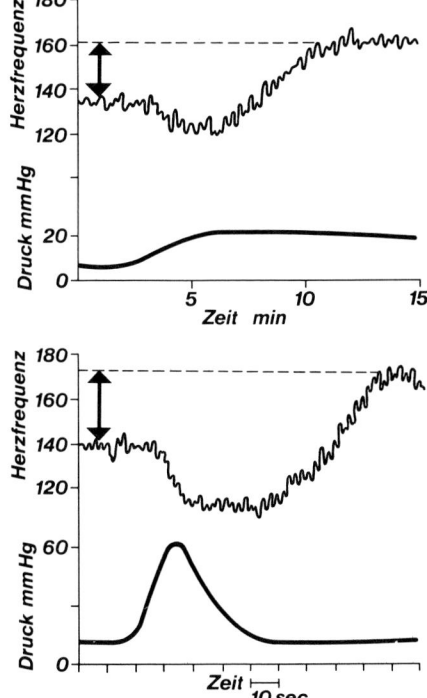

Abb. 6. Zwei Beispiele für die **Kompensationstachykardie.** Das eine Mal
ist die Ursache eine Erhöhung des
Grundtonus, das andere Mal erfolgt
die Tachykardie im Anschluß an
einen variablen Dip (S. 800).

777

3. Die fetale Bradykardie

Die Pathophysiologie der Bradykardie ist in dem nachfolgenden Schema dargestellt. Die aufgeführten klinischen Ursachen sollen anhand der Darstellung auf S. 773 bis S. 775 präzisiert werden.

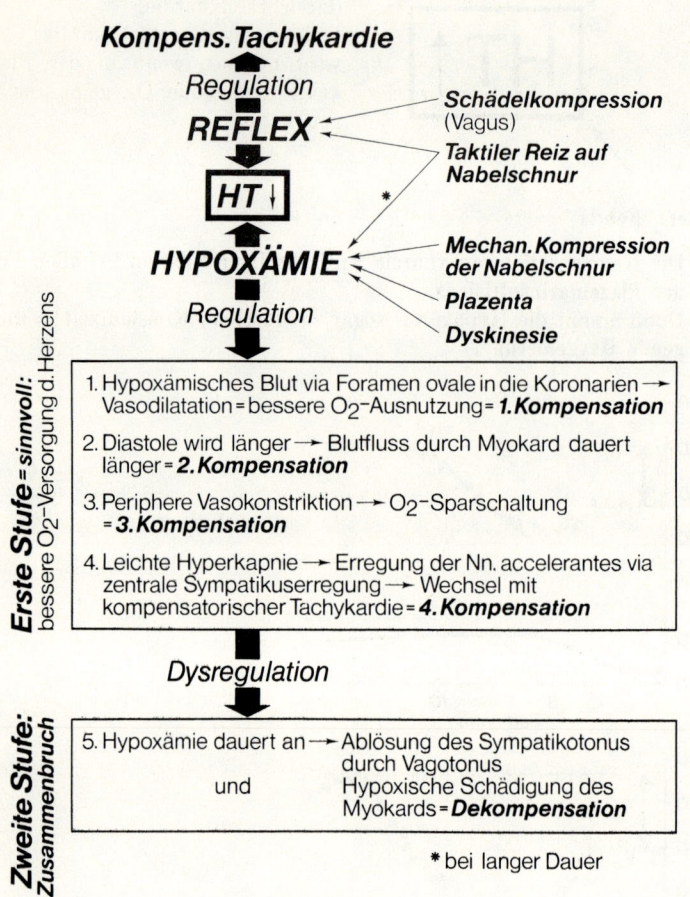

Kompens. Tachykardie

Regulation

REFLEX ← Schädelkompression (Vagus)
Taktiler Reiz auf Nabelschnur

HT ↓   *

HYPOXÄMIE ← Mechan. Kompression der Nabelschnur
Plazenta
Dyskinesie

Regulation

Erste Stufe = sinnvoll: bessere O$_2$-Versorgung d. Herzens

1. Hypoxämisches Blut via Foramen ovale in die Koronarien → Vasodilatation = bessere O$_2$-Ausnutzung = **1. Kompensation**

2. Diastole wird länger → Blutfluss durch Myokard dauert länger = **2. Kompensation**

3. Periphere Vasokonstriktion → O$_2$-Sparschaltung = **3. Kompensation**

4. Leichte Hyperkapnie → Erregung der Nn. accelerantes via zentrale Sympatikuserregung → Wechsel mit kompensatorischer Tachykardie = **4. Kompensation**

Dysregulation

Zweite Stufe: Zusammenbruch

5. Hypoxämie dauert an → Ablösung des Sympatikotonus durch Vagotonus
und   Hypoxische Schädigung des Myokards = **Dekompensation**

* bei langer Dauer

Textliche Ergänzung zum Schema:
Die **Kompression** des kindlichen **Kopfes** durch mechanische Einwirkung **braucht nicht obligat zu einer reflektorischen Bradykardie** zu führen. Sie kann auftreten, wenn der Kopf die Beckeneingangsebene passiert: **Eintritttsphänomen** oder bei starken Preßwehen in der Austreibungsperiode. Eine Kompressionsbradykardie kann aufgehoben werden durch Applikation eines Vagolytikums an die Mutter, aber:

Keine Atropingabe zur Differentialdiagnose einer Bradykardie: der weitere Verlauf wird maskiert.

Bevor noch die 4 aufgeführten Kompensationsmechanismen in Funktion treten, wird schon bei völlig ungestörten Geburtsabläufen ein sozusagen **präventiver Kompensationsmechanismus** beobachtet (Abb. 7):

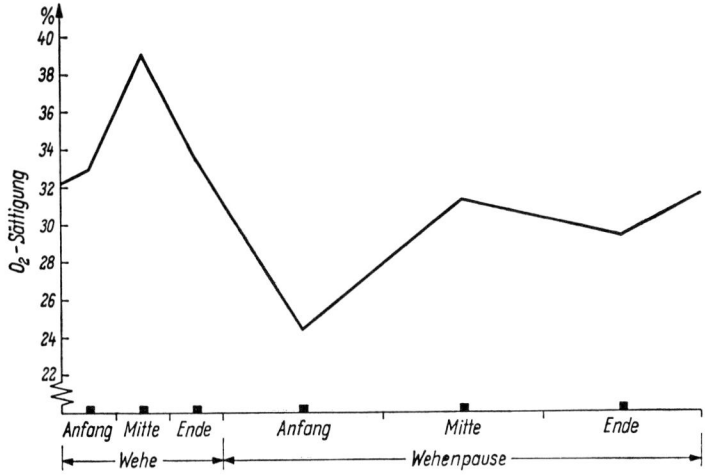

Abb. 7) Die **O$_2$-Sättigung** im Fetalblut in Abhängigkeit von **Wehe und Wehenpause.**

Während des **Status incrementi** einer Wehe erfolgt eine **Verbesserung der O$_2$-Sättigung** im fetalen Blut, und auch der **pH-Wert steigt an.**

Literatur zur Weiterbildung
Baldwin, E.: Das Wesen der Biochemie, Thieme Stuttgart 1968
James, L. S.: Acidosis of the newborn and its relation bo birth asphyxia. Acta paediat. (Uppsala) 49, Suppl. 122 (1960) 17
—, I. M. Weisbrot, C. E. Prince,, D. A. Holoday and V. Apgar: The acid-base status of human infants in relation to birth asphyxia and the onset of respiration. J.Pediatr. 52 (1958) 379

Dazu die unter dem Kapitel Mikroblutuntersuchung angegebenen Arbeiten von Bretscher und Schmid, Schmid und Bretscher, Dawes u. Mitarb., Derom, Villee und Wulf, sowie die im Kapitel über die apparative Registrierung der fetalen Herzfrequenz angegebenen Titel von Caldeyro u. Mitarb., Hammacher und Hon.

Die pränatale Diagnostik

Die Abb. 8 zeigt Methoden zur verfeinerten Diagnostik am gefährdeten Feten.

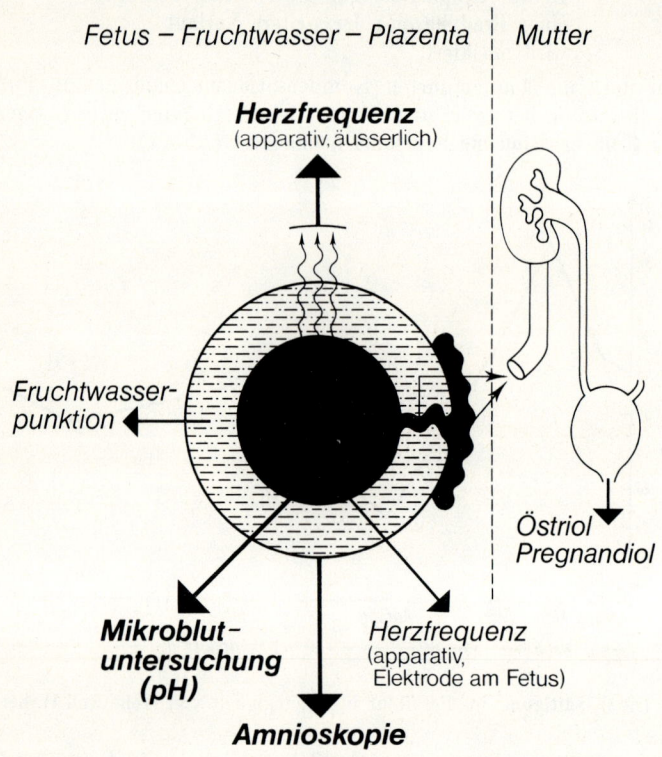

Abb. 8.

Mit Nachdruck muß hervorgehoben werden:

Die **traditionelle klinische Diagnostik** ist die **Grundlage der verfeinerten Diagnostik.** Die modernen biochemischen und apparativen Überwachungsmethoden ersetzen nicht die minutiöse Anamnese, die regelmäßig durchzuführenden klinischen Untersuchungen und die genaue Beobachtung vor und unter der Geburt: Sie führt sie nur weiter.

Die Amnioskopie

Prinzip: Die Amnioskopie ist ein Verfahren, welches zur einfachen **visuellen Beobachtung von Fruchtwasserveränderungen** bei noch intakter = stehender Blase dient. Ein konisches Rohr wird durch die Vagina in die Zervix eingeführt. Eine Lichtquelle gibt den Blick frei auf die transparente Fruchtblase (Abb. 9)*.

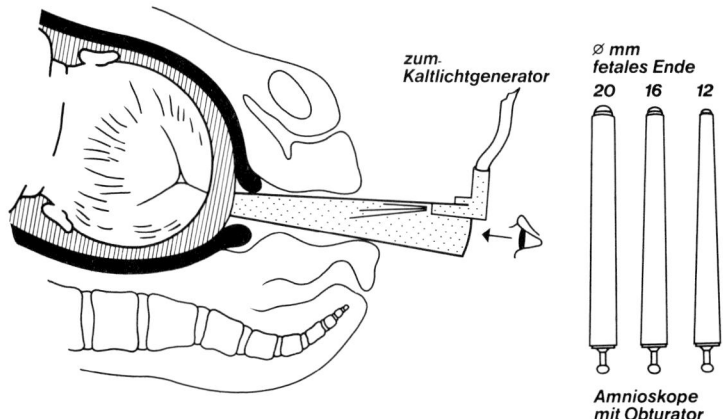

Abb. 9. Das Prinzip der optischen Beurteilung des Fruchtwassers durch Amnioskopie. Die vorgängige **vaginale** Untersuchung entscheidet über den zu wählenden Amnioskoptubus. Die **Einführung** erfolgt unter Führung der vaginal belassenen **Zeige-** und **Mittelfinger** der linken Hand. Ein kaum fingerdurchgängiger Muttermund darf vorsichtig mit dem Zeigefinger dilatiert werden. Tubus stehend einführen, meistens in Richtung der Kreuzbeinhöhle. Der Untersucher setzt sich dann auf einen niedrigen Hocker und senkt nach Entfernung des Obturators das okkulare Ende des Tubus in Richtung der Horizontalen, nachdem die Beleuchtungseinrichtung eingesetzt wurde. Das abgebildete Instrumentarium ist zu ergänzen durch zwei schlanke **Tupferklemmen** und kleine **Tupfer:** damit wird der **Schleimpfropf** durch rasche Bewegungen in der Längsrichtung entfernt. Zu tiefes Eindrücken des Tubus verschmälert die **Schichtdicke der „Fruchtwasserküvette":** die blaßrote (Kopfhaut) oder dunkle (Haare) Farbe des vorangehenden Teiles beeinflußt die Fruchtwasserfarbe: **richtige Schichtdicke wählen.**

*) Hersteller des Amnioskopiebesteckes nach Saling: Fa. Windler KG, D-1 Berlin 30, Genthiner Str. 8. — Wird eine Kaltlichtbeleuchtung angeschafft, ist eine vorgängige Prüfung des Lichtes auf allfälligen „Grünstich" notwendig.

Die **Diagnostik** umfaßt die Beurteilung von Farbe und Menge des Fruchtwassers:

1. **klares Fruchtwasser**
2. **milchiges Fruchtwasser**
3. **gelbes Fruchtwasser**
4. **fleischfarbenes Fruchtwasser**

hauptsächlich aber:

5. **mekoniumhaltiges Fruchtwasser**
   (grün bis erbsbrühartig-putrid)
6. **fehlendes Fruchtwasser.**

Klares und milchiges Fruchtwasser sind physiologische und damit unverdächtige Befunde. Gelbverfärbung wird bei Rhesus-Inkompatibilität (S. 810 und 733) beobachtet, keineswegs darf aus der Intensität der Farbe (hell- bis dunkelgelb) auf den Schweregrad der Gefährdung geschlossen werden. Zudem sind Helligkeitswerte im Gelbbereich auch sehr schwer abzuschätzen. Fleischfarbenes Fruchtwasser kann — muß aber nicht — bei abgestorbenen Feten zur Beobachtung kommen.

Die Diagnostik der Rhesus-Inkompatibilität wird durch andere, der Amnioskopie überlegene Methoden (S. 810) betrieben.

Die Domäne der Amnioskopie ist die Suche nach **mekoniumhaltigem** und — was seltener vorkommt — nach **fehlendem** Fruchtwasser. **Dies bedeutet eine mögliche Gefährdung des Feten, genau wie ja auch das Abfließen von mekoniumhaltigem Fruchtwasser nach Blasensprung als traditionelles Gefährdungszeichen gilt.**

Fehlendes Fruchtwasser kommt gehäuft bei Übertragungen vor und hat seine Ursache wahrscheinlich in einem gestörten Verhältnis zwischen Produktion und Resorption der Amnionflüssigkeit. Mekonium gelangt in das Fruchtwasser bei **vermehrter Darmperistaltik als Folge einer Hypoxie** (Abb. 5, S. 776). Die Hypoxie kann dann noch bestehen, wenn die Amnioskopie erfolgt: es besteht eine **aktuelle Störung** und Gefährdung. Die Hypoxie kann früher bestanden haben: es handelt sich um eine **anamnestische Gefährdung** — diese kann als einmalige, als vorübergehende Störung bestanden haben (z. B. interkurrente Nabelschnurkompression) oder sich natürlich auch **wiederholen, namentlich nach Wehenbeginn** (siehe Aufnahme Amnioskopie S. 785).

Die amnioskopisch erfaßten Zeichen einer möglichen Gefährdung sollen weiter abgeklärt werden. So wie die Verhältnisse heutzutage liegen, gilt als die sicherste Regel:

Bei mekoniumhaltigen oder fehlendem Fruchtwasser wird die Diagnostik weiter getrieben durch die Mikroblutuntersuchung. Dazu wird die Blase eröffnet.

Eine Ausnahme von dieser Regel kann — muß aber nicht gemacht werden — wenn mehrere klinische — anamnestische Risikofaktoren zusammenkommen.
Beispiel zum Verständnis: 35jährige 1 Gravida, leichte Hypertonie 140/90, keine Proteinurie, verlängerte Tragzeit von 11 Tagen.
Die klinischen Diagnosen sind: **alte Erstgebärende, Gestose, Übertragung.** Dann kann die direkte Indikation zur Schnittentbindung gestellt werden. Dies im Sinne der **prospektiven Einschätzung** des Geburtsverlaufes (S. 780).

Das weitere Vorgehen richtet sich nach dem Ergebnis der pH-Analye im fetalen Blut (S. 787).

Warum sprechen wir von einer **möglichen** Gefährdung des Feten:

> Bei **mekoniumhaltigem** oder **fehlendem Fruchtwasser** treten während des ganzen Geburtsablaufes in 20% präazidotische oder azidotische pH-Werte auf = **nur** $^1/_5$ **der Feten ist aktuell gefährdet.**

Diese Tatsache zwingt — nach positivem Amnioskopiebefund — zur Weitertreibung der Diagnostik. Umgekehrt gilt die **Regel:**

> Eine Gefährdung des Feten verläuft fast ausnahmslos mit Mekoniumabgang.

Keine Gültigkeit kommt dieser Regel zu bei: Rh-Inkompatibilität und Diabetes.

Wann
wird die Amnioskopie eingesetzt = Indikation.

Amnioskopisch überwacht werden **alle Fälle von Risikoschwangerschaften mit Ausnahme der Rh-Inkompatibilität und aller Formen des Diabetes.**
Vor allem:
1. **Die Gestose (Toxikose):** Alle Formen (S. 623). Die Diagnose und damit die **Indikation ist ohne Bagatellisierung bereits bei einer Erhöhung des diastolischen Blutdruckes auf 90 mm Hg** zu stellen. Die Überwachung beginnt 6 Wochen vor dem Termin. Bei Fehlen eines pathologischen Amnioskopiebefundes ist die Untersuchung in **zweitägigen Intervallen** durchzuführen.
2. **Die Übertragung (S. 195):** Ist nach sorgfältiger anamnestischer Abklärung eine Übertragung sicher oder wahrscheinlich, so hat die Überwachung zu beginnen, wenn der errechnete Geburtstermin um **10 Tage überschritten** ist. Die Wiederholung findet in **zweitägigen Abständen** statt. Ist

die Übertragung mit einer Gestose kombiniert, wird in der fortlaufenden Gestoseüberwachung selbstverständlich während der 10 Tage keine Pause eingelegt. Die amnioskopische Kontrolle einer Übertragung hat **schon am 6. Tag nach dem errechneten Termin zu erfolgen, wenn die Mutter als Primipara ein Alter von 35 und mehr Jahren aufweist.**

Wie lange soll überwacht werden:

Das Vorgehen verschiedener Kliniken ist nicht einheitlich, als bewährt läßt sich folgendes Schema empfehlen:

Die Amnioskopie ist in Abständen von zwei Tagen **bis zum 18. Tag** zu wiederholen. Fehlen bis da pathologische Amnioskopiebefunde, ist die Mutter auf den 20. Tag erneut zu bestellen und folgendes Vorgehen zu wählen:

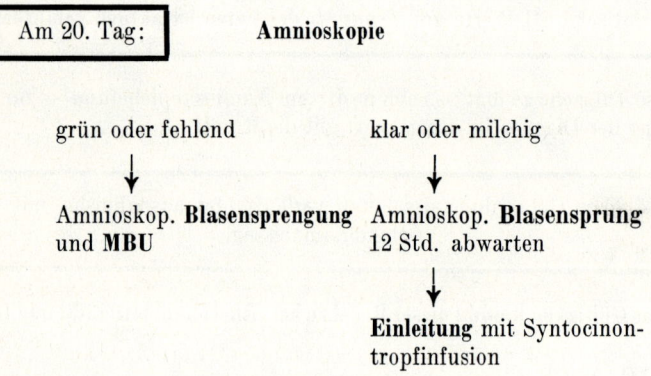

| Am 20. Tag: | Amnioskopie |

grün oder fehlend   klar oder milchig

↓   ↓

Amnioskop. **Blasensprengung**   Amnioskop. **Blasensprung**
und **MBU**   12 Std. abwarten

↓

Einleitung mit Syntocinon-tropfinfusion

3. Der ungeklärte anamnestische perinatale Kindstod.

Beginn und Wiederholung der Amnioskopie wie bei Gestosen.

Nebenaufgaben der Amnioskopie:

Die Diagnose eines fraglichen Blasensprunges: Die Indikation besteht dann, wenn von der Diagnose eine Geburtseinleitung abhängig gemacht wird. Der periphere Blasensprung kann amnioskopisch mit Sicherheit diagnostiziert werden. Weniger sicher ist der hohe Blasensprung zu verifizieren: oft aber fließt doch etwas Fruchtwasser durch das Amnioskop ab, wenn die Patientin aufgefordert wird, zu husten. **Oder die Eihäute liegen direkt dem Köpfchen an = fehlendes Fruchtwasser = pathologischer Befund = weitere Abklärung (pH-Analyse).**

Die Amnioskopie als Hilfsmaßnahme zur künstlichen Blasensprengung = sicherste Methode, um bei hochstehendem Kopf einen Nabelschnurvorfall zu vermeiden. Die Punktion erfolgt mit einer sehr scharfen, durch eine schmale Tupferzange geführten Injektionsnadel.

Wichtige Regel:

Die amnioskopische Überwachung von Risikoschwangerschaften hat ihre Aufgabe noch nicht erfüllt, wenn die Geburt beginnt:

> **Ungeachtet der letzten antepartualen Amnioskopie (und wenn diese auch nur wenige Stunden zurückliegt) hat bei Wehenbeginn eine letzte Wiederholung zu erfolgen = subpartuale Amnioskopie = Aufnahmeamnioskopie**

Mit **Wehenbeginn tritt eine neue geburtshilfliche Situation auf, Risikokinder kommen oft dabei in akute Gefahr.**

Nachteile der Amnioskopie:
Die **unbeabsichtigte Blasensprengung:** die Häufigkeit beträgt 1—2%. Bei grünem Fruchtwasser ist dies kein Nachteil, die Blase wäre ja zur Vornahme der pH-Analyse doch gesprengt worden (Abb. 13 S. 791). **Wie ist das Verhalten bei unbeabsichtigter Blasensprengung und negativem amnioskopischem Befund?**

Bei Übertragung: 24 Std. abwarten eines spontanen Wehenbeginnes, wenn ausbleibend: **Geburtseinleitung.**

Bei anderen Risikogeburten: je nach dem klinischen Schweregrad des Risikos wird eine Schwangerschaftsdauer von **36 oder 37 Wochen** als Grenze angesetzt, um wie bei Übertragung vorzugehen.

Vor diesem Zeitpunkt ist die unbeabsichtigte Blasensprengung als **eigentliche Komplikation** zu werten: je nach Schweregrad des Risikos ist zu entscheiden, ob eine spontan beginnende Wehentätigkeit medikamentös zu unterdrücken versucht werden soll bis zur Erreichung von 36 oder mehr Wochen oder nicht. Jedenfalls ist die Mutter zu **hospitalisieren** und der Fetus durch Beobachtung der Abgänge (Mekonium) und durch täglich viermalige auskultatorische Herzfrequenzkontrolle zu überwachen. Die Mutter ist zudem mit **Antibiotika** zu behandeln, **wenn Fieber auftritt** oder das in zweitägigen Abständen untersuchte weiße Blutbild eine Erhöhung der stabkernigen Neutrophilen über 20% aufweist.

Gegenindikation zur Amnioskopie:
Die Amnioskopie kann ambulant in der Sprechstunde durchgeführt werden.

Aber:

Keine ambulante Untersuchung bei Blutungsanamnese: Klinikeinweisung.
In der Klinik: Keine Amnioskopie bei Wahrscheinlichkeit einer Placenta praevia, es sei denn in Operationsbereitschaft.

Die Technik.

Wichtige Grundlagen sind in der Legende zu Abb. 9 angeführt, Einzelheiten sind aus der auf S. 786 angegebenen Literatur ersichtlich.

Literatur zur Weiterbildung

Boschann, H. W. und Tittler: Geburtseinleitung durch Amniotomie unter amnioskopischer Kontrolle. Arch. Gynäk. 202 (1965) 443

Bretscher, J. and E. Saling: pH-values in human fetus during labor. Amer.J Obstet. Gynec. 97 (1967) 906

Bretscher, J.: Die Säure-Basenverhältnisse des menschlichen Feten mit besonderer Berücksichtigung der Störung des umbilikalen Kreislaufes. Med. Habilitationsschrift, Zürich 1968

Carsten, P. M. und H. Hoffbauer: Die Spiegelung des unteren Eipoles, ein neues diagnostisches Verfahren in der Geburtshilfe. Mat. med. Nordmark 18 (1966) 649

Imholz, G.: Erste Erfahrungen mit der Amnioskopie. Gynaecologia 160 (1965) 190

Kress, D., und F. W. Dittmar: Erfahrungen mit der Kaltlicht-Amnioskopie. Z· Geburtsh. Gynäk. 166 (1967) 311

Ott, F. M.: Der Aussagewert der Amnioskopie. Med. Diss. Basel 1967.

Randow, H., K. H. Sauerteig und K. H. Beckmann: Der Einfluß der Amnioskopie auf die perinatale Mortalität. Zbl. Gynäk. 89 (1967) 1602

Saling, E.: Die Amnioskopie, ein neues Verfahren zum Erkennen von Gefahrenzuständen des Feten bei noch stehender Fruchtblase. Geburtsh. u. Frauenheilk. 22 (1962) 830

Saling, E.: Neue Gesichtspunkte über den Ablauf fetaler Hypoxien. Geburtsh. u. Frauenheilk. 25 (1965) 886

Saling, E.: Das Kind im Bereich der Geburtshilfe. Thieme, Stuttgart 1966

Saling, E.: Die O_2-Sparschaltung des fetalen Kreislaufes. Geburtsh. u. Frauenheilk· 26 (1966) 413

Saling, E. und J. Schriever: Nachweis einer Mekoniumelimination aus dem Fruchtwasser. Geburtsh. u. Frauenheilk. 27 (1967) 585

Saling, E.: Amnioskopie. Bedeutung, Grundlagen, Indikationen und Technik. Fortschr. Endoskopie 1 (1969) 211

Schmid, J. und J. Bretscher: Untersuchungen über die metabolische Komponente des Säure-Basenhaushaltes beim menschlichen Feten. II. Laktat- und Pyruvatparameter beim pathologischen Geburtsablauf. Arch. Gynäk. 208 (1970) 317

Senn, U.: pH-Analysen fetaler Blutproben unter der Geburt bei mekoniumhaltigem Fruchtwasser. Med. Diss., Zürich 1969

Stoll, W. und J. Bretscher: Erfahrungen mit pH-Analysen fetaler Mikroblutproben im Routinebetrieb. Gynaecologia 165 (1968) 152

Suter, H. R.: pH-Analysen fetaler Blutproben unter der Geburt bei Alterationen der kindlichen Herzfrequenz. Med. Diss., Zürich 1971

Tayah, S. et Y. Malinas: La coloration méconiale du liquide amniotique. Valeur prognostic. Maternité 9 (1960) 146

Tittler, W.: Untersuchungen über die Morbidität nach Amnioskopie. Med. Diss., Berlin 1964

Vujic, J.: Amnioscopie determination of occurences of meconial amniotic fluid for no obvious reasons at the onset of delivery. in: Intra-uterine dangers to the foetus. Ed.: J. Horsky and Z. K. Stembera. Excerpta Med. Foundation Amsterdam 1967

Wulf, H.: Die Diagnose der intrauterinen Asphyxie; in: Die Prophylaxe frühkindlicher Hirnschäden. Ed.: R. Elert und K. A. Hüter. Thieme, Stuttgart 1966

Die Mikroblutuntersuchungen (MBU)

Prinzip: Aus der Haut des vorangehenden fetalen Teils wird mit einem geeigneten Instrumentarium eine Blutprobe entnommen und einer biochemischen Analyse unterzogen.

Blutentnahmen sind nicht nur aus der Kutis des Köpfchens, sondern auch des Steißes, sogar aus dem Füßchen möglich. Eine vorgängige **Hyperämisierung** erleichtert die Entnahme.

Die **pathophysiologischen Grundlagen** sind im Kapitel „Gefährdung des Feten vor und unter der Geburt", S. 767 bis S. 779 dargestellt. Zum richtigen Verständnis der biochemischen Überwachungsmethode sei wiederholt:

1.
> **Jede Hypoxämie führt zur Hypoxie — jede länger dauernde Hypoxie führt zur**
>
> **Azidose**

2.
> Der Parameter, welcher am zuverlässigsten über Wohlergehen oder Gefährdung des Feten Auskunft gibt, ist der
>
> **pH-Wert**

Das Ziel der MBU ist die Erfassung einer Ansäuerung des Fetalblutes in einem möglichst frühen Stadium = Präazidose (präpathologischer pH-Wert), spätestens aber die Erfassung einer Azidose (pathologischer Wert).

Grundsätzlich heißen:

> präpathologischer pH-Wert: operative Entbindung diskutieren,
> pathologischer pH-Wert: operative Entbindung durchführen.

Dazu: Es kann nicht genug betont werden, daß eine Einteilung der pathologischen Werte in leichte, mittelschwere und schwere Azidosen für das **klinische Verhalten** irrelevant ist. Im Vordergrund steht nicht nur die Bekämpfung der Mortalität, sondern auch der (zerebralen) **Morbidität!**

Was sind nun physiologische, präpathologische und pathologische pH-Werte?

In der Abb. 12 ist der **Normalbereich für fetale Blut-pH-Werte** während des ganzen Geburtsverlaufes dargestellt. Solche Bereiche entstehen durch Berechnung der Mittelwerte und ihrer Standardabweichungen aus einer großen Anzahl von Fällen. Die Addition und Subtraktion der doppelten Standardabweichung zum bzw. vom Mittelwert ergeben die obere und, was für uns we-

50*

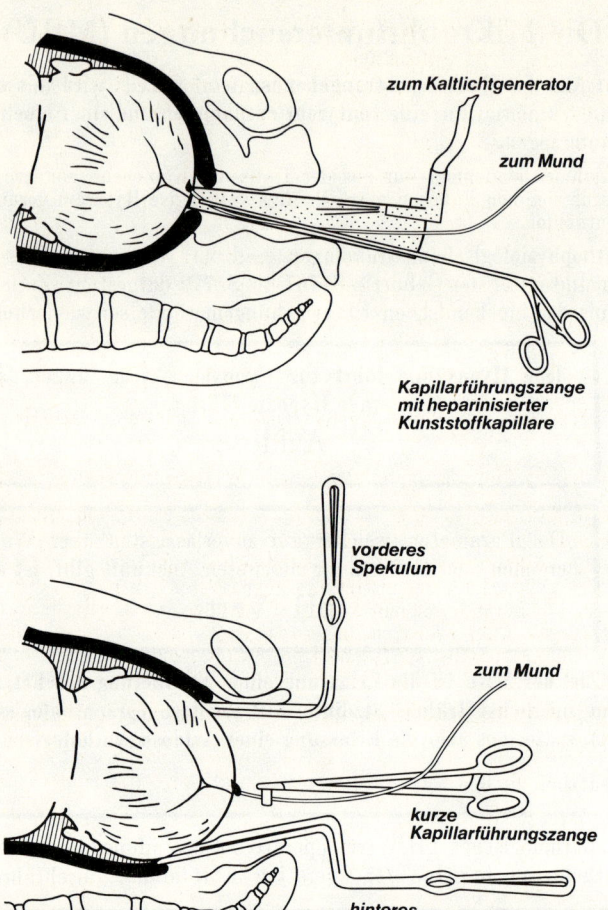

Abb. 10 und 11. **Prinzip der Entnahme von Blutproben aus der Haut des vorangehenden** Teiles. Zur Anwendung kommen **Tuben** mit Enddurchmessern von 20 und 33, seltener von 16 mm. An ihre Stelle treten **Spekula,** sobald der Muttermund vollständig eröffnet ist. Die konischen Tuben werden wie bei der Amnioskopie eingeführt (Legende Abb. 9). Dazu liegt die Frau im **Querbett.** Die **Spekulumentnahme** kann im **Längsbett** vorgenommen werden. Die Aufgabe des hinteren Spekulums ist die Abhebung des Köpfchens vom Sakrum, um die Blutstauung zu mindern. Der Bluttropfen wird in **Kunststoffkapillaren,** die mit einem nicht imprägnierten **heparinisierten Zwirnfaden** versehen sind, aufgesogen. Die Resultate werden etwas genauer mit heparinisierten Glaskapillaren (wesentlich teurer). Zum nicht eingezeichneten Instrumentarium gehören noch: schlanke Stieltupfer, Chloraethyl-Spray-Ampulle (reaktive Hyperämie), Inzisionsklinge, Klingenhalter. Eine vor der Anbringung von zwei Stichinzisionen aufgetragene dünne Schicht von sterilem Olivenöl verhindert das Zerfließen des Bluttropfens.

sentlich wichtiger ist, die **untere Grenze des statistischen Normalbereiches** (in der Abb. 12 als $\bar{x} - 2s$ bezeichnet).

Eine große klinische Erfahrung hat gezeigt, daß die klinisch zuverlässigen Normal- oder Gefahrenbereiche mit dem statistischen Normalbereich übereinstimmen und zwar wie folgt:

Bezeichnung	Im statistischen Normalbereich übereinstimmend mit:	pH-Werte
physiolog. Bereich	$\bar{x} - s$	bis 7,25
präpatholog. Bereich	$\bar{x} - s$ bis $\bar{x} - 2s$	**7,24 bis 7,20**
patholog. Bereich	$> \bar{x} - 2s$	**unter 7,20**

Tab. 1 Physiologische pH-Werte und die Bereiche der Gefährdung

‖ Die Tab. 1 bildet die Grundlage der biochemischen Überwachung.

Ausnahmen: Es ist klar, daß bei Kindern mit **lebensunfähigen Mißbildungen** die schwere **postpartuale Gefährdung** vorher nicht durch eine Azidose angezeigt werden muß: Die Gefahr kann erst entstehen, wenn die Adaptation an das extrauterine Leben erfolgen soll. Auch bei Fällen mit **intrauteriner Infektion** kann aufgrund der MBU die Prognose für das Neugeborene in Ausnahmefällen falsch gestellt werden: Eine Pneumonie kann erst dann deletäre Folgen zeitigen, wenn die Adaptation erfolgen soll. Schließlich soll eine Geburt bei **Rh-Inkompatibilität** nicht nach pH-Werten geleitet werden (S. 810).

Bei welchen Fällen und wann ist die MBU einzusetzen? Allgemeine und spezielle Indikation.

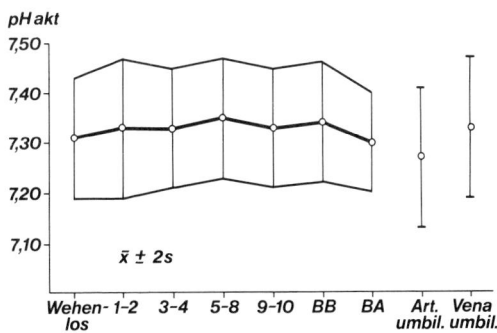

Abb. 12. **Statistischer Normalbereich für fetale pH-Werte vor, unter und unmittelbar nach der Geburt.** Vor und unter der Geburt liegt der **Mittelwert um 7,33.** Eine Verbesserung nach Wehenbeginn ist sichtbar. Eine physiologische Absenkung erfolgt dann während der Austreibungsperiode (Beckenboden-Beckenausgang-Nabelarterie).

789

In Form eines Schemas sind die Indikationen in Abb. 13 dargestellt. Zur Erläuterung seien folgende Punkte herausgestellt:

1. Meistens wird die MBU **unter der Geburt** eingesetzt. Es gibt aber eine **vorgeburtliche MBU** (= vor Einsetzen geregelter Wehentätigkeit), **nämlich dann, wenn ein pathologischer Amnioskopiebefund eine Weitertreibung der Diagnostik verlangt (S. 784).**

2. Die Indikation zur **sofortigen** MBU besteht beim Auftreten **klinischer Warnzeichen** von seiten des Feten. Weil diese Indikation auch Gültigkeit hat für Fälle, die anamnestisch nicht als Risikoschwangerschaften bekannt sind, bezeichnen wir sie als **allgemeine Indikation.**

Klinische Warnzeichen sind:

Fetale Tachykardie:	**über 160/min** (andere Kliniken über 150)
Fetale Bradykardie:	**unter 110/min** (andere Kliniken unter 120) während zwei Wehenpausen oder, wenn wehenlos, fortgesetzt über 5 Minuten
Fetale Arrhythmie:	**Schwanken** der Frequenz über 40/min innerhalb eines Zeitraumes von 3 min ohne Wehen
Mekoniumabgang: 1.	**Amnioskopisch** beobachtet (auch Beckenendlagen)
2.	Nach spontanem **Blasensprung** (auch bei Beckenendlagen während der ganzen Eröffnungsperiode).

Ebenfalls sofort hat die MBU stattzufinden beim Auftreten eines **Wehensturms** (S. 774) oder bei einer **Dauerkontraktion, vorher muß aber noch die Therapie dieser Wehenanomalien begonnen werden.**

3. Es gibt auch die MBU **ohne** Feststellung klinischer fetaler **Warnzeichen.** Die Indikation dazu besteht bei allen anamnestisch bekannten **Risikogeburten,** wie sie im Schema (Abb. 13) verzeichnet sind. Fehlen hier Warnzeichen, so kann **zeitlich** der Einsatz frei gewählt werden:

    1. **Einmal in der frühen Eröffnungsperiode** (Zervix 1—5 cm),
    2. **Einmal zu Beginn der Austreibungsperiode.**

Diese **spezielle Indikation** (ohne Warnzeichen) gibt erhöhte Sicherheit und schließt eine Lücke:

Ein klinisches Warnzeichen hätte überhört oder übersehen werden können (Auskultation gibt nur willkürlich gewählte Frequenzausschnitte oder alles Fruchtwasser ist noch unverfärbt abgelaufen).

Die Folgerungen aus pH-Werten:

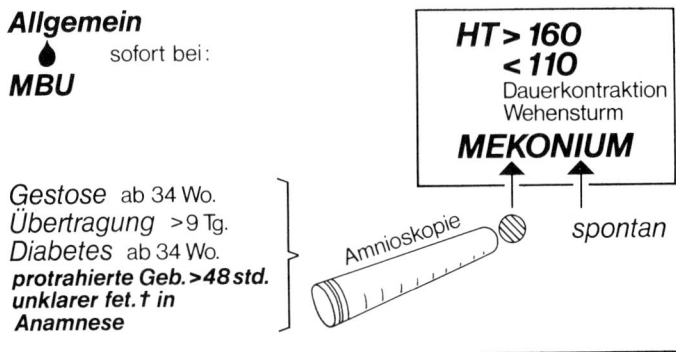

Allgemein

◆ sofort bei:
MBU

Gestose ab 34 Wo.
Übertragung >9 Tg.
Diabetes ab 34 Wo.
protrahierte Geb. >48 std.
unklarer fet. † in
Anamnese

HT > 160
< 110
Dauerkontraktion
Wehensturm
MEKONIUM

Amnioskopie spontan

Speziell = **ungeachtet fetaler Warnzeichen**

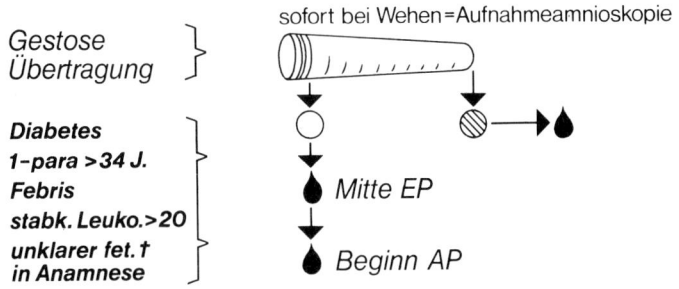

Gestose
Übertragung

sofort bei Wehen = Aufnahmeamnioskopie

Diabetes
1-para >34 J.
Febris
stabk. Leuko. >20
unklarer fet. †
in Anamnese

◆ *Mitte EP*

◆ *Beginn AP*

Abb. 13. **Schematische Darstellung über die Indikationen zur MBU in Kombination mit denjenigen zur Amnioskopie.** (Gesichtsfeld des Amnioskopes: leerer Kreis = klares Fruchtwasser, schräg schraffierter Kreis = grünes oder fehlendes Fruchtwasser).

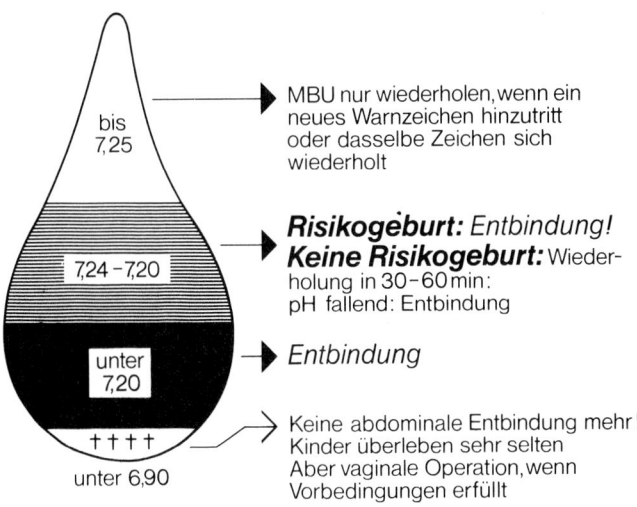

bis
7,25

→ MBU nur wiederholen, wenn ein neues Warnzeichen hinzutritt oder dasselbe Zeichen sich wiederholt

7,24 – 7,20

→ **Risikogeburt:** *Entbindung!*
Keine Risikogeburt: Wiederholung in 30–60 min: pH fallend: Entbindung

unter
7,20

→ *Entbindung*

† † † †
unter 6,90

→ Keine abdominale Entbindung mehr! Kinder überleben sehr selten Aber vaginale Operation, wenn Vorbedingungen erfüllt

Abb. 14. **pH-Bluttropfen mit den Indikationen zur Geburtsleitung.**

Die Abb. 14 macht deutlich, wann die **Indikation zur operativen Geburtsbeendigung** zu stellen ist und wann die Leitung der Geburt **konservativ** = exspektativ zu leiten ist. Deutlich erkennt man den wichtigen Grundsatz der biochemischen Überwachung, welcher namentlich für den präpathologischen Bereich Gültigkeit hat:

Die **klinische** Situation wird zur Operationsindikation bei einer Risikogeburt beigezogen.

Dazu ein **Beispiel** mit **Diskussion:**

Abb. 15. 22-j. I-para. **1. MBU** wegen Abgang von **Mekonium** (spontan): pH physiologisch. **2. MBU** erst wieder bei **neuem Warnzeichen** (Bradykardie): pH präpathologisch: **Wiederholung der MBU** im Bereiche von 30—60 min (es wiederholt sich hier auch gerade das klinische Warnzeichen): pH physiologisch

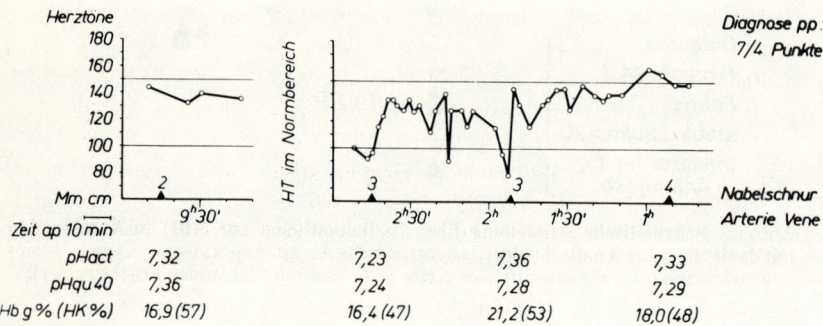

Abb. 15. Erklärung siehe im Text.

= **exspektative Leitung. 4. MBU** beim Auftreten eines neuen **Warnzeichens** (Tachykardie, hier nur ein Wert über 160 eingezeichnet): ph physiologisch = **exspektative Leitung. Spontangeburt** mit Kind in gutem Zustand (7 Punkte, S. 177).

Die operative Entbindung (Sectio caesarea) wäre aufgrund der 2. MBU angezeigt gewesen, wenn z. B. folgende klinische Situation vorgelegen hätte: eine Gestose und/oder eine Übertragung von mehr als 9 Tagen oder eine 35jährige 1-para oder Febris sub partu.

Zu Abbildung 13 eine Erwähnung am Rande:

Das Schema gibt dem Kliniker eine große Sicherheit — es ist aus einer großen klinischen Erfahrung entstanden. Eine sehr spezialisierte Klinik mit genügend Personal häufiger Blutentnahmen durchzuführen in der Lage ist, kann Wiederholungen der MBU namentlich im präpathologischen Bereich häufiger vornehmen. Daraus erklären sich Diskrepanzen zwischen der Abb. 13 und differenzierteren Angaben in der Literatur.

792

Wie häufig sind Feten beim Auftreten klinischer Warnzeichen tatsächlich gefährdet?

Um überhaupt den Sinn der MBU zu verstehen, muß der notwendige Aufwand begründet sein:

Sind während einer Geburt klinische Warnzeichen festgestellt worden, so ist zu diesem Zeitpunkt oder später im Laufe der ganzen Geburt eine **tatsächliche Gefährdung** vorhanden gewesen(präpathologische und pathologische pH-Werte):

Mekonium	20%
Tachykardie	19%
Bradykardie und Arrhythmie	31%
Mekonium kombiniert mit HT-Alteration .	28%

Klinische Warnzeichen ohne auffällige pH-Befunde haben folgende Ursachen:

1. **Reflektorische** Beeinflussung der Herzfrequenz durch **Druck auf den Schädel.**

2. **Reflektorische,** kurz dauernde **Konstriktion** der **Nabelgefäße** bei leichtem Druckkontakt mit Kindsteilen (taktiler Reiz muß zu humoral gesteuerter Gefäßreaktion führen, da bislang kein eindeutiger Nachweis von Nerven).

3. Kurz dauernde, **vorübergehende Kompression der Nabelgefäße** führt zur **interkurrenten Hypoxie,** damit zu Mekoniumabgang und kompensatorischer Herzreaktion (Tachykardie). Da Störung vorübergehend und genügend Pufferreserven vorhanden sind, sinkt der pH-Wert nicht zu präpathologischen Werten ab. (Manche Fälle von Nabelschnurumschlingung und -Knoten, vorübergehend neben dem Köpfchen liegende Nabelschnur, Druck von Köpfchen auf eine Insertio velamentosa). Ähnlich wirkt auch eine **kurzdauernde Erhöhung** des **uterinen Grundtonus** oder **zu häufige Wehen** (wahrscheinlich durch Drosselung der intramuralen Gefäße).

Einzelheiten zur Technik und methodische Grundlagen der MBU.

Soweit technische Einzelheiten nicht aus der Abb. 10 und ihrer Legende hervorgehen, sei auf die diesem Kapital beigegebene Literatur verwiesen. Wichtige Fragen, die den Kliniker interessieren müssen, sind die folgenden:

Woher stammen die Blutproben?	Bei einer Inzisionstiefe von 1,5 mm aus Kapillaren, Arteriolen und Venolen der Kutis
Verwässert die Geburtsgeschwulst die Blutprobe?	Nein, das Oedem liegt subkutan
Wird die Analyse durch Blutstauung beeinflußt?	Diese Möglichkeit besteht, eine sorgfältige Technik vermindert sie. Ein klinisches Fehlurteil zum Schaden des Feten kann nie erfolgen, denn Stauung führt zur Venosierung = pH-Erniedrigung = sorgfältige weitere Überwachung oder Entbindung.

Ist Kutisblut auch beim Feten repräsentativ für zentrales Blut?

Ja. Die pH-Werte liegen zwischen denjenigen von Blut aus Arteria carotis und Vena jugularis.

Verändert Luftkontakt die Blutprobe?

Unwesentlich. Bis der ausgetretene Bluttropfen in die Kapillare aufgesaugt ist, verstreichen auch beim Anfänger nicht mehr als 3 sec. Der pH-Wert nimmt dabei um 0,01 Einheiten zu, bei einer Sekunde um 0,005 Einheiten.

Wann ist ein pH-Wert sicher?

1. Wenn in der eigenen Klinik anhand von Routinedoppelbestimmungen die Reproduzierbarkeit berechnet wird und diese $\pm$ 0,03 Einheiten nicht überschreitet.

2. Wenn vor jeder Bestimmung das pH-Meter sorgfältig geeicht wird und prinzipiell für das gültige Resultat eine Doppelbestimmung gemittelt wird.

Wieviel Blut ist für eine Doppelbestimmung nötig?

Gut gerechnet 60 μl.

Gibt es eine Methode, um mit kleinen Blutmengen die respiratorische und metabolische Komponente einer Azidose abzuschätzen?

Ja, es sind 100—120 μl nötig. Der zweite Teil der Probe wird mit einem Gasgemisch versetzt, das dem Blut eine CO_2-Spannung von 40 mm Hg gibt (und gleichzeitig mit O_2 sättigt). Diesen Vorgang nennt man **aequilibrieren:** es resultiert nun aus einer zweiten Doppelbestimmung ein neuer pH-Wert = **pHqu40**. Der erste, unbeeinflußte Wert heißt pHakt (aktueller Wert).

Für die klinische Routine kann auf pHqu40 verzichtet werden.

Literaturauswahl zur Weiterbildung

Adamsons, K., R. W. Beard, E. V. Cosmi and R. E. Myers: The validity of capillary blood in the assesement of the acid-base state of the fetus; in: Diagnosis and treatment of fetal disorders. Ed.: K. Adamsons. Springer, Berlin—Heidelberg—New York 1968

Astrup, P.: A new approach to acid-base metabolism. Clin. Chem. 7 (1961) 1

Beard, R. W.: Maternal-fetal acid-base relationships, in: Diagnosis and treatment of fetal disorders. Ed.: K. Adamsons. Springer, Berlin—Heidelberg—New York 1968

Beard, R. W., and C. D. Morris: Foetal and maternal acid-base balance during labor. J. Obstet. Gynaec. Brit. Cwlth. 72 (1965) 496

Beard, R. W., and C. D. Morris: Foetal distress — some biochemical considerations; in: Modern trends in Obstetrics 4. Ed.: R. J. Keller. Butterworths, London 1969.

Bretscher, J.: Fehler und Irrtum bei pH-Analysen von Mikroblutproben. Gynaecologia 162 (1966) 369

Bretscher, J.: Die Problematik von pH-Messungen aus Mikroblutproben. Pädiatrie und Pädologie 3 (1967) 146

Bretscher, J.: Der Ablauf der fetalen Azidose und ihr Einfluß auf den postpartalen Zustand des Neugeborenen. Pädiatrie und Pädologie 3 (1967) 127

Bretscher, J.: Die Säure-Basenverhältnisse des menschlichen Feten mit besonderer Berücksichtigung der Störung des umbilikalen Kreislaufes. Med. Habilitationsschrift, Zürich 1968

Bretscher, J.: The micro-analysis of fetal blood samples; in: Perinatal Medicine. Ed.: P. Huntingford, K. Hüter and E. Saling. Thieme, Stuttgart 1970

Bretscher, J.: Grenzsituationen zwischen Leben und Tod beim Feten und Neugeborenen. 2. Dtsch. Kongr. perinatale Med., Berlin 1969

Bretscher, J., and E. Saling: pH values in the human fetus during labor. Amer. J. Obstet. Gynec. 97 (1967) 906

Bretscher, J., und E. Saling: Azidotische Extremwerte beim menschlichen Fetus. Zbl. Gynäk. 91 (1969) 31

Bretscher, J., und J. Schmid: Untersuchungen über die metabolische Komponente des Säure-Basenhaushaltes beim menschlichen Feten. I. Laktat- und Pyruvatparameter beim ungestörten Geburtsablauf. Arch. Gynäk. 208 (1970) 283

Bücherl, R., E. S. Bücherl, P. Heimburg und M. Schwab: Die Milchsäurekonzentration im Blut vor und nach Lungenpassage. Klin. Wschr. 36 (1958) 1078

Dawes, G. S., J. C. Mott, H. J. Shelley and A. Stafford: The prolongation of survival time in asphyxiated immature foetal lambs. J. Physiol. (Lond.) 168 (1963) 43

Derom, R.: Der anaerobe Stoffwechsel der menschlichen Frucht; in: Die Prophylaxe frühkindlicher Hirnschäden. Ed.: R. Elert und K. A. Hüter. Thieme, Stuttgart 1966

Fischer, W. M.: Untersuchungen zum Säure/Base-Gleichgewicht im fetalen Blut vor der Geburt. Arch. Gynäk. 200 (1965) 543

Gandy, G., N. Cunningham, K. Adamsons and L. S. James: The validity of pH and pCO_2 measurements in capillary samples in sick and healthy newborn infants. Pediatrics 34 (1964) 192

Hasselbalch, K. A.: Die „reduzierte" und die „regulierte" Wasserstoffzahl. Biochem. Z. 74 (1916) 56

James, L. S., E. T. Bowe and H. H. Balfour: Predictability and complications of fetal blood sampling; in: Diagnosis and treatment of fetal disorders. Ed.: K. Adamsons. Springer, Berlin—Heidelberg—New York 1968

Jörgensen, K., and P. Astrup: Standard bicarbonate, its clinical significance and a new method of its determination. Scand. J. clin. Lab. Invest. 9 (1957) 122

Kubli, F.: Die Diagnose der intrauterinen Asphyxie. Med. Habilitationsschrift, Frankfurt/M. 1965

Lehmann, V., und H. Wulf: Der Einfluß der Wehentätigkeit auf den Säure-Base-Haushalt der Mutter. Arch. Gynäk. 203 (1966) 205

Maas, A. H. J., and A. N. P. van Heijst: The accuracy of the microdetermination of the pCO_2 of blood from the ear-lobe. Clin. chim. Acta 6 (1961) 34

Saling, E.: Neues Vorgehen zur Untersuchung des Kindes unter der Geburt. Einführung, Technik und Grundlagen. Arch. Gynäk. 197 (1962) 108

Saling, E.: Die Blutgasverhältnisse und der Säure-Basen-Haushalt des Feten bei ungestörtem Geburtsablauf. Z. Geburtsh. Gynäk. 161 (1963) 262

Saling, E.: Technik der endoskopischen Mikroblutentnahme am Feten. Geburtsh. u Frauenheilk. 24 (1964) 464

Saling, E.: Mikroblutuntersuchungen am Feten, klinischer Einsatz und erste Ergebnisse. Z. Geburtsh. Gynäk. 162 (1964) 56

Saling, E.: Das Kind im Bereich der Geburtshilfe. Thieme Stuttgart 1966

Saling, E.: Amnioscopy and fetal blood sampling; in: Diagnosis and treatment of fetal disorders. Ed.: K. Adamsons. Springer, Berlin—Heidelberg—New York 1968

Saling, E.: Diagnostische und therapeutische Maßnahmen bei hypoxischer Gefährdung des Kindes während und unmittelbar nach der Geburt. Pädiatrie und Pädologie 4 (1968) 16

Saling, E.: in: Perinatal Medicine. Ed.: P. Huntingford, K. Hüter and E. Saling. Thieme, Stuttgart 1970

Senn, U.: pH-Analysen fetaler Blutproben bei mekoniumhaltigem Fruchtwasser. Med. Diss., Zürich 1969

Siggaard-Andersen, O., and K. Engel: A new acid-base nomogram. An improved method for the calculation of the relevant blood acid-base data. Scand. clin. Lab. Invest. 12 (1960) 177

Siggaard-Andersen, O.: The acid-base status of the blood. Munksgaard, Copenhagen 1965

Schmid, J., und J. Bretscher: Untersuchungen über die metabolische Komponente des Säure-Basenhaushaltes beim menschlichen Feten. II. Laktat- und Pyruvatparameter beim pathologischen Geburtsablauf. Arch.Gynäk. 208 (1970) 317

Schwartz, Ph.: Geburtsschäden beim Neugeborenen. Fischer Jena 1964

Stoll, W.: Die Bestimmung der fetalen Säure-Basen-Verhältnisse. Zbl. Gynäk. 90 (1968) 1041

Viller, C. A.: The role of an anaerobic metabolism in fetal and neonatal survival. Acta paediat. 49, Suppl. 122 (1960) 5

Winters, R. W., K. Engel and R. B. Dell: Acid-base physiology in medicine. The London Comp., Westlake (USA) and Radiometer, Copenhagen 1967

Wulf, H.: A comparative study of actual blood gases and acid-base metabolism in maternal and fetal blood during parturition; in: Intrauterine dangers to the foetus. Ed.: J. Horský and Z. K. Stémbera. Excerpta Med. Found, Amsterdam 1967

Wulf, H.: Wechselbeziehungen zwischen Mutter und Kind unter der Geburt. Fortschr. Med. 86 (1968) 741

Zernickow, K.: Der Luftkontakteinfluß auf Mikroblutproben des Feten. Gynaecologia 161 (1966) 277

Zweifach, B. W.: Structural aspects and hemodynamics of microcirculation in the skin; in: The human integument. Ed.: S. Rothman. Amer. Assoc. Advance Science, Washington 1959

Die apparative Herzfrequenz-Registrierung

Eine disziplinierte regelmäßige Kontrolle der fetalen Herzfrequenz durch Auskultation ist immer noch die unabdingbare Voraussetzung einer Geburtsleitung (vgl. Indikation zur MBU). Ihr haften aber Nachteile an:

1. Nur ganz begrenzte zeitliche Ausschnitte werden erfaßt.

2. Die wichtigen Änderungen der Frequenz während der Wehe können nur selten gehört werden.

3. Differenzierte Änderungen können nicht erfaßt werden.

Heute stehen namentlich **drei Prinzipien der kontinuierlichen Registrierung** zur Verfügung:

1. Die Phonokardiographie*

Herztöne werden in elektrische Impulse umgewandelt. **Grundlage ist die Registrierung der Dauer der Herzperiode** (Systole + Diastole). Die Dauer einer ersten Periode wird der Dauer der nächstfolgenden Periode gleichgesetzt. Das elektronische System vergleicht die beiden Zeiten und registriert nur, wenn sie wirklich gleich lang dauern. Dies ist das Prinzip, um die Störgeräusche auszumerzen.

Anwendung äußerlich: Der Rezeptor wird auf das mütterliche Abdomen über der vorher auskultatorisch ausgemachten lautstärksten Herztonzone aufgesetzt.

Nachteil: Registrierung meist nur in Rückenlage der Mutter möglich. Schlechte, lückenhafte Registrierung bei adipösen oder motorisch unruhigen Müttern und in der Austreibungsperiode.

2. Elektrokardiographie*

Beurteilt wird nicht etwa die Form des EKG-Komplexes, sondern aufgrund der R-Zacke werden auch hier Herzperioden gemessen und daraus — wie bei der Phonokardiografie — die Herzfrequenz pro Sekunde berechnet

= momentane Herzfrequenz

Anwendung innerlich: Anlegen einer Klammer-, Schraub- oder Stiftelektrode in die Haut des vorangehenden fetalen Teils. Die Stiftelektrode ermöglicht auch bei Zervixdilatationen unter 5 cm eine mühelose MBU.

Vorteil: ungestörte Registrierung jederzeit, auch in der Austreibungsperiode.

Nachteil: Voraussetzung ist eine gesprungene oder gesprengte Fruchtblase.

3. Ultraschall

Das Prinzip beruht auf der Ausnützung des Doppler-Effektes. Die Schallwellen werden auf sich bewegende Hohlorgane geschickt und von deren sich bewegenden Grenzflächen reflektiert. Dabei wird die Frequenz verändert. Durch Umwandlung in elektrische Potentiale kann die Herzaktion registrierbar gemacht werden**.

‖‖‖ Die apparative Registrierung gibt **feinste Einblicke in die Reaktionsweise des fetalen Kreislaufes: fetale Kardiologie.**

Ohne Bezugnahme auf die S. 777 bis S. 778 gegebenen Grundlagen sind die Einzelphänomene unverständlich.

---

* Bewährtes Gerät: Cardiotokograph nach Hammacher mit eingebautem EKG-Verstärker der Fa. Hewlett & Packard, D-703 Böblingen, Herrenbergstr. 110.
** Als zusätzlichen Baustein zum Cardiotokographen ist eine Ultraschalleinheit von der Fa. Hewlett u. Packard lieferbar. Daneben stellt die englische Firma Sonicaid den Foetal Monitor FM 2 her (Generalvertretung für das deutschsprachige Europa: Fa. Kranzbühler u. Sohn, Postfach 11-05-06 D-565 Solingen-11).

Die Vielzahl, zum Teil recht **komplizierte Einzelmerkmale** eines Kurvenverlaufes, die leider noch uneinheitliche Nomenklatur und die **nicht immer einheitliche** und eindeutige **Interpretation** führen zu

Nachteilen für den klinischen Einsatz.

Es sind über 20 Einzelmerkmale beschrieben. Ihre Erkennung und Deutung erfordert **viel Erfahrung,** besonders wenn die Merkmale in Kombinationen auftreten.

Wir unterscheiden im Kurvenverlauf:

1. **Grobmerkmale und Feinmerkmale,**
2. **Wehenunabhängige und wehenabhängige Merkmale.**
   Zwischen Wehe und Herzfrequenz besteht eine Abhängigkeit, die man als **Wehen-Reaktions-Typus** bezeichnet. Seine Erfassung setzt gleichzeitige Wehen-Registrierung (= **Tokometrie**) voraus. Dazu benutzt man die **äußere** oder die **innere** Wehenmessung.

Äußere Wehenmessung: nur die **Dauer** der Wehe ist meßbar. Der Kraftrezeptor bei dem oben beschriebenen Phonocardiotokographen mit dem Frequenzrezeptor zusammengebaut. Beim Elektrocardiotokographen ist der Kraftrezeptor separat über dem Uterus auf der Bauchdecke anzubringen. **Für die Beurteilung des Wehen-Reaktions-Typus ist die äußere Tokometrie genügend.**

Innere Wehenmessung: Einschieben einer **Drucksonde** intraamnial bei gesprungener Blase. Sie gibt genaue Werte über **Grundtonus** und Wehen**intensität.**

Bezeichnung	Synonyma	Erklärung
Eukardie		Basisfrequenz zwischen 120 und 160/min
Wehentachykardie		wehensynchrone Tachykardie
Dip 0		wehenunabhängiger Frequenzabfall um mehr als 30 unter 120, sekundendauernd
Dip I	early deceleration early V-shaped	bradykardes Wegtauchen der HF im Zusammenhang mit Wehe um mehr als 30 unter 120.
	bradycardia, V-wave Früh-Tief	Beginn mit Wehenbeginn, Ende mit Wehenende
Oszillationstyp 2	undulatorische Frequenz	Basisfrequenz oszilliert mit Frequenzen von 10—25
Oszillationstyp 3	saltatorische Frequenz	Basisfrequenz oszilliert mit Frequenzen von 25—30

Tab. 2. Übersicht der **unverdächtigen Phänomene,** die bei der apparativen Registrierung der fetalen Herzfrequenz beobachtet werden

Bezeichnung	Synonyma	Erklärung
Bradykardie		Basisfrequenz unter 120/min
Tachykardie		Basisfrequenz über 160/min
Kompensationstachykardie	rebound tachycardia	kontinuierlicher Anstieg der HF bis über 160/min nach Wehenende
Dip II	late deceleration late U-shaped bradycardia, U-wave Spät-Tief	bradykardes Wegtauchen der HF im Zusammenhang mit Wehe um mehr als 30 unter 120. Beginn nach Wehenbeginn. Tiefpunkt nach Wehenakme, Ende mehr als 30 sec nach Wehenende
variable Kombination von Dip I und II	variable deceleration early or variable U-shaped bradycardia variables Tief	Kombination von Dip I und II im Zusammenhang mit einer Wehe, Wehenende weniger als 30 sec überdauernd
Oszillationstyp 1	eingeengt undulatorische Frequenz narrowed undulatory frequency	Basisfrequenz oszilliert mit Frequenzen von 5—10
Oszillationstyp 0	ruhende Frequenz silent frequency	Basisfrequenz oszilliert mit Frequenzen unter 5

Tab. 3. Übersicht über die auf eine fetale Bedrohung **verdächtigen Phänomene** bei der apparativen Registrierung der Herzfrequenz

Was die **Bedrohung** des Feten anbetrifft, unterscheiden wir weiter:

3. **Verdächtige und unverdächtige Merkmale.**
Die Grobmerkmale sind in den Tab. 2 und 3 fett gedruckt. Von den Feinmerkmalen sind neben der Kompensationstachykardie (Seite 777) und dem Dip 0 (bei Kindsbewegungen) lediglich die 4 Oszillationstypen angegeben.

Regel für den wenig Erfahrenen:

Neben der verdächtigen Änderung der Basisfrequenz als weitere Warnzeichen nur Oszillationstypus 0, Dip II und variabler Dip verwenden.

Welche Folgerungen sind beim heutigen Erfahrungsstand aus Warnzeichen bei kontinuierlicher Registrierung zu ziehen?

Alle Warnzeichen in der EP:	**MBU**
Dip II in der AP:	vaginale Entbindung
übrige Warnzeichen in der AP:	**MBU.**

799

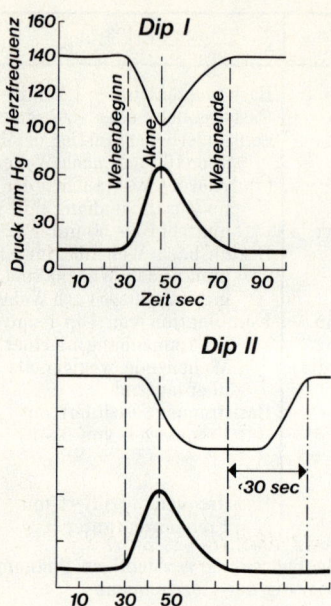
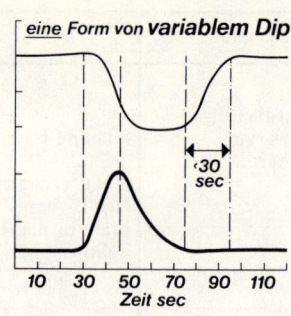

Abb. 16. Schematische Darstellung von drei wichtigen Wehen-Reaktions-Typen: Dip I (ohne Warnbedeutung), variabler Dip und Dip II (Warnzeichen). Zur Beschreibung der Definitionen vgl. Tab. 2 und 3. Die Feinstruktur der Wehenfrequenz (Oszillationen) ist nicht dargestellt. Dip I = reflektorisch bedingt. Variabler Dip = gehäuft bei Nabelschnurkomplikationen, teils reflektorisch, teils durch leichte, rasch wieder aufgehobene Hzpoxämie bedingt. Dip II = hypoxisch bedingt, gehäuft bei Plazentarinsuffizienz.

Nach dem derzeitigen Stand der Dinge kann die kontinuierliche **Frequenzregistrierung** die Gewinnung exakter biochemischer Daten durch die **Mikroblutuntersuchung** nicht ersetzen. **Die besten Resultate sind beim kombinierten klinischen Einsatz beider Methoden zu erzielen.**

Wie:

1. Periodische Registrierung bei allen **Risikogeburten** je ein bis dreimal während 30 min in der EP und einmal während 30 min in der AP = **gezieltere Stellung der Indikation für die MBU.**

2. **Mekoniumabgang ohne Herztonalteration** bei **Nicht-Risikogeburten:** Registrierung periodisch in EP und AP: **Verzicht auf MBU bei Fehlen von kardialen Warnzeichen, oder aber Früherfassung von kardialen Warnzeichen und MBU.**

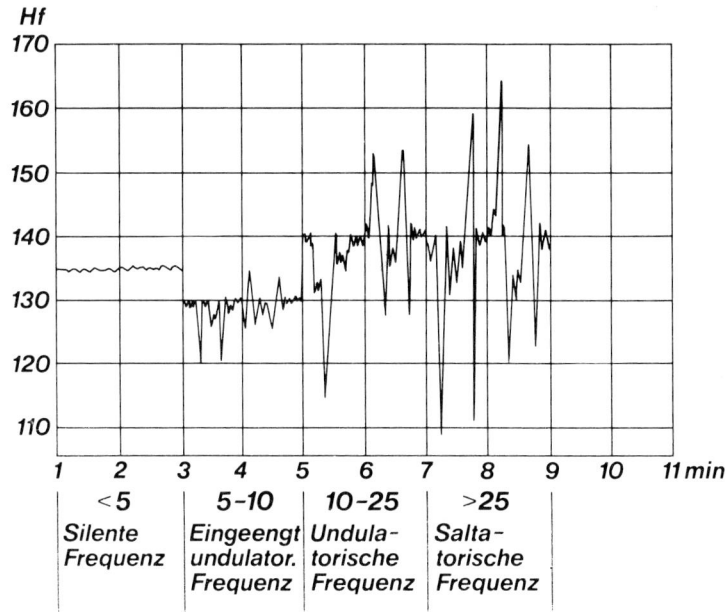

Abb. 17. **Herzfrequenzmuster (Oszillationen)** nach Hammacher,
dargestellt nach Hüter u. Mitarb. 1968.

3. Bei hospitalisierten Müttern mit **Risiko-Schwangerschaften:** tägliche Registrierung während 30 bis 60 min: **Prognostische Verwertung z. B. zusammen mit Östriolbestimmungen oder gezieltere Indikation für den Zeitpunkt der Amnioskopie.**

Literatur zur Weiterbildung

Caldeyro-Barcia, R., Mendez-Bauer, C., Poseiro, J. J., Escarcena, L. A., S. V. Pose, J. Bieniarz, I. Arnt, L. Gulin and O. Althabe: Control of human fetal heart rate during labor; in: The heart and circulation in the newborn and infant. Ed.: D. E. Cassels, Grune and Stratton, New York 1966
Caldeyro-Barcia, R., C. Casacuberta, R. Bustos, G. Giussi, L. Gulin, L. Escarcena and C. Mendez-Bauer: Correlation of intrapartum changes in fetal heart rate with fetal blood oxygen and acid-base state; in: Diagnosis and treatment of fetal disorders. Ed.: K. Adamsons, Springer, Berlin—Heidelberg—New York 1968
Hammacher, K.: Neue Methode zur selektiven Registrierung der fetalen Herzschlagfrequenz. Geburtsh. Frauenheilk. 22 (1962) 1542
Hammacher, K.: Die kontinuierliche elektronische Überwachung der fetalen Herztätigkeit vor und während der Geburt; in: Gynäk. Geburtsh. Bd. II. Ed.: O. Käser, V. Friedberg, K. G. Ober, K. Tromsen und J. Zander. Thieme, Stuttgart 1967
Hammacher, K.: Elektronische Geburtsüberwachung. Med. Klin. 64 (1969) 1846

Hammacher, K., K. A. Hüter, J. Bokelmann and P. H. Werners: Foetal heart frequency and perinatal condition of the foetus and newborn. Gynaecologia 166 (1968) 349

Hammacher, K., und P. H. Werners: Über die Auswertung und Dokumentation von CTG-Ergebnissen. Gynaecologia 166 (1968), 410

Hon, E. H.: A maneuver for the diagnosis of umbilical cord complications. Obstet. Gynec. N.Y. 14 (1959) 154

Hon, E. H.: Observations on "pathologic" fetal bradycardia. Amer. J. Obstet. Gynec. 77 (1959) 1084

Hon, E. H.: The fetal heart rate patterns preceding death in utero. Amer. J. Obstet. Gynec. 78 (1959) 47

Hon, E. H.: Electronic evaluations of the fetal heart rate. VI. Fetal distress — a working hypothesis. Amer. J. Obstet. Gynec. 83 (1962) 333

Hon, E. H.: The foetal heart rate; in: Modern trends in human reproductive physiology 1, ed. Carey, H. M. Butterworth, Lond. 1963

Hon, E. H.: Biophysical studies of the human fetus; in: Diagnosis and treatment of fetal disorders. Éd.: K. Adamsons. Springer, Berlin—Heidelberg—New York 1968

Hon, E. H., A. H. Bradfield and O. W. Hess: The electronic evaluation of the fetal heart rate. V. The vagal factor in fetal bradycardia. Amer. J. Obstet. Gynec. 82 (1962) 291

Hon, E. H. and S. T. Lee: Electronic evaluation of fetal heart rate. VIII. Patterns preceding fetal death, further observations. Amer. J. Obstet. Gynec. 87 (1963) 814

Hüter, J., K. Hammacher, F. Kubli und R. Tripp: Die Beeinflussung der basalen fetalen Herzfrequenz und des fetalen und maternen Säure-Basen-Haushaltes durch Pethidin. Geburtsh. Frauenheilk. 28 (1968) 874

Junge, H. D.: Über die kontinuierliche Kontrolle der fetalen Herztätigkeit durch Aufzeichnung des fetalen Herzfrequenzdiagramms. Z. Geburtsh. Gynäk. 166 (1967) 159

Saling, E.: Elektronische und biochemische Überwachung der Feten unter der Geburt. Bull. Soc. roy. belge Gynéc. Obstét. 38 (1968) 289

Saling, E.: Verbesserung der apparativen Herzschlagregistrierung beim Feten unter der Geburt. Fortschr. Med. 87 (1969) 777

Die Östriolbestimmung im mütterlichen Urin

Die **pathophysiologischen Grundlagen** sind klar ersichtlich aus dem Kapitel über die Funktion der Plazenta S. 831 bis 836. Für die klinische Überwachung seien **drei wichtige Tatsachen** wiederholt:

---

1. **Der Fetus selber bildet kein Östriol. Er stellt der Plazenta aber dazu die Vorstufen zur Verfügung — ohne diese kann die Plazenta kein Östriol bilden.**

Die **Östriolausscheidung** gibt also Auskunft über die **Funktionseinheit Fetus—Plazenta.** Pregnandiol, das in der Plazenta ohne Teilnahme des fetalen Organismus gebildet wird, gibt nur Auskunft über den Funktionszustand der Plazenta. Selbst nach Absterben des Feten bei nichtplazentärer Ursache (S. 828) kann die Plazenta noch kurze Zeit Progesteron im Normbereich bilden. Daraus folgt, daß Östriol für die Überwachung den zuverlässigeren Parameter darstellt. Auch die klinische Erfahrung hat dies bestätigt.

> **2. Das in die mütterliche Blutbahn übergetretene Östriol wird (z. T.) durch die Nieren ausgeschieden — die Bestimmung erfolgt aus dem 24-std-Urin.**

Aus den Leitsätzen 1 und 2 folgt:

> **3. Die Östriolbestimmung** kann **keine Hinweise** auf eine **akute** oder eine **beginnende** Gefährdung des Feten geben.

Bezüglich der **beginnenden** Gefährdung ist sie diagnostisch auch der vorgeburtlichen Amnioskopie unterlegen.

‖ Zur Erkennung und Verfolgung **langsam fortschreitender** Störungen ist die Östriolbestimmung eine gute Überwachungsmethode in der späten Schwangerschaft und kann unter gewissen Voraussetzungen die vorgeburtliche Amnioskopie ersetzen.

Diese **Voraussetzungen** sind:

1. Nur eine Klinik mit einem auf Östrogenbestimmung **spezialisierten Laboratorium** darf die Östriolbestimmung in ihr Überwachungsprogramm einbauen. Fehlbestimmungen sind sonst die Folgen.
2. Jede Klinik hat durch ihr Laboratorium einen **eigenen Normalbereich** berechnen zu lassen (Abb. 18).
   Begründung: Die Werte sind abhängig von der gewählten Bestimmungsmethode.
3. Die **Präsenz im Laboratorium** muß auch während ,,arbeitsfreier Tage'' gewährleistet sein — die Überwachung würde sonst sinnlos.
   Begründung: der Normalbereich (Abb. 18) weist auf die große Schwankungsbreite hin, ferner sind täglich (von einem zum anderen Tag) physiologische Schwankungen bis $\pm 50\%$ bekannt.

> **Nie Geburtsleitung von einem Wert abhängig machen. Bei Absinken: Bestimmung in den nächsten 24 Stunden wiederholen.**

4. Entscheidend für die **Prognosestellung** und damit die **Geburtsleitung** ist der **Trend der Östriolkurve.** Drei Werte von drei aufeinanderfolgenden Tagen sollen den ,,fallenden Trend'' beweisen.

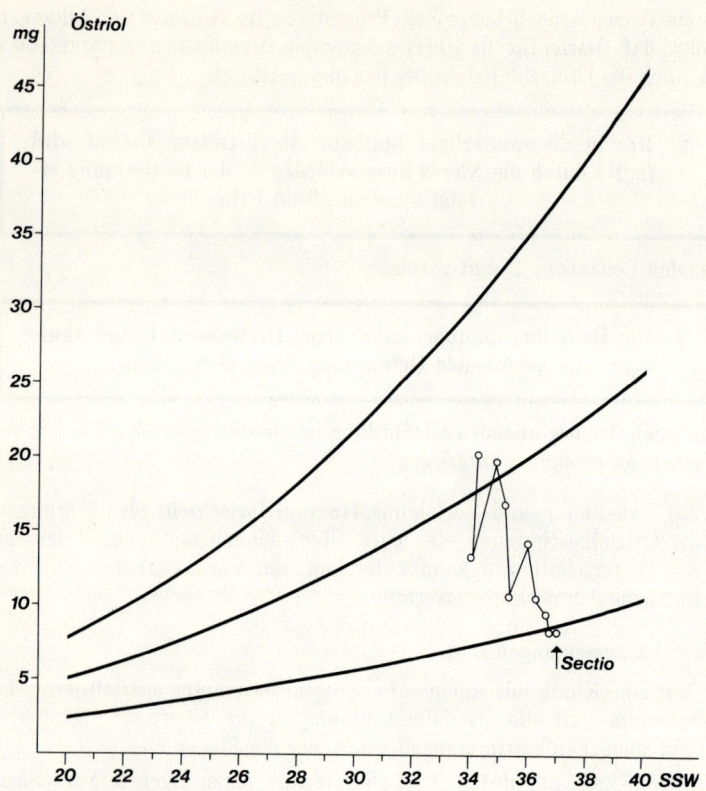

Abb. 18. **Normalbereich der Östriolausscheidung im 24 std-Urin** mit einem eingezeichneten **Überwachungsbeispiel:** kurzfristige Untersuchungen (Text S. 803) zeigen
den abfallenden Trend bei einer Risikoschwangerschaft. (Normalbereich nach Wyss,
H. I., 1969).

5. Die **Vollständigkeit des 24-std-Urinvolumens** muß sicher sein. Cave ambulante Patientinnen.

6. Stammt ein niedriger Östriolwert von einer **ambulanten Patientin,** soll
sie vorerst **mit Bettruhe hospitalisiert** werden, was bei Gestosen gleichzeitig der ersten Therapie entspricht.

Begründung: Bei Bettruhe ist ein Anstieg der Östriol-Ausscheidung zu
erwarten (die Plasmakonzentration bleibt gleich, was für eine erhöhte
Produktion spricht).

7. **Fälle mit Übertragung von der Östriolbestimmung ausnehmen, ebenso
Rh-Inkompatibilitäten.**

Begründung: Wenngleich statistisch gesehen an einem großen Kranken-
gut eine Beziehung zwischen Übertragung, Gefährdung bei Übertragung
und erniedrigten Östriolwerten vorhanden ist, kann dies in individuellen
Fällen nicht zutreffen. Eine Ursache ist die nach der 40. Schwangerschaftswoche noch immer zunehmende Schwankungsbreite des „Normalbereiches". Die **Amnioskopie** ist zuverlässiger. Bei Rh-Inkompatibilität
sinkt Östriol erst ab, wenn die Schädigung des Kindes sehr bedrohlich ist.
Die **Spektrophotometrie** ist die Überwachungsmethode der Wahl.

Für den klinischen Einsatz bleibt:

Die Domäne der Überwachung durch Östriolbestimmung bilden Fälle mit Gestose oder Diabetes.

In zweiter Linie ist die Östriolbestimmung ein wertvolles Diagnostikum,
wenn **bei sonst unauffälliger Anamnese** eine **Diskrepanz zwischen Graviditäts-
dauer und Größe des Kindes** auffällt.
Bei der Gestose ist die Östriolbestimmung der vorgeburtlichen Amnioskopie
ebenbürtig, beim Diabetes hingegen überlegen.

In keinem Fall aber kann die Östriolbestimmung die Aufnahme-Amnioskopie ersetzen.

Bei **Wehenbeginn** besteht eine neue Situation — auch eine **neue Versor-
gungssituation** für den Feten, die Östriolbestimmung hinkt zeitlich nach.
Aus diesem Grunde ist auch die letzte Voraussetzung zu beachten:

8. Nie sorgenlos einen Risikofeten der Geburt überlassen, wenn vorher — sozusagen wochenlang — normale Östriolwerte gemessen wurden.
Eine Risikogeburt fordert:

Weitertreibung der Diagnostik während der Geburt (S. 781 bis 801).

Überwachungsprogramm:

Vor 32 Wochen: wöchentlich eine Bestimmung zur Schaffung von Aus-
gangswerten.

32—34 Wochen: wöchentlich 2—3 Bestimmungen.

Nach 34 Wochen: Der Urin wird täglich gesammelt. Untersucht wird aber
nur jede zweite 24-std-Portion.

Wird auf diese Weise ein Absinken des Östriols festgestellt, so wird auf den kühl gelagerten Urin des Vortages „zurückgegriffen". Die dann bereits laufenden 24 std des dritten Tages Urin zu Ende sammeln und sofort untersuchen: Mit dieser Methode werden schnell Werte von drei aufeinanderfolgenden Tagen gewonnen: der Trend wird überblickbar, wie das am Beispiel in der Abb. 18 dargestellt ist.

Neue, für die Routine aber noch zu wenig erprobte Methoden.

Die Nutzung der Tatsache, daß die Plazenta Hormone synthetisieren kann, bietet neue Aspekte:

1. Bestimmung von HPL (humanes Plazentalaktogen).

Prinzip: Die kurze Halbwertszeit dieses, spezifisch von der Plazenta gebildeten Hormons bietet die Möglichkeit an, auch **beginnende** Störungen im Sinne einer Plazentainsuffizienz zu erfassen. HPL wird im Serum bestimmt.

Nachteile:

Notwendig ist ein sehr aufwendiger Laboratoriumsdienst: die Bestimmung erfolgt nach vorgängiger Markierung mit radioaktiven Substanzen (Jod 131).

2. Dehydroepiandrosteronsulfattest (DHES-Test).

Prinzip: Die Vorstufe, welche der Fetus der Plazenta zur Synthese von Östriol zur Verfügung stellt ist DHE-Sulfat, beziehungsweise 16α-Hydroxy-Dehydroepiandrosteron-Sulfat (siehe S. 835). Auf intravenösem Wege der Mutter appliziertes DHES kann von der Plazenta ebenso gut verwertet werden, wie vom Feten angebotenes. Die nach der Applikation von — zum Beispiel nach 2 Stunden — gemessene Steigerung der Östrogenkonzentration im mütterlichen Serum gibt ein Maß für die Syntheseleistung der Plazenta. Auch die Östriolausscheidung im 24-std-Urin kann bestimmt werden.

Nachteile:

Aufwendiger Laboratoriumsdienst, da immunologische Bestimmung von Östrogen im Serum. Klinische Prüfung hat noch uneinheitliche Resultate ergeben.

3. Hitzestabile alkalische Phosphatase (HSAP)

Als zusätzliches Diagnostikum spielt die Bestimmung der HSAP im mütterlichen Blut eine gewisse Rolle. HSAP wird bei Beeinträchtigung der plazentaren Funktion vermehrt in den Mitochondrien der Plazentazellen gebildet.

806

Literatur zur Weiterbildung

Beischer, N. A., J. H. Evans and L. Townsed: Studies in prolonged pregnancy. I. The incidence of prolonged pregnancy. Amer. J. Obstet. Gynec. 103 (1969) 476

Beischer, N. A., J. B. Brown, M. A. Smith and L. Townsed: Studies in prolonged pregnancy. II. Clinical results and urinary excretion in prolonged pregnancy. Amer. J. Obstet. Gynec. 103 (1969) 483

Beischer, N. A., J. B. Brown and L. Townsed: Studies in prolonged pregnancy. III. Amnioscentesis in prolonged pregnancy. Amer. J. Obstet. Gynec. 103 (1969) 496

Beling, C. G.: Estriol excretion in pregnancy and its application to clinical problems; in: Advances in obstetrics and gynecology. Ed.: Marcus and Marcus. Williams and Williams, Baltimore 1967

Booth, R. T., M. J. Stern, C. Wood, M. J. H. Sharples and J. H. M. Pinkterton: Urinary hormone excretion in abnormal pregnancy. J. Obstet. Gynaec. Brit. Cwlth. 72 (1965) 229

Brown, J. B.: A chemical method for the determination of oestriol, oestrone and oestradiol in human urine. Biochem. J. 60 (1955) 185

Brown, J. B.: The determination and significance of the natural estrogens. Adv. clin. Chem. 3 (1960) 157

Coyle, M. G., and J. B. Brown: Urinary excretion of oestriol during pregnancy. I. A shortened procedure. J. Obstet. Gynaec. Brit. Cwlth. 70 (1963) 219

Frandsen, V. A., and G. Stakemann: The site of production of oestrogenic hormones in human pregnancy. II. Experimental investigations on the role of the foetal adrenal. Acta endocr. (Kbh.) 43 (1963) 184

Frandsen, A. V.: The excretion of oestriol in normal human pregnancy. Munksgaard, Copenhagen 1963

Greene, J. W., and J. C. Touchstone: Urinary estriol as an index of placental function. Amer. J. Obstet. Gynec. 85 (1963) 1

Greene, J. W., K. Smith, C. G. Kyle, J. C. Touchstone and J. L. Duhring: The use of urinary estriol excretion in the management of pregnancies complicated by diabetes mellitus. Amer. J. Obstet. Gynec. 91 (1965) 684

Huber, D.: Determination of pregnandiol in urine for diagnostic purposes. Biochem. J. 41 (1947) 609

Jayle, M. F., R. Scholler, F. Veyrin-Forrer et F. Mège: Intérêt clinique du dosage des œstrogènes et du prégnandiol dans les grossesses pathologiques; in: Hormonologie de la grossesse. Ed.: M. F. Jayle, et Gauthiér-Villars, Paris 1965

Klopper, A. I., and W. Billewicz: Urinary excretion of oestriol and pregnandiol during normal pregnancy. J. Obstet. Gynaec. Brit. Cwlth. 70 (1963) 1029

Klopper, A., and R. Stephenson: J. Obstet. Gynaec. Brit. Cwlth. 73 (1966) 282

Macnaughton, M. C.: Hormone excretion as a measurement of fetal growth and development. Amer. J. Obstet. Gynec. 97 (1967) 998

Plotz, J., und E. Darup: Die Bedeutung der Pregnandiolausscheidung im Harn für Gynäkologie und Geburtshilfe. Arch. Gynäk. 177 (1950) 486

Schreiner, W. E.: Die placentaren Funktionen und ihre Störungen. Gynaecologia 161 (1966) 372

Taylor, E. S., A. Hassner, P. Bruns and V. E. Drose: Urinary estriol excretion of pregnant patients with pyelonephritis and Rh-Isoimmunisation. Amer. J. Obstet. Gynec. 85 (1963) 10

Watteville, H.: Pregnanediol determinations in the clinic and in research. J. clin. Endocr. 11 (1951) 251

Wray, P. M., and C. S. Russell: Maternal urinary oestriol levels before and after death of the foetus. J. Obstet. Gynaec. Brit. Cwlth. 71 (1964) 97

Wyss, H. I.: Oestriol- und Pregnandiolausscheidung in der zweiten Schwangerschafts-hälfte. Med. Habilitationsschrift, Zürich 1969

Zander, J.: Die bedrohte Schwangerschaft: Die Behandlung der bedrohten Schwangerschaft. Arch. Gynäk. 204 (1967) 92

Zander, J.: Die Hormone der Plazenta; in: Gynäkologie und Geburtshilfe Bd. II. Ed.: O. Käser, V. Friedberg, K. G. Ober, K. Thomson und J. Zander. Thieme, Stuttgart 1967

Zondek, B.: Hormonal diagnosis of placental dysfunction leading to fetal death. Clin. Obstet. Gynec. 3 (1960) 1083

Zondek, B., and V. Pfeifer: Further studies on urinary oestriol excretion during pregnancy and its significance for estimation of placental function and dysfunction in advanced pregnancy. Acta obstet. gynec. scand. 38 (1959) 742

Die Untersuchung des Fruchtwasserpunktates

(Vgl. dazu das Kapitel über den Morbus haemolyticus neonatorum S. 733).

Vorbemerkungen: Das Amnionepithel hat die Eigenschaft, Fruchtwasser zu sezernieren und zu resorbieren. An der Bildung von Fruchtwasser ist in viel geringerem Maße auch die fetale Urinausscheidung beteiligt. Die Resorption erfolgt auch durch den fetalen Magen-Darmtraktus und sehr wahrscheinlich die Lungen. Auf diese Weise kommt es zu einer ständigen **Umwälzung des Fruchtwassers** — über das **Amnionepithel** besteht eine **Koppelung mit der mütterlichen Zirkulation:**

Das Fruchtwasser ist ein dynamisches Medium — am Termin erfolgt ein **Austausch** der gesamten Menge **innerhalb von 2 Stunden!**

Die Fruchtwassermenge erreicht ihr **Maximum** in der **38. Woche,** nämlich im Mittel **1030 ml,** beträgt am **Termin** durchschnittlich **790 ml** und **nimmt bei Überschreitung des Termins erheblich ab,** auf 240 ml in der 43. Woche (vgl. Amnioskopie S. 782).

Neben dem eigentlichen Fruchtwasseraustausch finden auch eine Ausscheidung und Resorption von **Stoffen** statt. Mengenmäßig tritt sie hinter die Leistungen der Plazenta stark zurück.

Immerhin:

Die Dynamik des Fruchtwassers führt zur Möglichkeit eines paraplazentären Stoffaustausches.

Die Ausscheidung von Hämolyseprodukten = Bilirubinoide in das Fruchtwasser bildet die Grundlage für eine äußerst zuverlässige Diagnostik des Schweregrades einer Rh-Inkompatibilität.

Zur Beurteilung einer Gefährdung bei **Übertragung** wird auch die Bestimmung der **Harnstoffkonzentration** im transabdominal gewonnenen Fruchtwasser benutzt. Besonders beim Vorhandensein kindlicher Übertragungszeichen ist sie gegenüber Terminschwangerschaften **erhöht.** Für die Routineüberwachung kann sich die Methode gegenüber der Amnioskopie nicht durchsetzen wegen der viel umständlicheren Technik und der großen individuellen Schwankungsbreite der Meßwerte (unterschiedliche Fruchtwassermengen).

Es bleibt:

> **Die Domäne der Fruchtwasserdiagnostik ist die Überwachung bei Rhesus-Inkompatibilität. Eine Überwachung durch Bestimmung der mütterlichen Antikörper allein ist falsch!**

Bilirubinoide haben die Eigenschaft, bei der **Spektrophotometrie** eine Abweichung der Absorptionskurve bei **450 mμ** im Sinne einer **Gipfelbildung zu bewirken.**

> Die **Gipfelhöhe** bei der Spektrophotometrie bildet die **Grundlage** für **Prognose und Therapie.**

Anstelle eines beschreibenden Textes ist das diagnostische und auch das therapeutische Vorgehen in den beiden Abb. 19 und 20 dargestellt.

Folgende Bemerkungen ergänzen die beiden Schemata:

1. Unter einer **belasteten Anamnese** sind zu verstehen: perinatal an Rh-Inkompatibilität verstorbene Kinder früherer Schwangerschaften oder Kinder, bei denen eine postpartuale Bluttransfusion vorgenommen werden mußte.

2. Als radioaktive Substanz zur **Plazenta-Lokalisation** eignet sich **Technetium 99⁻ᴹ**, ein albumingebundenes Molybdänisotop mit einer **Halbwertszeit von nur 6 std.** Die Bestrahlung mit Gamma-Teilchen ist sehr klein und für Mutter und Kind gefahrlos. Das Prinzip der **Ultraschall-Diagnostik** ist kurz auf S. 856 beschrieben.

3. Nach vorgängiger Plazentalokalisation ist die **Punktion** wenn möglich **auf der Seite der kleinen Teile** oder dann in der Nackengrube vorzunehmen. Das gewonnene Fruchtwasser muß ohne Blutbeimengungen sein — im Zweifelsfall zentrifugieren. Es wird der spektrophotometrischen Untersuchung zugeführt. Dazu genügen 5 ml, wird die Probe eingesandt, ist ab-

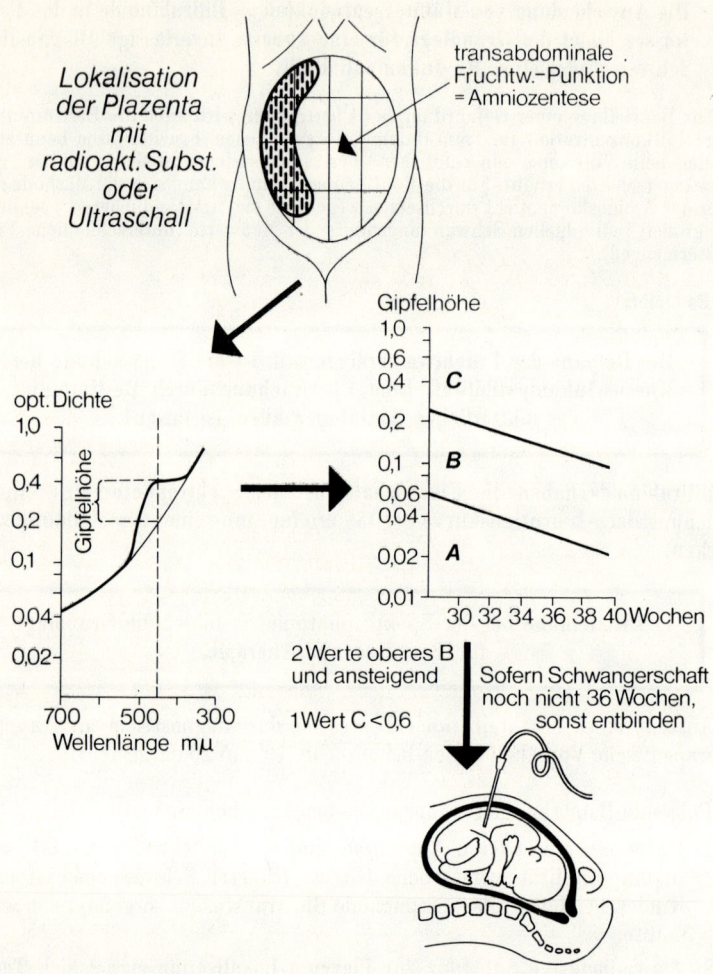

Abb. 19. Schema 1 zur **Überwachung bei Rh-Inkompatibilität.**
Ergänzende Bemerkungen siehe Text.

soluter **Lichtschutz** notwendig! **Die Bestimmung der optischen Dichte er-**
folgt zwischen 700 und 300 mμ.

4. Die **Eintragung der Gipfelhöhe** erfolgt in ein **Prognoseschema,** das in **drei**
Zonen (A, B und C) eingeteilt ist. Dieses Schema stammt von Liley, **die**
drei Buchstaben stehen für den **Grad der Gefährlichkeit der Krankheit.**

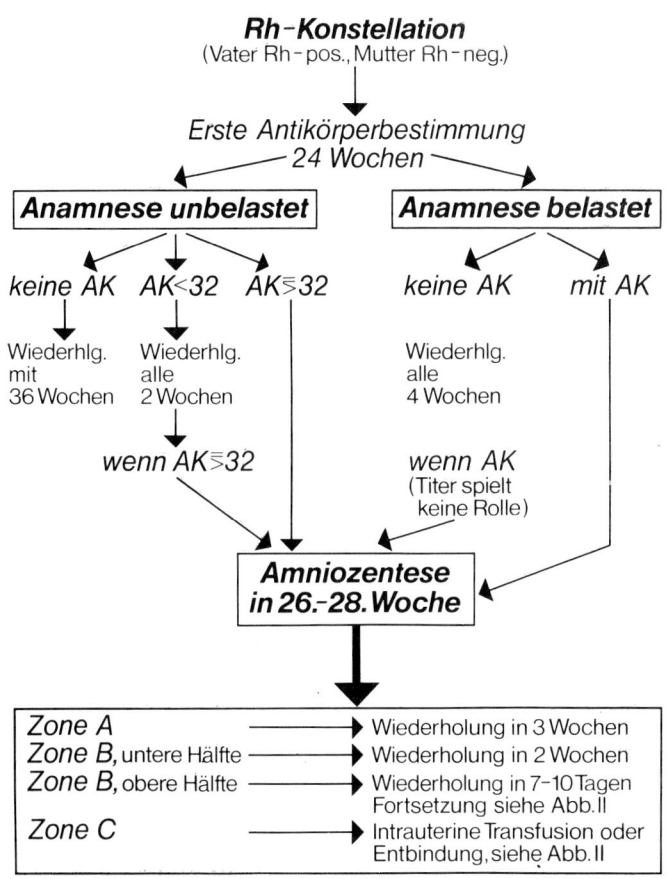

Rh-Konstellation
(Vater Rh-pos., Mutter Rh-neg.)

Erste Antikörperbestimmung
24 Wochen

Anamnese unbelastet

keine AK   AK<32   AK≦32

Wiederhlg.   Wiederhlg.
mit   alle
36 Wochen   2 Wochen

wenn AK≦32

Anamnese belastet

keine AK   mit AK

Wiederhlg.
alle
4 Wochen

wenn AK
(Titer spielt
keine Rolle)

**Amniozentese
in 26.-28. Woche**

Zone A ⟶ Wiederholung in 3 Wochen
Zone B, untere Hälfte ⟶ Wiederholung in 2 Wochen
Zone B, obere Hälfte ⟶ Wiederholung in 7-10 Tagen
Fortsetzung siehe Abb. II
Zone C ⟶ Intrauterine Transfusion oder
Entbindung, siehe Abb. II

Abb. 20. Schema 2 zur **Überwachung bei Rh-Inkompatibilität.** Voraussetzung für das Verständnis ist Schema 1. Ergänzende Bemerkungen siehe Text.

5. **Die Entbindung soll nicht vor 35 vollendeten Schwangerschaftswochen erfolgen** (Indikationen siehe Abbildungen). **Wenn möglich soll der vaginale Weg gewählt werden** (Blasensprengung — medikamentöse Geburtseinleitung). Die Sensibilisierung durch **Übertreten fetaler Erythrozyten in die mütterliche Blutbahn** ist bei der Schnittentbindung wesentlich größer und damit die Prognose für eine weitere Gravidität schlechter. **Die übergetretene fetale Blutmenge** kann durch eine **Färbung der fetalen Erythrozyten** leicht sichtbar gemacht werden.

811

6. Die **intrauterine Bluttransfusion an den Feten** ist spezialisierten Kliniken vorbehalten. Ihre Erfolge beruhen auf der Tatsache, daß in die **fetale Bauchhöhle** verbrachte **Erythrozyten resorbiert** werden und zwar sehr wahrscheinlich durch subdiaphragmatisch liegende Lymphspalten. Transfundiert werden 50—100 ml O-negativen Erythrozytenkonzentrates.

Literatur zur Weiterbildung

Bevis, D. C. A.: Composition of Liquor amnii in haemolytic disease of newborn. Lancet, ii (1950) 443

Bowman, J. M. and J. M. Pollock: Amniotic fluid spectrophotometry and early delivery in the management of erythroblastosis fetalis. Pediatrics 35 (1965) 815

Freda, V. J.: The Rh problem in obstetrics as a new concept of its management using amniocentesis and spectrophotometric scanning of amniotic fluid. Amer. J. Obstet. Gynec. 89 (1964) 817

Hutchinson, D. L., N. G. Maxwell and J. H. Turner: Advantages of use of maternal erythrocytes for fetal transfusion. Amer. J. Obstet. Gynec. 99 (1967) 702

Hüter, J., D. Grossmann und M. Brunngraeber: Paraplazentarer Stoffaustausch an menschlichen Eihäuten. Geburtsh. Frauenheilk. 30 (1970) 245

Kleihauer, E., H. Braun und K. Berke: Demonstration von fetalem Hämoglobin in den Erythrozyten eines Blutausstriches. Klin. Wschr. 35 (1957) 637

Liley, A. W.: Liquor amnii analysis in the management of the pregnancy complicated by rhesus sensitization. J. Obstet. Gynec. 82 (1961) 1359

Liley, A. W.: The technique of foetal transfusion in the treatment of severe haemolytic disease. Aust. New. Zeal. J. Obstet. Gynaec. 4 (1964) 145

Liley, A. W.: Foetal transfusion in haemolytic disease. Bibl. gynaec. 38 Karger, Basel-New York 1966

Maroni, E. und W. E. Schreiner: Erfahrungen mit der intraperitonealen fetalen Transfusion beim schweren Morbus haemolyticus neonatorum. Geburtsh. Frauenheilk. 28 (1968) 26

Pritchard, J. A. and R. Weisman: The absorption of labeled erythrocytes from the peritoneal cavity of humans. J. Lab. Clin. Med. 49 (1957) 756

Schmid, J., E. Maroni, J. H. Müller und W. E. Schreiner: Die Lokalisation der Plazenta mit Technetium −99m. Geburtsh. Frauenheilk. 27 (1967) 1194

Schmid, J., Th. Reich und W. E. Schreiner: Fruchtwasser und kindliche Übertragung. Gynaecologia 167 (1969) 363

Schreiner, W. E.: Fruchtwasser und Fetus. Bibl. Gynaecologica 31, Karger, Basel 1964

Schreiner, W. E. und A. Gubler: Die Glukose- und Milchsäurekonzentration im menschlichen Fruchtwasser während der normalen und pathologischen Schwangerschaft. Zbl. Gynäk. 85 (1963) 304

Schreiner, W. E. und E. Maroni: Neue Möglichkeiten der Prognose, Therapie und Prophylaxe des Morbus haemolyticus neonatorum. Praxis 57 (1968) 283

Schreiner, W. E. und E. Maroni: Transfusions intra-utérine, indications et technique. Méd. et Hyg. 27 (1969) 602

Die feto-neonatalen Adaptationsvorgänge

Die **Anpassungsvorgänge,** welche nach der Geburt im kindlichen Organismus während der ersten Minuten und Stunden nach der Geburt vor sich gehen, **sind vital entscheidend. Ihr ungestörter Ablauf kann maßgebend für die geistige und körperliche Morbidität während des ganzen Lebens sein.** Hauptsächlich vollzieht sich die Adaptation in drei großen Systemen:

Respiration — Zirkulation — Säure-Basenhaushalt

> **Kenntnis der Adaptationsvorgänge = unabdingbare Voraussetzung für eine sinnreiche primäre Reanimation (S. 175)**

Grundprinzip der Adaptation (Abb. 21):

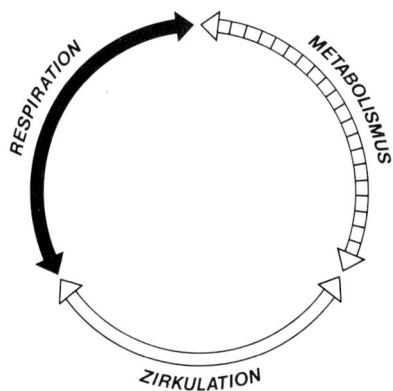

Abb. 21. **Die drei Systeme,** in denen sich die **Adaptation** hauptsächlich vollzieht.

Ein Vorgang greift ursächlich und wirkungsmäßig in den anderen über: es hemmt oder treibt sozusagen ein Vorgang den anderen, eine Trennung ist nur aus didaktischen Gründen erlaubt.

1. Respiration

Der erste Atemzug und der Beginn der Atmung.

Der erste Atemzug folgt nach einer

passiven Vorstufe (Abb. 22, 23 und 24)

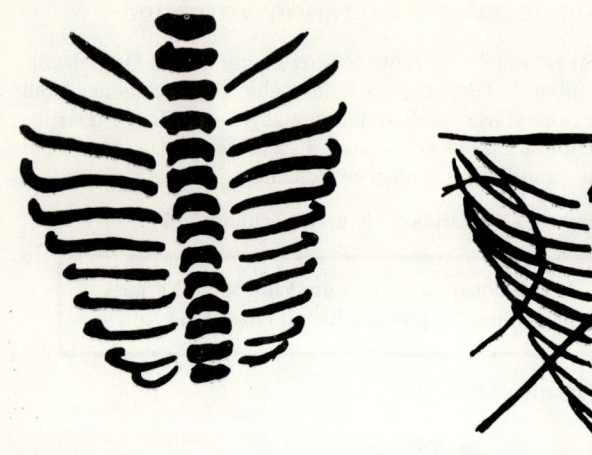
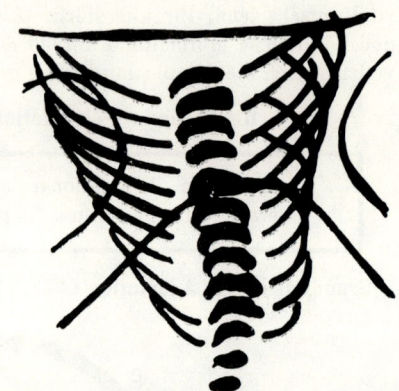

Abb. 22. Die **Thoraxverformung** beim Durchtreten der oberen Rumpfhälfte. Umzeichnung nach Röntgenaufnahmen von Borell, U. und I. Fernström (1962). Eingezeichnet sind Rippen, Wirbelsäule und Schambein.

Sie erleichtert das Ingangkommen der Atmung, ist aber für eine ungestörte Adaptation nicht unbedingt notwendig: Bei der **vaginalen Geburt** wird der **Thorax** anläßlich des Durchtretens des kindlichen Rumpfes **verformt.** Der Costovertebralwinkel wird kleiner. In der Umzeichnung der Röntgenbilder (Abb. 22) ist dies im Sinne einer Auswalzung des Thorax zu sehen. Dieser mechanische Vorgang hat zwei **Folgen:**

1. Bei der Geburt aus Schädellage findet **die erste Selbstreinigung** des Nasen-Rachenraumes statt. Weil nach der Geburt des Kopfes der Respirationstrakt einem niedrigeren Druck — nämlich dem atmosphärischen — ausgesetzt ist, wird Schleim und Amnionflüssigkeit aus Mund, Rachenraum und den oberen Luftwegen ausgepreßt (Abb. 23).

2. Nachdem der Thorax nach seiner vorgängigen Kompression ganz ausgetreten ist, erfolgt eine **elastische Rückfederung der Rippen** in ihre beinahe horizontale Lage.

Folge (Abb. 24): In der Lunge bleibt etwas Luft zurück = **erstes Residualvolumen.**

Die passive Thoraxverformung und ihre elastische Restitution sind

präparative Respirationsmechanismen.

Kaiserschnittkindern fehlen sie ganz, aus Beckenendlage geborenen Kindern zum Teil.

814

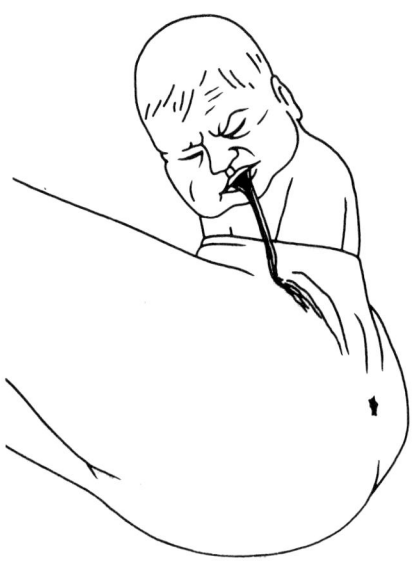

Abb. 23. **Druck auf Thorax** und dessen Deformierung preßt nach Geburt des Kopfes Fruchtwasser und Schleim aus den oberen Luftwegen. Umzeichnung eines Filmbildes nach Stoeckel, W.: Lehrbuch der Geburtshilfe, Jena (1935).

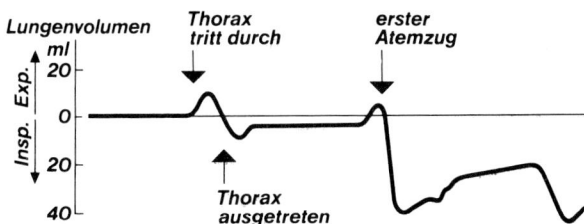

Abb. 24. Darstellung der **ersten passiven Änderung des Lungenvolumens und des ersten Atemzuges.** Ursache für die erste eingezeichnete Schwankung ist die in Abb. 22 dargestellte Thoraxverformung und das Zurückschnellen der Rippen nach Geburt des Rumpfes.

Im Mittel 6 sec später setzt das Neugeborene mit seiner **aktiven Atmung** ein. Die Inspiration ist kurz, die Exspiration dauert länger. Nach dem ersten Atemzug kehrt die Kurve am Plethysmographen nicht mehr zur Ausgangslinie zurück, wiederum bleibt Luft in der Lunge zurück = **weitere Ausbildung des Residualvolumens** (Abb 24)

815

Die **physikalischen Daten** der ersten Atemzüge lassen sich am besten erfassen durch **gleichzeitige Beschreibung von Atemvolumen** und dem zu seiner Herstellung notwendigen **Druck:**

> **Verständnis der Atemschleife** (Druck-Volumenkurve) = **beste Voraussetzung zur effektvollen künstlichen Beatmung.**

In der Abb. 25 sind die Atemschleifen der ersten drei Atemzüge an einem Beispiel dargestellt. Wir leiten daraus ab:

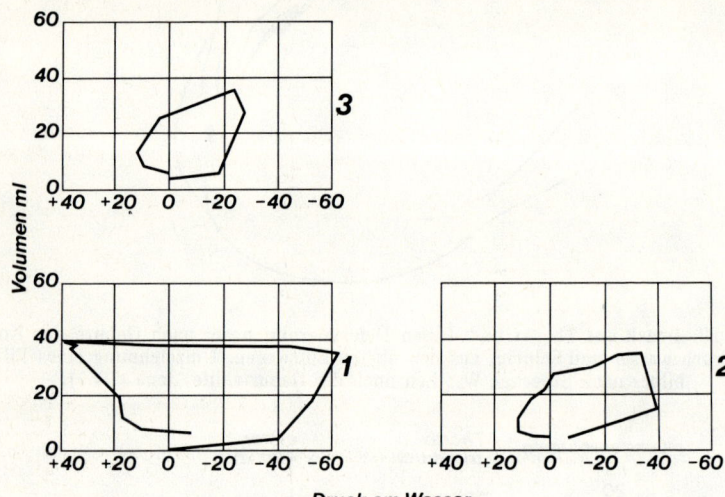

Abb. 25. **Druck-Volumenkurve** der ersten drei Atemzüge eines Neugeborenen. Nach Karlberg, P. u. Mitarb. 1958.

1. Der im Ösophagus gemessene **Druck** steigt in der Inspirationsphase des **ersten Atemzuges** bis — **60 cm H$_2$O.** Die Atemwege werden dabei mit einem **Volumen** (= Atemvolumen) von **40 ml** gefüllt.

2. Für den **zweiten Atemzug** werden zur Erreichung eines **Atemvolumens** von **30—35 ml** nur noch **Drucke** von — **40 bzw.** — **30 cm H$_2$O** benötigt.

3. Es ist bemerkenswert, daß beim ersten Atemzug die Erzeugung eines hohen negativen Druckes (—40 cm H$_2$O) notwendig ist, bevor überhaupt ein nennenswertes Luftvolumen nachströmt. Diese Drucksteigerung, welche für die Entfaltung der Alveolen wichtig ist, nimmt bei den folgenden Atemzügen ab.

4. Es treten auch beträchtliche positive Exspirationsdrucke auf, die sich von Atemzug zu Atemzug verringern. Sie kommen durch Verschluß im Pharynx-Larynxbereich zustande und befördern die Resorption von Fruchtwasser, das sich physiologischerweise in den Bronchiolen befindet.

Die Atemgrößen ändern sich während der Adaptation der Respiration: Atemvolumina und Drucke verkleinern sich.

Obwohl uns das in Abb. 25 dargestellte Beispiel zuverlässige Angaben für eine gefahrenarme Reanimation gibt, **schwanken** die **Atemgrößen.** Sie sind eine Funktion von:

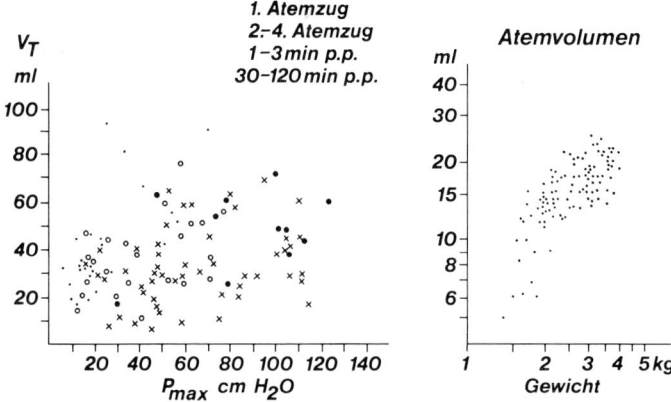

Abb. 26. (links) Der maximale intraoesophagale **Druck** und die entsprechenden **Atemvolumina** im Laufe der ersten zwei Lebensstunden. Nach Karlberg, P. 1958.
Abb. 27. (rechts) Die Abhängigkeit des **Atemvolumens** vom **Körpergewicht** des Neugeborenen. Nach Cook, C. D. u. Mitarb. 1955.

1. (Abb. 26) schwer faßbaren individuellen Faktoren (Vitalitätsgrad bei der Geburt, Füllungsgrad des Respirationstraktes mit Fruchtwasser, Viskosität des Fruchtwassers, Intensität externer Reize).

2. (Abb. 27 und 28) **Gewicht** und **Größe,** bzw. Reifegrad.

Sind nach den ersten Atemzügen die Lungen einmal entfaltet, so betragen:

Atemvolumen um 20 bis 30 ml   Druck um — 20 bis — 30 cm H₂O.

Je leichter Neugeborene sind, um so kleiner ist ihr Atemvolumen. Unter einem Körpergewicht von 2 kg gelangen wir in den Bereich zwischen 5 bis 10 ml (Abb. 27).

Je leichter Neugeborene sind, um so größer werden die aufzuwendenden Drucke (Abb. 28).

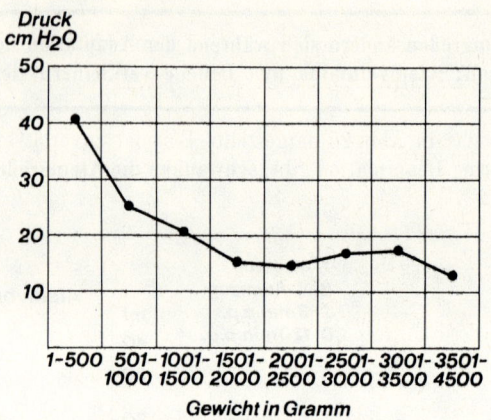

Abb. 28. Die Abhängigkeit der zur Lungenentfaltung nötigen **Drucke** vom **Körpergewicht** des Neugeborenen (nach vorgängiger primärer Entfaltung, tote Kinder). Nach Levine, S. Z. 1958.

2. Zirkulation

Der zentrale fetale Kreislauf ist charakterisiert durch zwei Rechts-Links-verbindungen

= Shunts

und eine gedrosselte Lungenstrombahn.

Das Prinzip der Kreislaufadaptation ist, die Lungenstrombahn zu eröffnen und die beiden Shunts zu schließen.

Die Umstellung erfolgt relativ langsam über **verschiedene Stufen: Fetaler Kreislauf** (Abb. 29) — **Neugeborenenkreislauf Stadium 1** — **Neugeborenenkreislauf Stadium 2** (Abb. 30) — **Erwachsenenkreislauf.**

Eine **primäre Störung** der Adaptation bedeutet: **Persistieren fetaler Verhältnisse.** Eine **sekundär** auftretende **Störung** bedeutet: **Rückfall in fetale Verhältnisse.**

Beides führt zum fetalen Angebot nicht oxygenierten Blutes an alle Organe — früh geschädigt wird das Gehirn.

Dem Studium der großen Prinzipien dienen die Abb. 29 und 30.

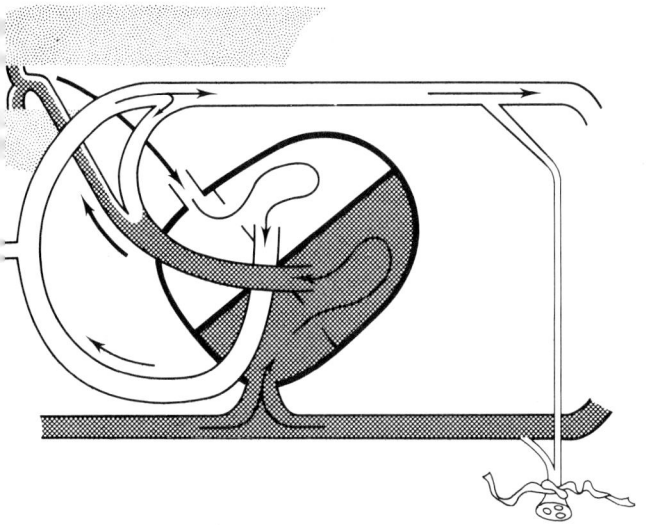

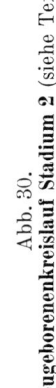

Abb. 30.
Der **Neugeborenenkreislauf Stadium 2** (siehe Text).

oxygeniert

reduziert

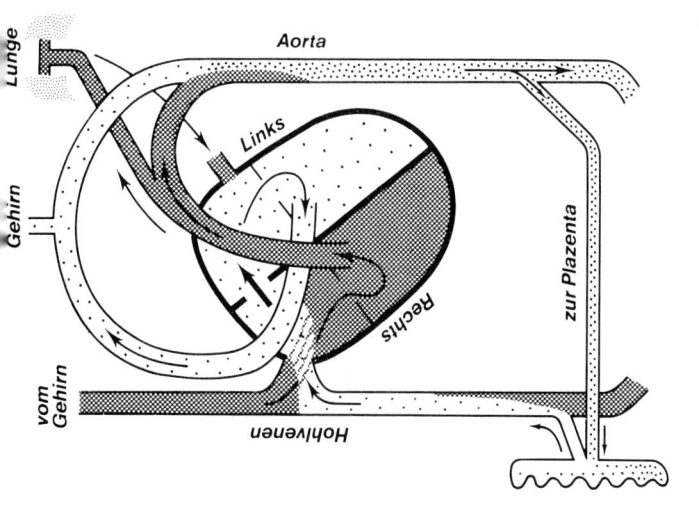

Lunge

Gehirn

vom
Gehirn

Hohlvenen

Aorta

Links

Rechts

zur Plazenta

O_2

Abb. 29.
Der fetale Kreislauf (siehe Text).

1. Der fetale Kreislauf (Abb. 29).

Das durch Zufluß aus der Vena umbilicalis **partiell oxygenierte Blut** der unteren Hohlvene findet **direkt seinen Weg zum linken Herzen. Funktionell verbindet das Foramen ovale nicht die beiden Vorhöfe, sondern die Vena cava caudalis mit dem linken Vorhof.** Der **Lungenkreislauf** ist **gedrosselt.** Das ohnehin **schlecht oxygenierte Blut aus dem rechten Ventrikel** (Zufluß aus der oberen Hohlvene) gelangt denn auch gar nicht zum größten Teil in die Lungen, sondern **durch einen zweiten Rechts-Links-Shunt in die Aorta.** Die Verbindung zwischen Arteria pulmonalis und Aorta, d. h. zwischen rechts und links, ist der **Ductus arteriosus Botalli.** Er mündet **unterhalb** des Aortenbogens in die Aorta ein. Die Gefäße, welche das fetale Gehirn versorgen aber zweigen **oberhalb** der Einmündungsstelle des Ductus ab: Es sind dies rechts der Truncus brachiocephalicus und links die Arteria carotis:

> Auf diese Weise erhält das Gehirn Blut, welches stärker oxygeniert ist als das in der Aorta fließende.

2. Die Ursachen für die Kreislaufumstellung.

Für den Übergang vom fetalen Kreislauf zum Stadium 1 und 2 des Neugeborenenkreislaufes gilt:

> Letztliche **Ursache** ist die **Änderung der Blutdruckverhältnisse** in den Herzräumen und in den großen Gefäßen.

Die Ausbildung des endgültigen Kreislaufes = **Erwachsenenkreislauf** kommt zustande nach dem

Verschluß des Ductus Botalli.

Zur **Änderung der Druckverhältnisse** kommt es durch zwei **Teilursachen,** die wir anhand der Abb. 31 verfolgen:

    1. **Die Abnabelung:** präparativer Mechanismus,

    2. **Die Lungenventilation:** Hauptmechanismus.

Es gilt der Leitsatz:

> **Ohne Ventilation keine Kreislaufumstellung.**

Besprechung der Abb. 31:

    1. **Vor der Abnabelung** und vor Beginn der Atmung ist der **Blutdruck** in der **Arteria pulmonalis** etwas **höher als in der Aorta:** Der Gefäßwiderstand in den noch nicht entfalteten Lungen ist hoch und entsprechend klein der Blutfluß (Flow) in den Lungen.

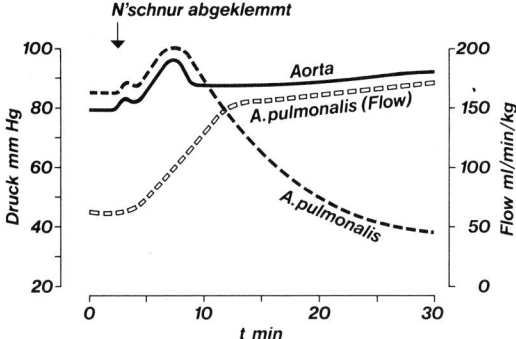

Abb. 31. Die Änderung der **Drucke** und **Durchflußgrößen** im zentralen Gefäßsystem unmittelbar nach der Geburt (schematisiert nach Assali, N. S., 1967 und den Untersuchungen von Dawes, G. S. 1968).

2. Die Unterbrechung des Nabelschnurkreislaufes führt zu einer vorübergehenden Erhöhung der Drucke in der Aorta und oft auch in der Pulmonalarterie (scheint abhängig zu sein vom Zeitpunkte der Unterbrechung). Übersteigt der Aortendruck den Pulmonalisdruck, so wirkt dies im Sinne eines präparativen Vorganges in Richtung des Verschlusses des Foramen ovale. (Eine Kreislaufadaptation ist auch ohne diesen Vorgang möglich.)

3. **Nun sinkt der Pulmonalisdruck rapid** ab, parallel dazu **steigt die Lungendurchblutung** an, entsprechend fließt weniger Blut von der Lungenarterie über den Ductus Botalli zur Aorta.

Mit diesen Kenntnissen betrachten wir nun die beiden Stadien des Neugeborenenkreislaufes:

3. Der Neugeborenenkreislauf Stadium 1.

Weil der Druck in der Arteria pulmonalis sinkt, wird der **Druck im rechten Herzen geringer:** er sinkt weit unter den Aortendruck. Weil der Aortendruck relativ (und auch wenig absolut) ansteigt, wird der **Druck im linken Herzen größer.** Die Folge ist:

> Durch Andrücken der Klappe wird das **Foramen ovale verschlossen, der erste Rechts-Links-Shunt ist ganz aufgehoben.**

Der Verschluß ist vorläufig erst funktionell, weshalb es in diesem Stadium offenbar als Folge einer Überdehnung des linken Vorhofes zu einer randständig lokalisierten Insuffizienz im Bereich des Foramen ovale und dadurch zu einer vorübergehenden Stromumkehr vom linken zum rechten Vorhof kommen kann.

821

Die **Lungenentfaltung** geht **allmählich** vor sich: Aus der Arteria pulmonalis fließt noch nicht das ganze Blutvolumen in die Lungen:

> Durch den nach wie vor durchgängigen Ductus Botalli fließt noch etwas Blut über in die Aorta.

Dies ist eine der Ursachen, warum bei sich erholenden Neugeborenen die unteren Extremitäten ihre bläuliche Farbe länger behalten.

Immerhin:

> **Der zweite Rechts-Links-Shunt ist größtenteils aufgehoben.**

4. Der Neugeborenenkreislauf Stadium 2 (Abb. 30).

Untersuchungen am menschlichen Neugeborenen deuten darauf hin, daß die Lungenstrombahn nach etwa 3 std ganz erschlossen sein kann. Der **pulmonale Gefäßwiderstand** ist **soweit abgesunken** und die Differenz zwischen dem hohen Aortendruck und dem Pulmonalisdruck so groß geworden, daß es zu einer **Stromumkehr im Ductus Botalli** kommt.

> **Der zweite Rechts-Links-Shunt ist vollständig aufgehoben.**

Die Lunge erhält somit durch Reflux einen Teil bereits oxygenierten Blutes aus der Aorta. Vom **Erwachsenenkreislauf** spricht man erst dann, wenn der **Ductus Botalli obliteriert.** Dies kann mehrere Tage dauern.

3. Die Adaptation der Säure-Basen-Verhältnisse und der mit ihnen gekoppelten Blutgaswerte

Aufbauend auf den Vorkenntnissen aus dem Kapitel über die entsprechenden Verhältnisse unter der Geburt (S. 768 bis 772) wird wiederholt:

Der Fetus befindet sich unter der Geburt in einer gegenüber der Mutter sauren Stoffwechsellage. Der Grad der Azidität nimmt gegen die Geburt hin zu. Mit dieser Aziditätssteigerung wird der Fetus zum Neugeborenen.

Von einer eigentlichen fetalen Azidose zu sprechen ist nicht richtig, ebensowenig von einer eigentlichen fetalen Hypoxie, weil die Verhältnisse für das intrauterine Leben ja physiologisch sind.

Das postpartuale pH-Tief (Abb. 32).

Wir verfolgen anhand der Abb. 32 die Adaptation bei einem noch lebensfrisch geborenen reifen Kind. Das Ziel ist die Angleichung aller Parameter an diejenigen, wie sie beim Erwachsenen bestehen.

822

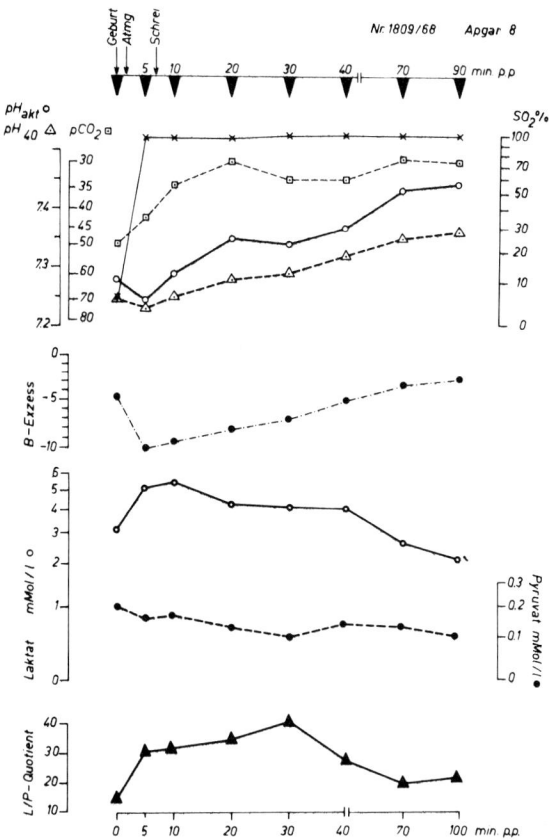

Abb. 32. Die **postpartuale Anpassung des Säure-Basenhaushaltes** bei einem lebensfrischen Neugeborenen. Aus Bretscher, J. und J. Schmid 1970.

1. Gegen die Erwartung erfolgt der pH-Anstieg nach Einsetzen einer regelmäßigen Spontanatmung nicht kontinuierlich: **Innerhalb der ersten 10 Lebensminuten kommt es zu einem muldenförmigen Abfall des pH-Wertes.**

2. **Ursache** dieses späten pH-Tiefs ist **nicht** eine vorübergehende Vermehrung der **Kohlensäure**:

Die **Anpassung der respiratorischen Komponente** des Säure-Basen-Haushaltes (SO₂, PCO₂) verläuft **kontinuierlich** und sehr **rasch**.

823

Schon nach 5 min ist die O_2-Sättigung annähernd vollständig und die CO_2-Spannung ist nach fast gleicher Zeitspanne um 40 mm Hg (in unserem Beispiel erfolgt nachher sogar eine Unterschreitung der Werte des ruhenden Erwachsenen).

3. Die Parameter, welche uns Auskunft über die metabolische Komponente des Säure-Basen-Haushaltes geben (pHqu 40 oder Basenexzeß), machen die postpartuale vorübergehende Absenkung mit. Sie deuten darauf hin, daß die **Vermehrung der H-Ionen von fixen Säuren stammt**.

4. Die direkte Messung der **Laktatkonzentration** zeigt eine gegensinnige Bewegung:

> Die postpartuale Vermehrung der H-Ionen = **pH-Tief** (pHakt, pHqu 40) und der damit verbundene Verlust an Pufferbasen (Basenexzeß) sind bedingt durch eine **Vermehrung von Milchsäure im (zentralen) Blut**.

Die **Anpassung der metabolischen Komponente** des Säure-Basen-Haushaltes verläuft **gestört** und relativ **langsam**.

Lediglich frisch geborene Kinder ertragen die vorübergehende Erhöhung der metabolischen Azidität gut: eine Hypoxämie besteht ja nicht, also auch keine Hypoxie und die Azidität erreicht niemals Werte, welche den Stoffwechsel gefährden (s. S. 772).

Das postpartuale Säure-Hoch (= pH-Tief) ist also nicht die Folge einer jetzt (= nach der Geburt) auftretenden Hypoxie, sondern

> die Folge einer Einschwemmung von Laktat aus intrauterin spargeschalteten Bezirken (O_2-Sparschaltung, S. 776).

Bedrohlich wird die Situation aber bei Kindern, die mit einer Depression geboren werden. Sie bringen als Neugeborene eine bereits intrauterin erworbene Azidose mit (Abb. 33).

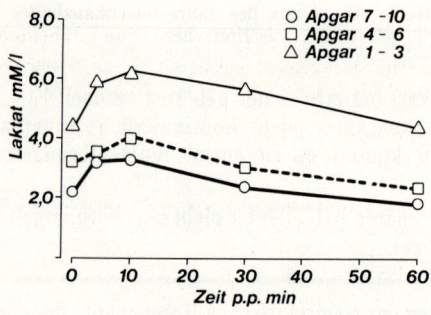

Abb. 33. Die Abhängigkeit der **postpartualen Laktateinschwemmung** vom Zustand des Neugeborenen nach **Apgar-Punkten** (S. 177). Nach Daniel, S. S. und Mitarb. 1966

Je schwerer der Grad der Depression 1 min post partum (Apgarziffer, S. 177) um so höher ist:

1. **die Laktatkonzentration** (intrauterin erworbene metabolische Azidose)

und um so mehr steigt:

2. **die postpartuale Laktateinschwemmung.**

Die intrauterin entstandene Azidose war die Folge einer Hypoxie, nun ist die postpartuale Adaptation der Respiration gestört: **zur Azidose hinzu kommt die Fortdauer der Hypoxie:**

Bei schwer deprimierten Neugeborenen verschlechtert das postpartuale pH-Tief die Situation.

Literatur zur Weiterbildung:

Über die Adaptation des Säure-Basen-Haushaltes vgl. zusätzlich die Literatur über die hypoxisch-azidotische Gefährdung des Feten vor und unter der Geburt (S. 786).

Assali, N. S.: Some aspects of fetal life in utero and the changes at birth. Amer. J. Obstet. Gynec. 97 (1967) 324

Assali, N. S.: Biology of gestation. Vol. 2. Academic Press. N.Y.—Lond. 1968

Borell, N. and I. Elmstroem: The shape of the foetal chest during its passage through the birth candl. A radiographic study. Acta Obst. Gynec. Scand. 41 (1962) 213

Bretscher, J. und J. Schmid: Untersuchungen über die metabolische Komponente des Säure-Basenhaushaltes beim menschlichen Feten. I. Laktat- und Pyruvatparameter beim ungestörten Geburtsablauf. Arch. Gynäk. 208 (1970) 283

Cook, C. D., R. B. Cherry, D. O'Brien, P. J. E. Karlberg and C. A. Smith: Studies of respiratory physiology in the newborn infant. I. Observations on normal premature and full-term infants. J. Clin. Invest. 34 (1955) 975

Daniel, S. S., K. Adamsons and L. S. James: Lactate and pyruvate as an index of prenatal oxygen deprivation. Pediatrics 37 (1966) 942

Dawes, G. S.: Foetal and neonatal physiology. Year book med. publishers, Chicago 1968

Derom, R.: Anaerobic metabolism in the human fetus. I. The normal delivery. Amer. J. Obstet. Gynec. 89 (1964) 241

Derom, R.: Der anaerobe Stoffwechsel der menschlichen Frucht. In: Die Prophylaxe frühkindlicher Hirnschäden. ed.: Elert, R. u. K. A. Hüter. G. Thieme Stuttgart 1966

Derom, R., M. Thiery and E. Lyheer: Acid base balance and hypoxia in the human fetus. Preliminary report. In: Intra-uterine dangers to the foetus. ed.: Horsky, J. and Stembera, Z. K. Excerpta Medica Found. Amsterdam 1967

Fischer, W. M. und W. Toussaint: Über den Säure-Basen-Haushalt beim Neugeborenen: Untersuchungen in den ersten Lebensminuten. Arch. Gynäk. 199 (1963) 182

Karlberg, P. J. E.: Breathing and its control in premature infants. In: Physiology of prematurity, ed.: Lanham, J. T., Josiah Macy jr. N.Y. 1958

Karlberg, P. J. E., F. H. Adams, F. Genbelle and G. Wallgren: Alteration of the infants' thorax during vaginal delivery. Acta Obstet. Gynec. Scandinav. 41 (1962) 223

Levine, S. Z., C. D. Cook, P. Gruenwald and W. A. Silverman: Respiratory difficulties of newborn infants. N.Y. State J. Med. 58 (1958) 372
Saling, E.: Neue Untersuchungsergebnisse über den Kreislauf des Kindes unmittelbar nach der Geburt. Arch. Gynäk. 194 (1960) 287
Saling, E.: Zustandsdiagnose beim Neugeborenen unmittelbar nach der Geburt. Gynaecologia 160 (1965) 133
Scholander, P. F.: Experimental studies on asphyxia in animals. In: Walker, J. and A. C. Turnbull: Oxygen supply to the human fetus. Blackwell, Oxford 1959
Wulf, H.: Das physiologische Verhalten des Neugeborenen in der perinatalen Lebensphase. In: Prophylaxe und Therapie perinataler Fruchtschäden-Stillprobleme. Ed.: Ewerbeck, H., R. Elert und V. Friedberg. Thieme, Stuttgart 1967

Die Risikoschwangerschaft — die Risikogeburt

Definition und Häufigkeit: während der Schwangerschaft und/oder der Geburt besteht in **20—30%** aller Fälle ein Risiko für die Gesundheit oder für das Leben des

Fetus

seltener für Mutter und Fetus

noch seltener für die Mutter allein

Innerhalb jeder Gruppe kann — muß aber nicht — die Gefährdung auch in der **postpartualen Periode weiterbestehen,** innerhalb jeder Gruppe kann die Gefährdung auch **erst postpartual entstehen:**

Risiko und Gefährdung: Die Begriffe sind nicht identisch. Ein Risiko besteht, wenn die geburtshilfliche Erfahrung lehrt, daß bei dieser oder jener Krankheit, bei diesem oder jenem Symptom von seiten des Feten oder der Mutter eine Gefährdung realiter zustande kommen kann, wenn die Diagnostik nicht erweitert wird oder keine Folgerungen (Indikation zu einer Therapie) gezogen werden.

Das Risiko zu kennen, ist Aufgabe eines jeden Arztes, der Schwangerenuntersuchung betreibt, zur Früherkennung einer Gefährdung benötigt er das Rüstzeug der

---

perinatalen Diagnostik.

Begriff der Perinatalperiode:

Pränatalperiode	Zeitraum während Schwangerschaft bis Wehenbeginn	(= **ante partum**)
	Zeitraum während Geburt	(= **sub partu**)
	Zeitraum während der ersten 7 Lebenstage des Kindes	(= **post partum**)

Die Begriffe haben sich in dem Sinne eingebürgert, daß sie Gültigkeit haben für

Gesundheit und Leben des Kindes.

Kommentar: Glücklicherweise hat mit den Fortschritten der Geburtshilfe die Gefährdung der Mutter allein immer mehr an Bedeutung verloren, weil die Kenntnisse der Risiken medizinisches Allgemeingut geworden sind.

1. Beispiel: Nur Risiko für Mutter: Thromboemboliekrankheit im Wochenbett, Blutung während Plazentar- oder Postplazentarperiode.

2. Beispiel: Risiko für Mutter und Kind: EPH-Syndrom (Eklampsie für Mutter, Plazentarinsuffizienz für Kind).

3. Beispiel: Nur Risiko für Kind: Nabelschnurvorfall.

Oft sind die Risiken — ob mütterlich, ob kindlich — sehr **schwer gegeneinander abzugrenzen:**

Beispiel: Das mütterliche Herzvitium bedeutet in erster Linie ein gewisses Risiko für die Mutter und nur insofern für das Kind, als Kinder von herzkranken Frauen durchschnittlich ein unterhalb der Norm liegendes Gewicht aufweisen.

Die **Bedeutung der Risiken** bei verschiedenen Krankheiten oder regelwidrigen Vorkommnissen kann deutlich gemacht werden an einer **Mortalitätsstatistik.** Die Abb. 34 zeigt den Anteil verschiedener wichtiger klinischer Diagnosen an der perinatalen Mortalität.

Von der Abb. 34 ausgehend, sind einige Begriffe zu erklären:

Definitionen der Mortalität

Die Begriffe Mortalität und Letalität werden noch nicht einheitlich gehandhabt.

1. Prozentuale Mortalität: Anzahl verstorbener Kinder in Prozenten der Anzahl aller geborenen Kinder.

2. Prozentualer Anteil einer bestimmten Diagnosegruppe an der Gesamtmortalität: Anzahl aller perinatal verstorbenen Kinder = 100%. Davon stellen dann diejenigen Kinder, welche einer bestimmten Diagnosegruppe angehören (z. B. EPH-Syndrom) den Anteil pro 100 verstorbener Kinder dar.

3. Mortalitätsrate einer bestimmten Diagnosegruppe = obstetrical death rate = perinatal mortality rate. Anteil der an einer bestimmten Diagnosegruppe (z. B. EPH-Syndrom) verstorbenen auf 1000 geborene Kinder.

Für Totgeborene (ante partum und sub partu verstorben)

$$\text{MR} = \frac{\text{Totgeborene (pro Diagnose)}}{\text{Lebend- u. Totgeborene insgesamt}} \cdot 1000$$

827

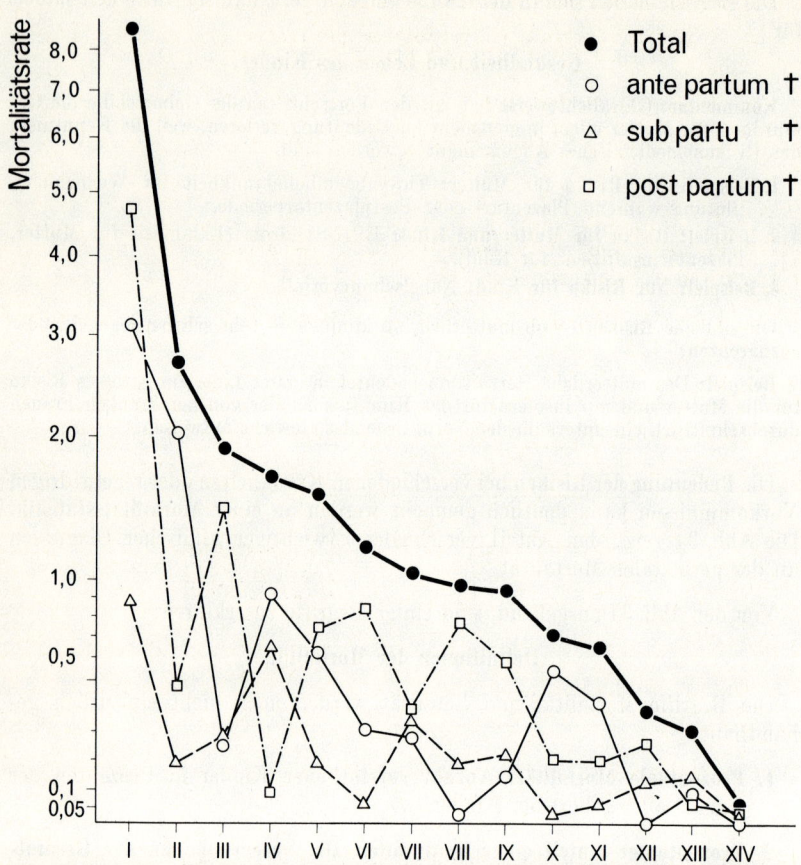

Abb. 34. Mortalitätsraten einzelner wichtiger klinischer Diagnosegruppen mit einer
Aufteilung in die ante-, sub- und postpartuale Mortalität.

Es fehlt hier die Notierung der Übertragung, an dieser Diagnose allein stirbt aber von
100 Kindern nur eines (1,23%). Die Übertragung wird gefährlicher, wenn sie mit anderen Diagnosegruppen kombiniert auftritt. Aus: Bretscher, J.: Arch. Gynäk. 204
(1967) 107.

I	Diagnose unklar,	VIII	Dystokie,
II	Gestose,	IX	Blutung,
III	Mißbildung,	X	Vorzeitige Lösung,
IV	Nabelschnurkomplikation,	XI	Rh-Inkompatibilität,
V	Verschiedene Diagnosen	XII	Beckenendlage,
	(Diabetes, Hepatitis, Anaemie),	XIII	Haltungsanomalie,
VI	Mehrlinge,	XIV	Mißverhältnis Becken-Kopf.
VII	Infektion,		

Für Lebendgeborene (post partum verstorben)

$$MR = \frac{\text{post partum verstorbene (pro Diagnose)}}{\text{Lebendgeborene insgesamt}} \cdot 1000$$

Für alle perinatal Verstorbenen

$$MR = \frac{\text{perinatal Verstorbene (pro Diagnose)}}{\text{Lebend- u. Totgeborene}} \cdot 1000$$

Kommentar zu Abb. 35:

||| **Sehr häufig sind verschiedene Diagnosegruppen miteinander am selben Fall kombiniert.**

Die Abb. 35 erklärt den Begriff der **Kombinationsdiagnosen.**

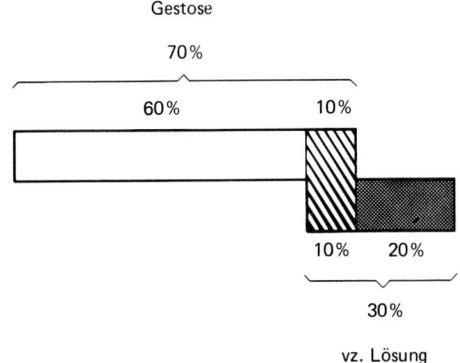

Abb. 35. Modellbeispiel zur Klärung der Begriffe: einfache Diagnose und kombinierte Diagnose. Aus: Bretscher, J.: Arch. Gynäk. 204 (1967) 107.

Schwierigkeiten beim Vergleich von Mortalitätsstatistiken

Leider besteht zwischen den einzelnen Ländern, ja sogar zwischen einzelnen Kliniken immer noch Uneinigkeit, welches Kriterium gelten soll, um überhaupt ein Kind gesetzlich oder für eine Mortalitätsstatistik zu registrieren (Bundesrepublik Deutschland: 35 und mehr cm Körperlänge, Schweiz: 30 cm und mehr Körperlänge, Empfehlung Weltgesundheitsorganisation: über 1000 g, Uneinigkeit ob über 500 g usw.). Neben der Bekämpfung der perinatalen Mortalität kommt ebenso eine große Bedeutung zu der:

Bekämpfung der postpartualen Morbidität

Von der pränatalen Diagnostik muß somit als weitere Aufgabe auch die Verminderung cerebraler Spätschäden erwartet werden.

829

Die Risikofälle

1. Bei regelmäßiger Schwangerenkontrolle **voraussehbare Risiken** = pränatale Diagnostik kann in Ruhe geplant und durchgeführt werden.

1. EPH-Syndrom	10. Schwangerschaftsanämie
2. Frühgeburt	(Hb unter 8 g%)
3. Rh-Inkompatibilität	11. Unklares Mißverhältnis zwischen
4. Diabetes	Zunahme von Uterus und Schwan-
5. Übertragung	gerschaftsdauer
6. Beckenendlage	12. Herz- und Lungenleiden
7. Mißverhältnis	13. ältere (über 30) und alte (über 35)
Becken—Kopf	Erstgebärende
8. Mehrlinge	14. Übergewicht
9. Querlage	15. Auf keine Diagnosegruppe zurück-
	zuführende Komplikation bei frühe-
	ren Schwangerschaften (Totgeburt,
	Frühgeburt).
	16. Hydramnion unbekannter Genese.

2. **Nicht voraussehbare Risiken**

Sie treten — vom Standpunkt der Schwangerenkontrolle aus gesehen — unerwartet auf, einige können sogar erst post partum klassifiziert werden.

A. Vor und unter der Geburt zu klassifizieren
1. Blutungen (inbegriffen vz. Lösung und Gerinnungsstörungen)
2. Dystokien (S. 774)
3. Haltungsanomalien
4. Genitaler Infekt (namentlich bei vorzeitigem Blasensprung)
5. Nabelschnurvorfall

B. Erst nach der Geburt zu klassifizieren
1. Nabelschnurumschlingung (sowie -knoten)
2. Besondere Risiken, die erst post partum, in der Neonatal-
periode zu einer Symptomatik führen (in erster Linie Mißbildungen, dann alle **Neugeborenenkrankheiten:**
Pädiatrischer Bereich

Aus den drei Tabellen der Risikofälle folgt
1. Die Schwangerenkontrolle = Schwangerenvorsorge wird zur **Intensivvorsorge.**
2. Der Einsatz von Apparaten und speziellen Instrumenten zur **pränatalen Diagnostik** wird notwendig.
3. **Zusammenarbeit mit anderen Fachärzten,** namentlich Pädiater und Internist ist erforderlich.

Kein moderner Apparat entbindet von der sorgfältigsten Aufnahme der Anamnese und der genauen klinischen Untersuchung.
Die Technik führt sonst zur Schlamperei.

Literatur zur Weiterbildung:

Booth, R. T. and G. L. Williams: Elderly primigravidae. J. Obstet. Gynaec. Brit Cwlth. 71 (1964) 249
Bound, J. P., N. R. Butler and W. G. Spector: Classification and causes of perinatal mortality. Brit. med. J. 1191 (1956 II) 1260
Bretscher, J.: Der klinische Aspekt von 1061 perinatal verstorbenen Kindern. Arch. Gynäk. 204 (1967) 107
Butler, N. R. and D. G. Bonham: The first report of the 1958 British perinatal mortality survey. Edinbourgh and London: Livingstone 1958
Held, E.: Bemerkungen zur mütterlichen Mortalität der Universitäts-Frauenklinik Zürich 1951—1963. Gynaecologia (Basel) 158 (1964) 345
Martius, G.: Geburtsleitung und perinatale Mortalität. Zbl. Gynäk. 85 (1963) 120
Morison, E. J.: Foetal and neonatal pathology. London: Butterworth & Co. 1963
Nesbitt, R. E. L.: Perinatal loss in modern obstetrics. Philadelphia: Davis 1957
Potter, E. L.: Pathology of the fetus and infant. Year book med. publ., 2nd ed. Chicago 1961
Saling, E.: Prämaturitäts- und Dysmaturitäts-Präventivprogramm. Z. Geburtsh. Perinat. **176** (1972) 70.

Die Plazenta als endokrine Drüse

von W. Pschyrembel

Seit über 60 Jahren (Halban, 1904) wissen wir, daß die Plazenta nicht nur das Organ des Stoffaustausches zwischen Mutter und Fet ist, sondern auch Hormone erzeugt. Für die folgenden Hormone kann die Produktion in der Plazenta heute als gesichert gelten:

1. das Proteohormon **Choriongonadotropin** (HCG)
2. das Steroidhormon **Progesteron** und
3. die Steroidhormone **Östrogene.**

Außerdem wurde in letzter Zeit noch über die Synthese eines Proteohormons in der Plazenta berichtet: Es ist das **menschliche plazentare Lactogen** HPL, auch als Chorionic Gonadotropin **Prolactin CGP** bezeichnet. Welche Bedeutung dieses Hormon für die Schwangerschaft hat, ist nicht bekannt. Im Tierversuch und auch beim Menschen bewirkt es einen Anstieg der Milchsekretion im Wochenbett.

Während nach neuen experimentellen Untersuchungen das HCG vollständig in der Plazenta aufgebaut wird, ist die Plazenta allein nicht imstande, die **gesamte** Synthese der Steroidhormone, also der Östrogene und des Progesterons, vorzunehmen. Ursache ist wahrscheinlich der Mangel an Enzymen der Plazenta. Die Synthese der Steroidhormone ist in der Plazenta nur möglich, wenn ihr dazu **vom Feten und von der Mutter Vorstufen von Sterol- und Steroidnatur geliefert** werden.

Ein Beispiel: Die Plazenta ist wegen der fehlenden 16-Hydroxylase-Aktivität nicht in der Lage, Östriol zu bilden; dagegen besitzen die fetale Leber und Nebennieren eine große Aktivität dieses Enzyms (Abb. 36 c). Östriolvorstufen — aus dem Feten selber oder aus der Plazenta kommend — werden also in dem Feten 16-hydroxyliert, zur Plazenta transportiert und dort zum endgültigen Östriol aufgebaut.

Der Transport derartiger Vorstufen ist leicht möglich, da die Plazenta über die Nabelgefäße mit dem Blutkreislauf des Feten und über die Uteringefäße mit dem Blutkreislauf der Mutter verbunden ist. Daraus erklärt sich auch, daß alle in der Plazenta gebildeten Hormone, die sog. „plazentaren" Hormone, sich im Organismus der Mutter (und dem des Feten) nachweisen lassen.

Es ergibt sich also, daß Plazenta und Fet eine funktionelle, endokrine Einheit bilden, an der in einem gewissen Grade auch der mütterliche Organismus beteiligt ist. Man spricht daher heute von der

feto-plazentaren Einheit oder vom

feto-plazentaren endokrinen System oder,

um auch die mütterliche endokrine Mitwirkung zu betonen, vom

feto-maternen-plazentaren System.

Wir besprechen jetzt die drei wichtigsten „plazentaren" Hormone.

1. Choriongonadotropin (= Human Chorionic Gonadotropin = HCG)

Im Jahre 1927 von Aschheim und Zondek (Charité Berlin) gefundenes gonadotropes (= auf die Funktion der Keimdrüsen gerichtetes) Hormon. Es hat Eiweißstruktur und wird im Synzytiotrophoblasten gebildet. HCG geht von der Plazenta auf die Mutter über und wird im Harn ausgeschieden. Die Ausscheidungskurve (Abb. 36 a) beginnt schon wenige Tage nach der Implantation des befruchteten Eies anzusteigen und zeigt einen **charakteristischen hohen Gipfel im ersten Schwangerschaftsdrittel** (zwischen dem 50.—80. Tag

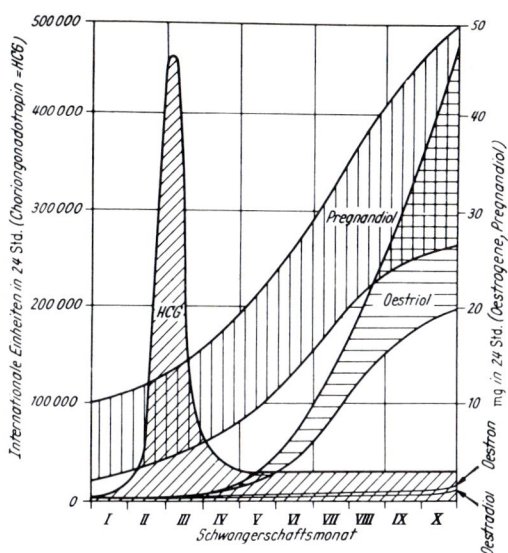

Abb. 36 a. Darstellung der Ausscheidung von HCG, Gesamtöstrogenen sowie Pregnandiol im Verlauf der Schwangerschaft (nach Zander).

post menstr.). Die HCG-Ausscheidung im mütterlichen Harn ist die Grundlage der **immunologischen** und **biologischen Schwangerschaftsteste** (S. 31). — Es ist heute gesichert, daß HCG auf den Feten übergeht, da festgestellt wurde (1968), daß HCG in der Nabelvene höher ist als in den Nabelarterien. **Physiologische Bedeutung des HCG:** Hierüber ist nur wenig bekannt. Experimentelle Untersuchungen machen es wahrscheinlich, daß das HCG auf die Erhaltung des Corpus luteum in der Schwangerschaft einwirkt (Zander). Ein Einfluß des HCG auf die Östrogensynthese wird diskutiert.

2. Progesteron

Progesteron wird während der Schwangerschaft in kontinuierlich steigenden Mengen von der Plazenta an die Mutter und den Feten abgegeben. Bildungsstätte ist wahrscheinlich der Synzytiotrophoblast. Zahlreiche Befunde sprechen dafür, daß außer diesem kein Bildungsort (NNR der Mutter, NNR des Feten und — abgesehen von den ersten Schwangerschaftswochen — das Corpus luteum) von Bedeutung ist. **Gegen Ende der Schwangerschaft werden täglich etwa 200—500 mg plazentares Progesteron an den mütterlichen Organismus abgegeben (Zander, v. Münstermann).**

Progesteron wird in der Plazenta sowohl aus Cholesterin als auch aus Pregnenolon gebildet (Abb. 36 b). Diese Ausgangssubstanzen zur Progesteronsynthese werden ganz überwiegend von der **Mutter** bereitgestellt. Das an den Feten abgegebene Progesteron wird von diesem zu einem großen Teil zu verschiedenen Steroiden umgebaut (Kortikosteron, Kortisol, sowie Androstendion und Testosteron bei männlichen Feten); ein anderer Teil wird von der fetalen Leber zu 20 α- bzw. 20 β-Dihydroprogesteron reduziert, das über die Nabelarterien zur Plazenta zurückkehrt. Das an den mütterlichen Kreislauf abgegebene plazentare Progesteron wird zum Teil (etwa 10—20% der insgesamt gebildeten Menge) als **Pregnandiol** (Pregnandiolglucuronosid oder P-Glucuronsäure-Konjugat) im Harn der Schwangeren ausgeschieden (Abb. 36b).

Da die Progesteronsynthese eine **plazentare** Leistung ist, ist die **Pregnandiolausscheidung im mütterlichen Harn ein Maß für den plazentaren Funktionszustand.**

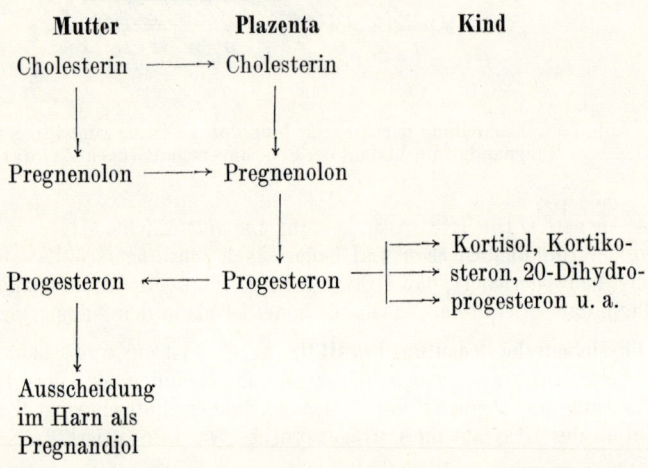

Abb. 36 b. Progesteronstoffwechsel während der Schwangerschaft.

Physiologische Bedeutung des Progesterons: Auf die „schwangerschaftserhaltende" Wirkung des Progesterons ist seit den Arbeiten von Knaus, Clauberg u. a. immer wieder hingewiesen worden. In neuerer Zeit konnte H. Jung mit mechanischen Registriermethoden nachweisen, daß das Progesteron eine einheitliche **Hemmwirkung auf die Kontraktionen der schwangeren und nicht schwangeren Uterusmuskulatur** ausübt. Es wird der Tonus der Muskulatur herabgesetzt und die Frequenz und Amplitudenhöhe der Kontraktionen vermindert.

834

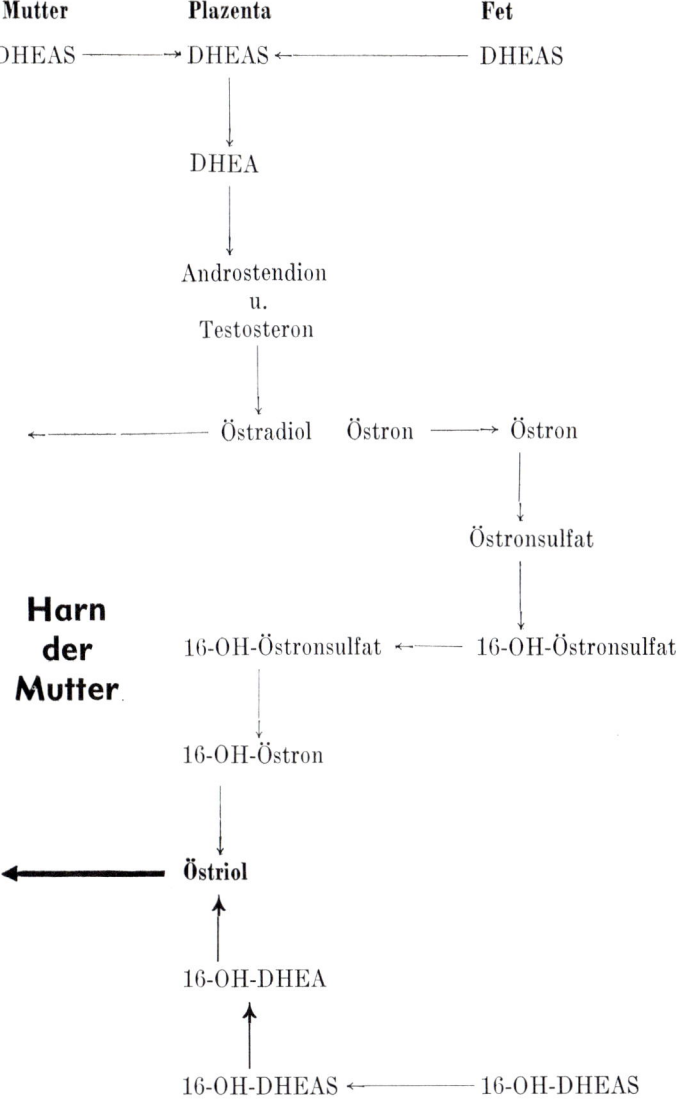

Mutter	Plazenta	Fet
DHEAS ———→	DHEAS ←———————	DHEAS

Abb. 36 c. Östrogensynthese während der Schwangerschaft.

3. Östrogene

Die drei klassischen Östrogene (Östron, Östradiol, Östriol) werden während der Schwangerschaft in kontinuierlich steigenden Mengen von der Plazenta gebildet. Die Östrogensynthese (Abb. 36c) geht in der Plazenta vom **Dehydro-epiandrosteronsulfat** (DHEAS) mütterlicher und fetaler Herkunft aus. Nach Abspaltung der Sulfatgruppe wird DHEA über Androstendion und Testosteron in Östron und Östradiol verwandelt.

Da die Plazenta keine 16-Hydroxylase-Aktivität besitzt, ist es ihr nicht möglich, aus Östron oder Östradiol Östriol aufzubauen. Diese Enzyme sind allerdings in der fetalen Leber und Nebenniere vorhanden, so daß der Fet zur Östriolsynthese sowohl DHEAS bzw. das von der Plazenta produzierte Östron zu 16-OH-DHEAS bzw. 16-OH-Östron hydroxyliert als auch 16-hydroxylierte Vorstufen wie 16-Hydroxyandrostendion und 16-Hydroxytestosteron liefert. Von den Sulfaten wird dann in der Plazenta die Sulfatgruppe abgespalten und das freie Steroid zu Östriol weiterverarbeitet. Die Östrogene werden im Harn schwangerer Frauen ausgeschieden, wobei wichtig ist, daß **zehnmal mehr Östriol als Östron und Östradiol** ausgeschieden wird. Etwa 80% **des im Harn erscheinenden Östriols sind fetaler Herkunft.**

> Da die Hydroxylierung der Östriolausgangsstoffe — wie oben ausgeführt — eine **fetale** Leistung ist, ist die **Östriolausscheidung im Harn der Mutter ein Maß für das Wohlergehen des Feten.**

Physiologische Bedeutung der Östrogene: Sie ist ungewiß. Man nimmt heute als Hauptwirkung die **Wachstumsförderung des graviden Uterus** an. Östrogene bewirken Vermehrung der kontraktilen Elemente und energiereichen Substanzen im Uterusmuskel. Außerdem beeinflussen sie das Membranpotential dieser Muskelzellen

Weiterführende Literatur

Aschheim, S., B. Zondek: Hypophysenvorderlappenhormon und Ovarialhormon im Harn von Schwangeren. Klin. Wschr. 6 (1927) 1322

Brody, S. u. G. Carrström: Immuno-assay of human chorionic gonadotropin in normal and pathologic pregnancy. J. clin. Endocrin. 22 (1962) 564

Csapo, A.: Defence mechanism of pregnancy. Ciba Foundation Study Group 9 (1961)

Csapo, A., H. Jaffin, T. Kerenyi: Volume and activity of the pregnant human uterus. Amer. J. Obstet. Gynec. 85 (1963) 819

Diczfalusy, E., Ch. Lauritzen: Östrogene beim Menschen. Springer, Berlin 1961

Diczfalusy, E., P. Troen: Endocrine functions of the human placenta. Vitam. and Horm. 19 (1961) 229

Diczfalusy, E., O. Cassmer, C. Alonso, M. de Miquel: Oestrogen metabolism in the human foetus and newborn. Recent. Progr. Hormone Res. 17 (1961) 147

Diczfalusy, E.: Endocrine functions of the human fetoplacental unit. Fed. Proc. 23 (1964) 791

Döring, K. G.: Physiologie der Fortpflanzung. In: Lehrbuch der Physiologie des Menschen, 28. Aufl., Bd. I, hsg. von H.-K. Rosemann. Urban & Schwarzenberg, München 1960

Döring, G. K.: Physiologie der Schwangerschaft und des Fetus. In: Klinik der Frauenheilkunde und Geburtshilfe, Bd. III/1, hsg. von H. Schwalm u. G. Döderlein. Urban & Schwarzenberg, München 1965

Hörmann, G., H. Lemtis: Die menschliche Plazenta. In: Klinik der Frauenheilkunde und Geburtshilfe, Bd. III, hsg. von Schwalm, H., G. Döderlein. Urban & Schwarzenberg, München 1965

Jung, H.: Zur Physiologie und Klinik der hormonalen Uterusregulation. Karger, Basel 1965

Jung, H.: Erregungsphysiologie des Uterus. Arch. Gynäk. 202 (1965) 14

Kaiser, R.: Die Pregnandiolausscheidung im Harn vor der Geburt. Arch. Gynäk. 179 (1951) 115

Kaiser, R.: Über die Rückbildungsvorgänge in der Decidua während der Schwangerschaft. Arch. Gynäk. 192 (1960) 209

Kaiser, R.: Über die Änderung des Oestrogen/Pregnandiol-Quotienten im Verlauf der Gravidität. Arch. Gynäk. 192 (1960) 428

Kaiser, R.: Die Reaktion des mütterlichen und fetalen Endometrium auf die Hormone per Placenta. Arch. Gynäk. 198 (1963) 128

Kaiser, R.: Die Gonadotropin- und Östrogenausscheidung in den verschiedenen Lebensabschnitten der Frau. Geburtsh. u. Frauenheilk. 26 (1966) 596

Knaus, H.: Die Physiologie der Zeugung des Menschen. Maudrich, Wien 1953

Lauritzen, C., W. D. Lehmann: HCG im Blut u. Harn von Neugeborenen. Arch. Gynäk. 200 (1965) 578

Lauritzen, Ch.: Das Choriongonadotropin. Gyn. Rdsch. 3 (1966) 81

Van der Molen, H. J.: Determination of plasma progesterone during pregnancy. Clin. chim. Acta 8 (1963) 943

Roy, E., J. R. McKay: The concentration of oestrogens in blood during pregnancy. J. Obstet. Gynaec. Brit. Cwlth. 69 (1962) 13

Runge, H., H. Riehm: Über die Beteiligung des Kollagenfasersystems an der Dehnung der Cervix uteri sub partu. Arch. Gynäk. 181 (1952) 400

Schild, W., K. Schürholz, A. Seuken: Untersuchungen über den Oestrogengehalt in den Nabelschnurgefäßen und im Retroplacentarblut. Arch. Gynäk. 198 (1963) 136

Staemmler, H. J.: Fibel der gynäkologischen Endokrinologie. 2. Aufl. von: Grundriß der gynäkologischen Endokrinologie für Studierende und Ärzte. Thieme, Stuttgart 1969

Thomsen, K., R. Willemsen: Histochemische Untersuchungen über die Produktionsorte der Choriongonadotropine. Acta endocr. (Kbh.) 30 (1959) 161

Zander, J.: Progesterone. In: Human blood and tissues. Nature (Lond.) 174 (1954) 406

Zander, J., A. M. von Münstermann: Progesteron in menschlichem Blut und Geweben. III. Progesteron in der Plazenta, in der Uterusschleimhaut und im Fruchtwasser. Klin. Wschr. 34 (1956) 944

Zander, J.: Die Schwangerschaft. In: Klinik der inneren Sekretion, hsg. von A. Labhart. Springer, Berlin 1957

Zander, J.: Die Hormonbildung in der Placenta und ihre Bedeutung für die Frucht. Arch. Gynäk. 198 (1962) 113

Zander, J.: Die Hormone der Plazenta. In: Gynäkologie und Geburtshilfe, Bd. II. hsg. von O. Käser, V. Friedberg, K. G. Ober, K. Thomsen, J. Zander, Thieme, Stuttgart 1967

(Fortsetzung des Beitrages „Pränatale Diagnostik" von J. Bretscher)

Die Plazenta als Austauschorgan

Neben ihrer Funktion als endokrine Drüse kommt der Plazenta eine **zweite Hauptaufgabe** zu:

> **Austauschorgan** für den
> feto-maternalen Stoffwechsel

Diese Aufgabe steht nicht etwa rangmäßig an zweiter Stelle, sondern ist **neben** die **Hormonproduktion** zu stellen. Der Stoffaustausch erfolgt über einen **Membran,** welche mütterliche und fetale Blutstrombahn trennt, die

> **Synzytio-kapilläre Membran**

Entwicklungsgeschichtlich gesehen ist diese Membran chorialen, d. h. fetalen Ursprungs. Der mütterliche Organismus bildet keine morphologischen Anteile: **mütterliches und fetales Blut sind beim Menschen getrennt** in einem

> **Hämo-chorialen System**

Das **fetale Blut** fließt in einer eigentlichen anatomischen Kapillare, der **Zottenkapillare,** das **mütterliche Blut** fließt **frei** um die Zotten in einem

> kapillären Zwischenzottenraum
> = **intervillösen Spaltsystem**

Der Begriff kapillär bezieht sich dabei lediglich auf die Dimension des intervillösen Raumes, nicht auf eine mütterliche anatomische Struktur.

Ausgetauscht werden:

1. Atemgase (O_2 und CO_2).
2. Nährstoffe (dazu gehören aber auch die Energielieferanten).
3. Immunisierende Stoffe.
4. Medikamente.

Die Membrane ist aber gleichzeitig auch eine **Barriere,** die gegenüber gewissen Stoffen eine vollständige Sperre oder doch eine starke Behinderung darstellt. Wichtig ist diese Tatsache für die Beurteilung der Wirkung von Pharmaka auf den Feten:

Mechanisch-physikalische Barriere:

Im Prinzip entscheidet über den Durchtritt in erster Linie die M o l e k ü l - g r ö ß e (Molekulargewicht) und in zweiter Linie die F e t t l ö s l i c h k e i t der betreffenden Substanzen.

Beispiel: Heparin mit einem Molekulargewicht über 1000: keine Passage. Cumarine mit einem Molekulargewicht unter 1000: Passage (**Antikoagulantientherapie!**).

Die mechanische Barriere kann durchbrochen werden, wenn Lücken im Synzytium bestehen, es kommt zur **Diapedese** großer Substanzen.

Beispiel: Erythrozyten treten durch (**Rhesusinkompatibilität!**).

Die chemische Barriere:

In das Synzytium **eintretende Substanzen** werden **verändert.**

Beispiel: Mütterliches und bei Diabetes der Mutter verabreichtes Insulin.

Damit ist eine weitere Funktion der Plazenta erwähnt:

Dritte Aufgabe der Plazenta:

> **Metabolisierung**
> von nicht endokrinen Stoffen

Metabolisierung bedeutet aber nicht nur Abbau, sondern auch **Synthese:** Dazu gehört der Aufbau von Fetten aus Fettbausteinen und von Proteinen aus Aminosäuren.

||| Durch Synthese sorgt die Plazenta für ihr eigenes Wachstum.

Zur Synthese gehört auch die Bereitstellung von **Energie,** sie wird benötigt für die **Arbeit,** welche die Membrane beziehungsweise das Synzytium für den Austausch gewisser Stoffe aufwenden muß. **Der Austausch erfolgt nämlich nicht für alle Stoffe einfachen physikalischen Gesetzen.** Die Tab. 6 gibt eine generelle Übersicht:

Passiver Durchtritt	Beispiel:
1. einfache Diffusion	O_2, CO_2
2. erleichterte Diffusion (mit Trägermolekül = Carrier)	Glukose
3. Diapedese	Erythrozyten
Aktiver Transport (Energie!) 1. Enzymgesteuert	Anorg. Ionen, Aminosäuren, Fettsäuren, Vitamine, Hormone
2. Pinozytose	Proteine, Lipide

Tab. 6. Durchtrittsmechanismen verschiedener Stoffe durch die synzytio-kapilläre Plazentamembran.

Weil die Plazenta für ihren eigenen Bedarf eine rege metabolische Tätigkeit aufweist und — wie die Tab. 6 zeigt — auch für den Transport gewisser Bausteine Energie benötigt, liegt nahe, daß dieselbe von der Plazenta selbst gebildet wird:

Einfaches Schema zur Leistung der Plazentazelle:

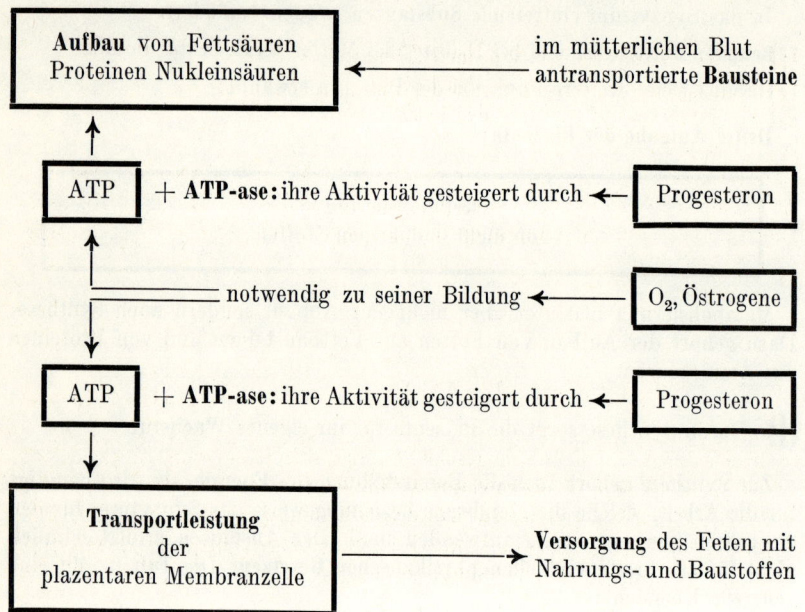

Mit diesem Schema wird klar:

Entscheidend verwoben miteinander sind:

1. Hormonproduktion (Plazenta, Fetus und Plazenta)
2. O_2-Zufuhr (von der Mutter in das intervillöse Spaltsystem)
3. Plazentawachstum
4. Nutritive Versorgung des Feten

Dies ist die Grundlage zum Verständnis der **Plazentarinsuffizienz im eigentlichen Sinne des Wortes** (S. 774)

Obschon wir unterscheiden zwischen

respiratorischer Insuffizienz (Gasaustausch) und
nutritiver Insuffizienz

sind beide Funktionsstörungen doch auch v o n e i n a n d e r a b h ä n g i g. **Deshalb**
können bei derjenigen Schwangerschaftskomplikation, die am häufigsten mit
Plazentainsuffizienz einhergeht, nämlich dem EPH-Syndrom (Gestose, S. 623),
die **drei** klinisch faßbaren Symptome auftreten:

1. Wachstumsretardation der Plazenta
2. Wachstumsretardation des Feten
3. Hypoxie und Azidose des Feten

Wir wenden uns besonders der respiratorischen Funktion der Plazenta zu
und benutzen dazu hauptsächlich die fünf Abbildungen 37, 38, 39, 40 und 41.
Die Bilder 37 und 38 gelten auch für das Verständnis des Austausches nicht-
gasförmiger Stoffe.

1. Grundlagen der Diffusion von CO_2 und O_2

Grundsatz: Der Austausch geschieht **ohne Energieaufwand,** er folgt dem
feto-maternalen **Konzentrationsgefälle.** Konzentrationsgefälle bedeutet
Unterschied der Gasdrucke (= Spannung = mm Hg = Torr).

Im weiteren ist die Menge des diffundierenden Gases (V pro Zeit) abhängig
von anderen Größen, sie alle sind zusammengefaßt in der **Fick'schen Formel:**

$$\frac{V}{t} = K \cdot \frac{A}{L} \cdot \bar{\Delta}P$$

K = Diffusionskonstante von Krogh, setzt sich zusammen aus der Löslichkeit des
Gases in ml pro ml Lösung (Plasma) und aus der Diffusionskapazität = Eigen-
schaft der in Frage stehenden Austauschmembran (in unserem Falle synzytio-
kapillär).
A = Austauschoberfläche = Flächendimension der Membrane.
L = Diffusionsstrecke = Dicke der Austauschmembran.
ΔP = mittlere Druckdifferenz der Gase zwischen beiden Seiten der Membrane.

**Änderungen der Oberfläche (A) = weiterer Faktor zum Verständnis der
Plazentainsuffizienz i. e. S.**

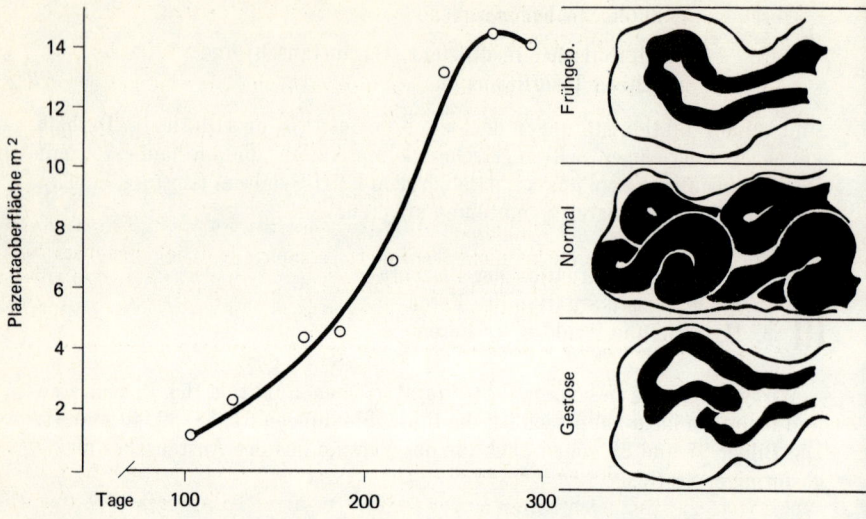

Abb. 37. Das Wachstum der Plazentaoberfläche nebst dem Hinweis, daß Oberflächenzunahme nicht unbedingt Zunahme der Austauschfläche bedeuten muß (nach Wilkin and Bursztein, 1958, sowie Aladjem, 1970).

A. Die **Plazentaoberfläche nimmt** bis zum Termin **ständig zu** = Anpassung an den zunehmenden O_2-Verbrauch des wachsenden Feten (linke Seite der Abb. 37). Wiederum betrachten wir die gestörten Verhältnisse am Beispiel des EPH-Syndroms:

Zottenoberfläche am Termin	Normal 11 m²	EPH-Syndrom 7,7 m²

B. Damit ist das Problem Oberflächeninsuffizienz noch nicht ganz erfaßt. Es ist auch ganz wesentlich, ob und inwieweit die Zotten von **respirationsfähigen Kapillaren** ausgefüllt sind (rechte Seite der Abb. 37). Bei Krankheiten, die mit Infarkten und Gefäßdegeneration einhergehen (wieder als Beispiel das EPH-Syndrom), sind ganze Gefäßabschnitte außer Funktion gesetzt, es sind aber auch eine geringere Dilatation und eine geringere Knäuelung der Schlingen vorhanden = **zwei Faktoren,** welche die Diffusionsfläche verringern:

Oberfläche der Kapillarzotten am Termin	Normal 12 m²	EPH-Syndrom 10 m²

Änderungen der Diffusionsstrecke = weiterer Faktor zum Verständnis der Plazentainsuffizienz i. e. S.

Die **Strecke** nimmt im Laufe der Gravidität **ständig ab** und beträgt am Termin im Mittel 3,5 μ. Abb. 37 zeigt die Verhältnisse deutlich in dem Vergleich zwischen Frühgeburt und normaler Termingeburt. Die Strecke kann v e r g r ö ß e r t werden durch V e r d i c k u n g   d e r   B a s a l m e m b r a n e der Kapillare (Übertragung, EPH-Syndrom) und andererseits durch V e r d i c k u n g   d e s S y n z y t i u m s (Ödem bei Diabetes und Rh-Inkompatibilität). Wird die Membrane bezüglich ihrer Dicke nicht verändert, sondern lediglich degenerativ umgewandelt, so nimmt die Diffusionsstrecke nicht zu, wohl aber ändert sich die Diffusionseigenschaft und damit die Konstante K der Fick'schen Formel.

Degeneration des Trophoblasten am Termin	Normal 10—40%	EPH-Syndrom 90—100%!

Änderung der Druckdifferenz der Gase = weiterer Faktor zum Verständnis der Plazentainsuffizienz. Die Störung liegt dabei wohl noch in der Plazentaeinheit, aber im m ü t t e r l i c h e n Anteil:

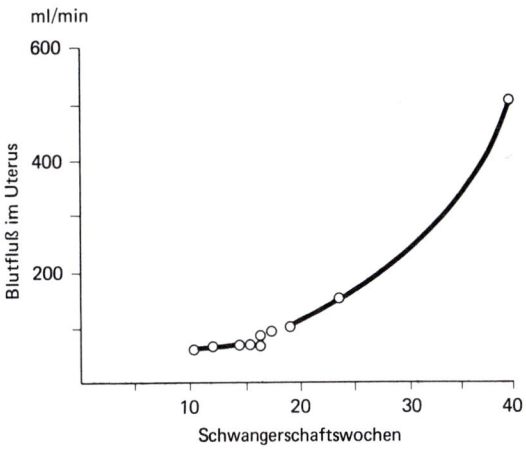

Abb. 38. Die Zunahme des uterinen Blutdurchflusses (flow) im Laufe der Gravidität (nach Burwel and Metcalf, 1958).

Der **O$_2$-Druck im intervillösen Spaltsystem** ist unter anderem abhängig von der Menge der pro Zeiteinheit umgesetzten mütterlichen **Blutmenge.** Die Abb. 38 zeigt, wie zur Anpassung des zunehmend erhöhten O$_2$-Bedarfes des

843

wachsenden Feten der uterine Blutdurchfluß zunimmt. Nicht alles arterialisierte mütterliche Blut fließt vom Myometrium aus durch die Spiralarterien in den intervillösen Spaltraum, es bestehen nämlich arterio-venöse Anastomosen. Doch ist der Durchfluß im intervillösen Spaltraum am Termin auf rund 500 ml/min zu berechnen. Es liegt auf der Hand, daß **die Druckdifferenz für O_2 und auch für CO_2 abnimmt, wenn Veränderungen in den mütterlichen (= uteroplazentaren) Gefäßwänden stattfinden.** Beispiel für das EPH-Syndrom:

Durchfluß im intervillösen Spalt am Termin	Normal etwa 500 ml/min	EPH-Syndrom etwa 170 ml/min

Weil nun die Fick'sche Diffusionsformel ihre Anwendung nicht auf zwei stationäre Medien, sondern auf zwei dynamische Blutkammern findet, ist in unsere Betrachtungen einzuführen

die Kontaktzeit

2. Modelle für die feto-maternalen Blutstromrichtungen (Abb. 39)

A. Das Gleichstromprinzip

1. In keinem Fall kann PO_2 des fetalen Blutes am Ende des Kontaktes über PO_2 des uterinen Venenblutes steigen ($PO_2 = O_2$-Druck = O_2-Spannung).
2. Das fetale Blut könnte diesen Druck erreichen, falls der Kontakt genügend lange dauern würde oder wenn die Durchflußrate des fetalen Blutes stark unter derjenigen der Mutter liegt.
   : am wenigsten effektives System (bei Säugern bis jetzt nicht bekannt)

B. Das Kreuzstromprinzip

Zum Verständnis des mittleren Schemas in Abb. 39: Die fetalen Kapillarstrecken in der Nähe der Decidua basalis sind einem hohen mütterlichen PO_2 ausgesetzt, diejenigen in Nähe der Chorionplatte einem relativ niedrigen PO_2. Falls, wie beim Rh-Affen das Blut aus den Spiralarterien vorerst gegen die Chorionplatte spritzt und von da aus duschenartig über den Zottenbaum in Richtung der Basalplatte rieselt, sind die Verhältnisse umgekehrt. **Jedenfalls sind die Einzelzotten Abschnitten des mütterlichen Blutes mit verschiedenem PO_2 ausgesetzt.**

1. Im Blut der zum Feten führenden Vena umbilicalis muß eine Mischung von verschiedenen Blutportionen mit je verschiedenem PO_2 vorhanden sein.

844

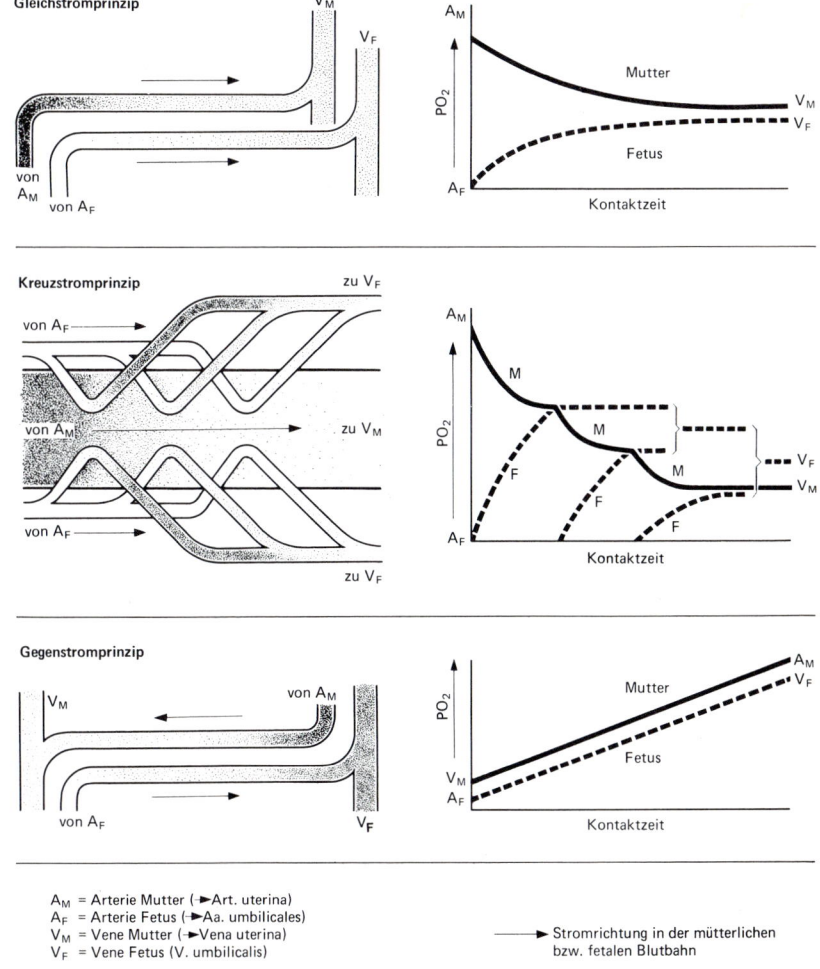

Abb. 39. Modelle für die Stromrichtung mütterlichen und fetalen Blutes.
Nach Bartels, 1970.

2. Das Kreuzstromprinzip ermöglicht, daß PO_2 in der Vena umbilicalis höher liegt, als in der Vena uterina.
3. Damit das Kreuzstromprinzip möglichst effektiv arbeitet, muß der intervillöse „Raum" spaltförmig-kapillarartig sein, was er tatsächlich ist.
: **mittelgradig effektives System: vorhanden beim Menschen**

C. Das Gegenstromprinzip

1. PO_2 des fetalen Venenblutes kommt nahe an PO_2 des mütterlichen Arterienblutes heran.
2. Bei genügend langem Kontakt kann PO_2 des fetalen Venenblutes sogar PO_2 des mütterlichen Arterienblutes erreichen.
: **effektvollstes System** (verwirklicht beim Schaf)

3. Faktoren, welche einen ausreichenden feto-maternalen Gasstoffwechsel begünstigen

Neben den Grundprinzipien der Diffusion (Seite 841) und den Strömungsverhältnissen (Seite 843) seien einige wichtige zusätzliche Faktoren angeführt, welche schon physiologischerweise den Gasaustausch begünstigen und natürlich bei Störungen als Reservefaktoren eine Rolle spielen.

A. Die physiologische mütterliche Hyperventilation
Die Abb. 40 zeigt, wie bis zum Termin (nach anderen Autoren wenigstens bis mens 7) eine wichtige Atemgröße zunimmt: das Atemvolumen. Die beigefügten Daten lassen eine Zunahme der wirklich effektiven Atemgröße berechnen:

Die alveoläre Ventilation nimmt zu

Dies hat vor allem Bedeutung für den feto-maternalen **CO_2-Austausch**:

	Der alveoläre PCO_2 nimmt ab
dadurch:	**PCO_2 im mütterlichen Blut nimmt ab**
dadurch:	**$\Delta \bar{P}$ in der Fick'schen Formel nimmt zu**
dadurch:	**Diffusionsrate nimmt zu**

Ursache der physiologischen Hyperventilation:

In der Schwangerschaft: Wirkung des Progesterons auf Atemzentrum: Alternierend sub partu: Reaktion auf Wehenschmerz.

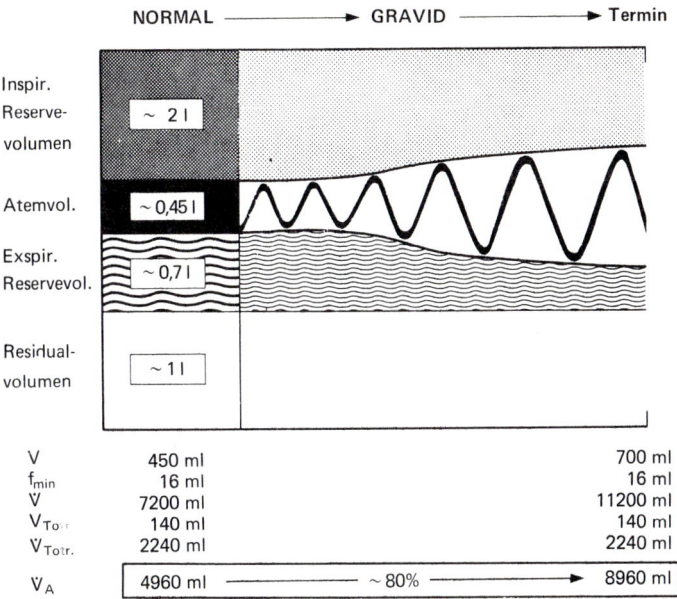

	NORMAL ⟶	GRAVID ⟶	Termin
Inspir. Reservevolumen	~ 2 l		
Atemvol.	~ 0,45 l		
Exspir. Reservevol.	~ 0,7 l		
Residualvolumen	~ 1 l		

V	450 ml		700 ml
f_{min}	16 ml		16 ml
$\dot{V}$	7200 ml		11200 ml
V_{Tot}	140 ml		140 ml
$V_{Totr.}$	2240 ml		2240 ml
V_A	4960 ml	~ 80% ⟶	8960 ml

Abb. 40. Die Veränderung der mütterlichen Atemgrößen im Laufe der Schwangerschaft. V = Atemvolumen, f = Atemfrequenz, V = Minutenvolumen, V_A = alveoläres Minutenvolumen

Die willentliche oder durch übermäßigen Schmerz und Angst **gesteigerte Hyperventilation** kann zufolge noch nicht eindeutig geklärter Mechanismen zu anderen, sogar nachteiligen Effekten führen.

B. Ursache der Überströmung der Plazentazotten mit arterialisiertem mütterlichem Blut.

Eine wichtige Frage lautet: Warum fließt das an der Platte der Decidua basalis in den intervillösen Spaltraum einströmende Blut nicht gleich wieder ab durch die Dezidualvenen?

Aus den Spiralarterien schießt das mütterliche Blut unter hohem Druck nämlich 80 mm Hg in den Spaltraum ein = Borell'scher-Strahl. **So kann der Widerstand, welchen die kapillären Spalten dem Blut entgegensetzen, überwunden werden.** Erst dadurch wird:

aus der **Durchflußrate** eine eigentliche **Perfusionsrate.**

C. Die zirkulatorische Wirkung der Wehen

Die Uteruskontraktion führt zu einer **Drosselung der intramuralen Uterusarterien** (und auch der Venen). Im Prinzip bedeutet dies wegen des mangelnden Nachschubes arterialisierten Blutes in den intervillösen Spaltraum Gefahr.

847

Ein bezüglich der Funktion noch nicht abgeklärter **Kompensationsmechanismus** bewahrt den Feten vor der Bedrohung: **Während des Status incrementi einer Wehe findet bis zur Akme eine Verbesserung der O_2-Sättigung und des pH-Wertes im fetalen Blut statt, erst während des Status decrementi sinken beide Werte wieder ab** (S. 779). Zu einer wirklichen Bedrohung wird erst die pathologische Uteruskontraktion, (zu lange Dauer der Wehe oder zu kurze Intervalle zwischen den Wehen).

D. Der einfache und der doppelte Bohreffekt

Zum Verständnis ist die Auffrischung von Kenntnissen über zwei Voraussetzungen und eine Definition notwendig.

Voraussetzungen:

1. Die Sauerstoff**sättigung** (= Bindung an das Hämoglobin im Erythrozyten = $SO_2\%$) und der **Druck** (= Partialdruck = PO_2 mm Hg) des im Plasma gelösten Sauerstoffes stehen miteinander in einer bestimmten Beziehung.

2. Zu jedem gegebenen Sättigungswert ist sein Wert für den Druck gegeben. In einem Koordinatensystem ergibt die Verbindung verschiedener Punkte eine Kurve. Sie heißt **O_2-Bindungskurve oder O_2-Dissoziationskurve.**

Definition: Die „Kraft", mit der ein Erythrozyt den im Plasma gelösten Sauerstoff anzieht, heißt **Affinität.**

Ein Erythrozyt mit großer Affinität zieht O_2 schneller in sich auf als ein Erythrozyt mit kleinerer Affinität.

> ### Der fetale Erythrozyt besitzt eine größere Affinität als der mütterliche

Zudem:

> Die Affinität beider Erythrozyten ändert sich mit dem CO_2-Gehalt des Blutes, ist also pH-abhängig
> = **BOHR-Effekt**

Die Abb. 41 zeigt die Wirksamkeit des Bohreffektes, weil sich während des Aneinandervorbeifließens von fetalem und mütterlichem Blut der CO_2-Gehalt **in beiden Blutstrombahnen ändert,** spricht man von **doppeltem** Bohreffekt. Alkalisierung verschiebt die Kurve nach links. Steigerung der Azidität nach rechts.

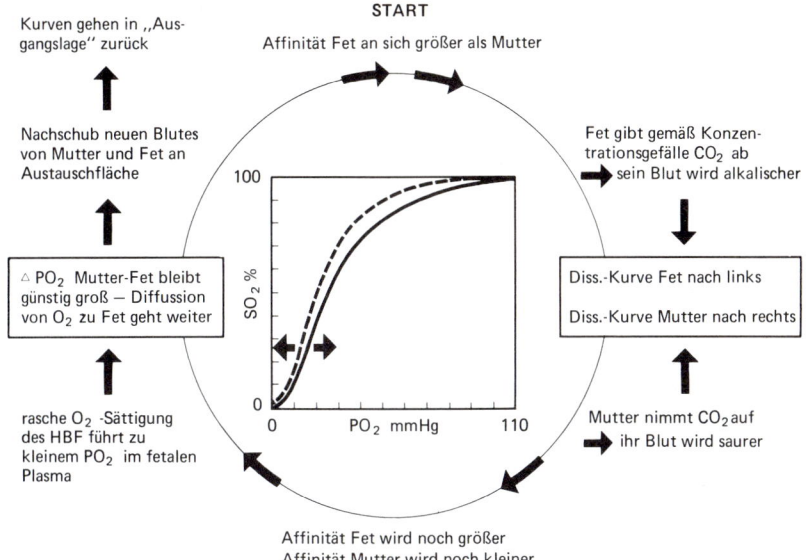

Kurven gehen in „Ausgangslage" zurück

START
Affinität Fet an sich größer als Mutter

Nachschub neuen Blutes von Mutter und Fet an Austauschfläche

Fet gibt gemäß Konzentrationsgefälle CO_2 ab
→ sein Blut wird alkalischer

△ PO_2 Mutter-Fet bleibt günstig groß − Diffussion von O_2 zu Fet geht weiter

Diss.-Kurve Fet nach links
Diss.-Kurve Mutter nach rechts

rasche O_2-Sättigung des HBF führt zu kleinem PO_2 im fetalen Plasma

Mutter nimmt CO_2 auf
→ ihr Blut wird saurer

Affinität Fet wird noch größer
Affinität Mutter wird noch kleiner

Axis labels: SO_2 %, vertical; 100, 0; PO_2 mmHg, 0 to 110 horizontal

Abb. 41. Der doppelte Bohr-Effekt, siehe Text.

E. Die O_2-Versorgung fetaler Organe

Definition: Unter **Utilisation** = O_2-Ausschöpfbarkeit versteht man die Abhängigkeit der O_2-Aufnahme von Körperzellen vom PO_2 des sie umfließenden Plasma.

> Fetales Gewebe verfügt über wesentlich bessere Ausschöpfbarkeit als Gewebe Erwachsener.

Bessere Utilisation heißt: selbst bei tiefem PO_2 in der Kapillare nimmt die Zelle noch O_2 auf. Der für den Erwachsenen mit 25 mm Hg angenommene Grenzwert, unterhalb welchem die Zelle keinen O_2 mehr aufnehmen kann, wird bis zu 10 mm Hg unterschritten.

Einen Anhaltspunkt für das Maß der Utilisation des ganzen fetalen Organismus gibt die O_2-Druckdifferenz zwischen dem Blut der Arteria und Vena umbilicalis.

Literatur zur Weiterbildung:

Aherne, W. and M. S. Dunnil: Morphometry of the human placenta. Brit. Med. Bull. 22 (1966) 5

Bartels, H.: Prenatal respiration. North-Holland publ. compagny Amsterdam—London 1970

Bartels, H. and W. Moll: Passage of inert substances and oxygen in the human placenta. Pflügers Arch. Ges. Physiol. 280 (1964) 165

Beer, R., H. Bartels and H. A. Raczkowski: Die Sauerstoffdissoziationskurve des fetalen Blutes und der Gasaustausch in der menschlichen Plazenta. Pflügers Arch. Ges. Physiol. 260 (1955) 306

Bohr, C., K. A. Hasselbalch and A. Krogh: Über einen in biologischer Beziehung wichtigen Einfluß, den die Kohlensäurespannung des Blutes auf dessen Sauerstoffbindung übt. Scand. Arch. Physiol. 16 (1904) 402

Burwell, C. S. and J. Metcalfe: Heart disease and pregnancy, physiology and management. Little, Brown, and Co., Boston 1958

Dawes, G. S.: Foetal and neonatal physiology. Year book Med. publishers, Chicago 1968

Döring, G. K. and H. H. Loeschcke: Atmung und Säure-Basengleichgewicht in der Schwangerschaft. Pflügers Arch. Ges. Physiol. 249 (1947) 437.

Döring, G. K., H. H. Loeschcke and B. Ochwadt: Weitere Untersuchungen über die Wirkung der Sexualhormone auf die Atmung. Pflügers Arch. Ges. Physiol. 252 (1950) 216.

Freese, U. E.: The fetal maternal circulation of the placenta I. Histomorphologic, plastoid injection, and X-ray cinematographic studies on human placentas. Amer. J. Obstet. Gynec. 94 (1966) 354.

Freese, U. E., K. Ranninger and H. Kaplan: The fetal-maternal circulation of the placenta. II. An X-ray cinematographic study of pregnant Rhesus monkeys. Amer. J. Obstet. Gynec. 94 (1966) 361

Hörmann, G. und H. Lemtis: Die menschliche Plazenta. In: Klinik der Frauenheilkunde und Geburtshilfe Bd. 3, ed.: Schwalm, H. und G. Döderlein. Urban und Schwarzenberg, München—Berlin 1965

Huckabee, W. E.: Uterine blood flow. Amer. J. Obstet. Gynec. 84 (1962) 1923

Newman, W., L. McKinnon, L. Phillips, P. Paterson and C. Wood: Oxygen transfer from mother to fetus during labour. Amer. J. Obstet. Gynec. 99 (1967) 61

Wilkin, P. and M. Bursztein: Etude quantitative de l'évolution, au cours de la grossesse, de la superficie de la membrane d'échange du placenta humain. In: Le placenta humain, ed.: J. Snoek. Masson et Cie, Paris 1958

Wulf, H.: Der Gasaustausch in der reifen Plazenta des Menschen. Z. Geburtsh. Gynäk. 158 (1962) 117

Wulf, H.: Der Gasaustausch in der Plazenta. Mschr. Kinderheilk. 115 (1967) 130

Ultraschall in der Geburtshilfe

Von Dietrich Hofmann, Münster

In der Geburtshilfe hat sich der Ultraschall, wie die Erfahrungen der vergangenen fünf Jahre gelehrt haben, als wichtiges diagnostisches Hilfsmittel erwiesen. Sofern die physikalischen Voraussetzungen ihrer Anwendung erfüllt sind, stellt die Ultraschall-Echographie im Vergleich zur Röntgendiagnostik die einfacher anwendbare, aussagekräftigere und unbedenklichere Untersuchungsmethode dar (Donald; Hofmann, Holländer und Weiser; Hofmann und Holländer; Holländer; Kratochwil; Sunden; Taylor, Holmes, Thompson und Gottesfeld).

Physikalische Grundlagen

Unter Ultraschall versteht man Schallwellen, deren Frequenz oberhalb des Hörbereiches liegt:

Frequenzbereich (Hz)	Bezeichnung
0— 16	Infraschall
16— 18000	Hörschall
> 18000	Ultraschall
>100000	Hyperschall

Je höher die Frequenz der Schallwellen ist, deren Ausbreitung an Materie gebunden ist, desto mehr gleichen ihre Ausbreitungseigenschaften denjenigen freier elektromagnetischer Wellen. Im menschlichen Körper breitet sich der Ultraschall als Longitudinalwelle aus. Seine Ausbreitungsgeschwindigkeit wird von der Dichte und von der Elastizitätskonstanten des jeweiligen Mediums bestimmt. Beispiele für die Ausbreitungsgeschwindigkeit:

Wasser: 1497 m/sek
Muskelgewebe: 1568 m/sek
Knochen: 3360 m/sek

Durchdringt ein Ultraschall-Wellenbündel zwei hintereinanderliegende Medien, so wird ein Teil der Schallenergie an der Grenzfläche zwischen beiden zurückgeworfen, während der andere Teil in das tiefer liegende Medium eintritt. Diese Reflexion folgt den vom Licht her bekannten Winkelgesetzen. Sie hängt vom Unterschied der akustischen Wellenwiderstände der beiden Medien ab. Es gilt (ϱ = Dichte, v = Schallgeschwindigkeit im betreffenden Gewebe).

$$\text{Reflexionsfaktor } R = \frac{(\varrho_2 v_2 - \varrho_1 v_1)}{(\varrho_2 v_2 + \varrho_1 v_1)}$$

An Grenzflächen zwischen Gasen und flüssigen oder festen Medien erfolgt eine nahezu vollständige Reflexion der Ultraschall-Wellen, weshalb bei der medizinischen Anwendung eine **akustische Ankoppelung** (z. B. mit Wasser, Öl oder einem Gel) notwendig wird. An der Grenzfläche Muskel/Knochen wird bei einem Einfallswinkel von 90° ein Anteil von etwa 30% der eingefallenen Schallenergie reflektiert. **Das durch die Reflexion erzeugte Echo bildet die Grundlage der diagnostischen Ultraschall-Anwendung.**

Die Schallabsorption in einem Medium folgt einer e-Funktion:

$$I = I_0 \cdot e^{-2ax}$$

(α = Amplituden-Absorptions-Koeffizient).

Technik

Technisch bedient man sich bei der Erzeugung von Ultraschall-Wellen sogenannter **piezoelektrischer Kristalle,** bei denen unter Druckeinwirkung elektrische Polarisationserscheinungen und umgekehrt unter elektrischem Einfluß reversible mechanische Verformungen auftreten. Beim **Impulsechoverfahren,** wie es in der medizinischen Diagnostik meistens angewendet wird, sendet der Kristall einen kurzen Ultraschall-Impuls von rund 1 μsek Dauer, um dann auf Empfang umgeschaltet zu werden und die Echos wieder aufzunehmen. Letztere werden wieder in elektrische Impulse umgewandelt und auf einem Bildschirm sichtbar gemacht.

Für die Anwendung in der Geburtshilfe eignen sich im wesentlichen zwei Ultraschall-Diagnostikverfahren:

1. **Das Impulsechoverfahren**
2. **Das Dopplerverfahren.**

---

1. Das Impulsechoverfahren (Prinzip s. o.).

Hierbei können zwei Verfahren unterschieden werden:

A) Die (eindimensionale) **A-Bild-Methode**
B) Die (zweidimensionale) **B-Bild-Methode.**

A) Bei der **A-Bild-Methode,** deren Prinzip von der Echoenzephalographie her seit längerem bekannt ist, wird ein **feststehender Schallkopf** benutzt (Kratochwil). Die Echos gelangen auf dem Oszillographen als **Zacken** zur Darstellung (Abb. 1). Es entsteht kein reelles Bild. Die Zacken bedürfen vielmehr der **Identifizierung,** was unter Umständen Schwierigkeiten bereiten kann. Deshalb eignet sich diese Methode vor allem zur **Abstandsmessung** definierter Grenzflächen, in der Geburtshilfe beispielsweise zur **Bestimmung eines kindlichen Schädeldurchmessers.** Auch die Messung der Konjugata vera, deren Bedeutung in der heutigen geburtshilflichen Klinik allerdings in den Hintergrund getreten ist, kann mit der A-Bild-Methode bewerkstelligt werden.

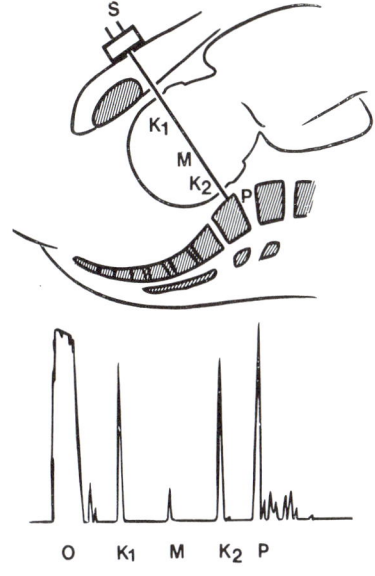

Abb. 1. A-Bild-Methode
(nach Kratochwil).
Der Schallkopf (S) ist knapp
oberhalb der Symphyse
aufgesetzt.
K_1/K_2: Kindliche Schädel-
        wände
M   : Mittelecho
P   : Promontorium

B) Bei der **B-Bild-Methode** erscheinen die Echos auf dem Bildschirm als **Lichtpunkte,** deren Leuchtstärke von der Intensität des Echos bestimmt wird. Die Zusammensetzung zahlreicher Echos aus verschiedenen parallel verschobenen Durchschallungsachsen ergibt ein **reelles zweidimensionales Schnitt-bild** des durchschallten Körperquerschnittes, welches unmittelbar gelesen und ausgewertet werden kann. **Für die geburtshilfliche Praxis ist die Schnittbild-methode von besonderem Vorteil.**

Das schematische Beispiel eines Schnittbildgerätes, bei dem nebeneinander-liegende Echos in so schneller Folge auf dem Leuchtschirm einer Bildröhre sichtbar gemacht werden, daß der Betrachter nicht nur stationäre Befunde, sondern auch **Bewegungsvorgänge** direkt registrieren kann, gibt Abbildung 2 wieder. Bei diesem Gerät (Ultraschall-Untersuchungsgerät „Vidoson" der Fa. Siemens A. G., Erlangen) wird eine schnelle Parallelverschiebung des Ultraschall-Abtaststrahles über ein zu untersuchendes Körpersegment dadurch bewirkt, daß ein rotierender Ultraschall-Sender in die Brennlinie eines Parabolspiegels gelegt wird (Krause und Soldner). Der an diesem reflektierte Schallstrahl tastet das Körpersegment praktisch senkrecht einfallend ab. Um Absorptions- und Reflexionsverluste soweit wie möglich zu vermeiden, befinden sich Schallsender (bzw. -empfänger) und Spiegeloptik in einem Gefäß, welches mit entgastem Wasser gefüllt ist. Auf der Schallaustritts- bzw. Echoeintrittsseite ist das Gefäß durch eine Plastikfolie abgeschlossen, welche eine schmiegsame akustische Ankopplung an die Körperoberfläche erlaubt.

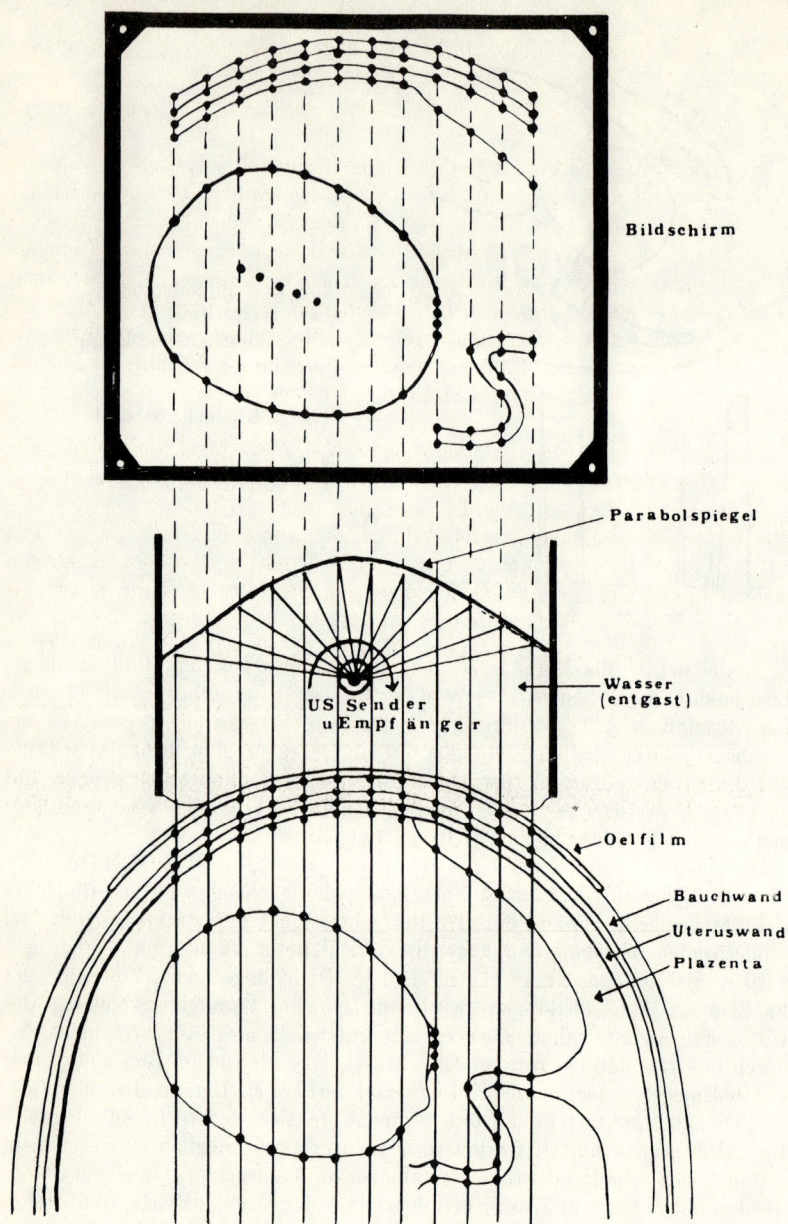

Abb. 2: Wirkungsprinzip des Ultraschall-Schnittbildgerätes „Vidoson". Der Ultraschall-Sender bzw. -Empfänger rotiert in Pfeilrichtung. — Ultraschall-Frequenz:
2,5 MHz. Bild-Frequenz: 15 Hz.

Alle nachfolgenden Bildbeispiele der geburtshilflichen Ultraschall-Diagnostik entstammen einem derartigen Schnittbildgerät.

2. Das Dopplerverfahren.

Bei diesem Verfahren sendet ein Schallkopf einen **Dauerschall** aus, dessen Echos von einem zweiten Schallkopf wieder aufgenommen werden. Trifft das Schallbündel auf eine Grenzfläche, die sich parallel zur Schallrichtung bewegt, beispielsweise die kindliche Herzwand, so ergeben sich auf Grund des Dopplereffektes entsprechende Frequenzänderungen der Schallechos gegenüber dem einfallenden Schall. Bewegungen in Richtung auf den Ultraschall-Sender erzeugen höhere, Bewegungen vom Sender weg tiefere Frequenzen. Durch die Interferenz zwischen der Frequenz des Sendestrahls und der Frequenz des Echos wird ein **niederfrequentes Signal** erzeugt, welches **hörbar** gemacht werden kann.

Das Dopplerverfahren eignet sich vorzugsweise zur **Feststellung der kindlichen Herzaktion etwa nach der 12. Schwangerschaftswoche, ganz sicher nach der 16. Schwangerschaftswoche.** Die Pulsation des Blutstromes in der Plazenta und in der Nabelschnur gestattet auch den Nachweis des Plazentasitzes mit diesem Verfahren. In neuerer Zeit wurde das Dopplerverfahren auch für die Dauerüberwachung der kindlichen Herzaktion eingesetzt (Abb. 3). Sie erwies sich anderen elektronischen Überwachungsmethoden, wie zum Beispiel der Phonokardiographie oder dem fetalen EKG, als überlegen, da sie selbst leiseste

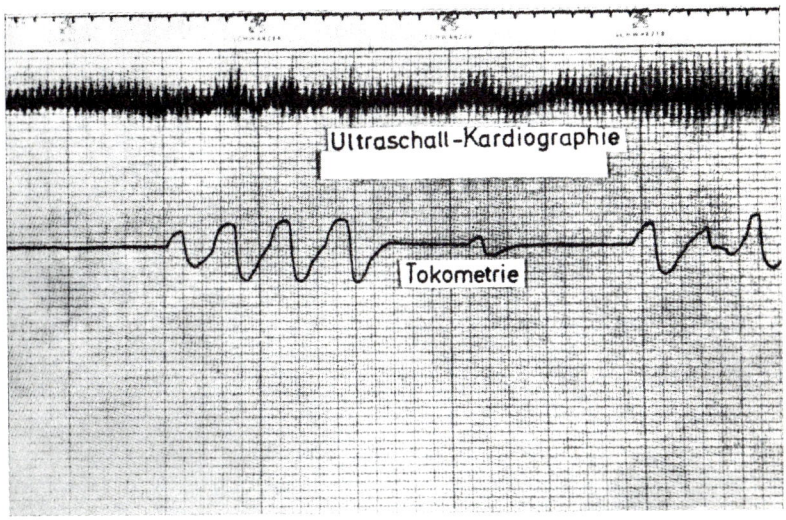

Abb. 3: Kindliche Herzton-Schreibung und gleichzeitige Wehen-Schreibung. Die Wehen beeinträchtigen die Herzton-Schreibung nicht (nach Krahe).

Herzaktionen erfaßt, d. h. auch bei adipösen Frauen und bei Hydramnion anwendbar ist. Darüber hinaus registriert der Ultraschall-Pulsdetektor die kindliche Herzaktion auch unter der Wehe (Bishop; Mosler; Mosler, Teichert, Scheuer und Mitschka; Roversi, Canussio, Ferrari, Gornini, Tronconi und Beaussart; Steinhoff, Beekmann, Magnus und Pardemann). Dafür, daß eine Dauereinwirkung des Ultraschalls mit kleinsten Intensitäten eine Schädigung der Leibesfrucht bewirken könnte, gibt es bis heute keinen Anhalt (vgl. S. 866).

Möglichkeiten der geburtshilflichen Diagnostik mit Ultraschall

Die vielfältigen Möglichkeiten der Ultraschall-Diagnostik in der Geburtshilfe betreffen sowohl die Diagnostik der normalen Schwangerschaft als auch die Diagnostik der gefährdeten oder gestörten Schwangerschaft.

I. Diagnostik der normalen Schwangerschaft

1. Nachweis der Schwangerschaft
2. Nachweis (bzw. Ausschluß) von Kindsbewegungen und kindlicher Herzaktion
3. Größenbestimmung des Kindes bzw. Bestimmung des Schwangerschaftsalters
4. Lage- und Mehrlingsdiagnostik
5. Plazentalokalisation

I, 1) Nachweis einer Schwangerschaft

Der Nachweis einer Schwangerschaft läßt sich mit Ultraschall bei Benutzung eines Schnittbildgerätes der oben beschriebenen Art von der **9. Woche** p. m. an führen. Man erkennt in einem vergrößerten Uterus (Längsdurchmesser: 6. Woche — 8 cm; 10. Woche — 11 cm; 16. Woche — 15 cm) die Fruchtblase (Durchmesser: 6. Woche — etwa 2,5 cm; 8. Woche — 4 cm; 10. Woche — 5 cm), in der von der **11. Woche** ab auch fetale Strukturen zur Darstellung kommen (Hoffbauer; Hofmann und Holländer). Der Nachweis speziell einer **intakten Gravidität** ist aber durch den

I, 2) Nachweis von Kindesbewegungen und kindlicher Herzaktion
zu liefern. Dies gelingt, jedenfalls von der **11. Woche** ab, unter technisch verfeinerten Bedingungen aber eventuell schon von der **6./7. Woche** ab. Ungefähr von der 16. Schwangerschaftswoche an ist die Herzaktion des lebenden Kindes ausnahmslos nachweisbar.

I, 3) **Die Größenbestimmung des Kindes bzw. die Bestimmung des**
   Schwangerschaftsalters

mittels Ultraschall gehört zu den häufigsten und wichtigsten Anwendungen desselben. **Etwa von der 12. Schwangerschaftswoche an ist der kindliche Kopf zu erkennen und sein Durchmesser zu bestimmen** (Durchmesser: 12. Woche — etwa 2,5 cm; 14. Woche — etwa 3 cm; 16. Woche — etwa 3,5 cm). In fortgeschrittenerer Schwangerschaft empfiehlt sich die Messung speziell des **biparietalen Schädeldurchmessers,** weil dieser durch das Vorliegen eines ,,Mittelechos" relativ genau, d. h. unter Vermeidung einer schrägen oder tangentialen Schnittebene ermittelt werden kann (Abb. 4). **Die Beziehung zwischen der Länge des biparietalen Schädeldurchmessers und dem Schwangerschaftsalter ergibt sich aus der Abbildung 5.** Naturgemäß ist die Messung vor der 32. Schwangerschaftswoche etwas genauer ($\pm$ 14 Tage), um danach wegen der abnehmenden Steigung der Kurve ungenauer zu werden.

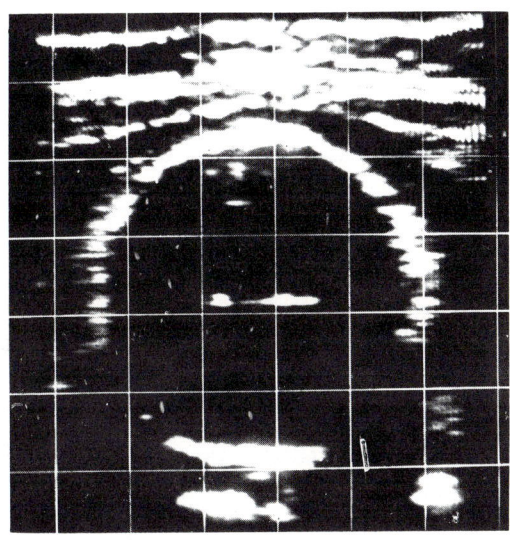

Abb. 4: Ultraschall-Echogramm eines kindlichen Schädels mit einem biparietalen Durchmesser von 9 cm (Rasterabstände 2 cm). Oberhalb des Schädels die Uteruswand und die Schichten der Bauchwand.

Die Benutzung des Diagramms der Abbildung 5 hat sich jedenfalls in der Praxis gut bewährt, wenn es beispielsweise bei absolutem Fehlen von Schwangerschaftsdaten um die Frage geht, ob die Frucht eine für das Überleben erforderliche Größe bzw. Reife hat.

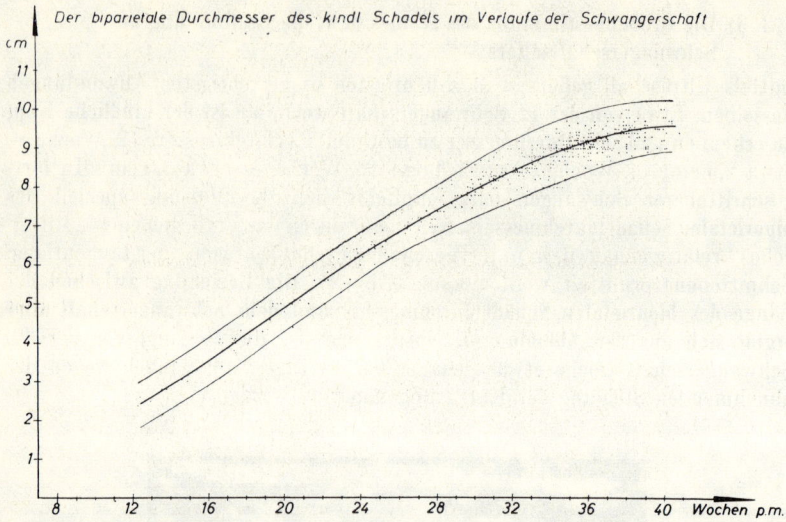

Abb. 5: Biparietale Schädeldurchmesser in Abhängigkeit vom Schwangerschaftsalter.

> Als brauchbare Faustregel gilt speziell, daß bei einem biparietalen Schädeldurchmesser von 9 cm mit einem Kindsgewicht von 2500 g gerechnet werden kann.

Auf die besondere Bedeutung der Größenbestimmung des Kindes mittels Ultraschall wird im Zusammenhang mit der fetalen Erythroblastose noch einzugehen sein (II, 4).

I, 4) Die Lage- und Mehrlingsdiagnostik

durch Ultraschall kann einerseits schneller und einfacher, andererseits aber auch unbedenklicher angewendet werden, als dies mit röntgendiagnostischen Maßnahmen möglich ist (vgl. S. 851). Die Lage des Kindes ergibt sich aus der Lokalisation des Kopfes. Mehrlinge werden in der Regel durch Feststellung mehrerer Kindsschädel diagnostiziert (Abb. 6). Differentialdiagnostische Bedeutung hat gegenüber dem rechnerischen Schwangerschaftsalter vergrößertem Uterus der Ausschluß einer Blasenmole oder eines Hydramnions (vgl. II, 2 und II, 3).

I, 5) Plazentalokalisation

Die Feststellung des Plazentasitzes stellt bei der normalen Schwangerschaft einen Nebenbefund dar. Abbildung 7 zeigt eine Vorderwandplazenta, die sich gegenüber dem Fruchtwasserraum und den darunterliegenden Kindsteilen

858

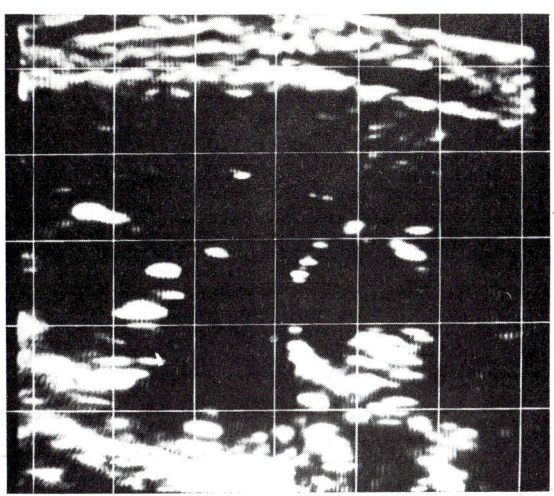

Abb. 6. Zwillingsschwangerschaft. An der Vorderwand des Uterus erkennt man die Plazenta.

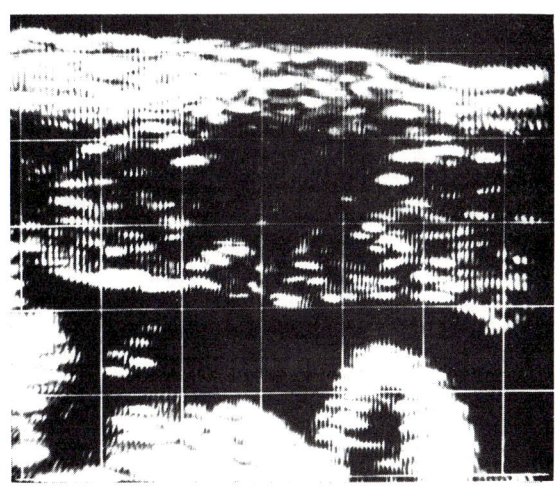

Abb. 7. Normale etwa 4 cm dicke Vorderwandplazenta. Darunter Fruchtwasser und kleine Kindsteile.

ohne jede Schwierigkeit abgrenzen läßt. Überragende Bedeutung bekommt die Ultraschall-Diagnostik der Plazenta erst im Zusammenhang mit gestörten Schwangerschaften, in erster Linie mit dem Morbus haemolyticus placentae et fetus.

II. **Diagnostik der gefährdeten oder gestörten Schwangerschaft**
1. Intrauteriner Fruchttod, Abort, Windeier
2. Blasenmole
3. Hydramnion
4. Morbus haemolyticus fetus
   (Hydrops fetus, Hydrops placentae,
   Plazenta-Diagnostik, Reifebestimmung)
5. Sonstige kindliche Erkrankungen (Hydrozephalus,
   Fetopathia diabetica, Mißbildungen)

II, 1) **Der intrauterine Fruchttod**

läßt sich (vgl. I, 2) durch das Fehlen von Kindsbewegungen und von kindlicher Herzaktion relativ sicher nachweisen, während bei Vorliegen von Windeiern die leere Amnionhöhle erkennbar wird. Auch ein Abortus incompletus kann oft durch Ultraschall gesichert werden. In fortgeschrittenerem Schwangerschaftsalter finden sich vielfach schon kurz nach dem Fruchttod eindeutige Schädeldeformierungen, welche ihre Parallele in dem röntgenologisch feststellbaren Spalding-Phänomen finden (Abb. 8).

Bei Vorliegen von Schwangerschaftsblutungen ergibt sich als Differentialdiagnose gegenüber dem intrauterinen Fruchttod oder dem drohenden Abort die Möglichkeit einer

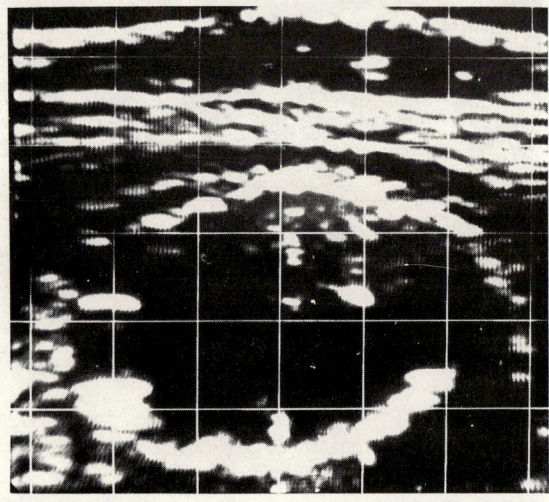

Abb. 8. Deformierter Kindsschädel nach intrauterinem Fruchttod.

II, 2) Blasenmole

Ihre Diagnostik, die sich oft nur auf das kombinierte Vorkommen einzelner, für sich allein nicht beweisender Verdachtssymptome gründet. hat durch die Ultraschall-Untersuchung eine wesentliche Bereicherung erfahren. Entsprechend der Struktur der Blasenmole, d. h. der großen Zahl hydropisch degenerierter Zotten mit entsprechend zahlreichen intrauterinen Grenzflächen, zeigt das Ultraschall-Echogramm diffus verteilte punkt- und strichförmige Echos in mehr oder weniger großen Uterusbereichen je nachdem, ob es sich um eine partielle oder totale Blasenmole handelt. Das Echogramm kann als ausgesprochen charakteristisch bezeichnet werden (Abb. 9, 10).

II, 3) Das Hydramnion

als Schwangerschaftskomplikation unterschiedlicher Genese (z. B. mütterlicher Diabetes, kindliche Mißbildung, Erythroblastose) kann bei Kenntnis typischer Schwangerschaftsechogramme jedenfalls qualitativ erfaßt werden. Es stellt sich durch einen mehr oder weniger verbreiterten echofreien Raum zwischen Uteruswand oder Plazenta und den fetalen Teilen dar (Abb. 11).

II, 4) Der Morbus haemolyticus fetus

Bei dieser kindlichen Erkrankung hat sich der Ultraschall als unerläßliches Hilfsmittel der pränatalen Diagnostik erwiesen (Hofmann; Hofmann und Holländer; Hofmann und Mast). Im wesentlichen bieten sich dabei folgende Anwendungsmöglichkeiten:

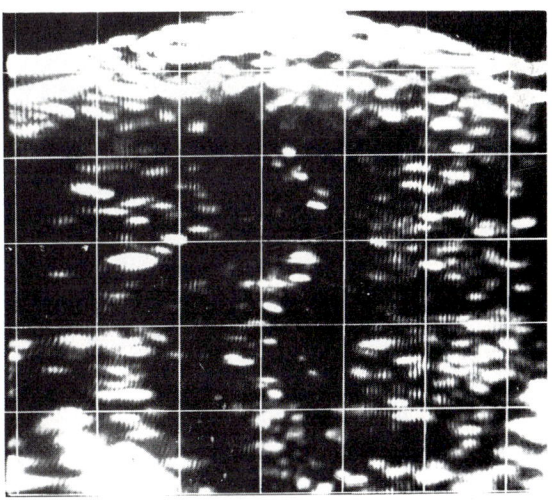

Abb. 9. Typisches Echogramm einer totalen Blasenmole: Diffus verteilte Echos im gesamten Uterusquerschnitt.

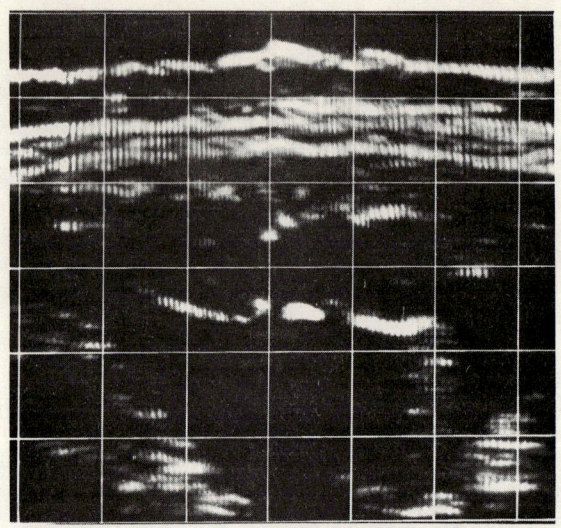

Abb. 10. Abgestorbener und mazerierter Fet bei partieller Blasenmole.

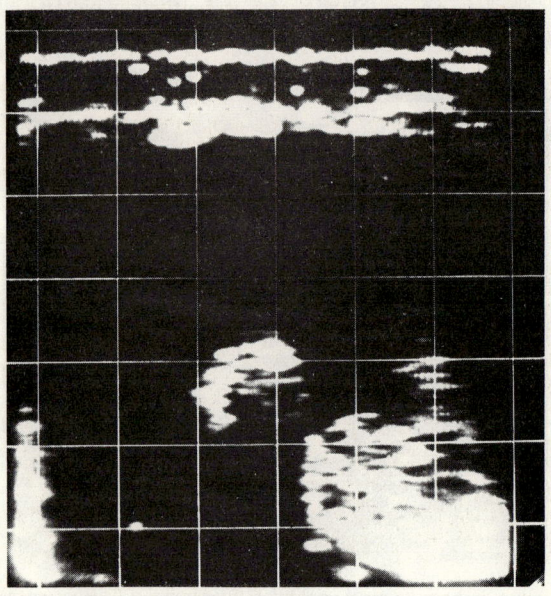

Abb. 11. Echogramm eines Hydramnions.

a) Lokalisation der Plazenta

Unerläßliches Hilfsmittel der pränatalen Diagnostik der fetalen Erytroblastose ist die Amniozentese. Durch eine der transabdominalen Fruchtwasserpunktion vorhergehende Bestimmung des Plazentasitzes bzw. Plazentarandes kann ein Anpunktieren der Plazenta vermieden werden. Hierdurch erhöht sich nicht nur die Erfolgssicherheit der Amniozentese, sondern es werden auch Blutungskomplikationen durch Anpunktieren von Plazenta- und Nabelschnurgefäßen und mögliche fetomaternale Transfusionen mit der Folge einer zusätzlichen mütterlichen Sensibilisierung vermieden.

Nicht weniger wichtig ist die Plazentalokalisation im Rahmen der Vorbereitung intrauteriner Transfusionen. Diese werden durch den Vorderwandsitz der Plazenta technisch vielfach erschwert. Die genaue Feststellung des Plazentarandes gibt Auskunft darüber, wo gegebenenfalls die Kanüle von der mütterlichen Bauchwand her in die Amnionhöhle und weiter in die kindliche Bauchhöhle eingebracht werden kann.

b) Nachweis (oder Ausschluß) eines Hydrops placentae et fetus

Während die Fruchtwasseranalyse und der durch sie ermittelte Delta-E-Wert (Bilirubin-bedingte Mehrextinktion des „erkrankten" gegenüber dem „gesunden" Fruchtwasser) eine relativ weitgehende Aussage über die Erkrankung des Kindes, speziell seinen Anämiegrad zuläßt (Treffsicherheit etwa 90%), gestattet es die Ultraschall-Diagnostik, darüber hinaus einen Anhalt dafür zu gewinnen, ob ein beginnender oder gar ein ausgeprägter Hydrops universalis vorliegt. Das Erkennen eines ausgeprägten Hydrops universalis, im Ultraschall-Echogramm charakterisiert durch Plazentaverdickung (Abb. 12),

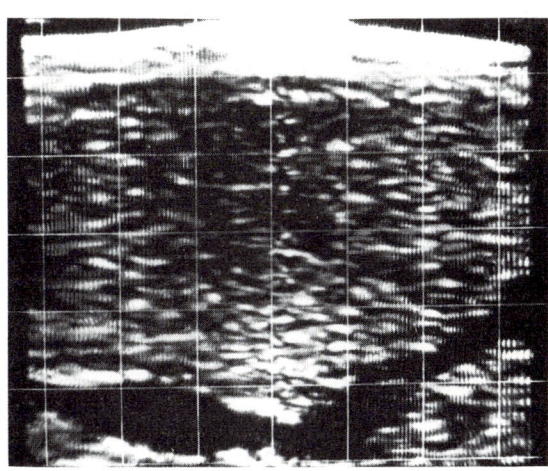

Abb. 12. Hydropisch verdickte Plazenta an der Uterusvorderwand
(etwa 8 cm dick).

durch Doppelkontur des kindlichen Schädels (Abb. 13) und durch kindliche Aszitesbildung (Abb. 14) wird sich auf die Therapie insofern auswirken, als es entweder zur vorzeitigen Entbindung Veranlassung geben oder, falls diese noch nicht möglich ist, (vergleiche unten), zumindesten eine Kontraindikation für die intrauterine Transfusion anzeigen wird.

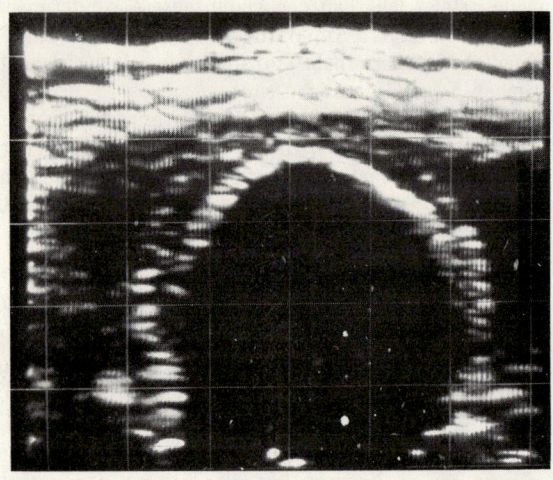

Abb. 13. Hydrops fetus erkennbar an der Doppelkontur des kindlichen Schädels.

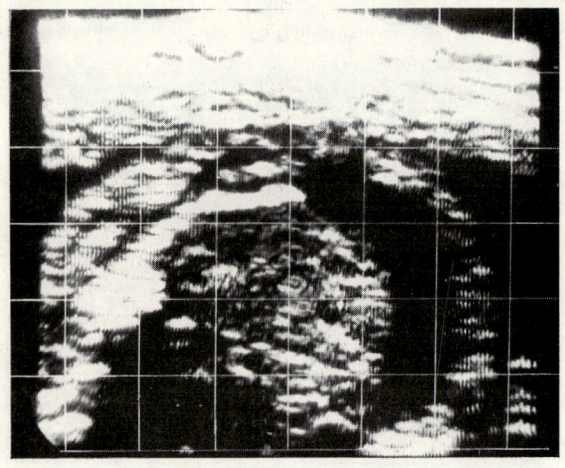

Abb. 14. Kindlicher Aszites: Sichelbildung zwischen kindlicher Bauchwand und kindlichem Darmschlingenkonvolut.

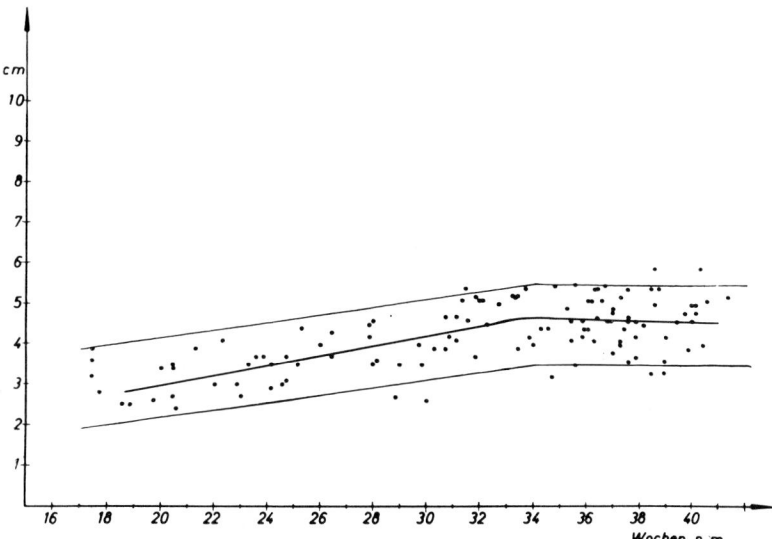

Abb. 15. Dicke normaler Plazenten im Verlaufe der Schwangerschaft. Der obere Grenzwert von 5,5 cm wird selten überschritten. Fehlermöglichkeit: Ausziehung der Plazenta bei Hydramnion.

Besonders bedeutsam ist aber die Erkennung eines gerade beginnenden Hydrops der Frucht, der sich zuerst durch die Verdickung der Plazenta zu erkennen gibt. Über die Dickenzunahme normaler Plazenten gibt Abbildung 15 Auskunft (Holländer und Mast). Übersteigt die Plazentadicke den sonst kaum überschrittenen oberen Grenzwert von 5,5 cm, so kann im allgemeinen ein sich anbahnender Hydrops angenommen werden. Auch er beeinflußt in starkem Maße die Therapie: Findet sich beispielsweise vor der 35. Schwangerschaftswoche und damit in einem Schwangerschaftsalter, in welchem die vorzeitige Entbindung nicht möglich ist, ein Delta-E-Wert in der Zone III nach Liley, was bekanntlich erhebliche Gefährdung des Kindes bedeutet, so braucht nicht immer sofort zur intrauterinen Transfusion geschritten werden, sofern hydropische Veränderungen fehlen. Laufende Ultraschall-Kontrollen ermöglichen es, darüber zu entscheiden, ob bis zur 35. Schwangerschaftswoche, d. h. bis zur einigermaßen sicheren Überlebensfähigkeit des Kindes, abgewartet werden kann oder ob — unter Mitberücksichtigung der Geburtenanamnese — intrauterine Transfusionen geboten sind. Bahnt sich im Ultraschall-Echogramm die hydropische Plazentaverdickung an, so wird man mit der intrauterinen Transfusion nicht mehr zögern dürfen. Ebenso kann selbst bei einem Delta-E-Wert in der Zone II nach Liley Veranlassung zur intrauterinen Transfusion gegeben sein, wenn ein beginnender Hydrops anzunehmen ist.

c) Ermittlung des kindlichen Reifegrades

Der erwähnte Umstand, daß ein an Erythroblastose erkranktes Kind, wenn es vor der 35. Schwangerschaftswoche geboren wird, nur geringe, nach der 35. Woche aber einschneidend verbesserte Überlebenschancen hat, macht es wünschenswert, das rechnerisch ermittelte vielfach fragwürdige Schwangerschaftsalter durch die Messung der Kindsgröße zu kontrollieren. Wie oben dargelegt wurde (I, 3), ist die Größenbestimmung durch Messung des biparietalen Schädeldurchmessers am zuverlässigsten. Einem Durchmesser von 9 cm kann im allgemeinen ein Kindsgewicht von 2500 g entsprechend einem Schwangerschaftsalter von rund 35 Wochen zugeordnet werden.

d) Bestätigung der gelungenen intrauterinen Transfusion

Die technische Schwierigkeit der intrauterinen Transfusion läßt nicht selten Zweifel darüber, ob die Transfusion gelungen ist. Ist dies der Fall, so läßt sich nach der Transfusion, und zwar am deutlichsten am zweiten und dritten Tag, eine Flüssigkeitssichel im kindlichen Abdomen nachweisen (Abb. 14), die das Produkt des zugeführten Erythrozytenkonzentrates und einer peritonealen Reizreaktion beim Kind darstellen dürfte (Hofmann, Holländer, Mast, Quakernack und Schellong).

II, 5) Sonstige Erkrankungen des Feten und der Plazenta

Zu den Erkrankungen der Frucht, die mittels Ultraschall erkannt werden können, gehören gröbere kindliche Mißbildungen, besonders solche des Schädels (Anenzephalus) und Fälle von Hydrozephalus. Beim Diabetes in der Schwangerschaft ergibt die Verlaufsuntersuchung oft ein beschleunigtes Wachstum nicht nur des Schädels, sondern vor allem des Rumpfes bzw. des Schultergürtels, und speziell als Ausdruck eines Ödems die Doppelkonturierung des Schädels (Abb. 13). Die Makrosomie des Kindes läßt sich also gerade durch die besondere Zunahme des Leibesumfanges gegenüber dem Schädelumfang erkennen, die bekanntlich geburtsmechanische Schwierigkeiten mit sich bringen kann.

In Fällen von ausgeprägter Spätgestose bei präexistenter Nierenerkrankung (Pfropfgestosen) zeigt der Ultraschall nicht selten ein verlangsamtes Wachstum des Kindes und eine Verdünnung der Plazenta (Plazentainsuffizienz).

Zur Frage der Fruchtschädigung durch Ultraschall

Die Frage, ob die diagnostische Anwendung des Ultraschalls im Falle der Schwangerschaft eine Gefährdung des Kindes oder der Schwangerschaft beinhalten könnte, läßt sich auf Grund prinzipieller Überlegungen über die biologische Wirkung des Ultraschalls auf organische Gewebe und im Hinblick auf die ausgedehnten klinischen Erfahrungen, die inzwischen gemacht wurden, dahin beantworten, daß weder eine Fruchtschädigung noch eine Störung der

Schwangerschaft zu befürchten ist. Frühere Erfahrungen mit einer Ultraschall-Therapie bösartiger Tumoren und entsprechende Experimente, bei denen Ultraschall-Intensitäten bis zu 15 Watt/cm² zur Anwendung kamen, haben gezeigt, wie wenig biologisches Gewebe durch Ultraschall-Energie zu beeinflussen ist. Die im Rahmen der Ultraschall-Diagnostik angewendeten Intensitäten liegen demgegenüber in der Größenordnung einiger Milliwatt/cm² und damit über tausendfach tiefer als im Falle der Therapieversuche. Die Erwartung, daß hierdurch weder eine Fruchtschädigung noch eine Schwangerschaftsstörung hervorgerufen werden kann, hat durch die umfangreichen klinischen Erfahrungen der vergangenen fünf Jahre eine volle Bestätigung erfahren.

Literatur zur Weiterbildung

Bishop, E. H.: „Fetale Kontrolle durch Ultraschall". Clin. Obstet. Gynec. 11 (1968) 1154
Donald, J.: „Ultraschall-Echoverfahren in der geburtshilflichen und gynäkologischen Diagnostik". Amer. J. Obstet. Gynec. 93 (1965) 935
Donald, J.: „Ultraschall in der Geburtshilfe". Brit. Med. Bull. 24 (1968) 71
Hoffbauer, H.: „Die Bedeutung der Ultraschall-Diagnostik in der Frühschwangerschaft". Electro medica 3 (1970) 227
Hofmann, D. und H. J. Holländer: „Die intrauterine Diagnostik des Hydrops fetus universalis mittels Ultraschall". Zbl. Gynäk. 90 (1968) 667
Hofmann, D., H. J. Holländer, H. Mast, K. Quakernack und G. Schellong: „Erfahrungen mit der intrauterinen Transfusion bei schwerer Rhesus-Erythroblastose". Geburtshilfe u. Frauenheilkunde, i. Druck
Hofmann, D., H. J. Holländer und P. Weiser: „Neue Möglichkeiten der Ultraschalldiagnostik in der Gynäkologie und Geburtshilfe". Fortschr. Med. 84 (1966) 689
Hofmann, D., H. J. Holländer und P. Weiser: „Über die geburtshilfliche Bedeutung der Ultraschall-Diagnostik". Gynäkologia 164 (1967) 24
Hofmann, D. und H. Mast: „Indikation und Technik der Therapie bei schwerem Morbus haemolyticus fetalis". Zeitschr. für Geburtsh. und Gynäk. 167,3 (1967) 285
Hofmann, D., H. Mast und H. J. Holländer: „Die Bedeutung der Plazentalokali.sation mittels Ultraschall für die Amniocentese". Geburtsh. und Frauenheilk. 27 (1967) 1199
Holländer, H. J. und H. Mast: „Intrauterine Dickenmessung der Plazenta mittels Ultraschall bei normalen Schwangerschaften und bei Rh-Inkompatibilität". Geburtsh. und Frauenheilk. 28 (1968) 662
Krahe, M.: „Erfahrungen mit Phonocardiographie, Kapillarpulswellenregistrierung, Ultraschall und Mikroblutgasanalyse zur Überwachung des Kindes vor und unter der Geburt". Die Medizinische Welt, 51/52 (1970) 2193
Kratochwil, A.: „Die diagnostische Anwendung des Ultraschalls in der Geburtshilfe und Gynäkologie". Zbl. Gynäk. 88 (1966) 1032
Kratochwil, A.: „Ultraschall-Diagnostik in Geburtshilfe und Gynäkologie". Stuttgart, G. Thieme, 1968
Krause, W. und R. Soldner: „Ultraschall-Bildverfahren (B-scan) mit hoher Bildfrequenz für medizinische Diagnostik". Electro medica 4 (1967) 8
Mosler, K. H.: „Dauerüberwachung der fetalen Herzaktion unter der Geburt mittels Ultraschall". Experientia 25 (1969) 222
Mosler, K. H., P. Teichert, H. Scheuer und F. Mitschka: „Ultraschall-Überwachung in der Präventivgeburtshilfe". Med. Klin. 65 (1970) 1250

Roversi, G. D., V. Canussio, A. Ferrari, F. Gornini, G. Troncini und I. L. Beaussart: „Elektronische Auswertung der Ultraschall-Signale des fetalen Herzens, der Nabelschnur und der Plazenta: Neue Methode zur automatischen Zählung der kindlichen Herzfrequenz". Ann. Ostet. Ginec. 40 (1968) 253

Steinhoff, R., K. H. Beckmann, S. Magnus und G. Pardemann: „Über die Nutzung des Ultraschall-Dopplereffektes zur Herzaktionsüberwachung in der Geburtshilfe". Deutsches Gesundheitswesen 23 (1968) 2138

Sunden, B.: „Über den diagnostischen Wert des Ultraschalls in der Geburtshilfe und Gynäkologie". Acta obstetr. gynecol. Scand. XL III, Suppl. 6 (1964)

Taylor, E. S., J. H. Holmes, H. E. Thompson und K. R. Gottesfeld: „Technik der Ultraschall-Diagnostik in Geburtshilfe und Gynäkologie". Amer. J. Obstet. Gynec. 90 (1964) 655

Thompson, H. E., J. H. Holmes, K. R. Gottesfeld und E. S. Taylor: „Die Fetalentwicklung auf Grund der Messung durch das Ultraschall-Impulsechoverfahren". Amer. J. Obstet. Gynec. 92 (1965) 44

Sachregister

891

898

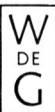

Walter de Gruyter
Berlin · New York

Willibald
Pschyrembel

Praktische Gynäkologie

Für Studierende und Ärzte

4., überarb. und erw. Aufl. Oktav. Mit 503, teils mehrfarb.
Abb. XXIV, 642 S. 1968. Geb. DM 62,—
ISBN 3 11 000806 8

Mit geschickter, ja geradezu genialer Diktion und
brillanter Klarheit wird in 15 Kapiteln das für die
gynäkologische Praxis Wichtige umfassend, übersichtlich und leicht verständlich dargestellt . . . eine
meisterliche Leistung, geboren aus jahrzehntelanger
umfassender Erfahrung und fundiertem umfangreichen
Wissen . . . Prof. Kräubig in Niedersächsiches Ärzteblatt

Pschyrembel-
Dudenhausen

Grundriß der Perinatalmedizin

Oktav. IV, 336 S. Etwa 300 Begriffe und Stichworte.
Mit 140 Abb. und Tab. 1972. Pl. fl. DM 38,—
ISBN 3 11 003694 0

Die Perinatalmedizin ist ein junges, vielseitiges Fach
der Medizin. Sie beschäftigt sich mit der Überwachung
und Versorgung des Kindes im gefährlichsten
Zeitabschnitt des menschlichen Lebens, der Perinatalperiode. Das Hauptziel der Perinatalmedizin ist die
Verminderung der kindlichen Mortalität und Morbidität
in der Perinatalperiode. Ihr besonderes Interesse gilt
der Vermeidung solcher Schäden, die sich wie die
Hirnschäden ein Leben lang auswirken. Zwischen den
Forschungsergebnissen und ihrer allgemeinen Anwendung in der Klinik besteht infolge der stürmischen
Entwicklung des Faches heute noch eine große Kluft.
Sie zu überbrücken, ist ein Ziel dieses Buches.

Willibald
Pschyrembel

Klinisches Wörterbuch

mit klinischen Syndromen

Begr. von Otto Dornblüth
252., durchges. und verb. Aufl. Oktav. Mit 2293 Abb.
XVI, 1348 S. 1975. Geb. DM 39,—
ISBN 3 11 004844 2

Der Inhalt des Buches umfaßt alle klinischen Fächer,
daneben aber auch die sogenannten theoretischen
Fächer Pharmakologie — Mikrobiologie —
Endokrinologie — Klinische Chemie — Enzymologie
und Humangenetik, sowie die Klinischen Syndrome
und Eponyme (Stichwörter mit Autorennamen).

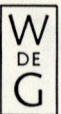

Walter de Gruyter
Berlin · New York

H.-W. Boschann

Gynäkologische Zytodiagnostik für Klinik und Praxis

2., völlig überarb. Aufl. der „Praktischen Zytologie".
Groß-Oktav. Mit 131 Abb. u. 12 Farbtafeln.
XVI, 179 S. 1973. Geb. DM 54,—
ISBN 3 11 003981 8

In einer Zeit, in der Krebsvorsorgeuntersuchungen von der Öffentlichkeit und den Krankenkassen gefördert werden, will das Buch dem Leser die Grundkenntnisse zu fundierter Zytodiagnostik von der Abstrichentnahme bis zur Auswertung des Befundes vermitteln.
Es wendet sich als Leitfaden für die tägliche Praxis an den Arzt und die technische Assistentin und informiert über Materialentnahme, Fixierung, Versand, Laboreinrichtungen, Färbung, Krebs- und zytohormonale Diagnostik (einschl. Urinsediment, Aszitespunktat und Mammazytologie) sowie spezielle Methoden wie Phasenkontrast- und Fluoreszenzmikroskopie.
Das Buch will helfen, die typischen Fehler bei der praktischen Anwendung der Zytodiagnostik zu vermeiden, und damit beitragen, den bisher häufigsten Krebs der Frau, das Portikarzinom, durch Erkennung der Vor- und Frühstadien als Invaliditäts- und Todesursache auszuschalten.

Gitsch — Palmrich

Gynäkologisch-operative Anatomie

Einfache und erweiterte Hysterektomie. Ein Atlas.
Anhang: Die Radioisotopen-Radikaloperation.
Mit Geleitworten von H. Husslein und I. Amreich.
Bildteil von Hans Lang

Quart. XII, 162 S. mit 200, zum Teil mehrfarbigen Abbildungen. 1972. Geb. DM 160,— ISBN 3 11 003480 8

Hauptanliegen der Autoren ist es, anhand zahlreicher Illustrationen, die durch die Operationstechnik bedingten Veränderungen der topographischen Anatomie des Genitales und der Nachbarorgane aufzuzeigen.
Im Anhang wird noch die Radioisotopen-Radikaloperation des Collum-Carcinoms, die an der I. Universitäts-Frauenklinik, Wien, entwickelt wurde, kurz beschrieben und illustriert.

Preisänderungen vorbehalten

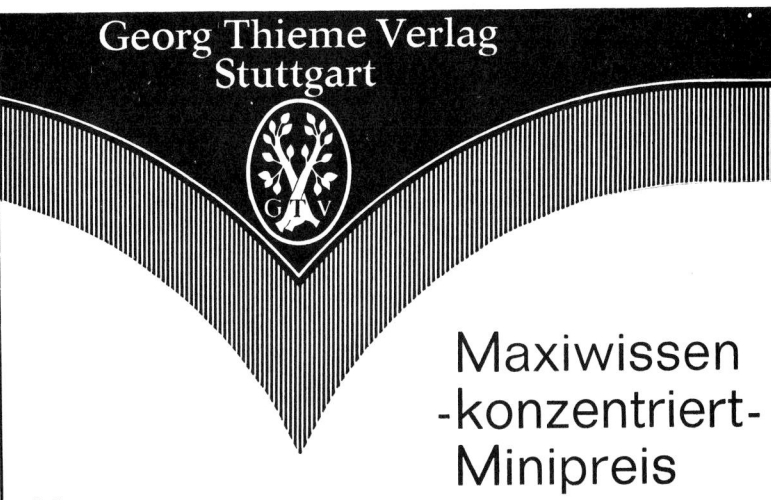

Klinik der Frauenheilkunde und Geburtshilfe

Herausgegeben von Prof. Dr. med. H. Schwalm, Würzburg, und Prof. Dr. med. G. Döderlein, München, unter Mitarbeit zahlreicher Fachgelehrter.

Gesamtwerk: Band 1-8 mit vorläufigem Sachverzeichnis und eingearbeiteten Ergänzungslieferungen 1-7 zusammen DM 980.— Der Registerband wird bei Erscheinen noch angeboten.

Das Werk wird nur geschlossen abgegeben. Die weiteren Ergänzungslieferungen werden den Beziehern des Werkes ohne besondere Aufforderung zur Ansicht zugesandt.

Eine volle Übersicht über die Gynäkologie und Geburtshilfe zu gewinnen und zu behalten, ist heute selbst für den Facharzt kaum mehr möglich. So wird Zusammenfassung, Auswahl des Wesentlichen und Beständigen immer notwendiger. Diesem Ziel dient die „Klinik der Frauenheilkunde und Geburtshilfe". Sie wird dem Facharzt wie auch dem gynäkologisch tätigen Allgemeinarzt in der Sprechstunde, in der Hauspraxis und im Krankenhaus täglicher Ratgeber sein.

Auf Wunsch senden wir Ihnen gern unseren ausführlichen Sonderprospekt.

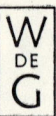

Walter de Gruyter
Berlin · New York

E. T. Rippmann

EPH-Gestose

Groß-Oktav. XII, 238 S. Mit 137 Abb. 1972.
Geb. DM 78,— ISBN 3 11 004009 3

Die neue Konzeption der EPH-Gestose eröffnet
vielfache Möglichkeiten, die Genesen der Erkrankung
zu erfassen. Mehrere Arbeitshypothesen wurden aufgestellt und zum Teil bearbeitet. Prophylaktische
Maßnahmen und die Therapie, die wann immer
möglich, kausal sein soll, werden in separaten Kapiteln
behandelt.

Rippmann — Rippert
(Hrsg.)

EPH-Gestosis

Diagnose und Resultate
3. Meeting der Organisation Gestose, Paris,
23.—25. 10. 1970
4. Meeting der Organisation Gestose, Florenz,
8.—10. 10. 1971
Groß-Oktav. VIII, 391 S. Mit 200 Abb. u. 100 Tab. 1972.
Geb. DM 95,— ISBN 3 11 004022 0

Die Referate behandeln die Diagnostik, Auswirkung
und Prophylaxe der EPH-Gestose aus der Sicht des
Geburtshelfers, des Perinatologen, des Pädiaters, des
Endokrinologen, des Zytologen, des Internisten und
des Pathologen, sowie der medizinisch-chemischen
Diagnostik. Die neuesten Resultate der Forschung
werden dargelegt. In wenigen Worten wird auch die
Frage der optimalen Therapie gestreift.

Karl Heinz Mösler

Fetale Herzaktion und Tokographie

Ultrasonographie
Atlas für die Geburtshilfe
Unter Mitarbeit von Edgar Kitz
Quart. XII, 105 S. Mit 78 Abb. 1972. Kart. DM 56,—
ISBN 3 11 004225 8

Die apparative Überwachung des Kindes vor und
während der Geburt gewinnt zunehmend Bedeutung.
Die diagnostischen Möglichkeiten der Ultraschall-
dauerüberwachung werden aufgezählt und anhand
vergleichender Darstellungen erläutert.
Im Anhang wird eine Überprüfung des aus dem ersten
Teil erworbenen Wissens durch ein Frage-Antwort-
System ermöglicht.

Preisänderungen vorbehalten

Frank-Schmidt, Dr. Hans-Jürgen; Graul, Prof. Dr. Dr. Emil Heinz

Handbuch der Praxisrationalisierung

1972, 564 Seiten, 406 Fotos, Zeichnungen und Vordrucke sowie
zahlreiche Tabellen, Formulare und Vertragswerke
Plastikeinband DM 110,—

Das Werk beginnt mit den Fragen der Niederlassung und endet
beim Verkauf der Praxis. Es gibt Auskunft über alle Fragen der
Finanzierung, des Neubaues und Umbaues, der Einrichtung, der
funktionellen Arbeitsabläufe und der Arbeitsvereinfachung. Zahlreiche Abbildungen und ein Verzeichnis einschlägiger Lieferanten
vervollständigen den Text.

Weiss, Dr. German

Diagnostische Bewertung von Laborbefunden

1970, 3. Auflage, 504 Seiten, zahlreiche Tabellen
Plastikeinband DM 48,—

»Auf gute Übersichtlichkeit wurde großer Wert gelegt. Diese Be-
trachtungsweise der pathologisch veränderten Laborbefunde wird
jedem Praktiker bei der Diagnosestellung eine Hilfe bedeuten.«
Der österreichische Arzt

Schmidt-Voigt, Dr. Jörgen

Der Herzanfall

Diagnostik und Therapie in der Praxis
1971, 318 Seiten, 35 Farbbilder, 161 Schwarzweißbilder, 4 Tabellen
Plastikeinband DM 48,—, broschiert DM 42,—

»Schmidt-Voigt zeigt in sehr guten Farbbildern die Physiognomie
der verschiedenen Anfallsgeschehen, bringt die Leitsymptome und
die Soforttherapie, zugleich auch die Möglichkeiten der Therapie
im Krankenhaus.« Paracelsus

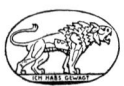 J. F. LEHMANNS VERLAG MÜNCHEN

Fortschritte der Geburtshilfe und Gynäkologie, Vol. 47
Advances in Obstetrics and Gynaecology, Vol. 47

Herausgeber der Reihe: *A. Reist* (Zürich)

Experimentelle Fruchtwasserembolie mit Blutgerinnungsstörung

R. Slunsky (Klosterneuburg)

XII + 111 p., 36 fig., 11 tab., 1972
SFr. 49.– / US $ 13.75 / DM 44.– / £ 5.40
ISBN 3–8055–1321–6

Menschliches Fruchtwasser wurde
Kaninchen langsam, schnell
oder fraktioniert in unterschiedlichen
Mengen intravenös gespritzt. Es
wurden nicht nur die gerinnungs-
physiologischen und -pathologischen
Befunde systematisch verfolgt, sondern
auch pathologisch-anatomische sowie
histologische Veränderungen auf breiter
Basis ermittelt. Ein Vergleich mit
tiereigenem Fruchtwasser war notwendig.
Ausserdem wurde vor der Einspritzung
die fermentative Aktivität des Fruchtwassers und das Ausgangsgerinnungspo-
tential der Versuchstiere untersucht, so
dass über die intravasale Aktivierung der
Blutgerinnung, Fibrinolyse, über die
Gefäss-Schäden, Beteiligung von Organen
u.a. bedeutsame ätiopathogenetische
Aussagen gemacht werden. Die Literatur
der experimentellen Fruchtwasserembolie wird zusammenfassend dargestellt, eigene Versuche über die neuen
therapeutischen Möglichkeiten werden
gestreift. Von Wichtigkeit sind die
Folgerungen für die geburtshilfliche
Praxis.

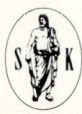

S. Karger · Basel · München · Paris · London · New York · Sydney

Bibliotheca Gynaecologica,
No. 56
Fortschritte der Geburtshilfe
und Gynäkologie, Vol. 43
Herausgeber: A. Reist (Zürich)

Ovulations-vorbereitung und Ovulation I

Untersuchungen zur generativen Ovarfunktion und zum Ascorbinsäurewechsel im ovariellen Zyklus

K.-D. Paeschke
(Göttingen)
VIII + 58 p., 18 fig., 1970
SFr. 20.– / US $ 5.60 /
DM 20.– / £ 2.20
ISBN 3–8055–0094–7

Einleitung
Material und Methoden
Ergebnisse: Follikelentwick-lung im natürlichen und experimentell beeinflussten Zyklus
Untersuchungen des ovariellen Ascorbinsäure-Gehaltes im natürlichen und im experi-mentell beeinflussten Zyklus und seine Beziehung zur Follikelreifung
Symptome der Ascorbinsäure-Retention im Ovar und klinische Anwendungsgebiete
Diskussion
Zusammenfassung
Literatur

Bibliotheca Gynaecologica
No. 1–55
Bitte verlangen Sie
Prospekte

PD Dr. *Karl-Dietrich Paeschke,* Göttingen, legt aus seinem Labor für experimentelle und klinische Forschung der Universitäts-Frauenklinik Göttingen zum Thema Ovulations-vorbereitung und Ovulation einen Ergebnisbericht über Untersuchungen zur generativen Ovarfunktion und zum Ascorbinsäurewechsel im ovariellen Zyklus vor. Der Autor befasst sich mit morphologischen Studien der Follikel-entwicklung und „Follikelreduzierung". Mit biochemischen und autoradiographischen Untersuchungsmethoden zeigt er Zusammenhänge zwischen Ascorbinsäuregehalt im Ovar, Eireifung, Eiausstossung und Progesteronsynthese des Corpus luteum auf. Aufgrund der vorliegenden Experimental-untersuchungen konnte der Ascorbinsäuretest als präovu-latorische Ovulationstermin-Bestimmung zur Funktions-prüfung des Ovars und zur Beurteilung der weiblichen Sterili-tät in die Gynäkologie eingeführt werden.

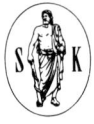

S. Karger

Basel · München · Paris · London · New York · Sydney

Schweiz: S. Karger AG, Arnold-Böcklin-Strasse 25, CH–4011 Basel
Bundesrepublik Deutschland: S. Karger GmbH, Postfach 2, D–8034 Germering/München
West-Berlin: Walter Schulze, Schöneberger Ufer 59, D–1000 Berlin 30
France: S. Karger S.A., 42bis, Boulevard de la Tour-Maubourg, F–75 Paris 7e
Great Britain: John Wiley and Sons Ltd., Baffins Lane, Chichester, Sussex
USA: Albert J. Phiebig, Inc., US Representative of S. Karger, P.O. Box 352, White Plains/New York 10602
Australia: Australasian Drug Information Services Pty. Ltd.,
Agents in Australasia for S. Karger, P.O. Box 194, Balgowlah/Sydney, NSW 2093
New Zealand: Australasian Drug Information Services Pty. Ltd.,
P.O. Box 30–049, Takapuna North/Auckland 9

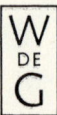
Joachim Ufer

Hormontherapie in der Frauenheilkunde

Grundlagen und Praxis
4., vollst. neu bearb. und erw. Aufl. Groß-Oktav.
X, 168 S. Mit 98 Abb. 1972. Kart. DM 64,—
ISBN 3 11 003734 3

Das Buch verfolgt das Ziel, Studenten, praktische Ärzte
und Fachärzte über alle Fragen der gynäkologischen
und der geburtshilflichen Endokrinologie zu informieren.
Kurzgefaßte Kapitel beschäftigen sich mit folgenden
Themen: Chemie der Hormone, Herkunft, Aufbau und
Abbau, Steuerung und zentraler Regulationsmechanismus, Wirkung und Testierung, Nebenerscheinungen und Toxikologie. Ferner werden die
diagnostischen Verfahren zur Erkennung hormonaler
Störungen besprochen und anschließend Krankheiten
in der Pubertät, Geschlechtsreife und im Klimakterium
abgehandelt. Es braucht kaum erwähnt zu werden,
daß sich Sonderkapitel mit der Reproduktions-
physiologie und mit der Anwendung von Sexualhor-
monen als Kontrazeptiva beschäftigen.

Journal of Perinatal Medicine

Hrsg. von Roberto Caldeyro-Barcia, Edward H. Hon,
L. Stanley James, Erich Z. Saling.
In Zusammenarbeit mit zahlreichen Fachgelehrten
des In- und Auslandes.
Schriftleitung: J. W. Dudenhausen und K. Wagner.
Erscheinungsweise: Jährlich 1 Band mit 4 Heften
Format: 18,5 x 25 cm.
Preis pro Jahrgang: DM 168,—; Einzelheft DM 48,30.
1975: Band 3

Die vier Herausgeber des Journal of Perinatal Medicine
werden von etwa 25 Mitgliedern des Mitherausgeber-
stabes unterstützt.
Alle Arbeiten enthalten, um den eiligen Leser vollwertig
zu informieren, eine besonders ausführliche Zusammenfassung mit Hinweisen auf Tabellen und Abbildungen.
Die Zusammenfassung erscheint auch in deutscher und
französischer Sprache.

Preisänderungen vorbehalten

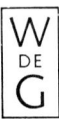

Walter de Gruyter
Berlin · New York

Uta Helling

Zu den Problemen der künstlichen Insemination

unter besonderer Berücksichtigung des § 203 E 1962

Oktav. XX, 149 S. 1970. Kart. DM 28,—
ISBN 3 11 001091 7
(Neue Kölner Rechtswissenschaftliche Abhandlungen 65)

Die vorliegende Arbeit behandelt das gesamte Gebiet unter Verwertung der Literatur gründlich und macht zum Schluß wohlbegründete und überzeugende Vorschläge hinsichtlich einer etwaigen Regelung der mit der Insemination zusammenhängenden Fragen.

Friedrich-Christian
Schroeder
(Hrsg.)

Abtreibung — Reform des § 218

Klein-Oktav. 184 S. 1972. Kart. DM 9,80
ISBN 3 11 003783 1
(Aktuelle Dokumente)

Aus dem Inhalt: Das geltende Abtreibungsstrafrecht — Entwurf eines Strafgesetzbuches (E 1962) — Alternativ-Entwurf eines Strafgesetzbuches — Vorschläge einer Minderheit der Verfasser des Alternativ-Entwurfs — Enzyklika ,,Casti connubii" vom 31. 12. 1930 — Enzyklika ,,Humanae vitae" vom 25. 7. 1968 — Denkschrift zu Fragen der Sexualethik — Aufruf zur Selbstanzeige der ,,Aktion 218" — Aufruf des Sozialistischen Frauenbundes Westberlin und der Abtreibungsinitiative der Humanistischen Union Berlin — Presseerklärung anläßlich der 3. Bundeskonferenz der ,,Aktion 218".

Ulrich Wolff

Schwangerschaftsabbruch aus medizinischer Sicht

Legal oder illegal

Klein-Oktav. 248 S. Mit 40 Tab., 19 Graphiken, 2 Abb. 1973. Kart. DM 16,80 ISBN 3 11 004288 6
(Sammlung Göschen, Band 8001)

Preisänderungen vorbehalten

DAS ÄRZTLICHE LABORATORIUM

**Organ der deutschen Gesellschaft
für Laboratoriumsmedizin**

Zeitschrift für den Laboratoriumsarzt
und die ärztliche Praxis

Erscheint monatlich — Abonnementspreis jährlich 54,— DM
zuzüglich gesetzlicher Mehrwertsteuer

Probehefte
bitten wir anzufordern

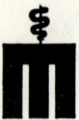 MEDICUS VERLAG GMBH

1 Berlin 41
Klingsorstraße 21
Telefon 7913091